75 = Wurmmuskeln	101 = Achillessehne
76b = Ringband ⎫ (im Bereich der Finger)	102 = vorderer Schienbeinmuskel
76c = Schrägband ⎭	103 = langer Zehenstrecker
77a = Querband (im Bereich des Handrückens)	104 = kurzer Zehenstrecker
77b = Querband (im Bereich der Hohlhand)	105 = Abspaltung des langen Zehenstreckers
78 = großer Gesäßmuskel	106 = langer Großzehenstrecker
79 = mittlerer Gesäßmuskel	107 = langer Wadenbeinmuskel
80 = kleiner Gesäßmuskel	108 = kurzer Wadenbeinmuskel
81 = Lenden-Darmbein-Muskel	109 = Ansatzstelle des kurzen Wadenbeinmuskels
82 = Kamm-Muskel	110 = langer Zehenbeuger
83 = birnförmiger Muskel	110a = kurzer Zehenbeuger
84 = innerer Hüftlochmuskel	111 = langer Großzehenbeuger
85 = Kreuzbein-Sitzbeinhöckerband	111a = Sehne des langen Großzehenbeugers
86 = Schenkelbindenspanner	111b = kurzer Großzehenbeuger
87 = Verstärkungszug der Schenkelbinde	111c = kurzer Kleinzehenbeuger
88a = langer Schenkelanzieher	112 = hinterer Schienbeinmuskel
88b = kurzer Schenkelanzieher	113a = Großzehenabzieher
88c = großer Schenkelanzieher	113b = Großzehenabzieher (querverlaufender Kopf)
89 = schlanker Muskel	
90 = Schneidermuskel	114 = Kleinzehenabzieher
91a = gerader Schenkelmuskel	115a = Zwischenknochenmuskeln
91b = äußerer Schenkelmuskel	115b = Fußspulmuskeln
91c = mittlerer Schenkelmuskel	116 = kreuzförmiger Verstärkungszug der Unterschenkelfascie
91d = innerer Schenkelmuskel	
92 = Kniescheibenband	116a = Kreuzband
93 = Fettpolster unterhalb der Kniescheibe	117 = queres Unterschenkelband
94a = langer Kopf ⎫ des zweiköpfigen Schenkelmuskels	118 = Halteband für Sehnen des langen u. kurzen Wadenbeinmuskels
94b = kurzer Kopf ⎭	
95 = Plattsehnenmuskel	118a = oberer ⎫ Teil desselben
96 = Halbsehnenmuskel	118b = unterer ⎭
97 = „Gänsefuß"	119 = abgeschnittene Plantaraponeurose
98 = Sohlenspanner	120a = Sehnenscheide des kurzen Zehenbeugers
99a = innerer Kopf ⎫ des Zwillingswadenmuskels	120b = querverlaufende ⎫ Bandverstärkungen
99b = äußerer Kopf ⎭	120c = gekreuzt verlaufende ⎭
100 = Schollenmuskel	

Erläuterungen der Zahlenangaben für die **Skelettbilder** siehe **im Einband hinten!**

Kurt Tittel · **Beschreibende und funktionelle Anatomie des Menschen**

Beschreibende und funktionelle Anatomie des Menschen

Prof. em. Dr. med. habil. Kurt Tittel

12., völlig überarbeitete Auflage

Mit 260 zum Teil mehrfarbigen Abbildungen und 49 dreiteiligen Tafeln

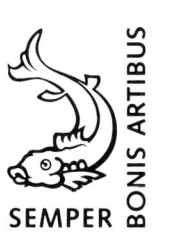

Gustav Fischer Verlag Jena · Stuttgart

Anschrift des Verfassers:

Prof. em. Dr. med. habil. Kurt Tittel
ehemals Lehrstuhlinhaber für funktionelle Anatomie
an der Deutschen Hochschule für Körperkultur
Pistorisstr. 55
04229 Leipzig

1. Auflage 1956
2. Auflage 1958
3. Auflage 1962
4. Auflage 1963
5. Auflage 1970
6. Auflage 1974
7. Auflage 1976
8. Auflage 1978
9. Auflage 1981
10. Auflage 1985
11. Auflage 1990

1. italien. Ausgabe 1980
2. italien. Ausgabe 1987
3. italien. Ausgabe in Vorbereitung

Die Deutsche Bibliothek – CIP-Einheitsaufnahme

Tittel, Kurt:
Beschreibende und funktionelle Anatomie des Menschen / Kurt
Tittel. – 12., völlig überarb. Aufl. – Jena ; Stuttgart : Fischer,
1994
ISBN 3-334-60842-5

© Gustav Fischer Verlag Jena, 1994
Villengang 2, 07745 Jena
Das Werk einschließlich aller seiner Teile ist urheberrechtlich geschützt. Jede Verwertung außerhalb der engen Grenzen des Urheberrechtsgesetzes ist ohne Zustimmung des Verlages unzulässig und strafbar. Das gilt insbesondere für Vervielfältigungen, Übersetzungen, Mikroverfilmungen und die Einspeicherung und Verarbeitung in elektronischen Systemen.
Gesamtherstellung: Offizin Andersen Nexö, Leipzig
Printed in Germany
ISBN 3-334-60842-5

Vorwort zur 1. Auflage

Der spürbare Mangel an einem weder nur rein anatomisch noch vorrangig populärwissenschaftlich abgefaßten Lehrbuch der Anatomie für Fernstudenten der Deutschen Hochschule für Körperkultur war mir Anlaß genug, den Versuch zu unternehmen, das außerordentlich umfangreiche Stoffgebiet der beschreibenden und funktionellen Anatomie des passiven und aktiven Bewegungsapparates sowie der inneren Organe in sich geschlossen zur Darstellung zu bringen; damit wurde gleichzeitig der bisherige Charakter der in Briefform gehaltenen Anleitung in den eines Lehrbuches umgewandelt.

Ein besonderes Interesse lag mir daran, in möglichst allen Abschnitten die wesentlichsten funktionellen Zusammenhänge in den Vordergrund zu stellen, um das Anatomie-Studium noch anschaulicher und lebensnaher gestalten zu können. Ein besonderes Kapitel, das bei einer nächsten Auflage eine wesentliche Erweiterung erfahren müßte, befaßt sich mit dem so überaus interessanten, für den Anfänger jedoch nicht leicht verständlichen Muskelspiel des Menschen. An Hand dieser wenigen Beispiele möge der Studierende nicht zuletzt den tieferen Sinn anatomischer Studien erkennen, die es ihm ermöglichen werden, Bewegungsabläufe vom funktionell-anatomischen Standpunkt aus zu analysieren.

Bei den in ihrer Ausführlichkeit unterschiedlich bearbeiteten Kapiteln der inneren Organe habe ich bewußt die Abschnitte der Sinnesorgane und des Nervensystems sehr kurz abgehandelt, da deren Verständnis eine Reihe physiologischer Grundkenntnisse erfordert, die jedoch noch nicht vorausgesetzt werden konnten. Ich habe mich stets bemüht, mit deutschen, leichtverständlichen Formulierungen und Ausdrücken zu arbeiten; die Fachbezeichnung wurde, um ein Selbststudium in medizinischer Literatur von Fall zu Fall zu erleichtern, in Klammern gesetzt. Die zahlreichen Abbildungen, die von dem Künstler K. OPITZ angefertigt wurden, sowie der unterschiedliche Druck (Wichtiges hervorgehoben, nicht Vordringliches, das nur der Abrundung in der Stoffdarbietung dient, kleingesetzt) werden zweifellos das ihrige zum leichteren Verständnis der jeweiligen Thematik beitragen.

Ein Wort des Dankes möchte ich dem Verlag für die geschmackvolle Ausstattung des Buches sagen. Möge es dem Fernstudenten ein willkommener Wegweiser nicht nur für den eigenen Gebrauch sein, sondern ihn darüber hinaus befähigen, die neuerworbenen Erkenntnisse anderen weiterzuvermitteln; denn nur der wird in der späteren Praxis ein guter Lehrmeister sein, der nicht nur das „wie" zeigen, sondern darüber hinaus auch das „warum" begründen kann.

Leipzig, Sommer 1956   Kurt Tittel

Vorwort zur 12. Auflage

Der Nachfrage des in den zurückliegenden Jahren im deutschsprachigen Raum immer größer gewordenen Interessentenkreises Rechnung tragend erscheint in relativ kurzer Zeitfolge eine weitere Neuauflage der „Beschreibenden und funktionellen Anatomie des Menschen", in der alle Kapitel sorgfältig durchgesehen, neue Untersuchungsbefunde und Illustrationen eingefügt und entsprechend dem Grundanliegen des Lehrbuchs die vielfältigen Zusammenhänge und Wechselwirkungen zwischen Funktion und Struktur im Bereich des menschlichen Organismus und dessen bewegungsinduzierter Adaptabilität unter Berücksichtigung ihres Voraussetzungscharakters für eine stabile Gesundheit und hohe körperliche Leistungsfähigkeit verbal vervollständigt und der Bezug zur Praxis verstärkt wurden. Die Übersichtlichkeit der Stoffdarbietung konnte nicht zuletzt durch die Wahl eines neuen Buchformats weiter verbessert und unter sinnvoller Straffung des Textes der Gesamtumfang reduziert werden.

Ich bedanke mich sehr herzlich für zahlreiche Anregungen und wertvolle Hinweise, die mir freundlicherweise durch mehrere Rezensoren, Mitarbeiter und Studenten übermittelt wurden; ich habe mich bemüht, diese Vorschläge in die Abfassung des Manuskriptes für die jetzt vorliegende 12. Auflage einfließen zu lassen. Der von einem der Rezensoren geübten Kritik bezüglich der vorrangigen Verwendung deutschsprachiger Bezeichnungen kann jedoch nicht zugestimmt werden; zum einen werden (seit der 1. Auflage) die offiziellen lateinischen Termini im Text sowie in den Abbildungslegenden in Klammern mitaufgeführt und mit einigen etymologischen Hinweisen versehen (um Interessierten ein weiterführendes Studium zu erleichtern). Zum anderen soll dem Leser, der nicht immer über ausreichende lateinische Kenntnisse verfügt, das Verständnis des Stoffes erleichtert werden, was ihn später in die Lage versetzt, den ihm anvertrauten Personen funktionell-anatomische Sachverhalte anschaulich erklären zu können.

Ich hoffe, daß mit der nunmehr vorliegenden Neuauflage, die aus einer über 35jährigen Lehr- und Forschungstätigkeit des Verfassers entstanden ist, die funktionelle Anatomie in der morphologischen Ausbildung von Sportstudenten sowie in der Weiterbildung von Sportlehrern und Trainern, von Sportärzten und Physiotherapeuten zur Entwicklung eines anwendungsbereiten Wissens beitragen und die Eigeninitiative des Lesers wecken und fördern wird.

Dem Verlag sei erneut für die tatkräftige Unterstützung bei der Herausgabe der Auflage gedankt.

Leipzig, Frühjahr 1994   Kurt Tittel

Inhaltsverzeichnis

Vorwort zur 1. Auflage 5
Vorwort zur 12. Auflage 5

1.	**Einführung**	11
1.1.	Analyse und Synthese des menschlichen Körpers	11
1.2.	Orts- und Lagebezeichnungen	11
1.3.	Bewegungsmöglichkeiten der Glieder	13
1.4.	Einige gebräuchliche Abkürzungen	13

Zell- und Gewebelehre 14

2.	**Zellenlehre** *(Cytologie)*	14
2.1.	Allgemeiner Bau einer Zelle	14
2.2.	Zell-Leib *(Proto-* oder *Cytoplasma)*	15
2.2.1.	Grund- oder Hyaloplasma	15
2.2.2.	Zellmembran *(Plasmalemm)*	15
2.2.3.	Zellorganellen	16
2.2.4.	Para- und metaplasmatische Einschlüsse . .	17
2.3.	Zell-Kern *(Nucleus)*	17
2.3.1.	Kernhülle	18
2.3.2.	Kerngerüst	18
2.3.3.	Kernsaft	18
2.3.4.	Kernkörperchen	18
2.4.	Strukturelle und funktionelle Anpassungen der Zellen einschließlich der Koordination ihrer Leistungen	19
2.5.	Zellvermehrung (Zellteilung)	19
3.	**Gewebelehre** *(Histologie)*	21
3.1.	Epithelgewebe	21
3.1.1.	Plattenepithel	22
3.1.2.	Kubisches Epithel	24
3.1.3.	Prismatisches Epithel	24
3.1.4.	Gemischtes Epithel	25
3.1.5.	Flimmerepithel	25
3.1.6.	Drüsenepithel	26
3.1.7.	Zusammenfassende Darstellung der Struktur, des Vorkommens sowie der Funktion der Epithel- oder Deck- bzw. Grenzflächengewebe	28
3.2.	Binde- und Stützgewebe	29
3.2.1.	Zellreiches Binde- und Stützgewebe	29
3.2.1.1.	Embryonales Bindegewebe	29
3.2.1.2.	Netzförmiges oder reticuläres Bindegewebe .	30
3.2.1.3.	Fettgewebe	30
3.2.2.	Faserreiches (fibrilläres) Binde- und Stützgewebe	30
3.2.2.1.	Lockeres, straffes und elastisches Bindegewebe	30
3.2.3.	Interzellularsubstanzreiches Stützgewebe . .	31
3.2.3.1.	Knorpelgewebe	31
3.2.3.2.	Knochengewebe s. 4.1.	32
3.2.4.	Strukturelle und funktionelle Anpassungen der faserreichen und interzellularsubstanzreichen Stützgewebe an Belastungen unterschiedlicher Dauer und Intensität	32
3.2.5.	Zusammenfassende Darstellung der Struktur, des Vorkommens sowie der Funktion der zell- bzw. faserreichen und interzellularsubstanzreichen Binde- und Stützgewebe	35
4.	**Allgemeine Knochenlehre** *(Osteologie)*	36
4.1.	Knochengewebe	36
4.2.	Chemischer Aufbau des Knochens	36
4.3.	Entwicklung und Wachstum des Knochens .	37
4.4.	Formen der Knochen	39
4.5.	Weichteile des Knochens	40
4.6.	Strukturelle und funktionelle Anpassungen der Knochen an Belastungen und Beanspruchungen unterschiedlicher Dauer und Intensität	41
5.	**Allgemeine Gelenklehre** *(Arthrologie)*	49
5.1.	Band-, Knorpel- und Knochenhaften *(Syndesmosen, Synchondrosen* und *Synostosen)*	49
5.2.	Bestandteile eines Gelenkes	49
5.3.	Zusammenhalt der Gelenkflächen	50
5.4.	Bewegungsausmaß eines Gelenkes	51
6.	**Spezielle Gelenklehre** *(Gelenkmechanik)* . . .	51
6.1.	Einachsige Gelenke	51
6.2.	Zweiachsige Gelenke	52
6.3.	Drei- oder vielachsige Gelenke	52
6.4.	Straffe Gelenke	53
7.	**Allgemeine Muskellehre** *(Myologie)*	53
7.1.	Feingeweblicher Bau des glatten Muskelgewebes	54
7.2.	Feingeweblicher Bau des Skelettmuskelgewebes	54
7.3.	Skelettmuskelfasertypen	57
7.4.	Funktionell-anatomische Voraussetzungen und quantitative sowie qualitative Anpassungen der Skelettmuskulatur für bzw. an Beanspruchungen unterschiedlicher Dauer und Intensität	60
7.5.	Formen der Muskeln	63
7.6.	Muskeln ohne und mit bestimmtem Ursprung und Ansatz	64
7.7.	Das Verhältnis des Muskels zum sehnigen Anteil	65
7.8.	Hilfsorgane des Muskels	66
7.9.	Grundformen der Muskeltätigkeit	70

Passiver und aktiver Bewegungsapparat 74

8.	**Der Bewegungsapparat des Rumpfes**	74
8.1.	**Die Wirbelsäule** *(Columna vertebralis)* . . .	74
8.1.1.	Die Grundform eines Wirbels	74
8.1.2.	Hals-Wirbelsäule	76
8.1.3.	Brust-Wirbelsäule	77
8.1.4.	Lenden-Wirbelsäule	77
8.1.5.	Kreuzbein *(Os sacrum)*	77
8.1.6.	Steißbein *(Os coccygis)*	79
8.2.	**Die Verbindungen der Wirbel**	79
8.2.1.	Zwischenwirbelscheiben *(Disci intervertebrales)*	79
8.2.2.	Lange und kurze Bänder	82
8.2.3.	Wirbelgelenke	82
8.3.	**Form und Bewegungen der Wirbelsäule** . . .	83
8.3.1.	Entwicklung und Bedeutung der physiologischen Wirbelsäulenkrümmungen	83

8.3.2.	Abweichungen von der Eigenform der Wirbelsäule	85
8.3.3.	Hauptbewegungsrichtungen der Wirbelsäule	87
8.4.	**Der Brustkorb** *(Thorax)*	88
8.4.1.	Die Grundformen einer Rippe	89
8.4.2.	Brustbein *(Sternum)*	91
8.4.3.	Obere und untere Brustkorböffnung *(Apertura thoracis superior et inferior)*	91
8.4.4.	Brustkorbmuskulatur	92
8.5.	**Bauchmuskulatur**	94
8.5.1.	Äußerer schräger Bauchmuskel *(M. obliquus externus abdominis)*	94
8.5.2.	Innerer schräger Bauchmuskel *(M. obliquus internus abdominis)*	95
8.5.3.	Querer Bauchmuskel *(M. transversus abdominis)*	95
8.5.4.	Gerader Bauchmuskel *(M. rectus abdominis)*	96
8.5.5.	Pyramidenmuskel *(M. pyramidalis)*	96
8.5.6.	Viereckiger Lendenmuskel *(M. quadratus lumborum)*	97
8.5.7.	Rectusscheide *(Vagina musculi recti abdominis)*	97
8.5.8.	Gesamtwirkung der vorderen, seitlichen und hinteren Bauchmuskeln	98
8.5.9.	Mechanik der Rippen- und Zwerchfellatmung	98
8.6.	**Die muskuläre Verspannung der Wirbelsäule**	99
8.6.1.	Medialer Muskelstrang	101
8.6.1.1.	Spinales System	101
8.6.1.2.	Transversospinales System	101
8.6.2.	Lateraler Muskelstrang	102
8.6.3.	Die Gesamtwirkung der tiefen Rückenmuskulatur	103
9.	**Das Kopfskelett**	104
9.1.	Bestandteile des Hirnschädels	105
9.2.	Bestandteile des Gesichtsschädels	107
9.3.	Schädelgruben *(Fossae cranii)*	108
9.4.	Verbindungen der Schädeldachknochen	108
9.5.	Kiefergelenk *(Articulatio temporomandibularis)*	110
9.6.	Kaumuskeln	110
9.7.	Mimische Muskulatur	111
9.8.	Obere und untere Zungenbeinmuskulatur *(Musculi supra- et infrahyoidei)*	114
10.	**Schultergürtel und obere Gliedmaßen**	116
10.1.	**Die Knochen des Schultergürtels** *(Cingulum extremitatis superioris)*	116
10.1.1.	Gelenke und Bänder des Schultergürtels	117
10.2.	**Schultergürtelmuskulatur**	120
10.2.1.	Kappenmuskel *(M. trapezius)*	120
10.2.2.	Kleiner und großer Rautenmuskel *(M. rhomboideus minor et major)*	121
10.2.3.	Schulterblattheber *(M. levator scapulae)*	122
10.2.4.	Kleiner Brustmuskel *(M. pectoralis minor)*	122
10.2.5.	Unterschlüsselbeinmuskel *(M. subclavius)*	123
10.2.6.	Vorderer Sägemuskel *(M. serratus anterior)*	124
10.3.	**Der freie Teil der oberen Gliedmaßen**	125
10.3.1.	Oberarmbein *(Humerus)*	125
10.4.	**Das Schultergelenk** *(Articulatio humeri)*	126
10.5.	**Schultergelenkmuskulatur**	127
10.5.1.	Großer Brustmuskel *(M. pectoralis major)*	127
10.5.2.	Deltamuskel *(M. deltoideus)*	128
10.5.3.	Breiter Rückenmuskel *(M. latissimus dorsi)*	129
10.5.4.	Großer Rundmuskel *(M. teres major)*	130
10.5.5.	Obergrätenmuskel *(M. supraspinatus)*	130
10.5.6.	Untergrätenmuskel *(M. infraspinatus)*	130
10.5.7.	Kleiner Rundmuskel *(M. teres minor)*	130
10.5.8.	Unterschulterblattmuskel *(M. subscapularis)*	130
10.6.	**Die Knochen des Unterarms**	132
10.6.1.	Elle *(Ulna)*	132
10.6.2.	Speiche *(Radius)*	133
10.7.	**Das Ellbogengelenk** *(Articulatio cubiti)*	133
10.8.	**Ellbogengelenkmuskulatur**	134
10.8.1.	Zweiköpfiger Armmuskel *(M. biceps brachii)*	134
10.8.2.	Armbeuger *(M. brachialis)*	136
10.8.3.	Oberarmspeichenmuskel *(M. brachioradialis)*	137
10.8.4.	Armstrecker *(M. triceps brachii)*	137
10.8.5.	Die Umwendebewegungen der Hand *(Pronation* und *Supination)*	139
10.9.	**Die Knochen, Gelenke, Muskeln und Bänder der Hand**	141
10.9.1.	Das Handgelenk *(Articulatio manus)*	142
10.9.2.	Bänder des Handgelenkes	143
10.9.3.	Handgelenk-Muskulatur	144
10.9.4.	Die Handwurzel-Mittelhandgelenke	147
10.9.5.	Die Fingergelenke	147
10.9.6.	Bänder der Fingergelenke	148
10.9.7.	Fingergelenk-Muskulatur	148
10.9.8.	Die Muskulatur des Daumenballens	149
10.9.9.	Die Muskulatur des Kleinfingerballens	150
11.	**Beckengürtel und untere Gliedmaßen**	150
11.1.	**Die Knochen des Beckengürtels** *(Cingulum extremitatis inferioris)*	151
11.1.1.	Darmbein *(Os ilium)*	151
11.1.2.	Sitzbein *(Os ischii)*	151
11.1.3.	Schambein *(Os pubis)*	151
11.1.4.	Die Verbindungen des Beckengürtels	152
11.1.5.	Bänder des Beckengürtels	153
11.1.6.	Das Becken als Ganzes	154
11.2.	**Der freie Teil der unteren Gliedmaßen**	155
11.2.1.	Schenkelbein *(Femur)*	156
11.3.	**Das Hüftgelenk** *(Articulatio coxae)*	157
11.3.1.	Bänder des Hüftgelenkes	157
11.3.2.	Mechanik des Hüftgelenkes	158
11.4.	**Muskeln der Hüfte**	159
11.4.1.	Lenden-Darmbeinmuskel *(M. iliopsoas)*	159
11.4.2.	Großer Gesäßmuskel *(M. glutaeus maximus)*	160
11.4.3.	Mittlerer und kleiner Gesäßmuskel *(M. glutaeus medius et minimus)*	161
11.4.4.	Muskeln des Oberschenkels	162
11.5.	**Die Knochen des Unterschenkels**	164
11.5.1.	Schienbein *(Tibia)*	164
11.5.2.	Wadenbein *(Fibula)*	166
11.5.3.	Die Verbindungen der Unterschenkelknochen	166
11.6.	**Das Kniegelenk** *(Articulatio genus)*	166
11.6.1.	Menisken *(Menisci)*	168
11.6.2.	Bänder des Kniegelenkes	170
11.6.3.	Mechanik des Kniegelenkes	172

11.7.	Kniegelenksmuskulatur	172	14.	Allgemeine Gefäßlehre	264

11.7. Kniegelenksmuskulatur 172	14. Allgemeine Gefäßlehre 264
11.7.1. Vierköpfiger Schenkelstrecker *(M. quadriceps femoris)* 173	14.1. Bau der Schlagadern *(Arterien)* 265
11.7.2. Schneidermuskel *(M. sartorius)* 174	14.2. Bau der Bluthaargefäße *(Capillaren)* . . . 267
11.7.3. Zweiköpfiger Schenkelmuskel *(M. biceps femoris)* . 174	14.3. Bau der Blutadern *(Venen)* 267
11.7.4. Halbsehnenmuskel *(M. semitendinosus)* 174	15. Spezielle Gefäßlehre 268
11.7.5. Plattsehnenmuskel *(M. semimembranosus)* . . . 175	15.1. Arterien des großen oder Körper-Kreislaufes . . 268
11.7.6. Kniekehlenmuskel *(M. popliteus)* 175	15.2. Venen des großen oder Körper-Kreislaufes . . 272
11.8. Die Knochen des Fußes 176	16. Das Blut 272
11.8.1. Die Verbindungen der Fußknochen *(Articulationes pedis)* 179	16.1. Rote Blutkörperchen *(Erythrocyten)* 273
11.8.2. Mechanik des oberen und unteren Sprunggelenkes . 181	16.2. Farblose Blutkörperchen *(Leukocyten)* . . . 274
11.9. Muskeln des Unterschenkels 182	16.3. Blutplättchen *(Thrombocyten)* 275
11.9.1. Vorderer Schienbeinmuskel *(M. tibialis anterior)* . 182	16.4. Blutplasma 275
11.9.2. Langer Großzehenstrecker *(M. extensor hallucis longus)* 182	17. Lymphgefäßsystem und lymphatische Organe . . 275
11.9.3. Langer Zehenstrecker *(M. extensor digitorum longus)* 183	17.1. Lymphgefäße 275
11.9.4. Langer Wadenbeinmuskel *(M. peroneus longus)* . 183	17.2. Regionäre Lymphknoten 276
11.9.5. Kurzer Wadenbeinmuskel *(M. peroneus brevis)* . 184	17.3. Milz *(Lien)* 277
11.9.6. Zwillingswadenmuskel *(M. gastrocnemius)* . . 184	17.4. Briesel *(Thymus)* 278
11.9.7. Schollenmuskel *(M. soleus)* 185	18. Das Atmungssystem *(Respirationstrakt)* . . . 278
11.9.8. Sohlenspanner *(M. plantaris)* 185	18.1. Die oberen Luftwege (Nase, Rachen) 279
11.9.9. Hinterer Schienbeinmuskel *(M. tibialis posterior)* . 186	18.2. Die unteren Luftwege (Kehlkopf, Luftröhre, Lungen) 280
11.9.10. Langer Zehenbeuger *(M. flexor digitorum longus)* . 186	
11.9.11. Langer Großzehenbeuger *(M. flexor hallucis longus)* 187	19. Das Verdauungssystem *(Digestionstrakt)* . . . 284
11.9.12. Muskeln des Fußes 187	19.1. Oberer Verdauungsabschnitt 285
11.9.13. Verstärkungszüge der Unterschenkelfascie . . . 188	19.1.1. Mundhöhle 285
	19.1.2. Mundspeicheldrüsen 287
11.10. Der Fuß als Ganzes 188	19.1.3. Gebiß 289
	19.1.4. Gaumen *(Palatum)* und Rachen *(Pharynx)* . . 290
	19.1.5. Speiseröhre *(Oesophagus)* 291
Analyse von Bewegungsabläufen aus funktionell-anatomischer Sicht 191	19.2. Mittlerer Verdauungsabschnitt 291
	19.2.1. Magen *(Ventriculus)* 291
12. Darstellung von Bewegungsabläufen im Sport unter dem Gesichtspunkt der Muskelschlingen 191	19.2.2. Dünndarm *(Intestinum tenue)* 292
	19.3. Unterer Verdauungsabschnitt 293
12.1. Wechselbeziehungen zwischen Form, Struktur und Funktion 191	19.4. Mechanik der Verdauung 294
12.2. Zusammenarbeit von Muskelgruppen in Gestalt von „Muskelschlingen" 192	20. Die großen Drüsen des Verdauungssystems . . . 295
12.3. Funktions-Prinzipien bei Bewegungsabläufen . . 194	20.1. Leber *(Hepar)* 295
12.4. Beispiele für die Arbeitsweise von Streckschlingen . 197	20.2. Bauchspeicheldrüse *(Pancreas)* 298
12.5. Beispiele für die Arbeitsweise von Beugeschlingen . 217	21. Die Organe der inneren Sekretion *(Inkretsystem)* . 299
12.6. Muskelschlingen bei statischen Bewegungsabläufen 228	21.1. Stellung und Einteilung der Hormondrüsen . . 299
12.7. Muskelschlingen bei Körperseitwärtsneigungen bzw. -drehungen 237	21.2. Schilddrüse *(Gl. thyreoidea)* 300
	21.3. Nebenschilddrüsen *(Gll. parathyreoideae)* . . 300
	21.4. Nebennieren *(Gll. suprarenales)* 300
	21.5. Hirnanhangdrüse *(Hypophyse)* 301
Anatomie der Eingeweide 255	21.6. Langerhanssche Inseln 302
	21.7. Keimdrüsen (Hoden, Eierstöcke) 302
13. Das Herz- und Kreislaufsystem 255	21.8. Zirbeldrüse *(Corpus pineale)* 303
13.1. Kreisläufe des Blutes 255	
13.2. Herzmuskel und dessen Formwandel 256	22. Das Harn- und Geschlechtssystem *(Urogenitalsystem)* 303
13.3. Innenräume des Herzens (Vorhöfe, Kammern, Klappensysteme) 260	22.1. Harnsystem 303
13.4. Mechanik der Herzaktion 262	22.1.1. Nieren *(Renes)* 303
13.5. Blutgefäße des Herzens 262	22.1.2. Harnleiter *(Ureteres)* 305
13.6. Erregungsbildungs- und -leitungssystem und Nerven des Herzens 263	22.1.3. Harnblase *(Vesica urinaria)* und Harnröhre *(Urethra)* 305
	22.2. Geschlechtssystem 306

22.2.1	Männliche Geschlechtsorgane 307	24.	Das Nervensystem 321
22.2.2.	Weibliche Geschlechtsorgane 308	24.1.	Allgemeine Nervenlehre 321
		24.1.1.	Nerven- (Ganglien-) Zellen 321
23.	**Die Sinnesorgane** 310	24.1.2.	Nervenfasern 322
23.1.	Allgemeine Übersicht 310	24.1.3.	Nervenstützgewebe *(Neuroglia)* 323
23.2.	Haut- (oder Tast-) Sinnesorgane *(Cutis)* 310	24.2.	Zentrales Nervensystem 324
23.2.1.	Oberhaut *(Epidermis)* 311	24.2.1.	Einteilung 324
23.2.2.	Lederhaut *(Corium)* 311	24.2.2.	End- oder Großhirn mit Hirnhäuten *(Telencephalon, Cerebrum)* 324
23.2.3.	Unterhaut *(Subcutis)* 312		
23.2.4.	Anhangsgebilde der Haut 313	24.2.3.	Hirnkammern *(Ventrikel)* 327
23.3.	Sehorgan *(Organum visus)* 314	24.2.4.	Motorische und sensorische Hirnrindenzentren . . 327
23.3.1.	Augenhäute 314	24.2.5.	Assoziations-, Kommissuren- und Projektionssysteme 330
23.3.2.	Augenkammern 315		
23.3.3.	Glaskörper *(Corpus vitreum)* 316	24.2.6.	Zwischenhirn *(Diencephalon)* 333
23.3.4.	Hilfs- und Schutzorgane des Auges (Augenmuskeln, Augenlider, Tränenorgane) 316	24.2.7.	Mittelhirn *(Mesencephalon)* 333
		24.2.8.	Rautenhirn *(Rhombencephalon)* 334
23.4.	Hör- und Gleichgewichtsorgan *(Organum vestibulocochleare)* 317	24.2.9.	Kleinhirn *(Cerebellum)* 334
		24.2.10.	Verlängertes Mark *(Medulla oblongata)* 336
23.4.1.	Äußeres Ohr (Ohrmuschel, äußerer Gehörgang, Trommelfell) 318	24.2.11.	Rückenmark *(Medulla spinalis)* 337
		24.3.	Vegetatives (autonomes) Nervensystem 340
23.4.2.	Mittelohr (Paukenhöhle, Gehörknöchelchen, Ohrtrompete, Nebenhöhlen) 318	**25.**	**Literatur** 343
23.4.3.	Inneres Ohr (Labyrinth, Bogengänge, Schnecke, innerer Gehörgang) 319	**26.**	**Sachverzeichnis** 347

1. Einführung

1.1. Analyse und Synthese des menschlichen Körpers

Das Wort „*Anatomie*", abgeleitet vom griechischen anatémnein (= auseinanderschneiden, zergliedern), bedeutet soviel wie „Zergliederungskunst", die bereits im Mittelalter zunächst an tierischen Kadavern, später auch an menschlichen Leichen verrichtet wurde, um einen tieferen Einblick über den mit dem unbewaffneten Auge sowie durch Betastung der äußeren Form erfaßbaren Aufbau eines Lebewesens und dessen strukturelle Organisation zu gewinnen. Es sei in diesem Zusammenhang an den genialen Künstler und Wissenschaftler der Renaissance, Leonardo da Vinci, erinnert, in dessen Werken sich seine gründlichen Studien, die er an Leichen durchgeführt hat, widerspiegeln.

In den zurückliegenden Jahrhunderten hat die Anatomie als die Lehre vom Bau des gesunden menschlichen Organismus eine vielfältige *Analyse* erfahren, die es ermöglichte, gezielt Untersuchungen auf grob- und feingeweblicher Basis durchzuführen; so werden alle Formen und Formbestandteile, die allein durch Betrachtung zu erfassen sind, unter der Bezeichnung „makroskopische" Anatomie zusammengefaßt, während Untersuchungen über den Feinbau eines Körpers (mittels eines Licht-, Phasenkontrast-, Fluoreszenzmikroskops oder mit Hilfe eines Ultra- oder Elektronenmikroskops) in den großen Bereich der „*mikroskopischen*" Anatomie gehören, die in die Zell-Lehre (Cytologie) und Gewebe-Lehre (Histologie) unterteilt wird. Die Beschreibung der makro- und mikroskopisch gewonnenen Befunde wird als „*deskriptive*" Anatomie, die Analyse des Körpers nach größeren Einheiten, nach Systemen, als „*systematische*" Anatomie bezeichnet. Letztere schafft mit ihren Kenntnissen die Voraussetzung für die „*topographische*" Anatomie, die sich mit dem räumlichen Nebeneinander der Organe und Systeme unter körperregionaler Sicht befaßt.

Auch wenn die gegenüber früheren Zeiten unvergleichbar besseren Untersuchungsapparaturen und -techniken es möglich machen, in immer neue morphologische Dimensionen einzudringen, was eine Fülle interessanter Einzelergebnisse belegt, so sollte darüber niemals vergessen werden, daß erst die *Synthese* von Funktion und Struktur auf zellulärer sowie subzellulärer Ebene, erst das Zusammenwirken der Bausteine unseres Körpers (Zellen, Gewebe, Organe) und seiner Organsysteme (Bewegungsapparat, Herz-/Kreislaufsystem, Atmungssystem, Verdauungssystem, Inkretsystem, Harn- und Geschlechtssystem, Sinnesorgane und Nervensystem) zu einem auf das Leben gerichteten, *funktionstüchtigen Ganzen* im Sinne eines biologischen Funktionskreises zu tieferen Einsichten führt. Eine derartige Synthese, die dem vorliegenden Buch als Leit-Idee zugrunde liegt, ermöglicht das Erkennen wesentlicher funktioneller Zusammenhänge und Gesetzmäßigkeiten sowie letztlich die Aufstellung allgemeingültiger Prinzipien beispielsweise für die bewegungsinduzierte Adaptation oder für die Analyse von Bewegungsabläufen aus funktionell-anatomischer Sicht.

1.2. Orts- und Lagebezeichnungen

Der Orientierung und exakten Bezeichnung bestimmter Punkte am aufrechtstehenden Menschen dienen eine Reihe von Fachausdrücken, die der lateinischen oder griechischen Sprache entlehnt bzw. nachgebildet wurden; sie sollen dem Studierenden nicht nur das Kennenlernen der nachfolgenden Kapitel unseres Lehrbuches erleichtern, sondern ihm darüber hinaus auch beim Lesen zusätzlicher Literatur behilflich sein.

Medianebene	= die den Körper in eine annähernd spiegelbildlich gleiche rechte und linke Hälfte teilende Ebene (man spricht deshalb auch von der „Symmetrie-Ebene")
median, medial	= mittelwärts, zur Medianebene (*medium* = die Mitte)
lateral	= seitwärts, von der Medianebene entfernt (*latus* = Seite)
dorsal	= rückenwärts, hinten (*dorsum* = Rücken)
ventral	= bauchwärts, vorn (*venter* = Bauch)
proximal	= in der Richtung zur Rumpfmitte hin liegende Teile des Körpers (*proximus* = der Nächste)
distal	= von der Rumpfmitte entferntliegende Teile des Körpers (*distare* = abstehen)
Sagittalebene	= eine zur Median- (oder Symmetrie-) Ebene parallel verlaufende Ebene (*sagitta* = Pfeil; die durch den Körper dorsoventral gelegten Schnitte ziehen parallel zur Pfeilnaht des Schädels)
sagittal	= senkrecht zur Körperoberfläche
Mamillarlinie (noch üblich)	= eine durch die Brustwarzen gehende senkrechte Linie (*mamilla* = Brustwarze)
Medioclavicularlinie	= eine durch die Mitte des Schlüsselbeins *(clavicula)* ziehende senkrechte Linie

1. Einführung

Axillarlinie	= Linie, die vorn bzw. hinten die Achselhöhle begrenzt (*axilla* = Achselhöhle)	*radial*	= speichenwärts (Daumenseite) (*radius* = Stab, Speiche)
Frontalebene	= eine zur Stirn (= *frons*) parallelliegende, den Körper in einen vorderen und hinteren Teil trennende Ebene	*ulnar*	= ellenwärts (Kleinfingerseite) (*ulna* = Elle)
		tibial	= zum Schienbein hin (Großzehenseite) (*tibia* = Schienbein)
frontal	= in der Stirnebene	*fibular*	= zum Wadenbein hin (Kleinzehenseite) (*fibula* = Wadenbein)
Horizontal- oder *Transversalebene*	= ein senkrecht zur Längsachse des Körpers ziehender (Quer-)Schnitt (*transversus* = quer), den Körper in einen oberen und unteren Abschnitt teilend	*volar (palmar)*	= auf der Hohlhandseite liegend (*vola [palma] manus* = Hohlhand)
		plantar	= zur Fußsohle gehörend (*planta pedis* = Fußsohle)
		anterior	= vorderer (*ante* = vor)
horizontal oder *transversal*	= in der Horizontal- bzw. Transversal-Ebene	*posterior*	= hinterer (*post* = nach, hinter)
peripher	= am äußeren Umfang eines Körpers (*periphericus* = außen, am Rande)	*inferior*	= unterer (*in* = un...) bei aufrechter Körperhaltung
zentral	= in der Mitte des Körpers	*superior*	= oberer (*super* = über) bei aufrechter Körperhaltung
superficial	= zur Körperoberfläche hin (*super* = über, *facies* = Fläche)	*sub (subcutan)*	= unter (unter der Haut)
		per (percutan)	= durch (durch die Haut)
profundus	= zur Körpertiefe hin (*fundus* = Grund)	*intra (intracutan, intraartikulär)*	= innerhalb (in der Haut, innerhalb eines Gelenkes)
cranial	= kopfwärts (*cranium* = Kopf, Schädel)	*extra (extraartikulär)*	= außerhalb (außerhalb eines Gelenkes)
caudal	= schwanz- bzw. steißwärts (*cauda* = Schwanz)		

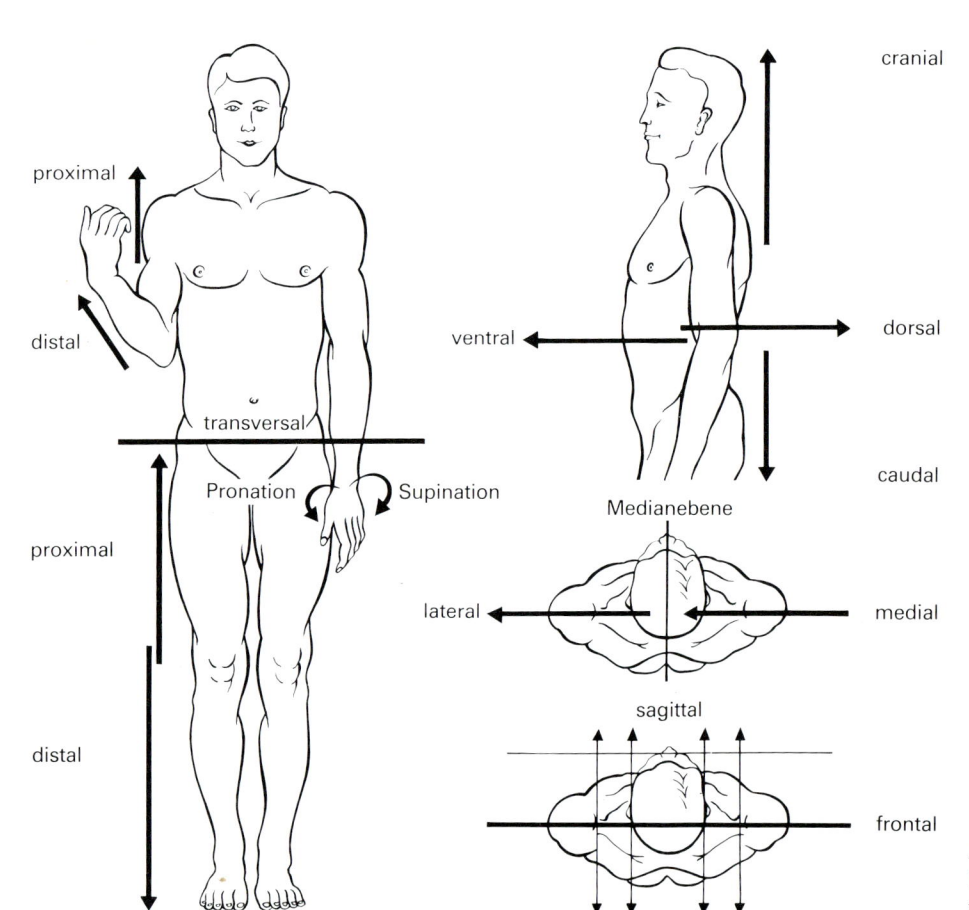

Abb. 1. Ebenen und Richtungen im Bereich des Körpers in einem dreidimensionalen Koordinatennetz.

1.3. Bewegungsmöglichkeiten der Glieder

Abduktion	=	Abspreizen eines Gliedes von der Körpermitte nach außen
abduzieren	=	von der Körpermitte wegführen
Adduktion	=	Heranbringen eines Gliedes zur Körpermitte hin
adduzieren	=	an den Körper heranbringen
Rotation	=	Drehbewegung um die Längsachse eines Gliedes
rotieren	=	Drehen um die Längsachse
Innenrotation	=	Einwärts-Drehung
Außenrotation	=	Auswärts-Drehung
Pronation	=	Drehbewegung der Hand bzw. des Fußes bei gleichzeitiger Hebung des äußeren und Senkung des inneren Handballens bzw. Fußrandes
pronieren	=	die Hand bzw. den Fuß einwärtsdrehen oder -kanten
Supination	=	Drehbewegung der Hand bzw. des Fußes bei gleichzeitiger Hebung des inneren Handballens bzw. Fußrandes
supinieren	=	die Hand bzw. den Fuß auswärtsdrehen oder -kanten
Flexion	=	Beugebewegung in einem Gelenk
flektieren	=	beugen
Extension	=	Streckbewegung in einem Gelenk
extendieren	=	strecken
Dorsalflexion	=	Heben der Fußspitze bzw. der Hand (fuß- bzw. handrückenwärts)
Plantarflexion	=	Senken der Fußspitze (fußsohlenwärts)
Volar-(Palmar-)-Flexion	=	Senken der Hand (hohlhandwärts)
Anteversion	=	Vorschwingen eines Armes bzw. Beines
Retroversion	=	Rückschwingen eines Armes bzw. Beines
Circumduktion	=	bogenförmiges Herumführen eines Gliedes in einem Gelenk

1.4. Einige gebräuchliche Abkürzungen

A.	=	*arteria*	=	Schlagader
Aa.	=	*arteriae*	=	Schlagadern
Abd.	=	*abductor*	=	Abspreizer
Add.	=	*adductor*	=	Heranführer
Art.	=	*articulus*	=	Gelenk
Artt.	=	*articuli*	=	Gelenke
brev.	=	*brevis*	=	kurz
Gl.	=	*glandula*	=	Drüse
Gll.	=	*glandulae*	=	Drüsen
Lig.	=	*ligamentum*	=	Band
Ligg.	=	*ligamenta*	=	Bänder
long.	=	*longus*	=	lang
M.	=	*musculus*	=	Muskel
Mm.	=	*musculi*	=	Muskeln
maj.	=	*major*	=	größer
min.	=	*minor*	=	kleiner
N.	=	*nervus*	=	Nerv
Nn.	=	*nervi*	=	Nerven
Proc.	=	*processus*	=	Fortsatz
Procc.	=	*processus*	=	Fortsätze
R.	=	*ramus*	=	Ast
Rr.	=	*rami*	=	Äste
V.	=	*vena*	=	Blutader
Vv.	=	*venae*	=	Blutadern

Zell- und Gewebelehre

2. Zellenlehre (Cytologie)

2.1. Allgemeiner Bau einer Zelle

Der menschliche Körper setzt sich aus zahlreichen, mehr oder weniger großen *Organen* bzw. *Organsystemen* (oder Apparaten) zusammen, die bei ihrer mikroskopischen Betrachtung einen Aufbau aus verschiedenartigen *Geweben* erkennen lassen; diese bestehen aus *Zellen* und *Zellprodukten* (Interzellularsubstanz, Fasern usw.), wobei die Zelle (*cellula* = kleine Kammer) die **elementare Bau- und Lebenseinheit des Körpers** und **Träger dessen Funktionen** darstellt. Sie steht mit ihrer Umgebung in einem kontinuierlichen Energie- und Stoffaustausch, vermag sich zu vermehren und zu wachsen sowie auf Reize aus der Umwelt zu reagieren.

Jede der wohldurchkonstruierten 80 Billionen Körperzellen des Menschen, die mit Ausnahme sog. „freier" (d. h. unabhängig voneinander im Körper lebender) Zellen (wie den Blutkörperchen, den Geschlechtszellen und freien Bindegewebszellen) durch ein engmaschiges Geflecht zarter Nervenzellenendigungen verbunden sind, weist eine **Form** auf, die grundsätzlich von der jeweiligen **funktionellen Leistung** und **Aufgabenstellung** im Zellverband bestimmt wird. Die Zelle vermag sich demnach zu *differenzieren*, sich für spezielle Funktionen zu spezialisieren, wie z. B. das Darmepithel für die Stoffaufnahme, das Drüsenepithel für die Sekretion oder die Osteoblasten und Osteoklasten für den kontinuierlichen Auf- und Abbau von Knochengewebe. Die Zelle stellt – physikalisch-chemisch betrachtet – nicht nur ein stabiles, sondern auch ein variables, sich selbst regulierendes, thermodynamisch *offenes System* dar, das in ständigem Stoffaustausch mit der Umwelt steht, wofür hochwirksame und -empfindliche Regulationsmechanismen benötigt werden, mit deren Hilfe die Zelle einem ungestörten Gleichgewichtszustand *(Homöostase)*, einem *„Fließgleichgewicht"*, zustrebt, der durch die mit hoher Geschwindigkeit ablaufenden chemischen Reaktionen sowie durch die Unveränderlichkeit der chemischen Zusammensetzung der Zelle charakterisiert ist (s. u.).

So mannigfaltig die Funktion sein kann (Motorik, Sekretion, Resorption, Abwehr, Erregungsbildung und -leitung), so vielgestaltig wird demzufolge auch die *Form und Größe der Zellen* sein, die man – von der menschlichen Eizelle*) und den großen Nervenzellen abgesehen – mit bloßem, unbewaffnetem Auge nicht mehr erfassen kann. Die meisten Zellen bewegen sich in Größenverhältnissen, die man im normalen Lichtmikroskop bis zur Maßeinheit von etwa $0{,}3\,\mu m$ ($1\,\mu m = 10^{-3}\,mm$) erkennen, im Mikroskop mit ultraviolettem Licht (das das Auflösungsvermögen erhöht) bis zu $0{,}1\,\mu m$ photographisch nachweisen kann. Mit dem Polarisationsmikroskop, mit Röntgenstrahlen oder mittels des Elektronenmikroskopes sind wir sogar in der Lage, noch kleinere, *ultramikroskopische* Strukturen zu beobachten. Daß hierbei neue, bislang unerforschte Bereiche der Wissenschaft erschlossen werden, läßt bereits das Auflösungsvermögen des Elektronenmikroskopes, das bei $0{,}1\,nm$ ($1\,nm = 10^{-6}\,mm$) liegt, erwarten.

Jede lebende vollwertige Zelle läßt in ihrem *Bauplan* unabhängig von ihrer Lage, Größe und Funktion eine bestimmte **Grundstruktur** erkennen; sie weist *zwei* konstante, für das Leben und die Funktion der Zelle eine untrennbare Einheit bildende *Hauptbestandteile* auf:

- a) den aus einem Klümpchen lebender, plastischer Materie bestehenden **Zell-Leib** (Bildungs- oder *Proto-* bzw. *Cytoplasma*) und
- b) einen (oder mehrere) im Inneren desselben gelegenen **Zell-Kern** (*Nucleus* oder *Káryon* = Kern).

Kern*lose* Zellen leben nicht allzu lange, da bei ihnen die lebensnotwendigen engen funktionellen Beziehungen zwischen Cytoplasma und Kern fehlen; kernlose Zellen haben die Fähigkeit verloren, sich zu teilen, sich fortzupflanzen. So weisen beispielsweise die roten Blutkörperchen *(Erythrocyten)*, die mit Ausnahme ihrer Jugendform *(Erythroblasten)* kernlos sind, eine Lebensdauer von höchstens 120 Tagen auf. Darüber hinaus lassen aber auch die **kernhaltigen Zellen** recht unterschiedliche Lebenszeiten erkennen; sie altern und sterben in verschiedenen Zeitabschnitten, ohne daß dabei unser Organismus selbst erkrankt. Die Mehrzahl von ihnen ist nicht allzu langlebig (was besonders für die Gebilde der Haut und Haare, der Drüsen und des Darmes zutrifft), während im Gegensatz dazu die Herzmuskel- und Nerven- oder Ganglienzellen unter normalen Bedingungen das gesamte Leben hindurch funktionsfähig bleiben.

Dieser Grundstruktur sind – womit die Zelle in ihrem Aufbau das **Prinzip der Arbeitsteilung** verdeutlicht – *biochemische* Einheiten und Funktionen zugeordnet (s. schematisierte Darstellung der Bausteine einer Zelle); interessant ist dabei, daß die einzelnen, räumlich zum Teil voneinander getrennten Bestandteile der Zelle funktionell (zur Verrichtung ihrer spezifischen Aufgaben) vielfältig miteinander verknüpft sind, so daß man von einer *„Einheit zwischen räumlicher Trennung und funktioneller Kooperation"* (BIELKA 1969) sprechen kann. Auf diese Vielfältigkeiten des Zusammenspiels der Zellstrukturen und ihrer Funktionen und deren Bedeutung für die Regulation des Zellstoffwechsels und für die Anpassung und Koordination der Zelleistungen wird im abschließenden Kapitel der „Zellenlehre" im besonderen hingewiesen.

---

*) Das dotterarme menschliche Ei mißt im Durchmesser 150–200 μm. Sehr viele Körperzellen (wie beispielsweise die Drüsenzellen) bewegen sich – was ihren Durchmesser betrifft – in einer Größenordnung von 15 μm. Die kleinsten Zellen sind mit 6 μm die Lymphocyten.

2.2. Zell-Leib (*Proto-* oder *Cytoplasma*)

Das auf den ersten Blick sehr unscheinbare, weiche, zähflüssige und leicht quellungsfähige *Proto-* oder *Cytoplasma* besteht aus dem sog. *Grundplasma* (auch als *Hyaloplasma* bezeichnet), der *Zellmembran*, den *Zellorganellen* und den *meta-* und *paraplasmatischen Einschlüssen*.

2.2.1. Grund- oder Hyaloplasma

Das den Zellkern, die Zellorganellen sowie die para- und metaplasmatischen Gebilde umgebende *Grund-* oder *Hyaloplasma* hinterläßt im Lichtmikroskop einen strukturlosen, optisch homogenen, fast glasklaren Eindruck (*hyálinos* = gläsern, homogen aussehend), weist aber im elektronenmikroskopischen Bild eine außerordentlich komplizierte *Ultrastruktur* auf (Abb. 2), die in erster Linie auf die Verteilung der beiden Hauptbestandteile (Eiweißmoleküle und Wasser) zurückzuführen ist (s. u.). Das Grundplasma besteht zu 75 bis 95% aus Wasser*), das *Proteine, Lipide,* verschiedene *Speichersubstanzen, Transport-Ribonucleinsäuren,* niedermolekulare *organische* Bausteine (Zucker, Aminosäuren, Nucleotide) und lebenswichtige Mineralien (in einem annähernd konstanten Verhältnis [Na:K:Ca:Mg = 25:1:1:1]) sowie *Spurenelemente* enthält.

---

*) Der Wassergehalt der einzelnen Gewebe ist sehr unterschiedlich; so beläuft er sich beim Nervengewebe auf 95%, beim Muskelgewebe auf 70%, beim Bindegewebe auf 60% und beim Fettgewebe auf 10 bis 30%. Der auffallend niedrige prozentuale Wassergehalt des Fettgewebes war Anlaß, den prozentualen Wassergehalt der sog. „fettlosen Körpermasse" zu bestimmen, worunter man die Körpermasse unter Abzug des Depotfettes versteht. Danach ergibt sich ein annähernd konstanter Wassergehalt von 73% der Körpermasse. Der unterschiedliche Wassergehalt der einzelnen Menschen resultiert demzufolge aus ihrem unterschiedlichen Depotfettanteil!

Die Bedeutung des **großen Wassergehaltes** des Grundplasmas für die Zelle liegt auf der Hand, laufen doch sämtliche Stoffwechselprozesse in *wäßriger Lösung* ab, wobei das Zellwasser und die in ihm gelösten anorganischen Salze bzw. Ionen mit den Proteinen, Nucleinsäuren und Lipiden *strukturelle* und *funktionelle Einheiten* bilden. Dieses so zusammengesetzte elastische Grundplasma stellt ein **Kolloid** dar, das in den verschiedenen Zellbezirken einmal in sehr verdünnter (*Sol*zustand), das andere Mal in zähflüssiger (*Gel*zustand) Form auftreten kann. Wird das Plasma durch schädigende Einflüsse (Quecksilber, Osmium, Chrom, Alkohol, elektrischen Strom sowie verschiedene Strahlungsarten) insgesamt in den endgültigen, irreversiblen Gel- oder Solzustand überführt, dann ist dies gleichbedeutend mit dem Absterben der Zelle! Aus dem Gesagten und aus der Rolle, die das Grundplasma bei vielen Stoffwechselvorgängen – in ihm sind mehrere Reaktionsketten (Glycolyse, Pentosephosphatzyklus) bzw. Teile von Reaktionsketten und -zyklen (Reaktionen für den Lipidaufbau, Teilprozesse der Eiweißsynthese) lokalisiert – spielt, läßt sich unschwer seine **zentrale Stellung** für die **Stoffwechselregulation** in der Zelle sowie für die **Koordination der Zelleistungen** (s. u.) ableiten.

2.2.2. Zellmembran *(Plasmalemm)*

Das Grund- oder Hyaloplasma grenzt sich nach außen durch eine stark verformbare, dehnungsfähige, cholesterol- und phospholipidhaltige 7 bis 10 nm (= 70 bis 100 Å*)) dicke *Zellmembran (Plasmalemm)* ab, die elektronenmikroskopisch aus drei Schichten (zwei äußeren osmiophilen Lamellen, die eine hellere osmiophobe Schicht zwischen sich einschließen) besteht (Abb. 2). Die Zellmembran schützt einerseits als lebende Barriere das Grundplasma vor schädlichen Einflüssen der Umgebung und ermöglicht (da sie selektiv permeabel ist) andererseits wie ein feinporiges Filter der Zelle, viele biologisch wichtige Bau- und Betriebstoffe (Na, K, Phosphat, Iodid, Glucose, Aminosäuren) aufzuneh-

---

*) 1 Ångström = 10^{-7} mm.

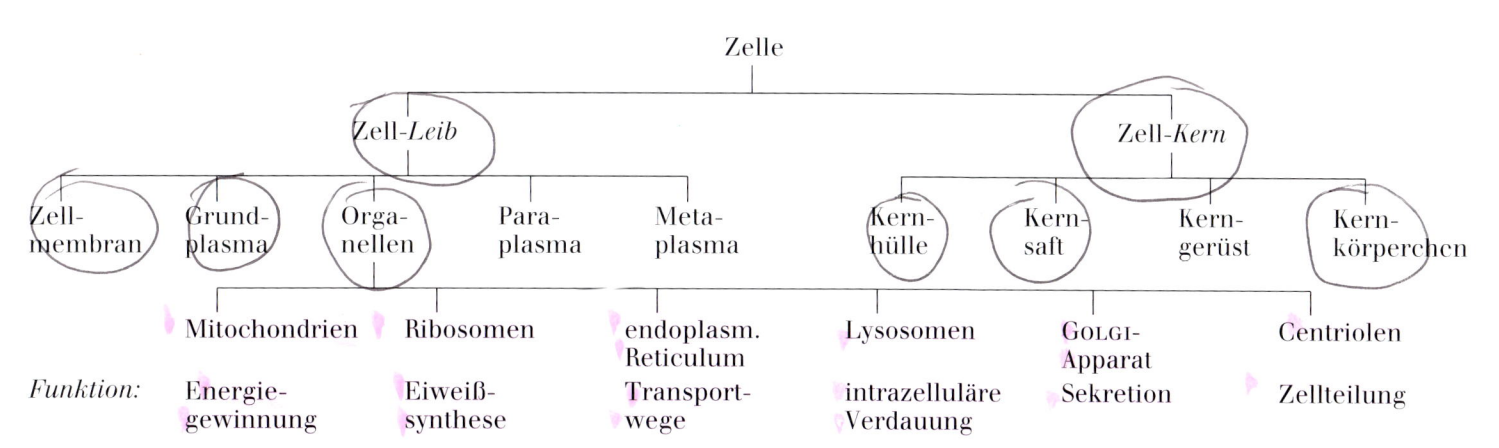

Zelle
- Zell-*Leib*
  - Zellmembran
  - Grundplasma
  - Organellen
  - Paraplasma
  - Metaplasma
- Zell-*Kern*
  - Kernhülle
  - Kernsaft
  - Kerngerüst
  - Kernkörperchen

Mitochondrien	Ribosomen	endoplasm. Reticulum	Lysosomen	Golgi-Apparat	Centriolen

Funktion: Energiegewinnung | Eiweißsynthese | Transportwege | intrazelluläre Verdauung | Sekretion | Zellteilung

Schematisierte Darstellung der Bausteine einer Zelle.

men sowie Schlacken abzugeben**). Des weiteren dient die Zellmembran der Informationsvermittlung zwischen Zelle und Umwelt (da sie bestimmte spezifische Rezeptoren beispielsweise für die Bindung von Insulin an die Muskel- oder Fettzellenmembran enthält, wodurch der Glucoseeinstrom verstärkt wird) und der Produktion physikalischer oder chemischer Signale (s. Erregungsleitung in einer Nervenzelle). Die Membran hat demzufolge wesentliche Aufgaben beim **Stoff- und Informationsaustausch** der Zelle mit ihrer Umgebung zu erfüllen; sie sichert der Zelle ihre **dynamische Stabilität** und **Reaktionsfähigkeit**.

**) Es kommt zu einem Konzentrationsausgleich auf beiden Seiten der Zellmembran (wobei der jeweils transportierte Stoff kurzfristig an die Membran gebunden wird), was nach SCHATZMANN (1966) als *„facilitated diffusion"* bezeichnet wird (Beispiel: der Eintritt von Glucose in den Erythrocyten oder die Muskelzelle). Einem Spezialfall dieses Vorganges begegnet man beim „bergauf" erfolgenden aktiven Transport, wie man ihn bei der Resorption von Glucose und Aminosäuren in der Niere sowie im Darmepithel beobachten kann.

2.2.3. Zellorganellen

Bei den im Plasma liegenden, für das Zelleben unbedingt erforderlichen *Organellen* handelt es sich um das **Cytozentrum**, das zumeist in der unmittelbaren Nähe des Zellkernes liegt und aus 1 bis 2 sehr kleinen, teilungsfähigen, mit Farbstoffen besonders intensiv darstellbaren und im Lichtmikroskop eben noch wahrnehmbaren Körnchen, den *Zentralkörperchen (Centriolen)*, einer das Centriol jeweils umgebenden *Sphäre* und einer *Strahlung*, die sich vom Centriol wie von einer Sonne ausbreitet, besteht. Den gesamten Strahlenkranz bezeichnet man auch als *Strahlungsfigur (Astrosphäre* oder *Cytaster)*. Dem Cytozentrum kommen, wie wir noch später sehen werden, vor allem bei der Zellteilung entscheidende Aufgaben zu.

Des weiteren trifft man im Grundplasma (vor allem stoffwechselaktiver Zellen) feine, sich ständig in schlängelnder oder kreisender Form bewegende, zu 60 bis 70 % aus Proteinen und zu 25 bis 30 % aus Lipiden bestehende Fäden mit zarten, rosenkranzartig aufgereihten Körnchen an, die –

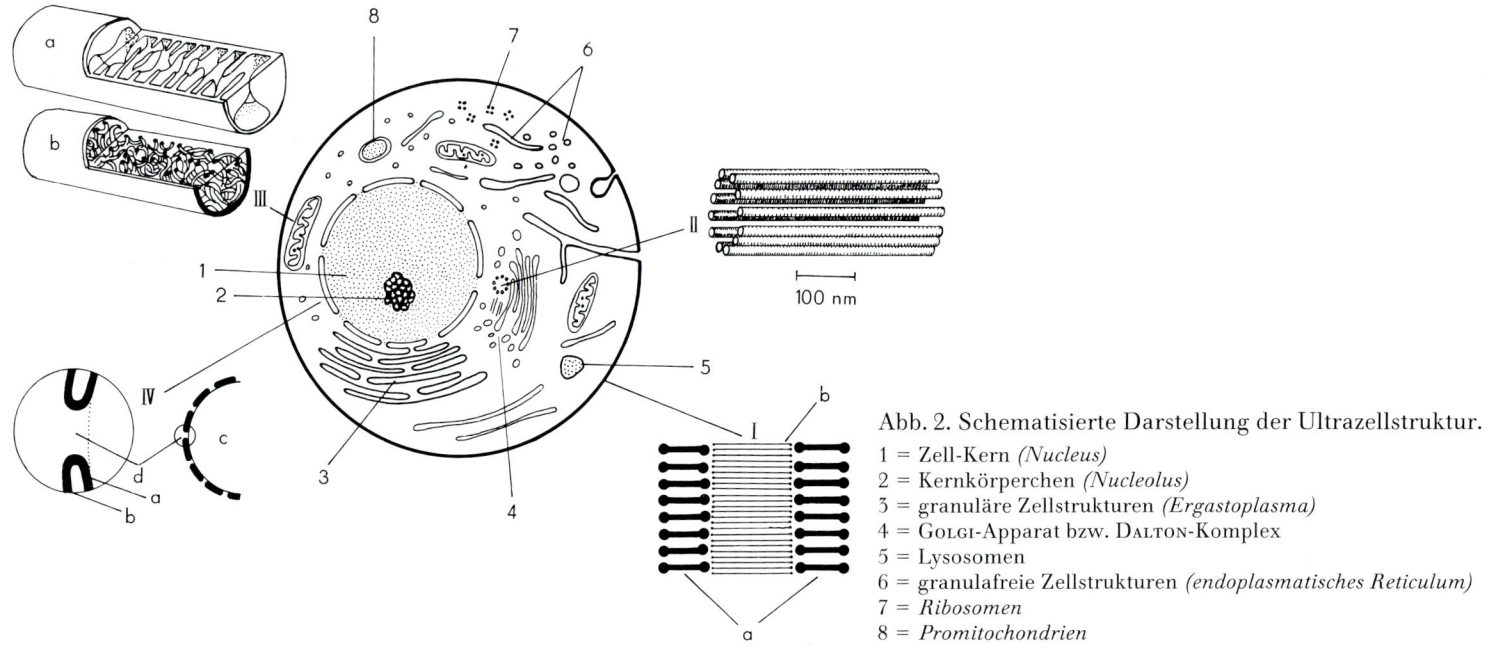

Abb. 2. Schematisierte Darstellung der Ultrazellstruktur.
1 = Zell-Kern *(Nucleus)*
2 = Kernkörperchen *(Nucleolus)*
3 = granuläre Zellstrukturen *(Ergastoplasma)*
4 = GOLGI-Apparat bzw. DALTON-Komplex
5 = Lysosomen
6 = granulafreie Zellstrukturen *(endoplasmatisches Reticulum)*
7 = *Ribosomen*
8 = *Promitochondrien*

I = Zellmembran; dreischichtiger Aufbau: zwei (nach Osmiumsäurefixierung) dunkle, osmiophile, 2 nm dicke äußere Lamellen (a) schließen eine dritte, aber helle, osmiophobe, 3 nm dicke innere Lamelle (b) zwischen sich ein. Die osmiophilen Lamellen bestehen vorwiegend aus Proteinen, die osmiophobe Zwischenschicht aus Phospholipoiden und Glycolipoiden.

II = Zentralkörperchen *(Centriol)*; zylinderähnliches Gebilde, dessen Wand von zarten, parallel verlaufenden Röhren gebildet wird, die – im Querschnitt getroffen – ringartige, zu einem Kreis angeordnete Strukturen bilden.

III = Mitochondrienformen:
  a = *Cristae*-Typ; der Binnenkörper ist von einer Doppelmembran umgeben, von der mehrere Doppelmembranstrukturen *(Cristae mitochondriales)* in das Innere des Mitochondriums ziehen und stark osmiophile Granula (intramitochondriale Körperchen) umschließen.
  b = *Tubuli*-Typ; das Lumen des Mitochondriums weist keine Querwände auf, sondern ist von vielen, außerordentlich kleinen Röhrengebilden *(Tubuli mitochondriales)* ausgefüllt, die keinen direkten Kontakt zur äußeren Doppelmembran erkennen lassen.

IV = Kernhülle; dreischichtiger Aufbau: innere (a) und äußere (b) osmiophile (6 bis 7 nm dicke) Membran des Zellkerns (c) mit osmiophober (12 nm dicker) Zwischenschicht sowie mehreren (30 bis 40 nm dicken) Öffnungen bzw. Poren in der Hülle (d).

von BENDA 1898 entdeckt – als **Mitochondrien** (*mítos* = Faden, *chrondrós* = Korn) oder *Plastosomen* bezeichnet werden; sie liegen – einen Durchmesser bis etwa 2 µm und eine Länge bis zu 7 µm erreichend (wobei Größe, Anzahl und Form stark zellart- und insbesondere funktionsabhängig sind) – in manchen Zellen innerhalb des Grundplasmas gleichmäßig verteilt; ihre Lagerung an bestimmten Stellen des Plasmas hat eine funktionelle Bedeutung, da wir wissen, daß die Mitochondrien, die von einer elektronenmikroskopisch darstellbaren äußeren und inneren osmiophilen Lamelle mit einer osmiophoben Zwischenschicht vollständig umhüllt werden (wobei von der Innenlamelle oberflächenvergrößernde Röhren bzw. Leisten [*Tubuli* bzw. *Cristae mitochondriales*] in die Grundsubstanz des Mitochondriums vorspringen, Abb. 2), in einer konzentrierten Form *Enzyme* (u. a. Cytochromoxydase, verschiedene Phosphatasen, Fettsäureoxydasen und andere Enzyme des KREBS-Zyklus) enthalten, die für einen ordnungsgemäßen Ablauf der *biologischen Oxydationsprozesse* in der Zelle (Umwandlung von Substraten in energiereiches *Adenosintriphosphat [ATP]*) verantwortlich zeichnen. Sie werden deshalb in ihrer Funktion und zentralen Stellung im Energiestoffwechsel der Zelle mit der Arbeitsweise eines Kraftwerkes verglichen (s. Kap. 7.4. und Abb. 45 und 47).

Zu den Zellorganellen gehören des weiteren granula*freie* Strukturen wie das je nach dem Funktionszustand der Zelle sich ständig im Umbau befindende **endoplasmatische Reticulum** (ein das Cytoplasma durchziehendes und dieses in Reaktionsräume [sog. *Kompartimente*] unterschiedlicher Größe aufteilendes, zum Teil mit der Zellmembran und der äußeren Kernhülle in direktem Kontakt stehendes, lockeres *Netzwerk* von zarten nicht basophilen Membranen*)) mit den *Ribosomen* (den Hauptbildungsstätten der Proteine), die wegen ihrer Kleinheit (12 bis 20 nm) nur durch das Elektronenmikroskop darzustellen und für den Stofftransport innerhalb der Zelle wichtig sind, sowie durch den hohen Anteil an Ribonucleoproteinpartikeln rauh aussehende, basophile *granuläre* Zellstrukturen, die als *Ergastoplasma* (das einen spezialisierten Teil des endoplasmatischen Reticulums darstellt) bezeichnet werden.

Ein ebenfalls in der Nähe des Zell-Kernes gelegenes, unterschiedlich großes Konglomerat aus winzigen Vakuolen, das sich aus Fett- und Eiweißsubstanzen aufbaut, wird nach seinen Entdeckern als „GOLGI-Apparat" bzw. als „DALTON-Komplex" bezeichnet. Elektronenmikroskopische Erhebungen haben ergeben, daß es sich um Strukturen mit einer (15 bis 20 nm dicken) Doppelmembran – von denen jeweils 3 bis 8 blattfederartig einander zugeordnet sind, so daß ein Membrankomplex entsteht – handelt, die am Ende bläschenartig aufgetrieben ist und sog. GOLGI-*Vakuolen* und *Vesikel* bildet (die sich durch Abschnürung von der Membran völlig lösen können). Letztere dienen der Aufnahme, Verarbeitung und Speicherung von Sekreten, Glycogen und Lipiden sowie deren Transport in das Zellinnere.

Zu den Zellorganellen gehören schließlich noch die bis zu 2 µm großen **Lysosomen,** die hauptsächlich hydrolysierende Enzyme (wie u. a. die saure Phosphatase, β-Glucuronidase, DNase und RNase) enthalten und vorwiegend als Zentren der *intrazellulären Verdauung* fungieren, indem die nur durch histochemische Methoden darstellbaren rundlichen Granula für den Abbau von Fremdstoffen (durch *Phagocytose* [*phagéin* = fressen] oder *Pinocytose* [*pinein* = trinken] Sorge tragen („Zellpolizei").

2.2.4. Para- und metaplasmatische Einschlüsse

In der Zelle treten in Körnchen-, Tröpfchen-, Schollen- oder Kristallform regelmäßig verschiedene Ausgangs- und Endprodukte des Zellstoffwechsels (denen man die Funktion aufgestapelter Reservestoffe zuschreibt), sog. **paraplasmatische Einschlüsse** auf, die sich chemisch aus feinverteilten, dispersen *Eiweiß*- und *Lipoid*substanzen (*lipos* = Fett, Fett-Tröpfchen), aus *Glycogen, Sekret-* und *Pigmentgranula***), aus *Dotter*ansammlungen (ihre Menge ist stets – insbesondere beim Vogelei – für die Größe der Eizelle bestimmend und übt die Funktion eines Vorratsstoffes aus) und *Salzen* zusammensetzen. Zum **Metaplasma** zählt man Differenzierungen des Cytoplasmas, die als bleibende und die jeweiligen Zellen kennzeichnende Einrichtungen mit *spezifischen* Funktionen zu verstehen sind und zu denen die in vielen Zellen vorkommenden *Cytoplasmafilamente*, die *Tonofibrillen*, die *Neuro-* sowie *Myofilamente* zu rechnen sind.

2.3. Zell-Kern *(Nucleus)*

Der kugelförmige oder längliche, zumeist gut sichtbare (weil stärker lichtbrechend als das Cytoplasma) Zell-Kern

---

*) Diese Membranen wirken einerseits als Diffusionsbarrieren und sichern das ungehinderte Nebeneinander verschiedener Enzyme; sie gestatten aber auch andererseits den aktiven Transport bestimmter Substanzen gegen ein Konzentrationsgefälle, wodurch eine gleichmäßige Verteilung der Stoffe in der Zelle verhütet wird.

**) Die Pigmente gliedert man in die von Körperzellen gebildeten und gespeicherten rötlichbraunen bis schwarzen Körnchen oder *Melanine* (die in manchen Nervenzellen, in der Haut sowie im Pigmentepithel des Auges vorkommen), in Stoffwechselpigmente (*Lipofuscin* = gelblich bis braune Farbkörnchen, früher fälschlicherweise als „Abnutzungspigment" bezeichnet) und in Pigmente, die dem Blut entstammen (der rote Blutfarbstoff *Hämoglobin* und seine Abbauprodukte *Formolpigment, Hämosiderin, Ferritin* und *Hämatoidin*).

(*Nucleus* und *Káryon*) – ein lebenswichtiger Bestandteil jeder über eine längere Zeit voll funktionstüchtigen Zelle – besteht, wenn er nicht gerade in Teilung begriffen ist, aus einer Kern*hülle*, einem oder mehreren Kern*körperchen*, aus einem feinfädigen achromatischen (nicht färbbaren) Kern*gerüst (Linin)* mit dem **Chromatin** sowie aus dem Kern*saft*. Der Zell-Kern, der bei Nervenzellen und Eizellen sehr groß, bei Lymphocyten, Mikrogliazellen und Erythroblasten relativ klein ist und dessen Trockenmasse zu 70 bis 75% von *Proteinen*, zu 20 bis 25% durch die stoffwechselstabile *Desoxyribonucleinsäure* (= DNS), zu 1 bis 2% durch die funktions- und stoffwechselintensitätsabhängige *Ribonucleinsäure* (= RNS) bestimmt wird und der einen hohen Natrium-, Chlorid- und Kaliumgehalt aufweist, ist in seiner *Funktion* vor allem *Träger der genetischen Information* und darüber hinaus *Steuerungszentrum der Stoffwechselprozesse* der Zelle. Seine Oberfläche kann bei hoher funktioneller Beanspruchung wesentlich größer werden („funktionelle Kernschwellung").

2.3.1. Kernhülle

Die sich mit basischen Farbstoffen gut darstellbare *Kernhülle* schließt die Kernsubstanz (das *Karyoplasma*) scharf gegen das sie umgebende Cytoplasma ab; dieser zunächst lichtmikroskopisch gewonnene Eindruck muß jedoch auf Grund elektronenmikroskopischer Beobachtungen dahingehend korrigiert werden, daß die 25 bis 40 nm dicke Kernhülle 50 bis 100 nm große *Unterbrechungen* oder *„Poren"* aufweist, die sich mehr oder weniger gleichmäßig über die Kernhülle verteilen und durch die auch größere Moleküle (wie z. B. die *Desoxyribonuclease* und *Ribonuclease*) hindurchtreten können, was für den kontinuierlichen **Stoffaustausch zwischen Kern und Cytoplasma** (nach dem Diffusionsprinzip sowie nach dem Prinzip des aktiven Transports) von großer Bedeutung ist. Eine Beschädigung der Kernhülle führt zum Absterben der Zelle.

2.3.2. Kerngerüst

Im Inneren des Kerns trifft man ein Nucleinsäuren (insbesondere die *Desoxyribonucleinsäure* [DNS]) enthaltendes **Protein-Gerüst** an, das sich aus feinen, nicht färbbaren, zu einem Netzwerk bzw. Knäuel versponnenen Fäden aufbaut – man bezeichnet deshalb das achromatische Gerüst oft auch als *Linin* (*linon* = Faden) – und das mit kleinen, mittels basischer Farbstoffe gut färbbaren Kugeln, Schollen oder Tonnen verknüpft ist, was letzteren die Bezeichnung *„Farbsubstanz"* oder **Chromatin** (*chróma* = Farbe) eingebracht hat. Die *Desoxyribonucleoproteide*, deren prozentualer Anteil im Kern absolut konstant ist, stellen die charakteristischen chemischen Substrate der *Chromosomen* (*sóma* = Körper), der Träger der Erbeigenschaften *(Gene)* dar (s. Abschnitt „Zellvermehrung" [„Zellteilung"]).

2.3.3. Kernsaft

Die zwischen den einzelnen Teilen des Kerngerüstes verbleibenden Lücken werden von einer strukturlosen Grundmasse – dem Kern*saft (Karyolymphe)* – ausgefüllt, der an der Formveränderlichkeit des Kernes und am Transport innerhalb des Kernes sowie zwischen Kern und Cytoplasma Anteil hat.

2.3.4. Kernkörperchen

Ein oder mehrere, durch ihre starke Lichtbrechung besonders hervortretende, 1 bis 3 µm große, dunklere, kugelige Kern*körperchen (Nucleoli)* liegen ebenfalls innerhalb des Kerngerüstes und stellen eingeschlossene Stoffwechsel- und Reservestoffe (insbesondere für den Eiweißaufbau der Zelle, wofür die im Kernkörperchen anzutreffenden Proteine und submikroskopischen ribosomalen Granula sprechen) dar*); sie tragen bei der menschlichen Eizelle die Bezeichnung „Keimfleck".

Der Kern weist insgesamt gesehen eine relativ geringe Enzymkonzentration auf; die Energiezufuhr erfolgt für ihn vorwiegend durch die Mitochondrien.

So wie innerhalb der einzelnen Zellarten die Zellgrößen relativ konstant sind, so besteht auch zwischen dem Zellplasma und dem -kern im untrainierten Zustand ein recht konstantes zellartspezifisches Mengenverhältnis, das man als *„Kern-Plasma-Relation"* bezeichnet. Diese kann sich unter dem Einfluß eines Ausdauertrainings – wie man es an den großen Kernen langzeitbelasteter stoffwechselaktiver Muskelzellen beobachtet – zugunsten des Nucleus zeitlich limitiert verschieben.

---

*) Die Größe der Kernkörperchen wird von ihrem Funktionszustand und von der Zellart bestimmt; während Leukocyten und Endothelzellen relativ kleine Nucleolen aufweisen, sind letztere bei Zellen mit starker Eiweißsynthese (was beispielsweise für Drüsenzellen zutrifft) für gewöhnlich groß.

2.4. Strukturelle und funktionelle Anpassungen der Zellen einschließlich der Koordination ihrer Leistungen

Die erstaunlich vielfältigen und komplizierten funktionellen Leistungen, strukturellen bewegungsinduzierten Anpassungen und chemischen Reaktionsabläufe jeder Zelle, die denen des Gesamtorganismus gleichen und die tagesrhythmischen, „*circadianen*" Schwankungen quantitativ und qualitativ unterworfen sind, äußern sich – abschließend nochmals zusammengefaßt – im **Bau- und Betriebsstoffwechsel** der Zelle (Stoffaufnahme, -verarbeitung und -umsetzung durch Glycolyse und biologische Oxidation in Energie*) und Abgabe derselben), in der **Bewegung** (die mit und ohne sichtbare Formveränderungen der Oberfläche vor sich gehen kann und im Gegensatz zu den übrigen Lebenserscheinungen nur wenigen Zellen zu eigen ist), in **Reizbarkeit** (darunter wird die Fähigkeit verstanden, Reize von außen, aber auch aus dem Zellinneren aufzunehmen und auf sie mit einer bestimmten Leistung wie beispielsweise Fortbewegung, Absonderung von Stoffen zu reagieren), im **Wachstum** (wobei man eine tatsächliche Vermehrung aller Zellbestandteile von einem scheinbaren „Wachstum" durch Quellung [übergroße Wasseraufnahme] oder Speicherung von paraplasmatischen Substanzen [beispielsweise Dotter in Eizellen, Neutralfett in Fettzellen, Glycogen in Leberzellen] unterscheiden muß) sowie in der **Vermehrungsfähigkeit,** die durch Zellteilung erfolgt, wodurch das Gleichgewicht zwischen Zellverlust und Zellneubildung aufrechterhalten wird.

Diese spezifischen Verrichtungen der Zelle (Selbsterhaltung, Reproduktion, Anpassung an veränderte Umweltbedingungen [beispielsweise durch zottenförmige Cytoplasmafortsätze oder durch Einfaltungen der Zellmembran] und an gezielte An- oder Unterforderungen [Massezunahme im Sinne der *Aktivitätshypertrophie* = Größen-(Volumen-)Zunahme der Zellen bzw. *Aktivitätshyperplasie* = zahlenmäßig vermehrte Bildung von Zellen oder Masseschwund im Sinne der *Inaktivitätsatrophie*] sowie differenzierte Leistungen) sind nur deshalb möglich, weil die Zelle und ihre Bestandteile in ihrer **Einheit von Form und Funktion** ein **offenes, dynamisches System** vieler miteinander eng verketteter und an bestimmte Strukturen gebundener **enzymatischer Prozesse** darstellt, wodurch ein kontinuierlicher Stoff- und Energieaustausch mit der Umgebung (bei ständigem neuem Zustrom von Energie) gesichert und ein „stationärer" Zustand: ein „**Fließgleichgewicht**" *(steady state)* angestrebt wird.

2.5. Zellvermehrung (Zellteilung)

Das Wachstum, wie es beispielsweise bei der Entwicklung des befruchteten Eies beobachtet werden kann, erfolgt durch eine Vermehrung der Einzelzelle infolge komplizierter Teilungs- und Differenzierungsvorgänge; sie wurden beim Tier erstmalig von REMAK 1852 beobachtet. Man unterscheidet dabei generell zwei Formen:

a) die *direkte* Kern- und Zellteilung (**Amitose**) = einfache, hantelförmige Durchschnürung von Zellkern und -leib (wird im menschlichen Organismus relativ selten – z. B. an Leber- und Nierenzellen, Herzmuskelzellen und an Krebszellen – beobachtet) sowie

b) die *indirekte* Kern- und Zellteilung (**Mitose** oder *Karyokinese; mítos* = Faden, *káryon* = Kern, *kinesis* = Bewegung); sie verdankt ihren Namen der Tatsache, daß bei dieser sehr häufig auftretenden komplizierten Form der Zellteilung sich der Kern im Vorbereitungsstadium durch Teilung in faden- oder kommaförmige Gebilde (sog. *Chromosomen*, s.u.) umwandelt.

Die **indirekte Kern- und Zellteilung** (Abb. 3) vollzieht sich in *vier Phasen* („mitotischer Zellzyklus"), die sich dennoch relativ deutlich voneinander abgrenzen lassen:

a) **Erstes** Stadium (**Prophase**, *pro* = vor): Die Zelle nimmt – gewissermaßen als Vorbereitungsmaßnahme – annähernde Kugelform an, wird stärker lichtbrechend (deutlichere Färbung mit sauren Farbstoffen) und weist eine größere Permeabilität als sonst auf (Anfälligkeit gegenüber Gifteinwirkungen in dieser Zeit); der GOLGI-Apparat (bzw. DALTON-Komplex) wird aufgelöst, die Zelle stellt ihre spezifische Tätigkeit ein.

Nunmehr beginnt die eigentliche Prophase, die zunächst Veränderungen am Zell-Kern, der durch eine DNS-Vermehrung auf die doppelte Menge chromatinreicher geworden ist und sich durch Wasseraufnahme vergrößert und seinen Turgor erhöht, auslöst: Das im *Cytozentrum* gelegene *Centriol* schnürt sich in der Mitte durch, worauf die beiden neuentstandenen Teilkörnchen (*Diplosómata; diplóos* = doppelt) auseinanderrücken und die das Centriol umgebende Sphäre mit ihrer Strahlung (Centrosphäre oder Zentralspindel), die bisher radiär erfolgte, eine ellipsoide Gestalt einnimmt. Die beiden Körnchen wandern in entgegengesetzte Richtung, so daß sie am Ende ihrer Bewegung an den beiden sich gegenüberliegenden Zellpolen stehen. Inzwischen sind die Umrisse des Zellkerns undeutlich geworden, das Kern-

---

*) Energie wird von der Zelle zur Aufrechterhaltung ihrer Strukturen sowie für die Entstehung neuer Verbindungen kontinuierlich benötigt. Darüber hinaus sind bestimmte Vorgänge in der Zelle nur mittels Energieverbrauch durchführbar (wie z.B. der Kontraktionsablauf in der Muskelzelle, die physikalisch-chemischen Vorgänge bei der Erregung der Ganglienzellen, die Bildung von Sekreten in den Drüsenzellen). Das bedeutet gleichzeitig, daß eine längere Unterbindung der Energiezufuhr mit einem Sistieren der Zelltätigkeit, mit dem Zelltod verbunden ist!

20 2. Zellenlehre

ten" der DNS; die Chromosomen übertragen die *Erbeigenschaften,* die *Gene,* auf die entstehenden Tochterzellen (s. u.). Ihre Anzahl ist für jede Tier- und Pflanzengattung typisch und im großen und ganzen unveränderlich.

Während es Tierarten mit zwei und solche mit mehreren Hunderten von Kernschleifen gibt, besitzen der Mensch und die Menschenaffen 46 haarnadelförmige Chromosomen: 22 Chromosomenpaare *(Autosomen)* und 2 Geschlechtschromosomen *(Heterosomen,* X- und Y-Chromosom); der diploide Chromosomensatz für das männliche Geschlecht lautet 44 + XY, für das weibliche Geschlecht: 44 + XX.

Im weiteren Verlauf der Zellteilung kommt es nunmehr zu einer völligen Auflösung der Kernhülle, so daß der Kernsaft herausfließt und mit dem Cytoplasma ein *„Misch- oder Mixoplasma"* (das keine Zellorganellen aufweist) entstehen läßt. Ein Teil der von den beiden Centriolen ausgehenden Faden- oder Zentralspindel nimmt mit den Chromosomen eine Verbindung auf.

b) **Zweites** Stadium (**Metaphase,** *metá* = inmitten, dazwischen): Die V- bzw. U-förmigen *Chromosomen* verdicken sich – wobei in jeder der Kernschleifen ein zarter Längsspalt sichtbar wird – und ordnen sich (nachdem sie zunächst ungeordnet durcheinander lagen) zwischen den Zellpolen – in der sog. „Äquatorialebene" – zu einer Sternfigur, dem sog. „Mutterstern" oder *Monaster* (= Einstern), wobei ihre Schleifen-Scheitel jeweils gegen das Zentrum des Sternes gerichtet sind, während an die nach außen gerichteten Chromosomenschenkel die verlängerten Fäden der Astrosphäre in Form von Spindelfasern herantreten. Am Ende der *Metaphase* kommt es zu einer Teilung der Schleifen der Länge nach, so daß aus jedem Chromosom zwei völlig gleiche entstehen.

c) **Drittes** Stadium (**Anaphase,** *aná* = auf, hinauf): Die geteilten *Chromosomen* trennen sich, wobei es den Anschein hat, als würden sie von den Fäden der Zentral-

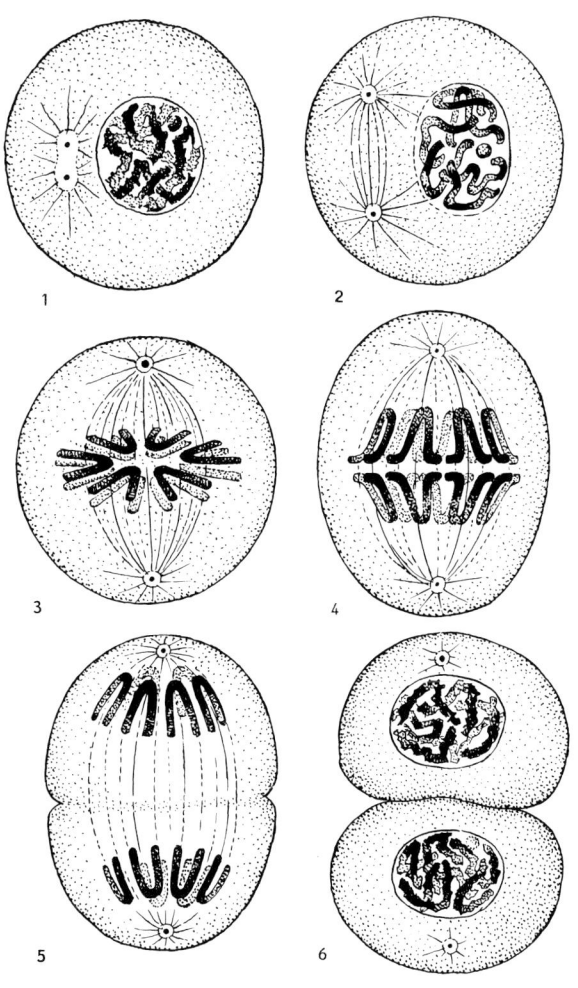

Abb. 3. Schematisierte Darstellung der indirekten *(mitotischen)* Kern- und Zellteilung.

1 = Knäuelstadium *(Spirem)*
2 = Auflösung der Kernmembran (die Chromosomen werden frei, die beiden Centriolen wandern polwärts und lassen zwischen sich die Zentralspindel entstehen) } *Prophase*

3 = Einordnung der in ihrer Längsrichtung gespaltenen Chromosomen in die Äquatorialebene: Mutterstern *(Monaster)* } *Metaphase*

4 = Auseinanderweichen der Chromosomenhälften an die Pole der Zelle
5 = die Chromosomenhälften haben die Pole erreicht, Bildung der Tochtersterne *(Diaster),* beginnende Einschnürung des Cytoplasmas in der Äquatorialebene } *Anaphase*

6 = Tochterchromosomen im Knäuelstadium   *Telophase*

körperchen hat sich aufgelöst, und die Chromatinschollen oder -kugeln sind zu einem zusammenhängenden Band vereinigt worden, das innerhalb des Kernes in Knäuelform *(Spirem; speirema* = Knäuel) liegt, bald aber in eine bestimmte Zahl von stark lichtbrechenden paarweise gleichen Stäbchen bzw. Schleifen zerfällt, die man **Chromosomen** nennt; sie bestehen aus der *Desoxyribonucleinsäure* (DNS) – dem wesentlichen Bestandteil der Chromosomen und eigentlichen Träger der Erbinformation – und der *Ribonucleinsäure* (RNS), dem „Bo-

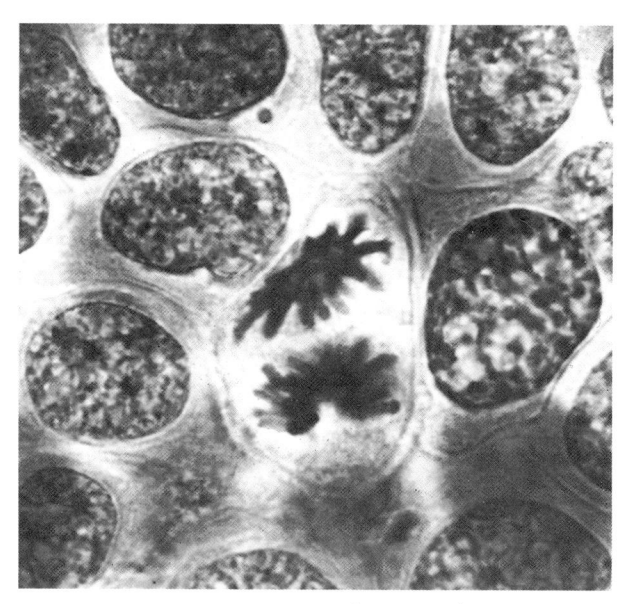

Abb. 4. Mitotische Zellteilung *(Anaphase).*

spindel zu dem jeweiligen *Centriol* hingezogen werden. Durch diese Wanderung der Schleifen an die Pole der Zelle wird der ehemalige Mutterstern in zwei „Tochtersterne" oder *Diaster* (= Zwei- oder Doppelsterne) umgewandelt (Abb. 4).

d) **Viertes** Stadium (End- oder **Telophase**; *télos* = Ziel): Die *Chromosomen* eines jeden Tochtersternes wandeln sich nunmehr in Umkehrung der *Prophase* zu einem *Spirem* um, das sich mit einer Kernhülle umschließt. Die Strahlung der *Centriolen* geht zurück und läßt allmählich zwei *Zentrosphären* entstehen. Erst jetzt, nachdem die beiden Tochtersterne die Struktur des Muttersternes erreicht haben, kommt es im Bereich der *Äquatorialebene* zu einer sich mehr und mehr vertiefenden Ein- und Durchschnürung der während der Teilung wieder länglich-oval gewordenen Zelle, so daß am Ende dieses Vorganges aus der einen Zelle zwei gleichgroße neue (Tochter-)Zellen mit der gleichen Chromosomenzahl wie die Ausgangszelle entstanden sind, womit der mitotische Teilungsprozeß seinen Abschluß gefunden hat, der beim Menschen etwa 25 bis 30 Minuten in Anspruch nimmt.

Eine besondere Form der mitotischen Zellteilung als Vorbereitung der Geschlechtszellen für eine Befruchtung stellt die **Meiose** (*meíoein* = zerkleinern, verringern) dar, bei der es infolge einer Reduzierung des doppelten *(diploiden)* Chromosomensatzes der Geschlechtsstammzellen (*Spermatogonien* bzw. *Oogonien*) auf die Hälfte zu einem haploiden Chromosomensatz der reifen Geschlechtszellen kommt; die Meiose bezeichnet man deshalb auch als „Reduktions- und Reifeteilung", bei der aber im Gegensatz zur üblichen Mitose in der Prophase keine DNS-Verdoppelung und in der Metaphase keine Spaltung (und damit keine Verdoppelung) der Chromosomen stattfindet!

für den Stoffaustausch, die anderen für die Reizaufnahme und -weiterleitung und wieder andere ausschließlich für die Fortbewegung tätig sind. Die Zellen bzw. Zellverbände üben bei uns Menschen in der überwiegenden Mehrzahl nur noch eine einzige Funktion – diese zwar in Form einer Höchstleistung – aus, während die ehemalige Fähigkeit, auch andere Arbeiten zu verrichten, mehr und mehr verkümmert ist und schließlich völlig fehlt. Derartig differenzierte Zellen mit gleichem Leistungsvermögen erfahren während der *Embryonalentwicklung* in den drei *Keimblättern (Ektoderm, Entoderm, Mesoderm)*, aus denen letztlich unsere Organe hervorgehen, ihren Zusammenschluß zu Geweben.

Gemäß ihrer *Entwicklung, Gestalt* und *Funktion* werden folgende **Gewebearten** unterschieden:

1. **Epithel- oder Deck- bzw. Grenzflächengewebe;**
   zu ihm gehören:
   a) das *Plattenepithel,*
   b) das *kubische Epithel,*
   c) das *prismatische Epithel,*
   d) das *gemischte Epithel,*
   e) das *Flimmerepithel* und
   f) das *Drüsenepithel;*
2. *Zell*reiches, *faser*reiches und *interzellularsubstanz*reiches **Binde- und Stützgewebe** (Untergliederung s. S. 30);
3. **Muskelgewebe** (*glatte* Muskulatur, *Skelett*muskulatur, *Herz*muskulatur);
4. **Nerven- und Gliagewebe** (Untergliederung s. S. 322).

Natürlich ist eine derartige Abgrenzung, wenn man vor allem die Leistung berücksichtigt, sehr willkürlich, denn kein Epithelgewebe kann ohne Bindegewebe, kein Muskelgewebe ohne Nerven-Versorgung arbeiten.

3. Gewebelehre *(Histologie)*

3.1. Epithelgewebe

Zellen, die eine gleichartige Differenzierung in einer bestimmten Richtung erfahren haben und demzufolge eine einheitliche Funktion ausüben, schließen sich mit ihren Abkömmlingen sowie den von ihnen gebildeten Zwischen- oder Interzellularsubstanzen zu größeren Zellgemeinschaften oder -verbänden, zu **Geweben** zusammen. Während beim *einzelligen* Lebewesen alle für dessen Erhaltung notwendigen und überaus vielseitigen Leistungen (einschließlich der Fortpflanzung) von eben dieser einen Zelle ausgeführt werden müssen, beobachten wir beim hochentwickelten *viel*zelligen Organismus eine **Arbeitsteilung** und eine morphologische und funktionelle **Differenzierung** (Spezialisierung) der Zellverbände, von denen die einen nur noch

Das *Epithelgewebe* (*epí* = auf, *thelé* = Brustwarze; man hat an deren Oberhäutchen die spezielle Form des äußeren und inneren Grenzflächengewebes zum erstenmal beobachtet und den Begriff *Epithel* später auf alle in gleicher Weise zusammengesetzten Zellgemeinschaften übertragen), wird von *flächenhaft* angeordneten, zahlreichen und dicht nebeneinanderliegenden Zellen gebildet, so daß zwischen ihnen so gut wie keine Zwischen- oder Interzellularsubstanz (in der ansonsten Nerven und ernährende Blutgefäße verlaufen) angetroffen wird. Wir sprechen auch hin und wieder von einem *feinspaltigen* Zellverband im Gegensatz zum *weitmaschigen*, der vorwiegend im Stützgewebe angetroffen wird. Das *Epithelgewebe*, das phylo- und ontogenetisch das älteste Gewebe ist, *überzieht* kontinuierlich einmal die *gesamte Körperoberfläche und kleidet* zum anderen *alle geschlossenen und offenen kugeligen bzw. zylindrischen*

Hohlräume aus, soweit diese mit der Außenwelt in Verbindung stehen (Atem- und Verdauungswege, Ausscheidungswege des Harns sowie die Organe der Fortpflanzung); deshalb wird es auch als **Oberflächen-** oder **Grenzflächengewebe,** als **Deckepithel** bezeichnet. Bei dem Zellbelag, der die Blut- und Lymphgefäße auskleidet, die allseitig abgeschlossen sind, spricht man auch vom *Endothel.* Das Deckgewebe der Körperhöhlen (Bauchfellraum, Herzbeutel usw.) bezeichnet man als *Mesothel.*

An jeder der Epithel- bzw. Endothelzellen wird eine *freie Oberfläche* – im Bereich deren sie zumeist mit der benachbarten Zelle verbunden ist und die vor allem bei Zellen mit einer resorbierenden Tätigkeit (wie im Bereich des Darmes) einen *Bürsten-* oder *Cuticularsaum* aufweist – von einer *basalen Seite* unterschieden, durch die sie sich dem darunter gelegenen Bindegewebe (von dem auch die Ernährung der Epithelzellen, die allgemein infolge des Fehlens von Interzellularspalten [s. o.] keine eigenen Blutgefäße besitzen, ausgeht) in Gestalt einer zarten, homogen erscheinenden Grenzhaut, der *Basalmembran,* anschmiegt.

Zu den Aufgaben der Basalmembran sind im einzelnen zu zählen: *Filter*funktionen (beispielsweise im Gefäßknäuel der Nierenkörperchen, wo ein eiweißarmes, glucosehaltiges Ultrafiltrat aus dem Blut abgefiltert wird), *Isolier-* und *Barriere*funktionen (für den Stoffaustausch) und auch *mechanische* Funktionen (indem die Basalmembran u. a. die große Dehnbarkeit der Capillarwand ermöglicht; sie bietet schließlich noch den an der Capillarwand angreifenden Gitterfasern Ansatzmöglichkeiten und sichert die Verankerung der Capillare mit dem umgebenden Bindegewebe; man hat deshalb die Basalmembran auch als „Mikroskelett" bezeichnet.

Die **Funktionen des Epithels** sind in einem *schützenden Abschluß unserer Organe sowie des gesamten Körpers nach außen* (gegenüber mechanischen, thermischen und chemischen Schädigungen, Verhütung des Austretens von Gewebsflüssigkeit und des Eindringens von Keimen), in der *Vermittlung und Sicherung der erforderlichen Gleitfähigkeit,* in der *Aufnahme (Resorption) von Nahrungssubstanzen sowie Ab- und Ausscheidung (Sekretion bzw. Exkretion) von Drüsenprodukten* bzw. *Stoffwechselschlacken* sowie im *Empfang von Reizen**) aus der Umwelt (Tastsinn) zu erblicken. Das Grenzflächengewebe kann, um diesem vielseitigen Betätigungsfeld gerecht werden zu können, sehr bedeutende **Veränderungen** – was die Form der Zellen und die Zahl der Zellagen betrifft – durchmachen. Es vermag sich zu Hornsubstanz umzubilden (Nägel, Hornschicht der Haut und Haare beim Menschen, Hörner, Hufe, Krallen, Klauen, Schuppen, Schilder, Borsten und Stacheln sowie Federn bei den Tieren), zu verkalken (Zahnschmelz-Epithel), zu verschleimen (Epithel im Verdauungs- und Atmungssystem), zu verfetten (Talgdrüsen) und Pigment aufzuspeichern (Haut, Haare und Netzhaut).

---

*) Bestimmte Epithelzellen erfahren im Verlauf der Keimesentwicklung eine Differenzierung zu Sinneszellen, die spezifische Umweltreize aufnehmen und in eine nervöse Erregung umwandeln und dem Zentralnervensystem zuführen können.

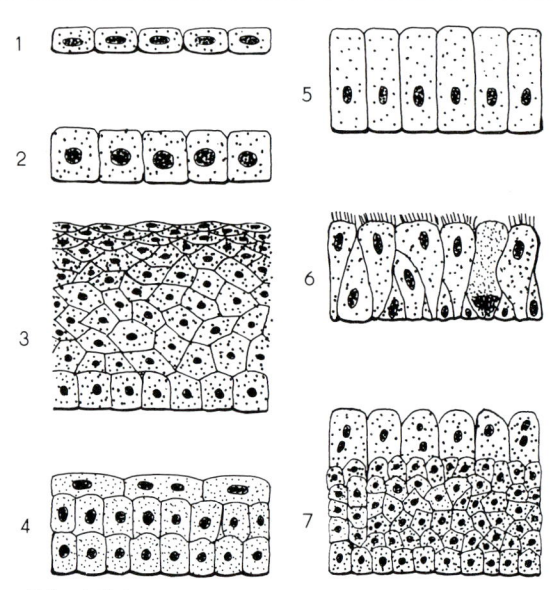

Abb. 5. Schematisierte Darstellung verschiedener Epithelarten.
1 = einschichtiges Plattenepithel
2 = einschichtiges kubisches Epithel
3 = mehrschichtiges Plattenepithel
4 = gemischtes Epithel in gedehntem (dilatiertem) Zustand
5 = einschichtiges hochprismatisches Epithel
6 = mehrreihiges Flimmerepithel (mit Becherzelle)
7 = gemischtes Epithel in ungedehntem (kontrahiertem) Zustand

Auf Grund der verschiedenen Aufgaben und Ausgestaltungsmöglichkeiten seiner Zellen wird das Epithel- oder Grenzflächengewebe nochmals unterteilt in ein *Platten*epithel, in ein *kubisches* und *prismatisches* Epithel, zu denen noch zwei *Sonder*formen des Grenzflächengewebes, das *gemischte* Epithel sowie das *Flimmerepithel,* hinzukommen (Abb. 5). Letztlich sind noch als besondere Spezialisierung des Epithelgewebes die *Drüsenepithelien* zu erwähnen.

3.1.1. Plattenepithel

Das **einschichtige** *Plattenepithel* (einschließlich *Endothel* und *Mesothel*) setzt sich aus unregelmäßig gestalteten und begrenzten flachen Zellen zusammen, deren Grenzen mit Silbernitrat gut darstellbar sind (Abb. 6). Dem *Mesothel* begegnet man bei der oberflächlichen Schicht der sog. *serösen Häute* (zu denen das Bauchfell, das Brustfell und der Herzbeutel gehören) und dem *Endothel* bei der innersten Schicht des gesamten Blutgefäß-Systems, wobei das extrem niedrige Endothelgewebe für die zarten, außerordentlich dünnwandigen Blut- und Lymphhaargefäße *(-capillaren)* die einzige Begrenzung darstellt. Das einschichtige Plattenepithel kommt des weiteren noch in Form des hinteren Hornhautepithels, als Schleimhaut des Trommelfells und als Auskleidung des häutigen Labyrinths vor.

Das **mehrschichtige** *Plattenepithel* wird überall dort angetroffen, wo eine dauernde verstärkte *mechanische* Belastung des Gewebes erfolgt, wie es beispielsweise an der

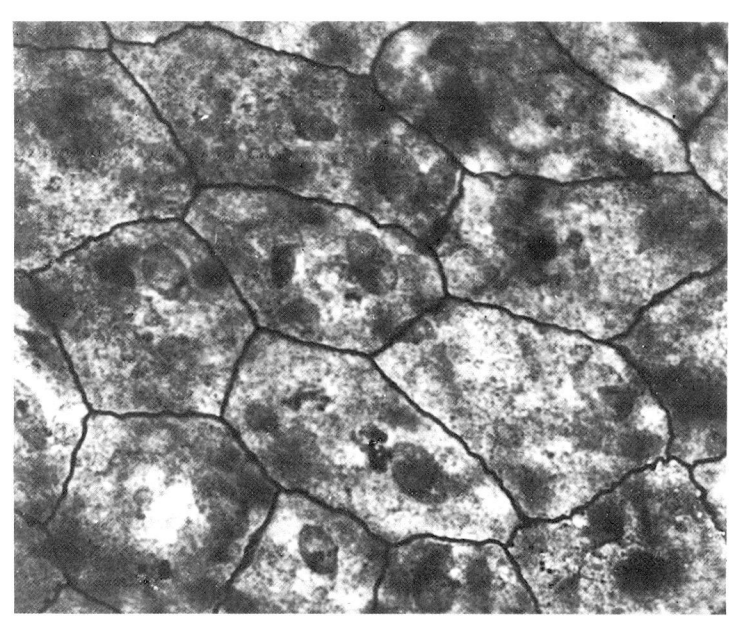

Abb. 6. Einschichtiges Plattenepithel *(Mesothel)* im Flächenbild vom großen Netz *(Omentum majus).*
Silberimprägnationspräparat. 550:1.

Haut (als Oberhaut oder *Epidermis*, Abb. 7), im Anfangsteil des Verdauungsweges (soweit dieser noch von festen oder nur grob zerkleinerten Speisen passiert wird, was für die Mundhöhle *[Cavum oris]*, den Schlund *[Pharynx]* und die

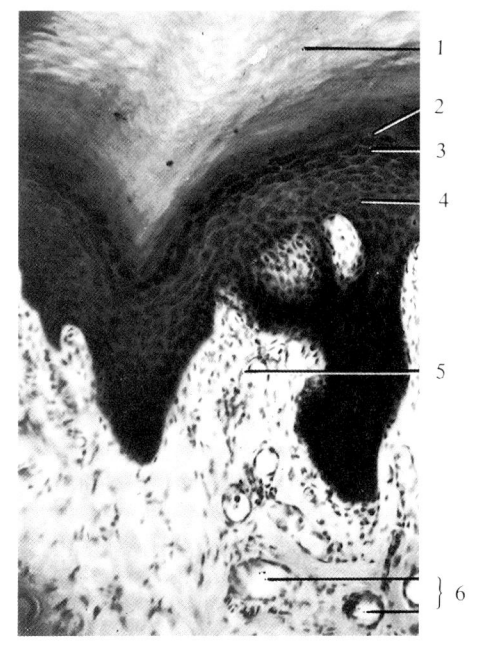

Abb. 7. Mehrschichtiges, verhorntes Plattenepithel mit Papillen: Oberhaut *(Epidermis).*
Haematoxylin-Eosin-Färbung. 75:1.

1 = Hornschicht *(Stratum corneum)*
2 = lichtbrechende Schicht *(Stratum lucidum)*
3 = gekörnte Zellen *(Stratum granulosum)*
4 = Stachelzellen *(Stratum spinosum)*
5 = Bindegewebspapille der Lederhaut *(Stratum papillare corii)*
6 = Blutgefäße

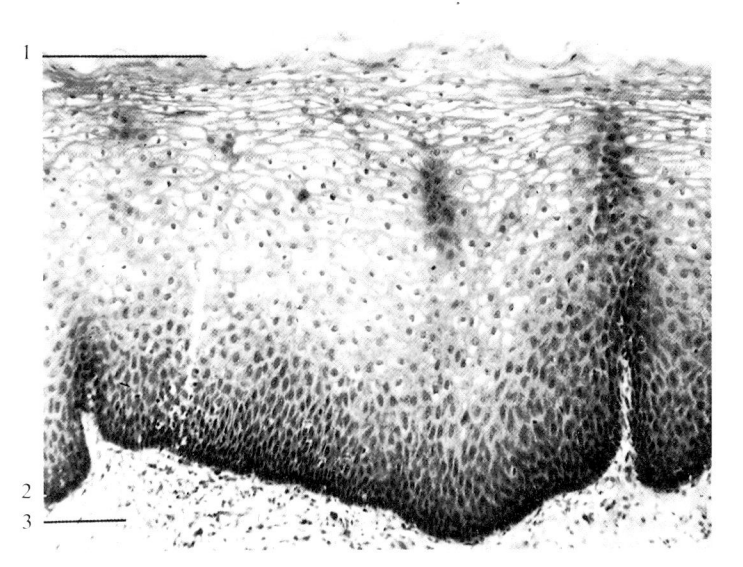

Abb. 8. Mehrschichtiges, unverhorntes Plattenepithel mit Papillen: Speiseröhre *(Oesophagus).*
Haematoxylin-Eosin-Färbung. 130:1.

1 = freie Oberfläche des unverhornten Plattenepithels
2 = basal gelegene länglich-prismatische Zellen
3 = Bindegewebe *(Tunica propria)*

Speiseröhre [*Oesophagus*, Abb. 8] zutrifft) sowie an der Vorderfläche der Hornhaut des Auges *(Cornea)*, an den Stimmbändern *(Plicae vocales)*, an der weiblichen Scheide *(Vagina)*, an den Tränenkanälchen *(Ductuli lacrimales)* sowie an den Ausführungsgängen von Talgdrüsen (Abb. 14) beobachtet werden kann.

Dieses mehrschichtige Plattenepithel weist nur in den oberflächlichsten Schichten abgeflachte Zellen auf. Die am weitesten basal gelegenen, an das Bindegewebe angrenzenden Zellen, von denen eine kontinuierliche *Erneuerung* des Epithels ausgeht, lassen demgegenüber eine mehr längliche, prismatische Form erkennen, während die zwischen der freien Oberfläche und der Basis anzutreffenden Zellen Übergangsformen darstellen (Abb. 5).

Die Abgrenzung des mehrschichtigen Plattenepithels gegen das Bindegewebe ist überall dort, wo keine übermäßige mechanische Belastung – wie z. B. an der Vorderfläche der Hornhaut des Auges – vorliegt, eben und glatt, während sie an Orten mit erheblicher mechanischer Beanspruchung in Gestalt einer **Verzahnung von Plattenepithel und Bindegewebe** erfolgt, wobei die in das Epithel hineinragenden Bindegewebsvorsprünge als *Wärzchen* oder *Papillen* bezeichnet werden (Abb. 7 und 8). An Stellen, die einem kontinuierlichen Druck ausgesetzt sind, kommt es schließlich zu einer Verhornung der oberflächlichen Zell-Lagen (Abb. 7): Es entsteht (wie beispielsweise an der äußeren Haut) eine Hornschicht *(Stratum corneum).*

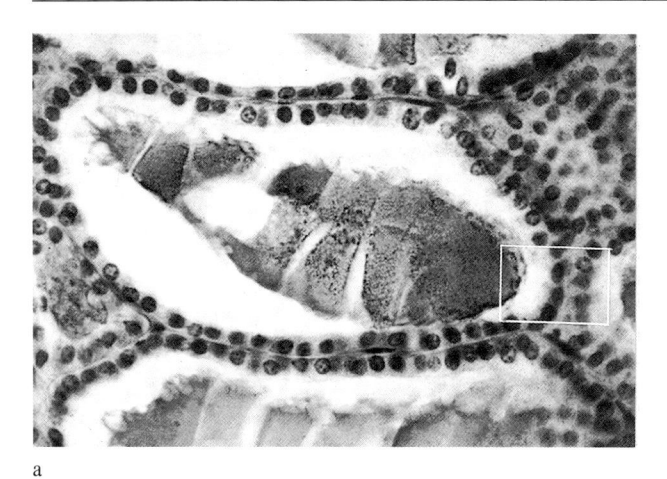

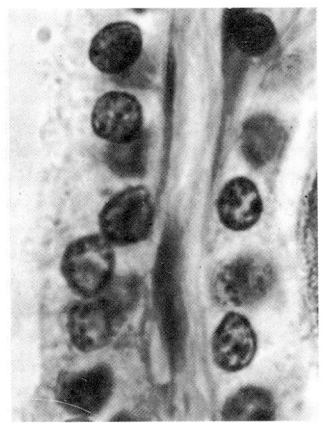

Abb. 9 a. Kubisches Epithel der Schilddrüsenbläschen *(-follikel)*. Haematoxylin-Eosin-Färbung. 240 : 1.

Abb. 9 b. Ausschnitt aus Abb. 9 a. 1 300 : 1.

3.1.2. Kubisches Epithel

Die ebenso hohen wie breiten, würfelförmigen *kubischen* Epithelzellen – man spricht auch von einigermaßen *äquidimensionalen* Zellen – zeichnen sich durch einen großen, kugeligen Kern aus. Sie stellen – ebenfalls durch eine feine Kittsubstanz lückenlos miteinander verbunden – das auf Sekretzubereitung und Sekretabgabe spezialisierte typische **Drüsenepithel** dar. So bilden kubische Epithelzellen – in einer Schicht angeordnet – beispielsweise die Wand der *Schilddrüsenbläschen* oder *-follikel* (Abb. 9 a und b). Des weiteren trifft man ein einschichtiges kubisches Epithel in der Brustdrüse *(Mamma)*, in den Atmungszweigen *(Bronchuli respiratorii)* und im Bauchfellüberzug („Keimepithel") des Eierstockes *(Ovarium)* sowie mehrschichtiges kubisches Epithel in den Ausführungsgängen der Schweißdrüsen an.

3.1.3. Prismatisches Epithel

Die *prismatischen* Epithelzellen (alte Bezeichnung: „*Zylinderepithel*")*) sind wesentlich höher als breit, wobei ihre freien Enden – wie bei den vorhergehenden Grenzflächengewebearten – in Gestalt einer zarten Verbindungssubstanz zusammengekittet sind. Diese Kittmasse bildet sog. „*Schlußleisten*" – sie können recht gut am Darmepithel beobachtet werden – und läßt in ihrer Gesamtheit eine *maschendrahtähnliche Struktur* erkennen, in der die einzelnen Zellen gewissermaßen hängen. Die besondere Aufgabe dieser Schluß- oder Kittleisten ist darin zu erblicken, unseren Organismus vor einem allzu großen, ungeregelten und deshalb gefahrvoll werdenden Flüssigkeitsverlust zu bewah-

ren. Für den erforderlichen Stoffaustausch sind spezifische, sog. *resorbierende* und *sezernierende* Epithelzellen vorhanden.

An den seitlichen Begrenzungen berühren sich die prismatischen Zellgebilde nicht, so daß mit Gewebsflüssigkeit angefüllte Spalträume zurückbleiben, die sich jedoch infolge des Schlußleistennetzes nicht zur Oberfläche hin entleeren können.

Das prismatische Epithel kann in **ein-** oder **mehrschichtiger Form** auftreten. *Ein*schichtiges prismatisches Epithel trifft man unter anderem in der Magen- und Darmschleimhaut, in der Gallenblase *(Vesica fellea*, Abb. 10) und deren Gängen, in Drüsenausführungsgängen, Sekretröhren, in den Bläschendrüsen *(Vesiculae seminales)* und in der Gebärmutter *(Uterus)* an, während *mehr*schichtiges prismatisches Epithel in erster Linie in der Nierenpapille *(Papilla renalis)*, in Abschnitten der Harnröhre *(Pars membranacea*

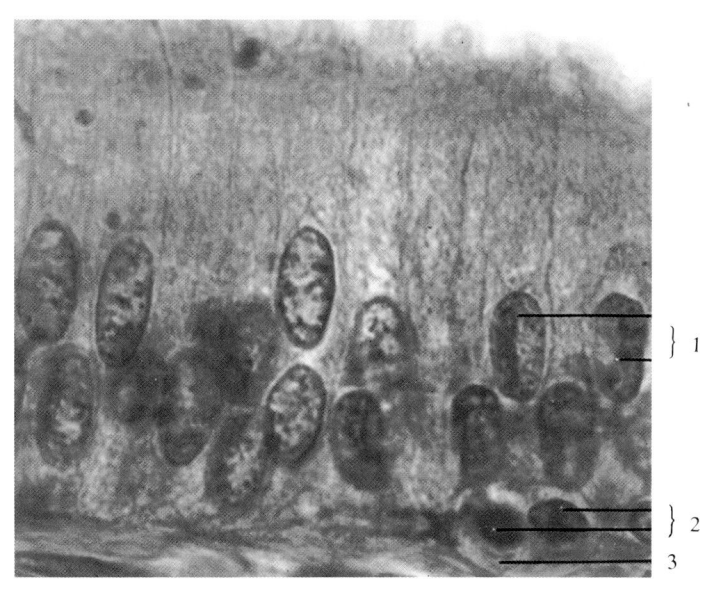

Abb. 10. Einschichtiges prismatisches Epithel der Gallenblase *(Vesica fellea)*. Haematoxylin-Eosin-Färbung. 1 300:1.
1 = Kerne der hochprismatischen Zellen
2 = durchwandernde Lymphocyten
3 = Basalmembran

---

*) Die Bezeichnung „Zylinderepithel" ist nicht korrekt, da mit Ausnahme der Haarzellen im Gehörgang keine Zelle beim Menschen eine kreisrunde Grundfläche (wie ein „Zylinder") aufweist.

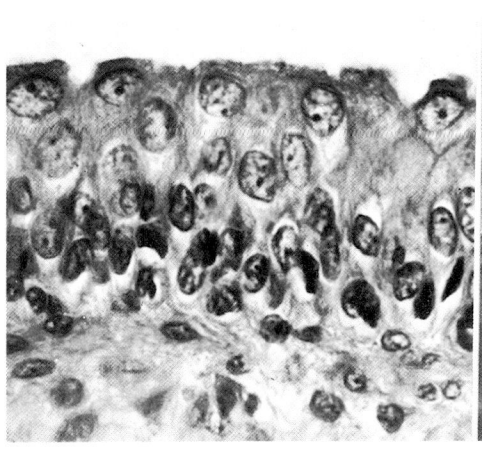

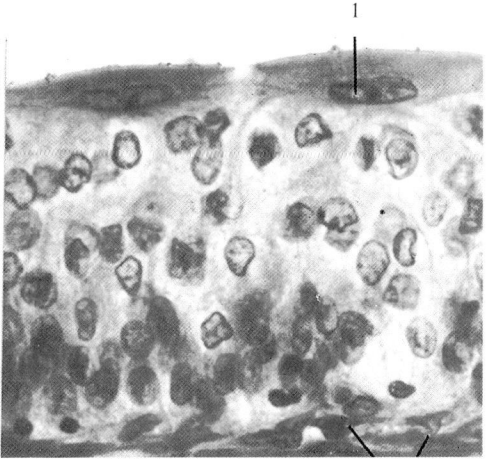

Abb. 11. Gemischtes Epithel der Harnblase *(Vesica urinaria)* in kontrahiertem (a) und dilatiertem (b) Zustand.
Pikroindigocarminfärbung. 550:1.

1 = abgeflachte Zelle („Schirmzelle") an der freien Oberfläche des gedehnten Harnblasenepithels
2 = Bindegewebe *(Tunica propria)*

et cavernosa urethrae) und im Tränensack *(Saccus lacrimalis)* sowie Tränennasengang *(Ductus nasolacrimalis)* vorkommt. Die Auskleidung der größeren Atemwege erfolgt durch das besonders wohlgeordnete *mehrreihige* Epithel, auf das später eingegangen wird (s. *Flimmerepithel*).

3.1.4. Gemischtes Epithel

Diese Sonderform des Epithelgewebes – früher auch als „*Übergangsepithel*" bezeichnet – wird lediglich in den ableitenden Harnwegen angetroffen und zeichnet sich funktionell dadurch aus, daß es sich den wechselnden Füllungszuständen des Nierenbeckens, des Harnleiters oder der Harnblase anzupassen vermag, da die Zellen des *gemischten Epithels* über zahlreiche *Falten* im Bereich des Plasmalemms verfügen. So ähnelt das Epithel einer kontrahierten oder nur gering gefüllten Harnblase (Abb. 11a) auf senkrechten Schnitten dem mehrschichtigen, unverhornten Plattenepithel, jedoch mit dem Unterschied, daß die Zellen der oberflächlichsten Schicht nicht abgeplattet, sondern kubisch oder prismatisch geformt sind und zumeist kuppenartig in das Lumen vorspringen. Bei stark angefüllter, überdehnter Harnblase (Abb. 11b) flachen sich die oberflächlich gelegenen Zellen entsprechend der großen Dehnungsanforderungen ab; das Epithel scheint in diesem Funktionszustand nur aus zwei bis drei Lagen abgeplatteter Zellen zu bestehen, wobei sich jede einzelne Zelle zum Teil ganz wesentlich verformt und verlagert.

3.1.5. Flimmerepithel

Als eine besondere Differenzierung kann man beim prismatischen Epithel Zellen beobachten, die an ihrer freien Oberfläche einen Besatz mit zarten eigenbeweglichen **Flimmerhaaren** *(Cinocilien)* aufweisen (und damit in den Atmungsorganen Staubteilchen durch koordinierte, rhythmische, schlagende Bewegungen nach außen entfernen*) oder die eine befruchtungsfähige bzw. befruchtete Eizelle im Eileiter zur Gebärmutter hin befördern können) oder Schleim in ihrem Inneren enthalten (weinglasähnlich gebaute Schleim- oder Becherzellen [Abb. 12], die in größerer Zahl zwischen den Epithelzellen der Darm-, Luftröhren- sowie Nasenschleimhaut vorkommen). Derartige **Becherzellen** sind in der Lage, ihren Inhalt über die freie Oberfläche zu verbreiten, wobei der Schleim nicht nur ein wertvolles Gleitmittel für Nahrungssubstanzen, sondern auch einen wichtigen chemischen Schutzstoff darstellt (s. 3.1.6.).

Neben den **Cinocilien**, die sich mit ihrem Bewegungszentrum, dem Basalkörnchen, im Cytoplasma fest verankern, kommen im Epithel des Nebenhodenganges *(Ductus epididymidis)*, der schließlich in den Samenleiter *(Ductus deferens)* übergeht, schlanke prismatische Zellen vor, die an ihrem freien Rande unbewegliche Härchen, sog. **Stereocilien**, tragen, die nicht der Fortbewegung dienen, sondern eine spezielle Form der apokrinen Sekretion (s. 3.1.6.) darstellen.

Das **einschichtige Flimmerepithel**, das sich aus *einer* Lage nebeneinanderstehender Flimmerzellen zusammensetzt, ist unter anderem typisch für den Eileiter *(Tuba uterina,* Abb. 13), für die Gebärmutter *(Uterus)* und für die kleinen Bronchien. Bei dem **mehrreihigen Flimmerepithel**, das in erster Linie in der Atemregion *(Regio respiratoria)* der Nasenschleimhaut, in dem der Nasenhöhle zu gelegenen Teil des Schlundes oder Rachens *(Pars nasalis* des *Pharynx)*, im Kehlkopf *(Larynx)* und in der Luftröhre *(Trachea)* vorkommt (deshalb auch als *respiratorisches* Epithel bezeichnet), reichen die haartragenden Zellen von der Ba-

---

*) Der Cilienschlag in der Fortbewegungsrichtung erfolgt rasch, während die Rückholbewegung langsam ausgeführt wird.

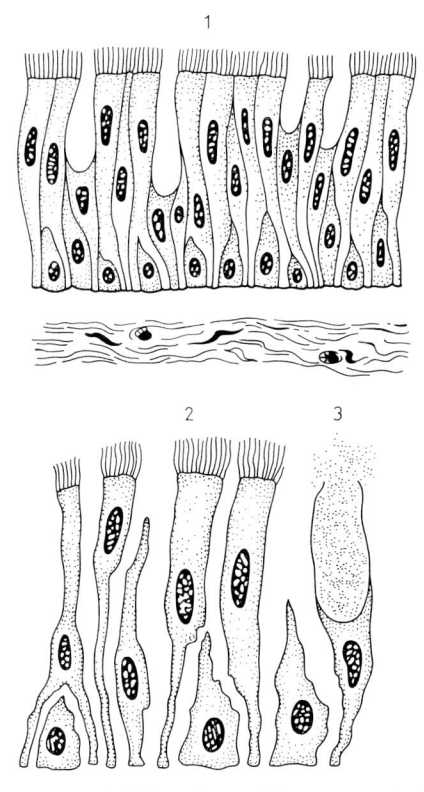

Abb. 12. Mehrreihiges Flimmerepithel.
1 = Epithel im Schnitt
2 = isolierte Zellen
3 = Becherzelle mit Schleim

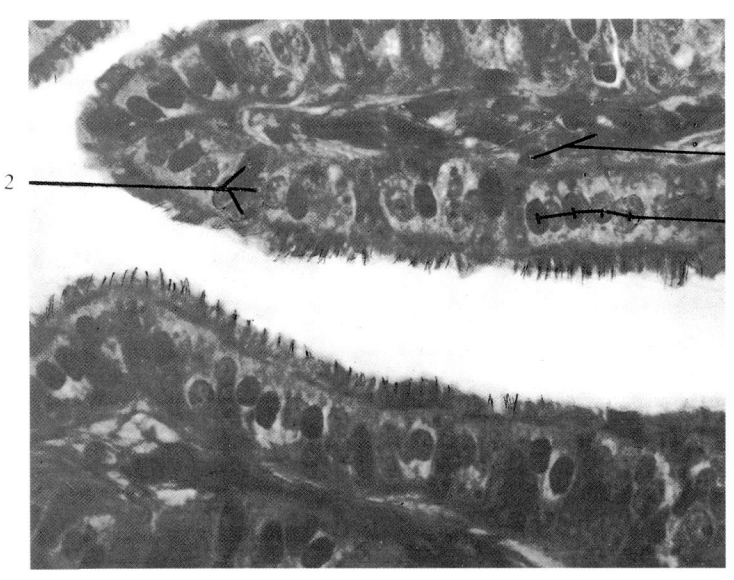

Abb. 13. Einschichtiges, teils flimmerndes, teils sezernierendes prismatisches Epithel des Eileiters *(Tuba uterina).* Haematoxylin-Eosin-Färbung. 550:1.
1 = Kerne der Flimmerzellen
2 = Kerne der nichtflimmernden Zellen
3 = Kerne der Bindegewebszellen *(Tunica propria)*

salmembran bis zur freien Oberfläche. Ein bis zwei Reihen kegelförmiger Zellen ohne Flimmerhärchen, die nicht bis zur Oberfläche gelangen, schließen sie zwischen sich ein. Zumeist sind in das mehrreihige Flimmerepithel schleimproduzierende Becherzellen eingelagert (Abb. 12).

3.1.6. Drüsenepithel

Das Drüsenepithel ist in der Lage, Substanzen aus dem Blut aufzunehmen, zu verarbeiten, zu speichern und als spezifisches Produkt auszuscheiden; die für den Haushalt des Organismus benötigten flüssigen Produkte nennt man *Sekrete,* die aus dem Organismus auszuschleusenden *Exkrete.*

Nach der **Art der Sekretbildung** werden die Drüsen in *holokrine* und *merokrine* – letztere wiederum in *apokrine* und *ekkrine* – eingeteilt.

a) Bei der **holokrinen** Sekretion (*hólos* = ganz, *krínein* = trennen, scheiden) kommen *ganze Zellen als Sekret zur Abstoßung.* So bilden sich beispielsweise im Cytoplasma der *Talgdrüsen* (Abb. 14) zunächst feine Fett-Tröpfchen, die nach dem Drüseninneren hin immer größer werden und damit der fixierten Talg- oder Haarbalgdrüse ihr typisches wabiges Aussehen ge-

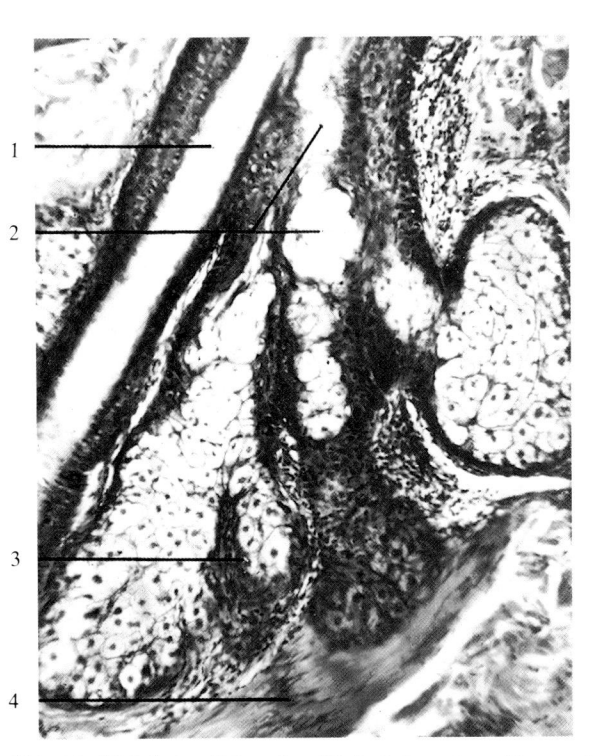

Abb. 14. *Holokrine* Sekretion (Talgdrüse eines Haares im *Stratum papillare* des *Corium*) mit aufrichtendem Haarbalgmuskel *(M. arrector pili.).* Haematoxylin-Eosin-Färbung. 130:1.
1 = Haarbalg
2 = Ausführungsgang der Talgdrüse
3 = bläschenförmige Endkammern der Talgdrüse
4 = Haarbalgmuskel *(M. arrector pili)*

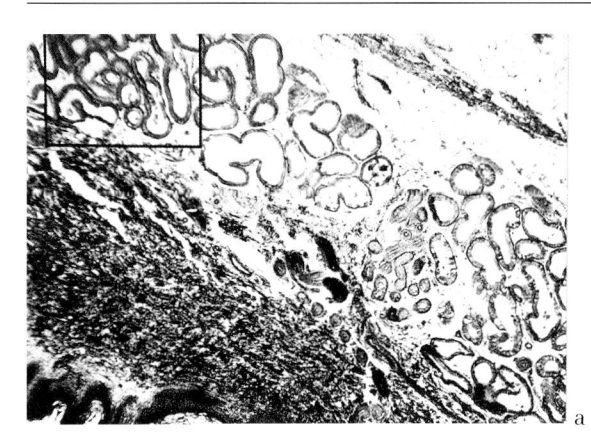

Abb. 15 a. *Apokrine* Sekretion = große Duftdrüsenpakete in der Achselhöhle *(Fossa axillaris)* mit angeschnittenen Endstücken und Ausführungsgängen. Resorcin-Fuchsin-Färbung. 130:1.

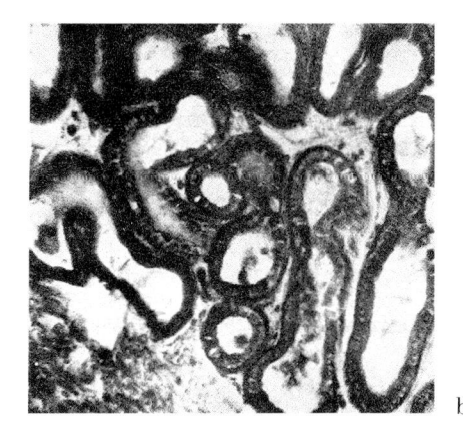

Abb. 15 b. Ausschnitt aus der Abb. 15a. 240:1.

ben. In der Nähe des Ausführungsganges lösen sich die verfetteten Zellen auf, um als talgiges Sekret an die Körperoberfläche zu gelangen.

b) Bei der **apokrinen** Sekretion (*apó* = von, weg) bleibt die Drüsenzelle mitsamt ihrem Kern erhalten und wandelt nur einen Teil ihres Cytoplasmas (zumeist den an der Spitze der Zelle gelegenen „*apikalen*" Teil, der sich abschnürt) in Sekretgranula um; dieser Substanzverlust wird jedoch von seiten der Zelle bald wieder ausgeglichen. Typisch für diese Form der Drüsenstoffproduktion sind die bereits erwähnten *Becherzellen* (Abb. 12) des Darm-Traktus und der Luftwege, wobei sich jede prismatische Epithelzelle (mit oder ohne Flimmerhaarbesatz) in eine sezernierende Becherzelle umgestalten kann.

Apokrine Sekretion weisen auch die *Milchdrüse (Mamma)* sowie die in der Achselhöhle (Abb. 15), in der Leistenbeuge, in der Dammgegend, am Nasenflügel, an der Lippe usw. vorkommenden *Duftdrüsen* (die mit ihrer Sekretion zum Teil erst während der Pubertätszeit beginnen und mit ihrem spezifischen Geruch den sog. „Individualgeruch" erzeugen) auf.

c) Bei der **ekkrinen** Sekretion (*ek* = heraus), bleibt wie bei der apokrinen Sekretion die Drüsenzelle erhalten. Es wird aber kein zähflüssiges, schleimiges Sekret, sondern nur ein flüssiges Sekret abgeschieden, wobei der Zellkörper volumenmäßig kaum eine Einbuße erleidet. Zur Gruppe der *ekkrin* absondernden Drüsen gehören die des *Magen-Darm-Kanals* sowie die kleinen, über die gesamte Haut verbreiteten *Schweiß-* oder *Knäueldrüsen* (vorrangig an der Stirn, an Handballen und Fußsohle, am Rücken vorhanden), die meist in der Unterhaut *(Subcutis)* liegen und ihr Sekret durch lange, die Hornschicht korkzieherartig gewunden durchsetzende Ausführungsgänge an die Körperoberfläche transportieren, und schließlich noch die *Speicheldrüsen*, an denen grundsätzlich eine *seröse* von einer *mukösen* Sekretion unterschieden wird. Während die *serösen* Zellen ihr Sekret als feinste Körnchen *(Prosekret-Granula)* bilden, die sich im Verlauf der Sekretion verflüssigen und in das Lumen der Drüse entleeren, speichern die *mukösen* Zellen, die im fixierten Präparat wabig erscheinen, ihr Sekret schon in fertiger Tropfenform.

Die **Form** der sezernierenden Drüsenendstücke ist außerordentlich mannigfaltig (Abb. 16) und wird allem Anschein nach von der speziellen Funktion der jeweiligen Drüsen bestimmt. Das *Lumen* des Drüsenendstücks kann *röhren-* oder *schlauch*förmig *(tubulös), rundlich* oder *ballonähnlich (alveolär)* oder so unregelmäßig gestaltet sein, daß keine der beiden Bezeichnungen zutreffend ist. Da bei den tubulösen Formen – bedingt durch die unterschiedliche Höhe der Epithelzellen – Dickenunterschiede auftreten, zieht man zur Charakterisierung einer Drüse neben der Gestalt des Lumens noch die äußere Form heran, so daß man von der großen Gruppe der schlauchförmigen Drüsen noch die sog. *tubulo-acinösen* Drüsen abzweigen kann, da den Enden des röhrenförmigen Gangsystems von außen *kugelige*

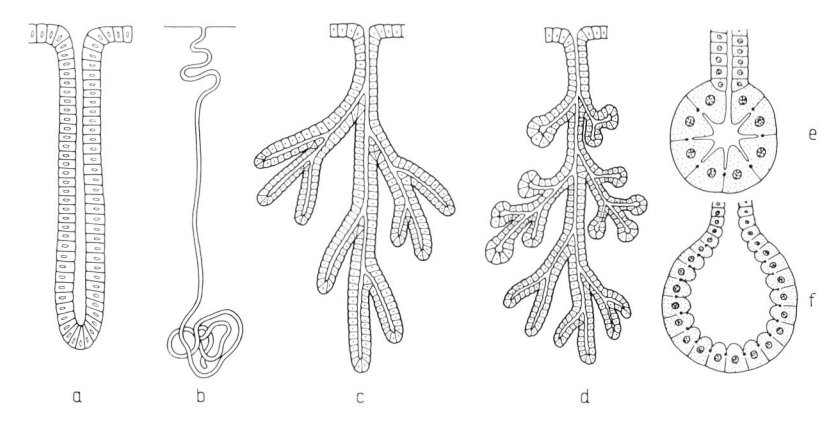

Abb. 16. Schema der verschiedenen Drüsenendstücke und deren Wuchsformen.

a = kurze, schlauchförmige *(tubulöse)* Drüse (im Dickdarm)
b = lange, unverzweigte, schlauchförmige Knäueldrüse mit korkzieherartig verlaufendem Ausführungsgang (Schweißdrüse)
c = verzweigte, schlauchförmige Drüse (Tränendrüse)
d = verzweigte, gemischte *(tubulo-alveoläre)* Drüse (Unterzungendrüse: *Glandula sublingualis*)
e = beerenförmiges Drüsenendstück *(Acinus)*
f = rundes, ballonförmiges Drüsenendstück *(Alveolus)*.

28   3. Gewebelehre

Beeren (Acini) aufsitzen. Schließlich sind noch Mischungen von röhrenförmigen und rundlichen Drüsenendstücken zu beobachten, die wir als *tubulo-alveoläre* Drüsenendstücke bezeichnen; außerdem können sie in Form der *Einzeldrüse* oder in Gestalt *verästelter* bzw. *zusammengesetzter* Drüsen vorkommen.

3.1.7. Zusammenfassende Darstellung der Struktur, des Vorkommens sowie der Funktion der Epithel- oder Deck- bzw. Grenzflächengewebe

Epithelart:	*Struktur:*	*Vorkommen:*	*Funktion:*
*Platten*epithel, *ein*schichtig	unregelmäßig gestaltete und begrenzte flache Zellen	hinteres Hornhautepithel, Schleimhaut des Trommelfells, häutiges Labyrinth, Mesothel seröser Häute, Endothel der Blut- und Lymphgefäße	Sicherung der Stoffaufnahme und -abgabe; Auskleidung bzw. zarter, schützender Abschluß der Organe gegenüber mechanischen, thermischen, chemischen Einflüssen; Sicherung der Gleitfähigkeit; Verhinderung des Austretens von Gewebsflüssigkeit und des Eindringens von Keimen
*Platten*epithel, *mehr*schichtig, *un*verhornt, *ohne* Papillen	Epithel glatt, eben; in den oberflächlichen Schichten abgeflachte Zellen; basalgelegene Zellen länglich-prismatisch	Vorderfläche der Hornhaut des Auges	Schutz gegenüber leichteren mechanischen Beanspruchungen; Sicherung der Gleitfähigkeit
*Platten*epithel, *mehr*schichtig, *un*verhornt, *mit* Papillen	Epithel wellig, gefaltet; mit darunter gelegenem Bindegewebe durch bindegewebige Wärzchen (Papillen) verzahnt	Mundhöhlen-, Rachen- und Speiseröhrenschleimhaut, Endteil des Mastdarms, Scheide	Schutz gegenüber erheblichen mechanischen Beanspruchungen; Sicherung der Gleitfähigkeit
*Platten*epithel, *mehr*schichtig, *verhornt, mit* Papillen	oberflächliche Zellschichten verhornt, bilden die Hornschicht der Haut	an mechanisch hochbelasteten Stellen der äußeren Haut (insbesondere Fußsohle, Volarfläche der Hand)	Anpassung an hohe, ständige Druckbelastung, Schutz der darunter gelegenen Zellschichten
Kubisches Epithel, *ein*schichtig	in einer Schicht angeordnete würfelförmige Zellen mit großem kugeligen Kern	Schilddrüsen-Follikel, Brustdrüse, feine Aufzweigungen des Bronchialbaumes, Keimepithel des Eierstocks	Bildung und Ausscheidung bestimmter Sekrete (typisches Drüsenepithel)
Kubisches Epithel, *mehr*schichtig	würfelförmige Zellen in mehreren Schichten angeordnet	Ausführungsgang von Schweißdrüsen	
Prismatisches Epithel, *ein*schichtig	in einer Schicht angeordnete hohe Zellen, deren freie Enden durch „Schlußleisten" zusammenhängen	Magen- und Darmschleimhaut, Gallenblase und -gänge, Drüsenausführungsgänge, Gebärmutter, Bläschendrüsen	durch „Schlußleisten" wird ein allzu großer, ungeregelter und deshalb gefährlich werdender Flüssigkeitsverlust vermieden, da sich die mit Gewebsflüssigkeit angefüllten Spalträume (zwischen den prismatischen Zellen) infolge des Schlußleistennetzes nicht zur Oberfläche hin entleeren können
Prismatisches Epithel, *mehr*schichtig	hohe Zellen in mehreren Schichten angeordnet	Nierenpapille, Abschnitte der Harnröhre, Tränensack, Tränen-Nasengang	
Gemischtes Epithel	mehrreihiges Epithel, paßt sich dem wechselnden Füllungszustand an; ähnelt im kontrahierten Zustand (z. B. der Harnblase) dem mehrschichtigen unverhornten Plattenepithel, wobei jedoch die Zellen der oberflächlichsten Schicht nicht abgeplattet, son-	ableitende Harnwege (Nierenbecken, Harnleiter, Harnblase)	Anpassungsfähigkeit des Epithels an Volumenschwankungen (insbesondere in der Harnblase); Schutz (der darunter gelegenen Gewebe) vor Harneinwirkung

Epithelart:	Struktur:	Vorkommen:	Funktion:
	dern kubisch-prismatisch geformt sind, die z. T. ins Lumen vorspringen; bei starker Dehnung des Epithels flachen sich die oberflächlich gelegenen Zellen ab		
*Flimmer*epithel, *ein*schichtig	prismatische oder kegelförmige Zellen mit feinen, sich bewegenden Härchen an der freien Oberfläche, in einer Schicht nebeneinander stehend; zwischengelagerte Becher- oder Schleimzellen	Eileiter, Gebärmutter, kleine Bronchien, Mittelohr	Weiterbeförderung von Staubteilchen in den Atemwegen sowie von Schleim (im Eileiter, in der Gebärmutter)
*Flimmer*epithel, *mehr*reihig	haartragende Zellen von der Basalmembran bis zur freien Oberfläche reichend; dazwischen zwei Reihen kegelförmige Zellen, die nicht die Oberfläche erreichen und keine Härchen aufweisen	Nasenhöhle und Übergang zum Rachen, Kehlkopf, Luftröhre, große Bronchien	

3.2. Binde- und Stützgewebe

Während beim Epithelgewebe die Interzellularsubstanz kaum oder nur in Form sehr dünner Kittlinien oder Saftspalten zu beobachten war, tritt sie beim *Binde- und Stützgewebe* in Form fester (kollagener) oder elastischer feiner Fibrillen mehr und mehr in den Vordergrund – was nicht zuletzt auf Kosten der Zellgröße erfolgt – und bestimmt quantitativ die verschiedenen Formen dieser Gewebe. Eine derartige Umwandlung des Zwischenzellmaterials wird verständlich, wenn man berücksichtigt, daß beim Stützgewebe neben gewissen Stoffwechselaufgaben, die es zu verrichten hat, die *mechanischen Funktionen* bei weitem überwiegen.

Zu dieser wichtigen Gewebe-Gruppe werden zahlreiche Zellverbände gerechnet, die alle **Abkömmlinge des embryonalen Bindegewebes (Mesenchym)** sind, wobei je nachdem, ob die Zellen oder Fasern oder die Interzellularsubstanz vorherrschen, von einem *zell*reichen, von einem *faser*reichen oder schließlich von einem *interzellularsubstanz*reichen Stütz- oder Bindegewebe gesprochen wird. Es ergibt sich damit folgende Übersicht:

1. Zum **zellreichen** Binde- und Stützgewebe gehören
    a) das *embryonale Bindegewebe (Mesenchym)*,
    b) das *netzförmige* oder *retikuläre Bindegewebe* und
    c) das *Fettgewebe*.
2. Zum **faserreichen (fibrillären)** Binde- und Stützgewebe werden gerechnet
    a) das *lockere Bindegewebe*,
    b) das *straffe Bindegewebe* und
    c) das *elastische Bindegewebe*.
3. Zum **interzellularsubstanzreichen** Stützgewebe gehören schließlich
    a) das *Knorpelgewebe* und
    b) das *Knochengewebe*.

3.2.1. Zellreiches Binde- und Stützgewebe

3.2.1.1. Embryonales Bindegewebe

Das **embryonale Bindegewebe** oder **Mesenchym** (*mésos* = mitten, *én* = innen, *chýmenos* = das Ausgegossene) wird als Quelle, als *Mutterboden* aller Gewebsarten bezeichnet, die *mechanisch-statische* Aufgaben verrichten oder der *Wärmeregulation*, den *Stoffwechselvorgängen*, der *Abwehr* sowie der *Regeneration* dienen; durch das embryonale Bindegewebe werden die einzelnen Organe zu einem *funktionellen Ganzen* zusammengefaßt. Es setzt sich aus sternförmig vielfach verzweigten Zellen (die sich durch ihre dünnen Plasmaausläufer miteinander verbinden) und einer eiweiß- und polysaccharidarmen flüssigen oder gallertartigen Interzellularsubstanz, zusammen. Es fehlt noch jegliche Faserbildung.

3.2.1.2. Netzförmiges oder reticuläres Bindegewebe

Was Anordnung und Erscheinungsbild der Zellen betrifft, ähnelt das **netzförmige** (oder *reticuläre*) **Bindegewebe** dem vorausgegangenen, nur treffen wir hier ein weit-, manchmal auch engmaschiges, würfelförmiges oder vielkantiges räumliches, biegungselastisches Netz- oder Schwammwerk an, das von den sog. *Reticulum-* oder *Reticulinzellen* und *-fasern* aufgebaut wird. *Es bildet das Stützgerüst der Lymphorgane* (Lymphknoten, Milz, Briesel, Mandeln) *sowie des Knochenmarks* und stellt damit zugleich die wichtigste Bildungsstätte für die zelligen Elemente der Lymphe und des Blutes dar.

Eine besondere Bedeutung haben die Reticulumzellen, weil sie einen sehr regen Stoffwechsel aufweisen und die Fähigkeit haben, sich aus ihrem Verband loszulösen (zu wandern) und exogene sowie körpereigene Fremdkörper in sich aufzunehmen *(Phagocytose)*, sie abzutöten und dadurch ein Schutz- bzw. Abwehrgewebe für unseren Organismus zu bilden.

3.2.1.3. Fettgewebe

Sammeln sich in den Zellen des embryonalen Bindegewebes einzelne, zunächst noch sehr winzige Fett-Tröpfchen, die nach und nach zu einem größeren Tropfen zusammenfließen und dabei Protoplasma und Zellkern unter zunehmender Dehnung der Zellmembran an die Wand drücken, so daß dieser eine stark abgeplattete, napfförmige Form annimmt, dann sprechen wir – zumal wenn größere Fettzellen-Gruppen durch kollagene und elastische Fasern zu Fettläppchen zusammengefaßt werden – von einem **Fettgewebe**. Ihm obliegen vor allem – nicht zuletzt auf Grund seines hohen Wassergehaltes (Fett: Wasser = 1:7) und der sich daraus ergebenden prall-elastischen Eigenschaften – *mechanische* (z. B. Druckpolster- oder Wasserkissenfunktion im Bereich der Hohlhand und Fußsohle), die *Körpergestalt formende* (Unterhautfettgewebe), den Körper vor Wärmeverlust (Fettgewebe ist ein schlechter Wärmeleiter) *schützende* sowie *chemische Aufgaben* (Nahrungsspeicher- bzw. Depotorgan auf Grund der engen räumlichen Beziehung der Fettzellen bzw. -läppchen zum Blutgefäßsystem).

Die Fettverteilung weist eine *alters-* und *geschlechtsspezifische Abhängigkeit* auf; so besitzt der Säugling im Vergleich zum Erwachsenen ausgedehntere Fettpolster (sogar im Bereich des Handrückens). Unter dem Einfluß der Geschlechtshormone weist die Frau eine stärkere Fettansammlung in der Hüftregion und Brustdrüse, der Mann dagegen im Bauchbereich auf. Schließlich spielen noch *genetische* (körperbautypologische) Faktoren eine Rolle, die sich im fettarmen athletosomen bzw. fettreicheren pyknosomen Typ widerspiegeln.

3.2.2. Faserreiches (fibrilläres) Binde- und Stützgewebe

3.2.2.1. Lockeres, straffes und elastisches Bindegewebe

Das faserreiche (fibrilläre) Binde- und Stützgewebe wird entsprechend der Zahl, Größe und Richtung der Fasern unterteilt in:

a) **Lockeres, interstitielles Bindegewebe** (es dringt als Füllsubstanz in jeden Zwischenraum *[interstitium]* ein), das leicht verformbar ist und weitgehende Verschiebungen der Organe gegeneinander gestattet und in dem man zugfeste *(kollagene)*, elastische und sog. Gitter- (oder *argyrophile*) Fasern antrifft. Die zugfesten, aus kollagenen Polypeptidketten zusammengesetzten Fasern – meist zu Bündeln zusammengefaßt – stellen im Ruhezustand leichtgewellte, sich überkreuzende Fibrillen (Abb. 17) dar, während die elastischen und *argyrophilen* Fasern (so genannt, weil sie sich im Gegensatz zu den kollagenen und elastischen Fasern mit Silbersalzen schwärzen) ein dichtes, dreidimensionales Netz- oder Gitterwerk entstehen lassen. Lockeres Bindegewebe bildet unter anderem die Partien unter der Körperoberfläche („Unterhautbindegewebe") sowie die unzählig vielen zarten Hüllen, in denen die einzelnen Muskelbestandteile stekken und umschließt und verbindet verschieblich miteinander die meisten inneren Organe. In ihm verlaufen die feinen Aufzweigungen der Blut- und Lymphgefäße sowie der Nerven.

Neben dieser *mechanischen* Funktion verrichtet das lockere Bindegewebe mit seinen Zellen (insbesondere den aktiven *Fibroblasten* mit ihren Produkten: den Faserproteinen Kollagen und Elastin, den Proteoglycanen und den Struktur-Glycoproteinen) wichtige Aufgaben für die *Neubildung* und das *Wachstum* der *kollagenen Fibrillen* und für Abwehrvorgänge (durch die aus den

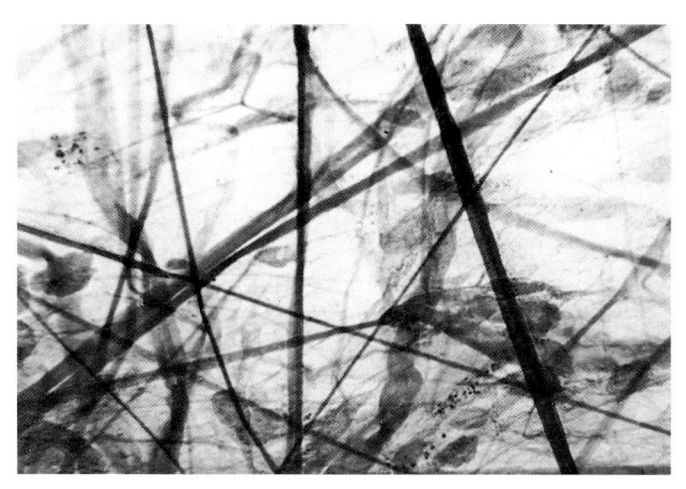

Abb. 17. Zugfeste und elastische Fasern im Unterhautbindegewebe *(Subcutis)*. Kernechtrot-Pikroblau-schwarz-Färbung. 550:1

Fibroblasten hervorgehenden, zur Phagocytose befähigten Histiocyten).

b) **Straffes, elastizitätsarmes**, weiß glänzendes **Bindegewebe**, das sich vor allem dort findet, wo Stützgewebe auf Zug starken mechanischen Beanspruchungen ausgesetzt ist. Es weist vorwiegend *kollagene, zugfeste Faserbündel**) auf, die in leicht gewellter Form parallel angeordnet nebeneinander in der Zugrichtung liegen und somit der Zugwirkung einen beträchtlichen Widerstand – wie man es z. B. bei den *Sehnen* beobachtet – entgegensetzen können (wobei mit Beginn der Muskelkontraktion die Wellung der Sehnenbündel ausgeglichen wird: die Sehne ist nunmehr gestreckt, jedoch nicht nennenswert gedehnt). Dieser Mechanismus bietet einen *Schutz* gegenüber Verletzungen, da die Übertragung der Muskelzugwirkung mittels der Sehne auf den Knochen nicht ruckartig, sondern fließend erfolgt. Die kollagenen Bündel können sich aber auch überkreuzen und bastmattenähnlich durchflechten, wie man es bei Muskelbinden *(Fascien)* (Abb. 54), bei Aponeurosen, bei der Lederhaut der äußeren Haut oder des Augapfels sowie bei der harten Hirn- und Rückenmarkshaut sieht. Die Durchflechtung ermöglicht – vergleichbar mit den Geflechten leinener Feuerwehrschläuche oder mit den Geweben von Autoreifen – neben einer gewissen Verschieblichkeit eine hohe variable Druckaufnahme.

c) **Elastisches Bindegewebe**, das eine mehr gelbliche Farbtönung erkennen läßt, trifft man in Form des Nackenbandes *(Septum nuchae)*, der Zwischenbogenbänder der Wirbelsäule *(Ligg. interarcualia [= flava])*, im elastischen Knorpel und insbesondere in den Wänden der Blutgefäße (speziell in der großen Körperschlagader oder *Aorta*) und Lungenbläschen oder *Alveolen* an. Die zugelastischen Fasern zeichnen sich ebenfalls durch parallele Anordnung und durch besonders starke Wellung aus; sie sind bis 130 % reversibel dehnbar.

3.2.3. Interzellularsubstanzreiches Stützgewebe

3.2.3.1. Knorpelgewebe

Während beim Fettgewebe Druckeinwirkungen von einer Vielzahl turgeszenter Fett*zellen* (von Gitterfasern umgeben) aufgefangen werden (mechanische Polsterfunktion), erfolgt dies beim Knorpelgewebe durch die sehr kräftig ausgebildete *Interzellularsubstanz*. Auf Grund ihrer unter-

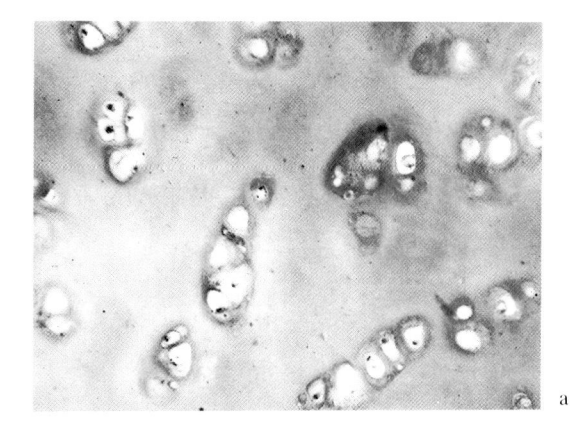

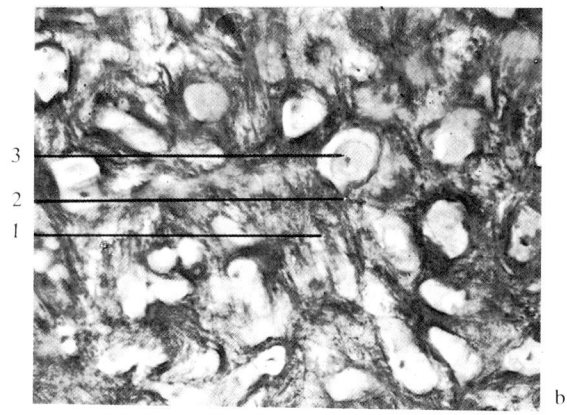

---

*) Während die Fibrocyten im straffen Bindegewebe in nur geringer Anzahl vorkommen (was negative Auswirkungen auf die Abwehrkraft und Regenerationsfähigkeit der Sehnen und Bänder hat), weisen die dominierenden, 35 bis 250 nm dicken kollagenen Fibrillen elektronenmikroskopisch eine typische periodische Querstreifung (Periodenlänge: 64 nm) auf.

1 = elastisches Fasernetz
2 = Knorpelkittsubstanz
3 = Knorpelzelle

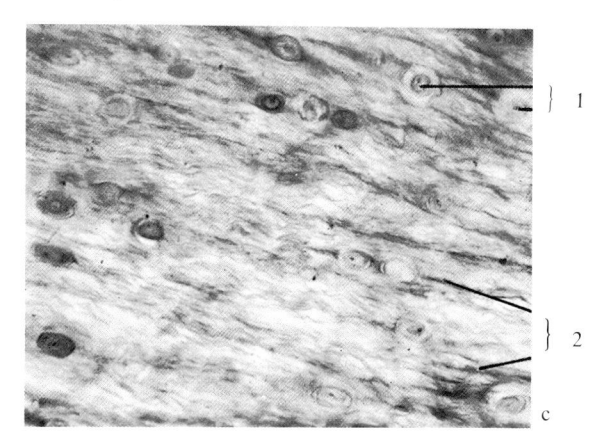

1 = Knorpelzellen mit Knorpelkittsubstanz
2 = Kollagene Fibrillen

Abb. 18. Die drei Arten des Knorpelgewebes.
Hyaliner Knorpel (a) = Rippenknorpel *(Cartilago costalis)*;
elastischer Knorpel (b) = Kehlkopfdeckel *(Epiglottis)*;
Faser- oder *Bindegewebs*knorpel (c) = Schoß- oder Schambeinfuge *(Symphysis pubica)*.
Haematoxylin-Eosin-Färbung (a und c), Resorzin-Fuchsin-Färbung (b). 240:1

schiedlichen Struktur (die durch das verschiedene Verhältnis von Zelle zu Interzellularsubstanz und von Kollagen zu Glycosaminoglycanen bedingt ist) und Funktion können drei Knorpelarten (Abb. 18) auftreten:

der *glasige* oder *hyaline* Knorpel,
der *elastische* Knorpel und
der *faserige* oder *bindegewebige* Knorpel.

Der *hyaline* oder *Glas*-Knorpel ist geeignet, Druckeinwirkungen abzufangen (er wird deshalb als glatter Überzug in allen Gelenkflächen angetroffen), während der *Faser*knorpel neben einer beträchtlichen Druckfestigkeit eine außerordentliche Widerstandskraft gegen Zugbelastungen aufweist. Der *elastische* Knorpel ist sehr biegsam, so daß er – wie wir es u. a. an der Ohrmuschel beobachten können – stets in seine Ausgangsstellung zurückkehrt, sobald der Einfluß der Biegung nachgelassen hat.

Beim bläulich-weiß durchscheinenden, glasigen, **hyalinen Knorpel***) stellt die reichlich entwickelte *Interzellularsubstanz*, in die die kugelig oder eiförmig gestalteten sehr wasserreichen *Knorpelzellen* wie Austern in Schalen oder Kapseln**) und zahlreiche *Glycogengranula* eingelagert sind, eine chondroitinsulfat- und hyaluronsäurehaltige, druckelastische Substanz dar, in der *kollagene Fibrillen* angetroffen werden. Da letztere das gleiche Lichtbrechungsvermögen wie das sie umhüllende Material aufweisen, sind sie (mit Ausnahme des gealterten hyalinen Knorpels) unsichtbar („maskiert"), so daß die Interzellularsubstanz einen optisch homogenen Eindruck hinterläßt. Der hyaline Knorpel besitzt eine *funktionelle* Struktur, indem seine beiden Konstruktionselemente, die *druckelastische* Kittsubstanz und die *zugfesten* kollagenen Fibrillenzüge, im Sinne eines „Verbundbaues" adäquat beansprucht werden und immer zusammen wirken.

Die beschriebene Knorpelart ist – mit Ausnahme des wachsenden Knorpels beim Keimling – blut- und lymphgefäß- und nervenlos, so daß der erforderliche Stoffaustausch in erster Linie durch die Wechseldruckbe- und -entlastung des Knorpels („Pump-Saug-Mechanismus") vonstatten gehen kann.

Hyaliner Knorpel kommt als *Überzug der Gelenkflächen*, als *Rippenknorpel*, in Form der *Luftröhren- und großen Bronchienspangen* und im Aufbau des *Kehlkopfgerüstes* vor. Er stellt die *knorpelige Matrix* für den überwiegenden Teil des Skeletts dar und vermittelt in Gestalt des *Epiphysenfugenknorpels* das Längenwachstum.

Der **elastische Knorpel** weist ein in die Interzellularsubstanz gelagertes elastisches Fasernetz auf, das dieser Knorpelart eine *gelbliche Farbtönung* und eine *stärkere Biegsamkeit* verleiht. Wir treffen ihn vorwiegend im Bereich der *Ohrmuschel*, des *äußeren Gehörganges*, des *Kehldeckels* sowie eines Teiles des *Gießbeckenknorpels* an.

Der **faserige** oder **bindegewebige Knorpel** stellt ein Gemisch von Binde- und Knorpelgewebe dar; zwischen derben sich überschneidenden und ein Geflecht bildenden kollagenen Fibrillen, die quantitativ eindeutig überwiegen, liegen verstreut einzelne Knorpelzellen. Infolge der hohen *Zugfestigkeit* bildet dieses Knorpelgewebe die Grundsubstanz für die *Zwischenwirbelscheiben (Disci intervertebrales), Gelenkscheiben (Disci articulares), Menisken oder C-Knorpel (Menisci), Schoß- oder Schambeinfuge (Symphysis pubica)* sowie für die *Pfannenlippen (Labra glenoidalia)*.

3.2.3.2. Knochengewebe: s. 4.1.

3.2.4. Strukturelle und funktionelle Anpassungen der faserreichen und interzellularsubstanzreichen Stützgewebe an Belastungen unterschiedlicher Dauer und Intensität

Nach der Besprechung der einzelnen Bindegewebsarten sei abschließend noch auf deren *bewegungsinduzierte Adaptabilität* hingewiesen***).

Die **Sehnenfibrillen** sind in Bündeln spiralig umeinander gedreht (sog. „Wellung" der Sehnen-Primärbündel), während die begleitenden elastischen Fasern als Hülle dienen, die die dreidimensionale Wellenbildung der kollagenen Bündel verstärkt. Der Querzusammenhalt der einzelnen Faserzüge und ihre Unverschieblichkeit in der Längsrichtung werden dadurch gewährleistet, daß einzelne Fibrillen aus den Sehnen-Primärbündeln ausscheren und sich in Nachbarbündel hineinwinden. **Submikroskopisch** lassen sich innerhalb der kollagenen Fibrillen Ketten-Makromoleküle und asymmetrische Molaggregate erkennen (ROLLHÄUSER 1952). Für die Zugaufnahme kommen nur feste Proteinketten in Frage, die in bestimmten Bereichen zu kristallgitterähnlichen Strukturen (sog. „*Micellen*") zusammentreten; die anisotrope Substanz der Micellen und sie selbst sind spiralig angeordnet (Abb. 19).

Während das Sehnengewebe *junger* Individuen submi-

---

*) Der hyaline Knorpel setzt sich chemisch aus 70 bis 75% Wasser, 5% Glycosaminoglycanen (bes. Chondroitinsulfat A und C), 5% nichtkollagenen Eiweißsubstanzen und 15 bis 20% kollagenem Material zusammen.

**) Knorpelzellen und die sie umschließende Schale oder Kapsel bilden eine funktionelle Einheit und werden als „*Chondron*" bezeichnet.

***) Das Binde- und Stützgewebe ist wie jede andere Gewebsart einem ständigen Reifungs- und Alternsprozeß unterworfen. So nehmen z. B. im hyalinen Knorpel im Laufe des Lebens die Glycosaminoglycane mengenmäßig ab, das Kollagen dagegen zu. Sehnen, Gelenkkapseln und Zwischenwirbelscheiben lassen mit steigendem Alter eine Zunahme der Dichte, eine Abnahme der Zellzahlen, eine Zunahme der Doppelbrechung im polarisationsoptischen Bild, eine dichter werdende Packung der kollagenen Fibrillen (deren wellige Anordnung verschwindet) und eine Abnahme des Wassergehaltes und des Quellungsvermögens erkennen.

kroskopisch relativ undifferenziert ist und auf Grund der schwächeren micellaren Ordnung und des größeren Anteils an mehr oder weniger geordneter Intermicellarsubstanz eine offensichtlich nur schwach entwickelte Zugfestigkeit aufweist, lassen die Micellarsysteme im *ausgereiften* und insbesondere im **trainingsmäßig beanspruchten straffen Bindegewebe** unter Zurückdrängung der intermicellaren Komponente eine gute micellare Ordnung erkennen, was makroskopisch in einer Steigerung der Zugfestigkeit seinen Ausdruck findet. In dem Maße, wie die micellare Ordnung und Zugfestigkeit steigen, sinkt gleichzeitig der Wassergehalt des Sehnengewebes.

TITTEL und OTTO (1969, 1970) stellten bei der Prüfung der Auswirkungen eines Experimentaltrainings unterschiedlicher Dauer und Intensität auf die Zugfestigkeit, Rißdehnung und Hypertrophie der Achillessehne fest, daß vor allem nach *einem Ausdauertraining* die *Sehnenquerschnittsfläche*/100 g *Körpermasse* und die *Zugfestigkeit* des kollagenen straffen Bindegewebes (in kg/mm^2) in einem wesentlich stärkeren Maße, als dies bei einem Intervall- bzw. Schnelligkeitstraining zu beobachten war, *zunahmen*. Während Leder einen Zugfestigkeitswert von 3 bis 6 kg/mm^2, Polyamide von 5 bis 7 kg/mm^2, Vulkanfiber von 6 bis 10 kg/mm^2 und Eisen von 20 bis 30 kg/mm^2 aufweisen, konnten nach Ausdauerbeanspruchung der Achillessehne Höchstwerte von 6,2 kg/mm^2 festgestellt werden, die deutlich über denen von TRIEBEL (1902) und STUCKE (1950) liegen, die eine Sehnen-Zugfestigkeit von 5,0 bzw. 4,7 kg je mm^2 angaben. Diese *Zunahme der Zugfestigkeit der Sehnenfibrillen* ist ganz offensichtlich eine Folge sowohl *qualitativer* Anpassungen an hohe Trainingsbeanspruchungen über einen längeren Zeitraum (Micellenvermehrung bzw. Hypertrophie = Vergrößerung des Sehnenquerschnitts/100 g Körpermasse in mm^2). Mit diesen strukturellen und funktionellen Adaptationen geht eine geringfügige *Abnahme* der *Dehnungsfähigkeit* (in % zum „Ruhe-Ausgangswert") der Sehnenfibrillen (am deutlichsten bei Ausdauerbeanspruchung) einher; die von TITTEL und OTTO ermittelten Dehnungswerte – TRIEBEL gibt dafür 4%, STUCKE 7,3%, WOLPERS (1944) 10,9%, ROLLHÄUSER (1951) und LERCH (1951) 10,0% bzw. 12,5% an – bewegen sich zwischen 8,3% (bei Ruhe-Individuen) und 7,5% (bei Ausdauer-Beanspruchten).

Zusammengefaßt darf festgehalten werden, daß mit einer **Zunahme des Sehnenquerschnitts** und der **Zugfestigkeit der Sehnenfibrillen** (vor allem nach einem über längere Zeit währenden Ausdauertraining) eine relativ unbeträchtliche **Verringerung** ihrer **Dehnungsfähigkeit** einhergeht, was bekanntlich auch für eine Reihe von Werkstoffen in der Technik zutrifft. Die vermittelten Ergebnisse lassen nicht nur eine signifikante *Abhängigkeit* der funktionell-anatomischen Veränderungen in den Sehnenfibrillen zur *Dauer* und *Intensität* der Beanspruchung erkennen, sondern sie sprechen auch eindeutig für die erheblichen Differenzierungsmöglichkeiten und für die *Trainierbarkeit* des *kollagenen, straffen Bindegewebes*, wozu sich insbesondere ein Ausdauer- bzw. Kraft-Ausdauer-Training gut eignet,

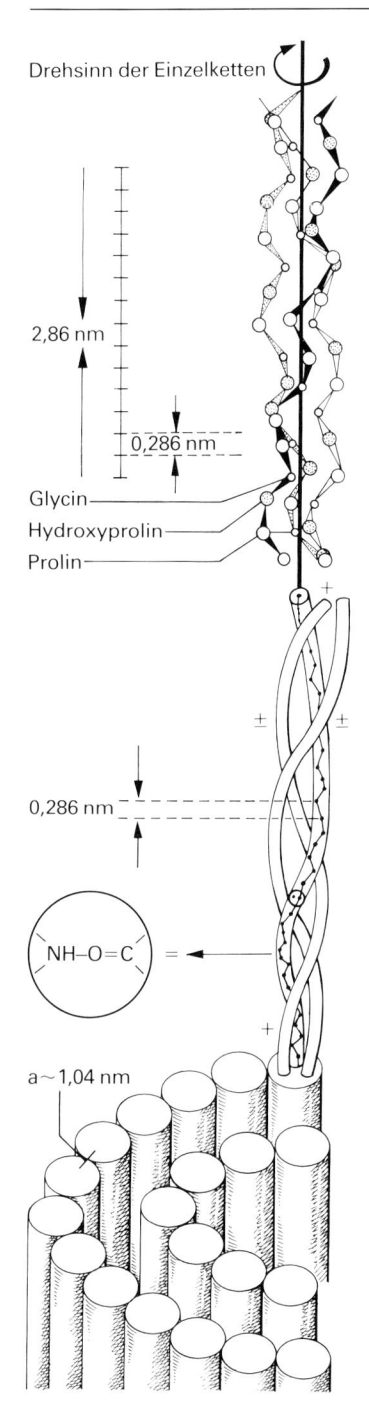

Abb. 19. Hierarchisch gegliederte Strukturebenen des kollagenen straffen Bindegewebes. *Primär*struktur (Dreierschraubenbildung der Polypeptidketten), *Sekundär*struktur (Bildung von Protofibrillen durch schraubenförmigen Zusammenschluß von jeweils drei Aminosäureketten*)) und *Tertiär*struktur (Zusammenschluß vieler Protofibrillen zur Kollagenfibrille). Weitere Aggregationsstufen stellen die Kollagenfaser und das Faserbündel dar.

---

*) Am Aufbau des Kollagens sind insgesamt 19 Aminosäuren beteiligt; mehr als die Hälfte des Gesamtbestands entfallen auf Hydroxyprolin, Glycin und Prolin.

was LINDNER (1964) mit seinen Befunden zur Enzymhistochemie der Bindegewebszellen bereits andeutete und MAURER, ZWEIMÜLLER und TAPPEINER (1969) durch ihre Untersuchungen über die Ausbreitung des Capillarbetts im Bereich der Achillessehne nach langer, intensiver Laufbelastung bestätigten. Der *praktische Wert* dieser Befunde liegt auf der Hand, zumal ein an hohe Belastungen ausreichend angepaßtes Sehnengewebe, das offenkundig einen beachtlichen Stoffwechsel aufweist (und deshalb kaum noch zu den „bradytrophen" Geweben gerechnet werden kann), im Sport eine wesentliche Grundlage für eine kontinuierliche Leistungsfähigkeit darstellt und das Risiko einer Ruptur erheblich reduziert.

Auch das *Knorpel*gewebe, wie beispielsweise der **hyaline Gelenkknorpel** (der sich durch *Elastizität* und infolge einer innigen Verbindung der zugfesten Kollagenfasern mit dem hochviskösen makromolekularen Glycosaminoglycan-Protein-Komplex durch **hohe Belastbarkeit***) auszeichnet), antwortet auf relativ kurzzeitige Beanspruchungen sehr empfindlich mit morphologischen Veränderungen; so konnten HOLMDAHL und INGELMARK (1948) sowie JURVELIN (1986) im tibialen und fibularen Kniegelenk-Knorpel im Verlauf eines Tierexperimentaltrainings nach jeder Laufbelastung (10 min bei einer Geschwindigkeit von 40 m/min) eine **Dickenzunahme** *des hyalinen Knorpels um 12 bis 13 %* feststellen, die innerhalb einer einstündigen Erholungszeit – fibular wesentlich rascher als tibial – fast annähernd wieder zur normalen Dicke zurückkehrte. Bei den Messungen fiel auf, daß der Gelenkknorpel jüngerer Individuen stärker anschwoll als der älterer. Es muß sich bei der beobachteten Reaktionsweise um eine zeitlich begrenzte *Flüssigkeitsaufnahme* vor allem in der Übergangs- und Radiärzone des hyalinen Knorpels handeln, die teilweise aus der *Synovia*, teilweise von der *Markhöhle des Knochens* her erfolgt. Des weiteren haben EKHOLM (1951), HOLMDAHL und INGELMARK (1948, 1951) sowie ÅSTRAND und RODAHL (1970) in den genannten Knorpelzonen nach einem dreiwöchigen Lauftraining eine *Vergrößerung* der *Chondrocyten* und *Chondrone* und eine Zunahme der Zahl der Zellen innerhalb der Chondrone beschrieben. *Zusammengefaßt* weist der *hyaline* Gelenkknorpel – im zentralen Teil der Gelenkfläche dicker als im peripheren, an den konvexen Abschnitten kräftiger ausgeprägt als an den konkaven Teilen – nach einem Training entsprechender Dauer und Intensität eine **reversible Hypertrophie** auf, durch die – was insbesondere für das Kniegelenk von Bedeutung ist – *Inkongruenzen der Gelenkflächen vermindert* und dadurch die *Kontaktflächen vergrößert* werden; dadurch erfahren die mechanischen Eigenschaften der Druckelastizität und die Fähigkeit des hya-

---

*) Die *Belastbarkeit der Knorpelgewebe* wird bestimmt vom Verhältnis der Glycosaminoglycane zum Kollagen (je mehr erstere überwiegen, um so geringer ist der Kollagenanteil), von der Dicke, Länge und Zahl der Fibrillen sowie durch die Anordnung der kollagenen Strukturen (im hyalinen Knorpel verteilt, im Faserknorpel parallel angeordnet).

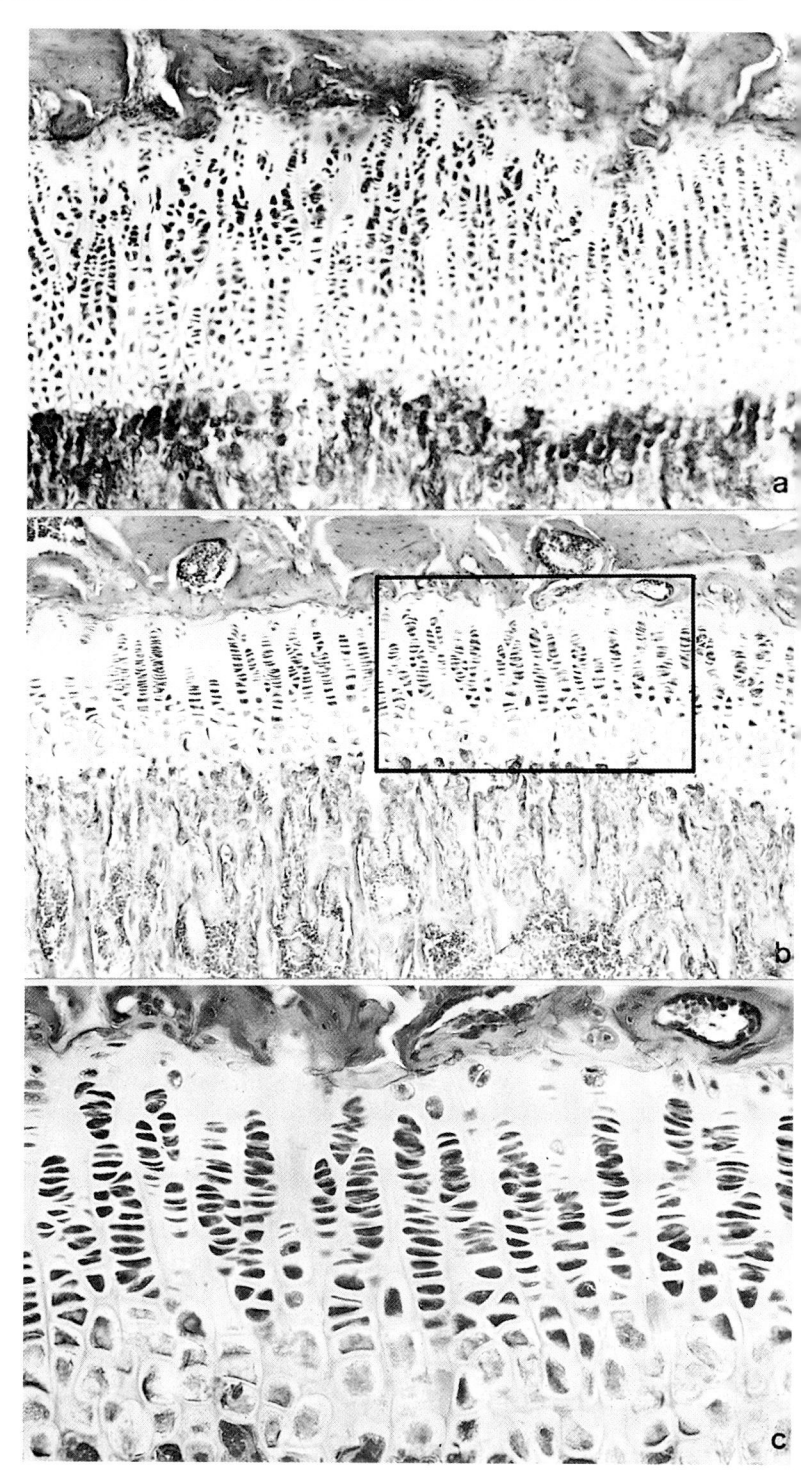

Abb. 20. *Epiphysenfugenknorpel* des Schienbeinkopfes (Wistarratte in puberaler Phase) in Ruhe (a) sowie nach dreiwöchiger, täglicher erhöhter statischer Belastung (b und c); a = 1:160, b = 1:160, c = 1:400. 10%iges Formalin, 10%iges EDTA; Haematoxylin-Eosin-Färbung (Präparat u. Aufn. RADON).

linen Gelenkknorpels zur Stoßdämpfung eine günstige Beeinflussung.

Im Gegensatz zur skizzierten positiven Reaktion des hyalinen Gelenkknorpels auf *dynamische*, intermittierende körperliche Beanspruchungen reagiert dieses Gewebe auf längere hohe *statische* Belastungen – wie Untersuchungen von PIEPER und RADON (1979) ergeben haben – recht negativ. Im Vollzug eines dreiwöchigen, vorrangig statischen tierexperimentellen Trainings wurden im Schienbein-Epiphysenknorpel deutliche Anzeichen einer belastungsbedingten *Hemmung des Chondrocytenstoffwechsels* (auffällige Reduktion der Zell*zahl* und Zell*größe*, Rückgang der Aktivität der alkalischen Phosphatase) beobachtet (Abb. 20a–c), ein Befund, der im Sinne einer reversiblen katabolen Auslenkung des Stoffwechsels der Zellen im puberalen Epiphysenfugenknorpel (der deutlich verschmälert ist) gewertet wird.

Diese Beispiele verdeutlichen, in welchem Ausmaß Form und Funktion sich gegenseitig bedingen. Und dennoch: Das beschriebene **Adaptationsvermögen** der einzelnen Gewebe unseres Körpers **reicht allein nicht aus**, um ihre außerordentlich hohe Beanspruchbarkeit und Belastbarkeit im Sport zu erklären; wie sehr beispielsweise das **Faserknorpelgewebe** in seiner Beanspruchbarkeit auf Druck durch die *Hilfe anderer Gewebe* (z. B. der Skelettmuskulatur) sowie durch eine *verbesserte Technik* des Bewegungsablaufes *ent*lastet werden und damit *Höchstleistungen* vollbringen kann, wird im Zusammenhang mit der Besprechung der Belastbarkeit der Zwischenwirbelscheiben demonstriert (s. 8.2.1.).

Das bisher Gesagte macht deutlich, daß das Binde- und Stützgewebe außerordentlich *empfindlich* und *differenziert* auf Belastungen unterschiedlicher Dauer und Intensität in Form dynamischer *Umbauvorgänge* – Strukturbestandteile werden ab- und eingebaut („turnover") – *reagiert*, eine Erkenntnis, die über den Rahmen der funktionellen Anatomie hinaus in der Prophylaxe, Therapie und Rehabilitation körperlicher Fehlbelastungen sowie bei der individuellen Trainingsgestaltung und bei der weiteren Vervollkommnung der sportlichen Technik Berücksichtigung finden wird.

3.2.5. Zusammenfassende Darstellung der Struktur, des Vorkommens sowie der Funktion der zell- bzw. faserreichen und interzellularsubstanzreichen Binde- und Stützgewebe

Gewebeart:	*Struktur:*	*Vorkommen:*	*Funktion:*
Embryonales Bindegewebe *(Mesenchym)*	sternförmige Zellen, durch Plasmaausläufer verbunden, bilden ein Netwerk	mittlerem Keimblatt *(Mesoderm)* entstammend, breitet sich bei Embryonen zwischen den Organanlagen aus; besondere Form: gallertiges Gewebe (in Nabelschnur)	Mutterboden aller Gewebe, die mechanisch-statische Aufgaben haben bzw. der Wärmeregulation, dem Stoffwechsel, der Abwehr und Regeneration dienen
Reticuläres Bindegewebe	dem embryonalen Bindegewebe ähnelnd; Reticulumzellen, Reticulin-, Gitter- oder argyrophile Fasern bilden eng- bzw. weitmaschige Netze	Stützgerüst der Lymphorgane, im Knochenmark und in vielen Schleimhäuten	Bildungsstätte für zellige Elemente der Lymphe und des Blutes; Schutz und Abwehr (infolge der Fähigkeit der Reticulumzellen zur *Phagocytose*)
Fettgewebe	mit Fett-Tröpfchen angefüllte Zellen, deren Protoplasma und Zellkern zunehmend an die Zellwand gedrückt werden; von feinen Reticulinfasern umsponnen	Unterhaut, Bauchfell, Darmgekröse, Nierenlager, gelbes Knochenmark	Druckpolster, Körpergestaltformung, Schutz vor Wärmeverlust, Nahrungsspeicher- bzw. Depotorgan
Lockeres Bindegewebe	Bindegewebszellen *(Fibrocyten)* und freie Zellen (u. a. *Histiocyten*), verzweigte kollagene, elastische und Gitterfasern, die weitmaschige Netze bilden	in den Spalten zwischen anderen Geweben und im Unterhautbindegewebe	Verbindung der Organe untereinander, Umhüllung der Muskelteile, Leitgebilde für Aufzweigungen der Blut- und Lymphgefäße sowie Nerven, Flüssigkeitsspeicher
Elastisches Bindegewebe	dem lockeren Bindegewebe ähnelnd; dominierend: parallel angeordnete, sehr stark gewellte, zu einem Netz verbundene elastische Fasern	Unterhautbindegewebe, Nackenband, Zwischenbogenbänder der Wirbelsäule, Blutgefäßwände, Lungenbläschen	Energiespeicherung (bei Dehnung der elastischen Fasern), bringt Fasern in Ausgangslage zurück
Straffes Bindegewebe	dominierend: dicht gepackte, praktisch undehnbare kollagene Faserbündel, parallel verlaufend oder sich durchflechtend; nur wenige elastische Fasern und stark abgeplattete Fibrocyten	Sehnen, Bänder, Gelenkkapseln, Fascien	Übertragung der Muskelkraft auf Knochen, Schutzhüllen für Muskeln bzw. -gruppen

4. Allgemeine Knochenlehre

Fortsetzung von Seite 35

Gewebeart:	Struktur:	Vorkommen:	Funktion:
Hyaliner Knorpel	kugelige bis eiförmige Zellen *(Chondrocyten)* in Knorpelhöhlen der Grundsubstanz; maskierte kollagene Fibrillen	Luftröhre, Rippen, Gelenkflächenüberzug, Epiphysenfugen beim Wachsenden	embryonale Basis (Matrix) für die meisten Knochen; Druckelastizität und -festigkeit
Elastischer Knorpel	dem hyalinen Knorpel ähnelnd; dominierend: in die Grundsubstanz eingebautes elastisches Fasernetz	Ohrmuschel, Ohrtrompete, äußerer Gehörgang, Kehlkopfdeckel	Verformbarkeit, Lagebeständigkeit
Faser-(Bindegewebs-) Knorpel	dominierend: kollagene Fibrillen, zwischen denen verstreut einige Knorpelzellnester liegen	Zwischenwirbelscheiben, Gelenkslippen und -disken bzw. -menisken, Schambein- und Brustbeinsymphyse	Stoß- und Zugfestigkeit

4. Allgemeine Knochenlehre (Osteologie)

4.1. Knochengewebe

Das Knochengewebe, das neben seiner mechanischen *Druck-* und *Zugfestigkeit* ($15\,kp/mm^2$ bzw. $10\,kg/mm^2$), seiner *elastischen Resistenz* sowie seiner dynamischen *Transformation der Muskelkräfte* in Orts- und Gestaltsveränderungen des Skeletts das wichtigste *Calciumdepot**) unseres Körpers ist (wobei unter hormoneller Steuerung zwischen dem Blutcalciumspiegel und der Calciumaufnahme und -abgabe ein ständiges Wechselspiel besteht), setzt sich aus einer kräftig entwickelten **Interzellularsubstanz** und zahlreichen, für den intensiven Stoffwechsel verantwortlichen **Knochenzellen** *(Osteocyten)* zusammen**), letztere stellen kleine, pflaumenkernartige Zellen (mit chromatinreichen Kernen) dar (Abb. 21), die zahlreiche, untereinander in Verbindung stehende Fortsätze besitzen. Während der Zell-Leib in Knochen*höhlen (-lakunen)* eingebettet ist, liegen die Ausläufer in 1 µm weiten *Kanälchen* der Interzellularsubstanz und lagern sich in der Nähe von Blutgefäßen an deren Wände an, um den Stoffaustausch zu vermitteln. Auf diese metabolische Funktion der Osteocyten ist zurückzuführen, daß sich der Knochen bis ins hohe Alter im ständi-

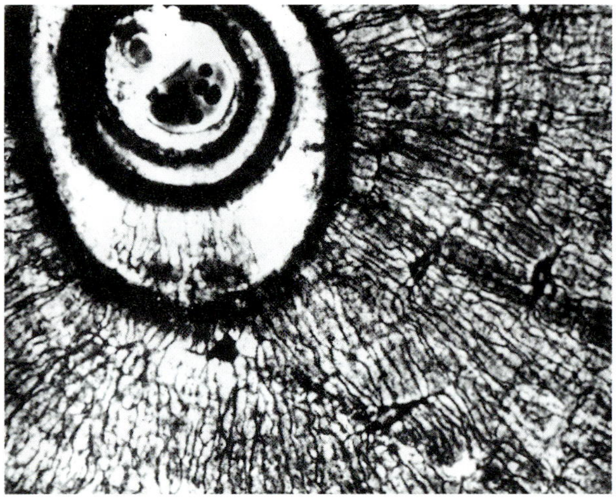

Abb. 21. Ausschnitt aus einem *Osteon* des Schenkelbeinschaftes. HAVERS Kanal (s. u.) mit zirkulär verlaufenden Kittlinien, pflaumenkernähnliche *Osteocyten* (stets parallel zu den Knochenlamellen orientiert und zwischen diesen gelegen) mit zahlreichen (immer senkrecht zu letzteren verlaufenden) verzweigten Fortsätzen, die die *Osteocyten* miteinander verbinden („Zellschwamm").
$K_2Cr_2O_7$-Na_2SO_4-Formol, Thionin-Pikrinsäure am entkalkten Schnitt, 415:1.

gen Umbau befindet, auch wenn das Tempo der Umbauprozesse abnimmt, die Knochenerneuerung mehr und mehr hinter dem Knochenabbau zurückbleibt.

4.2. Chemischer Aufbau des Knochens

Ein seiner Weichteile beraubter *(mazerierter)* Knochen stellt ein überaus festes, dennoch nicht unelastisches, aus **anorganischen Salzen** und **organischer, beim Erhitzen leimgebender Substanz** aufgebautes Gebilde dar, das den anor-

---

*) 99% des Gesamtcalciums befinden sich im knöchernen Skelett.
**) In $1\,mm^3$ kompakter Knochensubstanz kommen 700 bis 900 Osteocyten vor.

ganischen Bestandteilen seinen großen Festigkeits- und Härtegrad, dem organischen Teil seine Elastizität verdankt.

Die kompakte Knochensubstanz des erwachsenen Menschen besteht zu etwa 27% aus organischer Substanz, dem u.a. aus Glycosaminoglycanen und Glucoproteiden bestehenden Knochenknorpel (Ossein) und zu 56% aus anorganischem Material, der Knochenerde, die insbesondere Calciumphosphat (in Form des Hydroxylapatits), sowie Calciumcarbonat, Magnesiumphosphat, Calciumfluorid sowie als Spurenelemente Eisen und Kupfer enthält; dazu kommen noch 17% Wasser. Beim alternden Menschen reduziert sich kontinuierlich der organische Anteil, der Knochen wird zusehends poröser („Altersosteoporose").

Beide Anteile sind so innig miteinander verflochten, daß selbst die künstliche Herauslösung des einen der beiden Teile dem Knochen seine äußere vollständige Form bewahrt. Beim vorsichtigen Ausglühen frischen Knochens verbrennen alle organischen Bestandteile; übrig bleibt ein sehr brüchiger, spröder Knochen, der – wie wir es auch bei einer brennenden Zigarre beobachten können – seine Form vollkommen beibehalten hat, wenn diese sich auch leicht zur sogenannten Knochenasche zerreiben läßt.

Entkalkt man andererseits den Knochen mittels anorganischer Säuren, dann bleibt der organische Knochenanteil zurück, der wiederum die bisherige Gestalt des Knochens aufweist, jedoch völlig veränderte mechanische Eigenschaften erkennen läßt, indem der bisher so feste, widerstandsfähige Röhrenknochen nunmehr weich und derartig biegsam geworden ist, daß er sich unter anderem zu einem Knoten schlingen läßt.

Die **Biegungsfestigkeit** des knöchernen Gewebes hängt demzufolge vom jeweiligen **Verhältnis** seiner zähen, **biegsamen organischen** Bestandteile zu den **starren anorganischen** ab, eine Erscheinung, der wir auch in der Technik bei der Herstellung von Eisenbeton oder Drahtglas begegnen, wobei die Eisen- oder Stahlstäbe bzw. der Draht den zugbeanspruchbaren kollagenen Fibrillen, der Beton bzw. das Glas der druckbeanspruchbaren organischen Grundsubstanz entsprechen. Ein kalkarmer Knochen („Knochenerweichung" oder Osteomalazie) wird demzufolge einer ständigen Belastung auf die Dauer keinen ausreichenden Widerstand entgegensetzen können, er biegt sich.

4.3. Entwicklung und Wachstum des Knochens

Den Ausgangspunkt für die Entwicklung jedes der insgesamt 222 Knochen, die das menschliche Skelett bilden, stellt das **embryonale Bindegewebe (Mesenchym) dar**, von dem aus grundsätzlich **zwei Wege** beschritten werden können:

a) der **unmittelbare, direkte, bindegewebige** (desmale) für die Herstellung sog. „Bindegewebs- oder Deckbzw. Belegknochen" (Schlüsselbein, Knochen des Schädeldaches und des Gesichtes) oder

b) der **mittelbare, indirekte, knorpelige** (chondrale), bei dem zunächst ein hyalines Knorpelmodell des jeweiligen Skelettstücks gebildet wird, das schrittweise durch Knochengewebe ersetzt wird; es entstehen „Ersatzknochen".

Die meisten Knochen unseres Skeletts erfahren – mit Ausnahme der oben genannten – ihre Entwicklung auf mittelbarem Wege; sie soll deshalb im folgenden näher skizziert werden.

Die Entwicklung der „Ersatzknochen" aus hyalin-knorpelig vorgebildeter Matrize (die bereits in ihrer Form dem späteren Knochen ähnelt) geht sowohl auf enchondralem (en = innen) als auch perichondralem (peri = um, herum; chóndros = der Knorpel) Wege vor sich. In der knorpeligen Gußform treten zunächst im Inneren – was die Größe und Anordnung der Knorpelzellen betrifft – gesetzmäßige Veränderungen (Abb. 22 und 23) auf („Kleinzellenknorpel" → „Reihen- oder Säulenknorpel" → „Großzellenknorpel"); letzterer verkalkt („Verkalkungspunkte"). Danach wird durch Bindegewebszellen der Knorpelhaut (Perichondrium), die sich zu „Knochenbildnern" (Osteoblasten*); os = der Knochen; blastein = bilden) umwandeln, die Oberfläche des Knorpels (mit Ausnahme seiner Enden) durch appositionelles Wachstum der Osteoblasten (die Faser- und

---

*) Die für die Bildung und Anlagerung neuer Knochensubstanz verantwortlichen Osteoblasten („Knochenmutterzellen") sind mesenchymalen Ursprungs, weisen eine rundliche bis ovale Form mit Fortsätzen auf; ihr Cytoplasma ist reich an Glycogen, alkalischer Phosphatase, Beta-Glucuronidase, Ribosomen und Mitochondrien und zeichnet sich durch ein stark entwickeltes Ergastoplasma und einen großen chromatinarmen Kern aus. Der Osteoblast weist ein hohes Produktionstempo auf: täglich wird neuer Knochen in einer Dicke (Breite) von 1 µm angelagert! Seine Lebensdauer beläuft sich auf 2 Wochen; nach Beendigung seiner Arbeit ist der Osteoblast in der von ihm selbst produzierten Matrix eingemauert und existiert nunmehr als Knochenzelle (Osteocyt, s. u.). Die Osteoklasten – auch als „Knochenfreßzellen" bezeichnet – stellen große, polymorphe, vielkernige Riesenzellen mit lockerem Cytoplasma dar und besitzen zahlreiche Mitochondrien, aber nur wenig Ergastoplasma. Der Osteoklast, der sehr beweglich ist, baut enzymatisch und phagozytisch Knochengewebe ab (Bildung der HOWSHIP-Lakunen), ein Vorgang, der das Arbeitstempo des Osteoblasten noch erheblich überbietet. So kann ein einziger Osteoklast in 24 Stunden soviel Knochen abbauen, wie in 10 Tagen von 15 Osteoblasten aufgebaut wird. Mit anderen Worten: 1 Osteoklast, der eine Lebenszeit von nur zwei Tagen hat, resorbiert die gleiche Menge Knochensubstanz, die im selben Zeitraum von 100 Osteoblasten produziert wird. Die Osteocyten (s.o.) sind als „ruhende" Knochenzellen arm an Mitochondrien und Ergastoplasma; sie weisen Cytoplasmafortsätze auf, über die benachbarte Osteocyten Kontakt aufnehmen. Die Aufgabe der Osteocyten besteht darin, auf das kontinuierliche Wechselspiel von Knochenan- und Knochenabbau Einfluß zu nehmen, was vor allem unter der Sicht der strukturellen bewegungsinduzierten Adaptation (s. Kap. 4.6.) von Bedeutung ist.

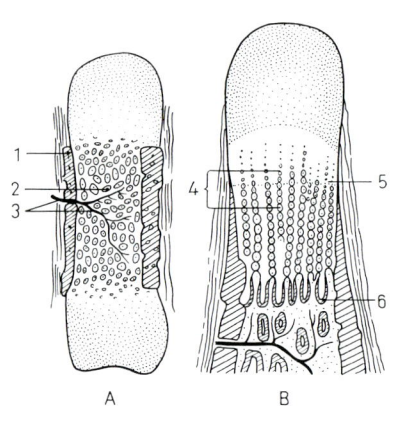

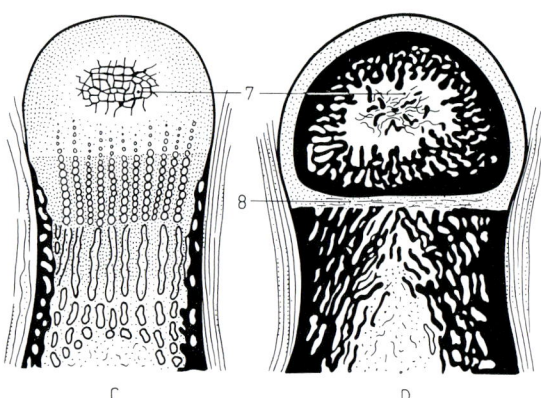

Abb. 22. Schema von der Entwicklung eines Ersatzknochens.

A = Ausbildung einer *perichondralen Knochenmanschette* (1), Auftreibung der *Knorpelzellen* (2) und Einwanderung eines *Gefäßsprosses* (3)
B = Vergrößerung der zu Säulen angeordneten Knorpelzellen (= „*Reihen-* oder *Säulenknorpel*", 4), Verkalkung der Knorpelgrundsubstanz (= „Verkalkungszone", 5), Herauslösen der absterbenden Knorpelzellen und Anlagerung von *enchondralem Knochen* (6)
C = Verknöcherungsbeginn der *Epiphyse* (7)
D = Ausprägung des *Epiphysenfugen-* und *Gelenkknorpels* (8).

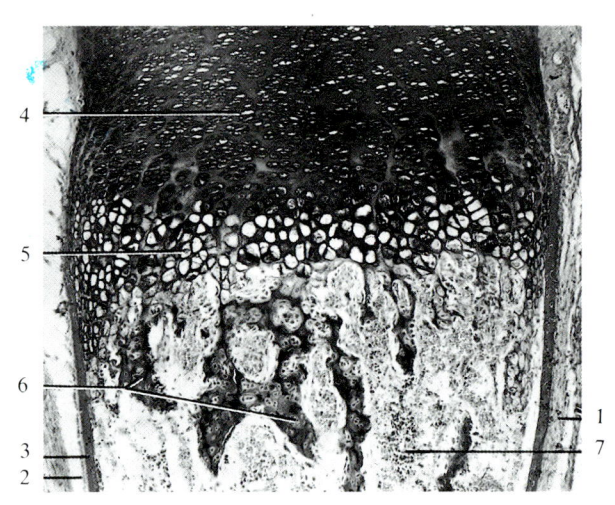

Abb. 23. *Enchondrale* und *perichondrale Ossifikation* am embryonalen Finger.
Haematoxylin-Eosin-Färbung. 75:1
1 = Faserschicht des Perichondriums
2 = Zellschicht des Perichondriums
3 = perichondraler Knochenmantel im Bereich der Diaphyse
4 = Wachstumszone des Knorpels
5 = Verkalkungszone
6 = enchondrale Knochensubstanz
7 = Knochenmark

Kittsubstanz bilden, sich dadurch einschließen und zu *Osteocyten* werden) in eine Knochenmanschette umgebaut, die nach und nach durch Auflagerung neuer Knochensubstanz dicker wird. Von der Manschette dringen nunmehr unter Zerstörung von Gewebsteilen durch spezifische, Knorpel fressende Zellen *(Chondroklasten)* mit Gefäßsprossen zahlreiche *Osteocyten** in die Knorpelsubstanz ein und ziehen auf die Verkalkungspunkte zu. An Stelle des allmählich zugrunde gehenden hyalinen Knorpelgewebes, das an den beiden Enden der Knochenmanschette wie ein Pfropfen aus einer Flasche hervorschaut, bildet sich eine schwammige Substanz aus, deren zarte Bälkchen Überbleibsel der Verkalkungspunkte darstellen. Diese werden im weiteren Verlauf der enchondralen Verknöcherung *(Ossifikation)* im Mittelstück der langen Röhrenknochen durch große, Knochen resorbierende Zellen *(Osteoklasten*; klasmáein* = zerbrechen) wieder abgebaut, so daß hier schließlich eine große Höhle – die Markhöhle – entsteht.

An zwei Stellen bleibt der hyaline Knorpel noch für längere Zeit erhalten:

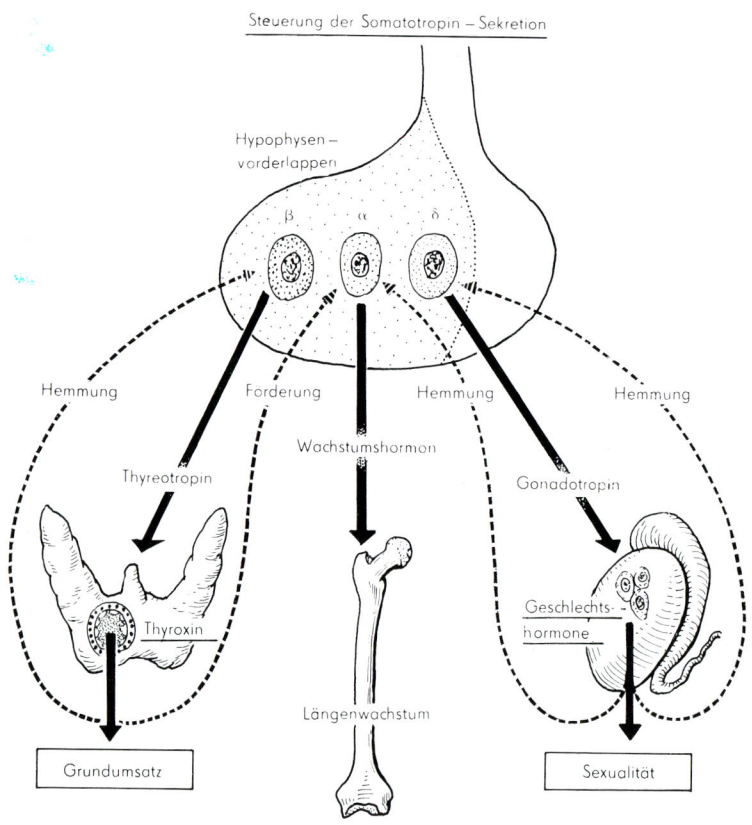

Abb. 24 Schema der *Steuerung des Knochenwachstums* und deren Abhängigkeit von der Wachstumshormon-Sekretion der α-Zellen des Vorderlappens der *Hypophyse*.

a) am Übergang vom Mittelstück des fertig ausgebildeten Röhrenknochens (*Diaphyse; dia* = dazwischen, nämlich zwischen den Endstücken gelegen) zu seinen Endstücken (*Epiphysen; epi* = auf; *phýein* = wachsen) und
b) als Überzug der Knochenenden (Gelenkknorpel).

Im ersteren Falle spricht man von der *Epiphysenfuge* oder *-scheibe,* in der eine ständige *Knorpelneubildung* erfolgt und die nach den Knochenenden hin ständig Knorpelgewebe abbaut, das durch Knochengewebe ersetzt wird. Die Epiphysenfugen stellen demnach für den Knochen junger Menschen indirekte Wachstumszentren dar, die das Längenwachstum gewährleisten; sie werden im Verlauf der ersten beiden Jahrzehnte unseres Lebens mehr oder weniger aufgebraucht und durch Knochengewebe verdrängt: die Epiphysenfuge verknöchert zur Epiphysennarbe, ein Prozeß, der etwa um das 20. bis 22. Lebensjahr seinen Abschluß erfährt, womit zugleich das Längenwachstum beendet ist, während das Dickenwachstum der Knochen einschließlich ihrer Umbauvorgänge zur Anpassung an Belastungen zeitlebens erhalten bleibt.

Das Knochen-Längenwachstum wird *hormonell* durch das aus 128 Aminosäuren bestehende *Somatotropin* (somatotropes Hormon = STH), dessen Ausschüttung vor allem während der Nachtruhe durch den Samotropin-releasing-Faktor und durch das Somatostatin geregelt wird, sowie durch die Schilddrüsenhormone *Thyroxin* und *Trijodthyronin* und die Geschlechtshormone gesteuert. Während das STH und die Schilddrüsenhormone das Längenwachstum des Knochens fördern, bewirken die Geschlechtshormone eine Hemmung. Auch *funktionell* kann auf das Knochen-Längenwachstum Einfluß genommen werden, wobei ein häufiger Wechsel von Be- und Entlastung das Längenwachstum – obwohl dieses entgegen der mechanischen Druckrichtung erfolgen muß – anregt, während übergroßer Dauerdruck es hemmt. Durch eine unfallbedingte Zerstörung der Epiphysenfuge kommt es zur vorzeitigen Verknöcherung des Epiphysenfugenknorpels (Zwergwuchs). Ein allseits bekanntes Beispiel ist der französische Maler Henri de Toulouse-Lautrec, der sich im 14. und 15. Lebensjahr durch zweimaligen Sturz vom Pferd Epiphysenfugenverletzungen beider Beine zuzog. Durch Ausfall der Keimdrüsenhormone kommt es zum verzögerten Verschluß der Wachstumsfuge (Riesenwuchs).

Neben dieser (*epiphysären* oder *enchondralen*) Form des Knochen-Längenwachstums kennen wir noch das Dicken- (oder *appositionelle*) Wachstum der Osteoblasten, das vom Perichondrium ausgeht und durch Anlagerung neuer Knochenschichten von außen gekennzeichnet ist, während gleichzeitig im Inneren, an der Grenze zur Markhöhle, durch Osteoklasten Knochen abgebaut wird. Den funktionellen Reiz hierfür stellen entweder die Körperbelastung oder die Zugkräfte des aktiven Bewegungsapparates dar, wobei die Apposition jeweils senkrecht zur Druckrichtung erfolgt, eine Erkenntnis, die wir Wolff (Transformationsgesetz des Knochens, 1899) verdanken. Wenn auch gegen Ende der Entwicklungsjahre die An- und Abbauprozesse, von denen erstere bis zu diesem Zeitpunkt vorherrschten, sich nunmehr annähernd die Waage halten, wahrt die Funktion dennoch ihren den Knochen modellierenden, formenden Einfluß (s. u.).

Dieser sich vor allem beim heranwachsenden, jungen Menschen sehr intensiv vollziehende Umbau der einzelnen Teile des passiven Bewegungsapparates – die Wachstumszonen sind in diesem Lebensabschnitt gegenüber biologischen Reizen besonders empfindlich – kann nur dann in geordneten Bahnen erfolgen, wenn für den Aufbau einer adäquaten Konstruktion genügend Zeit zur Verfügung gestellt wird, damit im Wettlauf zwischen Umbau und Belastung das Skelett – entsprechend dem *Prinzip der mehrfachen Sicherungsquote in der Technik* – den mechanischen Kräften immer etwas zuvorkommt. Die funktionelle Anpassung des passiven Bewegungsapparates an sich ändernde Beanspruchungen (in einer ständigen inneren Umstrukturierung seinen Niederschlag findend) ist dabei nicht unbegrenzt möglich; er unterliegt wie jedes Organsystem dem Gesetz der Materialerschöpfung und sollte durch eine vielseitige, die hormonalen und funktionellen Besonderheiten des Jugendalters berücksichtigende allseitige körperliche Schulung, die frühzeitig einsetzen muß, unterstützt werden.

4.4. Formen der Knochen

Die einzelnen Knochen weisen verschiedene Formen auf, die durch Vererbung festgelegt sind, wobei jedoch die unterschiedlichen Funktionen und Belastungen einen mehr oder weniger deutlichen Einfluß nehmen. Wir unterscheiden:

a) Lange oder kurze *Röhren*knochen,
   die vorwiegend die oberen und unteren Gliedmaßen bilden; sie setzen sich aus dem Mittelstück – auch als Schaft *(Diaphyse)* bezeichnet – und zwei, zumeist etwas kolbig aufgetriebenen Endstücken *(Epiphysen)* zusammen. Sie stellen in ihrer Säulenform typische *Stütz*knochen dar.
b) *Platte* und *breite* Knochen,
   zu denen wir u. a. das Schulterblatt, das Hüftbein*) sowie den größten Teil der Schädelknochen rechnen und die die Aufgabe haben, einmal größere Hohlräume abzuschließen, um darin gelegene, sehr empfindliche Organe zu schützen – weshalb sie auch die Bezeichnung *Schutz*knochen tragen – und zum anderen kräftigen Muskeln breite Ansatzflächen zu gewähren.

---

*) Schulterblatt und Hüftbein sind nach dem Prinzip einer „Rahmenkonstruktion" gebaut: zwischen kräftigen knöchernen Leisten breitet sich im Druckschatten eine dünne Knochenplatte (nach Art eines Fachwerkes) aus.

c) *Kurze* Knochen,
die wir vor allem in Form der Hand- und Fußwurzelknochen antreffen.
d) *Unregelmäßig gestaltete* Knochen,
die überall dort auftreten, wo alle drei Hauptaufgaben des Skeletts: Stütz-, Schutz- und Bewegungsleistungen zu vollführen, zusammentreffen, wie man es besonders am Beispiel der Wirbel beobachten kann.

Die *Funktion* übt, wie wir noch sehen werden, auf die *Struktur* des Knocheninneren und damit auch auf seine äußere Gestalt einen entscheidenden modellierenden Einfluß aus. So entstehen unter dem ständigen Muskelzug mehr oder weniger kräftige Knochenfortsätze bzw. -vorsprünge. Pulsierende Gefäße sind in der Lage, mit der Zeit feine Rinnen im Knochen hervorzurufen, ja, an der inneren Schädeldecke erkennen wir sogar zarte Eindrücke, die die einzelnen Gehirnwindungen hinterlassen haben. Des weiteren prägen sich auch gewisse Geschlechtsunterschiede am Knochengerüst aus: Die männlichen Knochen sind in der Regel größer, stabiler und infolge der allgemein kräftigeren Muskulatur besser ausmodelliert, als man es beim weiblichen Skelett wahrnehmen kann; besonders deutlich tritt der Geschlechtsunterschied in der Beckenformung (s. Kap. 11.1.6.) auf*).

4.5. Weichteile des Knochens

Am *lebenden* Knochen (Abb. 25) erkennt man neben den bisher beschriebenen „Hartgebilden" die sog. „Knochenweichteile", wozu die *Knochenhaut*, der die freien Gelenkflächen der Knochen überziehende *hyaline Knorpel*, die *Gelenkkapsel* sowie das *Knochenmark* gehören; sie sorgen dafür, daß die einzelnen Knochen im lebenden Organismus sich zu einem einheitlichen Ganzen zusammenfinden.

---

*) Diese erstaunliche biologische Plastizität des Knochens (der den modellierenden Einflüssen regelmäßiger Beanspruchung weitgehend folgt) hat sich die Orthopädie seit geraumer Zeit zunutze gemacht; sie beseitigt beispielsweise für einen deformierten Knochen diejenigen Bedingungen, die Anlaß zur Deformierung gewesen waren. Der Orthopäd schafft künstliche Bedingungen, die den Knochen (mit Hilfe von Muskel- und Nervenverpflanzungen) geeigneten Beanspruchungen aussetzen. Das Resultat: Der Knochen antwortet auf diesen neuen Reiz, er nähert sich wieder seiner Form. Viele pathologische Veränderungen des Knochens lassen sich letzten Endes als Reaktionserscheinungen eines normalen oder konstitutionell in bestimmtem Maße veränderten Knochengewebes enthüllen. Durch diesen Vorgang der „funktionellen Anpassung" erhält der Knochen seine Gestalt. Kybernetisch ist er mit einem Regler zu vergleichen: „Die konstant zu haltende Regelgröße ist die im Knochen auftretende Spannung, die veränderliche Störgröße die Beanspruchung durch äußere Kräfte. An- und Abbau werden durch die Spannung gesteuert" (KUMMER 1960).

Der Knochen wird äußerlich – mit Ausnahme der überknorpelten Gelenkflächen – allseitig von einer sehr festgewebten, an Blut- und Lymphgefäßen sowie an sensiblen Nervenfäserchen reichen bindegewebigen Haut, der *Knochenhaut (Periost)*, umschlossen; sie setzt sich aus *zwei* Schichten, einer *äußeren, faserigen* und einer *inneren, zell-* und *blutgefäßreichen* zusammen, die vor allem Bindegewebszellen enthält, die sich bei einem Knochenbruch zu *Osteoblasten* umwandeln können. In der Knochenhaut lassen die sensiblen Nervenfäserchen ein dichtes Nervengeflecht entstehen, das die Schmerzhaftigkeit des Periostes nach Stoß oder Schlag und bei Überlastungsschäden bedingt. Des weiteren können im periostalen Bindegewebe zwischen den am Knochen ansetzenden zugfesten Sehnenfasern**) und der äußersten Periostschicht viele VATER-PACINIsche Lamellenkörperchen beobachtet werden, deren Funktion jedoch noch ungeklärt ist.

Das Periost gewährt demnach dem unter ihm liegenden Knochen nicht nur Schutz, sorgt im Falle einer stärkeren

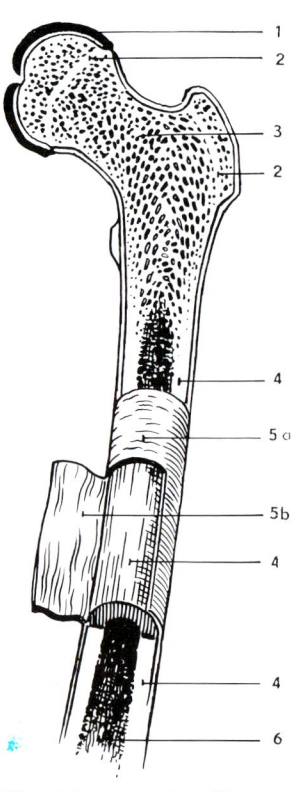

Abb. 25. Bestandteile eines lebenden Knochens (anhand eines zum großen Teil frontal aufgeschnittenen Oberschenkelknochens).

1 = hyaliner Gelenkknorpel
2 = Epiphysenfuge
3 = Spongiosasubstanz
4 = kompakte Knochenrinde
5a = Periost
5b = ein Stück Periost, abgelöst und zurückgeschlagen
6 = Markhöhle

**) Diese das Periost mit dem Knochen verankernden Fasern werden (nach ihrem Entdecker) als SHARPEY-Fasern bezeichnet.

Beschädigung desselben nicht nur für eine **baldige Wiederherstellung,** sondern stellt auch die **Ernährungsbasis** für ihn dar, denn lebendes knöchernes Gewebe stirbt überall dort ab, wo es dieser Grundlage beraubt wird. Zarte Blutgefäße und vom periostalen Nervengeflecht ausgehende Nervenfäserchen*) suchen von der Knochenhaut ihren Weg durch größere, für unsere Augen noch gut wahrnehmbare Knochenkanäle (sog. VOLKMANNsche Kanäle), die von dem Lamellensystem nicht umgeben sind, in das Innere des Knochens. Die Öffnungen dieser Kanäle erkennt man deutlich an der Oberfläche eines mazerierten Knochens in Gestalt feiner Löcher.

Die Gelenkflächen werden von dem bläulichweißen, durchscheinenden, glatten und mit dem Messer leicht schneidbaren **hyalinen Knorpel** überzogen, der sich durch eine besonders hohe Druck- und Scherfestigkeit sowie Elastizität auszeichnet und eine Stärke bis zu 5 mm aufweist. Diese Elastizität – verbunden mit einer gewissen Deformierbarkeit des Gelenkknorpels – gestattet es, eine häufig zwischen den Gelenkpartien mehr oder weniger deutlich bestehende **Inkongruenz auszugleichen,** so daß durch den Knorpelüberzug ein reibungsloses Gleiten der Gelenkflächen aufeinander gewährleistet wird. Die Ernährung des an sich gefäßlosen (und nervenfreien) hyalinen Knorpels erfolgt im Bereich der Gelenke von dem unter ihm liegenden Knochen; an anderen Stellen umgibt ihn eine zarte, blutgefäß- und nervenreiche Haut *(Perichondrium),* welche die Versorgung des Knorpelgewebes übernimmt, es zum Wachstum anregt bzw. ihm die erforderlichen Nährsubstanzen zuleitet.

Kein Gewebe unseres Organismus läßt unter der Einwirkung ständig wechselnder mechanisch-funktioneller Beanspruchung so deutliche Veränderungen erkennen, wie das des hyalinen Gelenkknorpels, ist es doch in seinem Fortbestand weitgehend von der Erhaltung der Funktion abhängig. Wo diese in Gestalt eines intermittierenden Druckes, der ein vermehrtes Wachstum anzuregen vermag, fehlt (was auch auf eine Immobilisierung von Gelenken durch Gipsverbände zutrifft), oder von einem kontinuierlich statischen Druck verdrängt wird, kommt es relativ schnell zu einem Schwund, zu einer bindegewebigen Entartung des Gelenkknorpels. Der Wechsel zwischen Druck und druckfreien Perioden, das regelmäßige „Durchwalken", ist für die Durchblutung des Gewebes – und damit für die Erhaltung desselben – von besonderer Bedeutung.

Die Hohlräume eines Knochens werden vom sog. **Knochenmark** *(Medulla ossium)* ausgefüllt, das in seiner Gesamtheit etwa 2600 g wiegt. Man unterscheidet ein **rotes** Knochenmark von einem **gelben** und **gelatinösen.** Dem *roten* aus reticulärem Bindegewebe bestehendem Knochenmark**) kommt eine ganz besondere Aufgabe zu, indem ihm die Bildung der Blutkörperchen obliegt. Es ist in erster Linie in den kleinen, unzähligen, durch die Knochenbälkchen gebildeten Hohlräumen der Epiphysen und platten Knochen anzutreffen (s. Kap. 4.6.). Das *gelbe* Knochenmark besteht im wesentlichen aus Fettgewebe (daher auch als Fettmark bezeichnet) und füllt vor allem die Markhöhle der Röhrenknochen aus; es kann sich unter besonderen Umständen, beispielsweise im Anschluß an große Blutverluste, in rotes, d. h. blutbildendes Knochenmark zurückbilden. Das *gelatinöse* Knochenmark trifft man ausschließlich bei alten Menschen an, wobei das Fettgewebe im Bereich der Markhöhle durch eine eiweißhaltige, zähe Masse ersetzt worden ist. Das rote Knochenmark wird – wie jedes Gewebe – durch einmündende Arterien, aber darüber hinaus auch noch durch Venen der Knochen-Compacta versorgt; während die Arterien Äste der *A. nutritia* des Knochens sind, stellen die Knochenmarkspfortadern *Sammelvenen der postcapillären Knochenstrombahn* dar.

4.6. Strukturelle und funktionelle Anpassungen der Knochen an Belastungen und Beanspruchungen unterschiedlicher Dauer und Intensität***)

Von außen betrachtet, könnte jeder der insgesamt 222 Knochen des menschlichen Skeletts den Anschein erwecken, als ob es sich bei ihm um ein durch und durch massi-

---

*) Daß es sich dabei um sensible Fasern handelt, verdeutlicht die außerordentliche Schmerzhaftigkeit einer Knochenmarkinfektion *(Osteomyelitis).*

**) Das *rote* Knochenmark kommt beim älteren Fetus, beim Neugeborenen und auch noch beim Kleinkind in allen Skelett-Teilen vor, beschränkt sich jedoch beim Erwachsenen auf die Knochen des Stammes sowie auf die Epiphysen der Röhrenknochen und auf die Diploe des Schädels. Es zeichnet sich durch eine sehr intensive Zellproduktion aus; so schätzt man, daß täglich 200 Milliarden Erythrocyten neu gebildet werden unter Berücksichtigung ihrer Lebensdauer (120 Tage); das sind pro Stunde 8,7 Milliarden, pro Minute 150 Millionen, pro Sekunde 2,5 Millionen Erythrocyten (LIPPERT 1990)!

***) In diesem Kapitel werden vordergründig die Wechselbeziehungen zwischen der mechanischen Eingangsgröße „*Belastung*" (bzw. dem biologischen Äquivalent „*Beanspruchung*") und dem Knochengewebe einschließlich dessen bewegungsinduzierter Adaptabilität dargestellt. Entsprechend der Art, Intensität, Wiederholungszahl und Dauer der Belastung (mit ihren „äußeren" und „inneren" Kräften) reagiert das Skelett-System nach Störung der stabilen stationären „Homöostase" durch Beanspruchung, die sich auf den Zustand und die Funktionsfähigkeit des biologischen Systems – wenn auch individuell unterschiedlich – auswirkt und die bei wiederholten Umstellungsregulationen in dichter Zeitfolge – letztere haben die Rolle einer „funktionellen Führungsgröße" – schrittweise zur „*Anpassung*" führt, die an feste, biologisch vorgegebene Zeitstrukturen gebunden ist. Es entsteht im Endeffekt ein neuer Regulationszustand, der sich durch ein höheres Funktions- und Leistungsniveau, durch einen verbesserten mechanischen Wirkungsgrad auszeichnet (NEUMANN u. BERBALK 1991; TITTEL 1993).

ves Gebilde handele, womit jedoch das relativ geringe Gewicht nicht übereinstimmen würde. Sägen wir beispielsweise einen Röhrenknochen der Länge nach durch, dann erkennt man sofort, daß sich die **feste, kompakte Masse** *(Substantia compacta)*, die von außen bereits zu fühlen ist, in Wirklichkeit *nur auf den äußeren Teil des Knochens, die Rinde, beschränkt,* deren Dicke vom Ausmaß der mechanischen Belastung abhängt, während das *Innere* aus einem **schwammartigen Knochengewebe** *(Substantia spongiosa)* besteht, das besonders bei längeren Knochen die beiden Enden ausfüllt, während das Mittelstück von einem Hohlraum, der Markhöhle *(Cavum medullare),* beherrscht wird (Abb. 25).

Leidet denn nicht – diese durchaus berechtigte Frage wird sich jedem zunächst aufdrängen – bei einem derartig zarten, schwammigen Bau des Knocheninnern die Stabilität des gesamten Skeletts? Zahllose, bereits längere Zeit zurückliegende Untersuchungen gestatten, diese Frage mit einem eindeutigen „nein" zu beantworten. Wo liegt hier des Rätsels Lösung?

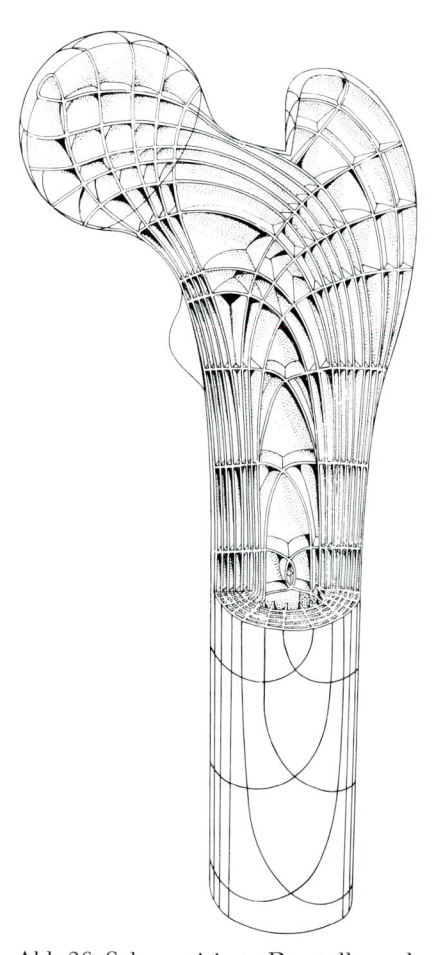

Abb. 26. Schematisierte Darstellung der dreidimensionalen Anordnung der die mechanische Belastungen tragenden knöchernen Hauptverstrebungen *(Trajektorien)* im oberen Drittel des Schenkelbeines (auf der Basis spannungsoptischer Modellversuche); die Vorderfläche des Knochens ist aus Gründen der Übersichtlichkeit bis zur Diaphyse entfernt.

Das Skelett verrichtet zeitlebens nicht nur **Stütz**funktionen (zur Aufrechterhaltung der Körperform), sondern es dient dem aktiven Bewegungsapparat unter anderem auch als **Hebel**system. Beide Aufgaben vermag jeder einzelne am Aufbau des passiven Bewegungsapparates beteiligte Knochen nur deshalb ordnungsgemäß durchzuführen, weil er sich durch auffällige **mechanische Eigenschaften** auszeichnet. So weist beispielsweise der Knochen mit 130 000 kp/cm^2 die gleiche *Elastizität* auf, wie sie Eichenholz besitzt; in der *Zugfestigkeit* (1 700 kp/cm^2) nimmt es der Knochen mit der Größenordnung zäher Metalle (wie Kupfer oder Duraluminium) auf. Die *Druckfestigkeit* (1 500 kp/cm^2) des Knochens liegt weit über der klassischer Baumaterialien (wie älterer Sandstein oder Muschelkalk: 1 000 kp/cm^2) und die statische *Biegefestigkeit* (1 800 kp/cm^2) ist vergleichbar mit der des Flußstahls.

Trotz dieser Materialeigenschaften ist der *Knochen kein „starres kalkhaltiges Felsgestein",* er ist keine tote mineralische Struktur (wie Schneckenhäuser, Muschelschalen), sondern er gewinnt seine typischen mechanischen Eigenschaften erst durch seine **funktionelle Struktur,** die ihn zu einem außerordentlich lebendigen und reaktionsfähigen, in ständigem Umbau befindlichen Gebilde werden läßt!

Wenn man unter diesen Gesichtspunkten am Beispiel des oberen Drittels des Schenkelbeines den Aufbau der **Schwammsubstanz** *(Spongiosa)* etwas genauer betrachtet, dann wird auffallen, daß dieser nicht planlos erfolgt, daß die **feinen anastomosierenden Knochenbälkchen** nicht ungeordnet, sondern **in ganz bestimmten Zügen verlaufen,** die jeweils den Druck-, Zug-, Dreh- und Schubkräften des betreffenden Knochens entsprechen. Dabei ist zu berücksichtigen, daß die Druck- und Zuglinien stets in drei aufeinander senkrecht stehenden Richtungen verlaufen (Abb. 26). Nachdem WYMAN (1849) erstmalig – überblickt man die vielfältigen Darstellungen der knöchernen Schwammsubstanz-Architektur – gezeigt hatte, daß sich die Spongiosabälkchen in Form von Druckstützen *(„studs")* und Zugspannten *(„braces")* überall im rechten Winkel kreuzen, schuf CULMANN (der Lehrer des bekannten EIFFEL) 1866 eine zeichnerische Methode zur Fixierung von Spannungsverläufen in belasteten Körpern, die er „Spannungstrajektorien" nannte. MEYER erkannte zusammen mit CULMANN 1868, daß das knöcherne Schwammwerk eine wohlmotivierte Architektur aufweist, die mit der Statik und Mechanik des Knochens in enger Beziehung steht und bei veränderten Druck- und Zugverhältnissen sich ebenfalls wandelt; ein Markstein in der Geschichte der Erforschung sog. „funktioneller Strukturen"! In der Knochenbälkchenarchitektur spiegelt sich die mechanische Belastung und die biologische Beanspruchung wider, denen der Knochen mit seiner ökonomischen Leichtbauweise während des Lebens ausgesetzt war.

Man hat den Eindruck, als ob sich die Knochenbälkchen – in Wirklichkeit handelt es sich um das bedeutend tragfähigere Prinzip *trajektoriellen Platten- oder Röhrenbaues* – im Verlauf ihrer Entwicklung gemäß der funktionellen Beanspruchung wie – dieser Vergleich liegt nahe – Eisenfeilspäne in einem magnetischen

Kraftfeld ordnen. Nur diejenigen Platten erfahren eine mehr oder weniger kräftige Ausbildung, die in den Zug- und drucklinien liegen. Alle anderen bleiben infolge unzureichender Belastung (= mangelnde Wachstumsreize) schwach und können – was die Stabilität des Knochens betrifft – ohne größere Bedenken wegfallen. Von diesen Gedanken lassen sich nicht zuletzt Architekten bei der Konstruktion von Brücken und Hallen (moderne freitragende Spannbetonbauten) leiten, deren tragende Pfeiler jeweils in den statischen Linien der Druckbelastung gelegen sind, denn nur dort, wo Zug- und Druckkräfte wirken, bedarf es eines Auffangens durch Baumaterial.

Diese große **Wandlungsfähigkeit** der Knochenbälkchen bzw. -platten oder -röhren kann man vor allem bei nicht achsengerecht verheilten Knochenbrüchen beobachten, wo sich innerhalb weniger Monate die Druck- und Zuglinien – den neuen Bedingungen Rechnung tragend – umbauen. Der alte Knochen verfällt der Resorption, so daß neuer wie in der Embryonal- bzw. Fetalzeit entstehen kann. Dabei zeichnen für die Durchführung der *resorptiven* und *appositionellen* Vorgänge in der *Spongiosa* (umbaufähig ist auch die *Compacta*, die jedoch wesentlich mehr Zeit für die Anpassung in Anspruch nimmt) die *Osteocyten* bzw. *-blasten* und *-klasten* verantwortlich. Die Schwammsubstanz wird deshalb zu Recht auch als „*Knochenfunctionalis*" bezeichnet!

Sehr wesentlich für das Verständnis der Funktion des mit größter Materialersparnis gebauten biegungsfreien *Schwammwerkes* ist die Tatsache, daß es *nicht auf den einzelnen Knochen* – unabhängig vom angrenzenden – *beschränkt* bleibt, sondern sich in diesem fortsetzt (Abb. 27). So wie der Knochen nur ein kleiner Baustein im gesamten Stützapparat unseres Organismus ist, kann auch die **Platten- bzw. Röhrenarchitektur** des einzelnen Knochens **nur** als **Teil eines Ganzen** verstanden werden.

So wie das Knocheninnere durch die jeweilige Funktion umgestaltet werden kann, richtet sich auch die Dicke der harten **Rindenschicht** nach der Beanspruchung (siehe oben). So wird beispielsweise ein langer, schmaler Knochen vor allem an seinen Enden eine besondere Druck- und Zugfestigkeit aufweisen müssen, so daß man hier eine relativ dünne Rindenpartie mit feinem Schwammwerk im Innern antreffen wird. In der Mitte muß der Knochen jedoch biegungsfest sein, um nicht bei stärkerer Krafteinwirkung nach der Seite abgebogen zu werden (Abb. 33).

Neben den Trajektorien der schwammartigen Substanz findet man in der derben Rindenschicht ein besonderes **Bauprinzip**, das **ineinander geschobenen Röhren** entspricht (Abb. 28). Während der fetalen Entwicklung trifft man überall im Skelett als eine *provisorische* Bauform des Knochengewebes den phylo- und ontogenetisch älteren feinsträhnigen „*Geflechtknochen*" (Abb. 29) an, der sich zwar durch relativ hohe Druck- und Zugfestigkeit auszeichnet, dem aber augenscheinlich die entsprechend große statische Biegefestigkeit fehlt. Er wird deshalb im Kindesalter (mit Ausnahme der Labyrinthkapsel, der Schädelnähte sowie im Bereich der meisten Muskel- und Bänderansätze) durch

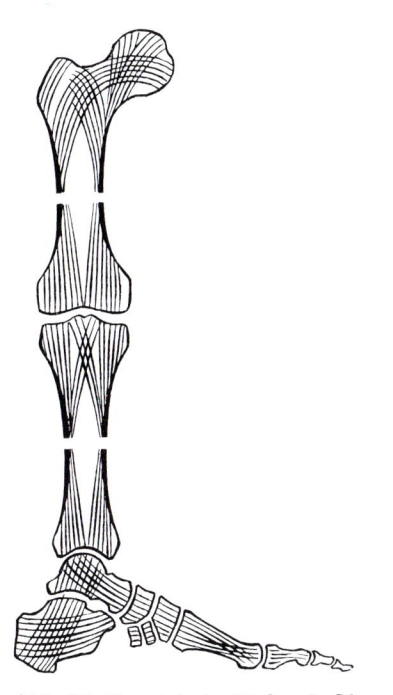

Abb. 27. Frontalschnitt durch Ober- und Unterschenkel sowie Sagittalschnitt durch Fußskelett. Die Trajektorien bleiben nicht auf einen Knochen beschränkt, sondern setzen sich – über die gelenkigen Verbindungen hinweg – in den angrenzenden fort.

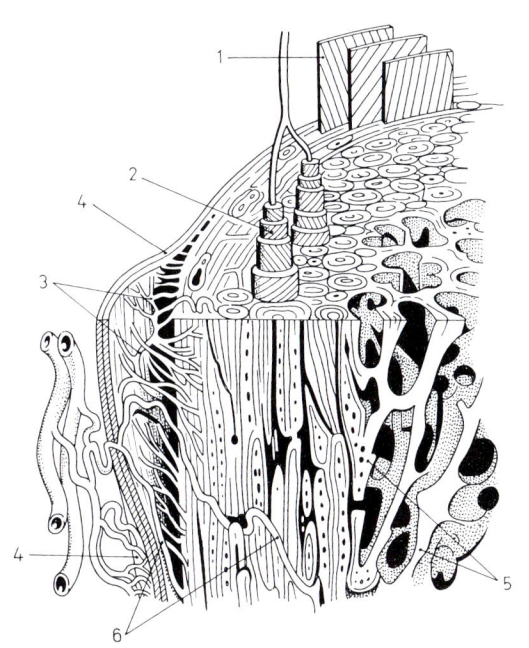

Abb. 28. Schema des Knochenrindenaufbaues. Um den unterschiedlichen Steigungswinkel der Fibrillen in den Knochenlamellen darzustellen, sind drei Lamellen der äußeren Grund- oder Generallamellen sowie zwei Osteone teleskopartig hervor- bzw. auseinandergezogen.

1 = einzelne Lamelle der äußeren Grund- oder Generallamellen
2 = auseinandergezogene Osteone mit längsverlaufenden Blutgefäßen
3 = SHARPEY – Fasern
4 = Periost
5 = Spongiosabälkchen
6 = vom Periost eintretender von VOLKMANN – Kanal (mit querverlaufenden Blutgefäßen)

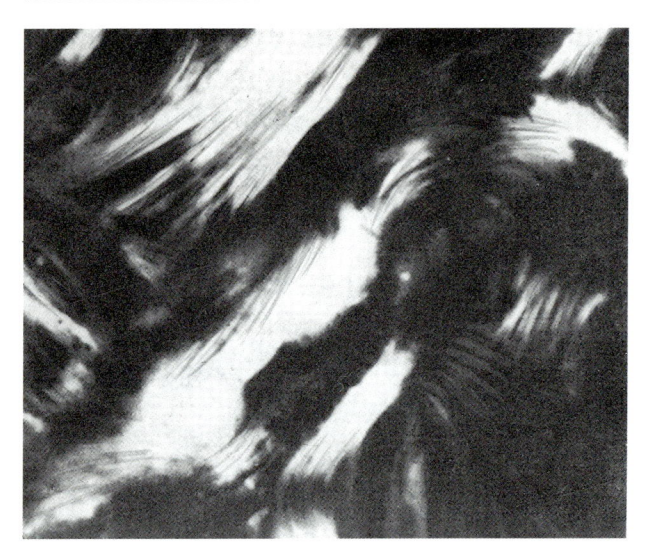

Abb. 29. Geflechtknochen aus dem knöchernen Labyrinth (eines 40jährigen Mannes). Die kollagenen Fasern sind deutlich dreidimensional angeordnet, wobei neben den sich kreuzenden Faserbündeln der Bildebene aus der Tiefe des Bildes herausscherende und -biegende Züge zu erkennen sind. Formol fix., in Trichloressigsäure entkalkt, 15 µm. Polarisiertes Licht, Schwingungsrichtung der Polarisation parallel zu den Bildkanten. 92:1.

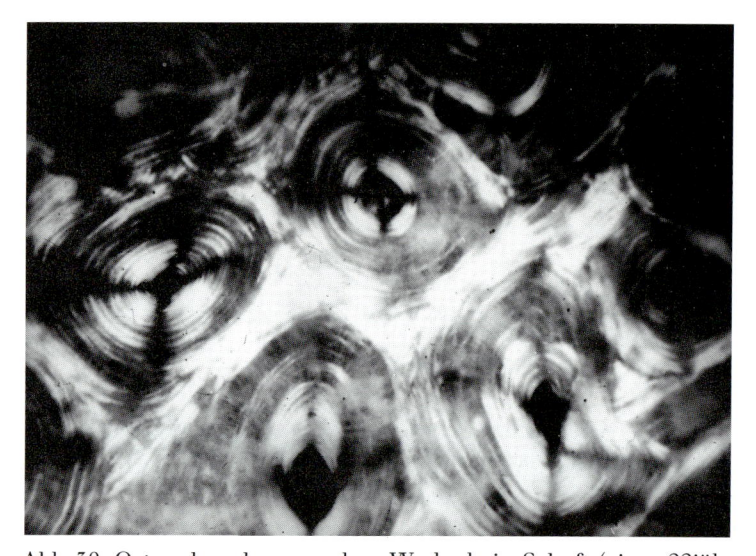

Abb. 30. Osteonknochen aus dem Wadenbein-Schaft (eines 22jährigen Mannes).
Im nichtentkalkten Dünnschliff (Technik sonst wie Abb. 29) zeigt jedes Osteon im polarisierten Licht ein typisches BREWSTERsches Kreuz; 92:1.

Osteoklasten abgebaut und durch die *definitive* Bauform des Knochengewebes, den phylo- und ontogenetisch jüngeren, calciumreicheren, funktionstüchtigeren *schalenförmigen* oder *lamellären* Knochen (Abb. 30) ersetzt, wobei der Abbau von Geflechtknochen und der Aufbau von Schalen- bzw. Lamellenknochen zumeist zur gleichen Zeit am gleichen Ort ablaufen. Die von einem Mantel anorganischer Substanz umgebenen Kollagenfasern ordnen sich bei dieser Knochenbauart in **konzentrisch geschichteten** 4 bis 10 µm dicken **Lamellen** um feinste, im Durchmesser 30 bis 100 µm große Kanäle (sog. HAVERS-Kanäle), in denen Blutgefäße und Nerven verlaufen. In diesen Lamellen, an deren Grenzen die Knochenzellen *(Osteocyten)* liegen, erkennt man eine **spiralige** Anordnung der kollagenen Fibrillen, die in flachen, das andere Mal in steilaufsteigenden Touren um die Längsachse ziehen, wobei die jeweils benachbarten Lamellen ihre Schraubenrichtung umdrehen (und sich somit in einem mehr oder weniger spitzen Winkel scherengitterartig kreuzen). Dadurch wird eine besondere Versteifung des Materials erzielt, der Knochen erhält eine relativ hohe **Biege-** und **Drehfestigkeit.** Die sich aus 5 bis 10 einzelnen Schalen zusammensetzenden Lamellen-Systeme oder **Osteone***), die an ihren Berührungsflächen etwas gegeneinander verschiebbar sind (wodurch die Knochenrinde in die Lage versetzt wird, gewisse äußere Gewalteinwirkungen *abzufedern*), können mit Sperrholzröhren verglichen werden, deren dünne Holzplatten mit ihren Faserrichtungen kreuzweise verleimt sind.**) Der Wechsel im Steigungswinkel und in der Richtung der kollagenen Fibrillen ist auch noch den bereits in Verfall befindlichen Osteonen (den sog. *„Schaltlamellen"*, s. u.) zu eigen.***)

Der *lamelläre* Bau hat ursächlich zweifellos etwas mit den **Ernährungsansprüchen** des Knochens zu tun. So konnte Voss (1954/55) nachweisen, daß die maximale Diffusionsstrecke in der Spongiosa 200 µm und in der Compacta 300 µm beträgt, so daß die „kritische Dicke" einer Knochenlamelle – da die Diffusion immer von beiden Seiten derselben möglich ist – bei 400 bis 600 µm liegt, was soviel bedeutet, daß in diesen Abständen Blutgefäße eingebaut sein müssen, eine Forderung, der das parallel angeordnete HAVERSsche System in idealer Weise Rechnung trägt. Der la-

---

*) Für diese nahm BENNINGHOFF (1925) noch eine Länge von mehreren Zentimetern an, während Untersuchungen von KOLTZE (1951) ergeben haben, daß eine Länge von 7 mm bereits zu den Ausnahmen gehört, zumal das von ihm errechnete Mittel bei 3 mm lag.

**) In diesem Zusammenhang sei auf die polarisationsmikroskopischen Untersuchungen von KNESE, VOGES und RITSCHL (1954) hingewiesen, die beweisen konnten, daß jede Lamelle in ihrer Mitte aus einem kompakten kollagenen Faserpaket (siehe S. 47) besteht, während auf den beiden Seiten jeweils eine aufgelockerte Zone angetroffen wurde, aus der Faserzüge heraustreten, um mit einer benachbarten Lamelle Kontakt aufzunehmen oder bogenartig bis zur übernächsten Lamelle zu ziehen (eine Beobachtung, die inzwischen auch elektronenmikroskopisch bestätigt werden konnte).

***) Dieses für die Knochenrinde charakteristische Konstruktionsprinzip findet auch im stark auf Druck beanspruchten Epithelgewebe eine Verwirklichung; so weist beispielsweise der verhornte Epidermalschuh des Pferdehufes, der ja die gesamte Körperlast des Tieres zu tragen hat, sog. „Hufröhrchen" auf, die den Osteonen vor allem im polarisationsoptischen Verhalten sehr ähneln. Die Hufröhrchen sind Epithelrohre, deren Wandung von Schichten abwechselnd rechts und links geschraubter Zellstränge (Tonofibrillen) gebildet wird.

melläre Knochen kommt natürlich so gut wie niemals in einer derartig streng schematisierten Form vor, wie man es vielleicht der Abb. 30 entnehmen könnte; zumeist liegen noch zwischen den einzelnen HAVERSschen Systemen mehr oder weniger unregelmäßig angeordnete, sektorartige Bruchstücke oder Reste ehemaliger und inzwischen zugrunde gegangener Osteone, die auf Grund ihrer Lage als **„Schaltlamellen"** (oder *interstitielle* Lamellen; *interstitium* = Zwischenraum) bezeichnet werden.*) Befinden sich auf einem Knochen-Querschnitt nur wenige Schaltlamellen, so daß das Bild ebenmäßig gegliedert erscheint (Abb. 30 und 31), dann spricht man vom sog. **„Osteonknochen"**. Dominieren dagegen die Schaltlamellen (ein Ausdruck rastloser Umbauvorgänge, wie sie mechanisch besonders stark beanspruchten Knochen wie dem Schenkelbein sowie dem Unterkiefer zu eigen sind), dann redet man von einem **„Schotter-** oder **Brecciënknochen"** (Abb. 32).

Bedenkt man, daß bei einer Körper-Teilmassen-Verteilung bei einem etwa 70jährigen Mann nur etwa 7 kg (= 10 %) auf das *knöcherne* Skelett, 4 kg (= 5,7 %) auf das *bindegewebige* Skelett, aber 30–34 kg (= 43–49 %) auf die *Skelettmuskulatur* entfallen (letztgenannter Wert trifft für Sportler der Maximal- und Schnellkraftdisziplinen zu), dann wird die elementare Bedeutung des bereits von GALILEI erkannten Prinzips, mit einem *Minimum an Material*

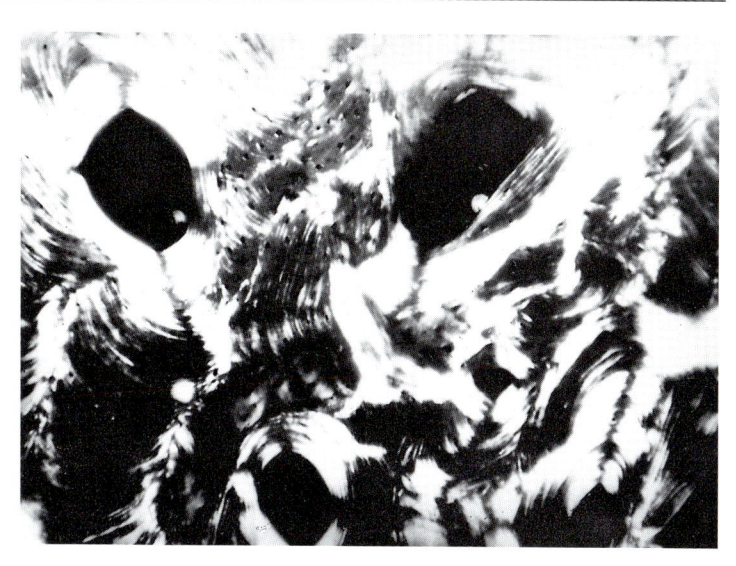

Abb. 32. Brecciënknochen aus dem Schenkelbein-Schaft (eines 30jährigen Mannes).
Zwischen weiten HAVERS-Kanälen und deutlich deformierten *Osteon*querschnitten liegen Schaltlamellen (= Reste von zum Teil schon weitgehend resorbierten *Osteonen*). Susa fix., in 50 %iger HNO_3 entkalkt, 10 μm-Gefrierschnitt, Haematoxylin-Eosin; polarisiertes Licht (wie Abb. 29); 92:1. Bei den histologischen Aufnahmen ist stets zu berücksichtigen, daß sie nur Momentaufnahmen aus einem sich im ständigen Wandel befindlichen Prozeß darstellen.

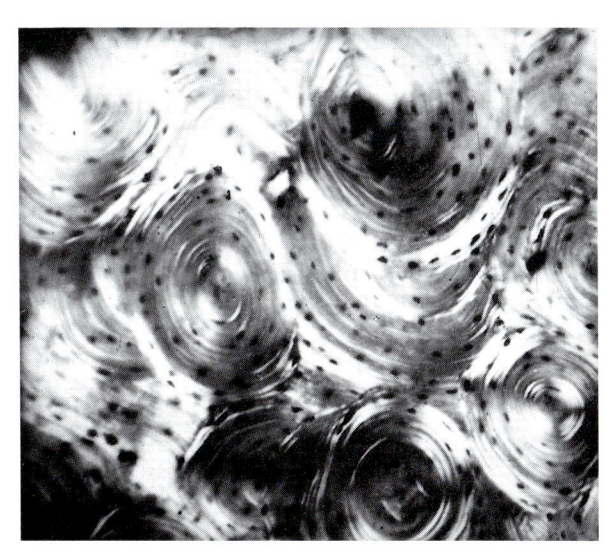

Abb. 31. Andere Stelle aus dem gleichen Wadenbein-Schaft (wie Abb. 30).
Die Lakunen treten nach Kompensation mit Glimmerkompensator in Form unregelmäßig-zackig begrenzter Punkte deutlich hervor, die *Osteone* lassen ein negatives Kreuz erkennen (d.h. Interferenzfarbe Schwarz = 0 im rechten oberen und linken unteren Quadranten, senkrecht dazu Weiß). Technik wie Abb. 29, aber über Glimmer ¼ photographiert; 107:1.

durch eine *Leichtbauweise* nicht nur **maximale Leistungsfähigkeit**, sondern darüber hinaus eine **vielfache Sicherheit** (Bruchgefahr!) zu erreichen, sehr anschaulich. Um den mitunter hohen Druck-, Zug- und insbesondere Biegebelastungen widerstehen zu können bedient sich das Skelettsystem der kräftigen Skelettmuskelmasse, die bei entsprechendem intensiven Einsatz im funktionellen System „Knochen" schließlich zu einer morphokinetischen Adaptation führt (s. u.).

Die *Beziehung zwischen* **Materialaufwand** *und* **Größe** *sowie* **Art der Belastung** wurden für *statisch* beanspruchte Gerüste bislang besonders von PAUWELS (1966) in übersichtlicher Form dargestellt. In der Abb. 33, die sich mit *Belastungsmöglichkeiten von Säulen* durch *axiale* und *exzentrische* Druckkräfte befaßt, wird die Last zunächst mit 100 kg und bei überall gleichem Säulenquerschnitt die Druckbelastung des Querschnittes mit 10 kg/cm² angenommen (Abb. 33 a). Beläuft sich die Festigkeit des Säulenmaterials auf 50 kg/cm², dann entspricht die vorgenommene Belastung ⅕ der Bruchbeanspruchung, d.h., die Säule weist eine fünffache Sicherheit auf. Wird die Belastung auf 500 kg erhöht (Abb. 33 b), dann kann durch zusätzlichen Materialaufwand (wie etwa durch eine Vergrößerung des Säulenquerschnittes auf 30 cm²) die Querschnittsbeanspruchung wiederum auf 10 kg/cm² zurückgeführt werden.

Große Säulenbelastungen werden aber nicht nur in Form einer ständig zunehmenden Gewichtserhöhung erzielt. Sie treten bei gleichbleibendem Gewicht bereits dann auf, wenn die **Drucklast nicht axial, sondern exzentrisch**

---

*) Sie lassen im Gegensatz zu den voll ausgebildeten HAVERSschen Systemen keine Beziehungen zu den Blutgefäßen mehr erkennen, so daß sich Durchblutungsstörungen (wie zum Beispiel bei einer Arteriosklerose) immer zuerst in den Schaltlamellen unter dem Bild eines Zellschwundes bemerkbar machen.

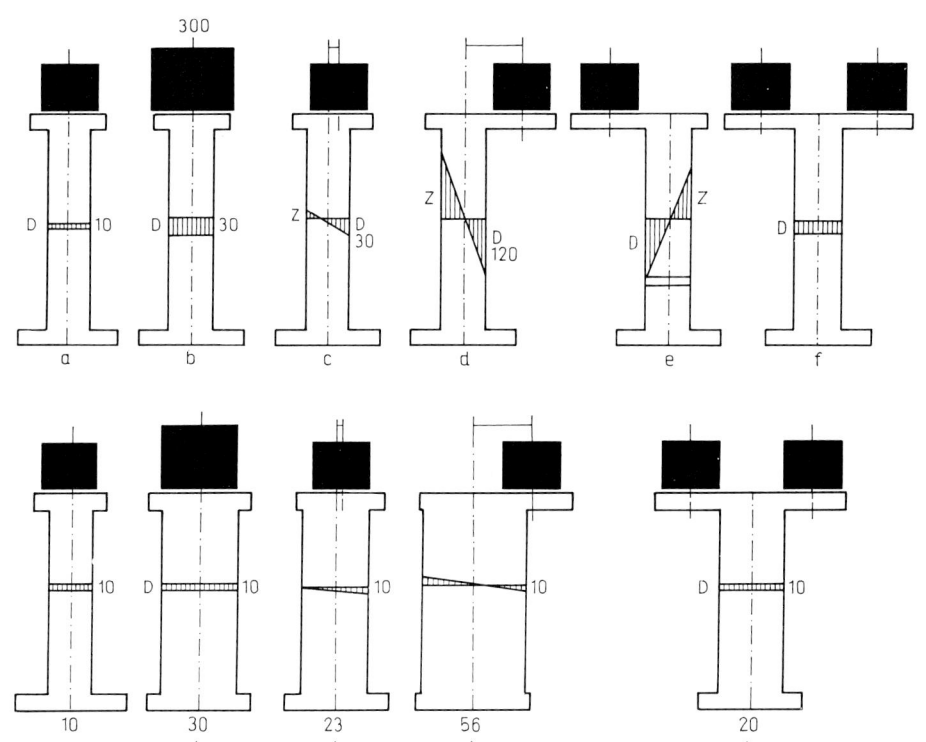

Abb. 33. Belastung von Säulen durch axiale und exzentrische Druckkräfte.
D = Druckspannungen, Z = Zugspannungen

(Abb. 33c und d) **einwirkt** (für die Größe der Beanspruchung eines Röhrenknochens ist demnach nicht nur die Größe der Last, sondern vielmehr deren Lage verantwortlich); in diesen Fällen wurde die Grundlast von 100 kg unterschiedlich weit nach der Seite verschoben, so daß die Säule jetzt nicht mehr nur einem axialen Druck, sondern auch einer **zusätzlichen Biegebeanspruchung** ausgesetzt war. Bereits durch eine geringfügige seitliche Lastverschiebung (Abb. 33c) wird die Beanspruchung der Säule so hoch wie bei einer axialen, aber dreimal so großen Last! Mit einer derartigen Beanspruchung auf Biegung ist Druck auf der der Last zugewendeten und Zug auf der der Lasteinwirkung gegenüberliegenden Seite der Säule verbunden, wobei die Zuginanspruchnahme um den Druck der aufgelegten Last reduziert, die Druckinanspruchnahme aus der Biegung um diesen Druck erhöht wird. Das Resultat derartig exzentrisch einwirkender Druckkräfte ist demzufolge eine über den Säulenquerschnitt ungleichmäßig verteilte Belastung, wobei es – wenn die Säule nicht brechen soll – wichtig ist, daß die höchste Beanspruchungsspitze die Festigkeit des Baumaterials nicht überschreiten darf.

Bei den in der Abb. 33 angeführten Beispielen sind die *Druck*beanspruchungen immer größer als die *Zug*beanspruchungen (in Abb. 33c belaufen sich erstere auf 30 kg/cm^2, in Abb. 33d sogar auf 120 kg/cm^2!). Damit wird gleichzeitig deutlich, *wie* **gefährlich** *die* **Biegebelastung**, die die reine Druckinanspruchnahme um ein Mehrfaches übersteigen kann, *für die Säule wird*. **Ausschaltung**, zumindest aber **Reduzierung der Biegung** bedeutet demnach eine entscheidende **Entlastung** der Säule und nicht zuletzt auch eine wesentliche **Einsparung an Material** (das sonst, um die Querschnittsbeanspruchung wieder auf 10 kg/cm^2 zu reduzieren, in erheblichem Maße hätte aufgebracht werden müssen [Abb. 33j]). Die Ausschaltung der Biegebelastung kann entweder dadurch erfolgen, daß die Last bis senkrecht über die Säulenachse verschoben wird, oder dadurch, daß die exzentrische, die Säule nach der einen Seite biegende Last durch eine zweite, nach der anderen Seite biegende exzentrische Last ausbalanciert wird (Abb. 33e und f). Zwar hat in letzterem Fall die Säule das Doppelte des ursprünglichen Gewichts nunmehr zu tragen, aber diese Doppelbelastung ist immer noch kleiner als die Beanspruchung der Säule durch eine einzige, jedoch *exzentrisch* einwirkende Last (vergleiche Abb. 33d und f!). Anstelle der zweiten Last kann auch eine Kette (in der theoretischen Mechanik „Zuggurtung" genannt) angebracht werden, die mit der gleichen Kraft nach unten zieht. Wollen wir wieder auf die Beanspruchung von 10 kg/cm^2 zurückkommen, dann ist es nur noch notwendig, den Säulenquerschnitt unwesentlich (nämlich auf 20 cm^2) zu vergrößern (Abb. 33j und k).

Die einzelnen Bestandteile des Knochens (*zug*feste Kollagenfibrillen und *druck*feste Apatitkristallite) tragen den erwähnten *Biege*- und auch *Dreh*beanspruchungen insofern Rechnung, als sie zu einem „**Verbundbau**" (KNESE 1955, 1956) zusammengefügt sind. *Geometrisch* lassen *Knochen* und *Stahlbeton* nach allem Gesagten in ihrer „Struktur" Ähnlichkeiten („**Spiralbewehrung**") erkennen; *materialmäßig* unterscheiden sich beide aber grundsätzlich. Der Beton stellt eine feste steinähnliche Masse dar, die durch chemische Umsetzung des Zements mit Wasser entsteht; der Beton enthält als Einlagerung Stahl, der zwar in erster Linie der Aufnahme von Zugspannungen dient, bei entsprechender Spiralbewehrung jedoch in der Lage ist, auch Druckspannungen aufzunehmen. Demgegenüber sind die Kollagenfasern des Knochens nur *zug*fest (die anorganischen Einlagerungen *druck*fest); der Verformungswiderstand ist demzufolge bei Beton und Knochen ursächlich anderer Entstehungsweise.

Wie die Abb. 28, 30, 31 und 32 gezeigt haben, wird die Struktur des Lamellenknochens durch die *Anordnung* oder *Lagerungsform der Kollagenfasern* bestimmt, wobei das *Osteon* besonders interessant aufgebaut ist. Jede der unzählig vielen Lamellen setzt sich im Idealfall in ihrem Zentrum *aus einem* **Maschenwerk sich kreuzender kollagener Fasern** *zusammen*, wobei die längste Achse des Maschengitters durch den Steigungswinkel der wendeltreppenartig verlaufenden Kollagenfasern bestimmt wird. Da zwischen den unterschiedlich steil gewickelten Lamellen Verbindungen bestehen, darf angenommen werden, daß Kollagenfaserzüge in der Lage sind, beim Übergang in die nächste Lamelle ihren Steigungswinkel, wahrscheinlich auch ihren Richtungssinn (Abb. 34 A) zu verändern.

In der Abb. 34 A entspricht der innere Zylinder dem Havers-Kanal; die Mantelfläche des innen gelegenen, kleinen Zylinders vertritt gleichzeitig eine innere flachgewickelte Lamelle, während die Oberfläche des größeren äußeren Zylinders eine äußere flachgewickelte Lamelle darstellt; der zwischen beiden Lamellen verbleibende Raum stellt dann eine steilgewickelte Lamelle dar. Bei Einwirkung eines **axialen Druckes** (Abb. 34 B) nehmen (unter Konstanterhaltung des Volumens) beide Zylinder umfangmäßig zu, wodurch es zu einer Dehnung der auf ihrer Mantelfläche liegenden Spiralen kommt. Zur gleichen Zeit verringert sich der Steigungswinkel der flachen Spiralen. Die Verkürzung der steilen Faserzüge entspricht etwa dem Doppelten der Verlängerung der flachen Schraubenlinien. Das Ausmaß einer Verkürzung und Verlängerung ist bei der **Biegebeanspruchung** (Abb. 34 C) vom Abstand der beobachteten Faserzüge von der Null-Linie (die als neutrale Schicht die ursprüngliche Länge beibehält) abhängig. Die einzelnen Schraubenlinien werden demzufolge in ihren Abschnitten unterschiedlich gedehnt oder verkürzt; eindeutig sind bei Längenänderungen nur die steilen Schraubenzüge. Während die inneren flacheren Schraubenlinien nur wenig gedehnt werden, erfahren die äußeren sowohl auf der Zug- wie Druckseite eine Verkürzung. Bei der Einwirkung einer **Dreh-** oder **Torsionsbelastung** werden alle wendeltreppenartig ziehenden Linien verlängert (Abb. 34 D).

Welchen Gewalteinwirkungen der Knochen auf Grund seiner besonderen Struktur widerstehen kann, soll die folgende Zusammenstellung abschließend zeigen.

Ein Zerknickungsbruch erfolgt bei einem Längszusammendruck

des Schlüsselbeines	bei Männern im Mittel	mit	192 kp
	bei Frauen im Mittel	mit	126 kp,
der Speiche	bei Männern im Mittel	mit	334 kp
	bei Frauen im Mittel	mit	220 kp,
des Oberschenkelhalses	bei Männern im Mittel	mit	815 kp
	bei Frauen im Mittel	mit	506 kp und
des Schienbeines	im Maximum	mit	1 650 kp.

Das Schienbein weist somit von allen langen und kräftigen Knochen die größte Strebfestigkeit auf. Interessant ist, daß diese die Zugfestigkeit der Knochensubstanz bei weitem überragt.

Die angeführten Beispiele verdeutlichen, in welch erstaunlichem Ausmaß das funktionelle System „Knochen" im Verlauf des Lebens **Umordnungen** erfährt, um seine vielfältigen Aufgaben (Schutz-, Stütz- und Hebelfunktionen, Calcium- und Phosphationenspeicherung, Stimulation der Haematopoese) wahrnehmen zu können; dabei handelt es sich in der überwiegenden Mehrzahl um **progressive morphokinetische Reaktionen** (also um Anpassungserscheinungen an Leistungssolländerungen), um **kapazitive Modifikationen,** wie wir sie bereits in Form des dreieckigabgerundeten Querschnittprofils des Schienbeins, der Elle, der unteren Oberarmbein- und Schenkelbeinabschnitte sowie in Gestalt der Abwinkelung (Retroversion) der Schenkelbeingelenkknorren bzw. des Schienbeinkopfes (wodurch die Biegebeanspruchung beider Röhrenknochen erheblich herabgesetzt wird) kennengelernt haben. Der Knochen kann demzufolge in seiner Reaktion auf Belastungen unterschiedlicher Dauer und Intensität mit der **Funktionsweise eines technischen Reglersystems** verglichen werden: Die

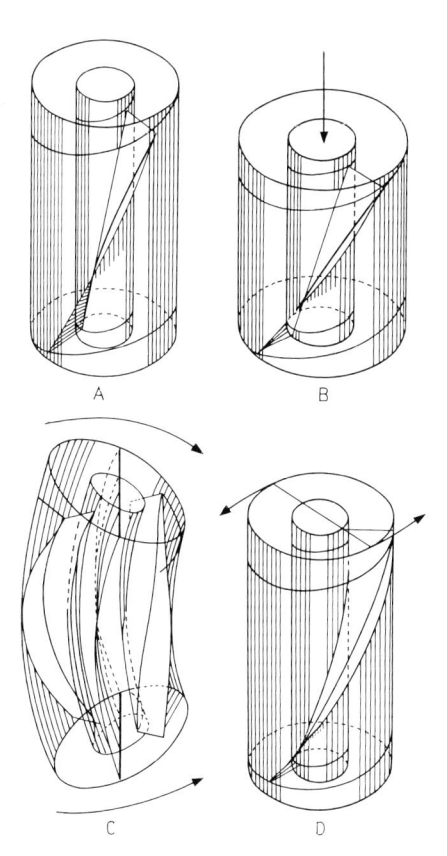

Abb. 34. Schema der Verformung eines *Osteon*-Zylinders mit einer inneren und äußeren flach gewickelten und einer dazwischen gelagerten steil gewickelten Faser.

A = Ausgangsstadium
B = Verformung unter axialer Druckbelastung
C = Verformung unter Biegebelastung
D = Verformung bei Torsion

konstant zu haltende *Regel*größe ist die im Knochenquerschnitt auftretende *Spannung*, die veränderliche *Stör*größe ist die *Beanspruchung durch äußere Kräfte.* Hohe (aber nicht zu hohe) Spannungen bedingen eine Knochen*hypertrophie,* die bei gleichbleibender Beanspruchung die Spannungen wieder absinken läßt, was bei Unterschreitung des Sollwertes schließlich zur Knochen*atrophie* führt. Durch wechselnden An- und Abbau reguliert sich die Spannung nach und nach auf die „Sollgröße" ein, bei der sich der Knochen als Ganzes im „Fließgleichgewicht" befindet, der Knochen ist nunmehr **„funktionell angepaßt".** Bei adäquater mechanischer Beanspruchung (durch regelmäßige Körperübungen) und einer ausgewogenen Ernährung erhält sich das Skelett die Fähigkeit funktioneller und struktureller Anpassung bis ins hohe Alter (s. auch 8.1.1. sowie Abb. 61a und b) und schützt sich damit vor einer vorzeitigen *Altersatrophie* und *Involutionsosteoporose**), die bereits im 3. Lebensjahrzehnt beginnen kann.

Dieses funktionelle und strukturelle *Anpassungsvermögen* spiegelt sich anschaulich in der Reaktion der harten Knochenrinde *(Substantia compacta)* von langen Röhren-

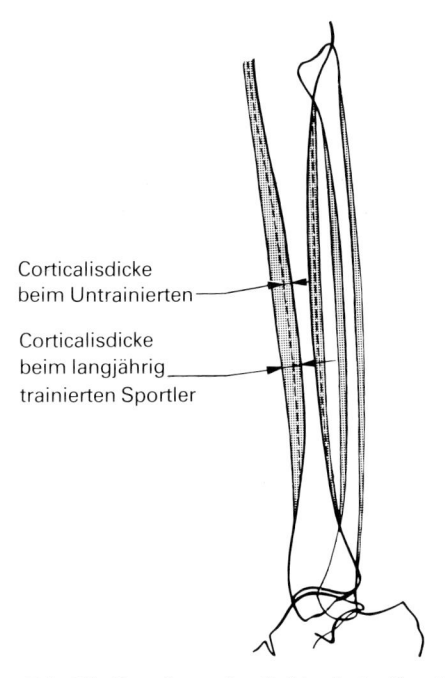

Abb. 35. Zunahme der Schienbein-Corticalisdicke (im Sinne einer progressiven biologischen Adaptation des Knochens) bei einem 20-km-Geher.

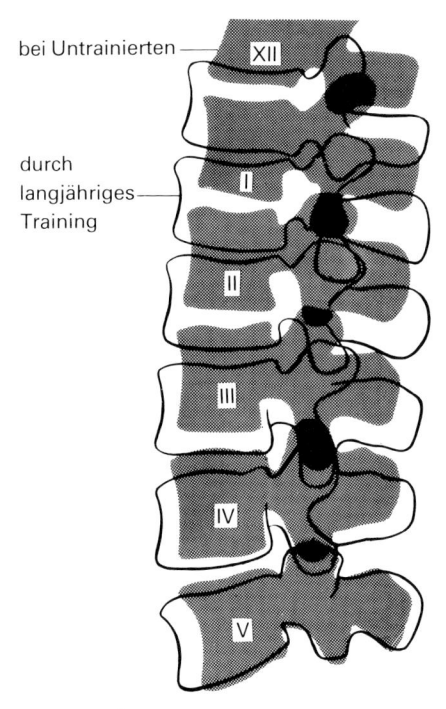

Abb. 36. Ökonomische Vergrößerung (und Ventralisation) der Tragflächen der unteren Brust- und aller Lendenwirbel bei Kraft- und Maximalkraftsportlern, die auch noch 10 Jahre nach Beendigung der sportlichen Laufbahn (bei Weiterführung eines „Trainings mit Erhaltungsdosis") nachweisbar war.

knochen auf sportliche (Ausdauer-) Beanspruchungen (Abb. 35) sowie in der Vergrößerung der Wirbelkörperflächen (Längen- und Querdurchmesser nehmen vor allem im Ergebnis eines mehrjährigen Krafttrainings zu und führen besonders im Bereich der unteren Brust- sowie in der gesamten Lendenwirbelsäule zu einer Ventralisation der Wirbelkörper) wider (Abb. 36). Weitere belastungsinduzierte Dickenzunahmen der *Substantia compacta* können an der Speiche und Elle (am Schlagarm bei Tennisspielern und Boxern), am Schlüsselbein (bei Gewichthebern und Gewehrschützen), an den Handwurzelknochen (bei Turnern, Fechtern, Hammerwerfern, Hand- und Volleyballspielern), an den Ober- und Unterschenkelknochen (bei Fußballspielern) beobachtet werden. In diesem Zusammenhang sind auch verstärkte Ausbildungen von Knochenvorsprüngen im Bereich der Ansatz-Zonen von Sehnen und Gelenkkapseln wie z. B. die Sprungbein-(oder *Talus-*) „Nase" durch eine ständige, extreme Plantarflexion (bei Hochspringern, Fuß- und Handballspielern) sowie osteophytenartige Ausziehungen („Spornbildungen") am Ellenhaken, am Fersenbein usw. zu erwähnen.

---

*) Von praktischem Interesse ist in diesem Zusammenhang der Einfluß einer Immobilisation auf das Skelett; unmittelbar nach der Ruhigstellung kommt es durch verminderte Knochenneubildung (zuerst in der Spongiosa, nach 8 bis 10 Wochen in der Compacta) zu einem Schwund der Knochensubstanz, an dem gleichermaßen auf Grund der fehlenden Reizsetzung durch die Muskulatur (und deren Zugwirkung) die reduzierte Osteoblastenaktivität wie die gesteigerte Osteoklastentätigkeit Anteil haben. Daraus ergeben sich Schlußfolgerungen für die Frühbehandlung verletzter Sportler.

5. Allgemeine Gelenklehre
(Arthrologie)

Um die Bewegungen unseres Körpers und seiner verschiedenen Teile zu ermöglichen, müssen die einzelnen Knochen gegeneinander verschiebbar sein. Dies kann auf zweierlei Art ermöglicht werden: In Form einer **Haft** oder **Fuge** *(Synarthrose)* und durch **Gelenke** *(Diarthrosen)*.

5.1. Band-, Knorpel- und Knochenhaften
(Syndesmosen, Synchondrosen und Synostosen)

Bei den *Haften* unterscheidet man jeweils nach der Art des Haftmaterials:

a) **Bandhaften** *(Syndesmosen)*,
die sich vorrangig aus kollagenen Faserbündeln aufbauen; man begegnet ihnen in Gestalt der *Zwischenknochenmembran (Membrana interossea)*, die Elle und Speiche bzw. Schien- und Wadenbein miteinander verbindet, in Form der vielen, die Gelenkkapseln verstärkenden *Bänder (Ligamenta)* und bis zum zweiten Lebensjahr als Verbindungsmaterial der Schädeldachknochen.

b) **Knorpel**haften *(Synchondrosen)*,
die in Form des *hyalinen* Knorpels die knöchernen Rippenteile mit dem Brustbein verbinden; auch die uns bereits bekannten *Epiphysenfugen* gehören in diese Gruppe der Knorpelhaften. *Faser*knorpelige Verbindungen sind beispielsweise die *Zwischenwirbelscheiben (Disci intervertebrales)*, die *Schoß- oder Schambeinfuge (Symphysis pubica)* und die *Brustbeinfuge (Symphysis oder Synchondrosis sternalis)*.

c) **Knochen**haften *(Synostosen)*,
die entweder aus den Band- oder Knorpelhaften durch Verknöcherungsprozesse hervorgehen und die stabilste Form der Haften verkörpern. So verknöchert unter anderem das syndesmotische Haftmaterial der Schädeldachknochen (es entstehen die „Schädelnähte", *Suturae cranii*) und die hyaline knorpelige Verbindung zwischen dem Darm-, Scham- und Sitzbein im Bereich der Hüftgelenkspfanne sowie die faserknorpelige Verbindung zwischen den Kreuzbeinwirbeln (s. u.).

5.2. Bestandteile eines Gelenkes

Die Haften gestatten auf Grund ihrer Struktur nur begrenzte, wenn auch nicht unwesentliche federnde Bewegungsmöglichkeiten (Dehnung der Schoßfuge während des Geburtsaktes!); soll sich jedoch das Bewegungsausmaß vergrößern, dann kann dies nur durch ein **Gelenk** *(Articulus, Articulatio)* erfolgen, für das folgende **Bestandteile** (Abb. 37) typisch sind:

a) zwei Knochenenden, von denen das eine den Gelenk*kopf*, das andere die dazugehörige Gelenk*pfanne* bildet;
b) eine das Gelenk vollständig umschließende Gelenk*kapsel*;
c) die viskose Gelenk*schmiere*;
d) mehrere kurze oder lange *Verstärkungsbänder*.

Ein Gelenk ist dadurch gekennzeichnet, daß in ihm die Knochenenden, die entweder annähernd eben oder *konkav* (Gelenk**pfanne**) bzw. *konvex* (Gelenk**kopf**) gestaltet sind – wobei die Gelenkpfanne in ihrer Flächenausdehnung zumeist bedeutend kleiner als der Kopf ist, auch wenn sie durch einen faserknorpeligen Randstreifen (**Pfannenlippe**, *Labrum articulare*) zur besseren Umfassung des Kopfes ringförmig verbreitert wird – mit freien, glatten, von einer 2 bis 5 mm dicken *hyalinen* druckelastischen *Knorpelschicht* überzogenen Flächen gegeneinander bzw. aufeinander gleiten können. Dieses reibungslose Gleiten setzt voraus, daß die in Frage kommenden Flächen annähernd kongruent sind; wie bereits besprochen, ist dies nur bei sehr wenigen Gelenken der Fall. Die das jeweilige Gelenk bildenden Knochenenden lassen vielmehr eine mehr oder weniger starke Ungleichheit erkennen, wenn auch wiederum nur selten in dem Ausmaße, wie man es beim Kniegelenk – das in dieser Beziehung eine Sonderstellung einnimmt – feststellen kann. Die bei den Bewegungen zwischen den Gelenkflächen trotz der Formbarkeit des hyalinen Gelenkknorpels (die eine Anpassung der gegeneinander bewegten Gelenkkörper unterstützt) noch sichtbar werdenden *Lücken* erfahren entweder durch kleine Zotten der Gelenkkapselinnenhaut (sog. **Synovialzotten** *[Villi synoviales]* bzw. gefäßreiche Falten [**Plicae synoviales**]), die zusammendrückbar sich an den Ort der Inkongruenz begeben können (s. u.), oder durch **Fettpolster,** ja sogar manchmal durch **faserknorpelige Scheiben** eine weitgehende Ausfüllung, wie man es zum Beispiel im inneren (und zum Teil auch äußeren) Schlüsselbeingelenk und im Kiefergelenk *(Disken)* sowie durch halbmond- und keilförmige faserknorpelige *Menisken* im Kniegelenk antrifft; damit wird auch in diesen Gelenken eine reibungslose Bewegung ermöglicht.

Das Gelenk wird von einer manchmal straff gespannten, in anderen Fällen schlaffen und weiten bindegewebigen **Gelenkkapsel** *(Capsula articularis)* luftdicht abgeschlossen, an der man eine **äußere, derbe, fibröse Schicht** *(Membrana fibrosa)*, die in die Knochenhaut übergeht, von einer **inne-**

ren, zarten, serösen (aus lockerem Bindegewebe aufgebauten) Haut *(Membrana synovialis)* unterscheidet. Während letztere glatt, glänzend und reich an Blutgefäßen, Nervenfasern und sensiblen Endorganen ist (die ihr sezernierende und resorbierende Funktionen ermöglichen), stellt die äußere Schicht ein aus straffem Bindegewebe bestehendes Gebilde (mit Nervenfasergeflechten, die die Schmerzempfindlichkeit der Gelenkkapsel bedingen) dar, das oft durch kräftige Seiten- (oder Kollateral-) Bänder verstärkt wird; hin und wieder ist jedoch diese derbe äußere Schicht der Kapsel an einigen Stellen so dünn oder es weichen hier die zumeist parallel und in Längsrichtung verlaufenden Bindegewebsfasern derartig auseinander, daß sich die innere Schicht in diesen Bezirken bruchsackartig vorwölben kann. Die auf diese Weise entstehenden **Ausbuchtungen** (Abb. 37) dienen in erster Linie der Aufnahme der von der inneren Gelenkkapselschicht unentwegt abgesonderten, honigartigen, fadenziehenden und muzinhaltigen **Gelenkschmiere** *(Synovia)*, die die Gelenkflächen mit einem dünnen schleimigen Film überzieht und damit ein reibungsloses Gleiten der Gelenkkörper aufeinander erleichtert.

Zu den bisher aufgeführten Bestandteilen eines Gelenkes kommen noch die bereits erwähnten **Verstärkungsbänder,** die – wenigstens zu einem Teil – die Funktionen der Gelenkkapsel, den Zusammenhalt der Gelenkflächen zu sichern, unterstützen und darüber hinaus das *Ausmaß* der *Bewegungs*möglichkeiten einschränken; man spricht deshalb auch von sog. **Führungs-** oder **Hemmungsbändern.** Eine zweifellos noch größere Bedeutung kommt ihnen jedoch für die *Statik* unseres Organismus zu; sie können – wenn wir eine recht zwanglose Stellung, wie es etwa beim bequemen Stehen der Fall ist, einnehmen – in Verbindung mit dem *Tonus* der Muskulatur uns **viel Muskelarbeit einsparen,** zumal diese – mehr als bei vorwiegend dynamischer Arbeit – auf Grund ihrer schlechteren Blutversorgung gar bald zur Ermüdung führt (s. u.).

Neben diesen **außerhalb** des Gelenkraumes gelegenen Bändern trifft man – wenn auch nur selten – auch auf kurze, kräftige, im **Inneren** des Gelenkes sich befindende Bänder (z. B. innerhalb des Knie- und Hüftgelenkes), die als sog. **Binnen-** oder **Zwischenknochenbänder** bezeichnet werden.

Zu den zusätzlichen Einrichtungen eines Gelenkes sind noch die sog. **Zwischenscheiben in Form der Disken** und **Menisken** (s. o.) zu rechnen, die in der Mehrzahl der Fälle einen deutlichen Zusammenhang mit der Gelenkkapsel erkennen lassen.

Die Zwischenscheiben haben infolge ihrer faserknorpeligen Struktur die Aufgabe, als „Puffer" zu wirken, indem sie Schlageinwirkungen weitgehend mindern. Des weiteren stellen sie eine Art verschiebbare Gelenkfläche dar; sie verbessern demzufolge den Gelenkkontakt.

Zum Schluß bedürfen die sog. **Schleimbeutel** *(Bursae synoviales)*, die von einer schleimigen Schicht ausgekleidete **Taschen** bzw. **dünnwandige Säcke darstellen,** noch der Erwähnung; sie finden sich überall dort, wo Weichteile (Muskeln, Sehnen, Haut) über Knochenvorsprünge hinwegziehen und schützen diese im Sinne druckverteilender Polster vor Beschädigungen.

5.3. Zusammenhalt der Gelenkflächen

Wodurch wird der **Zusammenhalt der Gelenkflächen** gewährleistet? Kann die **Gelenkkapsel,** die hierbei zweifellos eine wichtige Rolle spielt, allein dieser Aufgabe gerecht werden?

Es ist bekannt, daß die Kapsel mit ihren Bändern nur bei wenigen Gelenken in allen Stellungen, bei anderen nur in extremen Lagen imstande ist, den engen Kontakt der Gelenkflächen zueinander zu sichern.

Es muß deshalb noch nach anderen Faktoren gesucht werden, wobei man unwillkürlich an den **äußeren Luftdruck** denkt, dem auch lange Zeit eine entscheidende Bedeutung zugemessen wurde; der auf 1 cm² lastende Luftdruck beträgt etwa 1 kg.

Weitere Untersuchungen haben ergeben, daß für das feste Aneinanderpressen der Gelenkflächen in erster Linie die **Schwerkraft** sowie der **Tonus,** die Eigenspannung eines **Muskels** *und* dessen **Zugwirkung** verantwortlich zeichnen; diese Muskelarbeit ist derartig stark, daß sich die Gelenkpartien auch bei angestrengtester Tätigkeit nur wenig voneinander entfernen; erst in der Narkose oder bei Lähmungen ist es möglich, beispielsweise den Oberarmkopf aus

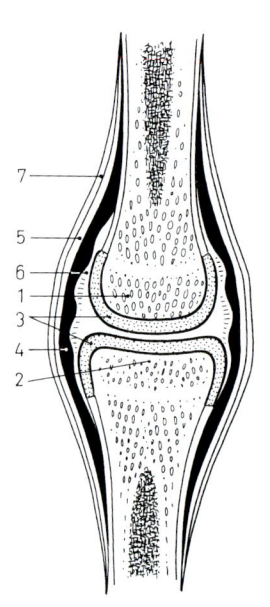

Abb. 37. Schematischer Aufbau eines Gelenkes (Frontalschnitt).

1 = (konvexer) Gelenkkopf
2 = (konkave) Gelenkpfanne
3 = hyaliner Gelenkknorpel
4 = innere ⎫
5 = äußere ⎭ Gelenkkapselschicht
6 = Gelenkschmiere-Ansammlung
7 = Verstärkungsbänder der Gelenkkapsel

seiner Pfanne herauszuziehen. Die auf 1 cm² einwirkende Muskelkraft beläuft sich annähernd auf 10 kg FISCHER (1894) schätzte in diesem Zusammenhang den Druck der Muskulatur, der die Gelenkenden des Ellbogengelenkes zusammenhält, beim Heben eines etwa ½ Zentner schweren Gegenstandes auf mehrere Zentner; HULTKRANTZ (1897) schätzte ihn bei der mit 2 kp belasteten Hand auf rund 20 kp.

5.4. Bewegungsausmaß eines Gelenkes

Das *Bewegungsausmaß eines Gelenkes* wird im großen und ganzen von drei Hauptfaktoren bestimmt:

a) der *Form der Gelenkflächen*,
b) der *Länge und Dehnungsfähigkeit* der über den Gelenkmechanismus hinwegziehenden *Muskeln* und
c) der *Weite* (d.h. Länge) *der Gelenkkapsel* und der *Anwesenheit* und *Anordnung von Bändern*.

Vor allem der Band- und Muskelapparat sichern – altersabhängig und in unterschiedlicher Weise – das Gelenk, indem sie nicht nur der Führung, sondern auch der Hemmung der Bewegungen in den Gelenken dienen. An einem Gelenkpräparat, an dem sämtliche Muskeln und Bänder entfernt sind, wird man weit größere Bewegungsmöglichkeiten als am Lebenden beobachten können, da ja deren Beschränkung durch die Eigenspannung der Muskulatur hier in Wegfall gekommen ist. In diesem Zusammenhang darf auf das Training sog. „Schlangenmenschen" hingewiesen werden, die ja bekanntlich schon von früher Jugend an sowohl durch eine aktive als auch passive Dehnung des Band- und Muskelapparates das Bewegungsausmaß ihrer wichtigsten Gelenke ganz beträchtlich zu erweitern in der Lage sind (Abb. 74).

6. Spezielle Gelenklehre (Gelenkmechanik)

Die einzelnen Gelenke unseres Organismus unterscheiden sich insofern voneinander, als sie mehr oder weniger deutlich zutage tretende Veränderungen in den soeben aufgezeichneten Punkten erkennen lassen. Ihre Bewegungen erfolgen um eine oder mehrere Achsen, die jeweils durch den Gelenkkopf verlaufen. Nach der Anzahl der Achsen (und der sich daraus ergebenden Freiheitsgrade) werden didaktisch vereinfacht **ein-, zwei-** und **drei-** oder **vielachsige Gelenke** unterschieden (Abb. 38).

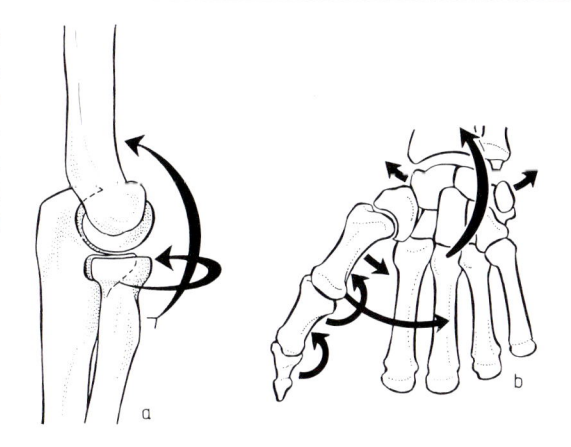

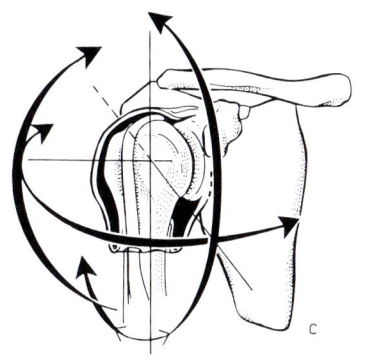

Abb. 38. Ein-, zwei- und drei- oder vielachsige Gelenktypen (mit Richtungspfeilen für die Hauptbewegungen).
a = Winkel- oder Scharniergelenk (Oberarmbein-Ellengelenk) und Zapfen-, Dreh- oder Radgelenk (oberes Speichen-Ellengelenk) als Beispiele für einachsige Gelenke
b = Ei- oder Ellipsoidgelenk (oberes Handgelenk) und Sattelgelenk (Verbindung zwischen 1. Mittelhandknochen und großem Vieleckbein) als Beispiele für zweiachsige Gelenke
c = freies oder Kugelgelenk (Schultergelenk) als Beispiel für drei- oder vielachsige Gelenke

6.1. Einachsige Gelenke

Die *einfachste Form einer gelenkigen Verbindung* zweier Knochen stellt das sog. **Winkel-** oder **Scharniergelenk** *(Ginglymus; ginglymos = Türangel)* dar, das nur *eine* Bewegungsart im Sinne einer *Beugung* und *Streckung* gestattet. Bei einem derartigen Gelenk weist zumeist der Gelenk*kopf* eine *gekehlte,* mit einer annähernd rinnenförmigen Vertiefung (**Führungsrinne**) ausgestattete *Rolle* oder *Walze* auf, in der die konkave Gelenk*pfanne* in Gestalt einer *Hohlrolle* mit einer entsprechenden **Führungsleiste** sich bewegt. Als Beispiel hierfür dienen am anschaulichsten die Verbindung zwischen Oberarmbein und Elle *(Art. humeroulnaris),* einem Teilgelenk des Ellbogengelenkes, und unsere Fingermittel- und -endgelenke *(Artt. interphalangei).*
Diese Scharniergelenke, in denen Bewegungen nur um *eine* (Quer-)Achse, die von der Kleinfinger- zur Daumenseite durch das Gelenk zieht, möglich sind, lassen außer der typischen **Form der Gelenkflächen** einen **kräftigen Seiten-**

bandapparat erkennen, der nicht nur die Führung und den engen Zusammenhalt der Gelenkkörper übernimmt, sondern darüber hinaus jede seitliche Bewegung unmöglich macht; einige auf der Beugeseite des Gelenkes gelegene kurze Bandzüge verhindern zum anderen eine Überstreckung (z. B. der Finger).

Einem weiteren *ein*achsigen Gelenk begegnen wir in dem sog. **Zapfen-, Rad-** oder **Drehgelenk** *(Art. trochoideus)*, in dem sich um einen zylindrisch geformten Gelenkkörper ein Achsenlager dreht, dessen unvollständige Knochenwand durch kleine, kräftige Bänder ausgefüllt wird; die Gelenkachse fällt mit der Längsachse des knöchernen Zylinders zusammen.

In einem derartigen Gelenk, wie man es z. B. im unteren *Kopfgelenk (Art. atlantoaxialis)* vorfindet, sind *Dreh*-Bewegungen möglich; es dreht sich demnach – um bei dem angeführten Beispiel zu bleiben – der erste Halswirbel (auch „Atlas" genannt) mit dem Schädel um den Zapfen (oder Zahn) des zweiten Halswirbels wie die Hülse um ihren Zapfen.

6.2. Zweiachsige Gelenke

Ein weit größeres Bewegungsausmaß lassen alle diejenigen Gelenke zu, bei denen die Bewegungen um **zwei aufeinander senkrecht stehende Achsen** zur Ausführung gelangen. Ein Beispiel hierfür bietet das proximale *Handgelenk (Art. radiocarpeus)*, dessen eine Gelenkfläche etwa die Form eines Eies aufweist, während die andere eine entsprechend ausgehöhlte Gelenkpartie erkennen läßt (wir sprechen deshalb auch von einem sog. **Ei-** oder **Ellipsoid-Gelenk**, *Art. ellipsoideus*). Bei diesem kann man zunächst um eine Querachse Beugebewegungen (gegen die Hohlhand) sowie Streckbewegungen (gegen den Handrücken) ausführen. Neu hinzu kommt die Bewegungsmöglichkeit um eine zweite Achse, die etwa vom Handrücken zur Hohlhand verläuft und die man sich durch das Gelenk gezogen denken muß. Bewegungen um diese zweite Achse führen wir dann aus, wenn Unterarm und Hand flach auf eine Tischplatte aufgelegt sind und die Hand nunmehr zur Kleinfinger- oder Daumenseite bewegt wird. Durch Kombination beider Bewegungen wird – wie beim Umrühren der Suppe mit einem Löffel – erst das volle Bewegungsausmaß eines zweiachsigen Gelenkes erreicht (s. 10.9.1.).

Eine besondere Form dieser Gelenkart ist das sog. **Sattelgelenk** *(Art. sellaris)*, bei dem die beiden Gelenkkörper wie ein Pferdesattel um die eine Achse konvex und die darauf senkrecht stehende konkav gestaltet sind.

Man kann die Bewegungen im Sattelgelenk mit denen eines Reiters vergleichen, der sich einmal nach vorn und hinten hin- und herwiegt und sich zum anderen nach dem rechten oder linken Steigbügel hin verschiebt.

Ein typisches Beispiel stellt die gelenkige Verbindung zwischen dem *ersten Mittelhandknochen* und dem *großen Vieleckbein (Art. carpometacarpeus)* dar, in der wir den Mittelhandknochen mit dem Daumen abspreizen bzw. ihn wieder an die übrigen vier Finger heranführen und zum anderen ihn diesen sogar gegenüberstellen *(opponieren)* können. Durch Kombination beider Bewegungsarten ergibt sich in Parallele zum vorherigen Handkreisen jetzt das Daumenkreisen (s. 10.9.4.).

Ein weiteres Sattelgelenk stellt morphologisch das *innere Schlüsselbeingelenk* dar, dessen beide Gelenkkörper sattelförmig gestaltet sind und deren beträchtliche Inkongruenz erst durch die Einschaltung einer knorpeligen Zwischenscheibe behoben wird; diese ermöglicht darüber hinaus dem Gelenk funktionell ein Bewegungsausmaß, das sich dem eines Kugelgelenkes nähert und damit die Arbeit des Schultergelenkes wesentlich unterstützt (s. 10.1.1.).

6.3. Drei- oder vielachsige Gelenke

Ein noch größeres Bewegungsausmaß als das der bisher kennengelernten Gelenke weisen die *drei-* oder *vielachsigen* Gelenkmechanismen, die man auch **freie** oder **Kugelgelenke** *(Artt. spheroidei)* nennt, auf, bei denen die jeweiligen Gelenkflächen Abschnitte von Hohl- oder Vollkugeln darstellen, so daß letztere sich gegen die ersteren nicht nur in jeder Richtung bewegen, sondern sogar auch um sich selbst drehen können. So sind wir in der Lage, den Arm im Schultergelenk – dem „freiesten" Gelenk[*] – um eine Quer-(Frontal-)Achse zu heben und zu senken; spreizt man den Arm vom Körper ab, dann bewegt er sich um eine Sagittal-Achse. Indem beide Grundbewegungen sich zeitlich miteinander vereinigen, entsteht das Armkreisen. Neu ist nunmehr im Schultergelenk – um bei diesem Beispiel für freie oder Kugelgelenke zu verbleiben – die Bewegung um eine dritte Achse, die in diesem Falle mit der Längsachse des Armes zusammenfällt; wir führen eine derartige Bewegung aus, wenn wir bei gestrecktem Arm einen Korkenzieher in einen Flaschenpfropfen hineinbohren oder wenn wir den seitwärts bis zur Horizontale erhobenen Arm derartig drehen, daß einmal die Handrückenseite, das andere Mal die Hohlhandfläche nach oben sieht (s. 10.4.).

Im Zusammenhang mit Kugelgelenken taucht hin und wieder der Name „**Nußgelenk**" *(Art. cotylicus)* auf; es wird darunter ein Kugelgelenk verstanden, bei dem die Gelenkpfanne (einschließlich Pfannenlippe) den Gelenkkopf bis zu $2/3$ umschließt (wie es u. a. beim Hüftgelenk der Fall ist), wodurch das Bewegungsausmaß etwas eingeschränkt wird (s. 11.3.).

---

[*] Mathematisch gesehen kann das Schultergelenk als ein Gelenk mit unendlich vielen Achsen bezeichnet werden; für den praktischen Gebrauch ist es jedoch vorteilhaft, nur von einem dreiachsigen Gelenk zu sprechen.

6.4. Straffe Gelenke

Es gibt auch Gelenke, deren Körper oder Flächen eben oder sogar etwas höckrig gestaltet sind und die durch straffe, kleine, aber überaus kräftige Bänder derartig straff aneinander gekettet werden, daß das Bewegungsausmaß in ihnen relativ gering ist. Für solche „straffe Gelenke" *(Amphiarthrosen)* sind die Hand- und Fußwurzelknochen-Verbindungen untereinander recht anschauliche Beispiele, bei denen durch Summation von zunächst unscheinbaren Teilbewegungen mehrerer eng nebeneinander liegender Gelenke letzten Endes doch noch – außer einer ganz beträchtlichen Festigkeit und Tragkraft – befriedigende Bewegungsmöglichkeiten erreicht werden.

Bei der Besprechung der verschiedenen Gelenkformen neigt man oft dazu, Vergleiche mit ähnlichen Gebilden aus der Technik heranzuziehen; das kann bisweilen zu Trugschlüssen führen, wenn man vergißt zu berücksichtigen, daß unsere Gelenke im Gegensatz zu denen aus der Mechanik, die doch streng zwangsläufig arbeiten und deren Bewegung durch die Form genau bis ins einzelne vorgeschrieben ist, ein derartig starres Schema selbstverständlich nicht erkennen lassen.

Eine Bewegung erfährt wohl in den seltensten Fällen erst durch das Anstoßen des einen der beiden gelenkig miteinander verbundenen Knochen an einem knöchernen Vorsprung des anderen ihre Hemmung („absolute", knöcherne Hemmung, z.B. das Oberarm-Ellengelenk); zumeist wirken die Muskeln aktiv in Form ihres Tonus oder passiv beim Beugen durch ihre Massenentwicklung bewegungseinschränkend („relative", muskuläre Hemmung). So vermögen beispielsweise Ringer, Boxer und Gerätturner auf Grund ihrer überaus kräftigen Armmuskulatur den Unterarm im Ellbogengelenk nicht so weit dem Oberarm zu nähern, wie dies bei nicht so muskelkräftigen Menschen möglich ist; neben dem beträchtlichen Muskeltonus läßt z.B. bei den Ringern die mächtig entwickelte Unterarm-Beugemuskulatur keine allzu spitze Winkelstellung von Unter- und Oberarm zu. Außer der **Knochen-** und **Muskel**hemmung kommt für eine Einschränkung der Bewegungsfreiheit der Gelenke schließlich noch die **Band**hemmung in Betracht, da die Bewegungen durch die spezielle Anordnung der Bänder (beispielsweise im Kniegelenk) in einem bestimmten Stadium gebremst werden können.

7. Allgemeine Muskellehre *(Myologie)*

Das sich mit seinen verschiedenen Anteilen in den Gelenkmechanismen bewegende Skelett wird erst durch die Wirkung eines Kräftepaares – *Muskelzug* und *Schwerkraft* – wirksam, wobei zumeist mehr oder weniger lange Sehnen wie Transmissionsriemen die Kraft des aktiven Bewegungsapparates über andere Gelenke hinweg auch auf entferntere Skelett-Teile übertragen. Der Vergleich, die Muskeln als „Motoren" für den passiven Bewegungsapparat, die ständig hochwertige „Treibstoffe" auf dem Wege des Blutes zugeführt bekommen, zu bezeichnen ist deshalb zutreffend, weil jeder, noch so kleine Muskel auf einen Reiz (mechanischer, elektrischer, chemischer Art) oder auf einen von den entsprechenden Gehirn- oder Rückenmarkszellen ausgesandten Impuls hin „zündet", d. h. sich zusammenzieht, sich verkürzt und damit Knochenteile, zwischen denen er ausgespannt ist, einander näherbringt.

Die *Bedeutung der Muskulatur* für die *Bewegung* und *Statik des Skeletts* (Muskeln setzen als elastische Zuggurte die gefährliche Biegebelastung der Knochen sowie einseitige Beanspruchungen von Knorpelarealen herab), für den *Energieumsatz* (in der Muskulatur spielen sich unter Ruhebedingungen beim Untrainierten 20 bis 25%, beim (Ausdauer-)Trainierten dagegen 90 bis 95% des gesamten Stoffwechsels ab), für *Herz* und *Blutzirkulation* (durch Muskelkontraktionen wird der venöse Blutrückfluß gefördert), für die *Atmung* und die Produktion und Regulation eines erheblichen Teiles der *Körperwärme* sowie für die *Sensomotorik* (Muskelspindeln orientieren den Körper über seine Stellung, die Gelenke über ihre Lage und den Muskel über seine Eigenspannung) geht bereits aus dem *massemäßigen* bzw. *prozentualen Verhältnis* der einzelnen Organsysteme zueinander hervor, nach dem bei einem etwa 70 kg schweren Menschen (in untrainiertem Zustand) allein 30,6 kg (das enspricht 43,5% der Gesamtkörpermasse) auf die Muskulatur entfallen, während für das knöcherne Skelett nur 12,2 kg bzw. 17,5% in Anrechnung kommen. Dieses Verhältnis kann sich bei Sportlern (vor allem der Kraft- und Schnellkraftdisziplinen) noch beträchtlich zugunsten des aktiven Bewegungsapparates verschieben; beim gealterten Untrainierten kann der Anteil der Muskelmasse bis auf 23 kg (= 30% der Gesamtkörpermasse) absinken.

Die Rolle der aufgezählten *Funktionsbereiche* der Skelettmuskulatur für den Sporttreibenden wird dann bewußt, wenn man berücksichtigt, daß der arbeitende Muskel (wie kein anderes Organ) bei der Transformation *chemischer Energie* in eine für den Skelettmuskel verwertbare Form (ATP-Bereitstellung) und bei der Umwandlung dieser Energie durch den kontraktilen Apparat in *mechanische Arbeit* – beide Vorgänge können durch die Art der sportlichen Beanspruchung und durch die Kontraktionsgeschwindigkeit der jeweils dominierenden Anteile des Muskelfaserspektrums (s. 7.3.) beeinflußt werden – seine *oxidativen Prozesse* (im Vergleich zum Ruhezustand) um mehr als das *50fache erhöht!* Dies stellt an die tätige Muskelzelle erhebliche Anforderungen, in die auch der Abtransport von Wasser, CO_2, Schlacken und Wärme eingeschlossen ist. Allein die *Wärmeabgabe* vom Muskel zur Körperoberfläche stellt für die Aufrechterhaltung des chemischen und physikalischen Gleichgewichts in der Muskelzelle ein Problem dar, das nur durch den verstärkten Austausch von Molekülen zwischen der intra- und extrazellulären Flüssigkeit bewältigt werden kann. Nur so gelingt es, die beispielsweise bei einem Marathonlauf (der etwa 12 500 kJ = etwa 3 000 kcal erfordert) entstehende Wärmemenge von über 8 500 kJ (= etwa 2 000 kcal) während des Laufens vom Organismus abzugeben, während nur knapp 30 % der Muskelarbeit *("Nutzeffekt")* in mechanische Energie umgewandelt werden. Diese Tatsache unterstreicht die Notwendigkeit eines nahtlosen Ineinandergreifens der verschiedenen Funktionen und Funktionsebenen des Skelettmuskels, um den vielfältigen Anforderungen, die besonders der Sport an den aktiven Bewegungsapparat stellt, gerecht werden zu können.

Das Muskelgewebe stellt ein Material unterschiedlicher Struktur und Herkunft dar und zeichnet sich durch recht verschiedenartige physiologische Eigenschaften aus. Es werden insgesamt **drei Arten des Muskelgewebes** unterschieden:

1. das *glatte* Muskelgewebe,
2. das *Skelettmuskel*gewebe und
3. das *Herzmuskel*gewebe.*)

Allen drei Muskelgewerbsarten ist *gemeinsam*, daß ihr Plasma (auch **Sarcoplasma** – *sárx* = Fleisch; *sarkós* = Genitiv – genannt) *kontraktile* Elemente (oder **Myofibrillen** – *mýs* = Maus, Muskel; *myós* = Genetiv) – wenn auch unterschiedlicher Struktur – enthält.

7.1. Feingeweblicher Bau des glatten Muskelgewebes

Glatte Muskulatur kommt vor allem in den *Wandungen* der *Blutgefäße*, des *Magen-* und *Darmkanals*, in den *Stammbronchien* und *Bronchiolen*, in den *harnableitenden Organen*, in der *Gebärmutter*, in den *Ausführungsgängen* von *Drüsen* sowie in der *Haut* vor. Während die Skelettmuskelfasern (s. u.) im Längs- und Querschnitt randständige Kerne aufweisen, liegt der Kern (immer in Einzahl!) bei den spindelförmigen, dünnen und gleichmäßig doppelbrechenden, bis zu 500 μm langen bis zu 20 μm dicken **glatten Muskelzellen** jeweils im Zentrum derselben. Im **Sarcoplasma** der glatten Muskelzellen erkennt man **einheitlich strukturierte** und **parallel zur Längsachse** der Faser verlaufende **Myofibrillen**.

---
*) Über den feingeweblichen Bau der Herzmuskulatur s. S. 257.

Sie zeichnen sich in ihrer Funktion vor allem dadurch aus, daß sie – im Gegensatz zur Skelettmuskelfibrille – **unserem Willen nicht unterworfen** sind, sich nur außerordentlich langsam kontrahieren, dafür aber praktisch nicht ermüden. Eine typische Arbeitsform der glatten Muskelzellen sind die durch rhythmische Kontraktionswellen entstehenden **„peristaltischen" Bewegungen** im Bereich des Verdauungs- und Urogenitalkanals, wodurch der jeweils von der glatten Muskulatur umschlossene Inhalt zur weiteren Verdauung bzw. Ausscheidung vorwärtsbewegt wird. Glatte Muskelzellen können des weiteren in Gestalt kräftiger **Ringmuskeln** (oder *Sphinktere*) *Verschluß- und Öffnungsfunktionen* (z. B. am Magenausgang, am Ausgang des Darm- und Harntrakts, beim Eintritt der Gallenwege in den Zwölffingerdarm) sowie im Bereich des Blutgefäßsystems durch tonische Kontraktionen *Blut- und Strömungsverteilungsfunktionen* verrichten.

7.2. Feingeweblicher Bau des Skelettmuskelgewebes

Jeder Skelettmuskel unseres Organismus läßt bereits **makroskopisch** einen **faserigen Bau** erkennen, den man am rohen, noch besser jedoch am gekochten Fleisch beobachten kann. Er setzt sich zu 70 bis 80 % aus *Wasser*, zu 15 bis 20 % aus *Proteinen* (wovon 30 % lösliche Proteine – zu denen besonders die Enzyme des Energiestoffwechsels und das Myoglobin zählen – und 70 % schwerlösliche Proteine sind, die in Struktur- und Regulatorproteine*) getrennt werden und die den kontraktilen Apparat bilden) sowie zu 3 bis 4 % aus *Elektrolyten* zusammen, wobei sich diese Relationen während des Wachstums verändern können und von der jeweiligen Ernährungsform, vor allem aber von der regelmäßigen körperlichen (sportlichen) Betätigung und vom Trainingszustand mitbeeinflußt werden.

Die aus den Strukturproteinen **Myosin** (das mit 53 % am Gesamtproteingehalt der Skelettmuskulatur beteiligt ist und sich durch spezifische Eigenschaften wie *Aggregation* [Myosin-Filament], *Actinbindung* [Actomyosin-Komplex] und *Hydrolyse von ATP* [Myosin-ATPase] auszeichnet, wodurch eine Muskelkontraktion überhaupt erst zustande kommen kann) und **Actin** (das 20 bis 25 % der Muskelproteine ausmacht), aus **Phosphatverbindungen** und **Zellwasser** bestehende Muskel**fasern** stellen feine, längsorientierte, unverzweigte, zylindrische, 0,01 bis 0,1 mm dicke**) und

---
*) Zu ihnen gehören das *Troponin* und *Tropomyosin*, die der Regulation der Wechselwirkungen zwischen Myosin und Actin dienen.

**) Die Skelettmuskelfasern weisen bei ein und demselben Individuum sehr unterschiedliche Durchmesser auf, wobei Fasern, die nach der Geburt stark wachsen (wie z. B. die der unteren Extremität) die größte Dicke erreichen; s. hierzu auch die Ausführungen zum Muskelfaserspektrum (s. S. 57).

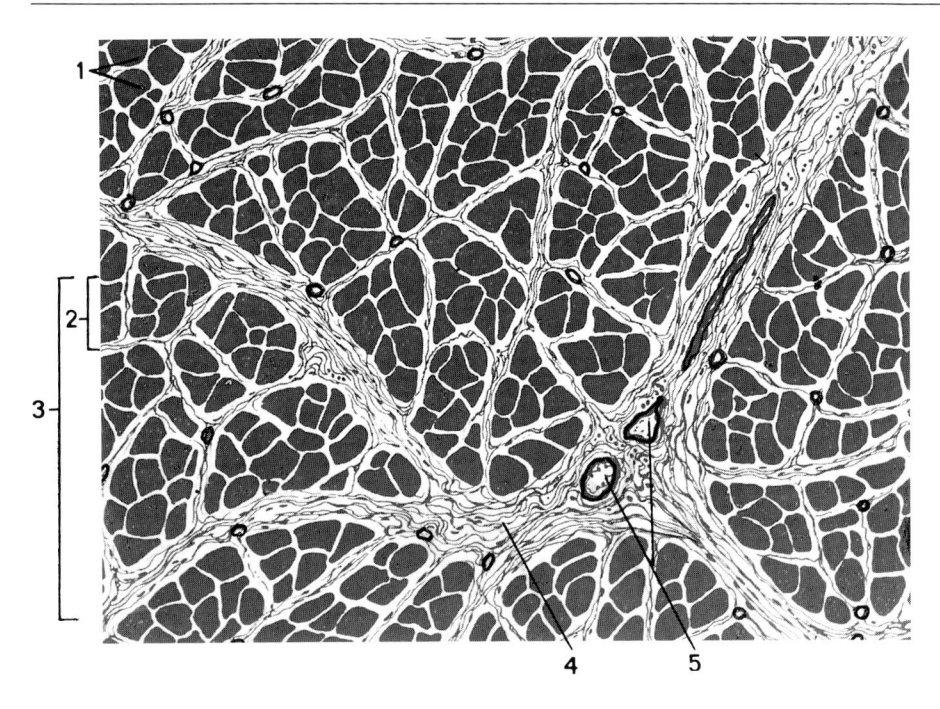

Abb. 39. Skelettmuskulatur (Querschnitt): Muskelfasern (1; schwarz) mit Endomysium, primäre (2) und sekundäre (3) Muskelfaserbündeln, Perimysium (4) mit Blutgefäßen (5), sensiblen und motorischen Nervenfasern.

bis zu 15 cm lange Gebilde dar, die zahlreiche ovale 10 µm lange und an der Oberfläche der Muskelfaser gelegene Kerne aufweisen. Diese Fasern machen in ihrer Gesamtheit den eigentlichen Skelettmuskel aus (auch wenn sie sich nur zum Teil über die gesamte Länge des letzteren erstrecken). Somit erreicht die Skelettmuskelfaser gegenüber der glatten Muskelzelle eine 300- bis 400fache größere Länge sowie eine 5fach stärkere Dicke. Die Skelettmuskelfasern gehen an ihren Enden in einen bindegewebigen, sehr dehnungsfesten Strang – die *Sehne* – über (Abb. 52); diese verbindet den Muskel mit der Knochenhaut. Nur dort, wo Sehnen im Vergleich zur Muskelleistung, die sie auf das Skelett zu übertragen haben, einen sehr kleinen Querschnitt aufweisen – was für die Mehrzahl der Ansatzzonen der Arm- und Beinmuskeln zutrifft –, sind sie ohne Vorschaltung einer Knochenhaut mittels der sog. SHARPEY-Fasern direkt in die Knochensubstanz eingemauert.

Mikroskopisch wird jede Skelettmuskel*faser* mit ihrem **Sarcoplasma** nach außen von einer argyrophile Fäserchen enthaltenden, etwa 0,009 µm dicken und dehnungsfähigen „Fleischhaut" oder **Sarcolemm** (Abb. 41b) abgeschlossen und von einem zarten lockeren Bindegewebe, dem **Endomysium**, umhüllt, in dem feinste Nervenfäserchen und Blutgefäße (sog. Haargefäße oder *Capillaren*), die sich dem Sarcolemm eng anschmiegen (so daß der Stoffaustausch mit der Muskelfaser intensiv vonstatten geht), verlaufen (Abb. 39). Der durch die Gitterfasern stabilisierte Sarcolemmschlauch zeichnet sich durch oberflächenvergrößernde Fältelungen und Einstülpungen aus, in denen die Kollagenfibrillen mit dem kontraktilen Apparat in Verbindung treten (s. u.).

Skelettmuskel**fasern** werden durch lockeres Bindegewebe *(Endomysium)* zu **primären** und viele Muskelfasern zu **sekundären** Muskel**bündeln** (Abb. 39) und die Zusammenfassung aller Bündel ergibt schließlich den **eigentlichen Muskel,** der in einer sog. **Muskelbinde** (*Fascie*, Abb. 54), steckt, die aus straffem Bindegewebe besteht. Um ein reibungsloses Gleiten des Muskels innerhalb der Fascienloge zu er-

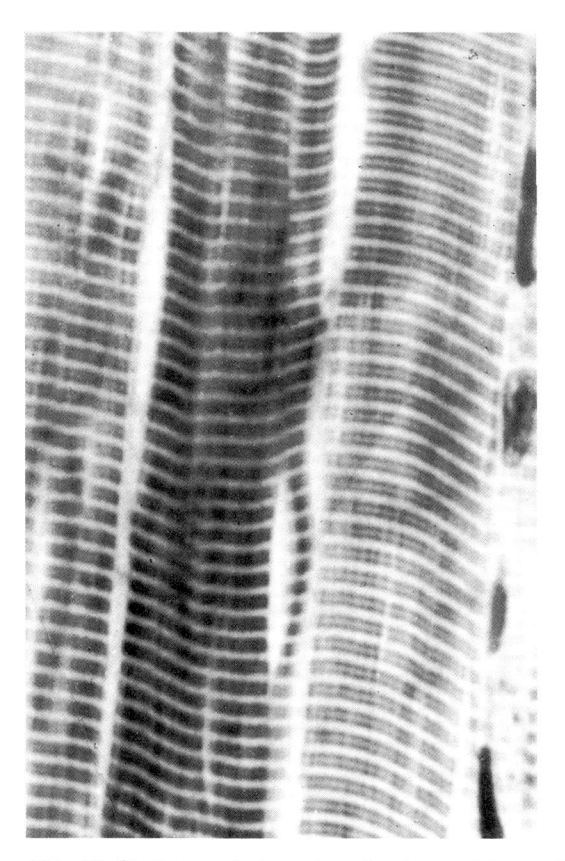

Abb. 40. Skelettmuskulatur im nichtkontrahierten Zustand von der Ratte (Längsschnitt). In der regelmäßigen Querstreifung erscheinen die I-Streifen ungefärbt (hell), die A-Streifen gefärbt (dunkel). Eisen-Haematoxylin-Färbung 1 250:1.

7. Allgemeine Muskellehre

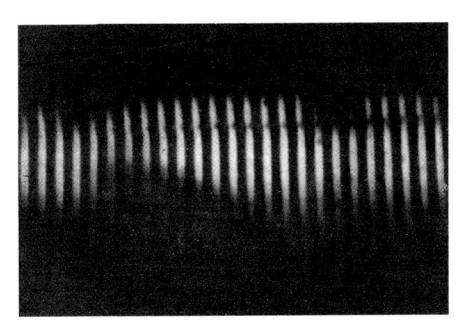

Abb. 41 a. Zupfpräparat eines Skelettmuskels im nichtkontrahierten Zustand (vom Rind) zwischen gekreuzten Polarisatoren mit Darstellung der A- und I-Streifen; die dunklen Flecken entsprechen Kernschatten. Polarisationsaufnahme, Ölimmersion. 935:1.

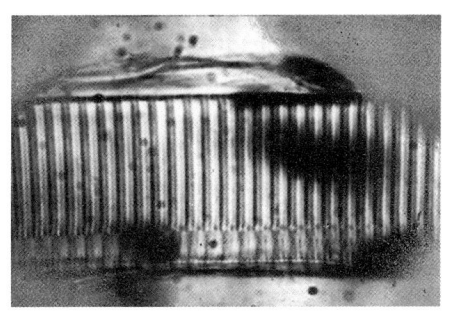

Abb. 41 b. Präparat der Abb. 41 a bei gleicher Einstellung, aber nach Einschaltung eines Glimmerplättchens; dadurch tritt die Periode der Einzel-Muskelfaser noch plastischer hervor (was auch auf das Sarcolemm zutrifft). Technik und Vergrößerung wie in Abb. 41 a.

möglichen, liegt lockeres Bindegewebe *(Paramysium)* der Fascie innen an.

Unter dem Lichtmikroskop (Abb. 40), Polarisations- (Abb. 41 a und b) bzw. Elektronenmikroskop (Abb. 42) erkennt man, daß die Skelettmuskelfaser ein *hochdifferenziertes Gebilde* ist, indem die kontraktilen Strukturen längsorientierte, 0,2 bis 1 µm dicke und in das Zell- oder Sarcoplasma eingebettete Fäden, sog. **Myofibrillen** (mit ihren nur elektronenmikroskopisch darstellbaren *Myofilamenten*) bilden*), die im Gegensatz zur glatten Muskelfaser infolge einer unterschiedlichen optischen Dichte aus **regelmäßig abwechselnd dunklen und hellen Schichten** bestehen. Es handelt sich dabei um die im polarisierten Licht stark *doppel*lichtbrechenden, dunkleren, *anisotropen* (A-Streifen oder -Banden) und um die weniger dichten, *einfach*lichtbrechenden, helleren *isotropen* (I-Streifen) Myosin- und Actinfäden, die innerhalb der nichtkontrahierten Muskelfasern stets in gleicher Höhe nebeneinanderliegen und dadurch das Bild einer **„Querstreifung"** hervorrufen und die sich nach maximaler Vordehnung um 25 bis 30% der Ausgangslänge verkürzen können**). Die *Myofibrillen* mit ihren unterschiedlich dicken **Myofilamenten** (s. u.) stellen das **eigentlich kontraktile Element** jedes Skelettmuskels dar. Der I-Streifen erfährt durch eine zarte, dunkle Zwischenlinie (Z-Streifen, auch als Krausesche Grundmembran oder als *Telophragma* bezeichnet), der A-Streifen durch eine hellere Zone im Mittelstück (H-Zone = Hensensche Zone) noch eine Unterteilung (Abb. 42). Den Bereich von einem Z-Streifen über ½ I-Streifen, den A-Streifen mit H-Zone und ½ I-Streifen) bis zum nächsten Z-Streifen (Abb. 42) nennt man „Fibrillenperiode" oder **„Sarcomer"**, die die molekulare und funktionelle Einheit der Muskulatur darstellt. Sie weist einen Durchmesser von 1 bis 1,5 µm und eine Länge von 2 bis 3 µm auf.

Die Myofibrillen der Skelettmuskulatur sind – das lehren uns Phasenkontrast- und elektronenmikroskopische Untersuchungen – aus Bündeln längsorientierter, *allerfeinster Fäserchen* oder **Myofilamente** (von denen die dickeren, die A-Streifen bildenden, aus **Myosin**, die dünneren, im I-Streifen verankerten, aus **Actin** bestehen) zusammengesetzt, die einen Durchmesser bis zu 50 nm aufweisen; sie bauen sich aus **Aggregaten langer Molekülketten** (Abb. 43 u. 44) auf. Somit ergibt sich, wenn man das bisher Gesagte nochmals zusammenfaßt, daß der Skelettmuskel aus vielen

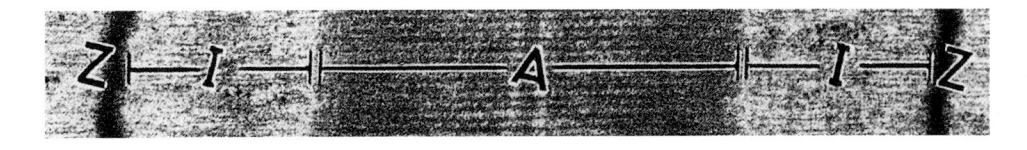

Abb. 42. Ultrastrukturelle Darstellung einer Myofibrille aus dem Zwerchfellmuskel der Ratte (35 000:1).

---

*) Das Mengenverhältnis zwischen dem Sarcoplasma und den Myofibrillen ist nicht in allen Muskelfasern gleich; ausdauernd arbeitende Muskelfasern (glatte Muskulatur, Atem- und Herzmuskulatur) sind reich an rotem Muskelfarbstoff *(Myoglobin)*. Die „blasseren", d. h. myoglobinärmeren Muskelfasern eignen sich infolge ihres großen Myofibrillenreichtums besonders für schnellkräftige Kontraktionen; sie ermüden dabei aber auch leicht (s. u.).

**) Die *Actin*fäden (quer zur Z-Linie des I-Streifens gelegen) sowie die dickeren *Myosin*fäden (die sich in gleicher Richtung in der H-Zone des A-Streifens befinden) lagern sich unter Ruhebedingungen des Muskels (wie die Finger gefalteter Hände) eng aneinander. Bei isotonischer Kontraktion kommt es zu einer Interaktion der sich überlappenden Actin- und Myosinfäden; durch die dabei auftretenden Bindungskräfte werden die Actinfilamente in die Zwischenräume der Myosinfilamente hineingezogen, die Z-Linien rücken zusammen, während die Länge der A-Streifen (d. h. der Myosinfilamente) konstant bleibt. Interessant ist in diesem Zusammenhang, daß der kontraktile Apparat der Muskelzelle durch extreme Ausdauerbeanspruchungen erhebliche *Strukturalterationen* (Auflockerung der Myosinfilamente, Wellungen und Verziehungen besonders des Z-Streifens) erfahren kann, die als morphologischer Ausdruck lokaler energetischer Insuffizienz angesehen werden.

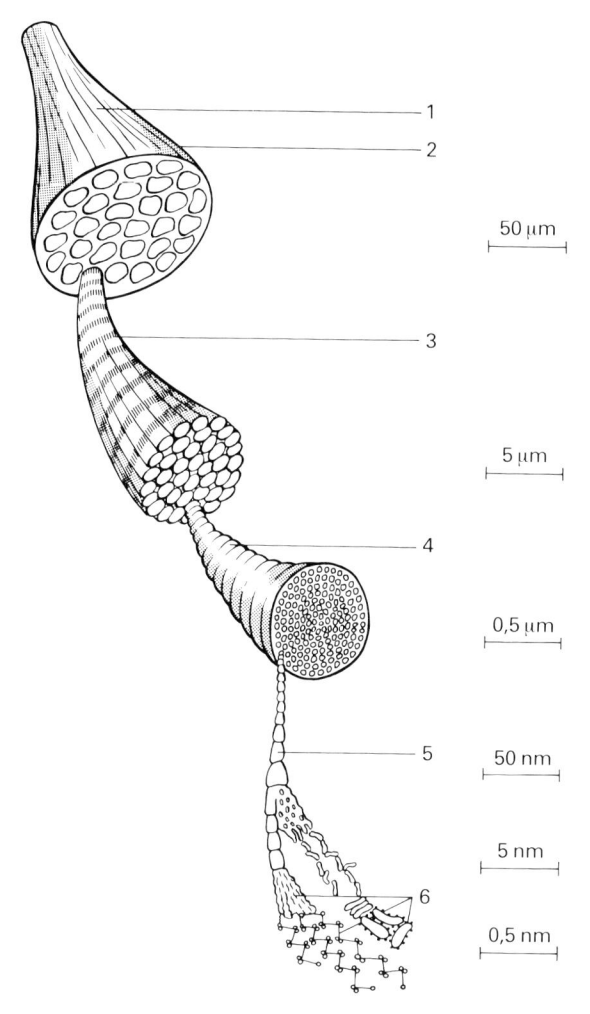

Abb. 43. Schematisierte Darstellung des Aufbaues einer Muskel*faser* bis in die kleinsten Strukturelemente. Die Maßstäbe geben die jeweiligen Größenverhältnisse an.
1 = Muskel*faser*
2 = Muskelfaser*membran (Sarcolemm)*
3 = *Myofibrillensäule*
4 = einzelne *Myofibrille*
5 = einzelnes *Myofilament*
6 = mehrere Molekülketten

tausend *Myofilamenten*, die sich zu zahlreichen *Myofibrillen* (zwischen denen Grundplasma, Mitochondrien, Neutralfettpartikel und Glycogengranula liegen) und diese wieder zu Muskel*fasern* und -*bündeln* vereinen, besteht.

7.3. Skelettmuskelfasertypen

Die Skelettmuskelfasern sind – was ihren makro- und mikroskopischen Aufbau, ihren Stoffwechsel sowie ihre Capillarisierung, ihre Kontraktionsschnelligkeit und ihre Empfindlichkeit gegenüber Sauerstoffmangel und Tempe-

raturänderungen betrifft – in verschiedene *Muskelfasertypen* zu unterteilen, die sich in ihrer spezifischen Leistungsfähigkeit eindeutig unterscheiden. Schon RANVIER (1874) hat als erster *morphologische* Unterscheidungen innerhalb der Skelettmuskulatur vorgenommen, indem er (bei Tierpräparationen) „**rote**" und „**weiße**" Muskeln beschrieb, wobei er fand, daß erstere sehr sarcoplasmareich und gut capillarisiert waren. KRÜGER (1929) stellte auf Grund seiner *histologischen* Untersuchungen 2 Fasertypen auf, die sich durch die Anordnung der kontraktilen Substanz unterschieden; er konnte feststellen, daß in manchen Muskelfasern die Fibrillen auf dem Querschnitt polygonale (COHNHEIMsche) Felder bilden, während sie in anderen Muskelfasern als feine Pünktchen – über den gesamten Querschnitt verteilt – zu erkennen waren. KRÜGER unterschied deshalb Fasern vom Typ der „**Felderstruktur**" von Fasern vom Typ der „**Fibrillenstruktur**", eine Klassifizierung, die durch *elektronenmikroskopische* Untersuchungen bestätigt werden konnte, wobei von „dicken", fibrillenreichen, sarcoplasmaarmen, phasischen Fasern (für Fasern mit Fibrillenstruktur) und von „dünnen", fibrillenarmen, sarcoplasmareichen, spannungsregelnden (tonischen) Fasern (für Fasern mit Felderstruktur) gesprochen wurde.

Nach Einführung *histochemischer* Methoden in die Untersuchung des Skelettmuskels, die zunächst darauf abzielten, Informationen über dessen physiologisches und metabolisches Verhalten zu gewinnen, konnte später eine Unterscheidung in *mitochondrienreiche und -arme Fasern* vorgenommen werden und durch den *biochemischen* Nachweis der Myosin-ATPase gelang es, den kontraktilen Apparat und seine biochemischen sowie physiologischen Kenngrößen zu ermitteln. Eine weitere Differenzierung der Skelettmuskelfasern ergab sich in den letzten 15 Jahren nach ihrem Gehalt an Enzymen bzw. Substraten.

Basierend auf diesen Vorleistungen werden heute *elektronenmikroskopisch* und *histochemisch* (ATPase-Reaktion) beim **Tier** relativ konstant **3 Muskelfasertypen** unterschieden (Abb. 46):

1. in ihrem Durchmesser und Flächeninhalt relativ große, myofibrillenreichere, sich färberisch hell darstellende, nur wenige Capillaren und kleine Mitochondrien aufweisende und demzufolge an oxidativer Enzymaktivität arme **A-Fasern** (die den „weißen" bzw. „dicken" Muskelfasern entsprechen),
2. in ihrem Durchmesser und Flächeninhalt um 1/5 kleinere, etwas dunkler erscheinende, mehr Capillaren und runde bis ovale Mitochondrien besitzende und damit enzymaktivere *„Intermediär"-, „Übergangs"-* oder **B-Fasern** und
3. in ihrem Durchmesser und Flächeninhalt um 2/5 kleinere, sich tief dunkel darstellende, zahlreiche Capillaren sowie große Mitochondrien (zusammen mit Neutralfettpartikeln in „Sarcoplasmastraßen" [Abb. 45] gelegen) aufweisende und somit an oxidativer Enzymaktivität sehr reiche **C-Fasern** (die den „roten" oder „dünnen" Muskelfasern entsprechen).

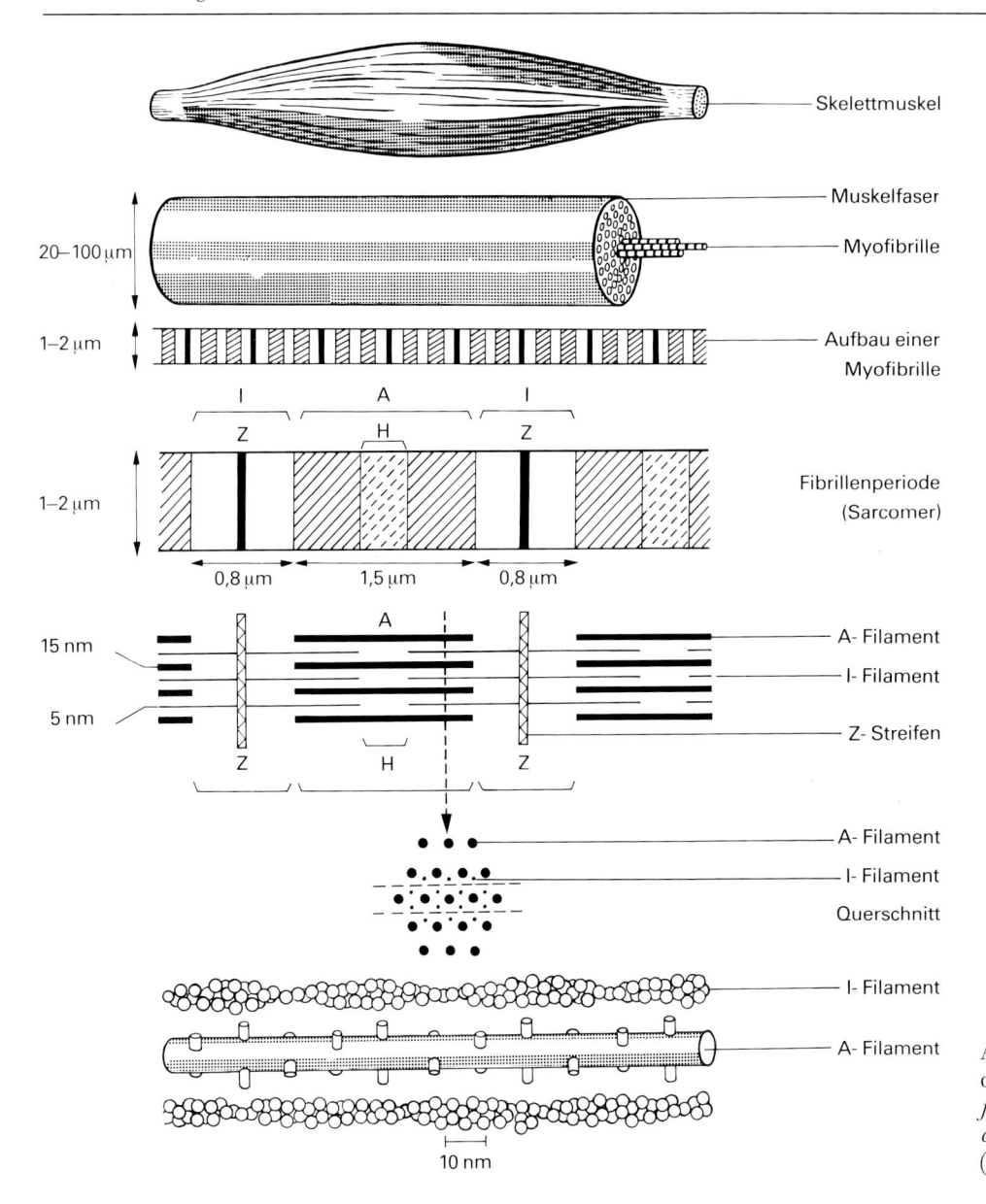

Abb. 44. Strengschematische Darstellung der Skelettmuskelaufgliederung in *Muskelfasern, Myofibrillen, Fibrillenperioden (Sarcomere), Myofilamente* und *Molekülketten* (nach HASSELBACH 1971).

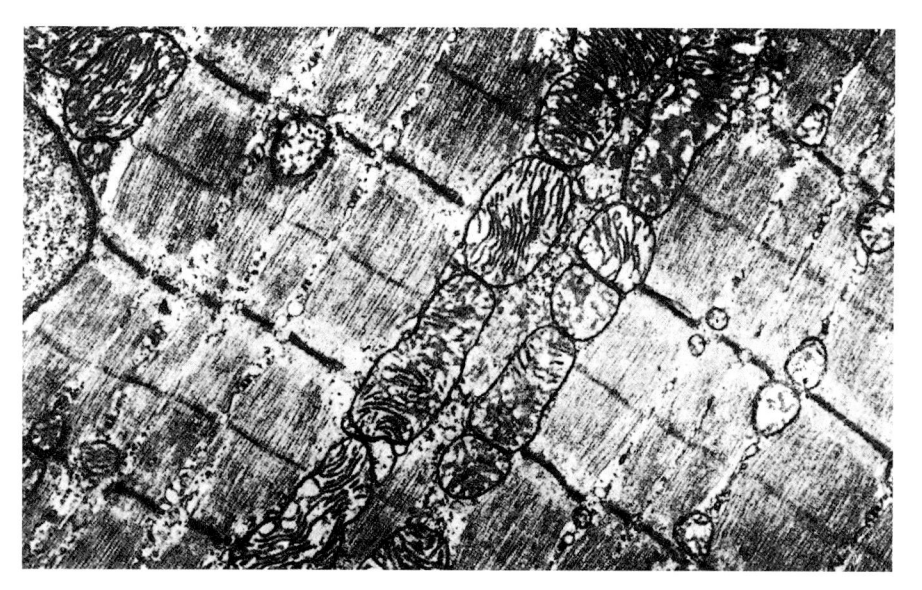

Abb. 45. Skelettmuskel (von der Ratte) im elektronenmikroskopischen Bild; dargestellt sind vor allem *Myofibrillen, Myofilamente* sowie große, zahlreiche *Mitochondrien* (in Höhe der I-Streifen und in Sarcoplasmastraßen zwischen den *Myofibrillen* gelegen); Fix.: OS_2O_4, Kontrastierung n. REYNOLDS; 12 000:1.

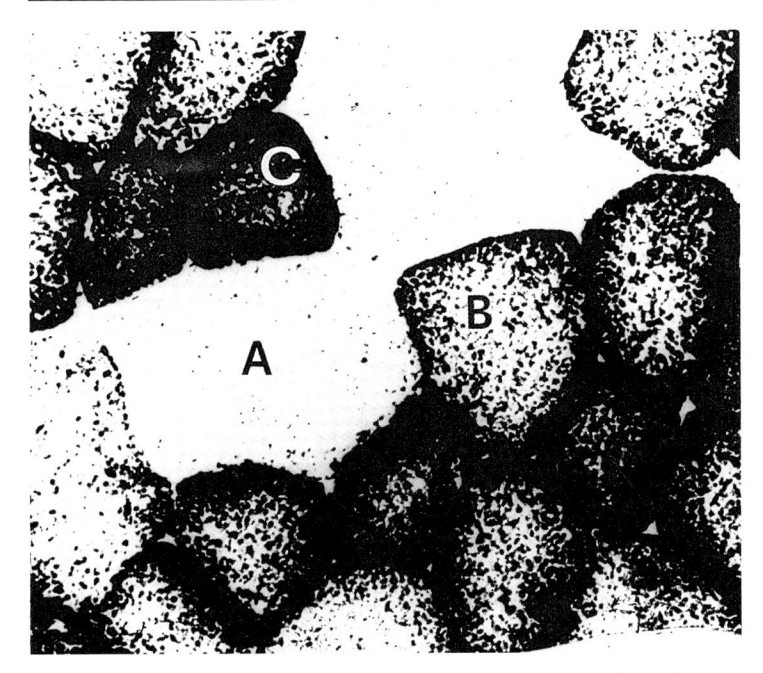

Abb. 46. Differenzierung von Skelettmuskelfasertypen (von der Ratte) mit Hilfe des *Succinodehydrogenase*-Nachweises; Querschnitt, 300:1. Differenzierung der A-, B- und C-Fasern.

Im **menschlichen** Skelettmuskel werden (auf der Grundlage *lichtmikroskopisch-histochemischer, biochemischer* und *elektrophysiologischer* Untersuchungen) vorrangig **2 Fasertypen** identifiziert:
1. großflächige, dicke, capillaren- und mitochondrienarme, infolge der hohen Myosin-ATPase-Aktivität sich sehr schnell kontrahierende (Kontraktionszeiten 25 bis 50 ms), eine hohe Spannung aufweisende, aber rasch ermüdende **„schnelle"** (oder Typ II-) Fasern = *fast-twitch fibres*, die auf Grund ihres niedrigen Gehalts an Lipoprotein-Lipase nur geringfügig in der Lage sind, freie Fettsäuren zur Energiegewinnung zu verbrennen. Sie werden unterteilt in
   a) mitochondrienhaltigere, schneller sich kontrahierende *fast twitch oxidative fibres* (FTO-Fasern), die etwa 50% bis 70% der Gesamtmenge ausmachen, und in
   b) mitochondrienärmere, etwas langsamer sich kontrahierende *fast twitch glycolytic fibres* (FTG-Fasern), die zu 30% bis 50% vertreten sind.
2. Kleinflächige, dünne, sehr capillaren- und mitochondrienreiche, sich durch einen hohen oxidativen Stoffwechsel auszeichnende, sich langsam verkürzende (Kontraktionszeiten über 60 ms), eine niedrige Spannung aufweisende und sehr ermüdungsresistente **„langsame"** (oder Typ I-) Fasern = *slow-twitch fibres*, die mit dem C-Typ der tierischen Muskelfasern vergleichbar sind. Sie weisen außer einem hohen Myoglobingehalt, der einen schnellen intrazellulären O_2-Transport gewährleistet, eine hohe Lipoprotein-Lipase Aktivität auf, wodurch die Aufnahme und Oxydation von freien Fettsäuren ermöglicht wird, die vor allem bei Langzeitbelastungen einen wesentlichen Anteil an der Energiegewinnung haben.

Überblickt man die Muskelfaserverteilung beim Menschen, dann wird deutlich, daß das Faserspektrum der einzelnen Skelettmuskeln eine bestimmte *Funktionsbezogenheit* widerspiegelt; so sind beispielsweise der zweiköpfige Armmuskel *(M. biceps brachii)* und der innere Schenkelmuskel *(M. vastus medialis)* durch ihren relativ geringen ST-Faseranteil typische „Schnelligkeitsmuskeln", während der Delta-Muskel *(M. deltoideus)*, der Zwillingswadenmuskel und Schollenmuskel *(M. gastrocnemius et M. soleus)* infolge ihres dominierenden Anteils an ST-Fasern zu „Halte- und Ausdauerfunktionen" prädestiniert sind.

Diese in der frühkindlichen Entwicklung sich ausprägenden, *genetisch determinierten ultrastrukturellen Verteilungsmuster* innerhalb jedes Skelettmuskels und dessen metabolischer Kapazität können nach neueren Untersuchungen *zeitlich begrenzt* durch die spezifische Belastungsform beeinflußt werden; dabei scheint eine Transformation der „schnellen" (Typ II-) Fasern in die „langsamen" (Typ I-) Fasern durch ein intensives Ausdauertraining leichter zu erreichen zu sein als umgekehrt eine Umwandlung der ST-Fasern in FT-Fasern mittels eines Kraft-/Schnellkrafttrainings.

Nach diesen Vorbemerkungen überrascht es nicht, daß die Skelettmuskeln von *Ausdauer*sportlern (u. a. Langstreckenläufer, Straßenradsportler, Ruderer) einen hohen prozentualen Anteil **„langsamer"** Fasern aufweisen, die infolge der Notwendigkeit der ständigen Zufuhr neuer Substrate und des raschen Abtransportes der Endprodukte des Stoffwechsels (CO_2, Milchsäure) reich capillarisiert sind (s. 7.2.) und in beträchtlicher Menge feinste Fett-Tröpfchen besitzen, die als zusätzliche lokale Energiespeicher fungieren. Bei der Skelettmuskulatur von *Schnell-* oder *Maximal*kraftsportlern (u. a. Sprinter, Werfer, Kraftsportler) zeigt sich demgegenüber ein hoher Prozentsatz **„schneller"** Fasern, die – zumal der Muskel vorrangig seine eigenen Energievorräte (Glycogen, Creatinphosphat) in Anspruch nimmt – nur von sehr wenigen Capillaren versorgt werden; dies ist einleuchtend wenn man berücksichtigt, daß die Stoffwechselzwischenprodukte – zunächst im Muskel angehäuft – vor allem in der Erholungs- bzw. Wiederherstellungsphase abtransportiert werden. Fettpartikel sind in diesem Fasertyp kaum vorhanden.

Der unterschiedliche Charakter der Ausdauer- und Schnell- bzw. Maximalkraft-Leistungsfähigkeit ist demzufolge mit auf die *spezifischen Eigenschaften der Skelettmuskel-Fasertypen* und ihre spezifische adaptative Ausprägung zurückzuführen, wobei der prozentuale Anteil des einen oder anderen Fasertyps das Leistungsvermögen des Muskels (unter dem Aspekt der Energieumwandlung sowie der Funktion) für unterschiedlich lange und intensive körperliche Beanspruchungen bestimmt.

Von Interesse ist schließlich noch die Frage, ob es innerhalb der interindividuellen Variationsbreite Unterschiede in der Verteilung der fast-twitch- und slow-twitch-Fasern bei *Männern* und *Frauen* gibt, was verneint werden muß

(BERG u. KEUL 1981; KARLSSON u. JACOBS 1981; KOMI 1981). Diese Feststellung trifft auf alle Lebensphasen zu, wobei zunächst post partum ein relativ großer FTF-Anteil zu beobachten ist, der bis Ende des 3. Lebensjahres – bei gleichzeitigem Anstieg des STF-Anteils – abnimmt, um sich nach einer nochmaligen Zunahme endgültig zwischen dem 45. und 70. Lebensjahr zu verringern (BOLTE et al. 1981). Diese Entwicklung der Muskelfasertyp-Proportionen steht bei Kindern und Jugendlichen beiderlei Geschlechts in unmittelbarem Zusammenhang mit ihrer *Motorik*, an die in zunehmendem Maße statisch-dynamische Anforderungen gestellt werden, wofür der signifikante *STF-Anstieg* die entsprechende Voraussetzung bietet.

Eine unterschiedliche geschlechtsspezifische *hohe sportliche Leistungsfähigkeit* ist demzufolge nicht auf eine unterschiedliche Skelettmuskel-Faserverteilung zurückzuführen; die bei Schnellkraftdisziplinen der Männer zu beobachtende Tendenz zur Dominanz des FTF-Anteils trifft auch für die leistungssportlich tätige Frau zu, wobei jedoch auf die geringere Möglichkeit zur Entwicklung der Muskelmasse hinzuweisen ist, was mit der niedrigeren Testosteron-Produktion zusammenhängt (KAIZER et al. 1987), was sich auch in den deutlich kleineren FTF-Querschnitten des weiblichen Geschlechts niederschlägt, während bei den STF-Querschnitten keine geschlechtsspezifischen Unterschiede bestehen. Auch die muskelfaserabhängige Verteilung der ATP- sowie Kreatinphosphatkonzentrationen läßt keinen geschlechtsbezogenen Unterschied erkennen (BERG u. KEUL 1981, BUHL et al. 1983), wenngleich die belastungsbedingten Aktivitätszunahmen bei Männern im allgemeinen deutlicher ausfallen.

7.4. Funktionell-anatomische Voraussetzungen und quantitative sowie qualitative Anpassungen der Skelettmuskulatur für bzw. an Beanspruchungen unterschiedlicher Dauer und Intensität

Untersucht man die **strukturellen Vorbedingungen** der Beanspruchbarkeit der Skelettmuskulatur, dann begegnet man neben der üblichen parallel-faserigen Anordnung der Muskelfasern und -bündel nicht selten (insbesondere bei *skelettfreien* Muskelkörpern) auch innigen **dreidimensionalen** Verflechtungen der kontraktilen Strukturen (wie beispielsweise in der Säuger-Zunge; Abb. 197) mit pinselartigen feinen Aufspaltungen sowie mit quadratischen bis rhombischen Scherengitterbildungen, wie sie vor allem in der „Tintenfisch"-Armmuskulatur angetroffen werden (TITTEL 1963, 1964, 1969, 1971; TITTEL und PIEPER 1968). Derartige Strukturen, die dem skelettfreien Muskelkörper eine größtmögliche **Festigkeit** (ohne wesentliche Zuhilfenahme bindegewebiger Stützsubstanzen), **Kraft** und **Beweglichkeit** sichern, sind selbstverständlich nicht nur das Ergebnis hoher Beanspruchungen; so konnten beispielsweise bereits an embryonalen Säuger-Zungen die dreidimensionalen Anordnungen der Muskelelemente beobachtet werden (TITTEL und PIEPER 1968). Das beweist, daß derartige Muskelkörper einen **Wechsel** *von der* **genetisch** *bedingten* **Wachstumsstruktur** *zu der* (vorwiegend mechanischen Gesetzen folgenden) **funktionellen Arbeitsstruktur** durchlaufen, wie er in ähnlicher Form für den inneren strukturellen Umbau der Wirbelkörper und ihres Bandapparates vom Neugeborenen bis zum Erwachsenen zutrifft.

Neben den strukturellen Vorbedingungen kommt insbesondere den dynamisch verlaufenden bewegungsinduzierten **funktionell-morphologischen Adaptationen** der Skelettmuskulatur eine vorrangige Bedeutung zu. Es ist bekannt, daß unter dem Einfluß eines vorwiegend *isometrischen* (Kraft-) Muskeltrainings eine *Zunahme der Querschnittsfläche* (**Hypertrophie**) *der Skelettmuskelfasern* sowie eine relative *Vermehrung des interstitiellen lockeren Bindegewebes*, wodurch das Muskelgewebe „mechanisch verfestigt wird", erfolgen.*) Durch das Krafttraining wird eine Synthese der kontraktilen Proteine Myosin und Actin ausgelöst, während die mitochondrialen Proteine keine Neubildung erfahren, sodaß es zu einer Abnahme der Volumendichte der Mitochondrien bei gleichbleibender mitochondrialer Gesamtmenge kommt (HOPPELER 1989). Im Verlauf eines mehr *isotonischen* (Ausdauer-) Muskeltrainings sind neben einer nur mäßigen Muskelhypertrophie (ohne sichtbare Vermehrung des interstitiellen Bindegewebes) vorrangig funktionelle **Erweiterungen des capillaren Blutgefäßbettes** sowie **Veränderungen der Stoffwechselparameter** (wie beispielsweise ein Anstieg des Gesamtstickstoffs, des Eiweißgehaltes der Myofilamente und des Nicht-Eiweiß-Stickstoffs im Muskel, eine Zunahme des Myoglobingehaltes und der Muskelmitochondrien sowie eine verstärkte Ausnutzung der Fettsäuren) zu beobachten.

Die unter Ruhebedingungen im Durchmesser 0,2 bis 0,5 µm großen **Mitochondrien** in der Skelettmuskulatur sichern als Orte der oxidativen Phosphorylierung und aeroben Energiegewinnung (aus dem KREBS-Zyklus) die *Bereitstellung des Energieträgers ATP*; es liegt deshalb nahe, an diesen Muskelzellorganellen (die rund 14 % des Gesamtproteingehalts im Muskel ausmachen) qualitative und quantitative Veränderungen *unter* oder *nach* maximalen körperlichen Beanspruchungen nachzuweisen. So beobachtete HOFFMEISTER (1961) in den Flugmuskeln von Heuschrecken (die erfahrungsgemäß 200 Flügelschläge/s verrichten) nach einem erschöpfenden, fünfstündigen Flug neben deutlich aufgelockerten Filamentbündeln in den Myofibrillen regelmäßig *Schwellungszustände* und *Abrundungen* der Mito-

---

*) Ein vorrangig auf exzentrischer Muskelarbeit beruhendes Krafttraining scheint nach bisherigen Befunden zu einer Neubildung von Muskelfasern, zu einer *Hyperplasie*, zu führen.

chondrien (als Ausdruck veränderter osmotischer Verhältnisse in der Muskelfaser und einer Reduktion bzw. eines Mangels des ATP-Gehaltes der Mitochondrien). Sie führten nicht selten zum Zerreißen der äußeren Membran (die nur 10% des Gesamtprotein- und -lipidgehalts eines Mitochondriums aufweist) und zum Austritt von Teilen der inneren Mitochondrienmembran, die zu 75% aus Proteinen (zu denen die Enzyme der Atmungskette, der ATP-Synthese, der NAD-abhängigen Transhydrogenation sowie der Ionentranslokalisation gehören) und zu 25% aus Lipiden (besonders Phospholipiden) aufgebaut ist; dabei waren Verkürzungen der *Cristae mitochondriales*, deren Dichte mit der oxidativen Stoffwechselleistung der Muskelzelle eng korreliert, besonders auffällig. Da diese Erscheinungen, die die Leistungsfähigkeit des Muskels zeitlich begrenzt herabsetzen, **reversibel** sind (soweit ihre flexible, 150 Å dicke Außenmembran bei den Größen- und Volumenänderungen unverletzt geblieben ist), haben sie funktionell insofern Bedeutung, als sie das **objektivierbare Kennzeichen** einer **peripheren Ermüdung** darstellen. Bereits nach wenigen Erholungsstunden, in deren Verlauf es nicht nur zu einer Wiederauffüllung, sondern zu einer Erhöhung *(Superkompensation)* des Phospholipidgehalts, des Proteinanteils und des Kopplungsgrades der oxidativen Phosphorylierung kommt, haben die Zellorganellen wieder ihre ursprüngliche Form und Binnenstruktur zurückgewonnen, was nicht zuletzt auch auf die Nachbarschaft der subsarcolemmalen Mitochondrien mit dem Capillargefäß-System (Abb. 47) bzw. auf die unterschiedliche Capillarisierung der verschiedenen Skelettmuskel-Fasertypen (s. u.) zurückzuführen ist.

Eine Ausdauerbelastung im Sport führt bereits nach 4 Wochen zu einer *Zunahme* der *Mitochondrienzahl* um 18% sowie des *Mitochondrienvolumens* um 38–43% in der belasteten Skelettmuskulatur, speziell in den STF (Hoppeler 1986, 1989, Pieper et al. 1981, Sjoestroem 1980, Tittel 1992). Entsprechend der Volumen- und Oberflächenzunahme der Träger aerober Enzyme verstärkt sich auch deren Aktivität, was u. a. auf die Succinatdehydrogenase, die Hexokinase und auf die aktive Fraktion der Glykogenphosphorylase zutrifft; entsprechend der Zunahme des Triglyceridtropfenvolumens steigt auch die Lipoproteinlipase sichtbar an.

Weisen die Skelettmuskel-Mitochondrien *geschlechtsspezifische Unterschiede* auf? Bezüglich der *Mitochondriengröße* (im Ruhezustand) kann die Frage verneint werden. Unterschiede sind jedoch in der *Anzahl* der Mitochondrien, die bei der Frau signifikant kleiner ist, und auf *ultrastruktureller Ebene* nachweisbar. So ist entsprechend der auf die Körpermasse bezogenen O_2-Aufnahme die Mitochondrien-Volumendichte um 20%, die Oberflächendichte der Mitochondrienmembran um 15% und das Volumenverhältnis von Mitochondrien zu Myofibrillen um 20% niedriger (Hoppeler 1986; Komi 1981), Unterschiede, die wie die bereits erwähnten geschlechtsspezifischen Differenzen im Bereich der FTF-Flächen auch nach Ausdauerbelastungen bestehen bleiben und für die etwas *größere O_2-Aufnahmefähigkeit des Mannes* gegenüber der der Frau (72,0:69,0 ml/kg/min) mitverantwortlich sind.

Es bleibt die Frage noch offen, welche **Steuerungsmechanismen** für die beschriebenen bewegungsinduzierten Adaptationen verantwortlich sind. Bekanntlich stimulieren *Thyroxin* und *Trijodthyronin* die Proteinsynthese und den Kohlenhydratstoffwechsel. Die trainingsbedingten Veränderungen bezüglich der Enzym- und Mitochondrienproteine sind demzufolge – läßt man einmal die Einflüsse, die die Zelle unmittelbar treffen, außeracht – sehr eng mit den funktionellen Zuständen *endokriner Organe* verknüpft, wie

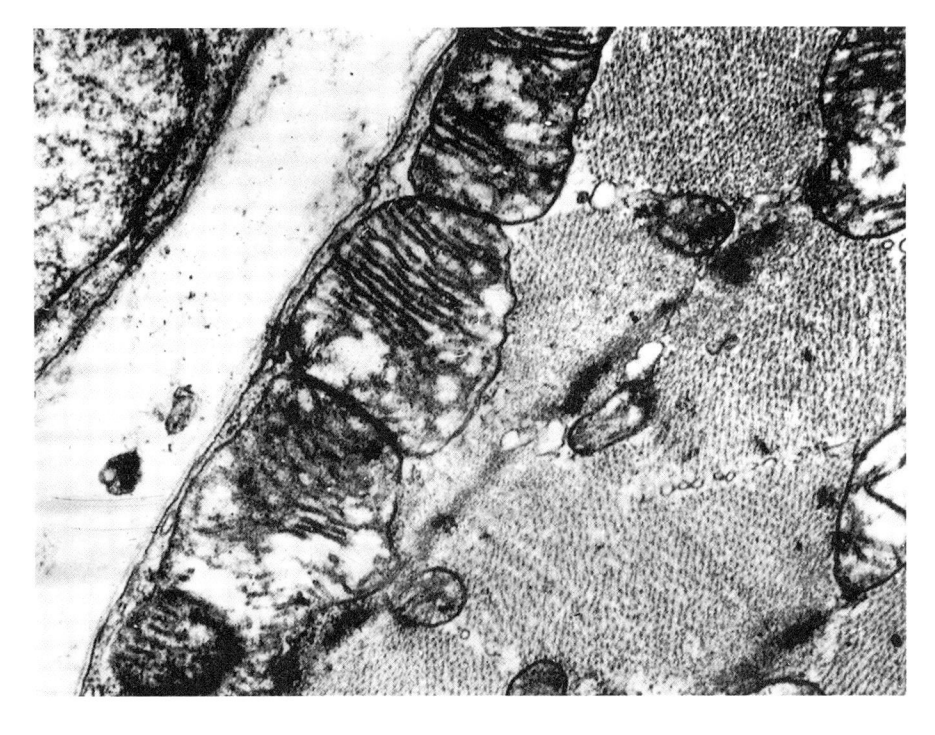

Abb. 47. Skelettmuskel (von der Ratte) im elektronenmikroskopischen Bild; zur Darstellung gelangen *Myofibrillen, Myofilamente,* zahlreiche stark vergrößerte, vor allem subsarcolemmal gelegene *Mitochondrien* und deren unmittelbarer Kontakt mit einer *Capillare.* Fix.: OS_2O_4, Kontrastierung nach Reynolds; 12 000:1.

unsere eigenen morphologischen und histochemischen Untersuchungen an der Nebenniere, an der Schilddrüse und an neurosekretorischen Kernen des *Hypothalamus* sowie an bestimmten Zelltypen der *Adenohypophyse* (FEUSTEL, PIEPER, HÜBNER und LUPPA 1969; FEUSTEL, PIEPER, BLUME, LOHS und JIRA 1970; TITTEL, FEUSTEL, HÜBNER, LUPPA und PIEPER 1968) sowie Erhebungen anderer Autoren (CUKANOVA 1966; GOLLNICK und KING 1969) gezeigt haben. Nach diesen Befunden liegt die Annahme nahe, daß das **Thyroxin** (dessen Produktion im Verlauf eines Trainingszyklus offensichtlich kontinuierlich ansteigt) die **Zahl der Mitochondrien** in der Skelettmuskulatur insbesondere bei Ausdauerbeanspruchungen **erhöht** und die besprochenen Veränderungen in der **Binnen**struktur der Organellen **verstärkt**. Nach dem bisherigen Wissensstand muß man annehmen, daß die funktionell-anatomischen Anpassungen der *Mitochondrien* (die *Ausdruck des Gesamt-Stoffwechselgeschehens der Muskelfaser* mit ihren Myofibrillen und Myofilamenten sind) an Beanspruchungen unterschiedlicher Dauer und Intensität über die *peripheren endokrinen Organe* sowie über die *Adenohypophyse* von *hypothalamischen Zentren gesteuert* werden.

Daß durch ein Training in der Regel eine *verstärkte Durchblutung* erzielt wird, ist seit geraumer Zeit bekannt. Von besonderem Interesse ist jedoch, inwieweit die unterschiedliche Dauer und Intensität körperlicher Beanspruchungen signifikante, morphologisch erfaßbare quantitative und qualitative Veränderungen in der Blutversorgung der Skelettmuskulatur hervorrufen. Die Dauerleistungsfähigkeit des kontraktilen Apparates wird weitgehend von der O_2-Zufuhr, d. h. von der funktionellen Größe der *Austauschfläche* im Bereich der *Mikrozirkulation* bestimmt, die in den FTF (im untrainierten wie auch im trainierten Zustand) eindeutig schwächer als in den STF ausgeprägt ist (Abb. 49).

Im Endergebnis eines *ausdauer*betonten Trainings konnte eine **funktionelle Erweiterung des Capillarbetts um 45%** nachgewiesen werden (PIEPER et al. 1981, TITTEL 1990; Abb. 48), verursacht durch den erhöhten Stoffwechsel und durch einen verstärkten osmotischen Druck sowie ermöglicht durch eine Hyperpolarisation der glatten Gefäßwand-Muskulatur der Arteriolen und Präcapillaren, wodurch schließlich eine entscheidende Verbesserung der O_2-Versorgung der arbeitenden Skelettmuskulatur erzielt werden konnte. Somit ist gesichert, daß die *capillare Austauschfläche* durch ein entsprechendes Training *vergrößert werden kann*, was gleichermaßen für beide Geschlechter zutrifft. Die in diesem Zusammenhang hin und wieder postulierte Capillar*neubildung* (REITSMA 1965; HUDLICKA 1982), die in Verbindung mit einer Muskel-*Hyperplasie* (s. o.) bei exzessivem Training auftreten soll, muß nach wie vor bezweifelt werden; zum einen konnte bislang der elektronenmikroskopische Nachweis des Auftretens juveniler Endothelzellen nicht erbracht werden (APPELL 1982, INGJER 1979), zum anderen ist nach dem 8.–10. Lebensjahr kaum noch mit einer Skelettmuskel-Faserhyperplasie zu rechnen.

Skelettmuskeln mit ausgeprägter oxidativer Kapazität (und Ermüdungsresistenz) lassen auch ein spezifisches *Capillarisierungsmuster* erkennen, das sich in Form eines stark *meandrierenden* Capillarverlaufs (= Vergrößerung der Austauschfläche) darstellt (APPELL 1970; HAMMERSEN 1968; TOMANEL et al. 1973), während beim kurzzeitig, intensiv beanspruchten Muskel die Capillaren einen zumeist *parallelen* Verlauf entlang der Faserlängsachse aufweisen. Auch die *Fein*struktur der Skelettmuskelcapillaren zeichnet sich durch adaptive Veränderungen (Hypertrophie der Capillarendothelien, Vergrößerung der Anzahl und Fläche der Pericytenanschnitte im elektronenmikroskopischen Bild) aus (BRZANK und PIEPER 1986).

Die Beispiele verdeutlichen das **differenzierte Adaptationsverhalten** der Skelettmuskulatur, das bis zur *ultrastrukturellen* Ebene hin nachvollziehbar ist, wie es die wellenförmigen Veränderungen und Aufsplitterungen der Z-Streifen innerhalb der I-Bänder unmittelbar nach erschöpfender exzentrischer Belastung (100-km-Läufe in bergigem Gelände) demonstrieren. Sie unterstreichen aber auch die Notwendigkeit, sich regelmäßig körperlich (sportlich) zu belasten; körperliche Inaktivität stellt heutzutage einen entscheidenden Risikofaktor für die Gesundheit und Leistungsfähigkeit dar und ihre spezielle Form der Ruhig-

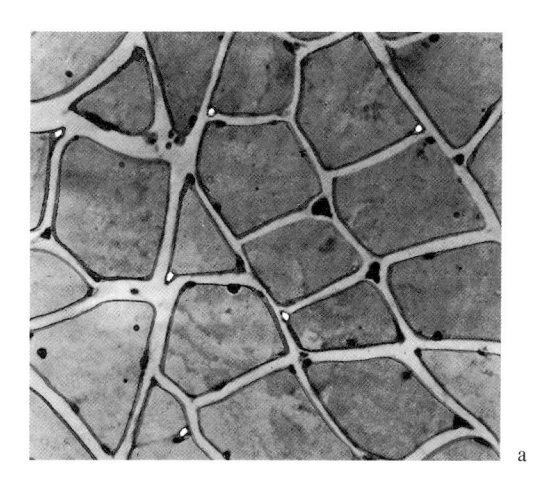

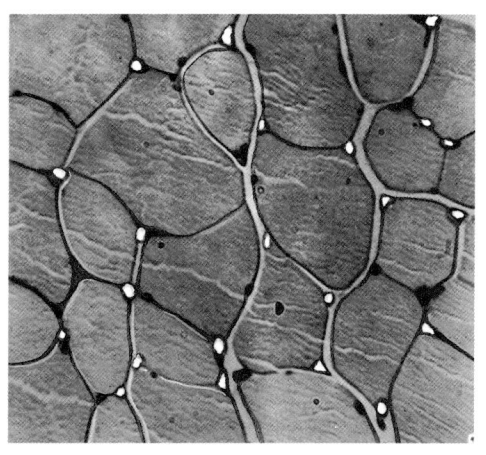

Abb. 48. Skelettmuskulatur (von der Ratte) im Querschnitt; dargestellt ist vor allem die unterschiedliche *Capillarisierung* im untrainierten (a) und ausdauertrainierten Muskel (b). Eisen-Haematoxylin-Färbung; 500:1.

in der Traumatologie zu entsprechenden Konsequenzen geführt (sehr kritische Festlegung von Immobilisationsformen und -zeiten, Tape-Verbände).

Diese an der Skelettmuskulatur gewonnenen Ergebnisse und Erkenntnisse haben auch in der praktischen Gestaltung der *Gerohygiene* und des *Alterssports* ihren Niederschlag gefunden. Gerade für den älteren Menschen ist eine regelmäßige sportliche Betätigung von außerordentlichem Nutzen, drängt sie doch die zunehmend sich verringernde Capillarpermeabilität (die auf eine Verdichtung und Verdickung der Blutgefäßwand zurückzuführen ist) zurück, wodurch die Einschränkung der Austauschfunktionen an der Blut-Gewebe-Schranke, die ja für eine volle Funktionstüchtigkeit der Zellen und Zellverbände verantwortlich sind, erst zu einem relativ späten Zeitpunkt einsetzt. Auch die Mitochondrien der Skelettmuskulatur sind in der Lage, sich selbst im fortgeschrittenen Alter strukturell und funktionell regelmäßigen, gezielten sportlichen Beanspruchungen anzupassen, womit unterstrichen wird, daß die Reaktionsfähigkeit des Capillargefäßsystems und des Mitochondrienbesatzes der Skelettmuskulatur die Gesundheit und Leistungsfähigkeit des alternden Menschen in entscheidendem Maße bestimmen.

7.5. Formen der Muskeln

Obwohl die Muskeln während der Bewegung ständig ihre Form ändern, lassen sich dennoch einige *typische und häufig wiederkehrende* **Formen** mehr oder weniger deutlich ausmachen; so unterscheiden wir – und damit tritt eine gewisse Parallele zur Knochengestalt zutage – *lange, kurze, ringförmige* und *breite Muskeln.* Während erstere als spindelförmige Gebilde vorwiegend im Bereich der Gliedmaßenmuskulatur angetroffen werden, findet man die ringförmige und breite, flächenhafte Muskulatur fast ausschließlich im Bereich des Rumpfes.

Die Enden eines Muskels bezeichnet man als „**Ursprung**" *(Origo)* und „**Ansatz**" *(Insertio);* unter dem *Ursprung* verstehen wir jene Anheftungsstelle des Muskels am passiven Bewegungsapparat, die *dem Rumpf nähergelegen* und damit zugleich *unbeweglicher* ist *(Punctum fixum),* während der *Ansatz den vom Rumpf entfernteren* und *beweglicheren Punkt (Punctum mobile)* darstellt. Ursprung und Ansatz erfolgen zumeist in Form von Sehnen bzw. sehnigen Platten *(Aponeurosen).*

Bei der Analyse sportlicher Bewegungsabläufe wird man sehr oft der Tatsache begegnen, daß sich Muskeln (vor allem des Schulter- und Beckengürtels) **doppelsinnig** betätigen, d. h. *Ursprung und Ansatz miteinander vertauschen;* sie bewegen zwar – und das in erster Linie – die Gliedmaßen, haben bei deren Feststellung aber auch einen Einfluß auf den Rumpf. Ein Muskel beispielsweise, der vom Becken über das Hüftgelenk zum Schenkelbein zieht, kann bei festgestelltem Becken das Bein heben, zum anderen aber bei fixiertem Oberschenkel – wie z.B. im Stehen – das Becken und damit zugleich den Rumpf beugen; das eine Mal liegt der unbeweglichere Anheftungspunkt des Muskels am

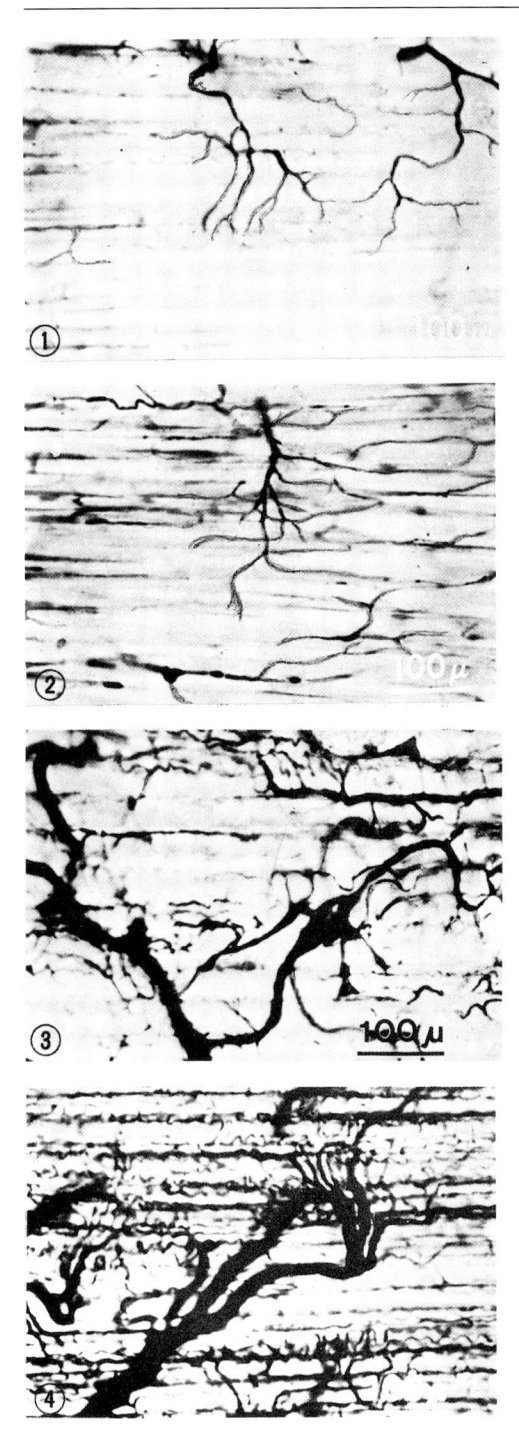

Abb. 49. Abhängigkeit der Mikrozirkulation vom Muskelfasertyp (nach OGAWA 1977); Längsschnitte durch den M. gastrocnemius, Gefäßinjektion mit Tusche-Ringer-Lösung.
1 = FT-Fasern (untrainiert); 2 = FT-Fasern (trainiert); 3 = ST-Fasern (untrainiert); 4 = ST-Fasern (trainiert).

stellung *(Immobilisation)* führt vor allem im Bereich der unteren Extremitäten in kürzester Zeit zu einer signifikanten Abnahme der Muskelfaserquerschnitte (insbesondere innerhalb der STF) um mehr als 20% und damit zu einer reduzierten oxydativen enzymatischen Aktivität der Succinatdehydrogenase. Diese Erkenntnis hat zwischenzeitlich

Becken, das andere Mal am Schenkelbein. Auch beim Klimmzug – um noch ein weiteres Beispiel heranzuziehen – wechseln Ursprung und Ansatz, da die Armbeuger den Rumpf an die Arme heranbringen. Wir erkennen hieraus, daß die *Begriffe „Ursprung"* und *„Ansatz"* in der Bewegung *keine absolut gültigen* sind.

7.6. Muskeln ohne und mit bestimmtem Ursprung und Ansatz

Nach der Art, wie die Muskeln ihre Arbeit verrichten, unterteilt man sie in

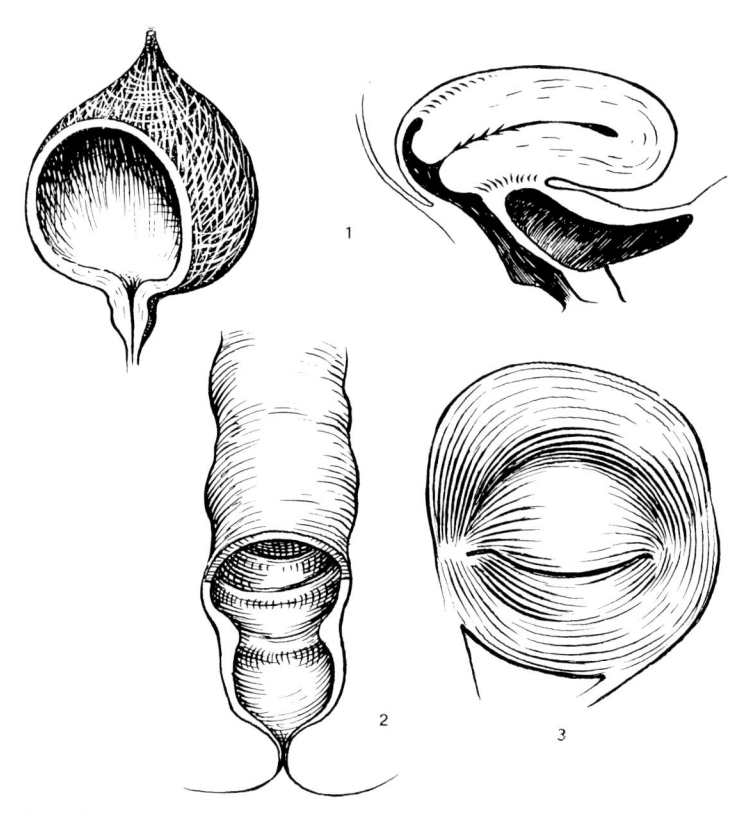

a) Muskeln **ohne** „bestimmten" Ursprung und Ansatz,
b) Muskeln **mit** „bestimmtem" Ursprung und Ansatz.

Zur **ersten** Gruppe gehören (zumeist *un*willkürliche, *glatte*) Muskeln, die in **enger Beziehung zu Hohlräumen** verschiedenster Größe stehen, wobei sie diese entweder völlig muskulös auskleiden – und damit bei Verkürzung ihrer Fasern den Inhalt zu verkleinern in der Lage sind – oder zumindest die Hohlraummündung verschließen bzw. wieder öffnen. Beispielen **kugeliger** Hohlräume, die von entsprechenden Muskeln umschlossen werden, begegnet man in Form des *Herzens,* der *Harn-* und *Gallenblase* sowie der *Gebärmutter* (Abb. 50); **zylindrische** Hohlräume findet man in Gestalt des *Magen-Darm-Kanals,* in Form der *Drüsenausführungsgänge,* der *Harnleiter* sowie der *Blut-* und *Lymphgefäße;* die Muskulatur bewegt hier den jeweiligen Inhalt durch Einschnürung des Hohlzylinders an einer Stelle vorwärts, wobei sich diese Einschnürung auf die nächstfolgenden Abschnitte fortpflanzt. Diese über einen Darmabschnitt verlaufende und fortschreitende Muskelzusammenziehung, die den Darminhalt afterwärts weiterknetet, hat viel Ähnlichkeit mit dem Bild einer Meereswelle, zumal der ersten „Muskelwelle" sehr bald weitere folgen; man nennt diese wellenförmige Muskelverkürzung im Bereich des Verdauungsapparates *„Peristaltik".*

Schließ- (oder **Ring-**) Muskeln, Muskeln, die ebenfalls noch zur Gruppe der Muskeln ohne bestimmten Ursprung und Ansatz gezählt werden, unterliegen zum Teil unserem Willen (wie die der *Augenlider,* des *Mundes,* des *Afters*), zum Teil jedoch sind sie unabhängig von diesem tätig (wie es die Schließmuskulatur der *Pupille* zeigt).

Von den Muskeln **mit** „bestimmtem" Ursprung und Ansatz weist nur ein sehr kleiner Teil einen wirklich festen Ursprung auf; es handelt sich dabei vor allem um die *Gesichtsmuskeln,* die vom Gesichtsschädel entspringen und in die Haut des Gesichtes ausstrahlen, sie bewegen. Der *überwiegende Teil* der in diese zweite Gruppe einzugliedernden Muskeln wird *von der* **Skelettmuskulatur** gebildet und läßt in dem bereits oben skizzierten Sinne einen mehr oder weniger beweglichen Ursprung und Ansatz erkennen.

Nicht in jedem Fall weist der Muskel nur einen einzigen

Abb. 50. Muskeln ohne bestimmten Ursprung und Ansatz.
1 = kugeliger Hohlmuskel (Harnblase und Gebärmutter)
2 = zylindrischer Hohlmuskel (Mastdarm-Teilausschnitt)
3 = Schließmuskel (des Auges)

Kopf bzw. Ursprung auf; es sind auch **mehrköpfige** Muskeln, wie beispielsweise der *zweiköpfige Armmuskel (M. biceps brachii),* der *dreiköpfige Armmuskel (M. triceps brachii)* oder der *vierköpfige Schenkelmuskel (M. quadriceps femoris)* bekannt; desgleichen lassen zahlreiche Muskeln wie die langen Fingerbeuger und -strecker **mehrere Ansatzsehnen** erkennen. Neben diesen mehr**köpfigen** und mehr**schwänzigen** *Muskeln* trifft man auch noch mehr**bäuchige** *Muskeln* an, bei denen der Muskelbauch durch dazwischenliegende Sehnen – „sehnige Inschriften" *(Intersectiones tendineae)* genannt – in zwei oder sogar mehrere Bäuche unterteilt ist, wie es unter anderem beim *zweibäuchigen Kiefermuskel (M. digastricus),* beim *Schulterzungenbeinmuskel (M. omohyoideus)* oder besonders typisch beim *geraden Bauchmuskel (M. rectus abdominis)* der Fall ist.

Der Verlauf der meisten Skelettmuskeln ist zwischen ihren Anheftungsstellen mit Ausnahme der muskulösen Kuppeln des Zwerchfells sowie der Ablenkungen langer Muskeln durch knöcherne Vorsprünge weitgehend ein geradliniger; dabei kann der Muskel ein oder mehrere Gelenke überspringen, so daß man von *ein-* oder *mehrgelenkigen Muskeln* spricht.

7.7. Das Verhältnis des Muskels zum sehnigen Anteil

Das Verhältnis der Muskulatur zu ihrem sehnigen Anteil ist oft ein sehr unterschiedliches und von den ihr zugeordneten Aufgaben abhängig.

Demzufolge unterscheidet man einen (Abb. 51):

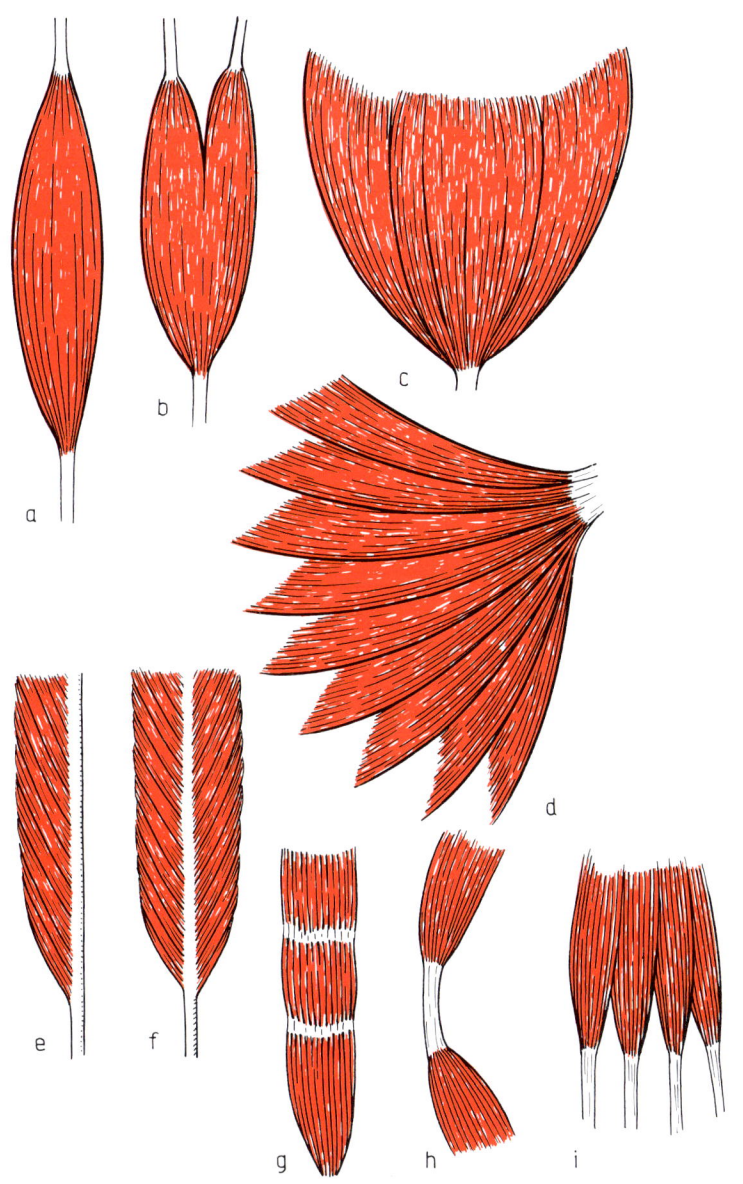

Abb. 51. Verhältnis von Muskel zu Sehne.
a = einfacher, spindelförmiger Muskel mit Muskelbauch und Sehnen
b = zweiköpfiger Muskel *(Biceps)*
c = dreiteiliger Muskel *(Delta-Muskel)*
d = vielfach gezackter Muskel *(vorderer Säge-Muskel)*
e = einseitig gefiederter Muskel
f = doppelseitig gefiederter Muskel
g = Muskel mit sehnigen Einschreibungen *(gerader Bauch-Muskel)*
h = zweibäuchiger Muskel *(Schulter-Zungenbein-Muskel)*
i = mehrschwänziger Muskel

a) **spindelförmigen** Muskel *(M. fusiformis)*,
die einfachste Form, bei der der Muskelbauch wie beispielsweise beim zweiköpfigen Armmuskel *(M. biceps brachii)* sich nach beiden Seiten hin verjüngt, um in die Sehnen überzugehen.

Die Verjüngung sämtlicher spindelförmigen Muskeln erfolgt deshalb, weil einige von den in der Mitte des Muskels parallelziehenden Fasern zeitiger als andere in die querschnittsdünneren Sehnen überleiten. Dadurch lassen eigentlich nur noch die zentralen Muskelfaserzüge einen Verlauf in genauer Längsrichtung erkennen, während die übrigen – vor allem die an der Oberfläche des Muskels gelegenen – einen mehr oder weniger schrägen Zug ausüben. Daraus geht hervor, daß die Fasern eines spindelförmigen Muskels immer nur mit einem Teil ihrer wirklichen Kraft tätig sind, die nach dem Gesetz vom Parallelogramm der Kräfte errechnet werden kann.

Zieht sich die Sehne am Muskelbauch hinauf, so daß die kurzen Muskelfaserbündel wie die Hälfte einer Feder in einem spitzen Winkel an ihr Ansatz finden, dann hat man es mit einem

b) **einseitig gefiederten** Muskel *(M. unipennatus)* zu tun;
diesen Typ verkörpern unter anderem der kurze Wadenbeinmuskel *(M. peroneus brevis)*, der lange Zehenstrecker *(M. extensor digitorum longus)* und der lange Großzehenstrecker *(M. extensor hallucis longus)*.

Bei einem doppelseitigen Ansatz der zumeist längeren Muskelfaserbündel an einer mittelständigen Sehne spricht man schließlich von einem

c) **doppelseitig gefiederten** Muskel *(M. bipennatus)*;
Beispiele für ihn sind der gerade Schenkelmuskel *(M. rectus femoris)*, der vordere Schienbeinmuskel *(M. tibialis anterior)*, der radiale Handbeugemuskel *(M. flexor carpi radialis)* und der lange Hohlhandmuskel *(M. palmaris longus)*.

Welche Bedeutung kommt dieser *gefiederten* Muskulatur zu?

Da es bei der Muskelarbeit auf die Zahl und den Querschnitt der einzelnen Muskelfasern als den elementaren Motoren ankommt, können bei einem großen Fiederungswinkel viele, wenn auch kurze „Motoren" an eine Sehne angreifen.*) Der „physiologische Querschnitt" des Muskels, der alle arbeitenden Muskelfasern umfaßt, ist beim gefiederten Muskel etwas anders als der anatomische (s. S. 71). Er bestimmt die *Kraft*leistung des Muskels. Beim Schollenmuskel der Wade beispielsweise beträgt der physiologische Querschnitt (90 cm^2) das Dreifache des anatomischen. **Gefiederte** *Muskeln sind* **Kraft***muskeln, im Gegensatz zu parallelfaserigen Muskeln*, welche als **Schnelligkeits***muskeln* Verwendung finden, besonders wenn sie wie die Augenmuskeln nur ein geringes Gewicht zu bewegen haben.

---

*) Bei Kontraktion eines ein- oder doppelseitig gefiederten Muskels vergrößert sich der Fiederungswinkel, wodurch die Muskelfasern während der Kontraktion Platz für ihre Dickenzunahme gewinnen.

7.8. Hilfsorgane des Muskels

Jeder Skelettmuskel steht mit besonderen „Hilfseinrichtungen" in einem funktionellen Zusammenhang, wobei RAUBER-KOPSCH (1955) die Unterscheidung in solche näherer und entfernterer Art vornehmen. Zur ersten Gruppe rechnen sie die *motorischen und sensiblen Nerven* und die *Blutgefäße*, während zur zweiten Art die *Sehnen* (mit Sehnenscheiden und Sesambeinen), *Muskelbinden* und *Schleimbeutel* gehören.

Die im Querschnitt runden bis ovalen **Sehnen** bestehen aus *unelastischen, kollagenen Bindegewebsfasern*, in denen Nerven und sensible Endorgane (sog. „Sehnenspindeln", auch als GOLGI-Apparat bezeichnet) angetroffen werden (s.o.); wenn somit rein gewebsmäßig die Sehnen dem Muskelfleisch recht fremd gegenüberstehen, so bilden sie dennoch mit diesem eine funktionelle Einheit (s.u.).

TRIEPEL (1903) bezeichnete die Sehnen als überaus elastizitätsarmes Gewebe, das sich bei Dehnung höchstens bis zu 4% seiner Länge verlängern läßt, wobei zu berücksichtigen ist, daß die primären Sehnenbündel in Muskelruhe einen welligen Verlauf, bei Muskelkontraktion dagegen einen glatten erkennen lassen (da der wellige Verlauf bei der mit der Muskelverkürzung verbundenen Dehnung der Sehne ausgeglichen wird). Dadurch wird ein ruckartiger Beginn der Bewegung verhütet; sie wird „weich eingeleitet".

Die (insbesondere *elektronenmikroskopischen*) Untersuchungen der letzten Jahre über die Verbindung des Skelettmuskel- mit dem Sehnengewebe haben eindeutig den Nachweis erbringen können, daß **zwischen Myo- und Tendofibrillen keine Kontinuität** besteht. So konnte u. a. SCHWARZACHER (1960) zeigen, daß die abgerundeten, schrägen oder stufenförmigen Enden der krafterzeugenden Myofibrillen von einer *doppelschichtigen* (30 bis 70 nm dikken) *Oberflächenmembran* eingehüllt werden. Die kollagenen kraftübertragenden Tendofibrillen ziehen in 0,1 bis 0,2 µm weite Zwischenräume zwischen 2 µm lange und bis 1 µm dicke fingerförmige Ausstülpungen des Sarcolemms ein (SCHMALBRUCH 1970), so daß eine Art „Verankerung" der kollagenen Fibrillen der Sehne entsteht (Abb. 52). Trotz der starken Annäherung beider Gewebsarten konnte elektronenmikroskopisch **keine Kontinuität** zwischen diesen festgestellt werden! Auch histochemisch (durch den Nachweis von Cholinesterase an den unregelmäßig tief zerklüfteten

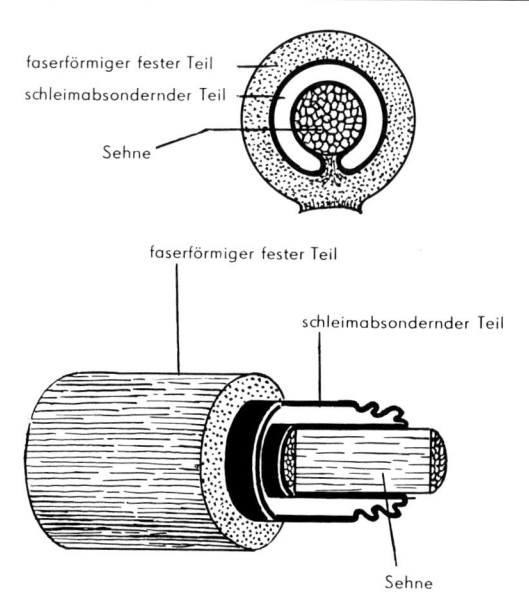

Abb. 53. Sehnenscheiden-Schema. Oben: Querschnitt, unten: Seitenansicht (Eröffnung durch einen Längsschnitt).

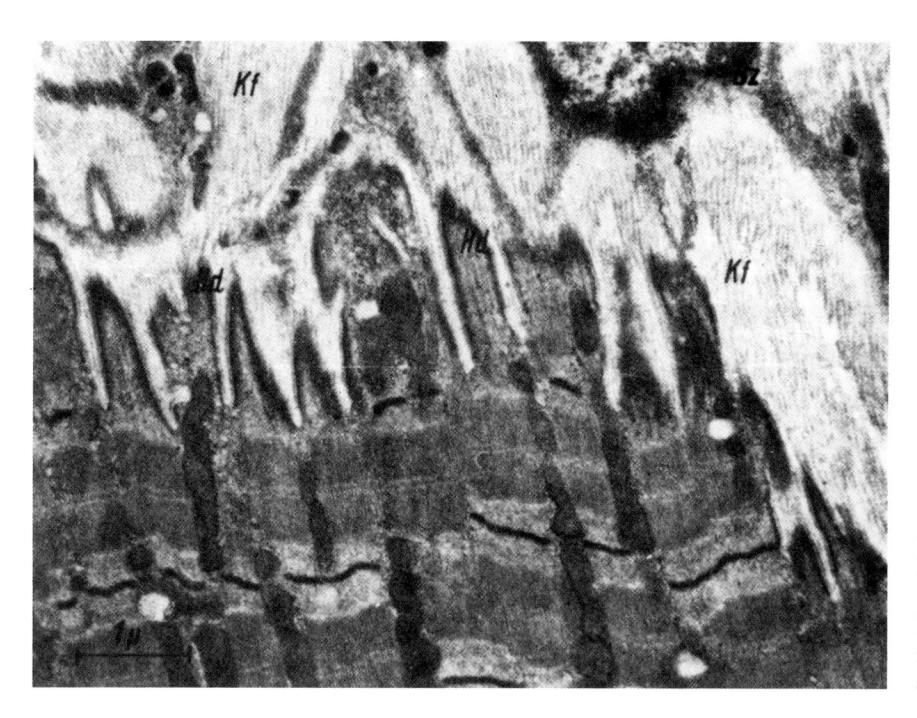

Abb. 52. Elektronenmikroskopische Darstellung der Muskel-Sehnen-Verbindung (Zwerchfell, Ratte). Die Myofibrillen enden in den fingerartigen Verzweigungen der Muskelfaser an halbierten Haftstrukturen (sog. *Halbdesmosomen* [Hd]), während die kollagenen Fibrillen (Kf) am äußeren Sarcolemm ansetzen sowie zwischen die Vorstülpungen des Muskelfaserendes eindringen. Im Sehnenteil liegen zwischen den Fibrillen Bindegewebszellen (Bz) mit schmalen Fortsätzen.

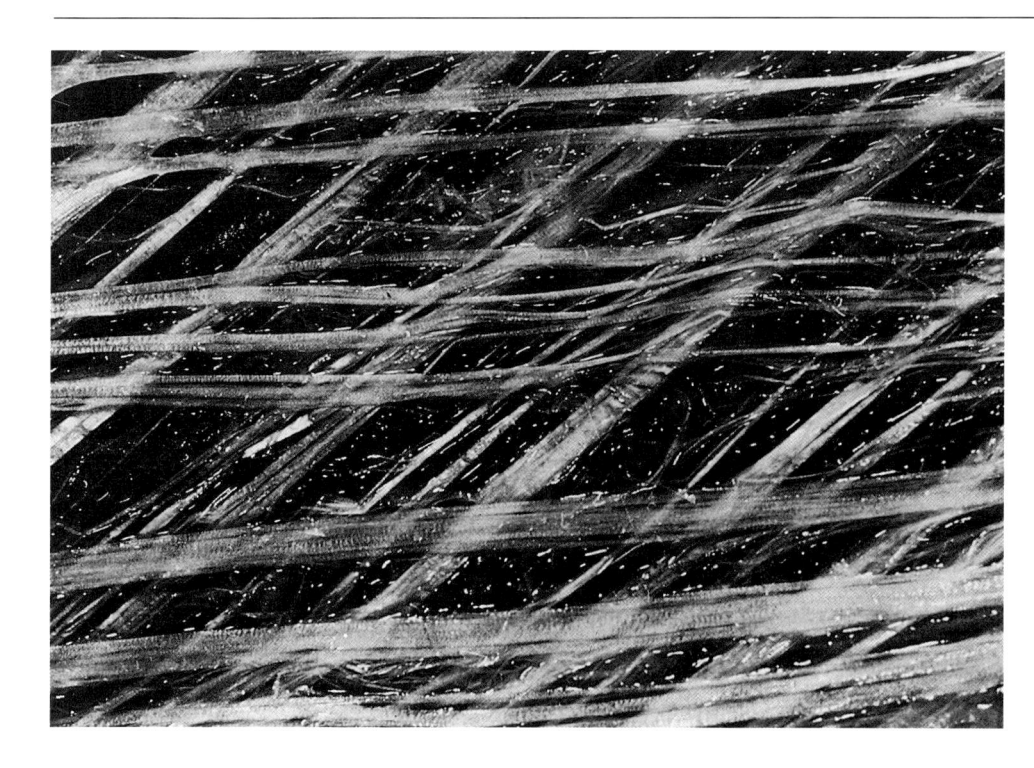

Abb. 54. Scherengitterartiger Verlauf der Kollagenfibrillenbündel in der Fascia lata des Menschen. Das Material wurde zur Darstellung des Faserverlaufes künstlich aufgelockert, Lupenaufnahme.

Muskelfaserenden) konnte von SCHWARZACHER das Bestehen einer Oberflächenmembran als Abschluß der Muskelfasern gegen das Bindegewebe bestätigt werden. Der praktische Nutzen der beschriebenen sarcolemmalen Einfaltungen (s. o.) darf in einer beträchtlichen Oberflächenvergrößerung gesehen werden, über die die Kraft übertragen wird, wobei es gleichzeitig zu einer Homogenisierung der Kraftverteilung kommt.

Das Sehnengewebe läßt wie alle anderen Gewebsarten – wenn auch *zeitlich versetzt* – eine **Anpassungsfähigkeit** *an veränderte* **funktionelle Beanspruchungen** erkennen (s. o.), die vor allem in den ersten Entwicklungsperioden ausgeprägt ist. In den jungen Sehnen sind demzufolge die Bedingungen zu einer *Faserhypertrophie* besonders günstig, während das Sehnengewebe beim erwachsenen Individuum sich damit zufriedengeben muß, bei Mehrbelastungen mit dem zur Verfügung stehenden Material auszukommen, wobei die Anpassungsvorgänge – wie polarisationsmikroskopische Untersuchungen von ROLLHÄUSER (1952, 1953) ergeben haben – im submikroskopischen Bereich („das vorhandene Material wird in seiner inneren Struktur gewissermaßen vergütet, so wie man zur Erzielung einer größeren Zugfestigkeit ein Hanfseil durch ein gleichdickes Perlonseil ersetzen kann") verlaufen. Die ausgereifte Sehne weist demnach – und dadurch unterscheidet sie sich wesentlich von der jugendlichen – nur eine feinstrukturelle Änderung als Reaktion auf den funktionellen Reiz auf.

Sind die Sehnen besonders lang und verschieben sich – wie beispielsweise im Bereich der Finger – recht beträchtlich, dann werden sie von langen Gleithüllen, den „**Sehnenscheiden**" *(Vaginae synoviales tendinum)* umgeben, an deren Wandungen man eine *äußere derbe, bindegewebige Schicht* von einer *inneren, schleimabsondernden* unterscheidet (Abb. 53)*); diese überzieht die Oberfläche der Sehne, so daß man – zumal beide Schichten durch ein die Blut- und Lymphgefäße zur Sehne führendes *Mesotenon* in Verbindung stehen – von der Sehnenscheide als einem röhrenförmigen, geschlossenen synovialen sackförmigen Gebilde sprechen kann, in dem die Sehne, der von seiten der nicht zusammendrückbaren, schleimigen Substanz ein polsterartiger Schutz gewährt wird, reibungslos gleitet.

In die äußere, derbe Schicht der Sehnenscheiden und Gelenkkapseln sind hin und wieder – vor allem im Bereich der Hand und des Fußes – kleine, zumeist hanfkorngroße Knöchelchen, sog. **Sesambeine** *(Ossa sesamoidea)*, eingelagert; durch sie erhöht sich, wie es vor allem an dem größten Sesambein – der Kniescheibe – anschaulich beobachtet werden kann, der Krafthebel des jeweiligen Muskels.

Welche Funktionen verrichten die **Muskelbinden** (oder **Fascien**)? Sie stellen einmal *schutzgewährende Hüllen* für den einzelnen Muskel sowie für Muskelgruppen dar und dienen darüber hinaus dem aktiven Bewegungsapparat als *Ursprungs- und Ansatzstellen*, so daß nicht zu Unrecht von einem das knöcherne Skelet vervollständigenden „fibrösen Skelet", das mit ersterem weitgehend in Kontakt steht, gesprochen werden kann, zumal die Muskelbinden sich – wenn auch in unterschiedlicher Stärke – über den gesamten Körper erstrecken (Abb. 54).

An Stellen, an denen größere Druckeinwirkungen oder Verschiebungen von Muskel oder Sehne gegenüber der

---

*) Während die äußere Sehnenscheidenschicht kein eigenes Blutgefäßsystem besitzt, weist die Innenschicht abschnittsweise dichte, schlingenförmige und aufgeknäuelte Capillarnetze auf; hinzu kommen noch vaskularisierte Synovialzotten, die für die Produktion und Resorption der Synovia tätig zu sein scheinen.

Umgebung vor sich gehen, sind – um Reibungen der Gewebe gegeneinander möglichst zu vermeiden – sog. **„Schleimbeutel"** *(Bursae synoviales)* zwischengeschaltet, die wir bereits im Kapitel der allgemeinen Gelenklehre in ihrer Funktion als druckverteilende „Wasserkissen" kennengelernt haben.

Die „Motoren" des passiven Bewegungsapparates, unsere Muskeln, „zünden" auf nervöse Reize und werden durch diese auch wieder „abgeschaltet". Wie geht nun das „Überspringen des Funkens" im einzelnen vor sich?

Nervenzelle (im Gehirn die BETZ-Riesenpyramidenzellen der vorderen Zentralwindung, im Rückenmark die motorischen Vorderhornzellen im vorderen Rückenmarksgrau), die *motorische Nervenfaser*, die *motorische Endplatte* sowie *Muskelfasern* (zusammengefaßt als „*alpha-Motoneuron*") sind im Verlauf der Entwicklung zu einer funktionellen **neuromuskulären (motorischen) Einheit** verschmolzen.

Die von der Nerven- (oder *Ganglien-*) Zelle der Hirnrinde ausgehenden Erregungen verlaufen über die Pyramidenbahn zu den motorischen Vorderhörnern des Rückenmarks und von hier aus über sog. *motorische, efferente* oder *Bewegungs-Nervenfasern* zum *Erfolgsorgan*: dem Muskel. Sie durchbohren – nachdem der Achsenzylinder als Hauptbestandteil einer jeden motorischen Nervenfaser seine Mark- oder Myelinscheide verloren hat (und nunmehr nur noch in die SCHWANNsche Scheide und in die elektronenmikroskopisch nachweisbare sog. Basalmembran eingebettet ist) – den Sarcolemmschlauch und zweigen sich geweihartig (Abb. 55) in der unter diesem liegenden elliptischen **„motorischen Endplatte"***) auf, über die Nervenfibrillen mit den Myofibrillen in Gestalt vielfältiger Verzahnungen der Membranen der neuralen und muskulären Oberfläche in Verbindung treten.**)

---

*) Wie kommt es im einzelnen im Bereich der 40 bis 60 μm breiten und 6 bis 10 μm dicken motorischen Endplatte zur *Erregungsübertragung*? An den letzten *(praesynaptischen)* Nervenaufzweigungen wird *Acetylcholin* gebildet, gespeichert sowie ausgeschieden, wodurch die (postsynaptische) Endplattenmembran depolarisiert wird. Da diese mit den KRAUSEschen Z-Streifen (s. S. 56) der Sarcomere fest verbunden ist, können die chemischen Vorgänge in die Tiefe einwirken. Durch die Spaltung von *Adenosintriphosphat* gelangen die Actomyosinfilamente zur Kontraktion. Durch das Ferment *Cholinesterase* wird das *Acetylcholin* rasch abgebaut, wodurch die Membrandepolarisation wieder aufgehoben wird; die Erregung ist demzufolge zeitlich begrenzt. CLAUDE BERNARD wies vor 100 Jahren bereits nach, daß durch das Pfeilgift der Indianer *(Curare)* die Erregungsübertragung unterbrochen wird; im Endergebnis dieses „*myoneuralen Blocks*" tritt der Tod durch Lähmung ein.

**) Die motorischen Nervenfasern teilen sich, ehe sie in die motorische Endplatte übergehen, sodaß mehr oder weniger zahlreiche Muskelfasern von einer einzigen Nervenzelle ihre Impulse erhalten; so kommt bei der gefiederten, kraftbetonten, grobmotorischen Gliedmaßen-Muskulatur auf 100–300 Muskelfasern, bei einer sehr präzise, feinkoordiniert zu leistenden Arbeit (z. B. der Augenmuskeln) nur auf 3–5 Muskelfasern eine Nervenzelle.

Dabei weisen die einzelnen *Muskelfasertypen* eine *unterschiedlich aufgebaute motorische Endplatte* auf, indem die FTG-Fasern relativ große Kontaktflächen mit deutlicher Fältelung des postsynaptischen Feldes, die FTO-Fasern etwas kleinere und die ST-Fasern erheblich kleinere Kontaktflächen mit nur geringer Ausprägung des postsynaptischen Feldes erkennen lassen, wodurch die höhere Reizschwelle der FT- gegenüber den ST-Fasern u. a. erklärbar wird. Durch diese faserspezifische „*nervale Ansteuerung*" ist es möglich, die motorischen Einheiten *genauer zu kennzeichnen*: so unterscheidet man schnellkontrahierende, rasch ermüdbare Einheiten (wenn sie vorrangig aus FTG-Fasern aufgebaut sind) von schnellkontrahierenden, ermüdungsresistenteren Einheiten (wenn in ihnen die FTO-Fasern dominieren) von langsamkontrahierenden, ausdauerfähigen, ausgesprochen ermüdungsresistenten motorischen Einheiten (wenn sie zum überwiegenden Teil aus ST-Fasern bestehen).

Die motorische Endplatte verrichtet *zwei Hauptaufgaben*: sie verzögert die über den motorischen Nerv vermittelte Erregung beim Durchgang und leitet sie nur dann zum Muskel, wenn die Erregung eine bestimmte Stärke und Dauer *(„Reizschwelle")* überschreitet; zu schwache (d. h. „unterschwellige") Erregungen führen demnach zu keiner Muskelkontraktion; nur durch „überschwellige" Erregungen ist diese zu erzielen (wobei mit wachsender Stärke die Hubhöhe des Muskels zunimmt).

Auch wenn die neuromuskulären bzw. „*motorischen Einheiten*" nicht immer die gleiche „Reizschwelle" aufweisen, so verkürzen sie sich dessen ungeachtet immer mit der ihnen zur Verfügung stehenden *Maximal-Kraft* (was in dem „Alles-oder-Nichts-Gesetz" seinen Niederschlag gefunden hat). In ihrem Verhalten gegenüber körperlichen Beanspruchungen lassen die „motorischen Einheiten" sehr differenzierte funktionelle Beziehungen zu den verschiedenen Muskelfasertypen (s. o.) erkennen.

In den an den Skelettmuskel (und an dessen Sehne) herantretenden Nerven verlaufen außer den **motorischen** Fasern auch noch sog. **„sensible"**, *afferente* oder *Empfin-*

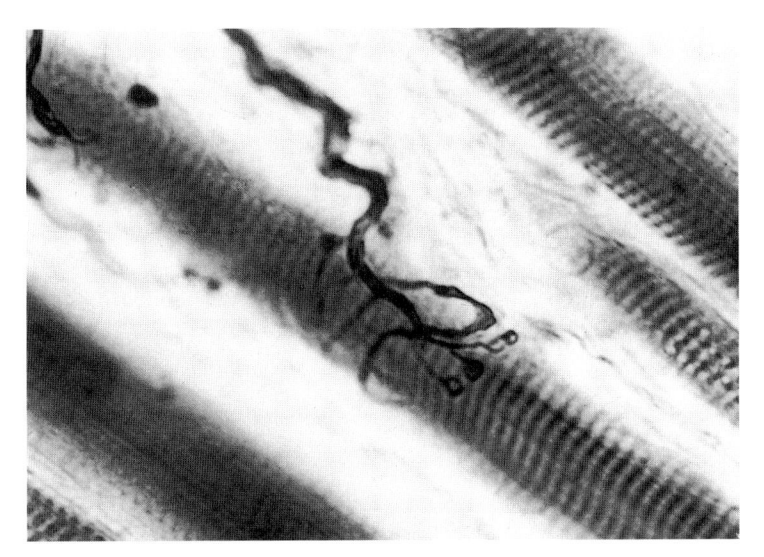

Abb. 55. Motorische Endplatte (aus dem menschlichen Augenmuskel). Darstellung nach KADANOFF und modif. nach BIELSCHOWSKY-GROS; 750:1.

*dungs*nervenfasern, die den jeweiligen Zentren des Zentralnervensystems von dem momentanen Dehnungs- oder Kontraktionszustand des aktiven Bewegungsapparates und seiner Eigenspannungsänderung ständig Mitteilung machen. Sie nehmen ihren Anfang in spezifischen Empfangsorganen ("Eigen"-**Receptoren** oder *Proprioceptoren*; sie liegen in den Ausführungsorganen selbst), die wie "Antennen" oder "Längendetektoren" auf Lageveränderungen der Muskel- bzw. Sehnenfasern ansprechbar sind und als "*Muskel-* bzw. *Sehnenspindeln*" bezeichnet werden.

Bei den **Muskelspindeln** handelt es sich um im Mittel 3 mm lange und 200 µm dicke, außerordentlich kompliziert gebaute sensomotorische Einrichtungen, die auffallend dünne, sarcoplasmareiche, actomyosinarme ("fibrillenarme") Muskelfasern mit schütterer Querstreifung (sog. WEISMANN-Muskelfasern) besitzen, wobei die Zellkerne – wie bei der Herzmuskulatur – vorwiegend mittelständig liegen. Derartige spezifische Muskelfasern werden auch als "*intrafusale*" Muskulatur (Abb. 56) bezeichnet, weil sie in einem mit etwas Flüssigkeit angefüllten Raum sich befinden, der von einer lamellären Bindegewebshülle begrenzt wird, die mit dem Perimysium des Muskels verwachsen ist. Dadurch setzen sich Dehnungen des Muskels als Zug, Kontraktionen als Entspannung auf die Muskelspindel fort. Die in letztere gelangenden, sich aufspaltenden und als kleine Endkolben endigenden sensiblen Nervenfäserchen sind deshalb in der Lage, jede **Längenveränderung** der zentralen Muskelfasern zu **registrieren**, wodurch die Muskelspindeln zu "Feinreglern" der Muskelkontraktion, zu Informatoren über den Spannungszustand der Skelettmuskeln (im Sinne einer konstanten Kompensierung auftretender Dehnungen) werden!

Die **Sehnenspindeln** (auch als GOLGI-Apparat bezeichnet) stellen spindelähnliche Verdickungen dar, die durch engmaschige, bäumchen- oder strauchförmige Verzweigungen sensibler Nervenfasern, die an der Oberfläche der kollagenen Fasern ziehen, entstehen; sie weisen als Schutz eine eigene lamelläre bindegewebige Hülle auf, die die Sehnenspindeln deutlich gegen die übrigen Sehnenfasern abgrenzt. Sie kommen so gut wie in allen Sehnen (beispielsweise auch in der Zentralsehne des Zwerchfells und in den sehnigen Einschreibungen des geraden Bauchmuskels) vor, wobei sie vor allem im Übergangsbereich von Sehne zu Muskel am dichtesten gelagert sind. Offenbar registrieren diese Receptoren den jeweiligen Dehnungs- und Verkürzungszustand in diesem Bereich*), sie **messen** die **Spannung** (und deren Veränderungen) und dienen auf diese Weise als *Überlastungsschutz.*

Über die Funktion der Muskel- und Sehnenspindeln im einzelnen ist im Abschnitt "Muskel-*Tonus*" nachzulesen.

---

*) Die Eigen-Reflexe der Muskeln (wie beispielsweise der Kniescheibenband- oder *Patellar*-Sehnen-Reflex) werden durch eine plötzliche Dehnung der Sehnenspindeln (hervorgerufen durch einen leichten Schlag mit einem sog. "Reflexhammer" auf das Kniescheibenband) ausgelöst.

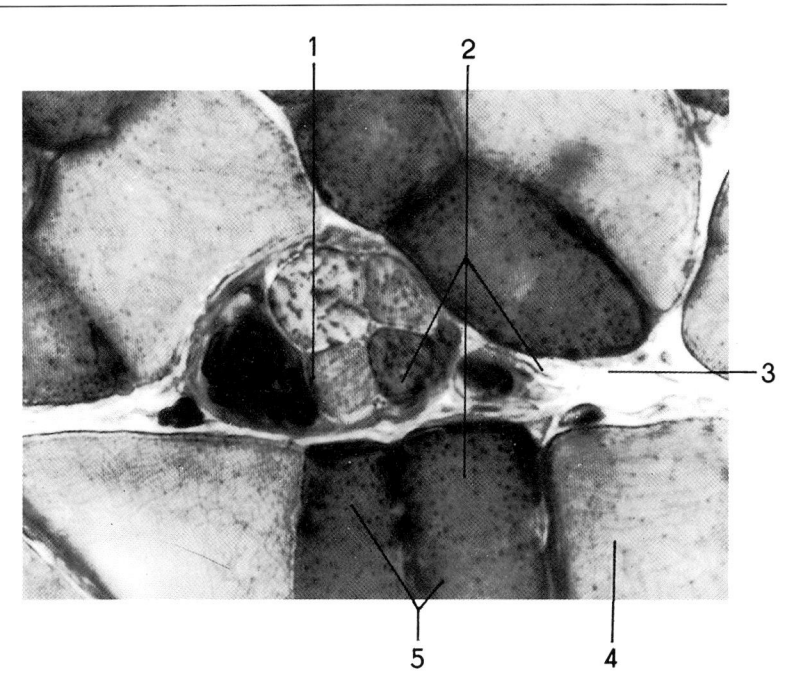

Abb. 56. Querschnitt durch eine Muskelspindel. Formolfixation, Haematoxylin-Eosin, 750:1.

1 = versorgender Spindelnerv (γ-Faser)
2 = intrafusale, dünne Skelettmuskelfasern
3 = Bindegewebshülle *(Capsula fibrosa)*
4 = Slow-twitch-Faser der Arbeitsmuskulatur
5 = Fast-twitch-Fasern der Arbeitsmuskulatur

Wird die funktionelle Einheit Nervenzelle–motorische Nervenfaser–Muskelfaser in Form einer Nervendurchtrennung gestört, dann wird der Muskel arbeitsunfähig, auch wenn er selbst intakt geblieben ist; er verliert seine Eigenspannung (s. u.) und geht allmählich zugrunde; er degeneriert, obwohl die intrafusalen Fasern der Muskelspindeln von der Läsion der motorischen Nervenfaser weitgehend unberührt bleiben.

Zu den Hilfsorganen des Muskels gehören auch noch die **Blutgefäße**, die – zunächst längsverlaufend – *sich in dem lockeren Bindegewebe* zwischen den Muskelfasern *verzweigen* und dort ein *feines Netzwerk bilden.* Die Blutversorgung der Muskulatur ist – im Gegensatz zu der des Sehnengewebes, das nur beim Kind und Jugendlichen von zahlreichen Gefäßen durchzogen wird, während die Durchblutung nach dem 25. Lebensjahr besonders bei den scheidenführenden Sehnen rasch abnimmt (worauf auch die schlechte Heilungsbereitschaft derselben nach Verletzungen zurückzuführen ist) – eine sehr ausgiebige; so hat bereits KROGH (1929) für den **Quadratmillimeter-Querschnitt** eines *menschlichen Muskels* annähernd **2000 Haargefäße** (oder **Capillaren**) angenommen. Was dies bedeutet, zeigt er durch einen Vergleich:

„Der Querschnitt einer gewöhnlichen Stecknadel beträgt einen halben Quadratmillimeter; es kostet etwas geistige Anstrengung, sich vorzustellen, wie in so einer Stecknadel neben zahlreichen Muskelfäserchen für 1000 blutführende Röhrchen Platz sein kann."

KROGH berechnete die *Gesamt*länge *aller Capillaren* unserer *Muskulatur* auf **100 000 km**, ihre *Gesamt*fläche auf **6 300 m²** (das entspricht dem 70fachen der Lungenaustauschfläche)! Dabei ist noch zu berücksichtigen, daß bei dem sich in Ruhe befindlichen Muskel nur ein Teil der Haargefäße durchgängig ist, was sich sofort ändert, wenn der Muskel Arbeit leistet, womit eine intensive Durchblutung verbunden ist; so zählte KROGH im Quadratmillimeter eines ruhenden Meerschweinchen-Muskelquerschnitts 30 bis 80 offene *Capillaren*, im maximal tätigen dagegen 3 000! Das **Capillarvolumen** kann sich demnach unter entsprechend hohen Arbeitsleistungen um das **240fache** (gegenüber den Ruheverhältnissen) **vergrößern**. Diese Vergrößerung der Oberfläche des Haargefäß-Systems (s. o.) verbessert erheblich die *Sauerstoffversorgung* des Muskels und gewährt ihm einen *verbesserten Wirkungsgrad* (geringere Ermüdbarkeit, raschere Erholungsfähigkeit).

7.9. Grundformen der Muskeltätigkeit

Für den Laien besteht die Tätigkeit des Muskels zumeist nur in der mit einer äußeren Arbeit verbundenen Kraftleistung; er übersieht nur allzu leicht, daß in Situationen, die anscheinend von uns keine – zumeist nicht bemerkbare – Muskelarbeit verlangen, sich trotzdem der Muskel niemals in völliger Ruhe befindet.

Man unterscheidet deshalb **zwei Grundformen** *der Muskeltätigkeit*:

a) die *Eigen-* oder *Grundspannung*, den „*Tonus*" des Muskels und
b) die *Arbeitsleistung* des Muskels entweder *durch Zusammenziehung (Kontraktion)* desselben der Länge nach (wobei chemische Energie unter Wärmebildung in mechanische Arbeit umgewandelt wird) oder durch *Erhöhung seiner Spannung*.

Es gibt viele (Halte-) Muskeln, die nicht durch die Änderung der Muskellänge (bei gleichbleibender Spannung = *isotonische* Arbeit), sondern vielmehr durch eine Spannungszunahme bei gleichbleibender Muskellänge = *isometrische* Arbeit), wirken und zu denen unter anderem das Zwerchfell, die Beckenboden-, Rücken-, Fußsohlen- und Nackenmuskulatur zu rechnen sind. Zwischen der isotonischen und isometrischen Muskelkontraktion gibt es Zwischenformen, die beispielsweise als „Unterstützungszuckungen" oder als „*auxotonische*" Zuckungen auftreten.

Das Ausmaß isometrischer und isotonischer Zuckungen steht in einem unmittelbaren Zusammenhang mit der jeweiligen Muskel*vordehnung*; ist ein Muskel sehr stark vorgedehnt, dann verringern sich bei beiden Grenzformen der Muskelkontraktion die Kontraktionsmaxima fortlaufend, bis sie sich (am Punkt der absoluten Muskelkraft) kaum noch von der Ruhedehnungskurve abheben; das bedeutet, daß die Muskelvordehnung so beträchtlich ist, daß keinerlei Muskelverkürzung mehr möglich ist (da wahrscheinlich in einer derartigen Position die Actin- und Myosinfadenmoleküle nicht mehr nebeneinander liegen, so daß es zu keiner Actomyosinbildung und damit zu keiner Muskelzusammenziehung mehr kommen kann).

Jeder ruhende intakte Muskel läßt eine jeweils nach Konstitution sowie Lebensalter des betreffenden Menschen unterschiedlich stark entwickelte Fähigkeit, sich einer Dehnung zu widersetzen, erkennen, was wir als „**Tonus**" bezeichnen; er stellt eine Grundspannung dar, die durch eine reflektorische Dauererregung über die Muskelspindel (s. u.) aufrechterhalten wird. Es wird dabei im allgemeinen ein **plastischer** Tonus (der insbesondere in der glatten Muskulatur vorkommt und für den ständigen Spannungszustand der Wandmuskulatur der größeren Blutgefäße und des Magen-Darm-Kanals verantwortlich zeichnet) von einem **kontraktilen** Tonus unterschieden (der ausschließlich in der Skelett-Muskulatur angetroffen wird). Der (kontraktile) Tonus wird durch die Muskel- und Sehnenspindeln *geregelt*; dabei kommt den **Muskel**spindeln die Aufgabe zu, Erregungen bei jeder **Längenzunahme** des Muskels (also bei dessen Dehnung) zu bilden (während bei der Muskelkontraktion die Muskelspindel entlastet wird). Die **Sehnen**spindeln antworten dagegen sowohl auf die Dehnung als auch auf die Verkürzung des Muskels mit einer Erregung (sie sind Meßapparate für die **Spannung** des Muskels und dessen Veränderungen; s. o.). In beiden Fällen werden die gewonnenen Informationen dem **Reglerzentrum** (den *motorischen Vorderhornzellen des Rückenmarks*) zugeleitet, das seinerseits Anordnungen für langsame Einstellvorgänge oder kurz dauernde Ausgleichsbewegungen des Muskels gibt. Der Tonus trägt auf diese Weise dafür Sorge, daß *unser Körper* mit seine Gliedmaßen gegenüber dem Einfluß der Schwerkraft (Anziehungskraft der Erde) *stets in einer normalen Stellung verbleibt*.

Die gerade für einen regelmäßig Sport treibenden Menschen typische straffe Haltung seines Körpers fußt auf einem guten Tonus, während bei haltungsschwachen Menschen dieser nur gering ausgebildet ist. Er wird durch ein warmes Bad, durch Massage und durch Entspannungsübungen (autogenes Training) sowie im Schlaf stark gemindert (wodurch die Erholungsfähigkeit des Muskels erhöht wird!), schwindet zeitweise vollends in tiefer Narkose sowie für immer nach Durchtrennung des den Muskel versorgenden Nerven (s. o.).

Am Muskel des Kindes kann man im Vergleich zu dem des Erwachsenen einen noch relativ gering ausgeprägten Tonus mit einer verstärkten Dehnbarkeit der Muskelfasern feststellen, worauf nicht zuletzt eine gewisse Weichheit der kindlichen Bewegungen beruht. Erst zur Zeit der sexuellen Reife (Pubertät) erreicht der Muskeltonus seine endgültige Ausbildung, um dann jenseits des fünften oder sechsten Jahrzehnts wieder abzunehmen, was sich in der zunehmend gebückten Haltung alternder Menschen widerspiegelt.

Welche besondere **Bedeutung** kommt der **Eigenspannung eines Muskels** für dessen **Arbeitsleistung** zu?
Durch den Tonus wird jeder Muskel in die Lage versetzt, sich von einer beliebigen Stellung aus **unmittelbar zusammenzuziehen**, *d.h. unverzüglich – ohne erst eine bestimmte Strecke zuvor „leer gelaufen" zu sein – Arbeit zu verrichten.*

Abschließend noch einige Bemerkungen zur zweiten Grundform der Tätigkeit eines Muskels, zu seiner *Arbeitsleistung*. Einem noch so kleinen Muskel ist es möglich, sich auf einen entsprechend starken Reiz hin zusammenzuziehen, wobei er hart und gespannt wird. War er dabei zuvor **gedehnt**, dann vermag er aus dieser Stellung eine **bedeutende Kraftwirkung** zu entfalten; wir holen zum Beispiel zu einem besonders kräftigen Schlag weit aus und steigern dabei die Vordehnung des großen Brustmuskels über das normale Maß hinaus, so daß er sich wenige Augenblicke später kraftvoll und rasch kontrahieren kann. Das setzt natürlich voraus, daß der Muskel eine außerordentliche **Elastizität** besitzen muß, eine Eigenschaft, die ihn bei plötzlich einsetzenden hohen Belastungen vor Verletzungen schützt, die aber mit wachsender Ermüdung reduziert wird; darauf ist auch die Tatsache zurückzuführen, daß die häufigsten Muskelfaserrisse im ermüdeten Zustand oder bei unterkühlter Muskulatur auftreten.

Der Weg, um den sich die beiden Enden eines Muskels einander näher kommen – man spricht vom „Bewegungs-Ausschlag" oder von der „Hubhöhe" – ist umso weiter bzw. größer, je länger der Muskel und der Kraftarm sind. Die Verkürzung des ersteren erfolgt mit einer gewissen Kraft, die sich mit zunehmendem Muskelfaserquerschnitt erhöht, wobei sich jedoch – von Handlungen im Affekt abgesehen – normalerweise niemals alle Fasern eines Muskels auf einen Reiz hin gleichzeitig zusammenziehen. Daraus ergibt sich, daß die **Kraft***entfaltung eines Muskels von seiner* **Dicke** (ausgedrückt durch den *Querschnitt*, durch die *Muskelfaserfläche*) bestimmt wird. Letztere hängt von der Anzahl der Myofibrillen, der Mitochondrien, vom sarcoplasmatischen Reticulum, von physikochemischen Zustandsgrößen, vom Alter und Geschlecht sowie von der Gesamtkörpermasse ab. Deutliche Größenunterschiede in der Muskelfaserfläche sind auch aus der Sicht des Muskelfaserspektrums (s. o.) zu beobachten; so weisen beispielsweise die *oxidativen „schnellen" Fasern* (FTO) im Vergleich zu den *glycolytischen „schnellen" Fasern* (FTG), insbesondere aber zu den „langsamen" Fasern (STF), sowohl in den Muskeln der oberen als auch in denen der unteren Extremität die signifikant *größten Muskelfaserflächen* auf. Ihre Berechnung gibt Auskunft über den jeweiligen Anpassungsgrad des Muskels an spezifische Beanspruchungen. Die Summe aller Muskelfaserquerschnitte bezeichnet man als *„physiologischen Querschnitt"* des Muskels (Abb. 57). Für seine Bestimmung kann man für 1 cm² Querschnitt durchschnittlich eine Maximalkraftleistung von etwa 60 N (Newton) annehmen. Zwei Muskeln mit gleichgroßem Volumen können demzufolge unterschiedlich kräftig sein, vorausgesetzt, daß der eine aus vielen kurzen, der andere Muskel aus wenigen langen Fasern (Abb. 57) besteht.

Während die Muskel*länge für die Größe des Bewegungsausschlages verantwortlich ist, bedingt die Muskeldicke* (und *der Ansatzwinkel* der Fasern) *die Kraft*.*)

In der **Wirkung** unterscheidet man bei jedem Muskel eine **Dreh**wirkung von einer **Gelenk**wirkung (Abb. 58). Während unter *Dreh*wirkung eine Bewegung verstanden wird, bei der es durch Muskelkontraktion zu Stellungsänderungen im Gelenk kommt, erschöpft sich bei der *Gelenk*wirkung die Muskelkraft auf ein Aneinanderpressen der das Gelenk bildenden Knochen (erzeugt demnach keine Bewegungen), was gegenüber Zugbeanspruchungen (Hang an einer Reckstange, Zentrifugalkraft beim Hammerwerfen) unbedingt erforderlich ist. Bei einer sehr spitzwinkligen Gelenkstellung ist der im Winkel liegenden (Beuge-) Muskel in der Lage, einen Zug auf das Gelenk auszuüben (Abb. 58).

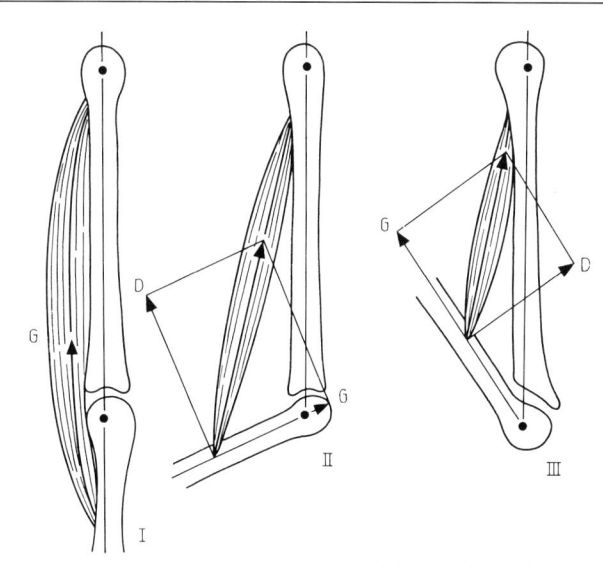

Abb. 58. Unterschiedliche Dreh- (D) und Gelenkwirkung (G) ein und desselben Muskels bei ganz verschiedenen Gelenkstellungen.

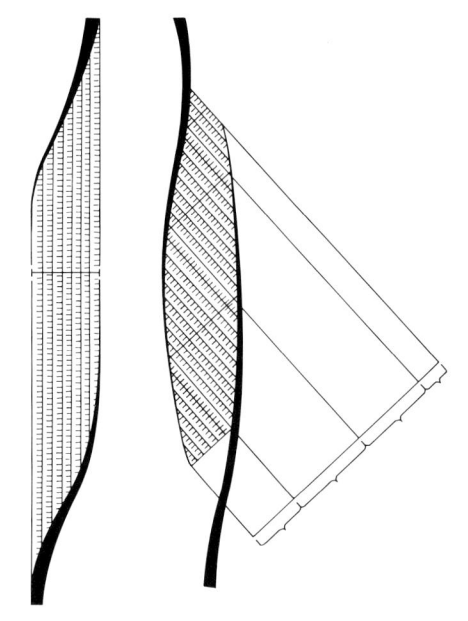

Abb. 57. Bestimmung des *physiologischen Muskel-Querschnittes*.

---

*) Die isometrische Muskelkraft unterliegt tagesrhythmischen Schwankungen, wobei (unter Berücksichtigung europäischer Klimazonen) ein Maximum der Kraft am Nachmittag und in den frühen Abendstunden, ein Minimum in den frühen Morgenstunden besteht.

Stehen Muskel und die zu bewegenden Knochen im rechten Winkel aufeinander, dann ist die Drehwirkung des Muskels am größten, die Gelenkwirkung dagegen am kleinsten; letztere ist dann besonders groß, wenn beide Knochen, die das Gelenk bilden, in gerader Fortsetzung zueinander liegen. Die Drehwirkung ist in einer derartigen Gelenkstellung völlig aufgehoben; sie kann aber dadurch wieder etwas erhöht werden, indem in die Sehne unmittelbar vor ihrem Ansatz ein *Sesambein* (s. o.) eingelassen ist; dieses hat – wie man es beispielsweise an der in die Endsehne des vierköpfigen Schenkelmuskels eingelagerten Kniescheibe beobachten kann – die Aufgabe, die Sehne abzuwinkeln und ihr damit eine günstigere Zugrichtung zu geben (das bedeutet, die Bewegungskomponente zu vergrößern)!

Man unterscheidet bei der **Arbeitsleistung** eines Skelettmuskels in Abhängigkeit von der äußeren Belastung, der Richtung und Größe der zu verrichtenden Arbeit verschiedene Formen der Muskelkontraktion: eine *konzentrische*, *isometrische* und *exzentrische* Kontraktion. Bei der **konzentrischen** Arbeit werden die beiden Enden des Muskels bei gleichbleibender Spannung einander genähert bzw. bei Entspannung (und Tätigkeit der „Gegenspieler") wieder voneinander entfernt. Es handelt sich hierbei um eine *dynamisch-positive Arbeit* (definiert als „Kraft mal Weg"), wie man sie beispielsweise beim Heben eines Gewichtes registriert.*) Bei der **isometrischen** Arbeit wird man vergebens nach diesem äußerlich sichtbaren Effekt suchen, da sich weder die Muskellänge noch der Gelenkwinkel verändern, die mechanische Arbeit ist gleich Null. Das Halten eines Gewichtes mit nach vorn oder oben gestreckten Armen entspricht dieser Arbeitsform, bei der der Muskel seine Spannung erheblich erhöht. Das langsame Absetzen eines schweren Gewichtes wird durch **exzentrische** Arbeit gesichert, bei der eine Dehnung (durch antagonistisch tätige Muskeln und die Erdanziehung) des Muskels erfolgt; es wird eine dynamisch-negative (Brems-) Arbeit geleistet.

Nach ihrer vorwiegenden **Tätigkeit** und **Wirkungsweise** auf die drei Hauptachsen teilt man die Muskeln in folgende Gruppen ein:

a) *Beuger* (oder *Flexoren*) – *Strecker* (oder *Extensoren*)

b) *Anzieher* (oder *Adduktoren*) – *Abzieher* (oder *Abduktoren*)

c) *Einwärtsdreher* (oder *Pronatoren*) – *Auswärtsdreher* (oder *Supinatoren*);

hinzu gesellen sich noch die

Schließer (oder *Sphinkteren*) – *Öffner* oder *Erweiterer* (oder *Dilatatoren*);
Herabzieher (oder *Depressoren*), *Zusammenpresser* (oder *Kompressoren*), *Heber* (oder *Levatoren*) und *Spanner* (oder *Tensoren*).

Jeder Muskel – das ist vor allem bei der speziellen Besprechung derselben in den folgenden Kapiteln immer wieder zu beachten – läßt eine **zweiseitige Kraftentfaltung** erkennen; er wirkt demnach nicht nur auf das unmittelbar von ihm überzogene Gelenk, sondern er kann auch die beiden jeweils angrenzenden Gelenke bewegen, da er sich bemüht, beide Glieder zu beeinflussen. Ein Beugemuskel des Ellbogengelenks ruft also auch Bewegungen im Schulter- und Handgelenk hervor. Deshalb ist die Bezeichnung „Beuger des Unterarmes" – auch wenn dies seine Hauptfunktion ist – nicht ganz richtig, zumindest nicht erschöpfend; nur wenn Schulter- und Handgelenk (durch andere Muskeln) fixiert sind, ist die angegebene Kennzeichnung der Funktion des als Beispiel angeführten Muskels zutreffend. Wenn bereits eine so einfache Bewegung wie die Beugung des Unterarmes im Ellbogengelenk das Zusammenspiel zahlreicher Muskeln (unter anderem zur Feststellung des Schultergelenkes, des Schulterblattes usw.) erforderlich macht, dann darf es uns nicht wundernehmen, daß derartige Muskelkombinationen bei der Analyse von Ganzkörperbewegungen im Sport – wie wir sie in einem speziellen Abschnitt des Lehrbuches (12.1. bis 12.6.) durchführen werden – in einem noch wesentlich stärkeren Maße beobachtet werden können.

Des weiteren ist zu bemerken, daß *viele Muskeln in der Lage sind*, **verschiedene Funktionen** – wie beispielsweise die der Drehung und Beugung – **durchzuführen**, wie man es u. a. beim runden Einwärtsdreher sieht, der einmal die Speiche um die Elle dreht und darüber hinaus den Unterarm im Ellbogengelenk beugt. Bei breiten, flächenhaften Muskeln, wie beispielsweise dem großen Gesäßmuskel sowie dem Delta- und Trapezmuskel, kommt es des weiteren vor, daß der vordere bzw. obere Anteil oft eine ganz andere Funktion als der hintere bzw. untere Abschnitt ausführt. Man erkennt aus dem Gesagten, daß auch die *Funktionsbegriffe*, wie sie oben aufgeführt sind, in gleicher Form, wie dies bereits für die Formulierungen „Ursprung" und „Ansatz" zutraf, *stets nur relativen Wert besitzen*.

Muskeln, die die gleiche Arbeit verrichten, bezeichnet man als **gleich**sinnig wirkend (**Synergisten**), diejenigen jedoch, die der Tätigkeit anderer Muskeln entgegenwirken, als **gegen**sinnig tätig (**Antagonisten**). So sind z. B. der zwei-

---

*) Dabei ist jedoch zu berücksichtigen, daß eine *reine* konzentrische Arbeit kaum möglich ist, da sich der Muskel niemals „frei" kontrahieren kann, sondern immer einen Widerstand (die Masse des Skeletts bzw. seiner Teile, die Kraft der Gegenspieler usw.) überwinden muß. Soll – um bei dem oben gewählten Beispiel zu verbleiben – eine 60 kg schwere Hantel gehoben werden, dann muß zunächst einmal in den dafür in Frage kommenden Muskelgruppen eine so große Spannung (also isometrische Arbeit) entwickelt werden, um das Gegengewicht (60 kg) zu überwinden. Erst wenn diese Spannung erreicht worden ist (um die schwere Hantel eben von der Unterlage abzuheben), kann die eigentliche dynamische Arbeit (bei nunmehr gleichbleibender Spannung) beginnen.

köpfige Armmuskel und der Armbeuger Synergisten, der Armstrecker aber der dazugehörige Antagonist.

Einen starren Antagonismus gibt es jedoch nicht; arbeiten doch nicht nur die Muskelgruppen der zusammenwirkenden, sondern auch der entgegengesetzten Funktion, wodurch erst ein *wohl koordinierter Bewegungsablauf* möglich wird. Die besondere Tätigkeit der Antagonisten ist in Form eines regulierenden Einflusses auf die sonst – durch die Kontraktion ausschließlich der Synergisten bedingten – stoßartigen, ruckartigen Bewegungen zu erblicken*). Dabei muß berücksichtigt werden, daß Muskeln, die für eine bestimmte Bewegung Synergisten sind, für eine andere Bewegung zu Antagonisten werden können; ja selbst in einem flächenhaften Muskel (Trapez- bzw. Delta-Muskel) können einzelne Abschnitte ein und desselben Muskels entgegengesetzte Funktionen ausüben. Aus allem erkennt man, daß auch die Begriffe „Synergisten" und „Antagonisten" keine feststehenden sind.

Da alle Bewegungen im Schwerefeld der Erde ablaufen, kann als Antagonist zu Muskeln auch das **Schweremoment** wirken, das sich aus der Masse des sich bewegenden Körpers bzw. Körperteils und der Entfernung des Drehpunktes von der Richtung der Schwerkraft durch den Schwerpunkt zusammensetzt, und das von erfahrenen Sportlern unter Einsparung von Muskelkraft als *zusätzliche Kraftquelle* genutzt wird.

---

*) Die Wechselbeziehungen zwischen Syn- und Antagonisten und deren Auswirkungen auf die Belastbarkeit der Wirbelsäule und der großen Gelenke sowie die im Sport gehäuft auftretenden Fehlbelastungsfolgen am Binde- und Stützgewebe haben die Bedeutung des „*arthromuskulären Gleichgewichts*" (und dessen Störungen beispielsweise durch eine einseitige Kraftentwicklung der Streckmuskulatur in leichtathletischen Wurf- und Stoßdisziplinen bei gleichzeitiger Vernachlässigung der Dehn- und Entspannungsfähigkeit dieser Muskeln und ihrer Antagonisten) zunehmend in den Mittelpunkt eines allgemeinen Interesses gerückt.

Die angeführten Beispiele, nach denen ein und derselbe Muskel zwei vollkommen entgegengesetzte Wirkungen aufweisen kann, besitzen eine große theoretische und praktische Bedeutung, „denn sie machen die schematische (feststehende) Einteilung der Muskeln in Agonisten und Antagonisten hinfällig" (worauf erstmalig DUCHENNES hingewiesen hat, der der alten Auffassung GALENS widersprach, nach der sich die antagonistischen Muskeln während eines Bewegungsablaufes untätig, passiv verhalten sollten und die ausschließlich die Aufgabe hätten, die einmal von unserem Organismus und seinen Teilabschnitten eingenommene Stellung in Zusammenhang mit anderen Muskeln zu sichern);

„man ist nur berechtigt, von Momentanagonisten und Momentanantagonisten zu sprechen. So kann selbst ein Beuger wie der zweiköpfige Armmuskel zum Synergisten des Armstreckers werden und das Ellbogengelenk strecken und im nächsten Moment wieder zum Antagonisten des Streckers werden und beugen. Die Wirkung hängt von den jeweiligen äußeren Bedingungen ab. Wenn wir die Muskelwirkung auf die geschlossene Kette betrachten, so müssen wir auch die Wirkung eines eingelenkigen Muskels auf die Ferngelenke, also auf Gelenke, die der Muskel nicht überbrückt, in Berücksichtigung ziehen. Als Beispiel nehmen wir den Schollenmuskel, wobei wir das untere Sprunggelenk vernachlässigen und die Verbindung von Fuß und Unterschenkel als einfaches Scharniergelenk annehmen. Setzt man im Stehen bei leicht gebeugtem Knie den einen Fuß mit voller Sohle auf den Boden, so bewirkt die Kontraktion des Schollenmuskels eine Rückwärtsbewegung des Unterschenkels. Damit verbunden ist eine Streckung in Knie und Hüfte; die gleichseitige Hüfte wird gehoben und dadurch das Hüftgelenk adduziert, während das andere Hüftgelenk etwas abduziert wird. Verlagern wir jedoch unseren Körperschwerpunkt etwas nach vorn, so hebt sich durch Aktion des Schollenmuskels die Ferse vom Boden ab, und das Knie- und Hüftgelenk werden gebeugt, während sie im vorigen Fall gestreckt wurden. Auch dieses Ergebnis zeigt uns also, daß ein und derselbe Muskel Ferngelenke in entgegengesetztem Sinne bewegen kann" (v. BAYER).

Passiver und aktiver Bewegungsapparat

8. Der Bewegungsapparat des Rumpfes

8.1. Die Wirbelsäule *(Columna vertebralis)*

Die Achse unseres Körpers wird durch eine feste, jedoch in sich weitgehend *gegliederte, biegsame*, **doppelt S-förmige Säule**, die sich aus zahlreichen knöchernen Teilstücken – den **Wirbeln** *(Vertebrae)* – zusammensetzt, die miteinander durch ein elastisches System verbunden sind, gebildet. Man unterscheidet bei diesen unpaarigen, aber symmetrischen Segmenten jeweils nach ihrer Lage im Achsenskelett:

> 7 *Hals*wirbel *(Vertebrae cervicales)*,
> 12 *Brust*wirbel *(Vertebrae thoracicae)* und
> 5 *Lenden*wirbel *(Vertebrae lumbales)*,
>   die zusammen auch *freie, wahre* oder zeitlebens *bewegliche Wirbel (Vertebrae verae)* genannt werden. Ihnen schließen sich
> 5 *Kreuzbein*wirbel *(Vertebrae sacrales)* und
> 4 bis 5 *Steißbein*wirbel *(Vertebrae coccygeae)*
>   an, die relativ frühzeitig miteinander verknöchern und das Kreuzbein *(Os sacrum)* bzw. Steinbein *(Os coccygis)* darstellen und deshalb als *unfreie, falsche* oder *unbewegliche Wirbel (Vertebrae spuriae)* angesprochen werden.

Neben den Wirbeln sind am Aufbau des Achsenskeletts noch die *Zwischenwirbelscheiben* (s. 8.2.1.), die *Wirbelbögen* mit den Quer- und Dornfortsätzen sowie den *Wirbelgelenken* (s. 8.1.1. und 8.2.3.) und segmentale *Bänder* und *Muskeln* beteiligt, die alle zusammen als kleinste funktionelle Einheit, als „Bewegungssegment" des Achsenskelett dafür sorgen, daß die Wirbelsäule, die sowohl **statische** als auch **dynamische Funktionen** *zu verrichten* hat, indem sie dem Körper nicht nur eine *stabile, in sich bewegliche, federnde* **Stütze** verleiht, die Kopf, Rumpf und obere Gliedmaßen (das sind immerhin ⅔ der Gesamtkörpermasse) *trägt*, sondern darüber hinaus das *Rückenmark (Medulla spinalis)* mit seinen Hüllen *und die Ursprünge der Rückenmarksnerven (Nn. spinales)* **schützend umschließt** und letzten Endes den an ihr *ansetzenden bzw. entspringenden Muskeln* **Anheftungspunkte** in Form sagittal bzw. transversal gerichteter knöcherner Fortsätze *bietet*, diese vielfältigen, z. T. gegensätzlichen Funktionen wahrnehmen kann.

8.1.1. Die Grundform eines Wirbels

Ein kurzer Blick auf die baulichen Eigentümlichkeiten eines der 24 wahren Wirbel zeigt (Abb. 59), daß dieser im großen und ganzen die Form eines Ringes oder Vorhängeschlosses aufweist, an dem man einen nach *vorn* gelegenen zylindrischen, vorwiegend aus Spongiosa-Substanz und einer dünnen kompakten Außenschicht bestehenden **Wirbelkörper** *(Corpus vertebrae)*, der das eigentliche Stütz- bzw. Trage-Element der Wirbelsäule darstellt, von einem nach *hinten* gerichteten **Wirbelbogen** *(Arcus vertebralis)* trennen kann, die beide zusammen das sog. **Wirbelloch** *(Foramen vertebrale)* umschließen. Die einzelnen Wirbel sind so übereinandergesetzt, daß Körper auf Körper, Bogen auf Bogen zu liegen kommen; durch diese säulenförmige Aufeinanderreihung lassen die Wirbellöcher der einzelnen Wirbel einen fortlaufenden Kanal, den **Wirbelkanal** *(Canalis vertebralis)* entstehen, in dem das *Rückenmark (Medulla spinalis)* mit seinen Hüllen und Blutgefäßen (den inneren Wirbelvenengeflechten) verläuft, das über das verlängerte Mark *(Medulla oblongata)* durch das Hinterhauptsloch des Schädels *(Foramen occipitale magnum)* in das Gehirn übergeht. Unmittelbar hinter dem Wirbelkörper weist der Wirbelbogen an beiden Seiten je einen flachen oberen und tiefen unteren Einschnitt *(Incisura vertebralis superior et inferior)* auf (Abb. 60); diese bilden durch Anlagerung der

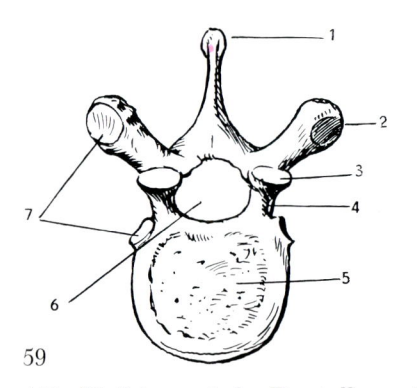

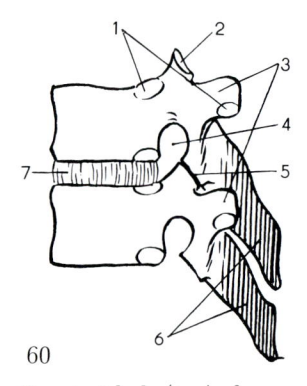

Abb. 59. Schematische Darstellung eines Brustwirbels (in Aufsicht).

1 = Dornfortsatz *(Proc. spinosus)*
2 = Querfortsatz *(Proc. transversus)*
3 = oberer Gelenkfortsatz für den darüberliegenden Wirbel *(Proc. articularis superior)*
4 = Wirbelbogen *(Arcus vertebralis)*
5 = Wirbelkörper *(Corpus vertebrae)*
6 = Wirbelloch *(Foramen vertebrale)*
7 = Gelenkflächen für Rippen *(Foveae costales)*

Abb. 60. 2 Brustwirbel mit Gelenkfortsätzen (in Seitenansicht).

1 = Gelenkflächen für die Verbindung mit der Rippe *(Foveae costales)*
2 = oberer Gelenkfortsatz *(Proc. articularis superior)*
3 = Querfortsätze *(Procc. transversi)*
4 = Zwischenwirbelloch *(Foramen intervertebrale)*
5 = gelenkige Verbindung zweier Wirbel *((Articulatio intervertebralis)*
6 = Dornfortsätze *(Procc. spinosi)*
7 = Zwischenwirbelscheibe *(Discus intervertebralis)*

benachbarten Wirbel in der Wand des knöchernen Wirbelkanals sog. **Zwischenwirbellöcher** *(Foramina intervertebralia)*, durch die die Rückenmarksnerven *(Nn. spinales)* austreten.

Von jedem Wirbelbogen gehen insgesamt 7 Knochenfortsätze ab (Abb. 60); es handelt sich dabei zunächst um einen unpaarigen, nach dorsal gerichteten **Dornfortsatz** *(Processus spinosus)* und um 2 **Querfortsätze** *(Processus transversi)*. Alle drei sind sehr kräftig ausgebildet und stellen wichtige Angriffspunkte (Hebel) für die tiefe Rückenmuskulatur dar. Hinzu kommen noch je zwei obere und untere **Gelenkfortsätze** *(Processus articulares superiores et inferiores)* zur gegenseitigen beweglichen Verbindung der einzelnen Wirbel, wobei die oberen Gelenkfortsätze in die unteren des darüber liegenden Wirbels greifen und so kleine **Wirbelgelenke** *(Articulationes intervertebrales)* bilden, die flache oder schwach konkave Gelenkflächen besitzen.

Die nach dem Rücken hin gerichteten dornartigen Fortsätze reichen in einer fast geschlossenen Linie in der Medianebene unseres Körpers bis dicht unter dessen Oberfläche, so daß man sie – besonders bei leichter Vorwärtsbewegung des Rumpfes – als gratförmige Erhebungen abtasten bzw. sehen kann, wodurch die Wirbelsäule im Volksmund die Bezeichnung „Rückgrat" erhalten hat.

Wie aus den Abbildungen zu ersehen ist, gleichen sich in der *Grundform* fast sämtliche Wirbel; sie zeigen jedoch innerhalb der einzelnen Bereiche der Wirbelsäule unterschiedlich deutliche Abweichungen, wobei zunächst auffällt, daß die Wirbelkörper, auf denen eine vom Schädel bis zum Becken hin stetig anwachsende Last ruht, immer größer werden, ohne daß die Volumina der Knochensubstanz im gleichen Verhältnis zunehmen (Abb. 61).

Diese caudalwärts gerichtete Größenzunahme der Wirbelkörper (der ein Anwachsen der Spongiosahohlräume – der sog. Porosität – parallelläuft) beruht vorrangig auf einem „ererbten Wachstumsplan des Organismus" (LIPPERT 1966), da bereits vom 3. Schwangerschaftsmonat ab (wo durch die Lage der Frucht in der Gebärmutter keine caudal gerichtete Zunahme der statischen Belastung auftritt) die endgültigen Größenproportionen vorliegen, die durch funktionelle Einflüsse nach der Geburt noch verstärkt, aber nicht primär neu gestaltet werden.

Wie stark sich im Verlauf des Lebens die mannigfaltigen Einflüsse auf die Binnenstruktur (trabekuläre Spongiosa) der Wirbelkörper auswirken können, verdeutlicht ein Vergleich der Abb. 61a und b. Während a (ein Brustwirbel im Sagittalschnitt) eine kräftig entwickelte Spongiosa mit – entsprechend den Druck- und Zugbelastungen angeordneten – Trabekelplatten bei einer relativ dünnen kompakten Tragfläche aufweist, demonstriert b eine schwere Osteoporose der Brust-Wirbelsäule bei starker Kyphosierung und Zusammensinterung von Wirbelkörpern und zwei osteoporotischen Wirbelkörper-Frakturen.

Die *Osteoporose*, die eine Stoffwechselerkrankung darstellt, zeichnet sich durch einen Verlust an Knochenmasse und -struktur (hervorgerufen durch eine Störung des An- und Abbaus im Knochen, die zum Umbau der plattenartigen Trabekelstrukturen in stabförmige Gebilde und zum Verlust ganzer Trabekel durch die Tätigkeit sog. Killer-Osteoklasten führt) und damit durch einen Verlust an Stabilität, an mechanischer Belastbarkeit, aus (AMLING et al. 1993). Neben der Alters- oder Postmenopausenosteoporose

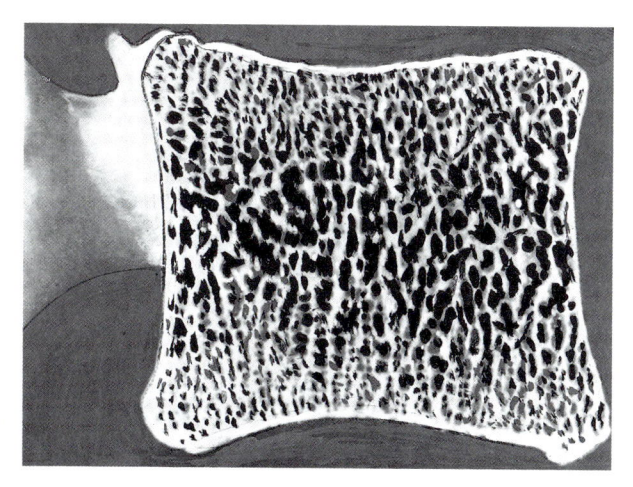

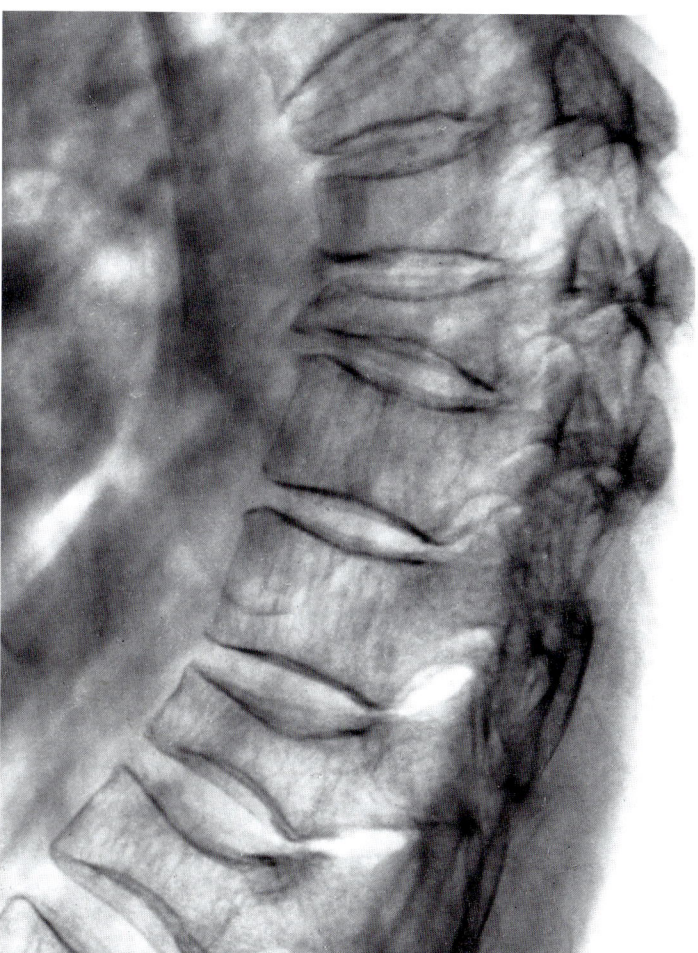

Abb. 61. Vergleich zwischen einem infolge seiner ausgeprägten trabekulären Spongiosa-Architektur hochbelasteten Brustwirbel (oben) und osteoporotisch zusammengesinterten (teilweise frakturierten), nur noch wenig belastbaren Brustwirbeln (unten).

sind die bei Ausdauersportlerinnen (vor allem bei hohen Trainingsumfängen) zu beobachtenden knöchernen Stoffwechselerkrankungen, die auf einen relativen Hormon- (Östrogen-) Mangel und auf ein ernährungsbedingtes Calcium- und Vitamin D-Defizit (ein um 5–10% niedrigerer Knochenmineralgehalt) von aktuellem Interesse (RIEDEL et al. 1993; ZAPF et al. 1993).

Im einzelnen trifft man *im Bereich der Hals-, Brust- und Lenden-Wirbelsäule* folgende **spezifische Unterschiede** an, wobei darauf hinzuweisen ist, daß die jeweils an den Enden der genannten Abschnitte gelegenen Wirbel zum großen Teil bereits gewisse Eigenheiten der folgenden Gruppe, also „Übergangserscheinungen", erkennen lassen.

8.1.2. Hals-Wirbelsäule

Ihre **Körper** sind *klein, zierlich* und *annähernd viereckig,* während die **Querfortsätze** *(Processus costotransversarii)* etwas *verbreitert* und – das ist ganz typisch für sie – durch das nicht vollständige Zusammenwachsen eines (vorderen) Rippenrestes mit einem (hinteren) eigentlichen Querfortsatz in der Richtung von oben nach unten *durchlöchert* sind. Diese auf beiden Seiten eines jeden Halswirbels gelegenen Öffnungen *(Foramina costotransversaria)* lassen vom 6. Halswirbel an nach cranial die Wirbelschlagader *(A. vertebralis)* mit den dazugehörigen -blutadern *(Vv. vertebrales)* durchtreten, die dem hinteren Drittel des Gehirns Blut zuführt.

Besonders ins Auge fallende bauliche Besonderheiten weisen die **beiden ersten Halswirbel** auf; der **erste** von ihnen – auch „**Atlas**" (Träger des Kopfes) genannt – besitzt keinen Körper, sondern besteht aus einem knöchernen **Ring mit zwei kräftigen Seitenflächen** *(Massae laterales,* Abb. 62), die Gelenkpartien zur Verbindung mit dem Schädel *(Foveae articulares superiores)* und mit dem zweiten Halswirbel *(Facies articulares inferiores)* tragen. Beide Seitenstücke werden durch einen vorderen und hinteren Bogen miteinander verbunden, wobei der vordere vorn eine Gelenkpartie *(Facie articularis dentalis)* für die reibungslose Verbindung mit dem sog. Zahn oder Zapfen des zweiten Halswirbels liegt. Während der hintere Bogen des ersten Halswirbels einen Dornfortsatz vermissen läßt, ragen seine Querfortsätze seitlich weit vor, so daß man sie – vor allem bei asthenischen Menschen – unterhalb des Warzenfortsatzes *(Proc. mastoideus)* des Schläfebeines deutlich fühlen kann; der Atlas ist demnach der breiteste Wirbel.

Der **zweite**, kräftig gebaute *Halswirbel* (**Axis**, Abb. 63) ermöglicht durch eine unterschiedlich geformte obere und untere Fläche den Übergang vom ersten Halswirbel zu den übrigen; er wird oft **fälschlicherweise** als „Dreher" bezeichnet. Das ist irreführend, zumal – wie wir noch später kennenlernen werden – sich nicht der zweite Halswirbel um den Atlas dreht, sondern dieser sich mit dem auf ihm sitzenden Schädel um den nach oben gerichteten *zapfenförmigen,* eine vordere und hintere kleine Gelenkfläche tragenden *Fortsatz* des zweiten Halswirbels, den **Zahn** *(Dens)*, bewegt (Abb. 64). Hinter dem Zahn verläuft das **Querband** des Atlas *(Lig. transversum atlantis),* das die Trennlinie zum Rückenmark darstellt.

Bei Stürzen aus großer Höhe kommt es nicht selten beim Aufschlagen des Kopfes zum Abbruch des Zahnes des zweiten Hals-

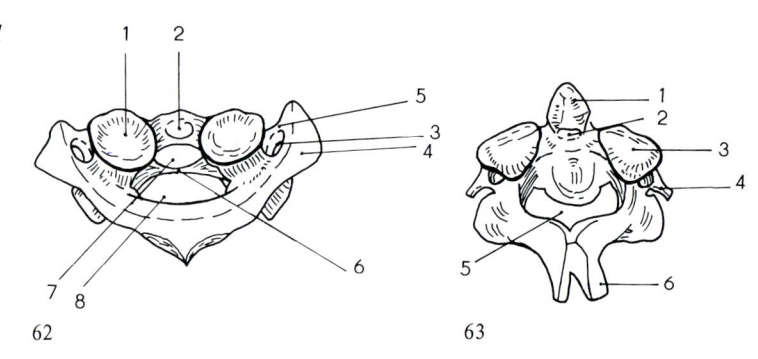

Abb. 62. Erster Halswirbel = *Atlas* (von hinten oben gesehen).
1 = Gelenkfläche zur Verbindung mit dem Hinterhauptsbein
2 = Gelenkfläche zur Verbindung mit dem Zahn des 2. Halswirbels
3 = Querfortsatzloch *(Foramen costotransversarium)*
4 = Querfortsatz *(Proc. costotransversarius)*
5 = Rippenrudiment, mit eigentlichem Querfortsatz verschmolzen
6 = Querband des Atlas *(Lig. transversum atlantis)*
7 = vorderer Teil des Wirbellochs für den Durchtritt des Zahnes des 2. Halswirbels
8 = hinterer Teil des Wirbellochs für den Durchtritt des Rückenmarks

Abb. 63. Zweiter Halswirbel = *Axis* (von hinten oben gesehen).
1 = Zahn *(Dens)*
2 = hintere Gelenkfläche des Zahnes zur Verbindung mit überknorpelter Vorderfläche des Querbandes des Atlas
3 = Gelenkfläche zur Verbindung mit Atlas-Unterfläche
4 = Querfortsatz *(Proc. transversus)*
5 = Wirbelloch *(Foramen vertebrale)*
6 = gegabelter Dornfortsatz *(Proc. spinosus)*

wirbels („Genickbruch") sowie zum Einriß des Querbandes, so daß nunmehr der abgerissene Teil ungehindert in das verlängerte Mark *(Medulla oblongata)* mit seinen lebenswichtigen Zentren (Atemzentrum, Herzsteuerungszentrum, Vasomotorenzentrum) eindringt und somit tödlich wirkt.

Während die **Dornfortsätze** der ersten beiden Halswirbel weitgehend verkümmert sind, lassen die des 3. bis 6. Wirbels eine *gabelförmige Spaltung* und einen **schräg nach unten gerichteten** kurzen **Verlauf** erkennen. Der Dornfortsatz des 7. *Halswirbels* macht insofern eine **Ausnahme**, als er besonders kräftig, lang und nicht gegabelt ist und in seiner Verlaufsrichtung sich zur Horizontale hin etwas aufrichtet, so daß beim Vorstrecken des Kopfes er unter der Haut – da nicht von Muskeln überlagert – als rundlicher Vorsprung (buckelartig) gut fühlbar und zumeist auch sichtbar ist; er

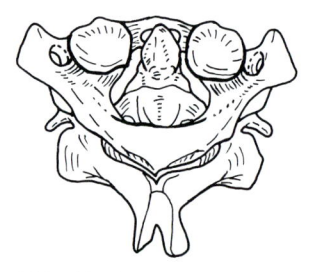

Abb. 64. Erster und zweiter Halswirbel in ihrer normalen gegenseitigen Lage (von hinten oben; das Querband des ersten Halswirbels ist entfernt worden).

führt deshalb in der Fachsprache zu Recht die Bezeichnung „hervorragender" Wirbel (**Prominens**).

8.1.3. Brust-Wirbelsäule

Die Brustwirbel**körper** weisen bei einer Seitenansicht die Form eines flachen Keiles auf, der vorn niedriger als hinten ist. Als weitere Besonderheit lassen der 1. bis 10. *Brustwirbelkörper* etwa am Übergang zu ihrem Bogen – diese Stelle wird auch als „Wurzel" *(Pediculus arcus vertebrae)* bezeichnet – oben und unten jeweils eine halbe **kleine Gelenkfläche zur Verbindung mit dem Rippenköpfchen** erkennen *(Fovea costalis superior et inferior)*. Diese Gelenkflächen befinden sich beim 11. und 12. Brustwirbelkörper an diesem selbst. Auch die **Querfortsätze** *(Processus transversi)* dieser Wirbel tragen an ihrer Spitze eine **Gelenkpartie** *(Fovea costalis transversalis)* **für** eine weitere **Verbindung mit** *der Rippe*, **dem Rippenhöckerchen**. Die zuletzt beschriebenen Gelenkflächen ergeben im Zweifelsfall unter noch so vielen vorgelegten Wirbeln sofort darüber Aufklärung, daß es sich nur um einen Brustwirbel handeln kann (Abb. 59 und 60).

Auch die langen *dreikantigen* **Dornfortsätze** der meisten Brustwirbel zeigen gegenüber denen der Hals-Wirbelsäule insofern einen Unterschied, als sie **noch schräger nach unten** *verlaufen* und sich – wie die Schindeln eines Daches – decken, so daß die Spalträume zwischen den Wirbelbögen fast völlig knöchern verschlossen werden.

8.1.4. Lenden-Wirbelsäule

Bereits durch den besonders *hohen, breiten, querovalen, bohnenförmigen Wirbel*körper unterscheidet sich der Lendenwirbel von allen übrigen. Von der Seite her gesehen, läßt er wie der Brustwirbelkörper eine Keilform erkennen, die jedoch – das kommt vor allem beim 5. Lendenwirbel zum Ausdruck – vorn höher als hinten ist. Die langen und abgeplatteten, am Wirbelbogen entspringenden **Rippenfortsätze** *(Processus costarii)* sind als Überreste der ursprünglich vorhanden gewesenen Lendenrippen anzusehen. Die eigentlichen Querfortsätze sind weitgehend zurückgebildet; sie stellen kleine Knochenvorsprünge *(Processus accessorii)* dar, die dorsal von der Ursprungsstelle der Rippenfortsätze liegen. Die im Gegensatz zu den nahezu frontal stehenden Gelenkfortsätzen der Brustwirbel im Bereich der Lendenwirbelsäule sagittal gerichteten *Processus articulares* weisen jeweils am oberen Gelenkfortsatzpaar noch ein rundliches Knochenhöckerchen *(Processus mamillaris)* auf.

Wenn sich auch die unteren Brustwirbel von den oberen Lendenwirbeln nur unwesentlich in ihrem Bau unterscheiden, so beseitigt bei einer Wirbelbestimmung das Fehlen der Gelenkfläche für die Rippen bei den Lendenwirbeln sowie die andersgerichtete Stellung der Gelenkfortsätze jeden Zweifel. Als besonders typisch gelten für sie die *kräftigen, seitlich abgeflachten, hohen und annähernd* **horizontal gerichteten Dornfortsätze**, die auf Grund dieser Bauart der Lenden-Wirbelsäule eine sehr hohe Beweglichkeit (insbesondere für die Streckung und Überstreckung des Rumpfes) ermöglichen.

Durch diese Stellung der Dornfortsätze ist der Zugang zum Wirbelkanal von dorsal her zwischen den einzelnen Wirbeln relativ breit, so daß man beispielsweise in der Chirurgie – zumeist zwischen dem 3. und 4. Lendenwirbel – ohne größere Schwierigkeiten mit einer Punktionsnadel bis in den Wirbelkanal (exakt: bis in den *Duralsack*) und damit in die **Gehirn-Rückenmarksflüssigkeit** *(Liquor cerebrospinalis)* vordringen kann *(Lumbalpunktion)*, um dieselbe zu diagnostischen Zwecken und therapeutischen Maßnahmen abzuziehen oder in sie ein Betäubungsmittel einzuspritzen *(Lumbalanästhesie)*, wodurch die gesamte untere Körperhälfte betäubt wird. Das Rückenmark selbst reicht in der Regel nur bis in die Höhe des 2. Lendenwirbels herab, so daß es bei der Punktion nicht verletzt werden kann.

8.1.5. Kreuzbein *(Os sacrum)*

Aus fünf zunächst noch einzelnen, vom Zeitpunkt der Pubertät ab jedoch verschmolzenen, sich caudalwärts stark verjüngenden Wirbeln *(Vertebrae sacrales)* ist das kräftige, gegen den 5. Lendenwirbel breite **Kreuzbein** *(Os sacrum)* fest wie ein nach unten zugespitzter Keil zwischen die beiden Hüftbeine *(Ossa coxae)* getrieben (Abb. 65). *Als Bestandteil sowohl der Wirbelsäule als auch des Beckens* lassen sich an ihm wie an keinem anderen Abschnitt der Wirbelsäule *recht* **deutliche Geschlechtsmerkmale** nachweisen. So ist das *weibliche* Kreuzbein in Verbindung mit einer größeren Querspannung des Beckens *breiter, tief-konkav* und durch die niedrigen Kreuzbeinwirbelkörper *relativ kurz*, während das mehr *trichterförmige Becken des Mannes* ein *schmales, flach-konkaves* und auf Grund der hohen Wirbelkörper *langes Kreuzbein besitzt*.

Wir unterscheiden am Kreuzbein eine vordere, hohlgekrümmte und glatte **Beckenfläche** *(Facies pelvina)* von einer hinteren, konvexen, mit rauhen Leisten zum Ursprung kräftiger Rückenmuskelsehnen versehenen Partie *(Facies dorsalis)*. Während an der **Vorder**fläche deutlich *querverlaufende Leisten (Lineae transversae)* wahrzunehmen sind, die den *verknöcherten Zwischenwirbelscheiben* der ehemaligen Kreuzbein-Wirbel entsprechen, erkennt man an der **hinteren** rauhen **Fläche** eine Reihe langer, vertikaler *Leisten, die durch die Verwachsung der früheren Kreuzbein-Wirbelfortsätze entstanden* sind.

Die seitlich von den Querwülsten im Bereich der vorderen Kreuzbeinfläche und auch an der konvexen Rückseite des Kreuzbeines liegenden vier Öffnungspaare *(Foramina sacralia pelvina et dorsalia)*, die den Zwischenwirbellöchern *(Foramina intervertebralia)* entsprechen, dienen großen Nervensträngen und Blutgefäßen zum Durchtritt.

An den seitlichen Begrenzungen des Kreuzbeines *(Partes laterales)*, die aus Rippenrudimenten und Querfortsätzen hervorgegangen sind, befindet sich jeweils eine größere ohrmuschelförmige, plane Gelenkfläche *(Facies auricularis)* zur Verbindung mit den Darmbeinen (= **Kreuz-Darmbeingelenk**: *Articulatio sacro-iliaca)*, das durch kräftige Bänder *(Ligg. sacroiliaca interossea ventralia et dorsalia)* gesichert ist und deshalb nur federnde Bewegungen gestattet (S. 153 und Abb. 127, 128).

Die Längsachse des Kreuzbeins liegt nicht in der Verlängerung der Wirbelsäule; sie weicht vielmehr nach hinten ab, wodurch – ein Charakteristikum des menschlichen Achsenskeletts – der sog. **Lumbosacral-Winkel** entsteht, der bei Männern im Mittel 142° (Variationsbreite: 123–157°), bei Frauen durchschnittlich 144° (Schwankungsbreite: 124–164°) beträgt. Diese Spezifik wird vor allem deutlich, wenn man das Achsenskelett des Menschen (mit den Hauptebenen der Hüftbeine, der Schädelbasis und des Atlas) mit denen eines Vierfüßers vergleicht; mit der Aufrichtung des Rumpfes erfährt der Lumbosacral-Winkel und seine vordere Begrenzung – das „Vorgebirge" *(Promontorium)* seine typische Ausprägung.

Die *gelenkigen Verbindungen* im Bereich des lumbosacralen Überganges werden von den mehr frontal stehenden Gelenkfortsätzen des Kreuzbeins mit denen des 5. Lendenwirbels gebildet. Diese oft als Teile eines Teleskops be-

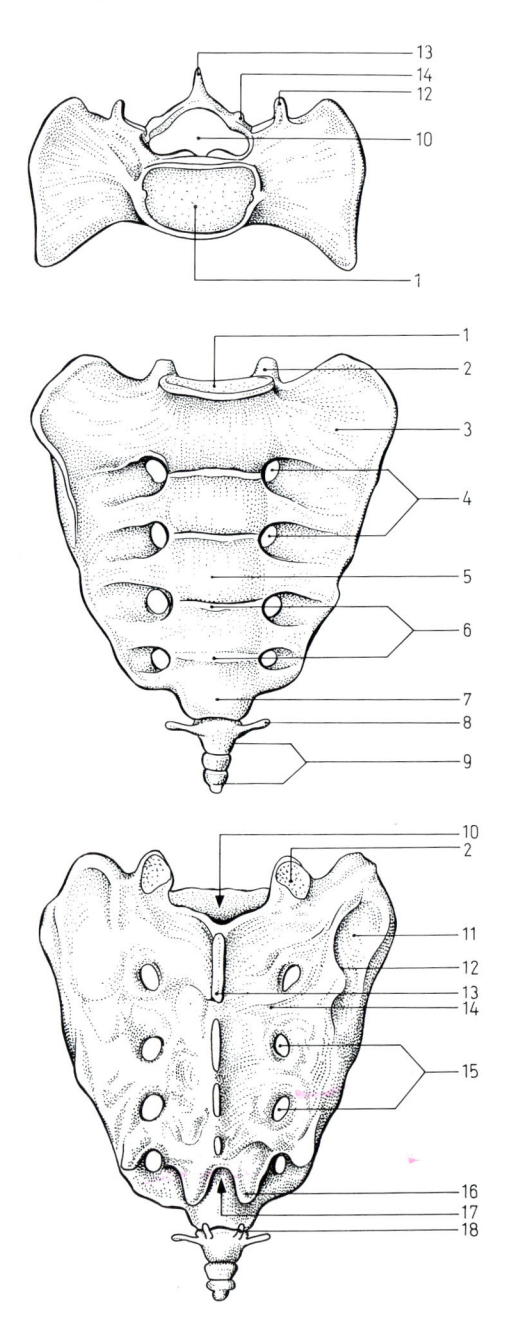

Abb. 65. Kreuzbein = *Os sacrum* (von oben, vorn und hinten).

1 = Basis des Kreuzbeins *(Basis ossis sacri)*
2 = oberer Gelenkfortsatz *(Proc. articularis superior)*
3 = Seitenfläche des Kreuzbeins *(Pars lateralis)*
4 = Kreuzbein-Löcher (der Vorderfläche) *(Foramina sacralia pelvina)*
5 = Vorderfläche eines Kreuzbeinwirbels
6 = knöcherne Querleisten (= Verschmelzungslinien der 5 Kreuzbein-Wirbelkörper *[Lineae transversae]*)
7 = Spitze des Kreuzbeins *(Apex ossis sacri)*
8 = Querfortsatz des 1. Steißbeinwirbels
9 = Steißbein *(Os coccygis)*
10 = Eingang zum Kreuzbeinkanal *(Canalis sacralis)*
11 = Rauhigkeit des Kreuzbeins *(Tuberositas sacralis)*
12 = Längsleiste, aus den verschmolzenen Querfortsätzen entstanden *(Crista sacralis lateralis)*
13 = Längsleiste, den verknöcherten Dornfortsätzen entsprechend *(Crista sacralis mediana)*
14 = Längsleiste, aus den verschmolzenen Gelenkfortsätzen hervorgegangen *(Crista sacralis intermedia)*
15 = Kreuzbeinlöcher (der Hinterfläche) *(Foramina sacralia dorsalia)*
16 = Horn des Kreuzbeins *(Cornu sacrale)*
17 = Ausgang des Kreuzbeinkanals *(Hiatus sacralis)*
18 = Horn des Steißbeins *(Cornu coccygeum)*

trachteten Gelenke werden auf *Druck* (durch axiale Stauchungs- und Stoßkräfte), *Zug* und *Abscherung* beansprucht. Die statischen, mechanisch-koordinativen und neuro-koordinativen Aufgaben des lumbosacralen Überganges erfordern, daß er *so stabil wie möglich* und *so beweglich wie notwendig* ist, um Bewegungsabläufe beispielsweise in der rhythmischen Sportgymnastik (s. Tafel XIX), im Bodenturnen und am Schwebebalken (mit der hier zu beobachtenden extremen Hyperextension), den Speerwurf (s. Tafel XV) mit seiner ruckartigen Lordosierung des gesamten Achsenskeletts (um dem Rumpf die für den Wurf erforderliche optimale Bogenspannung zu vermitteln) oder den Standkampf im Ringen (s. Tafel XVII) sowie das Gewichtheben (s. Tafel XXIII), bei denen die Beanspruchung des lumbosacralen Überganges deutlich wird, erfolgreich durchführen zu können. Bei der *Rumpf-Lastübertragung* (s. Abb. 128) wird letzterer durch kräftige Bänder (s. Abb. 127 und 130) und Muskeln in hohem Maße stabilisiert, wobei das kräftigste Band unseres Körpers, das Darmbein-Schenkelband *(Lig. iliofemorale)*, mit Unterstützung des geraden Schenkelmuskels *(M. rectus femoris)* eine Retroversion des Beckens über 15 bis 18° hinaus, das Kreuzbein-Sitzhöckerband *(Lig. sacrotuberale)* ein Ausweichen des Kreuzbeins nach dorsal verhüten.

Aus dem Gesagten ergeben sich auch Rückschlüsse auf die *Wechselbeziehungen* zwischen dem lumbosacralen Übergang und der Beckenneigung (s. auch S. 155). Letztere ist nach dorsal durch das *Lig. iliofemorale* begrenzt, womit (s. o.) der Ausschlag des lumbosacralen Winkels dorsalwärts festgelegt ist, während er nach ventral in seiner Größe variabel ist. Die normal entwickelte Wirbelsäule ist demzufolge in der Lage, Bewegungsausschläge des Beckens mit Hilfe eines kräftigen Band- und Muskelapparates so zu kompensieren, daß nur relativ geringe Verlagerungen der Körpermasse erfolgen. Mit anderen Worten: *vom lumbosacralen Übergang ausgehend verändern sich alle anderen Anteile des Achsenskeletts entsprechend,* wobei ersterer darüber wacht, daß der Körperschwerpunkt in einem „labilen Gleichgewicht" gehalten wird.

8.1.6. Steißbein *(Os coccygis)*

Es nimmt durch die Verwachsung seiner 4 bis 5 Wirbelreste *(Vertebrae coccygeae)* die *Form eines Kuckucksschnabels (kokkys* = Schnabel) an. Nur der erste Steißbeinwirbel, der über eine dünne Knorpelscheibe sowie über Reste der oberen Gelenkfortsätze *(Cornua coccygea)* bzw. *Querfortsätze (Procc. transversi)* mit dem Kreuzbein in Verbindung steht, weist noch gewisse für einen Wirbel charakteristische Merkmale auf, während die übrigen „Wirbel" des Steißbeins nur erbsengroße, rundliche bis würfelförmige Knochenstückchen darstellen.

8.2. Die Verbindungen der Wirbel

Die 24 oberen und beweglichen Wirbel sind untereinander verbunden durch

a) *faserknorpelige Zwischenwirbelscheiben,*
b) *lange und kurze längsverlaufende Bänder,*
c) *Wirbelgelenke* sowie
d) *lange und kurze Muskeln.**)

8.2.1. Zwischenwirbelscheiben *(Disci intervertebrales)*

Zwischen je zwei Wirbelkörpern befindet sich eine faserknorpelige *Zwischenwirbelscheibe (Discus intervertebralis),* die der Form der Wirbelkörperendflächen weitgehend angepaßt ist; sie nimmt entsprechend der Wirbelkörpergröße nicht nur an Flächenausdehnung, sondern auch an Höhe zu (von 5 mm beispielsweise im Bereich der Brustwirbelsäule bis zu 12 mm am Vorgebirge). Während die Länge der Wirbelsäule annähernd zweieinhalbmal in der gesamten Körperhöhe enthalten ist, beträgt – wenn wir beim Erwachsenen **alle 23 Zwischenwirbelscheiben aufeinanderschichten** würden – die dadurch entstehende Säule etwa 15 cm, was einem Viertel der Gesamtlänge aller 24 wahren Wirbel entspricht.

Jede Zwischenwirbelscheibe besteht aus 2 unterschiedlichen Anteilen (Abb. 66 a u. b):

a) einem **Ring aus kollagenen Fasern** *(Anulus fibrosus),* wobei diese zum Teil wie eine Spirale um die Längsachse der Wirbelsäule verlaufen (und dabei benachbarte bindegewebige Lamellen kreuzgitterartig überschneiden), zum Teil kreisartig den zweiten Bestandteil der Zwischenwirbelscheibe, den *Gallertkern,* umlagern (also eine mehr horizontale Verlaufsform aufweisen). Die mehr am Rande gelegenen kollagenen Anteile sind besonders kräftig ausgeprägt und enden im knöchernen Rand des Wirbelkörpers, während die übrigen Faserzüge mit den Deckplatten des Wirbelkörpers Verbindung aufnehmen; durch beide Formen werden extreme (Torsions-)Bewegungen der Wirbel gegeneinander verhütet, zumindest aber eingeschränkt;

b) einem **Gallertkern** *(Nucleus pulposus)* – einem kolloidalen Gel mit einem hohen Gehalt an wasserbindenden Glykosaminglykanen (Chondroitin- und Keratansulfat) – der sich durch seinen hohen Wassergehalt (bei Geburt 88 Prozent, im 18. Lebensjahr 80 Prozent und im 77. Lebensjahr immer noch 69 Prozent der Kernsubstanz ausmachend), durch seine Verformbarkeit (aber nicht Komprimierbarkeit!) auszeichnet und dessen hydrostati-

---

*) s. Kap. 8.6. (Muskuläre Verspannung der Wirbelsäule).

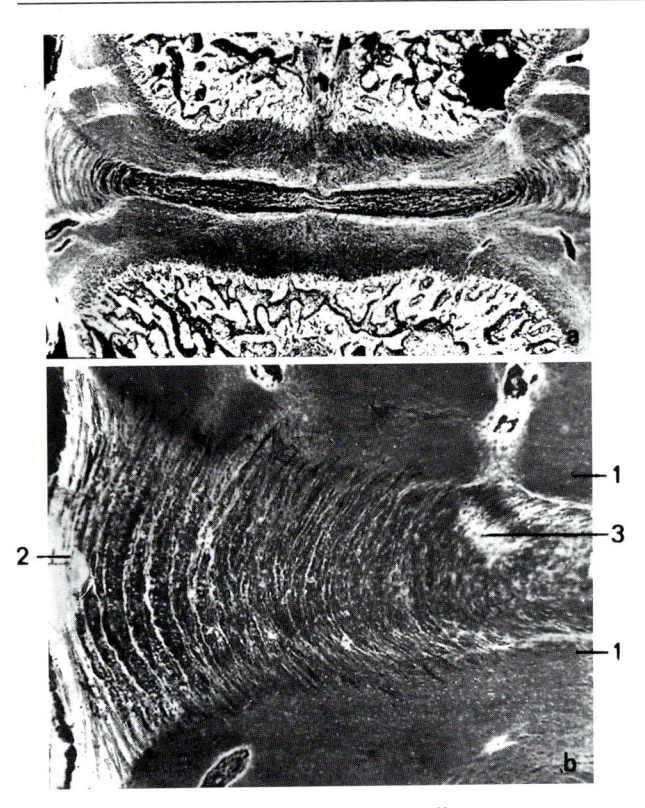

Abb. 66. Die Zwischenwirbelscheibe in Übersicht (a) sowie in Teilvergrößerung (b).
1 = Knorpelplatte
2 = kollagene Faserzüge *(Anulus fibrosus)*
3 = Gallertkern *(Nucleus pulposus)*

sche Leistungsfähigkeit („Wasserkissenfunktion") durch die Spannkraft des *Anulus fibrosus* und durch den Tonus der Wirbelsäulen-Muskulatur bestimmt wird.

Die Verbindung der Zwischenwirbelscheibe mit dem Wirbel erfolgt über eine **knorpelige Platte,** die die Zwischenwirbelscheibe cranial- und caudalwärts bedeckt und die den Wirbelkörper während leichterer Druckübertragungen schützt und als *semipermeable Membran* für die *Diffusion* von Flüssigkeiten in die Zwischenwirbelscheibe (und auf umgekehrten Wege) fungiert, zumal die Zwischenwirbelscheibe bereits ab 4. Lebensjahr in der Regel blutgefäßlos ist.

Vergleicht man die Zwischenwirbelscheiben in den verschiedenen Abschnitten des Achsenskeletts miteinander, dann fällt auf, daß sie *nicht planparallel* gestaltet sind; im Bereich der *Hals-* und *Lenden*wirbelsäule sind sie *vorn* um bis ein Drittel ihrer Höhe *größer* als hinten, so daß sie sich nach *dorsal* keilförmig verjüngen. Damit haben die Zwischenwirbelscheiben in diesen beiden Abschnitten, in denen die Wirbelkörper eine entgegengesetzte Keilform (s.o.) aufweisen, wesentlichen Anteil an der Ausprägung der sog. *„physiologischen"* (d.h. in der Regel bei jedem jugendlichen und erwachsenen Menschen auftretenden) *Krümmungen des Achsenskeletts* (s.u.). Ganz anders liegen dagegen die Verhältnisse im Bereich der *Brust*wirbelsäule, wo sowohl die Wirbelkörper als auch die zugehörigen Zwischenwir-

belscheiben *vorn* um vieles *niedriger* als hinten sind. Das bedeutet zusammengefaßt, daß in der Hals- und Lendenwirbelsäule in erster Linie die hier befindlichen Zwischenwirbelscheiben die physiologischen Krümmungen des Achsenskeletts bedingen, während es im Bereich der Brustwirbelsäule die Wirbelkörper sind.

Wie bereits erwähnt, bilden sich die für die Ernährung der Zwischenwirbelscheibe verantwortlichen Blutgefäße schon sehr frühzeitig zurück, sodaß die Stoffwechselvorgänge nur noch die *Diffusion* vonstatten gehen können; letztere steht in enger Beziehung zum onkotischen und hydrostatischen Druck, der bei der wechselnden Belastung der Zwischenwirbelscheibe zu verzeichnen ist. KRÄMER (1977) hat sie deshalb mit einem **osmotischen System** verglichen. Unter *normalem* hydrostatischen Druck (Abb. 67 a) und ausgeglichenem osmotischen Druck weist der intradiskale Raum eine normale Konzentration von Makromolekülen, der extradiskale Raum interzelluläre Flüssigkeit mit normaler Konzentration niedermolekularer Substanzen auf; es ist keine Flüssigkeitsbewegung durch die semipermeable Knorpelplatte (s.o. und Abb.66) zu beobachten. Unter *starkem* hydrostatischen Druck, der die Zwischenwirbelscheibe verschmälert (Abb. 67b), werden Flüssigkeiten mit niedermolekularen Substanzen sowie Stoffwechselschlacken aus dem intradiskalen Raum durch die semipermeable Membran ausgepreßt, während in der Druck*entlastung* (Abb. 67c) auf gleichem Wege neue Substanzen für den Stoffwechsel der Zwischenwirbelscheibe eingeschleust werden. Der ständige *Wechsel* von *Be-* und *Entlastung* der Wirbelsäule (von hohem und niedrigem hydrostatischem Druck) ist demzufolge eine entscheidende Voraussetzung für die Anpassungs- und *Belastungsfähigkeit* der Zwischenwirbelscheiben (die von der regelmäßigen intermittierenden Beanspruchung gewissermaßen „leben"), während vorrangig statische Beanspruchungen (mit ihrem gleichbleibenden starken hydrostatischen Druck) das osmotische und hydrostatische System „Zwischenwirbelscheibe" in seiner Funktion erheblich beeinträchtigen und zwangsläufig auf lange Sicht zu irreversiblen Gewebsveränderungen führen (s.u.).

Eine der Haupteigenschaften der Zwischenwirbelscheiben sind ihre *Elastizität* und *Plastizität,* d.h. ihr Vermögen, als Stoßdämpfer zu wirken, Druckkräfte aufzunehmen und sie möglichst gleichmäßig auf ihre Gesamtfläche (und damit auch auf die des Wirbelkörpers) zu verteilen; die dabei auftretenden Kräfte hat u.a. MÜNCHINGER (1964) bestimmt.

Danach ist zum Beispiel beim Treppenheruntergehen die Belastung der Zwischenwirbelscheiben bei hohen Schuhabsätzen (verbunden mit einer Hyperlordose-Haltung) fast doppelt so groß wie bei flachen Absätzen (und normalen Wirbelsäulenkrümmungen). Bei einem weichen Niedersprung aus 50 cm Höhe (mit Endstellung in tiefer Hocke) tritt eine Belastung der Scheiben von 100 kp, bei hartem Aufsprung von 300 bis 400 kp auf! Besonders groß werden naturgemäß die Beanspruchungen beim **Heben von Lasten,** wobei zu beachten ist, daß beim Rumpfvorwärtsbeugen bereits durch die Masse des Oberkörpers eine erhebliche Last wirk-

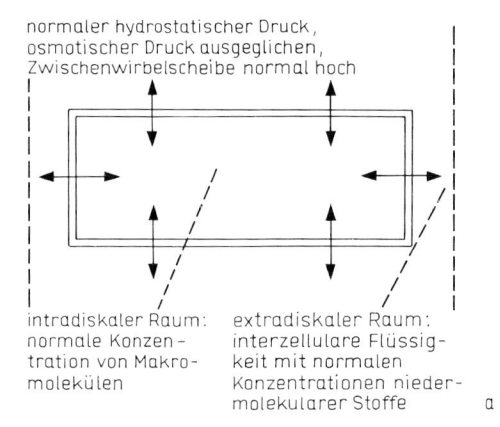

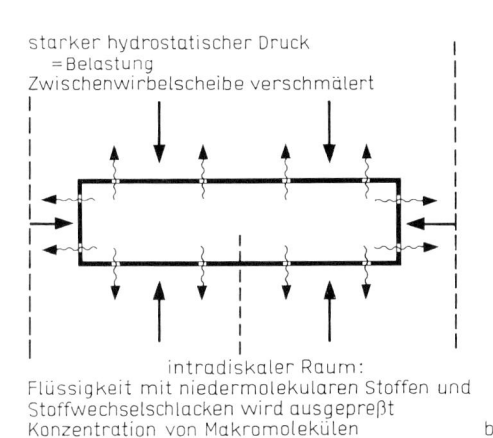

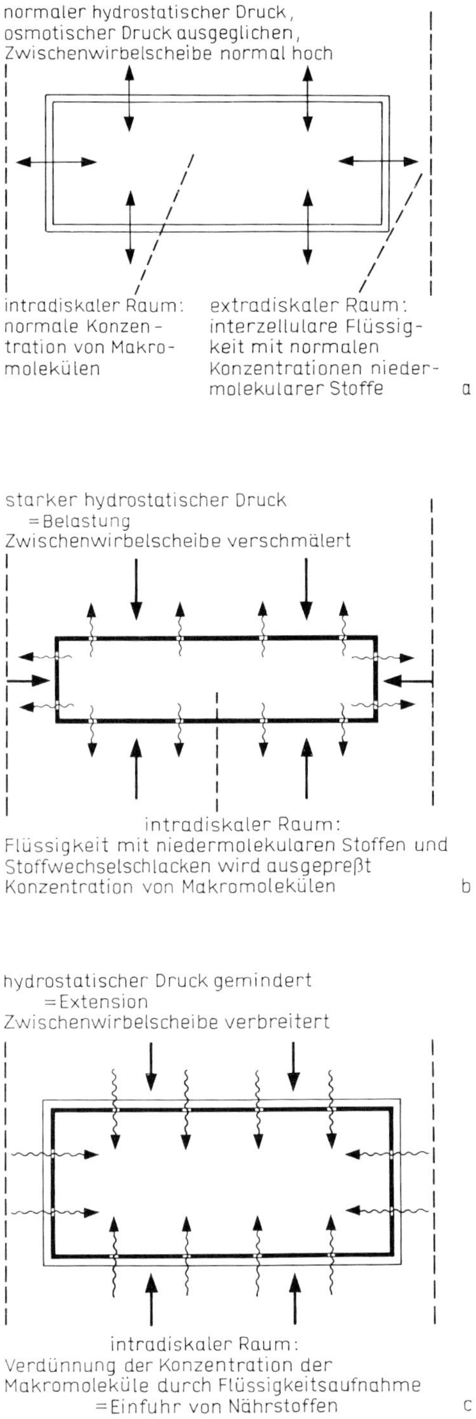

8.2. Die Verbindungen der Wirbel

beit!), um so geringer werden für die angegebene Zwischenwirbelscheibe die Belastungen (sie gehen von 280 kp bei horizontal vorgebeugtem Rumpf [90 Grad gegen die Körperlängsachse] über 240 kp [bei 120 Grad], 145 kp [bei 150 Grad] bis auf 40 kp [bei 180 Grad, also voll aufgerichtetem Körper] zurück!).

Wird nunmehr ein 50 kg schweres Gewicht gehoben, dann ergibt dies für die 5. Lenden-Zwischenwirbelscheibe in **horizontaler Stellung des Rumpfes** bereits eine Belastung von 720 kp (in den Stellungen 120 und 150 Grad betragen auf Grund der geringer werdenden Schwerpunktabstände die Belastungen 630 bzw. 360 kp). Durch das Heben mit insbesondere in den Kniegelenken gebeugten Beinen wird eine Rumpfvorwärtsbeugung bis zur Horizontalen vermieden; die Last kann näher an den Körper gebracht werden. Trotzdem wirken bei den weltbesten Gewichthebern (die je nach Gewichtsklassen 140 bis 248 kg stoßen) auf die Lenden-Zwischenwirbelscheiben beim Anheben enorme Lasten, die sich (gemäß der angegebenen Formel)

bei 100 kg Hantelgewicht und 40 kg Rumpfmasse auf 980 kp,
bei 150 kg Hantelgewicht und 50 kg Rumpfmasse auf 1 400 kp und
bei 200 kg Hantelgewicht und 60 kg Rumpfmasse auf 1 820 kp

belaufen, wobei diese Angaben *nur* die *statischen* Belastungen berücksichtigen, zu denen noch Kräfte durch die **Beschleunigung des Gewichts** (was Anfänger nicht selten ruckartig zu vollziehen suchen, was die Zwischenwirbelscheiben zusätzlich belastet und gefährdet) hinzukommen! Diese Berechnungen scheinen aber (worauf Münchinger [1964], Wyss und Ulrich [1954] hingewiesen haben) den *tatsächlichen* Belastungen der Zwischenwirbelscheiben bei gut trainierten (d.h. technisch einwandfrei hebenden bzw. stoßenden) Athleten nicht ganz zu entsprechen. Einmal liegt die „kritische" Belastungsgrenze der Lenden-Zwischenwirbelscheiben bei 20- bis 30jährigen Personen bei etwa 1 000 kp, zum anderen wissen wir, daß schwere Lasten vorrangig mit der überaus kräftigen „Muskel-Streckschlinge" der unteren Extremität (großer Gesäßmuskel, vierköpfiger Schenkelmuskel, Drillingsmuskel der Wade, s. dazu auch S. 215) und weniger mit der schwächeren Rückenstreckmuskulatur gehoben werden und daß schließlich beim Hebevorgang der **Rücken möglichst gerade, aufrecht („flach")** gehalten wird. Während bei „gebeugtem" Rücken in erster Linie die vorderen $2/3$ der Zwischenwirbelscheiben-Oberfläche belastet werden (das hintere Drittel steht unter Zugspannung), verteilt sich die Druckbeanspruchung bei „flachem" Rücken auf die gesamte Oberfläche der Zwischenwirbelscheibe (Zugspannungen treten kaum auf). Durch die mit dem „*flachen*" Rücken verbundene *größere Kraftarmlänge* und *geringere Wirbelsäule-Lastarmlänge* wird eine *wesentliche* **Reduzierung der Belastung der Zwischenwirbelscheiben** *im Lendenbereich des Achsenskeletts erreicht*, so daß bei Einhaltung dieser Technik jetzt folgende Lasten auf die Lenden-Zwischenwirbelscheiben einwirken:

bei 100 kg Hantelgewicht und 40 kg Rumpfmasse = 590 kp,
bei 150 kg Hantelgewicht und 50 kg Rumpfmasse = 840 kp und
bei 200 kg Hantelgewicht und 60 kg Rumpfmasse = 1 090 kp.

Diese Werte verdeutlichen, daß selbst bei bester Technik die Zwischenwirbelscheiben-Belastungen immer noch sehr hoch sind; sie zeigen aber auch, welche große **Druck*festigkeit*** diese Knorpelhaften besitzen, wenn sie **axial** belastet werden (während ihre *Biege-* und *Zugfestigkeit* wesentlich geringer ist; Krayenbühl, Wyss und Ulrich 1967). Fehlbelastungen der Zwischenwirbelscheiben (infolge methodischer Mängel im Trainings- und Wettkampfprozeß) sowie das Nichtbeachten der relativ früh einsetzen-

Abb. 67. Die Zwischenwirbelscheibe als „osmotisches System" bei normalem hydrostatischen Druck (a), bei starker Druckbelastung (b) sowie nach Druckentlastung (c).

sam wird; sie beläuft sich bei einem 75 kg schweren Mann bei horizontal vorgebeugtem Oberkörper auf 280 kp, die beispielsweise auf der 5. Lenden-Zwischenwirbelscheibe ruhen. Dieser Wert läßt sich aus der Oberkörpermasse (mindestens 40 kg), aus der Länge des Kraftarmes (5 cm) und aus der Länge des Lastarmes (35 cm) nach der Formel $40 \times 35/5 = 280$ kp berechnen. Je mehr der Rumpf aufgerichtet wird (ohne jegliche Gewichtsar-

den physiologischen Alternsvorgänge in den *Disci intervertebrales* – ihr Gallertkern verliert bereits gegen Ende des dritten Lebensjahrzehnts als Folge irreversibler biochemischer Veränderungen (Anstieg des Stickstoffgehalts, Absinken der wasserbindenden Hyaluronsäure, was eine Reduzierung des intradiskalen Drucks auslöst) seine *Gel*-Eigenschaft, so daß Druckbelastungen nur noch von den kollagenen Faserzügen des *Anulus fibrosus* aufgenommen werden können – vermindern entscheidend die Belastbarkeit der Wirbelsäule und gefährden den langfristigen Leistungsaufbau talentierter Sportler.

8.2.2. Lange und kurze Bänder

Zu den *synarthrotischen* Verbindungen der Wirbelkörper untereinander (s. 8.2.3.) kommen noch kräftige **lange Bänder** (vom Kreuzbein bis zum Schädel reichend), die auf der Vorder- und Hinterfläche der Körper – zum Teil also innerhalb des Wirbelkanals – verlaufen: **vorderes** und **hinteres Längsband** = *Lig. longitudinale anterius et posterius* (Abb. 68). *Beide* durch den Turgor der Zwischenwirbelscheiben in Spannung gehaltenen Bänder – das vordere, breitere mit den Wirbelkörpern, das hintere, schmalere mit der Hinterfläche der Zwischenwirbelscheiben in Kontakt stehend – *ketten diese Wirbelsäulenbestandteile nicht nur aneinander, sondern unterstützen die kurze und lange Rücken-Streckmuskulatur (M. erector spinae) bei der Aufrechterhaltung der Wirbelsäulenkrümmungen.**) Ein drittes Längsband, das sog. **Dornspitzenband** (*Lig. supraspinale*), verläuft vom Steißbein bis zum Dornfortsatz des 7. Halswirbels (über die Enden aller Dornfortsätze hinwegziehend und diese somit zugleich miteinander verbindend). Im Bereich der Halswirbelsäule findet dieser Bandzug seine Fortsetzung in das elastische „**Nackenband**" (*Septum nuchae*), das bei nach vorn gebeugtem Kopf deutlich gefühlt werden kann und das vor allem beim geweih- bzw. gehörntragenden Vierfüßler sehr stark entwickelt ist.

Diesem System gesellt sich noch ein zweites hinzu, das aus kräftigen, sehr **kurzen Bändern** besteht, die vor allem die Wirbelbögen und Dornfortsätze untereinander verbin-

---

*) Nach den Untersuchungen von DABELOW, CARVALHO und STOFFT (1960) sind die *langen Bänder der Wirbelsäule* als *integrierte Teile* eines „durchkonstruierten" Gesamtsystems des Bindegewebsapparates, der die Wirbelkörper und Zwischenwirbelscheiben einheitlich überzieht, zu verstehen, da Fortsetzungen einzelner Bestandteile dieses bindegewebigen Mantels in das Innere der Wirbelkörper sowie der Zwischenwirbelscheiben eindringen (d. h. von außen kommend die Knochenspongiosa der Wirbelkörper und das kollagene Gewebe der Zwischenwirbelscheiben durchlaufen und auf der anderen Seite wieder zutage treten). Nach diesen (vor allem bei Feten und Neugeborenen gewonnenen) Erkenntnissen dürfen die *Zwischenwirbelscheiben* nicht mehr als selbständige Einrichtungen, sondern *nur noch als integrierte Teile des sie durchlaufenden Bindegewebsapparates betrachtet werden.*

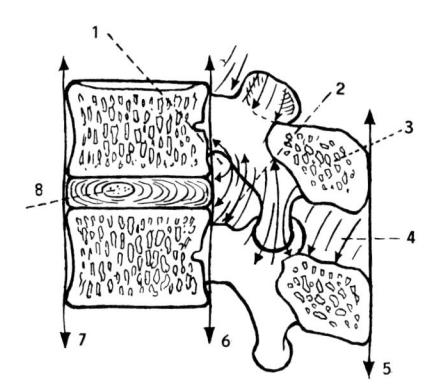

Abb. 68. Sagittalschnitt durch zwei Wirbel (einschl. Bandapparat).
1 = Zwischenwirbelloch *(Foramen intervertebrale)*
2 = Zwischenbogenband *(Lig. interarcuale)*
3 = Dornfortsatz *(Proc. spinosus)*
4 = Zwischendornband *(Lig. interspinale)*
5 = Dornspitzenband *(Lig. supraspinale)*
6 = hinteres Längsband *(Lig. longitudinale posterius)*
7 = vorderes Längsband *(Lig. longitudinale anterius)*
8 = gallertiger Kern der Zwischenwirbelscheibe *(Nucleus pulposus disci intervertebralis).*

den sowie die Kapseln der Wirbelgelenke verstärken. Auch diese Bänder – es handelt sich im einzelnen um die **Zwischenbogenbänder** (*Ligg. interarcualia*), **Zwischendornfortsatzbänder** (*Ligg. interspinalia*) und **Zwischenquerfortsatzbänder** (*Ligg. intertransversaria*) – helfen der Rücken-Streckmuskulatur, indem sie zusammen mit dem Dornspitzenband (*Lig. supraspinale*) einer Beugung des Rumpfes (durch die Bauchmuskulatur) nach vorn entgegenarbeiten; sie stellen – soweit man bei Bändern davon sprechen kann – demzufolge Antagonisten zu den Bauchmuskeln und zum vorderen Längsband (*Lig. longitudinale anterius*), das eine Überstreckung der Wirbelsäule nach hinten verhindert, dar.

In ihrer **Gesamtheit** zeichnen sich die langen und kurzen Bänder durch eine aufeinander abgestimmte Zusammenarbeit aus, indem die langen Bandzüge die Eigenform und den Spannungszustand der gesamten Wirbelsäule beeinflussen, während die kürzeren Bänder das Bewegungsausmaß begrenzen und damit zugleich das Achsenskelett vor extremen, abrupten Bewegungen schützen. Damit nehmen sie den für die Dynamik und Statik der Wirbelsäule an sich verantwortlichen Muskeln eine nicht unbeträchtliche Arbeit ab: *Sie sparen Energie!*

8.2.3. Wirbelgelenke

Entsprechend den 23 Zwischenwirbelscheiben befinden sich zwischen den Wirbelbögen insgesamt **23 paarige Wirbelgelenke** = *Articulationes zygapophysiales* (Abb. 69), die jeweils von enganliegenden, durch schmale Bänder verstärkten Kapseln eingehüllt werden und recht unterschiedlich gestellte, ebene bis schwach konkave Gelenkflächen

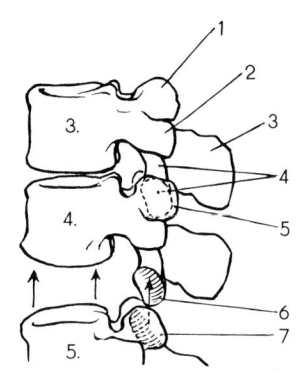

Abb. 69. Schematische Darstellung der gelenkigen Verbindung des 3., 4. und 5. Lendenwirbels.

1 = oberer Gelenkfortsatz des 3. Lendenwirbels
2 = Querfortsatz
3 = Dornfortsatz
4 = unterer Gelenkfortsatz des 3. Lendenwirbels
5 = oberer Gelenkfortsatz des 4. Lendenwirbels
6 = unterer Gelenkfortsatz des 4. Lendenwirbels (schwach konvex gekrümmt)
7 = oberer Gelenkfortsatz des 5. Lendenwirbels (stark konkav gekrümmt)

aufweisen, worauf zu einem Teil die in den einzelnen Wirbelsäulenabschnitten verschiedenartige Beweglichkeit zurückzuführen ist. Während die *Gelenkflächen* der *Hals*wirbel in einer *schräg von vorn oben nach hinten unten* weisenden, zur Horizontale um etwa 45 Grad geneigten Ebene verlaufen, stehen die der *Brust*wirbel annähernd *frontal* und die der *Lenden*wirbel fast *sagittal*. Mag auch auf Grund dieser Gelenkflächenbeschaffenheit die Beweglichkeit zwischen zwei Wirbeln relativ geringfügig sein, so erhält doch die Wirbelsäule in ihrer Gesamtheit durch die **Summation** der **Teil**bewegungen in den 23 Wirbelgelenk-Paaren ein **beachtliches Bewegungsausmaß**.

Eine **Sonderstellung** nehmen bei den gelenkigen Verbindungen der Wirbel untereinander die beiden ersten ein (s. 8.1.2.). Konvexe, ovale Gelenkflächen an der vorderen, seitlichen Umrandung des großen Hinterhauptloches *(Condyli occipitales des Foramen occipitale magnum)* bilden mit den konkaven, etwa gleichgestaltigen Gelenkpartien des Atlas *(Foveae articulares superiores atlantis)* das **obere Kopfgelenk,** das aus zwei anatomisch getrennten Gelenken *(Articulationes atlanto-occipitales)* besteht und das durch eine schlaffe Gelenkkapsel abgeschlossen wird; in ihm sind bei festgestellter Halswirbelsäule **Nick**bewegungen (in einem Umfang von 20 bis 35°) um eine Querachse im Sinne des „*Ja*-Sagens" und ein Seitneigen des Kopfes um 45° nach jeder Seite möglich.

Am **unteren Kopfgelenk** haben wir es zunächst mit dem vorderen und hinteren Zahngelenk *(Articulatio atlantoaxialis mediana)* zu tun, zu dem noch die Verbindung der unteren Gelenkflächen des Atlas mit denen des zweiten Halswirbels *(Articulationes atlanto-axiales laterales)* hinzukommt. In diesem Gelenk stehen, wenn man den Blick geradeaus richtet, die beiden ersten Halswirbel mit ihren spitz zulaufenden Gelenkkörpern aufeinander, so daß sie sich nur schmalspurig berühren. Dreht man jedoch Kopf und Atlas zur Seite, dann „rutschen" beide um etwa 2 bis 3 mm herab und treten mit dem zweiten Halswirbel in eine mehr flächenhafte Verbindung, um sich beim Geradeaussehen um die gleiche Distanz wieder hochzuschrauben. Im unteren Kopfgelenk sind demzufolge nur **Dreh**bewegungen von jeweils etwa 70 Grad nach beiden Seiten um eine durch die Mitte des Zahns der 2. Halswirbels verlaufende Längsachse im Sinne des „*Nein*-Sagens" durchführbar.

Der Bewegungsumfang wird in beiden Kopfgelenken durch die Beweglichkeit der Halswirbelsäule noch wesentlich verstärkt. Dadurch kann beispielsweise die Beugung und Streckung des Kopfes bis auf insgesamt 125 Grad erhöht werden, wovon allein ³/₄ auf die Tätigkeit der Halswirbelsäule entfällt, während die Seitneigung auf 45 Grad und das Drehen auf 90 Grad ausgedehnt werden können.

8.3. Form und Bewegungen der Wirbelsäule

8.3.1. Entwicklung und Bedeutung der physiologischen Wirbelsäulenkrümmungen

Die oberen 24 Wirbel lassen beim erwachsenen, aufrechtstehenden Menschen in ihrer Gesamtheit charakteristische Schwingungen in der Sagittalebene, die sich im Verlauf der ersten Lebensjahre durch die funktionelle Beanspruchung ausbilden und als „physiologische Wirbelsäulenkrümmungen" bezeichnet werden, erkennen. Die Wirbelsäule ist demzufolge kein gerader knöcherner Stab, sondern weist (Abb. 70) eine nach vorn konvexe Ausbuchtung im Bereich des Halses *(Hals-Lordose)* auf, der eine nach hinten konvexe Krümmung im Brustabschnitt *(Brust-Kyphose)* folgt, während eine weitere mehr oder weniger stark ausgeprägte *Lordose* im *Lendenteil* der Körperlängsachse den beweglichen Abschnitt derselben gegen das im großen und ganzen unbewegliche Kreuz- und Steißbein abgrenzt.

Die **Ausbalancierung des Rumpfes und Kopfes** *im aufrechten Stand und im Gang*, die beim Zweibeiner im Vergleich zur relativ günstigen Gleichgewichtslage des Vierbeiners (bei dem sich im normalen Gang 3, im raschen Galopp noch 2 Gliedmaßen zur gleichen Zeit auf dem Erdboden befinden) wesentlich schwieriger ist (und eine beträchtliche Muskelarbeit erfordert) sowie die **Stellung des Beckens** (Lenden-Wirbelsäule und Kreuzbein bilden einen Winkel von 129°; s. o.) rufen diese sich allmählich entwickelnde *Eigenform der menschlichen Wirbelsäule* hervor.

Ein ganz anderes Bild gewinnt man von der Wirbelsäule beim Vierfüßler, bei dem die gleichmäßig wie ein Brückenbogen geformte Körperachse sich zwischen zwei Punkten –

ausgeprägte aufrechte Haltung, wobei der etwa 1 kg schwere Kopf im Gegensatz zu einer mehr waagerechten Haltung beim Vierfüßler nunmehr lotrecht auf den ersten Halswirbeln ruht (wodurch Nackenmuskulatur und -band sowie die knöchernen Dornfortsätze der oberen Brustwirbel, die den Muskeln Ansatz boten und bei Vierfüßlern sehr stark entwickelt waren, zurückgebildet wurden). Es lassen sich demnach die mannigfaltigen Stufen in der Entwicklung zur ungezwungenen, aufrechten Körperhaltung, d. h. zur **Ausbildung der physiologischen Wirbelsäulenkrümmungen**, in **drei größere Abschnitte** unterteilen: Das Kind *rutscht* zunächst auf dem Bauch bzw. *kriecht „auf allen Vieren"*, nimmt *dann einen Gang an, der dem eines Affen recht ähnelt*, wobei zeitweise die Arme bei der Fortbewegung noch zu Hilfe genommen werden, um sich zum Schluß – *nach annähernd zwei Lebensjahren – endgültig aufzurichten* und den *Kopf*, der doch im Vergleich zu den übrigen

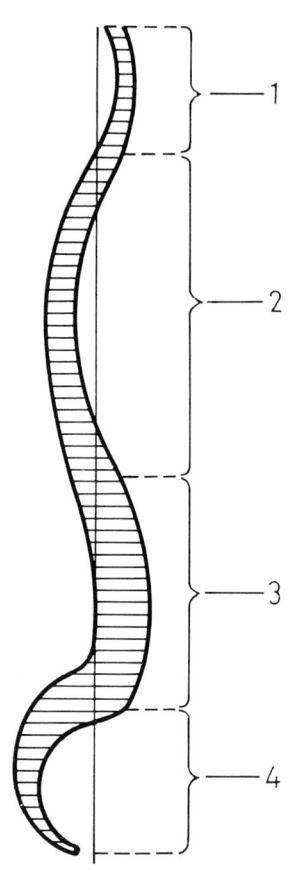

Abb. 70. Die physiologischen Krümmungen der Wirbelsäule.
1 = Halslordose
2 = Brustkyphose
3 = Lendenlordose
4 = Kreuz- und Steißbein

und zwar beweglich im Schulter- und mehr straff im Bekkengürtel – ausspannt; der relativ große und schwere Kopf wird durch die tiefe kurze Nackenmuskulatur *(M. rectus capitis posterior major et minor, M. obliquus capitis superior et inferior)* und das Nackenband *(Septum nuchae)*, die beide überaus kräftig entwickelt sind, getragen. Einen derartig kontinuierlich rückenwärts konvexen Bogen – man spricht von einer **Total-Kyphose** – weist unsere *Wirbelsäule noch im Mutterleib auf.*

Die Entwicklung zum aufrechten Stehen und Gehen und die damit verbundene Ausbildung der physiologischen Wirbelsäulenkrümmungen *erfolgt bei uns von der Rücken-* über die *Bauchlage*, über das *Rutschen* bzw. *Kriechen* auf dem Bauch sowie über die *Fortbewegung in Vierfüßlerstellung*, bis wir uns – *etwa mit neun bis zehn Monaten* – aufrichten, um knappe *zwei Monate später* die ersten, wenn auch noch zaghaften, so doch selbständigen *Gehversuche* zu unternehmen (Abb. 71).

Dabei muß betont werden, daß *zu diesem Zeitpunkt noch keine voll entwickelte aufrechte Körperhaltung* besteht, sondern daß diese vielmehr auf Grund der noch etwas gebeugten Knie- und Hüftgelenke sowie des noch leicht nach vorn geneigten Rumpfes mehr der eines Menschenaffen entspricht; *erst nach dem zweiten Lebensjahr erkennen wir eine*

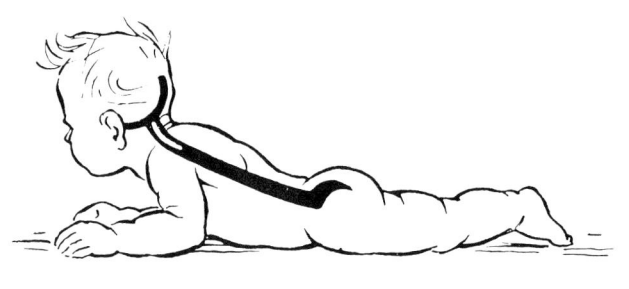

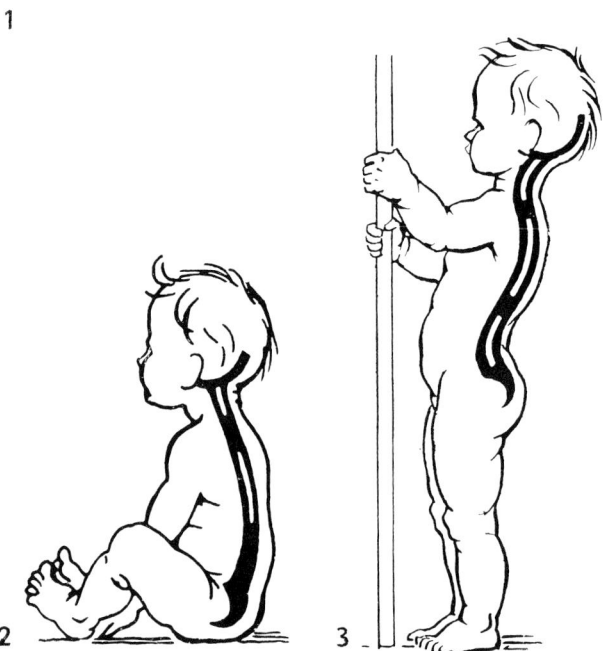

Abb. 71. Die Entstehung der physiologischen Wirbelsäulen-Krümmungen.
Beim Kleinkind bildet sich nach entsprechender Kräftigung der Nackenmuskeln und -bänder zuerst die Krümmung des Halsteiles nach vorn = *Hals-Lordose* (1) aus. Nachdem das aufrechte Sitzen (2) erlernt worden ist, entsteht beim aufrecht stehenden Kind unter Streckung des Hüftgelenkes, d.h. Neigung des Beckens nach vorn, die kräftige *Lenden-Lordose* mit kompensatorischer *Brust-Kyphose* (3).

Körperteilen zu diesem Zeitpunkt noch unförmig groß und schwer ist, *auszubalancieren* und somit *geradeaus zu blicken*.

Der tiefere Sinn der physiologischen Wirbelsäulen-Krümmungen ist in der **größeren Widerstandsfähigkeit,** die sie der Körperachse gegenüber Abbiegungen verleihen (wobei viel Muskelarbeit, die sonst zur Aufrechterhaltung des Körpergleichgewichtes nötig wäre, eingespart wird) und in einer **Abfederung von Stößen***), die sich vom Schädel bis zum unteren Rumpfende oder in entgegengesetzter Richtung fortpflanzen und Gehirn, Rückenmark sowie andere empfindliche Organe vor lebensbedrohlichen Schädigungen bewahren, zu erblicken.

Die weiche Abfederung – bedingt durch die *doppelt-S-Form* der Wirbelsäule – bedeutet eine schonende Beanspruchung der Zwischenwirbelscheiben; sie ist beträchtlich, was man am besten mit dem Einschlagen eines verbogenen Nagels in ein hartes Material vergleichen kann. Während der gerade Nagel bei jedem Hammerschlag sichtbar in die Tiefe dringt, widersetzt er sich weiteren Schlägen, wenn er durch einen schlecht gezielten Schlag etwas verbogen worden ist, da jetzt die Schlagwirkung mehr neben als in der Längsachse des Nagels verläuft. In gleichem Maße federn die normalen oder physiologischen Krümmungen der Wirbelsäule alle auf sie einwirkenden Stöße zurück, was mit einer geringeren dynamischen Belastung des Achsenskeletts gleichzusetzen ist.

8.3.2. Abweichungen von der Eigenform der Wirbelsäule

Man kann das bisher über die Eigenform der Wirbelsäule Gesagte nicht abschließen, ohne zuvor noch auf die mehr oder weniger starken *Abweichungen* derselben, denen ein **Mißverhältnis** *zwischen* **Belastungsmöglichkeit** *und* **Widerstandsfähigkeit** *der Wirbelsäule* zugrunde liegt und die durch eine *konstitutionelle Schwäche,* durch *Krankheiten* und *Stellungsänderungen des Beckens* hervorgerufen werden, eingegangen zu sein.

---

*) Maximale Druckbelastungen wirken auf die Wirbelkörper und Zwischenwirbelscheiben bei normal ausgeprägten physiologischen Krümmungen des Achsenskeletts in der Halswirbelsäule mit 5,6 kp/cm², in der Brustwirbelsäule mit 11,6 kp/cm² und in der Lendenwirbelsäule mit 6,2 kp/cm² ein, vorausgesetzt, daß eine kräftige Muskel- und Bändersicherung der Wirbelsäule vorhanden ist; fehlt letztere, dann vergrößern sich die genannten Werte im Halsbereich um das 7fache, im Brustbereich um das 5fache sowie im Lendenabschnitt um das 2,3fache. Damit wird deutlich, welche positiven Auswirkungen eine kräftig entwickelte Wirbelsäulen-Muskulatur und ein stabiler Bandapparat auf die Belastbarkeit der normal geformten Wirbelsäule haben, weil dadurch der Belastungsdruck auf Wirbelkörper und Zwischenwirbelscheibe um das 5- bis 6fache reduziert wird!

Bei diesen „**Fehlhaltungen**" werden solche in *sagittaler* von denen in *frontaler* Richtung unterschieden; zu ersteren, die sich entweder durch eine Überbetonung oder eine Abschwächung der physiologischen Wirbelsäulenkrümmungen auszeichnen (Abb. 72), gehören:

1. der „*runde*" Rücken,
2. der „*hohlrunde*" Rücken,
3. der „*hohle*" Rücken und
4. der „*flache*" Rücken.

Der **runde**, schlaffe Rücken **junger** Menschen („**juvenile" Kyphose**) stellt die häufigste Form der sagittalen Fehlhaltungen dar und ist zumeist in der Zeit vom 7. bis 16. Lebensjahr zu beobachten. Das *Achsenskelett* weist eine verstärkte Brustkyphose und eine verminderte Lendenlordose auf, der *Kopf ist* nach vorn *geneigt,* der *Brustkorb* in seinen oberen Partien *eingesunken,* das *Becken* weitgehend *aufgerichtet;* die mit ihren inneren Rändern *flügelartig* von der hinteren Brustkorbwand *abstehenden Schulterblätter* sowie die *schlaffe,* leicht nach vorn gewölbte *Bauchdecke* vervollständigen den Gesamteindruck der körperlichen Schwäche. Man kann jedoch auch muskelkräftige Jugendliche mit einem Rundrücken antreffen, bei denen er Ausdruck einer gewissen Willenslosigkeit und mangelnder Energie ist; sie lassen sich oft nur „gehen" und vermögen ihre fehlerhafte Haltung sofort aktiv auszugleichen, wenn man sie darauf aufmerksam macht.

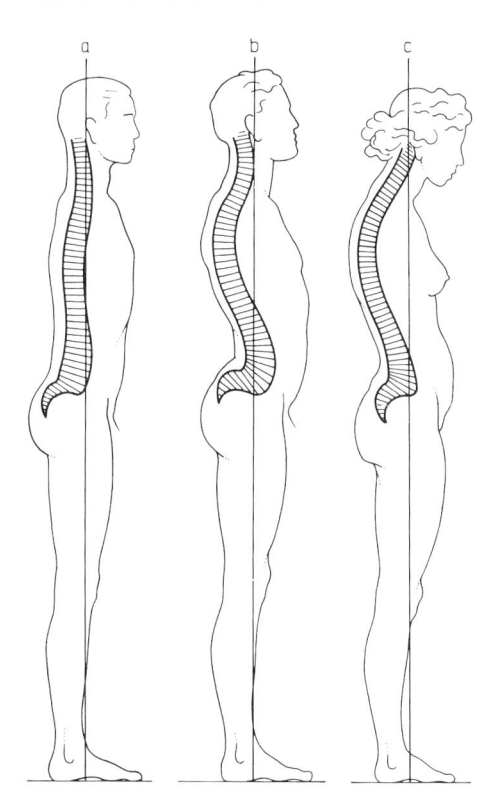

Abb. 72. Abweichungen von den physiologischen Wirbelsäulenkrümmungen in sagittaler Richtung.
a = flacher ⎫
b = hohler ⎬ Rücken
c = runder ⎭

Bei *schwerer körperlicher Arbeit* kann es nach einigen Jahren zu einer mehr oder weniger deutlichen Brustkyphose kommen; es entsteht der „**Arbeitsbuckel**", der, da er im Gegensatz zum Rundrücken des Jugendlichen nicht auf eine geschwächte Rückenmuskulatur zurückzuführen ist, keinerlei Minderung der Schaffenskraft des betreffenden Menschen darstellt. Man spricht deshalb auch vom „straffen" Rundrücken.

Einer dritten und letzten Form des Rundrückens begegnet man im runden „**Greisen**"-**Rücken**, der durch eine mit zunehmendem Alter um sich greifende *Muskelschwäche* hervorgerufen wird, mit der ein *Schwund der Wirbelkörper- und Zwischenwirbelscheibensubstanz* – wobei vor allem der Brust-Wirbelsäulenabschnitt betroffen ist – einhergeht.

Der **hohlrunde** Rücken, der wie die vorhergehende Fehlhaltung relativ häufig angetroffen wird und aus dieser hervorgehen kann, weist eine *Verstärkung* der normalen Wirbelsäulenkrümmungen auf, die durch eine ungenügende Aufrichtung des Beckens verursacht und demzufolge durch eine betonte Lendenlordose und Brustkyphose kompensiert werden.

Für den **hohlen** Rücken ist eine tiefe *„Lendeneinsattelung"*, auf die eine abgeflachte Brustkyphose folgt, charakteristisch, wodurch das Gesäß – vor allem bei Frauen – in einer oft recht unschönen Form *nach hinten vorspringt*, zumal wenn man das ausgeprägte Fettpolster bei ihnen in diesem Bereich berücksichtigt. Wir treffen den hohlen Rücken *vorwiegend bei konstitutionsschwachen Personen* an, die zumeist versuchen, die vorhandene deutliche Beckenneigung durch das Tragen eines Stützkorsetts aufzuheben und damit zugleich das Körpergleichgewicht, das hierbei erschwert wird, besser zu halten.

Im Gegensatz zu den beiden letztgenannten sagittalen Fehlhaltungen sind beim **flachen** Rücken die *physiologischen Wirbelsäulenkrümmungen so gut wie nicht ausgebildet*. Er ist auf eine *Unterentwicklung der tiefen Rücken-Streckmuskulatur*, wie wir sie bereits beim runden Rücken angetroffen haben, zurückzuführen, der sich noch eine *beträchtliche Beckenaufrichtung* hinzugesellt, die eine Lenden-Lordose bzw. Brust-Kyphose im Sinne der physiologischen Krümmungen nicht mehr erforderlich macht.

Neben diesen Abweichungen von den physiologischen Wirbelsäulenkrümmungen in der **Sagittalebene** gibt es auch mehr oder weniger stark ausgeprägte Abbiegungen in der **Frontalebene,** die – soweit es sich um Formen *leichteren Grades* handelt – wohl *bei jedem* von uns als Folge der Asymmetrie des Körpers auftreten, wobei die seitliche Ausbuchtung z. B. der Lenden-Wirbelsäule beim Rechtshänder nach links, beim Linkshänder nach rechts erfolgt. *Entscheidend für ihr Auftreten ist in den meisten Fällen die jeweilige Neigung des Beckens in der frontalen Ebene*, wie man sie *beispielsweise bei bequemer Haltung im Stehen*, wobei fast

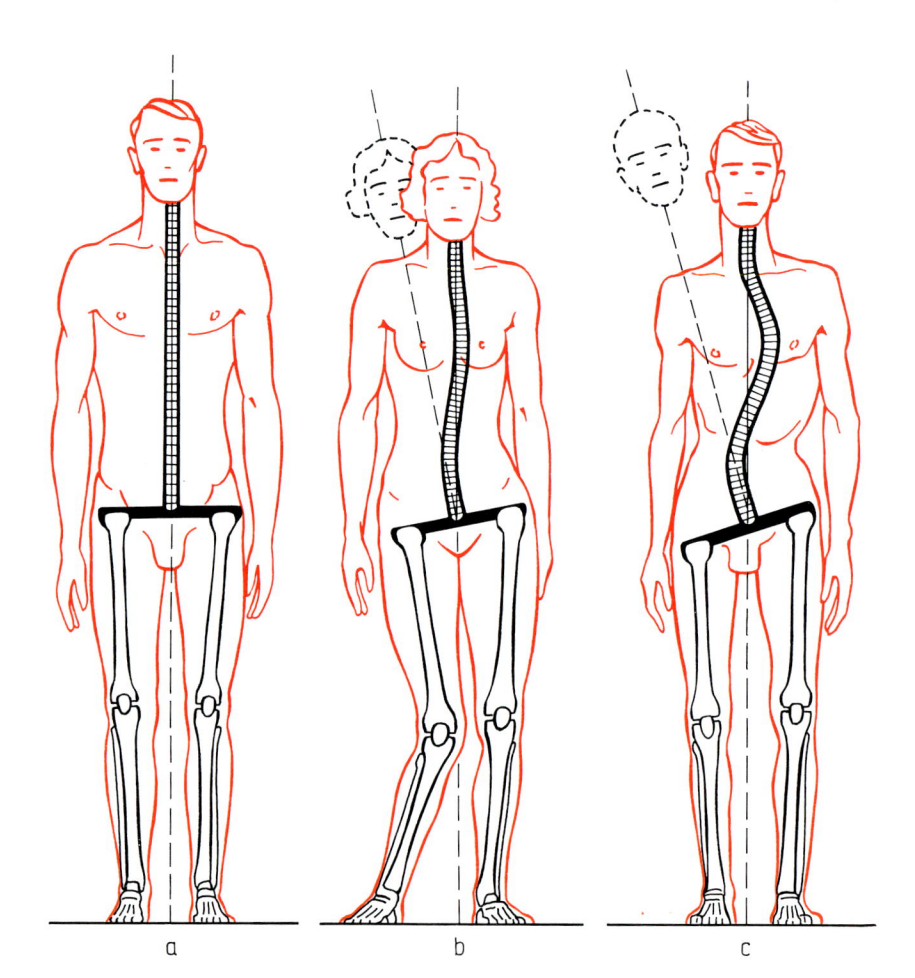

Abb. 73. Abweichungen der physiologischen Wirbelsäulen-Krümmungen in frontaler Richtung.
a = normale Haltung
b = „scheinbare" Skoliose infolge bequemer Körperhaltung
c = „echte" Skoliose durch einen rechtsseitigen Hüftgelenks-Prozeß ausgelöst

die gesamte Körperlast auf das Standbein verlagert wird, antrifft (Abb. 73). Um den Körper vor einem Umfallen nach der Seite zu bewahren, biegt sich die Lenden-Wirbelsäule nach der entgegengesetzten Seite; dieser kompensatorischen Krümmung folgt eine weitere im Bereich der Brust-Wirbelsäule, so daß dadurch die Aufrechterhaltung des Körpergleichgewichtes gewährleistet ist.

Stärkeren seitlichen Abweichungen, bei denen durch Aufrichtung des Körpers keine Korrektur erfolgt und die deshalb auch nicht nur vorübergehender, sondern vielmehr dauerhafter Natur sind und als **Skoliosen** bezeichnet werden, *liegen oft ernste Allgemeinerkrankungen* wie z. B. *Rachitis* oder *Tuberkulose zugrunde,* die zu schweren Formveränderungen des Achsenskeletts führen; so kommt es u. a. zu Stellungsänderungen des Beckens durch Verkürzung eines Beines infolge einer tuberkulösen Erkrankung des Hüftgelenkes, durch säbelscheidenartige Verbiegungen der Ober- und Unterschenkelknochen auf Grund einer überstandenen Rachitis. Auch *angeborene Mißbildungen der Wirbelsäule* bzw. der ihr anliegenden Skelettabschnitte, *Lähmungen der tiefen Rückenstreckmuskulatur, große ausgedehnte Brandnarben,* bereits längere Zeit bestehende *Ischias-Leiden,* durch *Unfall bedingte Verletzungen der Wirbelkörper* sowie *Geschwulsterkrankungen* im Bereich des Achselskeletts *können eine Skoliose hervorrufen.*

8.3.3. Hauptbewegungsrichtungen der Wirbelsäule

Auf Grund der annähernd gleichen Größe jeweils zweier Zwischenwirbel-Gelenkskörper sowie der abgeflachten Gelenkflächen, die von zumeist straffen Kapseln mit kurzen Verstärkungsbändern umhüllt sind, ergeben sich für die einzelnen gelenkigen Verbindungen unserer Wirbelsäule mit Ausnahme des oberen und unteren Kopfgelenks nur verschwindend geringe Bewegungsmöglichkeiten gegeneinander. Erst die **Summation** dieser **Teil**bewegungen sowie die Elastizität der insgesamt 23 **Zwischenwirbelscheiben** führt zu einer erstaunlich großen, **allseitigen Biegsamkeit** des Achsenskeletts.

Man unterscheidet folgende **Hauptbewegungsrichtungen** *der Wirbelsäule:*

1. eine *Drehung* um die *Längsachse* (= *Rotation*),
2. eine *Seitwärtsneigung* um die *Sagittalachse* (= *Lateroflexion*) und
3. eine *Vor-* und *Rückwärtsbeugung* um die *Transversalachse* (= *Ante-* und *Retroversion*).

Die **Drehung** der Wirbelsäule um ihre *Längsachse* ist vor allem im *Hals-* und *Brustteil* besonders *stark entwickelt,* wobei sie fast immer mit einer leichten Seitwärtsneigung des Kopfes bzw. Rumpfes nach derselben Seite hin verbunden ist. Rechnet man der etwa auf 80 bis 90 Grad zu bemessenden Drehung des Kopfes und Halses (wovon allein 70 Grad auf den Bewegungsanteil des unteren Kopfgelenkes entfallen) die der Brustwirbelsäule sowie des Beckens hinzu, dann wird bei feststehenden Füßen ein *Aktionsradius* von jederseits fast 180 *Grad* erzielt! Gegenüber dieser ausgeprägten Rotation im Hals- und Brustteil des Achsenskeletts tritt die Möglichkeit zur Drehung um die Längsachse im *Lendenteil* infolge der annähernd sagittalen Stellung der Gelenkfortsätze so gut wie nicht mehr in Erscheinung.

Auch die **Seitwärtsneigung** ist im Bereich der *Hals- und Brustwirbelsäule* relativ *gut möglich,* wobei im Halsteil jederseits ein Bewegungsausschlag von etwa 40 bis 45 Grad zu verzeichnen ist. Das *seitwärtige Rumpfbeugen* erfolgt in der Brust-Wirbelsäule (wodurch die häufigen Skoliosen dieses Abschnittes [infolge schiefer Sitzhaltung usw.] hervorgerufen werden) und im *Lendenteil des Achsenskeletts;* dabei muß berücksichtigt werden, daß bei starker Seitwärtsneigung eine Bewegungseinschränkung erfolgt, indem der untere Brustkorbrand bei seiner Annäherung an den Darmbeinkamm ein natürliches Hindernis findet.

Die ausgiebigste Bewegung läßt die Wirbelsäule in Form der **Vor-** und **Rückwärtsbeugung** erkennen, die *besonders in den rippenfreien Abschnitten ausgeprägt* ist; die Rückwärtsbeugung ist innerhalb der Brust-Wirbelsäule nach Ausgleich der Kyphose zur Geraden schon auf Grund der langen, sich dachziegelartig überlagernden Dornfortsätze so gut wie nicht möglich. Das im oberen Kopfgelenk vor sich gehende Nachvornbeugen des Kopfes geht in einem Winkel von 20 Grad, das Nachrückwärtsbeugen bis zu 30 Grad vonstatten; nimmt die Beugung bzw. Streckung an Ausmaß zu, dann wird durch die Unterstützung der beweglichen Hals-Wirbelsäule ein Bewegungswinkel von insgesamt 90 Grad erreicht. Eine gleiche weiträumige Bewegung gestattet auch die Lenden-Wirbelsäule, wobei einem stärkeren Vorwärtsbeugen – vor allem bei gestreckten Beinen – die hierbei stark gedehnte Kniegelenks-Beugemuskulatur an der Rückseite der Oberschenkel *(M. biceps femoris, M. semitendinosus, M. semimembranosus, M. popliteus)* entgegenarbeitet, während eine allzu weite Überstreckung durch das angespannte, kräftige BERTIN-Band *(Lig. iliofemorale)* verhütet wird.

In einem Schema zusammengefaßt, ergibt sich folgende Beweglichkeit der Wirbelsäule in den einzelnen Abschnitten:

Bewegung	Halsteil (ohne Kopfgel.)	Brustteil	Lendenteil
Beugung	+++	++	++
Streckung	+++	+	+++
seitl. Neigung	+++	++	++
Drehung	+++	++	−

− = keine Beweglichkeit ++ = gute Beweglichkeit
+ = geringe Beweglichkeit +++ = sehr gute Beweglichkeit

All das bisher im Zusammenhang mit der Biegsamkeit des Achsenskeletts Kennengelernte wird anscheinend, wenn wir einen Blick auf die Abb. 74 werfen, durch die sog. „Schlangen- oder Kautschukmenschen" – soweit es zumin-

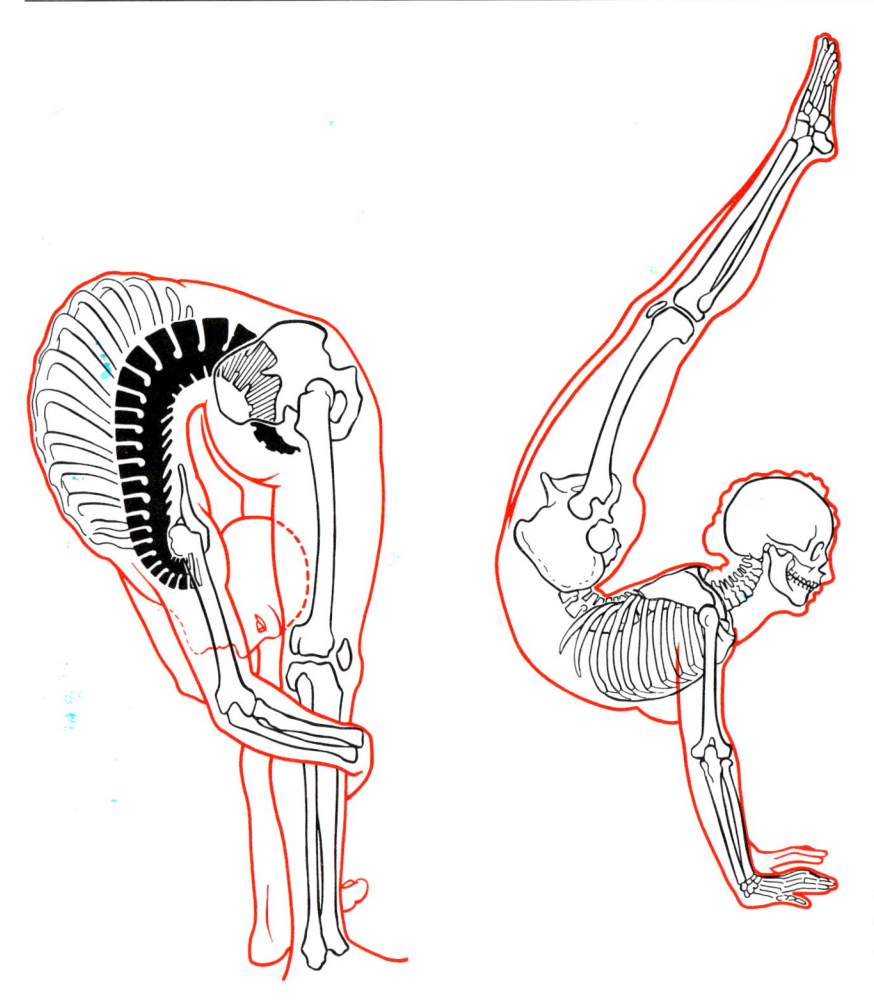

Abb. 74. Die überphysiologische Beweglichkeit der Wirbelsäule (vor allem in ihrem Hals- und Lendenabschnitt) bei sog. „Schlangen- oder Kautschuk"-Menschen.

dest die Streckung und Überstreckung betrifft – auf den Kopf gestellt, die durch ständige Dehnungsübungen – vor allem des Bandapparates sowie der Gelenkkapseln – von früher Jugend an eine außerordentliche, ja anormale Beweglichkeit der Wirbelsäule erreichen, die jedoch nicht selten im Hals- und Lendenbereich des Achsenskeletts zu einer frühzeitigen *Osteochondrose* führt. Dennoch ist beiden Abbildungen deutlich zu entnehmen, daß auch bei den „Schlangenmenschen" das Schwergewicht der Überstreckung im Bereich der Lenden- bzw. Hals-Wirbelsäule liegt, während der Brustabschnitt eine schwache Abflachung aufweist.

8.4. Der Brustkorb *(Thorax)*

Zum *knöchernen Gerüst des Rumpfes* gehört außer der Wirbelsäule *(Columna vertebralis)* der mehr oder weniger geräumige, in sich bewegliche *Brustkorb (Thorax)*, der sich aus

12 *Brustwirbeln (Vertebrae thoracicae),*
12 *Rippenpaaren (Costae)* und dem
Brustbein (Sternum)

zusammensetzt (Abb. 75).

Von den 12 **Rippenpaaren,** die dem gesamten Skelett sein charakteristisches Aussehen („Gerippe") vermitteln, gelangen ausschließlich die *oberen 7* als **„wahre"** Rippen bis zum *Brustbein (Costae sternales),* während die *folgenden 1 bis 3 Paare (Costae arcuariae affixae)* durch ihre knorpeligen Anteile – wobei sich jeweils die tiefer liegenden den nächsthöheren brückenartig anschmiegen – *nur indirekt mit dem Brustbein in Verbindung* stehen. Die beiden für gewöhnlich kurzen *letzten* Rippenpaare *(Costae arcuariae fluctuantes)* – in einem größeren Prozentsatz der Fälle bereits auch das 10. Rippenpaar – *enden* mit ihren knorpeligen Spitzen *frei* in der muskulösen Bauchwand.

Diese fünf entweder auf Umwegen oder überhaupt nicht mit dem Brustbein Kontakt aufnehmenden Rippenpaare werden als **„falsche"** Rippen bezeichnet.

Jede der elastischen und federnden Rippen unterteilt man in einen größeren **knöchernen** *(Os costale)* und einen wesentlich kleineren **knorpeligen Anteil** *(Cartilago costalis),* der mit dem Brustbein die Verbindung aufnimmt.

8.4. Der Brustkorb

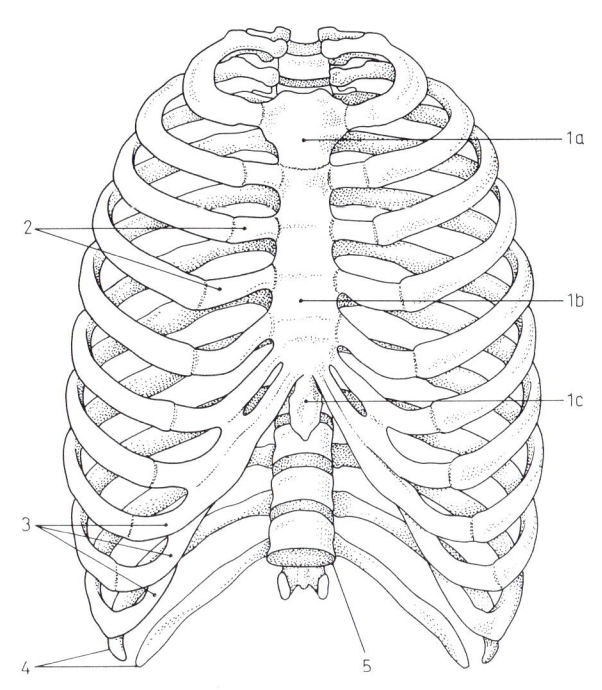

Abb. 75. Vorderansicht des Brustkorbes *(Thorax)*

1a = Handgriff des Brustbeines *(Manubrium sterni)*
1b = Körper des Brustbeines *(Corpus sterni)*
1c = Schwertfortsatz des Brustbeines *(Proc. xiphoideus sterni)*
2 = Knorpelanteile der direkt mit dem Brustbein in Verbindung stehenden Rippen *(Costae sternales)*
3 = Knorpelanteile der indirekt mit dem Brustbein in Verbindung stehenden Rippen *(Costae arcuariae)*
4 = frei endende Rippen *(Costae fluctuantes)*
5 = Brustwirbel *(Vertebrae thoracicae)*

Infolge der relativ breiten hinteren, abgeflachten Brustkorbpartie ist der Mensch im Gegensatz zu den Tieren (Abb. 76) in der Lage, sich auf den Rücken zu legen und in dieser Stellung zu schlafen.

Mit der unterschiedlichen Brustkorbform lernt man ein weiteres Beispiel für die *Anpassung* eines Teiles des Organismus *an die jeweilige Funktion* kennen. Die kielförmige Brustkorbgestaltung eines Vierfüßlers ist auf eine Einengung desselben durch den mit den stark belasteten, aufgestützten vorderen Gliedmaßen verbundenen Schultergürtel zurückzuführen; deshalb weisen Elefant, Büffel und Bison eine besonders deutlich ausgeprägte Kielform

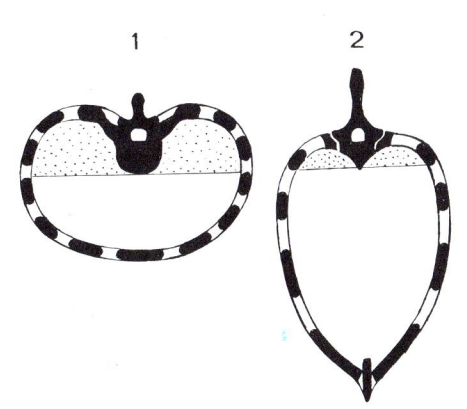

Abb. 76. Querschnitt durch den Brustkorb eines Menschen (1) und eines Vierfüßlers (2); gepunktet: die Lungenrinne.

auf. Ruht die Körperlast dagegen nur zeitweise oder überhaupt nicht auf den vorderen Extremitäten, dann wandelt sich die Kielform des Brustkorbes mehr und mehr in eine abgestumpfte Kegelform um, wie sie beispielsweise die Wassersäuger (Wale, Seekühe) und die sich aufrichtenden und aufgerichteten Säuger (Halbaffen, Affen) und nicht zuletzt auch der Mensch (mit seinem nach oben ausgerundeten Brustkorb) erkennen lassen; bei diesen ist ein Teil der vorderen Gliedmaßenmuskulatur zu Atemmuskeln geworden.

Der den lebenswichtigen inneren Organen Schutz bietende **Brustkorb** ist beim **Erwachsenen breiter als tief** und weist etwa einen nierenförmigen Querschnitt auf; bei jeder einzelnen Brustkorbhälfte überwiegt jedoch der Sagittal- gegenüber dem Transversaldurchmesser. Durch diese Form gelangen die Eingeweide näher an das Achsenskelett, an dem sie sich durch die Gekrösewurzeln anheften, was für die *Verteilung des Körperschwerpunktes* beim Stehen und Gehen von Vorteil ist. Daraus ergibt sich, daß die *Rippen* nicht wie etwa die *Faßreifen* beiderseits eine *gleichmäßig halbrunde Formung* aufweisen, sondern daß sie vielmehr im hinteren, rückwärtigen Teil einen Kreisbogen mit einem relativ kleinen Radius, im vorderen Teil einen gleichen Bogen mit einem jedoch wesentlich größeren Radius, erkennen lassen. Des weiteren weisen die knöchernen Anteile der mittellangen Rippen eine *Flächen*krümmung (um den Brustkorb herum), die am stärksten im Rippenwinkel ausgeprägt ist, und die kürzeren unteren Rippen eine *Kanten*krümmung (die Rippenkanten stehen an der Wirbelsäule höher) auf; beide, **Flächen-** wie **Kantenkrümmung,** führen zwangsläufig zu einer **Drehung der Rippe** um ihre eigene Längsachse (Torsionskrümmung), die diese besitzen muß, um sich in die gebogene Brustkorbwandung einzufügen.

Welche Bedeutung ist dem **schrägen Verlauf der Rippen** beizumessen?

Durch die Rippenneigung wird das Einatmen zu einem Teil *überhaupt erst möglich, indem die Atemmuskeln die Rippen aus ihrer schrägen Ruhelage bis annähernd zur Horizontale heben,* wobei *gleichzeitig eine Streckung ihrer knorpeligen Teile erfolgt, so daß sich nunmehr unser Brustkorb* dehnen, *erweitern* kann; Voraussetzung hierfür ist des weiteren, *daß die platten Rippenstreifen eine gelenkige Verbindung mit dem Achsenskelett* besitzen.

8.4.1. Die Grundformen einer Rippe

So wie jeweils zwei Wirbel mit ihren seitlichen Ausschnitten rechts und links das Zwischenwirbelloch *(Foramen intervertebrale)* bildeten, so entsteht aus je zwei Wirbelkörpern und der dazwischen gelagerten Zwischenwirbelscheibe eine Gelenkpfanne *(Fovea costalis)* zur Aufnahme der durch eine zarte Querleiste unterteilten Gelenkfläche des Rippen**kopfes** *(Facies articularis capitis costae).*

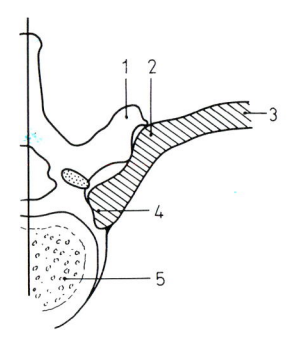

Abb. 77. Die gelenkigen Verbindungen zwischen Rippe und Brustwirbel *(Articulationes costovertebrales)*.

1 = Querfortsatz *(Proc. transversus)*
2 = Rippenhöckerchen *(Tuberculum costae)*
3 = Rippenkörper *(Corpus costae)*
4 = Rippenkopf *(Caput costae)*
5 = Wirbelkörper *(Corpus vertebrae)*

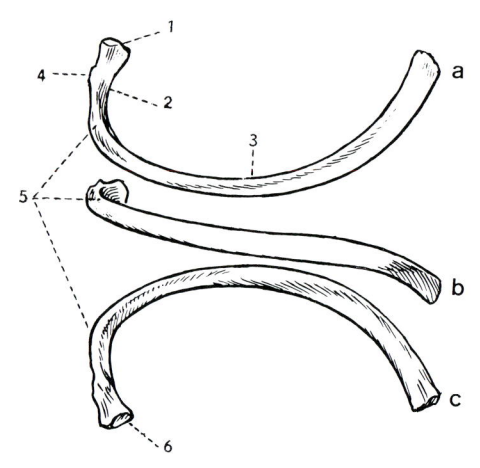

Abb. 78. Ober- (a), Seiten- (b) und Vorderansicht (c) der 6. Rippe.

1 = Kopf *(Caput costae)*
2 = Hals *(Collum costae)*
3 = Körper *(Corpus costae)*
4 = Höckerchen *(Tuberculum costae)*
5 = Rippenwinkel *(Angulus costae)*
6 = Gelenkfläche zur Verbindung mit dem Wirbelkörper *(Facies articularis capitis costae)*

Nur im Bereich der 1., 11. und 12. Rippe fehlen derartige Gelenkfacetten, an deren Stelle jeweils nur eine nicht unterteilte Gelenkfläche tritt.

An diesen schließt sich der Rippenhals *(Collum costae)* an, an dessen äußerer Begrenzung – auch Rippenhöckerchen *(Tuberculum costae)* genannt – sich eine weitere kleine Gelenkpartie *(Facies articularis tuberculi costae)* befindet, die mit einer entsprechenden Gelenkfläche am Querfortsatz des unteren, an der Bildung der Pfanne zur Aufnahme des Kopfes der Rippe beteiligten Wirbels *(Fovea costalis processus transversalis)* in Verbindung steht (Abb. 77). Jedes dieser beiden, den Kontakt zwischen Rippe und Wirbelsäule herstellenden Gelenke *(Articulationes capitis costae* und *Articulationes costotransversariae)*, wird nicht nur durch eine straffe Kapsel nach außen abgeschlossen, sondern darüber hinaus durch kräftige, wenn auch kürzere Bänder gesichert.

So unterteilt z. B. das sog. *Binnenband (Lig. capitis costae intraarticulare)*, das vom Rippenkopf zur Zwischenwirbelscheibe verläuft, das Köpfchen-Gelenk der oberen 10 Rippen jeweils in eine obere und untere Kammer; vom Rippenkopf nimmt noch ein weiteres Band, das *Rippenstrahlenband (Lig. capitis costae radiatum)*, seinen Ursprung, das die Kapsel des soeben angeführten Gelenkes an der vorderen Seite wesentlich verstärkt und radiär gegen den Wirbelkörper ausstrahlt. Einer ähnlichen Aufgabe dient auf der Rückseite des Höckerchen-Gelenkes das *Rippenhöckerchenband (Lig. tuberculi costae)*, das vom Höcker zur Spitze des Querfortsatzes zieht; an diesem wird der Hals der Rippe durch kräftige Bandzüge, das *Rippenhalsband (Lig. costotransversarium)*, fixiert. Zum Schluß seien noch das *vordere* und *hintere Rippen-Querfortsatzband (Lig. costotransversarium superius et laterale)* genannt, das den Rippenhals jeweils mit dem nächsthöheren Querfortsatz verbindet. Alle diese Bänder verstärken nicht nur die Kapseln der beiden gelenkigen Verbindungen, sondern schränken zugleich ihre Aktion ein, so daß sich *jede Rippe* wie eine Tür in zwei stabilen Scharnieren *um die Längsachse des Rippenhalses bewegt.*

Dem Rippenhöckerchen schließt sich der abgeplattete, etwas schraubig verdrehte Rippenkörper *(Corpus costae)* an (Abb. 78), der in Form des Rippenwinkels *(Angulus costae)* nach vorn zieht; sein vorderes, etwas verdicktes Ende läßt eine napfartige Vertiefung für die Aufnahme des Rippenknorpels erkennen. Diese Verbindung des knöchernen mit dem knorpeligen Teil wird weitestgehend geschützt, indem die Knochenhaut (Periost) direkt in die Knorpelhaut (Perichondrium) übergeht. Die plattgedrückten hyalinen Rippenknorpel *(Cartilagines costales)* bilden an der 2. bis 4. Rippe mit den jeweiligen knöchernen Partien *(Ossa costalia)* einen *stumpfen Winkel* von annähernd 150 Grad, während von der nächstfolgenden Rippe an die Knorpel winklig nach oben gebogen sind, so daß der angeführte Winkel nur noch etwa 100 Grad beträgt. Bis zur 7. Rippe nehmen die knorpeligen Bestandteile der Rippen an Länge zu, während die der 8., 9. und zum Teil auch 10. Rippe aneinandergeheftet sind und somit den Ripenbogen *(Arcus costarum)* bilden, in den der Schwertfortsatz des Brustbeines *(Proc. xiphoideus)* hineinragt und von dem der gerade Bauchmuskel *(M. rectus abdominis)* zum Teil seinen Ursprung nimmt, zu einem Ganzen miteinander verschmilzt.

Die Verbindungen der dünnen Rippenreifen mit dem Brustbein *(Juncturae sternocostales)* erfolgen in unterschiedlicher Form. Der Rippenknorpel der 1. Rippe ist mit dem Handgriff des Brustbeines (als *Synchondrosis sternocostalis*) breit verwachsen, womit der dicke 1. Rippenring zum Träger aller nachfolgenden wird.

Die 2. bis 7. Rippe lassen eine straffe gelenkige Verbindung mit dem Brustbein erkennen *(Articulatio sternocostalis)*, die jeweils durch kräftige, lange Bänder verstärkt wird.*) Die Faserarchitektur der Skelettstücke der vorderen Brustkorbwand bildet zusammenhängende Systeme; das

---
*) Die 8. bis 10. Rippenknorpel verbinden sich synchondrotisch miteinander *(Synchondroses intercartilaginei)*.

Periost, das Perichondrium und die Brustbein-Rippen-Bänder mit ihren Einzelfibrillen verlaufen in steilen, sich kreuzenden Spiralen um die Rippen, wobei die Fasern teilweise auch das Brustbein überkreuzen, um sich in die Faserhaut einer gegenüberliegenden Rippe fortzusetzen, wodurch auf der Vorder- und Rückfläche des Brustbeines eine derbe, fibröse Platte *(Membrana sterni anterior et posterior)* entsteht.

Damit kann zugleich extremen Atembewegungen entgegengearbeitet werden, zumal die beschriebenen fibrösen Spiralsysteme nur eine Verlängerung von etwa 3 bis 4 % zulassen.

Unseren Rippen ist eine gewisse **Altersneigung** zu eigen: *Beim Kleinkind* sind bekanntlich die physiologischen Wirbelsäulen-Krümmungen noch nicht völlig ausgeprägt, so daß die Rippen demzufolge eine *annähernd horizontale Stellung* einnehmen, die sich erst *im Laufe des weiteren Wachstums* in Form einer *fächerförmigen Neigung* verändert, wobei sie vor allem vom Rippenwinkel aus besonders deutlich zutage tritt. Während vor der Geburt die Rippenspangen etwa waagerecht verlaufen*), sind sie beim *4jährigen Kind* um 8 Grad, beim *36jährigen Mann* bereits um 26 Grad und beim *72jährigen Greis* um 35 Grad geneigt. *Durch diese unterschiedliche* und *altersbedingte Rippenneigung* wird außerdem eine *verschiedene Form des Brustkorbes* beim Neugeborenen, Erwachsenen und Greis hervorgerufen; während beim Neugeborenen der sagittale Durchmesser vorherrscht und die gesamte Brustkorbform sich damit sehr der eines Säugetieres nähert, zeigt der abgeflachte Brustkorb eines greisen Menschen ein gegensätzliches Bild: die Betonung des frontalen Durchmessers.

Die Erweiterung der Brustkorbhöhle in der Richtung von vorn nach hinten findet vorwiegend im oberen Bereich derselben statt (**Brust**atmen), während die Vergrößerung des queren Durchmessers zumeist im unteren Drittel des Brustkorbraumes erfolgt (**Flanken**atmen).

8.4.2. Brustbein *(Sternum)*

Der Abschluß des Brustkorbraumes nach vorn erfolgt durch das oberflächlich gelegene (und gut tastbare), platte *Brustbein (Sternum)*, an dem – entsprechend der vergleichbaren Form eines altertümlichen römischen Schwertes – von oben nach unten ein *Handgriff* vom *Körper* und *Schwertfortsatz* unterschieden wird.

Der **Handgriff** *(Manubrium sterni)* ist der breiteste und dickste Abschnitt dieses Knochens, der im Bereich des oberen Randes eine halbmondförmige Kerbe, *Hals-* oder *Drosselgrube (Incisura jugularis)* zur Verbindung mit dem jeweiligen Schlüsselbein *(Articulatio sternoclavicularis)* aufweist (Abb. 103). Eine weitere etwas lateral gelegene Einkerbung *(Incisura costalis)* dient der Verbindung mit dem 1. Rippenknorpel *(Synchondrosis sternocostalis, s. o.)*.

Der *Handgriff* wird von dem ihm folgenden *Körper* durch eine schmale *faserknorpelige Platte getrennt (Synchondrosis sternalis)*; an dieser Stelle weisen die beiden genannten Knochenteile eine *Abknickung* auf – den sog. *Brustbeinwinkel (Angulus sterni* Ludovici*)* –, an der rechts und links die 2. Rippe durch ihren Knorpel Ansatz findet *(Articulatio sternocostalis II)*. Da dieser Winkel besonders bei leptosomen Typen sicht- und fühlbar unter der Haut hervortritt, stellt er einen zuverlässigen Anhaltspunkt zur Abzählung der Rippen dar. Die große Bedeutung der **Brustbein-„Symphyse"** liegt (solange sie noch nicht verknöchert ist) darin, daß sie die Bewegung der vorderen Brustkorbwandung bei der Atmung – insbesondere das Heben der beiden ersten Rippenpaare – wesentlich unterstützt.

Der Unterschied zwischen den Stellungen des Brustbeinwinkels bei tiefster Aus- und Einatmung beträgt beim Mann 14° (170:156°), bei der Frau 12° (171:159°).

Der **Körper** des Brustbeins *(Corpus sterni)* ist im großen und ganzen *schmaler,* aber gleichzeitig auch *dünner* als der Handgriff und weist an seinen Seitenrändern scharf eingeschnittene Kerben *(Incisurae costales)* für die Verbindung mit dem 3. bis 7. Rippenknorpel auf.

Der **Schwertfortsatz** *(Processus xiphoideus)* ist zumeist *sehr dünn,* an seiner Spitze *knorpelig, gabelförmig geteilt* und variabel – entweder nach vorn oder nach hinten – aufgebogen, so daß das Schwertfortsatzende im Rippenbogenwinkel durch die Bauchdecke hindurch tastbar wird.

8.4.3. Obere und untere Brustkorböffnung *(Apertura thoracis superior et inferior)*

Am Brustkorb werden insgesamt zwei sehr unterschiedlich gestaltete Öffnungen registriert. Die **obere**, *kleinere, herzförmige*, 9 bis 11 cm im Quer- und 5 bis 6 cm im Tiefendurchmesser ausmachende **Brustkorböffnung** *(Apertura thoracis superior) wird vom 1. Brustwirbelkörper, vom 1. Rippenpaar sowie vom Handgriff des Brustbeines begrenzt;* sie stellt in ihrer Verlaufsrichtung eine von hinten oben nach vorn unten schrägverlaufende Ebene dar. Durch sie ziehen Eingeweide (Luft- und Speiseröhre), Blutgefäße (Arterien zu Hals, Arm, Kopf und Leibeswand, Venen von Hals, Kopf und Leibeswand), Lymphgefäße (von der unteren Körperhälfte und der Brustkorbhöhle) und Nerven. Demgegenüber läßt die **untere,** etwa 18 bis 20 cm breite und 15 bis 19 cm tiefe **Brustkorböffnung** *(Apertura thoracis inferior),* die von den *beiden Rippenbögen,* den freien Rippen, dem *Schwertfortsatz* und der *unteren Brust-Wirbelsäule dargestellt* und *durch das Zwerchfell gegen die Bauchhöhle abgegrenzt* wird, eine mehr horizontale Verlaufsrichtung erkennen. Auf die Eigenart des Aufbaues der einzelnen Bestandteile des Brustkorbes ist nicht zuletzt die

---

*) Die Rippen der Neugeborenen befinden sich gewissermaßen in einer ständigen Inspirationsstellung, die obere Brustkorböffnung steht hoch, so daß der Hals des Säuglings verkürzt erscheint. Auf Grund dieses Rippenverlaufes ist der Neugeborene auf die Bauchatmung angewiesen.

erstaunlich große *Elastizität und Festigkeit* desselben zurückzuführen, der u. a. die Wiederbelebungsversuche von Schäfer und Hovard zugrunde liegen.

Wesentlich verstärkt wird diese Elastizität – und dadurch erhält der Brustkorb überhaupt erst seine für unsere Atmung so überaus wichtige Dehnungsfähigkeit – noch durch die Tätigkeit des aktiven Bewegungsapparates.

8.4.4. Brustkorbmuskulatur

Die Muskeln des Brustkorbes werden einmal in die der Brustwand: die **äußeren** *und* **inneren Zwischenrippenmuskeln** *(Mm. intercostales externi et interni),* sowie zum anderen in die gewölbte muskulöse Scheidewand zwischen Brust- und Bauchhöhle, das **Zwerchfell** *(Diaphragma),* unterteilt.

Die **äußeren Zwischenrippenmuskeln** *(Mm. intercostales externi)* füllen in Form parallelfaseriger, *schräg von hinten oben nach vorn unten verlaufender Muskelbündel* jederseits die elf vorhandenen Zwischenrippenräume *(Spatia intercostalia)* unvollständig aus (Abb. 79); sie nehmen ihren **Ursprung** am jeweiligen Außenrande sowie an der Außenseite einer oberen Rippe, um am oberen Rand der nächsttieferen Rippe **anzusetzen.** *Die äußere Zwischenrippenmuskulatur erstreckt sich* in ihrer Gesamtheit *nach vorn* bis zur Ursprungsstelle des vorderen Sägemuskels und des äußeren schrägen Bauchmuskels, also etwa *bis zur Knochen-Knorpel-Grenze der Rippen,* um sich von hier aus als zarte, sehnige Streifen (mit gleicher Verlaufsrichtung) bis zum Brustbein fortzusetzen *(Membrana intercostalis externa).* Diese Sehnen-Faserzüge sind derartig dünn, daß die unter ihnen liegenden *inneren* Zwischenrippenmuskeln durchschimmern.

Die **inneren Zwischenrippenmuskeln** *(Mm. intercostales interni)* **entspringen** von den oberen Rändern der Rippeninnenfläche und **setzen** an der nächsthöheren Rippe brustbeinwärts **an,** wobei die Fasern der äußeren Zwischenrippenmuskeln unter einem fast rechten Winkel unterkreuzt werden. Auch diese Brustwandmuskeln füllen die Zwischenrippenräume nicht vollends aus, sondern die in ihrer *Faserrichtung von hinten unten nach vorn oben* ziehenden Muskelzüge reichen nur – vom Brustbein begonnen – bis zu den Rippenwinkeln *(Anguli costarum),* um in Form entsprechender Bänder *(Membrana intercostalis interna)* ihre Fortsetzung bis zur Wirbelsäule zu erfahren (Abb. 79).

Die Wirkung der inneren Zwischenrippenmuskeln wird noch durch einen zweiten, ebenfalls auf der Innenfläche des Brustkorbes liegenden Muskeln, den **queren Brustmuskel** *(M. transversus thoracis),* unterstützt. So wie die äußeren und inneren Zwischenrippenmuskeln gewissermaßen als Fortsetzung des äußeren bzw. inneren schrägen Bauchmuskels *(M. obliquus externus* bzw. *internus abdominis)* betrachtet werden können, darauf weist bereits der jeweils gleichartige Verlauf der Muskelfasern hin, ist der quere

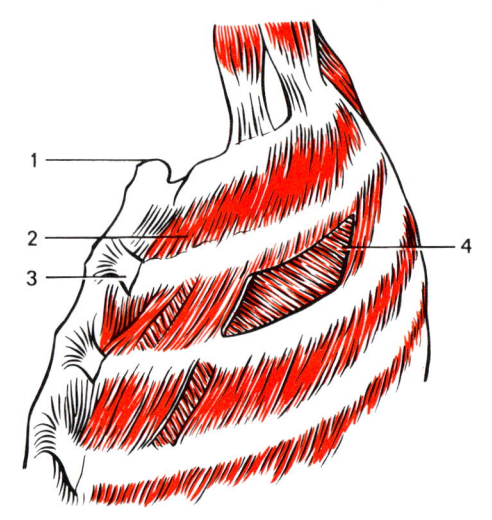

Abb. 79. Teilansicht eines präparierten Brustkorbes von seitlich außen.

1 = Brustbein *(Sternum)*
2 = äußere Zwischenrippenmuskulatur *(Mm. intercostales externi)*
3 = Rippenknorpel *(Cartilago costalis)*
4 = innere Zwischenrippenmuskulatur *(Mm. intercostales interni)*

Brustmuskel als eine Art Weiterführung des queren Bauchmuskels *(M. transversus abdominis)* zu verstehen. Es handelt sich bei ihm um eine paarige, dünne Muskelplatte, die von der Hinterfläche des Schwertfortsatzes, des unteren Drittels des Brustbein-Körpers und des Knorpels von ein bis zwei Rippen **entspringt** und mit ihren divergierenden Fasern in Form von fünf Muskelzacken am unteren Rand und an der Innenfläche des 3. bis 6. Rippenknorpels **ansetzt.**

Die Beurteilung der **Funktion der Zwischenrippenmuskulatur** hat schon vor vielen Jahrhunderten im Brennpunkt heftiger Streitgespräche gestanden und kann bis auf Galen, d. h. über 1700 Jahre, zurückgeführt werden. Vor allem Fick hat durch seine Untersuchungen viel dazu beigetragen, die Wirkung der an sich zwar kurzen, aber sehr kräftigen Zwischenrippenmuskulatur*) zu klären; bei (insbesonders angestrengter) Atmung heben die *äußeren* Zwischenrippenmuskeln die Rippen, bewirken also eine *Einatmung (Inspiration),* während die *innere* Zwischenrippenmuskulatur und der *quere* Brustmuskel die Rippenreifen *senken* und damit im Sinne der *Ausatmung (Exspiration)* tätig sind.

Während die Brustwand-Muskulatur die *Rippen- oder Brust*atmung bewirkt, wird die zweite Form, die *Bauch*atmung, *vom Zwerchfell ausgeführt.* Es ist, wie auch unser Herz, das ganze Leben hindurch in Aktion und stellt bei allen Säugern eine quer oder „zwerch" gestellte muskulössehnige Scheidewand zwischen der Brust- und Bauchhöhle dar, die mit zwei kuppelartigen Vorwölbungen aus der unteren Brustkorböffnung weit in die Brustkorbhöhle hinein-

---

*) Summiert man die Einzelquerschnitte aller Zwischenrippenmuskeln, um eine Vorstellung von ihrer Kraft zu bekommen, dann erhält man einen Gesamtquerschnitt, der größer ist als der der mächtigen Gesäßmuskulatur!

ragt, so daß das Zwerchfell sich zwischen den beiden genannten Höhlen wie ein Kolben im Zylinder eines Motors hin- und herbewegen und auf diese Weise eine derselben auf Kosten der anderen vergrößern kann, was Kraft erfordert, da das Zwerchfell ständig gegen den in der Bauchhöhle höheren Druck arbeiten muß.

Das im Durchschnitt etwa 3 mm dicke **Zwerchfell** *(Diaphragma*, Abb. 80) nimmt seinen **Ursprung** von der Lenden-Wirbelsäule, von der hinteren Fläche des Schwertfortsatzes und der Innenfläche der unteren 7 bis 12 Rippen, also vom gesamten unteren Brustkorbrand, und läßt seine aufwärts ziehenden Muskelfasern annähernd in der Mitte des Gewölbes in einer kleeblattartigen *Sehnenplatte (Centrum tendineum)* enden; die leichte Eindellung im Bereich des nach ventral gelegenen Mittelabschnittes des Zwerchfells, wodurch eine rechte und linke Kuppel entsteht, ist auf das Aufliegen des Herzens *(Cor)* mit dem Herzbeutel *(Perikard)* zurückzuführen (die eingebuchtete Zwerchfellpartie wird auch als Herz-„Sattel" bezeichnet). Da das Herz zumeist nicht genau in der Körper-Mittellinie liegt, sondern vielmehr etwas nach links abweicht, überragt die rechte Zwerchfellkuppel an Geräumigkeit die linke nicht unwesentlich und kann somit dem größten Teil der Leber ausreichend Platz und zugleich Schutz bieten.

Auf Grund der **drei Ursprungsstellen** läßt das Zwerchfell **drei ungleich große Teile** erkennen:
1. *Lenden*teil *(Pars lumbalis)*,
2. *Rippen*teil *(Pars costalis)* und
3. *Brustbein*teil *(Pars sternalis)*.

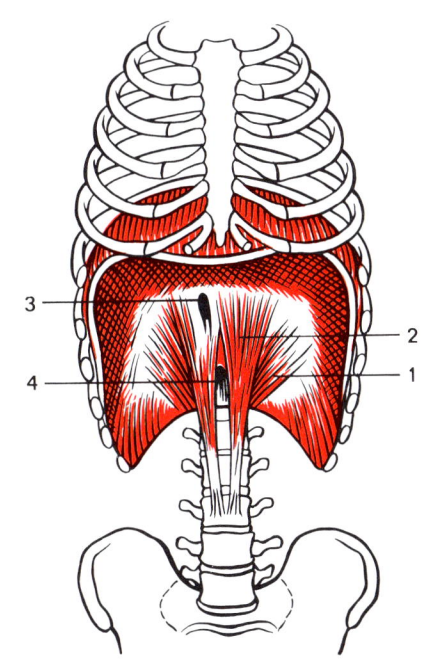

Abb. 80. Das Zwerchfell *(Diaphragma;* von der Bauchhöhle aus gesehen).

1 = linker lateraler Schenkel *(Crus laterale sinistrum)*
2 = linker medialer Schenkel *(Crus mediale sinistrum)*
3 = Speiseröhrenschlitz *(Hiatus oesophagus)*
4 = Aortenschlitz *(Hiatus aorticus)*

Der **Lendenteil** *(Pars lumbalis)* stellt den kräftigsten Abschnitt des Zwerchfells dar und besteht aus einem medialen und einem lateralen Schenkel. Ersterer *(Crus mediale)* entspringt von den Körpern des 1. bis 3. Lendenwirbels mit zwei sehnigen Zipfeln, die mit dem vorderen Wirbelsäulen-Längsband *(Lig. longitudinale anterius)* in Verbindung stehen, sich nach oben hin mit denen der anderen Seite vereinigen und dabei – etwa in Höhe des ersten Lumbal-Wirbels – den sog. **Aortenschlitz** oder die *Aorten-Arkade (Hiatus aorticus)* für den Durchtritt der großen Körperschlagader *(Aorta)* bilden. Etwas weiter cranialwärts weichen die Fasern des medialen Schenkels wieder auseinander, um eine zweite tunnelartige Öffnung, den **Speiseröhrenschlitz** *(Hiatus oesophageus)*, muskulär zu umschließen und dann in die zentrale Sehnenplatte überzugehen. Im rechten vorderen Teil der Sehnenplatte tritt im **Hohlvenenloch** *(Foramen venae cavae)* die *untere Hohlvene* hindurch, womit – da von Muskeln nicht umgeben – ein kontinuierlicher Rückstrom des Blutes, der ein sehr geringes Druckgefälle aufweist, gesichert wird.

Der rechte und linke laterale Zwerchfellschenkel des Lendenteils *(Crus laterale)* nimmt seinen Ursprung jeweils von zwei Sehnenbögen, die nach den von ihnen überspannten Muskeln *(M. psoas* und *M. quadratus lumborum)* als *Arkade* des *Psoas* bzw. des *Quadratus lumborum* bezeichnet werden. Während die erstere sich zwischen der Seitenfläche des 1. Lenden-Wirbelkörpers und der Spitze des Querfortsatzes des gleichen Wirbels ausspannt, verbindet die Quadratus-Arkade in Weiterführung der zuletzt genannten den Querfortsatz des 1. Lenden-Wirbels mit dem freien Ende der 12. Rippe. In steilem Verlauf ziehen die Muskelfasern der seitlichen Schenkel des Lendenteiles des Zwerchfells von den genannten sehnigen Bögen zur zentralen Sehnenplatte.

Der dünne, jedoch die Hauptmasse des Zwerchfells ausmachende **Rippenteil** *(Pars costalis)*, kommt mit mehreren Zacken von den Knorpeln der 7. bis 12. Rippe, wobei er mit denen des queren Bauchmuskels *(M. transversus abdominis)* enge Berührung aufnimmt, und zieht in Form eines Bogens zur Sehnenplatte.

Der kleinste und kürzeste Teil des Zwerchfells, der **Brustbeinteil** *(Pars sternalis)*, entspringt mit seinen schmalen, kurzen Muskelbündeln von der Hinterfläche des Schwertfortsatzes sowie von dem dorsalen Blatt der Rectus-Scheide (s. 8.5.7.), die zur zentralen Sehnenplatte aufsteigen.

Über die **Funktion des Zwerchfells** kann man sich mit Hilfe der Röntgen-Durchleuchtung sehr rasch einen exakten Überblick verschaffen: Bei ruhiger *Einatmung kontrahieren sich die einzelnen Abschnitte des Zwerchfells, die steile Kuppel- oder Glockenform flacht sich ab*, wobei sie sich um 2 bis 4 cm senken kann, wodurch die Eingeweide komprimiert werden, so daß nunmehr die *Brusthöhle eine Erweiterung* erfährt, der die Lungen Folge leisten. Bei der *Ausatmung erschlafft* das bislang kontrahiert gewesene *Zwerchfell*, so daß es jetzt in Zusammenarbeit mit der kräftigen Bauchmuskulatur *wieder seine Kuppel-Gestalt* einnehmen kann (siehe hierzu auch: Mechanik der Rippen- und Zwerchfellatmung, S. 99).

Bei **tiefer** und **angestrengter Atmung**[*] kommen den Zwischenrippenmuskeln, den Treppenmuskeln (auch Rippenheber genannt) sowie dem Zwerchfell, dessen Sehnenzen-

---

[*] Elektromyographische Untersuchungen haben ergeben, daß die Einatmung mit der Kontraktion der Treppenmuskeln *(Mm. scaleni)* beginnt und auf die Zwischenrippen-Muskeln übergeht.

trum sich jetzt bis zu 10 cm absenken kann, noch einige Muskeln „zu Hilfe", um u. a. den mit zunehmender Inspiration sich im elastisch-federnden System des Brustkorbes (Verformung der Rippenknorpel und Spannung der Bänder) erhöhenden Widerstand zu überwinden. So unterstützen die vertiefte **Einatmung** unter anderem: Teilzüge der tiefen Rücken-Streckmuskulatur *(M. erector spinae)*, der kleine Brustmuskel *(M. pectoralis minor)*, der Unterschlüsselbeinmuskel *(M. subclavius)*, der vordere Sägemuskel *(M. serratus anterior)* (die letzten drei jedoch nur bei Fixation des Schultergürtels), der große Brustmuskel *(M. pectoralis major)* (wobei der Oberarm und Schultergürtel festgestellt werden müssen) sowie der Schulterblattheber *(M. levator scapulae)*, der Kopfwender *(M. sternocleidomastoideus)* (beim Zurücknehmen des Kopfes) und der hintere obere Sägemuskel *(M. serratus posterior superior)*. Der vertieften **Ausatmung** (u. a. beim Lachen, Niesen oder Husten) dienen der breite Rückenmuskel *(M. latissimus dorsi, „Hustenmuskel")*, wenn Oberarm und Schultergürtel fixiert sind, der hintere untere Sägemuskel *(M. serratus posterior inferior)* und die Bauchpresse.

8.5. Bauchmuskulatur

Der große Raum, der sich zwischen der unteren Brustkorböffnung, dem oberen Beckenrand und der Lenden-Wirbelsäule auftut, wird von einem kräftigen breiten, **nachgiebigen** und zugleich **verstellbaren muskulös-sehnigen Gürtel** ausgefüllt, der sich von der Lendenwirbelsäule bis zur Medianlinie des Körpers nach vorn erstreckt; infolge seiner Verbindung mit den Rippen ist er in der Lage, Bewegungen, wie z. B. ein Vorwärts- und Seitwärtsneigen oder eine Drehung, auf das Achsenskelett zu übertragen.

Dieses Muskel- und Sehnenplatten-System, das in seinem vorderen und seitlichen Bereich eine kreuzweise Verspannung der einzelnen Anteile erkennen läßt, wodurch eine verstärkte Widerstandsfähigkeit erreicht wird, setzt sich aus folgenden Muskeln zusammen:

1. *äußerer schräger* Bauchmuskel *(M. obliquus externus abdominis)*
2. *innerer schräger* Bauchmuskel *(M. obliquus internus abdominis)*
3. *querer* Bauchmuskel *(M. transversus abdominis)*
4. *gerader* Bauchmuskel *(M. rectus abdominis)*
5. *Pyramiden*muskel *(M. pyramidalis)*
6. viereckiger *Lenden*muskel *(M. quadratus lumborum)*.

8.5.1. Äußerer schräger Bauchmuskel *(M. obliquus externus abdominis)*

Der *äußere schräge Bauchmuskel* (Abb. 81 a), eine vierseitige, bis zu 0,7 cm dicke Platte, ist *der größte aller Bauchmuskeln* und liegt am oberflächlichsten. Er **entspringt** breitbasig von der Außenfläche der 5. bis 12. Rippe mit 8 fleischigen Zacken, von denen sich die oberen 5 zwischen die Ursprungsfelder des vorderen Sägemuskels *(M. serratus anterior)* schieben, während die unteren 3 mit denen des breiten Rückenmuskels *(M. latissimus dorsi)* in Verbindung treten.

Der kurze hintere Rand des Muskels verläuft parallelfaserig von der 12. Rippe zur äußeren Lippe des Darmbeinkammes *(Labium externum cristae iliacae)*; er bildet mit der vorderen, seitlichen Begrenzung des breiten Rückenmuskels, der ihn zu einem Teil überlagert, und dem Darmbeinkamm *(Crista iliaca)* eine kleine dreieckige Lücke: das Lendendreieck *(Trigonum lumbale* PETITI*)*. In nicht kontrahiertem Zustand überragt der äußere schräge Bauchmuskel den Darmbeinkamm, er hängt gewissermaßen über und läßt auf diese Weise einen horizontalen, durch die Haut gut sicht- und fühlbaren Wulst, den *Weichenwulst*, entstehen.

Nach vorn gehen die kräftigen, schräg von **hinten oben nach vorn unten** absteigenden Muskelfasern, die in ihrer Verlaufsrichtung eine Fortsetzung der äußeren Zwischenrippenmuskeln *(Mm. intercostales externi)* darstellen, in eine breite sehnige Platte **(Aponeurosis)** über, deren Faseranteile sich in der Medianlinie mit denen der anderen Seite überkreuzen und damit zur Bildung eines sehnigen Streifens, der **„weißen Linie"** *(Linea alba)*, entscheidend beitragen. Diese sich nach unten verschmälernde Linie, deren caudales Ende mit der **Symphyse** innig verwachsen ist und die in der Mitte ihres Verlaufes den Nabel *(Umbilicus)* aufweist, stellt eine Ergänzung des vom Brustkorb, der Len-

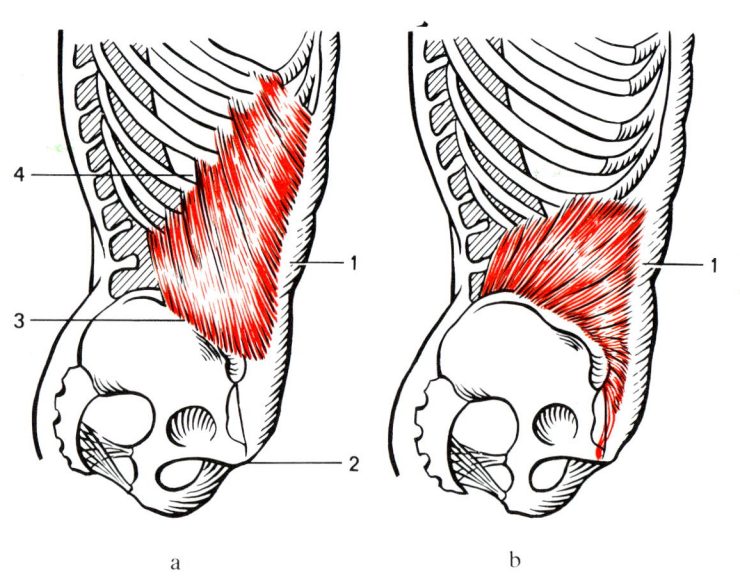

Abb. 81. Der äußere (a) und innere (b) schräge Bauchmuskel = *M. obliquus externus et internus abdominis*.

1 = Aponeurose des äußeren bzw. inneren schrägen Bauchmuskels
2 = Schambein *(Os pubis)*
3 = äußere Lippe des Darmbeinkammes *(Labium externum cristae iliacae)*
4 = Ursprungsfeld des äußeren schrägen Bauchmuskels an den acht unteren Rippen.

den-Wirbelsäule sowie dem Becken gebildeten Knochenrahmens für die Ursprungszacken der Bauchmuskulatur dar.

Nach unten geht die Aponeurose des äußeren schrägen Bauchmuskels in der Leistenbeuge in die breite Oberschenkelbinde *(Fascia lata)* über, wobei erstere eine bindegewebige Verstärkung in Form eines festen, durch die Haut gut tastbaren Streifens, des **Leistenbandes** *(Lig. inguinale* Pouparti*)* erfährt, das vom vorderen oberen Darmbeinstachel *(Spina iliaca anterior superior)* bis zum Schambeinhöcker *(Tuberculum pubicum)* zieht. Das Leistenband stellt gewissermaßen eine Trennlinie (Leistenfurche) zwischen Rumpf und unterer Extremität dar, zumal es durch kurze Bindegewebszüge mit der Haut fest verbacken ist. Oberhalb und seitlich des Ansatzpunktes am Schambein divergieren die Fasern der Aponeurose und lassen einen Schlitz: den *äußeren Leistenring (Anulus inguinalis superficialis)* entstehen, durch den beim Mann der *Samenstrang (Funiculus spermaticus)*, bei der Frau das *runde Mutterband (Lig. teres uteri)* aus der Bauchwand hervortreten.

Die **Funktion** des **äußeren schrägen Bauchmuskels** besteht bei einer *ein*seitigen Verkürzung seiner Fasern in einer kräftigen *Beugung* des Achsenskelettes sowie des Brustkorbes *nach der gleichen Seite;* darüber hinaus *„dreht er beide nach der entgegengesetzten Seite"* (s. u.). Bei Kontraktion des rechten *und* linken äußeren schrägen Bauchmuskels und gleichzeitiger Feststellung des Beckens kommt es zu einer *Neigung des Rumpfes nach vorn,* wodurch die Hauptfunktion des *geraden Bauchmuskels* eine wesentliche Unterstützung erfährt.

8.5.2. Innerer schräger Bauchmuskel *(M. obliquus internus abdominis)*

Unter dem Vorhergenannten liegt der dreiseitige, etwa 1 cm dicke *innere schräge Bauchmuskel* (Abb. 81b); er ist der *kleinste der drei seitlichen Bauchmuskeln* und nimmt seinen Ursprung vom oberflächlichen Blatt der Lenden-Rückenbinde *(Fascia thoracolumbalis)*, von der mittleren Lippe des Darmbeinkammes *(Linea intermedia cristae iliacae)* sowie von der lateralen Hälfte des Leistenbandes. Von dieser langen, gekrümmten Ursprungslinie nehmen die kräftigen Muskelfasern einen **fächerförmigen** Verlauf, indem die hinteren Züge steil nach oben zur unteren Begrenzung der letzten 3 Rippen verlaufen (und mit der inneren Zwischenrippen-Muskulatur in Verbindung treten), während die mittleren Fasern schräg und (vom vorderen oberen Darmbeinstachel ab) horizontal zur Medianlinie und die vorderen Züge, die vom Leistenband ausgehen, als *Hodenheber (M. cremaster)* zum Samenstrang abwärts ziehen.

Die mittleren, nicht an den Rippen Ansatz findenden Züge des **inneren** schrägen Bauchmuskels **unterkreuzen** zunächst die Faserrichtung des **äußeren** schrägen Bauchmuskels in einem annähernd rechten Winkel und gehen mit ihren vorderen Anteilen in die Aponeurose über, die sich an der seitlichen Begrenzung des geraden Bauchmuskels *(M. rectus abdominis)* in ein vorderes und hinteres Blatt *(Lamina anterior et posterior)* aufspaltet, diesen umhüllt und somit den **wesentlichsten Bestandteil der sog. Rectus-Scheide** darstellt (Abb. 85). Das Vorderblatt derselben verwächst mit der Aponeurose des äußeren schrägen Bauchmuskels, während die rückwärtige Lamelle über sehnige Faserzüge mit dem queren Bauchmuskel *(M. transversus abdominis)* in Verbindung steht.

Funktion: bei *ein*seitiger Kontraktion wird der Rumpf durch den *inneren schrägen* Bauchmuskel auf *seine Seite geneigt* und *gedreht*, wobei er im letzteren Fall, worauf noch (S. 98) eingegangen werden wird, mit dem *äußeren schrägen* Bauchmuskel der *anderen Seite* zusammenarbeitet, diesen zu sich hinzieht.

Kontrahieren sich *beide* inneren schrägen Bauchmuskeln, dann ziehen sie bei fixiertem Becken die Rippen nach *vorn unten* und *beugen* somit *den Rumpf* ventralwärts.

8.5.3. Querer Bauchmuskel *(M. transversus abdominis)*

Unter dem äußeren und inneren schrägen Bauchmuskel liegt der bis zu 0,5 cm dicke, trapezförmige *quere Bauchmuskel* (Abb. 82); er entspringt mit 6 Zacken von der Innenseite der Knorpel der 7. bis 12. Rippe, vom tiefen Blatt der Lenden-Rückenbinde *(Aponeurosis lumbalis)*, von der inneren Lippe des Darmbeinkammes *(Labium internum cristae iliacae)* und der lateralen Begrenzung des Leistenbandes. Von hier aus verlaufen die Muskelfasern in querer Richtung nach vorn, um in einer medial konkaven Linie *(Linea semilunaris)* in den aponeurotischen Anteil überzugehen. Ihrer Faserrichtung nach können der rechte und linke quere Bauchmuskel mit einer Bauchbinde verglichen werden, die bei Kontraktion der Muskelzüge eine mehr oder weniger kräftig entwickelte Taille entstehen läßt. Von der unteren Begrenzung des Muskels zweigen sich einige Bündel ab, die gemeinsam mit Anteilen des inneren schrägen Bauchmuskels den *Hodenheber (M. cremaster)* entstehen lassen, bis zum Hoden herabreichen und diesen wie ein Netz umgreifen.

In seinen Beziehungen zur **Rectus-Scheide,** auf die noch im einzelnen eingegangen werden wird, weist der quere Bauchmuskel gegenüber den übrigen Muskeln eine Besonderheit auf; während die oberen Faserzüge beider Seiten die Rückwand der Rectus-Scheide gemeinsam mit der hinteren Lamelle des inneren schrägen Bauchmuskels *(Lamina posterior m. obliqui interni abdominis)* bilden, gehen die unteren Muskelbündel (kurz unterhalb des Nabels) mit dem vorderen Blatt der Scheide eine Verbindung ein, in-

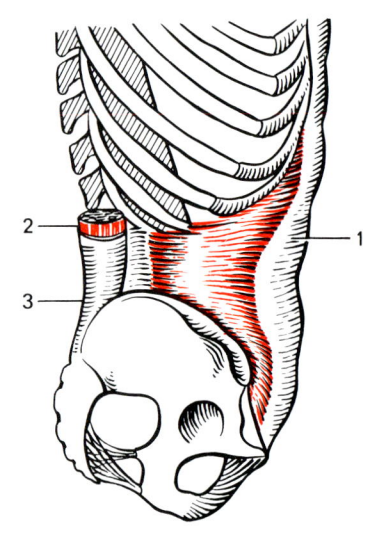

Abb. 82. Der quere Bauchmuskel = *M. transversus abdominis*.
1 = Aponeurose des queren Bauchmuskels
2 = tiefe Rückenstreckmuskulatur *(M. erector spinae)*
3 = Aponeurose derselben

dem sie in die ventrale Lamelle des inneren schrägen Bauchmuskels *(Lamina anterior m. obliqui interni abdominis)* ziehen.

Die **Funktion** des Muskels besteht bei *beid*seitiger Kontraktion in einer *Einengung* der Bauchhöhle und deren Inhalt, indem er die *Rippen,* von denen er seinen Ursprung nimmt, *nach innen zieht;* durch seinen Tonus wird weitgehend die Taille geformt.

8.5.4. Gerader Bauchmuskel *(M. rectus abdominis)*

Zu beiden Seiten der Medianlinie des Bauches verläuft jeweils ein etwa 40 cm langer, 7 cm breiter und bis zu 1 cm dicker Muskel: der *gerade Bauchmuskel* (Abb. 83). Er **entspringt** mit drei fleischigen Zacken von der Außenfläche des 5. bis 7. Rippenknorpels sowie vom Schwertfortsatz des Brustbeines *(Proc. xiphoideus)* und zieht mit seinen parallel gerichteten Fasern nach caudal, um mit einer kurzen, aber kräftigen Sehne zwischen dem Schambeinhöcker *(Tuberculum pubicum)* und der Symphyse **anzusetzen**. Der langgestreckte Muskel weist 3 bis 4, bis zu 1 cm hohe, **sehnige Streifen** *(Intersectiones tendineae)* auf, die den gesamten Muskel in 4 bis 5 einzelne Abschnitte, die sich selbständig verkürzen können, unterteilen. Diese „Schaltsehnen" können beim guttrainierten Körper in Gestalt tieferer Furchen an der Vorderseite der Bauchwand wahrgenommen werden, zwischen denen sich vor allem bei kräftiger Kontraktion die einzelnen Anteile des geraden Bauchmuskels wulstartig erheben, zumal die sehnigen Streifen mit der Vorderwand der Rectus-Scheide (s. u.) innig verwachsen

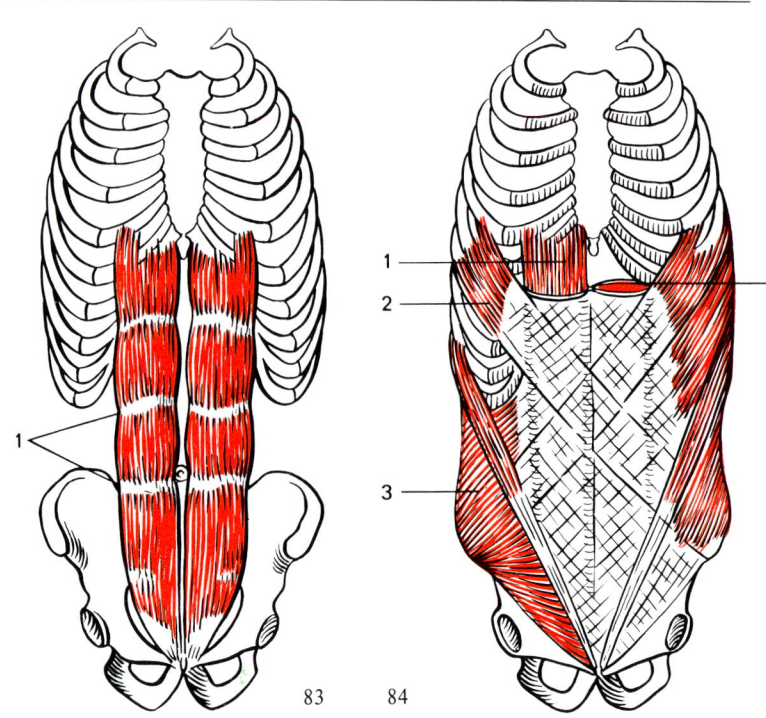

Abb. 83. Gerader Bauchmuskel = *M. rectus abdominis*.
1 = sehnige Querleisten im Muskel *(Intersectiones tendineae)*

Abb. 84. Schematische Darstellung der an der Bildung der Bauchpresse beteiligten Muskeln.
1 = gerader Bauchmuskel *(M. rectus abdominis)*
2 = äußerer schräger Bauchmuskel *(M. obliquus externus abdominis)*
3 = innerer schräger Bauchmuskel *(M. obliquus internus abdominis)* (hier sichtbar, da der äußere schräge Bauchmuskel in diesem Bereich auf der rechten Körperhälfte zum großen Teil entfernt wurde)
4 = Rectusscheide *(Vagina m. recti abdominis)*

sind. Durch dieses sehnige Gerüst wird ein Auseinanderweichen der beiden geraden Bauchmuskeln nach lateral verhindert.

Die **Funktion** des Muskels besteht bei nicht fixiertem Becken (z. B. beim Hang an einer Sprossenwand) in einem *Anheben und Halten des Beckens;* bei festgestelltem Becken (wodurch Ursprung und Ansatz vertauscht werden) erfolgt eine *Neigung des Rumpfes nach vorn* (z. B. beim Aufrichten des Oberkörpers aus dem Liegen, wobei der Lenden-Darmbeinmuskel als Synergist tätig ist), womit der gerade Bauchmuskel zum wichtigsten Antagonisten der tiefen, langen und kurzen Rückenmuskeln wird.

8.5.5. Pyramidenmuskel *(M. pyramidalis)*

Der *Pyramidenmuskel,* der eine schmale dreieckige, nach oben sich zuspitzende Gestalt aufweist, ist dem geraden Bauchmuskel vorgelagert. Er **entspringt** von dessen Ansatzstelle und zieht nach cranial in die „weiße Linie", die er bei Kontraktion seiner Fasern spannt. Während der Muskel

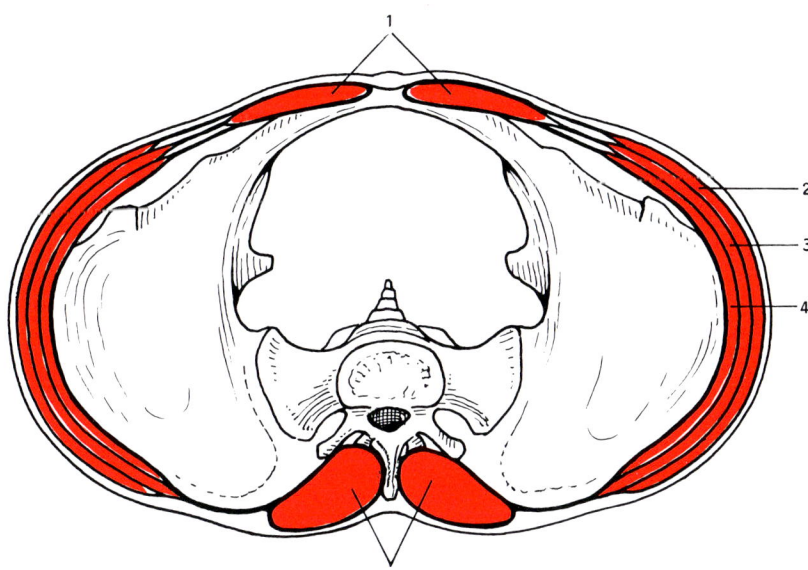

Abb. 85. Querschnitt durch die Rumpfwand (in Nabelhöhe).

1 = gerader Bauchmuskel *(M. rectus abdominis)*
2 = äußerer schräger Bauchmuskel *(M. obliquus externus abdominis)*
3 = innerer schräger Bauchmuskel *(M. obliquus internus abdominis)*
4 = querer Bauchmuskel *(M. transversus abdominis)*
5 = tiefe lange Rückenstreckmuskulatur *(M. erector spinae)*

beim Menschen nur schwach entwickelt ist (er fehlt sogar in vielen Fällen), weist er bei Beuteltieren eine kräftige Entfaltung auf und bildet die Wand des Beutels.

8.5.6. Viereckiger Lendenmuskel
(M. quadratus lumborum)

Zur hinteren Bauchmuskulatur werden *5 bis 6 kleine Muskeln*, die sich zwischen den Querfortsätzen der Lendenwirbel (*Procc. costarii*) ausspannen *(Mm. intercostarii lumbales)* und die nach Rückbildung der Lendenrippen Überbleibsel der Zwischenrippenmuskeln darstellen, *sowie der viereckige Lendenmuskel (M. quadratus lumborum)* gezählt (Abb. 132); er füllt mit seiner platten, im distalen Bereich etwa 2 cm dicken Muskulatur den ungefähr rechteckigen Raum *zwischen dem Darmbeinkamm* (*Labium internum cristae iliacae*, wo er **entspringt**) *und der 12. Rippe* (wo er – wie auch an den Querfortsätzen der Lendenwirbel – **Ansatz** findet) seitlich der Lenden-Wirbelsäule aus. Der viereckige Lendenmuskel liegt vor dem Rückenstrecker *(M. erector spinae)* und wird gegen diesen durch ein kräftiges Band abgegrenzt; nach vorn wird er von einer dünnen bindegewebigen Haut *(Fascia lumbalis)* überzogen, die die Trennwand zur Bauchhöhle bildet.

Die **Funktion** dieses Muskels besteht in einem *Herabziehen der 12. Rippe*, wodurch (bei *beid*seitiger Kontraktion) die Lenden-Lordose gesichert, der Rumpf bei der Ausbalancierung des Körpergleichgewichtes im Sinne einer „Feineinstellung" unterstützt wird. Des weiteren fungiert der viereckige Lendenmuskel bei *einseitiger* Zusammenziehung seiner Fasern bei der *Seitwärtsneigung* des Rumpfes nach der *gleichen* Seite; bei seiner Lähmung bildet sich eine Skoliose der Lendenwirbelsäule aus.

8.5.7. Rectusscheide
(Vagina musculi recti abdominis)

Die beiden geraden Bauchmuskeln stecken jeweils wie ein Schwert in einer Scheide, die köcherförmig von den **Aponeurosen** der **seitlichen Bauchmuskeln zusammengesetzt** wird (Abb. 84). Dadurch werden erstere in ihrer Lage fixiert und darüber hinaus – und das ist das Entscheidende – mit den übrigen Muskeln zu **gemeinsamer Wirkung verknüpft**; wir sprechen in diesem Zusammenhang von einer *Schräg-, Längs-* und *Quergurtung der Bauchmuskulatur.**)

Die **Grundlage** für die sehnige Hülle stellt die Aponeurose des **inneren schrägen Bauchmuskels** mit seinem vorderen und hinteren Blatt *(Lamina anterior et posterior M. obliqui interni abdominis)* dar. Oberhalb des Nabels beteiligen sich beide übrigen schrägen Bauchmuskeln an der Verstärkung der sehnigen Anteile des inneren schrägen Bauchmuskels, indem der *äußere schräge* Bauchmuskel *(M. obliquus externus abdominis)* in die *vordere*, der *quere* Bauchmuskel *(M. transversus abdominis)* in die *hintere* Lamelle des inneren übergeht (Abb. 85). Unterhalb des Nabels endet das hintere Blatt der Aponeurose des inneren schrägen Bauchmuskels in einer nach unten konkav gebogenen Linie *(Linea arcuata)*, so daß der untere Teil des queren Bauchmuskels nunmehr in die vordere Lamelle des inneren zieht und diese verstärkt.

---

*) *Schräg-, Quer- und Längsgurtung* (letztere durch den Faserverlauf der geraden Bauchmuskulatur bedingt) der muskulös-sehnigen Bauchwand entsprechen dem „*Sperrholz-Prinzip*": mit einem Minimum an Materialaufwand ein Maximum an Leistung (hohe Festigkeit) zu erzielen!

8.5.8. Gesamtwirkung der vorderen, seitlichen und hinteren Bauchmuskeln

Die geraden und seitlichen wie auch hinteren Bauchmuskeln üben zusammen mit der Wirbelsäulen-Muskulatur und der Schwerkraft einen entscheidenden Einfluß auf die Haltung und Bewegung des **Beckens** und der **Wirbelsäule** und somit auf die Bewegung des gesamten Organismus aus, wobei ihnen ihre großen Hebelarme sehr zugute kommen.

Das **Rumpfbeugen** *nach* **vorn** wird im aufrechten Stande von den Bauchmuskeln – insbesondere von den geraden – eingeleitet und von der schrägen Bauchmuskulatur bei beidseitiger Kontraktion unterstützt; die Weiterführung dieser Bewegung erfolgt dann durch die Schwerkraft, der jetzt die tiefe Rücken-Streckmuskulatur hemmend entgegenarbeitet. Eine wesentlich größere Beanspruchung stellt diese Übung für die geraden Bauchmuskeln dar, wenn sie aus einer horizontalen Lage des Körpers erfolgt.

Bei der **Beugung** *des Rumpfes nach* **hinten** begegnen wir dem gleichen Wechselspiel der beiden großen Muskelgruppen, nur daß diesmal nach erfolgter Einleitung der Bewegung die Schwere, die den Körper einknickt, von seiten der geraden Bauchmuskulatur, die sich kräftig anspannt, aufgehalten wird.

Bei der **Neigung** *des Oberkörpers nach der* **Seite** sind außer dem Rückenstrecker der äußere und innere schräge Bauchmuskel der betreffenden Seite sowie der gleichseitige viereckige Lendenmuskel in Aktion.

Bei **Dreh***bewegungen* (Abb. 86) arbeiten der äußere schräge Bauchmuskel der einen Seite mit dem inneren schrägen Bauchmuskel der Gegenseite zusammen, wobei letzterer die *Richtung der Drehung bestimmt.*

Die Bauchmuskeln üben jedoch nicht nur auf die Bewegung des Rumpfes, sondern auch auf den Inhalt der Bauchhöhle ihren Einfluß aus; verkürzen sich die Faserzüge vor allem des queren Bauchmuskels sowie die des Zwerchfells und der Beckenboden-Muskulatur, dann kommt es zu einer **Erhöhung des intraabdominellen Druckes,** den wir beispielsweise bei der Entleerung des Mastdarmes und der Harnblase, beim Erbrechen und bei der Austreibung der Frucht während des Geburtsaktes (Mitpressen der Gebärenden [„Preßwehen"]) benötigen. Um den Einfluß der Bauchmuskeln auf den Inhalt der Bauch- und Beckeneingeweide besonders wirkungsvoll zu gestalten, muß sich das Zwerchfell kräftig anspannen, was durch den Verschluß der Stimmritze im Kehlkopf erreicht wird, wodurch das Ausatmen (und damit ein Ausweichen des Zwerchfells nach oben) verhütet wird. Diese Austreibungs- bzw. Entleerungsfunktion hat der Bauchmuskulatur die Bezeichnung „*Bauchpresse*" eingebracht; mit ihrer Hilfe ist es möglich, den Belastungsdruck in den Zwischenwirbelscheiben beim Heben schwerer Lasten (s. Tafel XXIII) um 40 bis 50% zu senken.

Noch eine weitere und wichtige Funktion übt das starke Muskelplatten-Sehnen-System aus, indem es den empfindlichen und leicht verletzbaren inneren Organen Schutz gewährt; dabei kommt ihm die erhöhte Reflexerregbarkeit der Bauchdecke sehr zugute, die sich bereits bei relativ schwachen mechanischen oder thermischen Reizen kräftig zusammenzieht.

Aus dem Gesagten geht hervor, daß die Bauchmuskeln **niemals** als anatomische Gebilde **einzeln** arbeiten, sondern **stets nur als ein,** wenn auch wichtiger **Teil eines übergeordneten Systems** zu verstehen sind, zumal sie als Bestandteil großer Muskelschlingen (s. u.) den Rumpf mit den oberen und unteren Gliedmaßen verbinden.

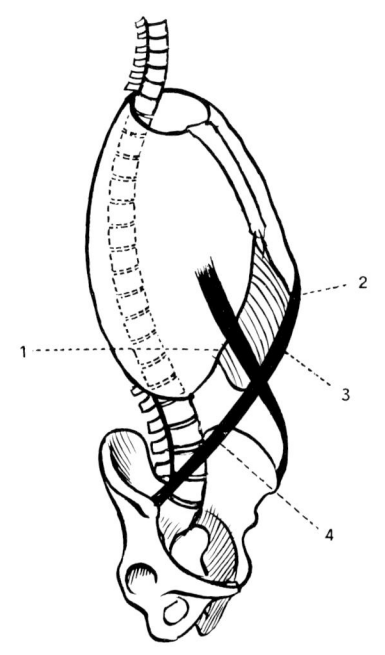

Abb. 86. Die Beteiligung der Bauchmuskulatur an der Rumpfdrehung.
1 = Nachvornbringen der rechten Schulter
2 = Nachvornbringen der linken Schulter
3 = äußerer schräger Bauchmuskel der linken Seite
4 = innerer schräger Bauchmuskel der rechten Seite

8.5.9. Mechanik der Rippen- und Zwerchfellatmung

Die Hauptatemmuskeln, das Zwerchfell *(Diaphragma)* und die inneren und äußeren Zwischenrippenmuskeln *(Mm. intercostales interni et externi)* sowie die Atemhilfsmuskeln, die bei verstärkter Ein- und Ausatmung in Aktion treten (s. o.), greifen am Brustkorb an, wobei sie diesen auf Grund ihres Faserverlaufes bei seinen Bewegungen entscheidend beeinflussen können. Wie die Abb. 87 zeigt, erfährt der **Brustkorb** bei der Atmung nicht unbeträchtliche **Formveränderungen;** wird er z. B. **gehoben,** so kommt es zu einer **Erweiterung** sowohl in **sagittaler** als auch **transversaler Richtung,** wodurch die Lungen genügend Raum zur Ausdehnung erhalten, da sie passiv den Exkursionen des Brustkorbes folgen. Diese Bewegungen der einzelnen Rippenpaare sind möglich, weil sie gegen die Wirbelsäule in

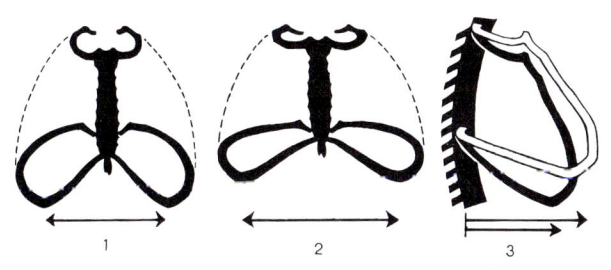

Abb. 87. Schematische Darstellung der Brustkorbveränderungen während der Ein- und Ausatmung.
1 = Brustkorb in Exspirationsstellung
2 = Brustkorb in Inspirationsstellung
3 = Seitenansicht mit Projektion der beiden Atemstellungen übereinander. Die jeweilige Vergrößerung der unteren Brustkorböffnung (Erweiterung nach der Seite sowie nach vorn) wird von den Pfeilen dargestellt.

entsprechenden Gelenken, die wir bereits kennengelernt haben, drehbar sind; zum anderen trägt der schräg nach unten weisende Rippenverlauf dazu bei, den Brustkorb beim Heben der beiderseitigen Rippenbögen zu vergrößern. Auch das Knorpelköpfchen in der gelenkigen Verbindung zwischen Rippe und Brustbein sorgt dafür, daß bei der Hebung des Brustkorbes eine Vergrößerung der in der Ruhelage nach unten offenen Knorpelansatzwinkel erfolgt, so daß sich der spitze Rippenbogen-Winkel abflacht. Durch eine gewisse Drehung oder Verwringung, die der Rippenknorpel bei der Erweiterung des Brustraumes erleidet, werden in ihm elastische Widerstände geweckt, die gemeinsam mit der Schwere des Brustkorbes die Rippen nach erfolgter Einatmung wieder in ihre Ausgangsstellung zurückbringen.

Bei ruhiger Atmung sind das Zwerchfell, die äußeren Zwischenrippenmuskeln und die Treppenmuskeln (s. S. 103 und Abb. 93) im Sinne einer Hebung der Rippen bzw. Erweiterung des Brustkorbes *(Inspiration)* tätig; der Vorgang der Ausatmung, d. h. der Rippensenkung *(Exspiration)* wird von den inneren Zwischenrippenmuskeln ausgeführt.

Bei der **Einatmung** ergänzen sich die äußeren Zwischenrippenmuskeln, die Treppenmuskeln und das Zwerchfell insofern, als den beiden erstgenannten Muskelgruppen ausschließlich das Heben der Rippen zukommt, während das Zwerchfell sich mit seinen Kuppeln abflacht, dabei den Bauchinhalt zusammendrückt, wodurch der Brustraum erweitert wird*). Beide Atemformen, die **Brust-** oder **Rippen- und Zwerchfellatmung, arbeiten stets zusammen;** in der Jugend beiderlei Geschlechts sowie bei den Frauen überwiegt die Form der *Brust-* bzw. *Rippen*atmung, während bei den Männern mehr die *Zwerchfell-* oder *Bauch*atmung – die Bauchdecke wird hierbei etwas vorgewölbt – ausgeprägt ist.

Bei **Ausatmung** entspannt sich das Zwerchfell, so daß es in seine Ausgangsstellung zurückgeht; weiter sorgen der

---

*) Während bei ruhiger Atmung die Sehnenplatte des Zwerchfells sich nur um 2 bis 3 cm abflacht, sinkt sie bei tiefer Einatmung bis zu 10 cm.

elastische Lungenzug sowie die gedehnt gewesene Bauchmuskulatur als Gegenspieler des Zwerchfells und die inneren Zwischenrippenmuskeln dafür, daß unsere Atmungsorgane in ihre Gleichgewichtslage zurückkehren.

Die genannten Muskeln **reichen bei** besonders **großen körperlichen Beanspruchungen** jedoch **nicht aus,** um dem damit verbundenen erhöhten Sauerstoffbedürfnis Rechnung tragen zu können. Wenn man beispielsweise einen Kurz- oder Mittelstreckenläufer, der soeben das Ziel passiert hat, genauer betrachtet, dann kann festgestellt werden, daß er den Brustkorb in verstärktem Maße unter gleichzeitiger Hochführung der Arme hebt und dabei den Kopf leicht in den Nacken legt; er bedient sich dabei gewisser Muskelgruppen, die in ihrer Hauptfunktion zweifellos keine Atemmuskeln sind, die jedoch auf Grund ihres Faserverlaufes einen mehr oder weniger großen Einfluß auf das Atemgeschehen – vor allem zum Zeitpunkt der erhöhten Anforderungen an die Lungen – ausüben können (s.o.). So unterstützen u.a. eine verstärkte **Ein**atmung: der *kleine* und *große Brustmuskel (M. pectoralis minor et major),* der *vordere Sägemuskel (M. serratus anterior)* und der *Kopfwender (M. sternocleidomastoideus),* wobei der Schultergürtel und die Wirbelsäule (in Streckstellung) durch Aufstützen der Hände (in den Hüften, auf einem Stuhl oder Tisch) fixiert werden müssen; eine derartige Haltung nehmen z.B. auch Asthma-Kranke im Augenblick des Anfalls ein, um möglichst alle Hilfsmuskeln zur Minderung der Atemnot heranzuziehen.

Neben diesen *Atemhilfsmuskeln* für eine vertiefte *Ein*atmung gibt es auch solche, die die innere Zwischenrippenmuskulatur bei der **Aus**atmung *gegen einen Widerstand* unterstützen; es sind dies in erster Linie: die *Bauchpresse* einschließlich dem *viereckigen Lendenmuskel (M. quadratus lumborum)* und der *breite Rückenmuskel (M. latissimus dorsi).* Diese Atemhilfsmuskeln sind auch bei besonderen Atemformen (heftigen Exspirationsstößen) wie z.B. Husten, Niesen oder Lachen sowie beim Singen und Sprechen, tätig. Wie umfangreich besonders die Mitarbeit der Bauchpresse beim Husten und Lachen ist, wird jeder – sei es im Verlauf einer schweren Erkältung oder ein anderes Mal im Freundeskreis, wenn der Humor die Runde macht, am eigenen Leibe – oft nicht ganz ohne Schmerzen – verspürt haben.

8.6. Die muskuläre Verspannung der Wirbelsäule

Der Wirbelsäule *(Columna vertebralis)* kommt als fester, in sich jedoch sehr beweglicher Stütze des Rumpfes die Aufgabe zu, **die gesamte Last der oberen Körperhälfte auf den Beckengürtel zu übertragen,** was um so leichter fällt, als sie durch das Kreuzbein *(Os sacrum)* am Aufbau desselben beteiligt ist. Auf Grund dieser anatomischen Verhältnisse, nach denen das Achsenskelett allen Bewegungen des

8.6. Die muskuläre Verspannung der Wirbelsäule

Beckens in den Hüftgelenken gegenüber den unteren Gliedmaßen folgen muß, befindet es sich in einem ständigen, labilen Gleichgewicht, das durch kurze und lange, in den Furchen rechts und links der Dornfortsatzlinie gelegene Muskelzüge *(M. erector spinae)* sowie durch die Bauch-Muskulatur, den Lendenmuskel *(M. psoas)* und die Rippenhalter *(M. scalenus anterior, medius et posterior),* die alle auf der Vorderfläche des Rumpfes liegen, aufrechterhalten wird. Die Wirbelsäule ist somit dem Spiel und Gegenspiel der vor und hinter ihr liegenden Muskeln unterworfen, wodurch sowohl ein Nach-vorn- als auch ein Nach-hinten-Fallen ausgeschlossen wird.

MOLLIER (1938) und BENNINGHOFF (1980) verglichen die Sicherung der aufrechten Haltung bei uns Menschen durch Muskelzugsysteme mit der Verspannung eines Schiffsmastes. In der schematischen Darstellung (Abb. 88) sind die Rahen des Mastes den Querfortsätzen des Achsenskeletts gleichzusetzen, die durch kurze Muskelzüge miteinander verbunden sind, aber auch vom Rahenende schräg zum Mast hinlaufende Verspannungen erkennen lassen, wobei sie hin und wieder einige Segmente überspringen. Außer diesen kurzen Seilzügen, denen noch grazile, paarige Muskeln, die die Dornfortsätze untereinander verbinden, angehören, sind im Schiffsmast-Schema noch lange „Haltetaue", die vom Schiffsdeck – dem Beckengürtel – zu den Rahen verlaufen, eingezeichnet.

Ein Blick auf die Abb. 88 und 89 zeigt, in welcher geradezu vollendeten Form die einzelnen Wirbel mit ihren Fortsätzen untereinander sowie in ihrer Gesamtheit mit dem Beckengürtel und den Rippen muskulär verankert sind. Berücksichtigt man, daß sich alle diese Züge – auch in völliger Ruhe des Körpers – in einem ständigen Spannungszustand *(Tonus)* befinden, dann wird es leicht verständlich, daß bei einer auch noch so einfach anmutenden Bewegung des Rumpfes, die ja mit der Verkürzung mindestens einiger Seilzüge verbunden ist, andere Muskelzüge gelockert, verlängert werden müssen; **es erfolgt** demnach **eine fortwährende Nachregulierung,** um das Achsenskelett immer wieder in seine neue Stellung zu bringen und diese gleichzeitig zu sichern. Das setzt eine komplizierte Tätigkeit des Nervensystems voraus, das durch abgestufte Impulse bei jeder Bewegung das gesamte System einregulieren muß. Wir haben damit wiederum sehr anschaulich ein *funktionelles System* vor uns, bei dem es kein isoliertes Geschehen an einem Glied geben kann; jede Änderung eines Gliedes erfordert eine neue Regulierung des Ganzen!

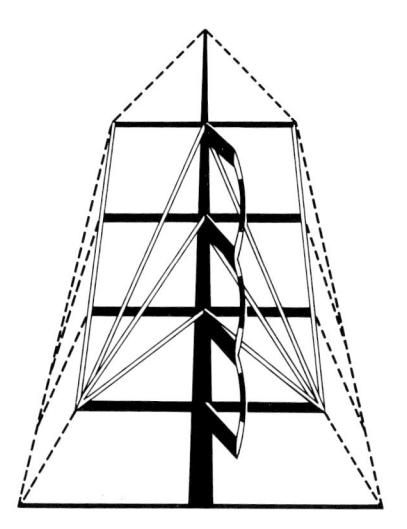

Abb. 88. Schema vom Aufbau der tiefen Rückenmuskeln unter dem Bild eines Schiffsmastes.
Grundlinie: Becken = Schiffsdeck, Querlinien = Querfortsätze (Rahen), Verbindungslinien = Muskelzüge (Spannseile)

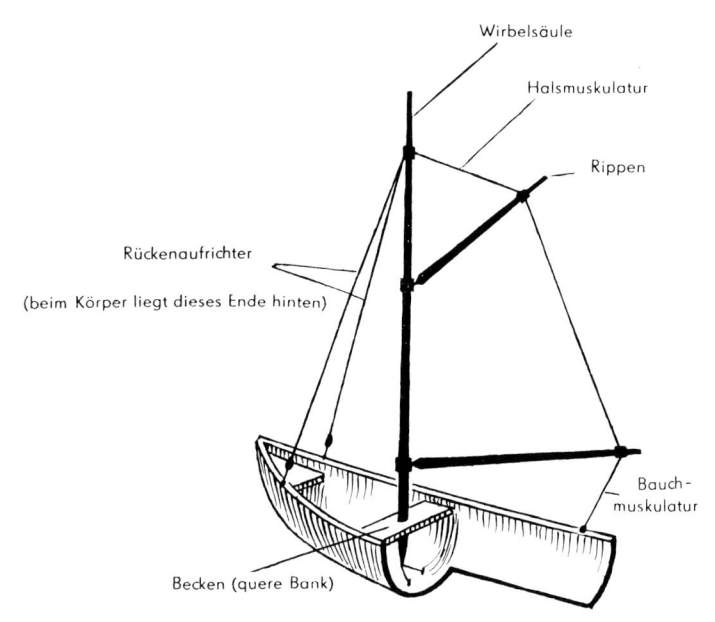

Abb. 89. Das Prinzip der muskulären Wirbelsäulenverspannung.

Die kräftigen Rückenmuskeln werden im allgemeinen in **zwei** sowohl ihrer Herkunft als auch Funktion nach **unterschiedliche Gruppen** unterteilt, und zwar in

1. *tiefe lange und kurze Rückenmuskeln* (im engeren Sinn) = *M. erector spinae,* und in
2. *platte,* mehr *oberflächlich gelegene* sog. *„Gliedmaßen- und Rippenmuskeln"* (Kapuzenmuskel *[M. trapezius],* breiter Rückenmuskel *[M. latissimus dorsi],* kleiner und großer Rautenmuskel *[M. rhomboideus minor et major],* Schulterblattheber *[M. levator scapulae]* und hinterer oberer und unterer Sägemuskel *[M. serratus posterior superior et inferior]).*

Unser Interesse nehmen zunächst nur die bodenständigen *(genuinen* oder *autochthonen)* tiefen Rückenmuskeln in Anspruch, die rechts und links neben der Dornfortsatzlinie der Wirbelsäule wie Gummizüge bzw. Federbremsen, die jeder Überdehnung des Rumpfes nach vorn oder nach der Seite entgegenarbeiten, verlaufen und sich in zwei große Muskel**stränge,** in einen allein auf die Wirbelsäule beschränkten **medialen** und einen seitlich davon gelegenen **lateralen** aufzweigen; während ersterer in der Rinne zwischen den Dorn- und Querfortsätzen *(Sulcus dorsalis)* zu suchen ist, greift letzterer an den Rippenwinkeln *(Anguli costarum)* an.

Im einzelnen handelt es sich um folgende Muskeln:

8.6.1. Medialer Muskelstrang

8.6.1.1. Spinales System

1. **Zwischendornfortsatz-Muskeln** *(Mm. interspinales)*

    = kleine, paarige Muskeln, die im Bereich der Hals- und Lenden-Wirbelsäule je zwei Dornfortsätze miteinander verbinden. Im mittleren Abschnitt des Achsenskeletts fehlen auf Grund der steil abwärts weisenden und eng, dachziegelartig übereinanderliegenden Dornfortsätze die Zwischendorn-Muskeln.
    Funktion: Streckung der Hals- bzw. Lenden-Wirbelsäule.

2. **Dorn-Muskel** *(M. spinalis)*

    = erstreckt sich von den Dornfortsätzen der 3 obersten Lenden- und 2 untersten Brustwirbel bis zum 3. bis 9. Brustwirbel-Dornfortsatz.
    Funktion: Streckung der Wirbelsäule.

3. **Zwischenquerfortsatz-Muskeln** *(Mm. intertransversarii)*

    = erstrecken sich in Gestalt schmaler, paariger Muskelbündel zwischen den Querfortsätzen der Hals- und Lenden-Wirbelsäule.
    Funktion: Bei einseitiger Innervation Neigung des Rumpfes zur gleichen Seite, bei *beid*seitiger Kontraktion Streckung der Wirbelsäule.

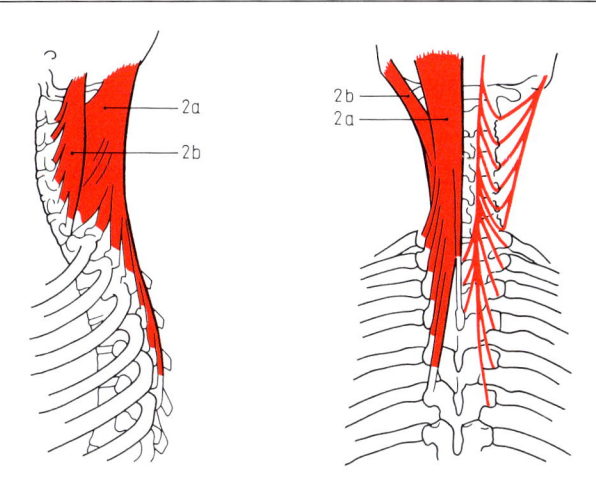

Abb. 90. Dorsaler Kopfwender = *M. semispinalis capitis* (von lateral und dorsal).
2a = großer Zug   2b = kleiner Zug

8.6.1.2. Transversospinales System

Es stellt einen langen Muskelzug dar, der die Rinne zwischen Dorn- und Querfortsätzen (siehe oben) völlig ausfüllt und im Bereich der Lenden-Wirbelsäule am kräftigsten entwickelt ist. Die Muskelfasern dieses Systems verlaufen jeweils von den Querfortsätzen zu den Dornen der nächsthöheren Wirbel. Bei einseitiger Verkürzung kommt es zu einer Drehbewegung der betreffenden Abschnitte des Achsenskelettes nach der Gegenseite, während eine beiderseitige Kontraktion zu einer Betonung der Hals- und Lendenlordose, zu einer Streckung oder Überstreckung führt.

Auf Grund der unterschiedlichen Muskelfaserlänge unterteilt man das *transversospinale System* in

1. **Drehmuskeln** *(Mm. rotatores)*

    = verlaufen ausschließlich im Brustbereich der Wirbelsäule jeweils vom Querfortsatz zum nächsthöheren oder übernächsten Wirbel, an dessen Bogen sie Ansatz finden.

2. **vielgeteilte Muskeln** *(Mm. multifidi)*

    = entspringen von den Querfortsätzen der Lenden-, Brust- und unteren Halswirbel und setzen – schräg verlaufend und dabei 1 bis 3 Wirbel überspringend – an den Dornfortsätzen der Lenden-, Brust- und Halswirbel (bis zum Axis) an.

3. **Halbdornmuskel** *(M. semispinalis)*

    = läßt die längsten muskulären Fasern erkennen, die von den „Rahen" aller Brustwirbel zu den Dornen der 5 bis 6 oberen Brust- und 3 bis 4 unteren Hals-Segmente aufsteigend verlaufen; sie verdecken dabei in der Brust- und unteren Nackenregion zu einem großen Teil die Vielgeteilten, ja sind teilweise mit diesen sogar verbunden.

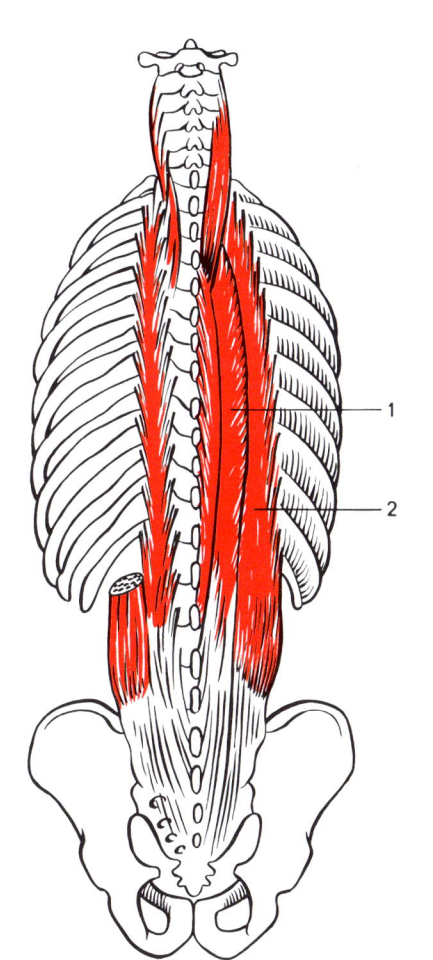

Abb. 91. Der laterale Strang der tiefen Rückenstreckmuskulatur.
1 = Langmuskel des Rückens *(M. longissimus)*
2 = Darmbein-Rippenmuskel *(M. iliocostalis)*

4. **dorsaler Kopfwender** *(M. semispinalis capitis)*

= zieht von den Querfortsätzen der sieben oberen Brustwirbel und den Gelenkfortsätzen der 4 bis 5 unteren Hals-Segmente als vierseitige, bis zu 1 cm dicke Muskelplatte in Form eines großen und kleines Zuges zum Hinterhauptbein und überlagert so alle bislang aufgeführten Muskeln im Bereich des Nackens und oberen Brust-Abschnittes (Abb. 90 und 92). Bei nach vorn geneigtem Kopf zeichnen sich die Konturen des dorsalen Kopfwenders deutlich ab, indem die Nackenhaut sichtbar vorgewölbt wird.

Außer der **dynamischen** Arbeit kommt dem transversospinalen System noch eine, für die Festigung der Wirbelsäule in sich überaus wichtige Funktion, die der **Statik**, zu, indem die von den Rahenenden zum Schiffsmast ziehenden muskulären Verspannungen diesen in seiner Stellung auf dem Becken fixieren, was vor allem für dessen Spitze, den Kopf, zutrifft.

8.6.2. Lateraler Muskelstrang

Der *laterale* Zug der langen, tiefen Rückenmuskulatur (Abb. 91), der bei weitem ihre Hauptmasse ausmacht, **entspringt** als kräftiger, annähernd dreikantiger Muskel, dem **Rückenstrecker** *(M. sacrospinalis)*, von der Hinterfläche des Kreuzbeines, von den Dornfortsätzen der unteren Lendenwirbel, vom dorsalen Abschnitt des Darmbeinkammes sowie letzten Endes von der Innenfläche der Lendenrückenbinde; er setzt sich aus zwei, vom Lendenteil des Achsenskeletts cranialwärts immer schmaler werdenden Muskeln, dem medial gelegenen *Langmuskel des Rückens (M. longissimus)* und dem lateral davon liegenden *Darmbein-Rippenmuskel (M. iliocostalis)* zusammen, von denen nur ersterer in Form einer dünnen Muskelplatte den Schädel erreicht.

1. Der **Langmuskel des Rückens** *(M. longissimus)* **entspringt** mit kräftigen, großen Muskelzacken vom Lendenabschnitt der Wirbelsäule und **setzt** an den Querfortsätzen der unteren Brustwirbel und unteren Rippen **an**; hier erhält er jedoch **neue** (akzessorische) **Ursprünge,** die den Muskel bis zur unteren Hals-Wirbelsäule seine Fortführung finden lassen, um endlich auf Grund **nochmaliger Ursprungsstellen,** den Querfortsätzen der oberen Brust- und unteren Hals-Segmente, bis zum Warzenfortsatz des Schläfenbeins *(Proc. mastoideus ossis temporalis)* zu gelangen. Der Langmuskel besteht demnach aus *3* bis *4 dachziegelartig übereinandergeschobenen Muskelabschnitten*, die zum Teil mit dem Dornmuskel *(M. spinalis)* untrennbar verbunden sind. Seine **Funktion**: *Streckung der Wirbelsäule* bei *beid*seitiger Innervation sowie *Seitwärtsneigung* nach derselben Seite bei *ein*seitiger Verkürzung, wofür infolge der Ansatz- und Ursprungsstellen an den periphersten Punkten der Wirbelfortsätze und den Rippen besonders günstige Voraussetzungen gegeben sind.

2. Der **Darmbein-Rippenmuskel** *(M. iliocostalis),* der seitliche Teil des Rückenstreckers, scheint in seiner Lage von der Wirbelsäule weitgehend abgedrängt zu sein; er findet an den Fortsätzen des Achsenskeletts keine Ansatzmöglichkeiten mehr, so daß ihm hierfür nur noch die Rippenwinkel verbleiben. Erst im Bereich des Halses tritt der Darmbein-Rippenmuskel, indem er mit seinem oberen Teil alle übrigen Nackenmuskeln von der Seite her umgreift, an die Wirbelsäule wieder heran. Er läßt im großen und ganzen einen ähnlichen Aufbau wie der Langmuskel erkennen; die vorwiegend vom Darmbeinkamm **entspringenden** fleischigen Züge enden zunächst als 6 bis 7 Zacken an den unteren Rippen; hier erwachsen dem Muskel *neue Ursprünge*, indem einzelne Bündel bis zu den sechs oberen Rippen weiterführen; ist auch dieser mittlere Abschnitt erschöpft, dann lassen drei weitere muskuläre Zacken, die an den Querfortsätzen des 4. bis 6. Halswirbels Ansatz finden, den kräftigen seitlichen Strang des Rückenstreckers ausklingen. In seiner **Funktion** *unterstützt* er den *Langmuskel* des Rückens.

Zum lateralen Muskelstrang gehört außer dem Rückenstrecker noch der **Riemenmuskel** *(M. splenius)*, der einen etwa 1 cm dicken, langgestreckt-vierseitigen, breiten Muskel darstellt, der am Nacken schräg emporzieht und alle übrigen, vor allem tieferen Muskeln (wie z. B. den dorsalen Kopfwender) einhüllt (Abb. 92). Der Riemenmuskel entspringt mit seinem oberen Teil von den Dornfortsätzen des 3. Hals- bis 3. Brust-Wirbels und zieht mit seinen Bündeln zum Hinterhauptbein *(Linea nuchae superior)* sowie zum Warzenfortsatz des Schläfenbeins *(Proc. mastoideus ossis temporalis)*, während der untere Abschnitt, von den Dornen des 3. bis 6. Brustwirbels kommend, an der seitlichen Begrenzung des Kopfteiles in die Tiefe zu den Querfortsätzen des 1. bis 3. Halswirbels zieht. Der Riemenmuskel läßt die gleiche **Funktion** wie der

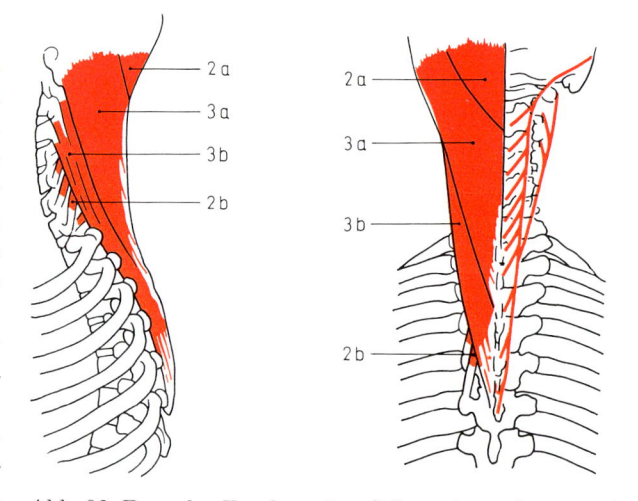

Abb. 92. Dorsaler Kopfwender *(M. semispinalis capitis)* und Riemen-Muskel *(M. splenius)* von lateral und dorsal.
2a und b = großer und kleiner Zug des dorsalen Kopfwenders
3a und b = Kopf- und Hals-Abschnitt des Riemen-Muskels

mediale sowie laterale Bereich des Rückenstreckers erkennen; interessant ist jedoch, daß der Riemenmuskel der *einen* Körperhälfte mit dem Halbdorn-Muskel *(M. semispinalis)*, den kurzen und langen Rippenhebern *(Mm. levatores costarum breves et longi)* – die weniger „Rippenheber", als vielmehr Drehmuskel der Wirbelsäule darstellen – und dem äußeren schrägen Bauchmuskel *(M. obliquus externus abdominis)* der *anderen* Seite eine Muskel-„Schlinge" zur Drehung des gesamten Rumpfes bildet.

Die tiefen langen sowie kurzen Rückenmuskeln des medialen und lateralen Stranges werden von einer derbsehnigen, straff gespannten Bindegewebshülle, der bereits mehrfach erwähnten **Lendenrückenbinde** *(Fascia thoracolumbalis)*, zu einem Ganzen zusammengefaßt; sie stellt mit ihrem tiefen und oberflächlichen Blatt eine Art Kanal dar, indem die genuine Rückenmuskulatur verläuft; durch diese Binde wird letztere an die Wirbelsäule gefesselt.

Bevor die Funktion der tiefen Muskeln des Rückens als einheitliches Ganzes zur Darstellung gelangt, seien zuvor noch zwei Muskelgruppen erwähnt, die eine enge Beziehung zu den soeben beschriebenen muskulären Verspannungen des Schiffsmastes aufweisen, und zwar:
1. die *Treppenmuskeln* oder *Rippenhalter (M. scalenus anterior, medius et posterior)* und
2. der *obere und untere hintere Sägemuskel (M. serratus posterior superior et inferior).*

Beide Muskelgruppen werden an dieser Stelle behandelt, obwohl die einen zur Region der Halsmuskulatur, die anderen zur oberflächlichen Rückenmuskulatur gehören, um sie nicht aus ihren Beziehungen zur genuinen Muskulatur des Rückens willkürlich herauszulösen.

Der **vordere** Teil der Treppenmuskeln (Abb. 93) nimmt mit 3 bis 4 Zacken an der Vorderfläche der Querfortsätze des 3. bis 6. Halswirbels seinen Ursprung und zieht nach vorn unten zur 1. Rippe.

Der **mittlere** Treppenmuskel, der stärkste Muskel dieser Gruppe, entspringt mit 6 bis 7 Zacken von der seitlichen Begrenzung der Querfortsätze des 2. bis 7. Halswirbels, um ebenfalls an der 1. Rippe anzusetzen, wobei einzelne Faserzüge bis zur 2. Rippe herabreichen. Der **hintere** Abschnitt der Treppenmuskeln kommt von der Hinterfläche der Querfortsätze des 5. bis 7. Halswirbels und endet an der 2., hin und wieder auch 3. Rippe. Die *Funktion* aller drei Muskeln besteht in einem Heben des Brustkorbes; zum anderen scheint dieser wie an elastischen Haltebändern aufgehängt zu sein. Zum Schluß üben die Treppenmuskeln bei fixiertem Brustkorb eine beugende, seitwärtsneigende oder auch drehende Funktion auf die Hals-Wirbelsäule aus.

Der platte und dünne Teil des **oberen hinteren Säge-Muskels** *(M. serratus posterior superior)* entspringt von den Dornfortsätzen der beiden unteren Hals- sowie oberen Brustwirbel und zieht seitwärts nach unten, um mit 4 fleischigen Zacken an der 2. bis 5. Rippe Ansatz zu finden. Seine *Funktion:* Er hebt die Rippen und wird damit zum Hilfsmuskel für die vertiefte *Ein*atmung.

Der in seinem Aufbau dem vorhergehenden sehr ähnliche **untere hintere Säge-Muskel** *(M. serratus posterior inferior)* – sie entsprechen beide in ihrem Faserverlauf dem der Zwischenrippenmuskeln – zieht von der Lendenrückenbinde sowie den Dornen der zwei unteren Brust- und zwei oberen Lendenwirbel seitlich nach oben, um sich an den unteren Rändern der vier letzten Rippen anzuheften. Seine *Funktion:* Er zieht die Rippen herab, eine Tätigkeit, die ihn zum Hilfsmuskel für die verstärkte *Aus*atmung und bei der *Flanken*atmung zum *Ein*atmungsmuskel macht.

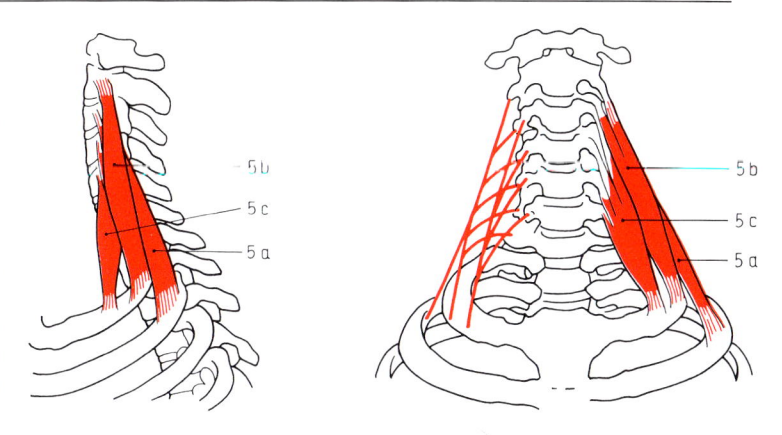

Abb. 93. Vorderer, mittlerer und hinterer Treppenmuskel (von lateral und ventral).

5a = hinterer
5b = mittlerer } Treppenmuskel
5c = vorderer *(M. scalenus posterior, medius et anterior)*

8.6.3. Die Gesamtwirkung der tiefen Rückenmuskulatur

Wenn wir uns – gleichsam als Abschluß des bisher Gesagten – einen zusammenfassenden Überblick über die Wirkung aller tiefen Muskeln des Rückens verschaffen wollen, dann darf der **Einfluß der Schwerkraft** nicht unerwähnt bleiben, die der beabsichtigten Bewegung das eine Mal entgegenarbeitet, das andere Mal gleichsinnig mit ihr wirkt. Neigt man beispielsweise den Rumpf nach vorn, dann versucht die Schwere desselben ihn noch weiter zu beugen; die zumeist kurzfaserig aufgebauten und einen hohen physiologischen Querschnitt aufweisenden tiefen Rückenmuskeln sowie die kräftige, große Gesäßmuskulatur erfahren *dabei eine nicht unbeträchtliche* **Erhöhung ihrer Spannung**, *die darüber entscheidet, inwieweit der Oberkörper in der vorgebeugten Stellung gehalten oder bei Nachlassen derselben noch tiefer gebeugt werden kann; für diesen* **Kampf** *der angeführten Muskeln* **gegen die Schwerkraft** *des Körpers sprechen beim „Rumpfvorwärtsbeugen" die beiderseits der Lenden-Wirbelsäule deutlich hervortretenden Muskelwülste!* „Die Vorwärtsbeugung des Achsenskelettes ist", wie sich HOEPKE ausdrückt, „dreifach gestuft"; einmal werden Brustkorb sowie Schultergürtel einschließlich der oberen Gliedmaßen durch die Kraft der geraden und schrägen Bauchmuskulatur herunter- bzw. nach vorn gezogen; zum anderen wird – und das trifft in erster Linie auf den Lendenabschnitt und das Becken zu – dieser Teil vom starken Lenden-Darmbeinmuskel gebeugt, und letzten Endes regulieren die tiefen Rückenmuskeln mit der Gesäßmuskulatur auf Grund ihrer überaus variierbaren Spannung das Rumpfvorwärtsbeugen. Die kräftigsten Muskelmassen hierfür sind im Bereich der Lenden- und Hals-Wirbelsäule zu suchen, deren Kraft die lordotischen Ausbuchtungen

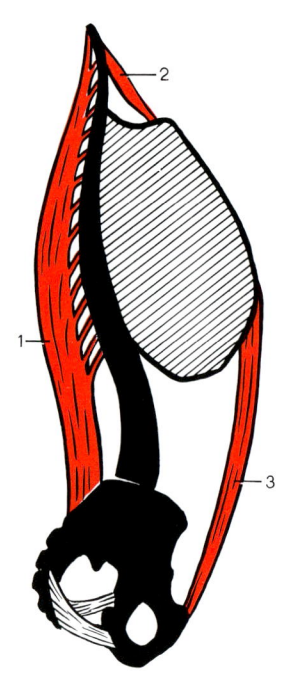

Abb. 94. Beuger und Strecker der Wirbelsäule.
1 = lange, tiefe Rückenstreckmuskeln *(M. erector spinae)*
2 = Halsmuskeln (Rippenhalter *[Mm. scaleni]* und Kopfwender *[M. sternocleidomastoideus]*)
3 = gerade Bauchmuskulatur *(M. rectus abdominis)*

dieser Abschnitte sichert, während für die Aufrechterhaltung des Körpergleichgewichtes beim Stehen und Gehen das untere Drittel der Brust- sowie die gesamte Lenden-Wirbelsäule verantwortlich sind (Abb. 94).

Auch bei der Rückwärts- und Seitwärtsbeugung des Rumpfes können wir feststellen, daß nach der Einleitung der Bewegung durch reine Muskelkontraktion diese durch die Schwere des Oberkörpers weitergeführt wird; kräftige Muskelzüge – bei der Überstreckung die nachgebenden Muskeln der vorderen Körperwand, bei Seitwärtsneigung die Muskulatur der konvexen Körperhälfte – arbeiten dieser Schwerkraft entgegen, indem sie die genannten Bewegungen regulieren und extreme Bewegungsausschläge bremsen.

> Diese Wechselbeziehungen zwischen der Spannung der Muskulatur einerseits und der Schwerkraft andererseits lassen aufs neue erkennen, daß **jede Bewegung niemals ein isoliertes Geschehen** *darstellt, sondern vielmehr stets nur als* **Ausdruck einer Gesamtkörperleistung,** *an der besonders die Rumpfmuskulatur beteiligt ist, zu werten ist!*

9. Das Kopfskelett

Während die Knochen des Rumpfes und der Gliedmaßen vorrangig den an ihren Ansatz suchenden Muskeln als Stützen und Hebelarme dienen, kommt bei dem den Schädel *(Cranium)* bildenden knöchernen Gehäuse noch eine weitere, wichtige Funktion hinzu, indem dieses dem Gehirn sowie den Hauptsinnesorganen sicheren Schutz gewährt; so finden beispielsweise in den beiden Ohrlabyrinthen die Hör- und Gleichgewichtsorgane, in den beiden tiefen Augenhöhlen die Sehorgane Aufnahme. Darüber hinaus stellt der Schädel mit den entsprechenden, mosaikartig zusammengesetzten Knochen den jeweiligen Eingang des Speise- und Luftweges in Form der Mund- bzw. Nasenhöhle dar. Schließlich ist er mit seiner Masse von fast 1 kg beim Kind und 4 bis 5 kg beim Erwachsenen in der Lage, einen erheblichen Einfluß auf die elastische Körperachse und deren Bewegungen auszuüben.

> Das Kopfskelett wird im allgemeinen unterteilt in einen
> 1. **Hirn***schädel (Neurocranium)* und
> 2. **Gesichts-** (oder *Eingeweide-*) **Schädel** *(Splanchnocranium)*.

Diese beiden Hauptteile (Abb. 95) lassen – unter gegenseitiger Verschiebung – in den einzelnen Lebensperioden ein verschieden rasches Wachstum erkennen; so verhält sich der Hirn- zum Gesichtsschädel beim Neugeborenen wie 8:1, beim Fünfjährigen wie 4:1 und beim Erwachsenen wie 2:1, woraus man schlußfolgern darf, daß bei dem Neugeborenen Gehirn und Sinnesorgane gegenüber der Ent-

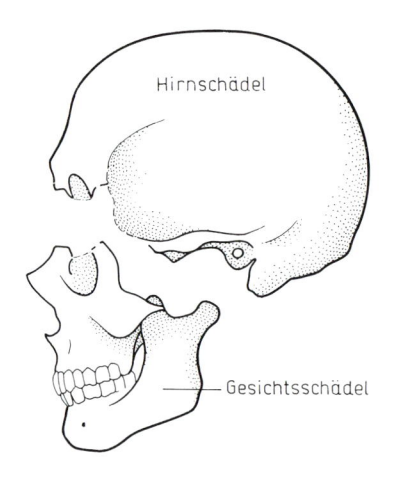

Abb. 95. Hirn- und Gesichts- (oder Eingeweide-)Schädel. Die Grenzlinie verläuft vom Oberrand der Augenhöhle zur Öffnung des äußeren Gehörganges.

wicklung der Nahrungs- und Atmungswege eine sehr fortgeschrittene volumetrische Ausbildung aufweisen.

Im einzelnen setzt sich das Kopfskelett aus insgesamt 22 Knochen zusammen, die sich auf den Hirn- bzw. Gesichtsschädel wie folgt aufteilen:

Hirnschädel

1 *Hinterhauptsbein*	*(Os occipitale)*
1 *Keilbein*	*(Os sphenoidale)*
1 *Stirnbein*	*(Os frontale)*
2 *Schläfenbeine*	*(Ossa temporalia)* und
2 *Scheitelbeine*	*(Ossa parietalia);*

Gesichtsschädel

1 *Siebbein*	*(Os ethmoidale)*
1 *Pflugscharbein*	*(Vomer)*
2 *Nasenbeine*	*(Ossa nasalia)*
2 *Tränenbeine*	*(Ossa lacrimalia)*
2 *Nasenmuscheln*	*(Conchae nasales)*
2 *Jochbeine*	*(Ossa zygomatica)*
2 *Gaumenbeine*	*(Ossa palatina)*
2 *Oberkieferbeine*	*(Maxillae)*
1 *Unterkieferbein*	*(Mandibula)*
1 *Zungenbein*	*(Os hyoideum)*
Gehörknöchelchen	*(Ossicula auditus)*

= je 1 Hammer *(Malleus)*, Amboß *(Incus)* und Steigbügel *(Stapes)* für das rechte und linke Mittelohr.

9.1. Bestandteile des Hirnschädels *(Neurocranium)*

Die Hirnschädel-Knochen fügen sich zu einer eiförmigen Kapsel zusammen, deren Wölbung Schädel**dach** *(Calvaria)* und deren untere platte Begrenzung Schädel**grund** oder **-basis** *(Basis cranii)* genannt werden. Bei einem Schnitt durch die flachen Knochen des Schädeldaches erkennt man, daß letztere sich aus einer kompakten äußeren Knochenplatte *(Lamina externa)* und einer dünneren inneren Knochentafel *(Lamina interna* oder *vitrea)* zusammensetzt; zwischen diesen liegt die schwammige Knochensubstanz – im Bereich der Schädeldachknochen als „*Diploë*" bezeichnet –, in der weite, sog. BRECHET-Kanäle *(Canales diploici)*, die besonders dünnwandige Venen *(Vv. diploicae)* führen, die für den Wärmean- bzw. -abtransport in der Kopfschwarte verantwortlich sind (s. Abb. 242), verlaufen. Diesem besonderen anatomischen Aufbau der Schädeldecke entsprechend, besitzt sie zwei Periostschichten; eine relativ dicke an der äußeren Oberfläche sowie eine zarte periostale Auskleidung im Bereich der inneren Oberfläche, die mit der harten Hirnhaut *(Dura mater encephali)* verschmilzt. Die innere Knochenhaut hat eine besonders große Bedeutung, zumal sie die für die Ernährung des Hirn-Schädels erforderlichen Blutgefäße führt und dem Gehirn sowie dessen venösen Abzugskanälen eine stabile Hülle bietet. Bei einigen Schädelknochen, vor allem denjenigen, die mit der Nasenhöhle und den lufterfüllten Räumen des Mittelohres in unmittelbarer Verbindung stehen, wird die *Diploë* verdrängt, wenn auch die wichtigen Pfeiler für die Übernahme des Druckes infolge kräftiger Kautätig-

keit erhalten bleiben; in einem derartigen Fall spricht man von lufthaltigen *(pneumatisierten)* Knochen, wie wir sie in Vielzahl bei den Vögeln antreffen.

Das im Mittel 4 bis 5 mm dicke Schädeldach weist außer einigen zarten Knochenleisten nur ein flaches Relief auf, während dieses an der Unterseite des Kopf-Skelettes bedeutend ausgeprägter ist, zumal hier die Ansatzstellen der kräftigen Nacken-Muskulatur liegen.

Das **Hinterhauptsbein** *(Os occipitale)* bildet den hinteren, unteren Teil des Hirn-Schädels und weist die Gestalt einer stark gekrümmten, rhombischen Platte auf, die ein rundes bis ovales Loch, das sog. **Hinterhauptsloch** *(Foramen occipitale magnum)*, erkennen läßt, das die Verbindung der Schädelhöhle *(Cavum cranii)* mit dem Wirbelkanal *(Canalis vertebralis)* darstellt, indem das verlängerte Mark *(Medulla oblongata)*, die beiden Wirbel-Schlagadern *(Aa. vertebrales)* und der 11. Hirnnerv *(N. accessorius)* durch diese Öffnung hindurchtreten. Das beim Erwachsenen einheitliche Knochenstück setzt sich aus insgesamt 4 Teilen zusammen, die sich um das Hinterhauptsloch so lagern, daß ein kurzes Knochenstück, der Körper *(Pars basilaris)* – der im Bereich der Basis an das Keilbein angrenzt – davor liegt, zwei seitlich davon gelegen sind *(Partes laterales)* und das vierte Stück, die Schuppe *(Squama occipitalis)*, hinter die große Öffnung zu liegen kommt. Die seitlichen Partien des Hinterhauptsbeines tragen die wie Schaukelstuhlkufen gewölbten **Gelenkhöcker** *(Condyli occipitales)* zur Verbindung mit dem **Atlas** (s. 8.2.3.). Seitlich grenzt im Bereich der Schädelbasis das Hinterhauptsbein an das rechte und

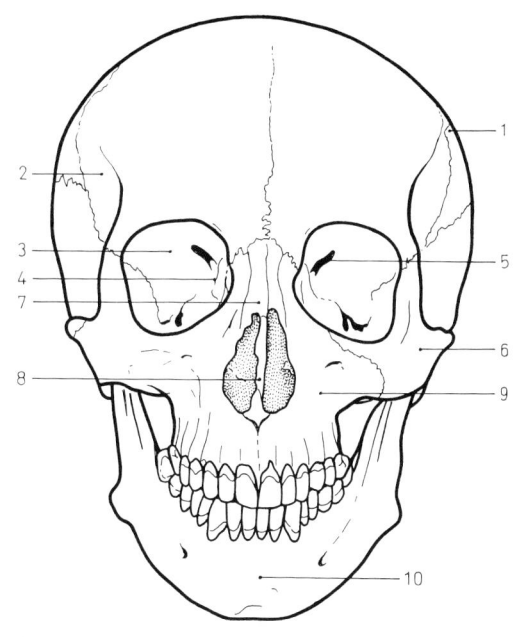

Abb. 96. Die einzelnen Bestandteile des Schädels (Vorderansicht).
1 = Scheitelbein *(Os parietale)*
2 = Stirnbein *(Os frontale)*
3 = Augenhöhle *(Orbita)*
4 = Tränenbein *(Os lacrimale)*
5 = Durchtrittsstelle für Blutgefäße und Nerven *(Fissura orbitalis superior)*
6 = Jochbein *(Os zygomaticum)*
7 = Nasenbein *(Os nasale)*
8 = knöcherne Nasenscheidewand *(Septum nasi)*
9 = Oberkieferbein *(Maxilla)*
10 = Unterkieferbein *(Mandibula)*

linke Schläfenbein *(Os temporale)*, während es im Bereich des Schädeldaches Verbindung mit den beiden Scheitelbeinen *(Ossa parietalia)* aufnimmt, wobei das Hinterhauptsbein mit seinen Rändern in einem spitzen Winkel nach oben in Form des griechischen Buchstabens Lambda mit den Scheitelbeinen konvergiert.

Während die Innenflächen des Hinterhauptsbeines durch das Kleinhirn *(Cerebellum)* sowie die Hinterhauptspole der beiden Großhirnhälften *(Poli occipitales)* modelliert werden, stellen die an der Außenfläche dieses schalenförmigen Knochens zu erkennenden rauhen Linien wie auch das sich vom großen Hinterhauptsloch erstreckende „Nackenfeld" Ansatzstellen bzw. -flächen der Nackenmuskeln dar (siehe oben). In der Mitte kann ein kräftiger Höcker *(Protuberantia occipitalis externa)* getastet werden, der dem Nackenband *(Septum nuchae)* Ansatz bietet.

Nach vorn vom Hinterhauptsbein, und zwar annähernd quer in der Mitte der Schädelbasis, liegt das mit allen Knochen des Gehirnschädels in Verbindung stehende **Keilbein** *(Os sphenoidale)*, das mit einem Keil an sich nur wenig Ähnlichkeit hat und mehr mit einer fliegenden Wespe oder – um einen Vergleich aus der Technik heranzuziehen – einem Flugzeug zu versinnbildlichen ist.

Man unterscheidet am Keilbein einen Körper *(Corpus)* von zwei horizontal verlaufenden Flügelpaaren, den großen und kleinen Keilbeinflügeln *(Alae majores et minores)* und einem dritten, mehr senkrechten Flügelpaar, die sog. Flügelfortsätze *(Procc. pterygoidei)*, die, wenn noch einmal das Beispiel des Flugzeuges erwähnt werden darf, dem herausgefahrenen Fahrgestell entsprechen würden. Der Körper läßt nach oben eine sattelähnliche tiefe Kerbe, den **Türkensattel** *(Sella turcica)*, erkennen, in dem in einer querovalen Grube *(Fossa hypophysialis)*, ein drüsiges Organ, der **Hirnanhang** *(Hypophyse)*, liegt. Vor dem Türkensattel verläuft in einer flachen Furche die Sehnerven-Kreuzung *(Chiasma opticum)*, während unter ihm die lufthaltige Keilbeinhöhle *(Sinus sphenoidalis)*, die mit der Nasenhöhle *(Cavum nasi)* Verbindung aufnimmt, gelagert ist.

Das **Stirnbein** *(Os frontale)* stellt den vorderen und ausdrucksvollsten Abschnitt des Schädelgewölbes dar, der aus einer steil aufsteigenden, gewölbten Stirnbeinschuppe *(Squama frontalis)* und zwei horizontal verlaufenden Teilen, die an der Bildung des Daches der Augenhöhlen entscheidenden Anteil haben *(Partes orbitales)*, besteht. Die Stirnbeinschuppe weist zwei Vorsprünge, die sog. Stirnhöcker *(Tubera frontalia)* auf, die durch eine seichte Furche von den Augenbrauenbögen *(Arcus superciliares)* getrennt werden; zwischen dem rechten und linken Augenbrauenbogen liegt eine mehr flachere Vorwölbung, die Stirnglatze *(Glabella)*. An der dicksten Stelle des Stirnbeines liegt in ihm ein mit Luft gefüllter und von einer Schleimhaut ausgekleideter Hohlraum, die **Stirnhöhle** *(Sinus frontalis)*, die mit der Nasenhöhle *(Cavum nasi)* in Verbindung steht.

Die **Schläfenbeine** *(Ossa temporalia)* sind beidseitig zwischen Hinterhauptsbein und Keilbein gelagert und stellen auf Grund ihrer vielseitigen Aufgaben kompliziert gebaute Knochen dar; sie sind einmal sog. Sinnesknochen, weil sie die knöcherne Kapsel für das Hör- und Gleichgewichtsorgan bilden; des weiteren vermitteln die Schläfenbeine die gelenkige Verbindung des Hirnschädels mit dem Unterkiefer, indem sie die Gelenkpfanne des **Kiefergelenkes** *(Fossa mandibularis)* besitzen; schließlich erfahren diese platten Knochen des Schädeldaches ihre Modellierungen weitgehend durch kräftige Muskeln, wie beispielsweise den Kopfwender *(M. sternocleidomastoideus)* sowie den Schläfenmuskel *(M. temporalis)*.

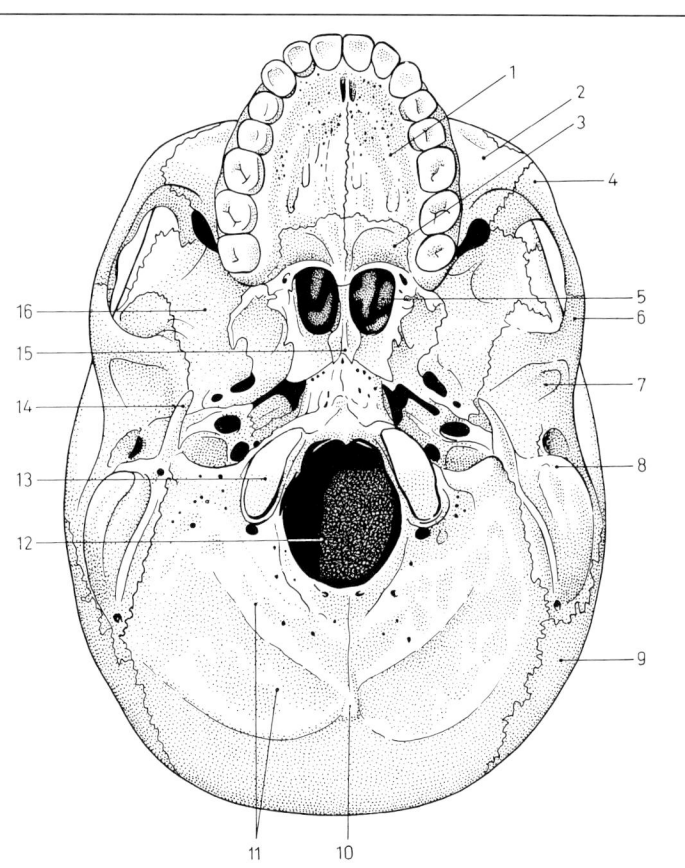

Abb. 97. Äußere Oberfläche der Schädelbasis.

1 = Gaumenbein *(Os palatinum)*
2 = Jochfortsatz des Oberkiefers *(Proc. zygomaticus maxillae)*
3 = Gaumenbein-Platte *(Lamina horizontalis ossis palatini)*
4 = Jochbein *(Os zygomaticum)*
5 = hintere Öffnung der Nasenhöhle *(Choane)*
6 = Jochfortsatz des Schläfenbeines *(Proc. zygomaticus ossis temporalis)*
7 = Schläfenbeinpfanne für das Kiefergelenk *(Fossa mandibularis)*
8 = Warzenfortsatz des Schläfenbeines *(Proc. mastoideus ossis temporalis)*
9 = Scheitelbein *(Os parietale)*
10 = äußerer Höcker des Hinterhauptsbeines *(Protuberantia occipitalis externa)*
11 = Hinterhauptsbein *(Os occipitale)*
12 = großes Hinterhauptsloch *(Foramen occipitale magnum)*
13 = Gelenkhöcker (zur Verbindung mit dem Atlas) *(Condyli occipitales)*
14 = Griffelfortsatz des Schläfenbeines *(Proc. styloideus ossis temporalis)*
15 = Pflugscharbein *(Vomer)*
16 = großer Keilbeinflügel *(Ala major ossis sphenoidalis)*

Die seitliche Lage dieser beiden Schädelknochen mit ihrer behaarten Kopfhaut, auf der wir ja im allgemeinen während des Schlafens ruhen, hat den Schläfenbeinen ihren Namen eingebracht, da an dieser Stelle unsere Kopfbehaarung zuerst ergraut und somit die „Fuga temporis" recht eindeutig vor Augen geführt wird und dem Schläfenbein nicht zuletzt auch den Begriff „Zeitbein" eingebracht hat.

An jedem der Schläfenbeine unterscheidet man einen Felsen-, Warzen-, Pauken-, Schuppen- und Zungenbeinteil.

Der **Felsenteil** *(Pars petrosa)* hat Ähnlichkeit mit einer liegenden Pyramide, deren Basis an der Oberfläche des Hirnschädels vom Warzenteil dargestellt wird; man erkennt deshalb den sehr harten Felsenteil nur bei einer Betrachtung des Schädels von innen. In ihm ist das **Gleichgewichts-** und **Gehörorgan** *(Organum stato-acusticum)* enthalten. Den Hauptteil nimmt im Bereich des

Warzenteiles ein rauher, zitzenförmiger, mehreren Muskeln Ansatz bietender Warzenfortsatz *(Proc. mastoideus)* ein, der einen lufterfüllten, d. h. pneumatisierten Knochen bildet. Er fehlt zumeist noch beim Neugeborenen und beginnt sich erst unter der mechanischen Beanspruchung des Kopfwenders *(M. sternocleidomastoideus)* innerhalb der ersten beiden Lebensjahre mehr und mehr zu entwickeln, bis er endlich als kräftiger Knochenfortsatz hinter dem Ohr zu tasten ist.

Die unserer Sicht besser zugängliche Außenfläche der Schläfenbeine wird durch eine vom **Schuppenteil** *(Pars squamosa)* ausgehende horizontal verlaufende Leiste, die nach vorn in den Jochfortsatz *(Proc. zygomaticus)* ausläuft, unterteilt; der untere Bereich läßt den äußeren Gehörgang *(Meatus acusticus externus)* erkennen, der vom **Pauken-** *(Pars tympanica)* und Schuppenteil gebildet wird.

Die **Scheitelbeine** *(Ossa parietalia)* stellen den mittleren Abschnitt des Schädeldaches dar, bilden die höchste Erhebung unseres Kopfskelettes und weisen die Gestalt einer annähernd vierseitigen, außen konvexen bzw. innen konkaven Platte auf; sie legen sich an die Schuppe der Schläfenbeine nach oben an und reichen in Form des „Scheitels" bis zur Medianlinie des Schädels. Die Verbindung der beiden Scheitelbeine untereinander geschieht durch die „Pfeilnaht" *(Sutura sagittalis)*, während nach hinten gegen das Hinterhauptsbein die „Lambdanaht" *(Sutura lambdoidea)* die Begrenzung bildet. Nach vorn stoßen die Scheitelbeine in der „Kranznaht" *(Sutura coronaria)* mit dem Stirnbein zusammen. Verbleibt zum Schluß noch die Verbindung der Schläfen- und Scheitelbeine miteinander, die auf dem Wege der „Schuppennaht" *(Sutura squamosa)* vor sich geht (s. Abb. 99).

9.2. Bestandteile des Gesichtsschädels *(Splanchnocranium)*

Der *Gesichtsschädel setzt sich aus folgenden Knochen zusammen:*

Das **Siebbein** *(Os ethmoidale)*, der zarteste Knochen des Gesichtsschädels, schiebt sich mit einer durchlöcherten Platte *(Lamina cribrosa)* (für den Durchtritt der Riechfäden aus der Nasenhöhle) in die Mitte der vorderen Schädelgrube (siehe unten) und ist demzufolge ein Teil der Schädelbasis. Die sehr geringe Masse dieses Knochens ist darauf zurückzuführen, daß er zahlreiche lufterfüllte und von einer Schleimhaut ausgekleidete Hohlräume (Siebbeinlabyrinthe, s. u.) enthält. Von der Mitte der wie ein Sieb durchlöcherten Platte zieht eine weitere knöcherne breite Leiste, die nach oben kammartig in die Schädeldecke vorspringt *(Lamina perpendicularis)*; sie stellt den oberen Bestandteil der knöchernen Nasen-Scheidewand dar und steht nach hinten mit dem Keilbeinkörper, nach unten mit dem Pflugscharbein in Verbindung.

Das **Pflugscharbein** *(Vomer)* ist wie die *Lamina perpendicularis* des Siebbeines eine sagittal gestellte, dünne, unregelmäßig vierseitige, unpaare Knochenplatte; beide bilden die knöcherne Nasen-Scheidewand *(Septum nasi)*.

Nach vorn schiebt sich zwischen die beiden beschriebenen Knochen die knorpelige Nasen-Scheidewand, wodurch die Nasenhöhle in eine rechte und linke Hälfte geteilt wird. Seitlich der mittleren Platte des Siebbeines sind kleine lufthaltige Räume, die sog. Siebbein-Labyrinthe *(Labyrinthi ethmoidales)*, vorhanden, von denen die oberen und mittleren *Nasenmuscheln (Conchae nasales superiores et mediae)* in die Nasenhöhle vorspringen.

Nach unten wird die Nasenhöhle von der Mundhöhle durch das **Gaumenbein** *(Os palatinum)* rechts und links abgeschlossen, das den harten Gaumen bildet. Das Gaumenbein erstreckt sich nicht bis zur Rachenwand nach hinten, sondern läßt hier eine Verbindung zwischen Mund- und Nasenhöhle erkennen. Der harte Gaumen findet seine Fortsetzung in dem weichen Gaumen, der eine Muskelplatte mit dem sog. Zäpfchen *(Uvula)* darstellt. Beim Schlucken legt sich der weiche Gaumen (auch „Gaumensegel" genannt) fest gegen die hinteren Rachenwand, so daß in diesem Augenblick die Verbindung von Mund- und Nasenhöhle nicht mehr besteht.

Die zwei **Nasenbeine** *(Ossa nasalia)* sind die Grundlage für die Ausbildung des Nasenrückens; die kleinen, aber festen und rechteckig gestalteten Knochen stehen mit ihren oberen Begrenzungen mit dem Stirnbein, mit ihren seitlichen Rändern mit dem Stirnfortsatz des Oberkieferbeines *(Proc. frontalis maxillae)* in Verbindung, während der mediale Rand mit dem der anderen Seite kommuniziert.

Die **Nasenhöhle** *(Cavum nasi)* wird von unten durch den Oberkiefer, von oben und den beiden Seiten durch einen Teil des Siebbeines und vom Tränenbein gebildet, während den Boden das Gaumenbein darstellt. Sie wird durch die Nasenscheidewand in zwei, zumeist ungleich große Nasenhöhlen unterteilt; an der seitlichen Wandung derselben befinden sich links und rechts jeweils drei Nasenmuscheln *(Conchae nasales)*, von denen die beiden oberen zum Siebbein gehören, während die unterste ein selbständiger Knochen ist. Ihre Aufgabe besteht in einer Vergrößerung der von einer zarten Schleimhaut überzogenen inneren Nasenhöhlenoberfläche.

Das dünne, viereckige und platte, paarige **Tränenbein** *(Os lacrimale)* liegt an der medialen Wand der großen, die Form einer vierseitigen Pyramide aufweisenden Augenhöhle zwischen dem Siebbein und dem Stirnfortsatz des Oberkieferbeines; auf Grund dieser nahen Beziehungen zum Tränenapparat erhielt dieser paarige Knochen seinen Namen.

Die **Jochbeine** *(Ossa zygomatica)*, die das Querprofil des menschlichen Antlitzes als die hervorstehendsten Punkte der Wangen bilden, stellen eine Verbindung, ein „Joch" zwischen dem Schläfenbein mit dem Oberkiefer- und Stirnbein dar. Jedes der beiden Jochbeine besteht aus einer etwa viereckigen Grundplatte und zwei kräftigen Fortsätzen. Der eine von ihnen, ein plattgedrückter Knochenzug, baut mit dem Jochbeinfortsatz der Schläfenbeinschuppe die über die Schläfengrube ausgespannte knöcherne Brücke, den Jochbogen *(Arcus zygomaticus)* auf, der nicht nur dem mächtigen Kaumuskel *(M. masseter)*, sondern darüber hinaus noch dem Schläfenmuskel *(M. temporalis)* sowie der kräftigen Schläfenfascie Ansatzmöglichkeiten bietet.

Von den noch ausstehenden Knochen des Kopfskelettes verdienen vor allem der Oberkiefer sowie der allein bewegliche Unterkiefer besondere Beachtung.

So wie die Jochbeine das Querprofil des Obergesichts bestimmen, bilden die beiden **Oberkieferbeine** *(Maxillae)* die knöcherne Grundlage desselben; sie tragen die Zähne der oberen Reihe und sind des weiteren an der Bildung des Augenhöhlenbodens, des Bodens und der Seitenwand der Nasenhöhle sowie des Daches der Mundhöhle beteiligt.

An jedem Oberkiefer unterscheidet man einen der dreiseitigen Pyramide ähnelnden **Körper** und vier kräftige **Fortsätze**: einen Stirn-, Joch-, Zahn- und Gaumen-Fortsatz.

Der Körper *(Corpus maxillae)* formt mit seinen dünnen Platten den größten Teil des Oberkieferbeines. Er enthält die weiträumige, lufthaltige Oberkieferhöhle *(Sinus maxillaris)*, die sog. HIGHMOREhöhle, die mit dem Nasenraum – dem mittleren Nasengang *(Meatus nasi medius)* – in Verbindung steht. Vorn in der Mitte erkennt man am Oberkiefer-Körper einen tiefen Einschnitt, der der knöchernen Umrandung des Naseneinganges entspricht. Ihm folgt nach oben der Stirn-Fortsatz *(Proc. frontalis)*, der den inneren Rand der Augenhöhle bildet, während der seitliche Teil derselben vom Jochbein-Körper dargestellt wird, auf den der dreiseitige Joch-Fortsatz *(Proc. zygomaticus)* zustrebt. Vom Oberkiefer abwärts zieht der parabolisch gekrümmte Zahn- oder Alveolarfortsatz *(Proc. alveolaris)*, an dem die Wurzelfächer für die Zähne *(Alveoli dentales)* zu erkennen sind. Zur Nasenhöhle hin entspringt vom Oberkiefer-Körper der Gaumen-Fortsatz *(Proc. palatinus)*, der mit dem Gaumenbein Verbindung aufnimmt und mit diesem das Dach der Mundhöhle, den harten Gaumen bildet.

Der **Unterkiefer** *(Mandibula)* ist nicht nur der stärkste aller Gesichtsknochen, sondern zugleich auch der einzige, der in Form einer **gelenkigen** Verbindung mit den übrigen Teilen des Gesichts-Schädels beweglich verbunden ist (s. u.). Man unterscheidet an ihm einen etwas parabolisch gekrümmten, horizontal verlaufen **Körper** *(Corpus mandibulae)* von zwei, im stumpfen Winkel aufwärts steigenden Unterkiefer-**Ästen** *(Rami mandibulae)*, die dünner als der Körper sind, in sagittaler Ausdehnung während des Verlaufes ihres Aufstieges jedoch breiter werden. Den Übergang des Unterkiefer-Körpers in die beiden Äste bezeichnet man als *Kieferwinkel (Angulus mandibulae)*, der beim Neugeborenen annähernd 150 Grad beträgt und unter der Zugwirkung der Kaumuskeln (insbesondere des *M. masseter* und des *M. pterygoideus medialis*) beim Erwachsenen durch inneren und äußeren Knochenumbau im Bereich des Winkels mehr und mehr sich den 100 Grad nähert, und beim Greis auf Grund der schwindenden Zähne und der zunehmenden Krafteinbuße der Kaumuskulatur wieder größer (120 Grad) zu werden.

An der Außenfläche des Unterkiefer-Körpers fällt neben dem sog. Kinnvorsprung *(Protuberantia mentalis)*, dessen Basis der unteren Begrenzung des Körpers entspricht, vor allem eine kleine Öffnung *(Foramen mentale)* etwa in Höhe des ersten oder zweiten Backenzahnes auf, durch die Nerven und Blutgefäße hindurchtreten. Bei der Betrachtung der inneren Fläche des Unterkiefer-Körpers begegnet man einer kleineren Knochengrube *(Fossa digastrica)*, in der der zweibäuchige Kiefermuskel Ansatz findet, sowie einer weiteren Einbuchtung des knöchernen Körpers *(Fovea sublingualis)*, in die die Unterzungendrüse *(Glandula sublingualis)* lagert; zum Schluß sei noch eine schräg aufsteigende Leiste *(Linea mylohyoidea)* erwähnt, die durch den Kieferzungenbein-Muskel *(M. mylohyoideus)* hervorgerufen wird und durch die die innere Begrenzung der Mundhöhle erfolgt.

Die hervorstechendsten Merkmale des aufsteigenden Unterkiefer-Astes sind außer einer deutlichen Rauhigkeit an der Außenseite des Winkels *(Tuberositas masseterica)* (durch den kräftigen Kaumuskel bedingt, der an dieser Stelle ansetzt) vor allem zwei derbe Fortsätze, in die der Ast ausläuft, und zwar der hintere Gelenkfortsatz zur Verbindung des Unterkiefers mit dem Schläfenbein *(Proc. condylaris)* sowie der nach vorn gelegene Muskelfortsatz *(Proc. coronoideus)*, der dem Schläfenmuskel zum Ansatz dient. Beide werden durch einen mehr oder weniger tiefen, rundlichen Einschnitt *(Incisura mandibulae)*, der Nerven und Blutgefäße hindurchtreten läßt, voneinander getrennt.

Der einzige Knochen des Gesichtsschädels, der außerhalb des Kopfskeletts liegt, ist ein unpaarer, hufeisenförmiger Knochen, das **Zungenbein** *(Os hyoideum)*; es liegt im Bereich der Zungenbasis und kann zwischen Kinn und Kehlkopf in der Tiefe getastet werden. Das Zungenbein setzt sich aus einem kahnförmigen Körper *(Corpus)* und zwei dünnen Hörner-Paaren *(Cornua)*, die einen nach hinten offenen großen Bogen bilden, zusammen; an ihm entspringen die Muskeln des Mundhöhlen-Bodens, einige der Zungenmuskeln sowie Muskeln, die Luft- und Speiseröhre und die großen Schlagadern schützend umhüllen.

9.3. Schädelgruben *(Fossae cranii)*

Neben der äußeren Oberfläche des Schädels verdient der anatomische Aufbau des Innern, der Schädelhöhle, ein besonderes Interesse; nachdem das Schädeldach durch einen Kreisschnitt entfernt worden ist, erkennt man die **Schädelbasis** (Abb. 98), die wesentlich komplizierter als das Äußere des Kopfskeletts gestaltet ist und – der Hirnbasis sich anpassend – insgesamt **drei paarige,** geräumige **Gruben,** die terrassenartig hintereinander liegen, aufweist:

1. Die **vordere** Schädelgrube *(Fossa cranii anterior)* liegt von allen dreien am höchsten und ist nicht ganz so unübersichtlich wie die anderen gebaut; sie wird vom Stirn- und Siebbein sowie den kleinen Flügeln des Keilbeines, die die Abgrenzung gegen die mittlere Schädelgrube bilden, dargestellt. In ihr liegen die Stirnlappen des Großhirns *(Lobi frontales cerebri)*.
2. Die **mittlere** Schädelgrube *(Fossa cranii media)*, die sich aus dem Keil- und Schläfenbein zusammensetzt und durch den Türkensattel in zwei Abschnitte unterteilt wird, liegt gegenüber der vorderen Grube etwas tiefer. In ihr lagern die Schläfenlappen des Großhirns *(Lobi temporales cerebri)* und der Hirnanhang *(Hypophyse)* in der Grube des Türkensattels.
3. Die **hintere** Schädelgrube *(Fossa cranii posterior)* liegt am tiefsten und ist zugleich am geräumigsten; sie wird vorwiegend vom unteren Teil des Hinterhauptsbeines, das in seiner Mitte das große Hinterhauptsloch trägt, gebildet und nimmt Kleinhirn *(Cerebellum)*, Hirnstamm *(Truncus cerebri)* und Brücke *(Pons)*, die in das Rückenmark *(Medulla spinalis)* übergehen, auf.

9.4. Verbindungen der Schädeldachknochen

Während auf der Innenseite des Hirnschädels flache Eindrücke der Hirnwindungen *(Impressiones digitatae)* sowie schmale Furchen, die durch größere Blutgefäße modelliert werden *(Sulci arteriosi)*, wahrzunehmen sind, erkennt man auf der Außenseite **Nähte** *(Suturae)*, die die einzelnen Schädelknochen fest miteinander verbinden (s. o.).

Die eichenblattartig gezackten Nähte verleihen dem Schädel sein typisches Aussehen; in der Mittellinie zieht zwischen den bei-

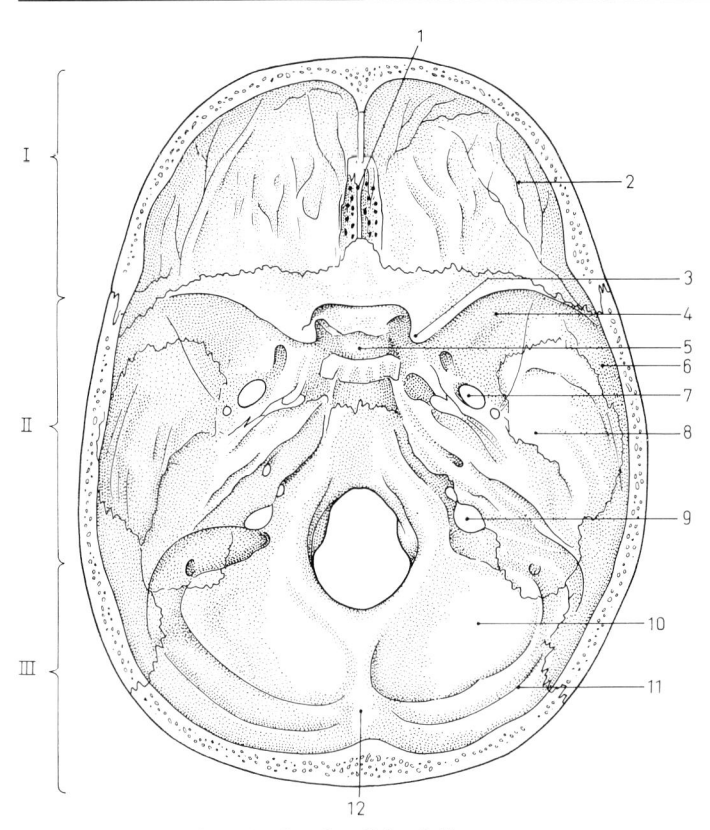

Abb. 98. Innere Oberfläche der Schädelbasis.

I = vordere
II = mittlere } Schädelgrube (Fossa cranii anterior, media et posterior)
III = hintere

1 = durchlöcherte Platte des Siebbeines (Lamina cribrosa ossis ethmoidalis)
2 = Stirnbein (Os frontale)
3 = Fortsatz des kleinen Keilbeinflügels (Proc. clinoideus alae minoris ossis sphenoidalis)
4 = großer Keilbeinflügel (Ala major ossis sphenoidalis)
5 = Türkensattel (Sella turcica)
6 = Scheitelbein (Os parietale)
7 = ovales Loch (Foramen ovale)
8 = Schläfenbein (Os temporale)
9 = Öffnung für den Durchtritt des 9., 10. und 11. Hirnnerven sowie für Blutgefäße (Foramen jugulare)
10 = Hinterhauptsbein (Os occipitale)
11 = querverlaufende Rinne des Hinterhauptsbeines (Sulcus sinus transversi)
12 = innerer Höcker des Hinterhauptsbeines (Protuberantia occipitalis interna)

den Scheitelbeinen die „Pfeilnaht" (Sutura sagittalis), die frontal senkrecht auf die „Kranznaht" (Sutura coronaria) stößt und sich nach okzipital in die „Lambdanaht" (Sutura lambdoidea) aufzweigt. An den Seitenflächen des Schädels verläuft etwa bogenförmig die „Schuppennaht" (Sutura squamosa); dabei lagert sich beiderseits die Schläfenbein-Schuppe dem gleichermaßen gestalteten Rand des Scheitelbeines auf.

Die **Naht**zacken, die aus der Gruppe der **Band**haften (Syndesmosen) hervorgegangen sind und aus derbem Bindegewebe bestehen, das zahlreiche SHARPEY-Fasern enthält, die in die miteinander verbundenen Knochen eindringen und diese sehr fest verankern, entstehen durchschnittlich zu Beginn des 3. Lebensjahres. Bis zu diesem Zeitpunkt trifft man dort, wo die knöchernen Schädeldachteile des Neugeborenen zusammenstoßen, bindegewebige Zwickel, sog. „**Fontanellen**" an, deren es insgesamt 6, zwei mediale und je zwei laterale gibt (Abb. 99). Bei den ersten handelt es sich einmal um die große **Stirn**fontanelle (Fonticulus anterior), die jeweils von den beiden Stirn- und Scheitelbeinen begrenzt wird und die Gestalt eines Papierdrachens erkennen läßt, sowie zum anderen um die kleine oder **Hinterhaupts**fontanelle (Fonticulus posterior), die von drei Knochen, den zwei Scheitelbeinen und dem Hinterhauptsbein, umschlossen wird. Zu den Seiten-Fontanellen werden die paarigen Keilbein-Fontanellen (Fonticuli sphenoidales) und die Warzen-Fontanellen (Fonticuli mastoidei) gerechnet.

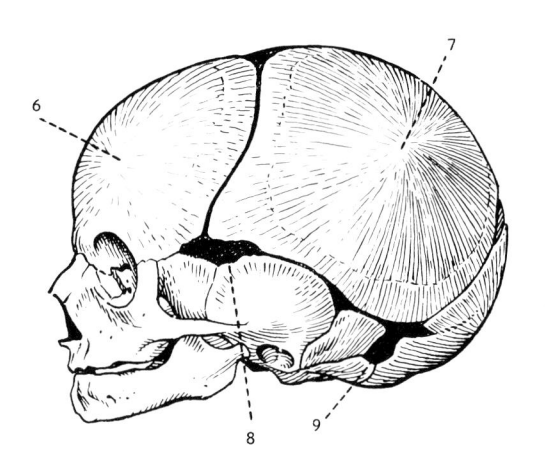

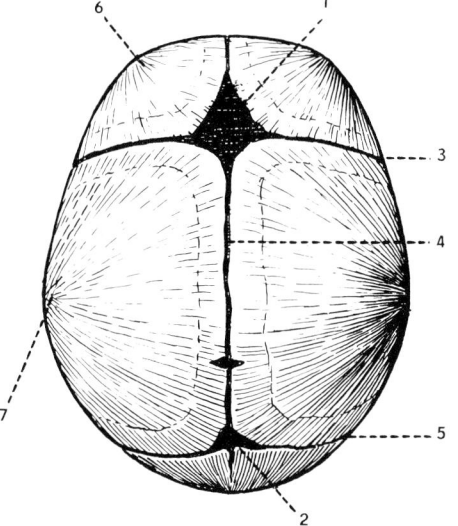

Abb. 99. Trockenpräparat des Schädels eines Neugeborenen von links und oben.

1 = Stirnfontanelle (Fonticulus anterior)
2 = Hinterhauptsfontanelle (Fonticulus posterior)
3 = Kranznaht (Sutura coronaria)
4 = Pfeilnaht (Sutura sagittalis)
5 = Lambdanaht (Sutura lambdoidea)
6 = Stirnhöcker (Tuber frontale)
7 = Scheitelhöcker (Tuber parietale)
8 = Keilbeinfontanelle (Fonticulus sphenoidalis)
9 = Warzenfontanelle (Fonticulus mastoideus)

Der lateinische Ausdruck „*Fonticulus*" stellt die Verkleinerungsform von „*Fons*" dar, was so viel wie „Quelle" bedeutet; beim Schädel des Neugeborenen können im Bereich der Fontanellen infolge der Volumenschwankungen des Gehirns bei der Atmung und der Kontraktion des Herzmuskels rhythmische Pulsationen beobachtet bzw. getastet werden, die mit dem schwankenden Wasserstrahl einer Quelle verglichen werden dürfen („Fontäne").

Die Bedeutung der Fontanellen beruht darauf, daß der Kindesschädel während des Geburtsaktes sich den relativ engen Raumverhältnissen anpassen kann; die Ränder der Deckknochen werden dabei gegeneinander verschoben, oft sogar übereinander gelagert. Diese Veränderungen, die der Schädel beim Durchtritt durch den Geburtskanal erleidet, bleiben auch noch nach vollzogener Geburt für einige Tage bestehen.

Während sich die seitlichen und die hintere Fontanelle nach der Geburt bald schließen, verschwindet die Stirnfontanelle erst im Verlauf des zweiten Lebensjahres. Die schmalen Bindegewebsstreifen verknöchern – nach Abschluß des Gehirnwachstums – etwa um das 40. bis 50. Jahr, wobei dieser Prozeß zunächst an der Innenseite des Schädels beginnt.

Kommt es einmal zu einer vorzeitigen Verknöcherung einzelner Verbindungslinien der einzelnen Schädeldachteile, dann resultiert daraus eine mehr oder weniger anormale Schädelform: der Turm- bzw. Kahnschädel.

9.5. Kiefergelenk
(Articulatio temporomandibularis)

Bei den Verbindungen der Schädelknochen, die vorwiegend auf syndesmotischer Grundlage erfolgen, machen zwei Knochen eine Ausnahme: der Unterkiefer sowie das Schläfenbein, die zwei Gelenke, die beiden *Kiefergelenke* bilden. Die diese Gelenke aufbauenden Teile sind:

1. der zylindrisch gestaltete, nur an der vorderen Seite von Knorpel überzogene Kiefer**kopf** *(Caput mandibulae)*, der infolge seiner Gestalt oft auch als Kieferwalze bezeichnet wird;
2. die im Sagittalschnitt annähernd S-förmig gekrümmte Gelenk**pfanne** im Bereich der Schläfenbein-Schuppe *(Fossa mandibularis)*;
3. eine beiderseits konkave faserknorpelige, in der Mitte sehr dünne, nach den Rändern hin sich bis auf 3 bis 4 mm verdickende Gelenk**scheibe** *(Discus articularis)*, die mit der Gelenkkapsel allseitig verwachsen ist. Dieser Diskus unterteilt die Höhle des Kiefergelenkes nicht nur in zwei übereinanderliegende Kammern, sondern übernimmt vor allem die Funktion einer verschiebbaren Gelenkpfanne, die dem Kieferkopf wie ein Hut aufsitzt und sich beim Öffnen des Mundes mit diesem nach vorn auf den vor der Gelenkpfanne gelagerten Gelenkhöcker *(Tuberculum articulare)* verschiebt; beim Kieferschluß wandern beide wieder in die feste knöcherne Pfanne des Schläfenbeines zurück.
4. die sehr schlaffe Gelenk**kapsel,** die es ermöglicht, daß der Kieferkopf beim Öffnen des Mundes aus der Pfanne heraustritt (Subluxation) und auf den Gelenkhöcker sich hinbewegt. „Steckt man den Finger in den äußeren Gehörgang, so fühlt man beim Schließen der Zahnreihen das Andringen des in die Pfanne zurückkehrenden Kieferkopfes" (SIEGLBAUER).

Auf einen ersten Blick hin könnte vermutet werden, im Kiefergelenk ein einfaches Scharniergelenk vor sich zu haben; durch die Zwischenlagerung eines Diskus wird es jedoch zu einem recht komplizierten Mechanismus, an dem man **drei** verschiedene **Bewegungsformen,** die beim Kauen in komplexer Weise zusammenarbeiten, unterscheidet:
1. Heben und Senken beim Öffnen und Schließen des Mundes (*Beiß*bewegung);
2. Vor- und Zurückschieben des Unterkiefers (*Nage*bewegung) und
3. *Rotations*- und *Mahl*bewegungen nach rechts und links.

Die Öffnungs- und Schließbewegung stellt den hauptsächlichsten der drei Arbeitsvorgänge dar, was auch bereits daraus hervorgeht, daß die kräftigsten Kaumuskeln Adduktoren sind; die Ab- und Adduktionsbewegungen des Unterkiefers erfolgen in Form eines Drehgleitens, eine Kombination von Rollen und Drehen in beiden Kiefergelenken.

9.6. Kaumuskeln

Die Motoren für die Arbeit des Unterkiefers gegen den Oberkiefer (Erfassen, Abbeißen und Zerkleinern der Nahrung) sind die Kaumuskeln, zu denen

1. der *Kaumuskel (M. masseter)*,
2. der *Schläfenmuskel (M. temporalis)* sowie
3. der *innere und äußere Flügelmuskel (M. pterygoideus medialis et lateralis)*

gehören.

Während die Öffnung der Kieferzange einmal durch die Schwerkraft des Unterkiefers, zum anderen durch den *Hautmuskel des Halses (Platysma)*, den äußeren Flügelmuskel sowie bei Fixation des Zungenbeins durch die oberen Zungenbeinmuskeln (siehe unten) erfolgt, ermöglichen der Kaumuskel, Schläfenmuskel und innere Flügelmuskel das kräftige Schließen der beiden Kiefer, wobei sie im Kiefergelenk einen Überdruck hervorrufen, da sie – auch wenn die Zahnreihen noch so fest aufeinandergepreßt werden – niemals maximal kontrahiert sind. Von den vier Kaumuskeln, die bei niederen Wirbeltieren noch einen einheitlichen Muskel darstellen, liegen die beiden ersten oberflächlich, so daß ihre Arbeit bei der Kautätigkeit gut beobachtet werden kann.

Der **Kaumuskel** *(M. masseter)* bildet eine etwa 6 cm hohe, 4 cm breite und 1 cm dicke muskulöse Platte, die zwei Schichten *(Pars superficialis et profunda)* aufweist, die am vorderen Rand zusammenlaufen, so daß man von hinten wie in eine Tasche greifen kann. Der mehr an der *Oberfläche* gelegene Teil **entspringt** vom unteren Rand des Jochbeines *(Arcus zygomaticus)* und **setzt** an der Außenseite des Kieferwinkels **an**, während die *tiefere* Portion vom Jochfortsatz des Schläfenbeines sowie vom Jochfortsatz des Oberkieferbeines *(Proc. zygomaticus ossis temporalis et maxillae)* kommt und zur Außenseite des Kieferastes zieht und hier zum Teil sehnig, zum Teil breit muskulös *(Tuberositas masseterica anguli mandibulae)* ansetzt. Beide Partien des Kaumuskels weisen eine mehrfache Fiederung auf, die seine außerordentliche Kraft bedingen.

Die **Funktion** besteht in einem *Heben* des *Unterkiefers* und einem Nachaußen-Drehen desselben.

Der größte und stärkste Kaumuskel, dessen Tätigkeit beim kräftigen Kauen unter der Haut des Schläfenbeins gut beobachtet werden kann, ist der **Schläfenmuskel** *(M. temporalis)*, ein etwas fächerförmig gestalteter, in seinem vorderen Teil bis zu 2 cm dicker Muskel, der mit seiner **Ur**sprungsfläche fast die gesamte Schläfengrube *(Planum temporale)* ausfüllt und von einer derben Muskelbinde *(Fascia temporalis)* überzogen wird.

Bei zunehmender Atrophie des Schläfenmuskels im Greisenalter, zu der noch der Verlust der Zähne hinzukommt, „sinken die Schläfengruben tief ein".

Die nach unten zu sich vereinigenden Muskelfasern enden in einer platten, kräftigen Sehne, die unter dem Jochbogen hindurchzieht und an dem nach vorn zu gelegenen Muskelfortsatz des Unterkiefers *(Proc. coronoideus mandibulae)* Ansatz findet; dieser wird oft auch als verknöcherter Teil der Schläfenmuskel-Sehne bezeichnet. Auch dieser Muskel läßt eine doppelte Fiederung, die seinen physiologischen Querschnitt entscheidend erhöht, erkennen.

Die **Funktion** gleicht der des Kaumuskels; der Schläfenmuskel unterscheidet sich von ihm nur dadurch, daß er – bedingt durch seine anatomische Lage – an der Modellierung des Hirnschädels wesentlichen Anteil hat.

Der **innere Flügelmuskel** *(M. pterygoideus medialis)* entspringt von dem Keilbein *(Fossa pterygoidea ossis sphenoidalis)* und einem kleineren, angrenzenden Abschnitt des Oberkiefers und setzt – an der Innenseite des Unterkieferastes verlaufend – im Bereich der nach medial gerichteten Fläche des Unterkieferwinkels *(Tuberositas pterygoidea mandibulae)* an; er geht mit dem Kaumuskel eine Verbindung ein, indem er mit ihm durch einen sehnigen Streifen in Form einer Schleife, die sich um den Unterkieferwinkel herumschlingt, zusammenhängt. *Funktionell* unterstützt er die Arbeit der aufgeführten Kaumuskeln.

Der **äußere Flügelmuskel** *(M. pterygoideus lateralis)* läßt im Vergleich zu den übrigen Muskeln einen ganz anders gearteten Verlauf erkennen, was auf seine Funktion nicht ohne Auswirkungen bleiben kann. Er entspringt zweiköpfig von der lateralen Platte des Keilbein-Flügelfortsatzes *(Lamina lateralis proc. pterygoidei)* sowie von einer zarten Leiste der temporalen Fläche des großen Keilbein-Flügels *(Crista infratemporalis)*, liegt medial vom Unterkieferast, um an der Kapsel des Kiefergelenkes und an der mit dieser verwachsenen faserknorpeligen Gelenkscheibe sowie dem Köpfchen des Gelenkfortsatzes anzusetzen.

Funktion: Ziehen sich *beide äußere* Flügelmuskeln zusammen, dann *schieben* sie den *Unterkiefer nach vorn*, der von den hinteren, gedehnten Abschnitten des Schläfenmuskels wieder zurückgebracht wird; erfolgt die Kontraktion der erstgenannten Muskeln jedoch nicht gleichzeitig, sondern *abwechselnd,* dann *verschieben* sie den *Unterkiefer* etwas *seitlich* und bewirken so eine *Mahlbewegung.* Dabei zieht der äußere Flügelmuskel das Unterkiefer-Gelenkköpfchen seiner Seite etwas aus der Pfanne und verschiebt so den Unterkiefer als Ganzes auf die andere Seite.

Diesen „eigentlichen" Kaumuskeln wird beim Kauakt noch die Unterstützung anderer Muskeln, wie beispielsweise der Zungenmuskulatur, der Muskeln der Lippen und Wangen sowie der oberen und unteren Zungenbeinmuskeln, die alle unter dem Begriff „akzessorische" Kaumuskeln zusammengefaßt werden, zuteil, wobei letztere besonders beim Öffnen der Kieferzange mithelfen.

Die *Kau*muskulatur stellt trotz der enormen Kraft, die sie (mit mehr als 100 kg) entfalten kann*), nur einen relativ kleinen Teil der gesamten Kopfmuskeln dar, zu denen wir noch die *mimischen Gesichts-Muskeln* sowie die *obere Zungenbein*-Muskulatur rechnen.

9.7. Mimische Muskulatur

Die *mimische Muskulatur* (Abb. 100) nimmt insofern eine Sonderstellung ein, als sie nicht – wie es bei den meisten Muskeln der Fall ist – von Knochen zu Knochen zieht und dabei Gelenke überbrückt, sondern vielmehr – vom Periost der Schädelknochen entspringend – direkt in das subkutane Bindegewebe der Gesichtshaut ausstrahlt; bei Kontraktion ruft sie die Bildung von Furchen, Falten oder Grübchen hervor und wird somit zu einem überaus interessanten Ausdrucksmittel *(Mimik)* für die sich in uns abspielenden seelischen Erregungen; allein die Tätigkeit nur weniger mimischer Muskeln vermag die Stellung der Mundwinkel so zu verändern, daß damit dem gesamten Gesicht der Ausdruck der Freude, des Lachens einerseits, der Trauer und Verbitterung andererseits verliehen wird. Die mimischen Muskeln konzentrieren sich zumeist um größere Öffnungen im Bereich der Gesichtshaut (Lidspalte, Mund, Nase und Ohr) und können diese entweder einengen bzw. schließen oder sie erweitern.

Im einzelnen unterscheidet man bei der mimischen Muskulatur:

---

*) Die große Leistungsfähigkeit der Kaumuskulatur (an der bei der Adduktion des Unterkiefers der Schläfenmuskel mit etwa 45%, der Kaumuskel und der innere Flügelmuskel zusammen mit 55% Anteil haben) wird nicht nur von Raubtieren – Löwe und Gorilla schleppen Beute im Maul fort, die nicht selten schwerer als der eigene Körper ist –, sondern auch von Artisten, die ein Trapez mit einem daran schwingenden Menschen mit den Zähnen und der Kaumuskulatur halten, anschaulich demonstriert.

9. Das Kopfskelett

Muskeln des Schädeldaches	1. *Hinterhauptsmuskel*	*(Venter occipitalis M. occipito-frontalis)*
	2. *Stirnmuskel*	*(Venter frontalis M. occipito-frontalis)*
	3. *Schläfen-Scheitelmuskel*	*(M. epicranius temporoparietalis)*
Muskeln in der Umgebung des Auges und der Nase	4. *schlanker Nasenmuskel*	*(M. procerus)*
	5. *Augenringmuskel*	*(M. orbicularis oculi)*
	6. *Augenbrauenrunzler*	*(M. corrugator supercilii)*
	7. *Nasenmuskel*	*(M. nasalis)*
Muskeln des Mundes	8. *Mundring-* oder *Lippenmuskel*	*(M. orbicularis oris)*
	9. *Backen-, Wangen-* oder *Trompetermuskel*	*(M. buccinator)*
	10. *Innerer* und *äußerer Nasenflügel-* und *Oberlippen-Heber*	*(M. levator nasi et labii superioris)*
	11. *großer Jochbeinmuskel*	*(M. zygomaticus major)*
	12. *kleiner Jochbeinmuskel*	*(M. zygomaticus minor)*
	13. *Eckzahnmuskel*	*(M. levator anguli oris)*
	14. *Lachmuskel*	*(M. risorius)*
	15. *Dreieckmuskel*	*(M. depressor anguli oris)*
	16. *Viereckmuskel der Unterlippe*	*(M. depressor labii inferioris)*
	17. *Kinnmuskel*	*(M. mentalis)*
	18. *Gesichtsteil des Platysma*	*(Pars facialis platysmatis)*
Muskeln des äußeren Ohres	19. *vorderer Ohrmuskel*	*(M. auricularis anterior)*
	20. *oberer Ohrmuskel*	*(Pars parietalis des M. epicranius temporoparietalis)*
	21. *hinterer Ohrmuskel*	*(M. auricularis posterior).*

Das knöcherne Schädeldach wird von der sog. *Kopfschwarte –* hin und wieder auch als „Skalp" bezeichnet – überzogen, die aus einer derben äußeren, die Haarwurzeln tragenden Haut und einer dünnen, aber sehr festen Sehnenhaube *(Galea aponeurotica)* besteht; sie steht nach frontal, okzipital sowie temporal mit jeweils einem platten, kräftigen Muskelpaar in Verbindung und übt deshalb die Funktion einer Zentralsehne aus, wobei sie durch diese Muskeln gegen den Schädel verschoben werden kann.

Der **Hinterhauptsmuskel** *(Venter occipitalis M. occipito-frontalis)* entspringt breitbasig von der obersten Nackenlinie *(Linea nuchae superior)* und läuft als eine annähernd 3 cm hohe, dünne Muskelplatte in die Sehnenhaube, die er bei Kontraktion seiner Fasern nach hinten zieht, wodurch die Stirn gleichzeitig geglättet wird.

Der größte Muskel des Schädeldaches ist der **Stirnmuskel** *(Venter frontalis M. occipito-frontalis)*, der von der Haut sowie vom Bindegewebe der Augenbrauen- und Stirnglatzengegend seinen Ursprung nimmt und in Gestalt einer breiten, kräftigen muskulösen Platte in die Sehnenhaube übergeht. Verkürzt sich die Stirnmuskulatur, dann wird die Haut über der Stirn, zumal, wenn

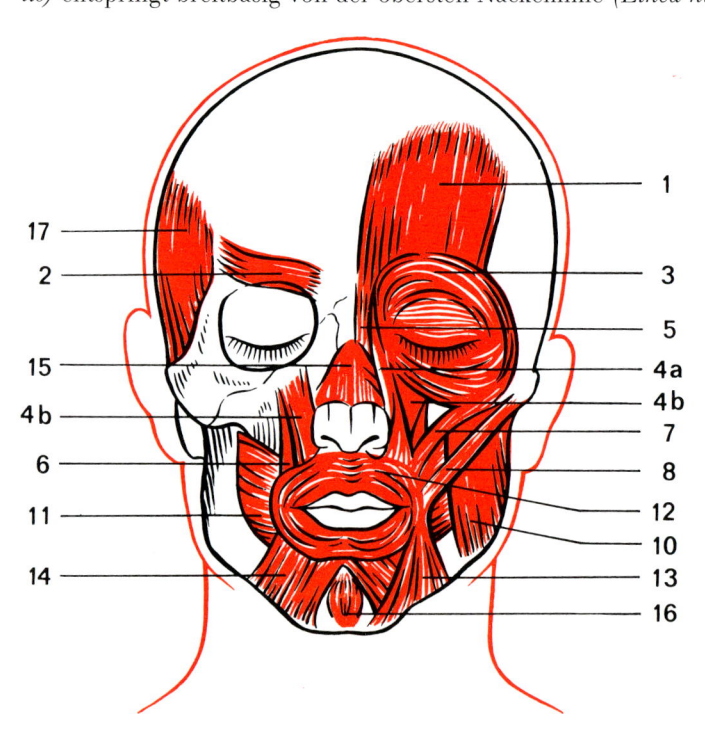

Abb. 100. Mimische Muskulatur.

 1 = Stirnmuskel *(Venter frontalis m. occipito-frontalis)*
 2 = Augenbrauenrunzler *(M. corrugator supercilii)*
 3 = Augenringmuskel *(M. orbicularis oculi)*
 4a = innerer ⎤ Nasenflügel- und Oberlippenheber
 4b = äußerer ⎦ *(M. levator nasi et labii superioris)*
 5 = schlanker Nasenmuskel *(M. procerus)*
 6 = Eckzahnmuskel *(M. levator anguli oris)*
 7 = kleiner Jochbeinmuskel *(M. zygomaticus minor)*
 8 = großer Jochbeinmuskel *(M. zygomaticus major)*
10 = Kaumuskel *(M. masseter)*
11 = Backenmuskel *(M. buccinator)*
12 = Mundringmuskel *(M. orbicularis oris)*
13 = Dreieckmuskel *(M. depressor anguli oris)*
14 = Viereckmuskel *(M. depressor labii inferioris)*
15 = Nasenmuskel *(M. nasalis)*
16 = Kinnmuskel *(M. mentalis)*
17 = Schläfen-Scheitelmuskel *(M. epicranius temporoparietalis)*

die Zentralsehne durch den Hinterhauptsmuskel fixiert wird, in querverlaufende Falten gelegt („Stirnrunzeln"), wobei das obere Lid und die Augenbrauen angehoben werden, was dem Gesicht den Ausdruck des Nachdenkens, der gespannten Aufmerksamkeit verleiht.

Ein in seiner Ausdehnung und Dicke recht variierender Muskel ist der **Schläfen-Scheitelmuskel** *(M. epicranius temporoparietalis)*, der von der Innenseite des Ohrknorpels entspringt und sich fächerartig im Bereich der seitlichen Schädelwand ausbreitet, um in der Sehnenhaube zu enden. Durch zwei Äste der oberflächlichen Schläfen-Schlagader wird er in drei Portionen zerlegt. Seine Funktion besteht in einer Bewegung der behaarten Kopfhaut, d.h. in einer Verschiebung der Sehnenhaube nach der Seite.

Den Abschluß der Schädeldach-Muskulatur bilden der **schlanke Nasenmuskel** *(M. procerus)* und der **Augenbrauenherabzieher** *(M. depressor supercilii)*, die vom knöchernen Nasenrücken und unter fächerförmiger Verbreiterung in die Stirnhaut ziehen. Sie sind Gegenspieler des Stirnmuskels, indem sie die Haut im Bereich der Stirnglatze unter Bildung einer quer über die Nasenwurzel verlaufenden tiefen Falte herunterziehen („Naserümpfen").

Von den Muskeln, die sich um das Auge gruppieren, verdient vor allem der **Augenringmuskel** *(M. orbicularis oculi)* Beachtung, zumal er nicht nur ein mimischer Muskel ist, sondern auch der Verteilung der Tränenflüssigkeit über den Augapfel dient und letzten Endes dem Auge auf Grund des Zusammenkneifens der Lider Schutz gewährt. Der Augenringmuskel stellt eine zirkuläre platte Muskelbrille dar, deren Fasern teilweise in die des Stirnmuskels sowie in die des Runzlers der Stirnglatze übergehen.

Der **Augenbrauenrunzler** *(M. corrugator supercilii)* nimmt seinen Ursprung vom Stirnbein, zieht schräg nach außen und strahlt in das mittlere Drittel der jeweiligen Augenbraue aus, wobei er auf seinem Wege von Fasern des Augenringmuskels überlagert wird. Während der Stirnmuskel die Haut im Bereich der Stirnglatze in querverlaufende Falten legt, ruft der Runzler eine tiefe, senkrechte Furche unter Herabziehung der medialen Augenbrauenteile hervor, die dem Gesicht den Ausdruck ernsten Nachdenkens, aber auch der Trauer, des tiefen Schmerzes gibt.

Das Erweitern oder Verengen der äußeren Nasenöffnungen erfolgt in erster Linie durch den **Nasenmuskel** *(M. nasalis)*; er entspringt in Höhe des Eckzahnes des Oberkiefers *(Jugum alveolare)* und läuft teilweise zum Nasenflügel, teilweise zum knorpeligen Anteil des Nasenrückens, um sich hier mit der Sehne des Nasenmuskels der anderen Seite zu vereinigen. Verkürzen sich beide Muskeln, dann werden die Nasenflügel einander genähert; erfolgt die Kontraktion – wie z.B. bei unangenehmen Gerüchen – sehr kräftig, so wird die gesamte Weichteilmasse der Nase nach caudal gezogen.

Von den Muskeln des Mundes seien nur die wichtigsten erwähnt; die Grundlage der Lippen stellt ein aus zirkulären Faserzügen, die um die Mundöffnung gruppiert sind, bestehender kräftiger Muskel, der **Mundring-** oder **Lippenmuskel** *(M. orbicularis oris)* dar. Er darf als eine Art Fortsetzung des Wangen- oder Trompetermuskels in die Lippen angesehen werden; damit beeinflussen beide Muskeln, die wie in einer Achtertour angeordnet liegen, gleichzeitig die Tätigkeit der Lippen (und deren Tonus) als auch der Wangen.

Die seitliche muskulöse Wand der Mundhöhle, die Wange, wird vom **Wangen-, Backen-** oder **Trompetermuskel** *(M. buccinator)* gebildet. Er entspringt in Form einer hufeisenähnlichen Linie von der äußeren Fläche der Zahnfortsätze des Unter- und Oberkiefers etwa im Bereich der beiden hinteren Mahlzähne. Die oberen Züge lassen eine Zugrichtung nach ventral-caudal, die unteren nach ventral-cranial erkennen, so daß in der Gegend des Mundwinkels beiderseits eine Überkreuzung der Fasern erfolgt und diese nunmehr eine Fortsetzung in die des Mundring- oder Lippenmuskels *(M. orbicularis oris)* finden (s. o.).

Die *Funktion* des Wangenmuskels ist eine vielfältige: Hat sich Luft, wie beispielsweise beim Pfeifen oder Blasen eines Musikinstrumentes, in den Wangen angesammelt, so wird diese – teilweise unter erheblichem Druck – durch die Kontraktion des Muskels ausgestoßen, wodurch der Muskel u. a. seine dritte Bezeichnung erhalten hat. Des weiteren unterstützt er die Arbeit der Zunge, indem er beim Kauakt die Speisen unter die Kauflächen der Zahnreihen drängt. Zum Schluß macht der Wangenmuskel seinen Einfluß auch beim Lachen und Weinen geltend, indem er in der Lage ist, die beiden Mundwinkel nach seitwärts zu ziehen und damit die Mundspalte zu verbreitern.

Zu den kräftigsten mimischen Muskeln des Gesichtes gehört der **große Jochbeinmuskel** *(M. zygomaticus major)*, der mit einer kurzen, kräftigen Sehne vom Jochbein *(Facies malaris ossis zygomatici)* kommt und nach caudal – den Kaumuskel überlagernd – zur Haut des jeweiligen Mundwinkels sowie der Oberlippe zieht. Seine Funktion besteht in einem Heben des Mundwinkels nach oben außen, wie es beim Lachen der Fall ist, wobei zugleich ein Teil der oberen Zahnreihe entblößt wird.

Synergisten des großen Jochbeinmuskels sind der **Eckzahnmuskel** *(M. levator anguli oris)* und der **Lachmuskel** *(M. risorius)*, wobei ersterer den Mundwinkel hebt, während letzterer diesen nach der Seite zieht und dabei zugleich das „Grübchen der Wange" hervorruft.

Eine gegensätzliche Funktion übt der **Dreieckmuskel des Mundes** *(M. depressor anguli oris)* aus, dessen Basis im mittleren Teil des unteren Randes des Unterkiefers liegt und dessen Fasern über den Mundwinkel in die Oberlippe verlaufen, während ein Teil derselben zur Kinnhaut geht. Der Dreieckmuskel zieht den Mundwinkel herab, so daß in der Mimik das Bild des Mürrischen, aber auch der Trauer entsteht.

Von diesem teilweise überlagert, verläuft der **Viereckmuskel der Unterlippe** *(M. depressor labii inferioris)*, der mit Bündeln des Halshautmuskels *(Platysma)* in Verbindung steht und breitbasig in der Unterlippe endet, die er bei Verkürzung seiner Fasern nach abwärts zieht und somit den Ausdruck des Hämischen entstehen läßt.

Am medialen Rande des Viereckmuskels liegt der **Kinnmuskel** *(M. mentalis)*, der in Gestalt eines fächerförmigen, kräftigen Muskels in der Gegend des seitlichen Schneidezahnes des Unterkiefers *(Jugum alveolare)* seinen Ursprung nimmt und zur Haut des Kinns verläuft, um sich hier mit dem entsprechenden Zug der anderen Seite zu vereinigen. Seine Arbeit besteht in einem Anheben des Kinnwulstes sowie der Unterlippe, was man vor allem bei der Bildung der „Schnute" zu Beginn des Weinens eines Kindes beobachten kann.

Zur letzten Gruppe der mimischen Muskulatur gehören die Muskeln des äußeren Ohres, die beim Menschen mehr und mehr rudimentär und funktionell bedeutungslos geworden sind und deshalb auch an dieser Stelle keiner eingehenderen Betrachtung unterzogen werden sollen.

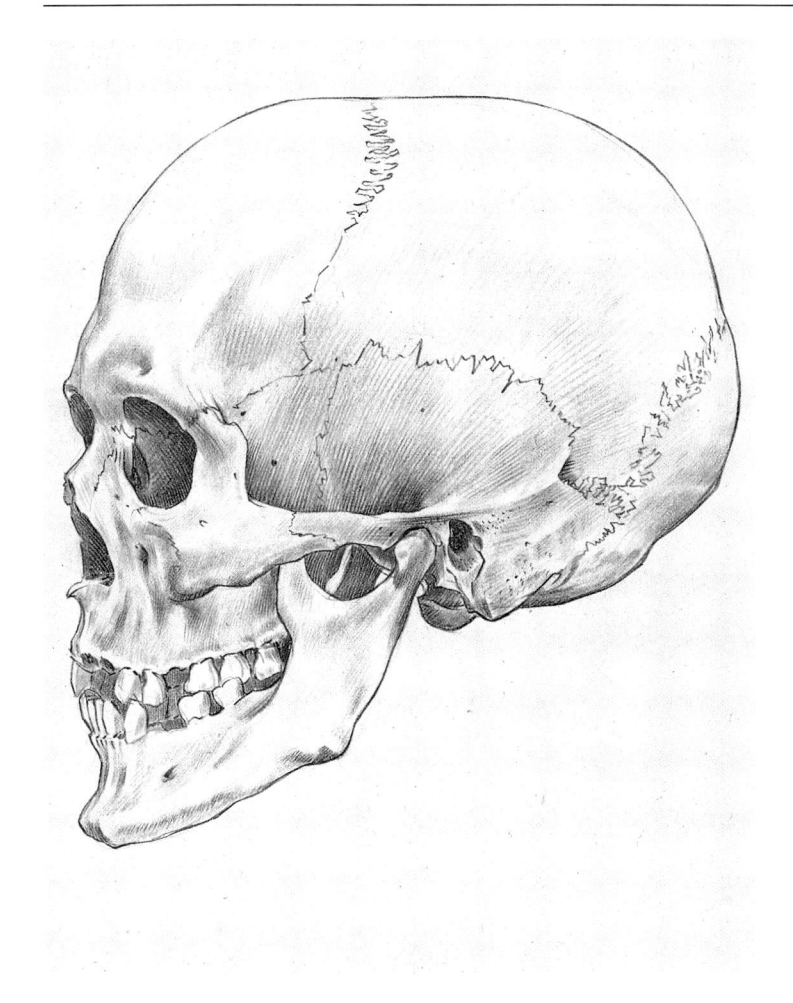

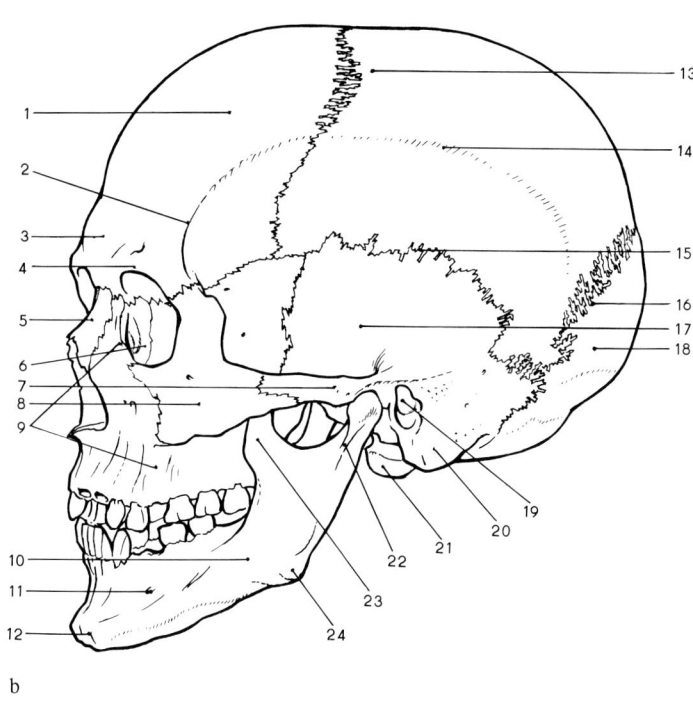

Tafel I.
Seitenansicht des Schädels.

9.8. Obere und untere Zungenbeinmuskulatur
(Musculi supra- et infrahyoidei)

Zu den Kopfmuskeln rechneten wir einleitend neben der Kaumuskulatur und den mimischen Muskeln des Gesichtes noch die **oberen Zungenbein-Muskeln** *(Mm. suprahyoidei)*, die an sich auf Grund ihrer regionalen Lage Halsmuskeln sind, aber dennoch – weil sie den Schädel als Ursprung benutzen – zur Muskulatur des Kopfes gezählt werden. Eine besondere Stellung nimmt bei ihnen der **zweibäuchige Kiefermuskel** *(M. digastricus)* ein, der – wie es bereits sein Name zum Ausdruck bringt – aus zwei Muskelbäuchen besteht, die von einer Zwischensehne zusammengehalten werden. Der vordere Bauch *(Venter anterior)* nimmt seinen Ursprung vom Unterkiefer *(Fossa digastrica mandibulae)*, während der hintere *(Venter posterior)* vom Warzenfortsatz des Schläfenbeines *(Incisura mastoidea)* ausgeht; die kräftige Zwischensehne wird durch einen Bindegewebsstreifen am Zungenbein fixiert. Kontrahiert sich der zweibäuchige Kiefermuskel, dann kommt es zum Anheben des Zungenbeines und bei fixiertem Zungenbein zum Herabziehen des Unterkiefers.

Vom Griffelfortsatz des Schläfenbeines *(Proc. styloideus ossis temporalis)* entspringt der schlanke rundliche **Griffel-Zungenbeinmuskel** *(M. stylohyoideus)*, der in unmittelbarer Nähe des hinteren Bauches des vorhergehenden Muskels liegt, nach caudal zieht, um sich vor seinem Ansatz am Zungenbein *(Cornu majus ossis hyoidei)* in zwei Bündel, die die Sehne des zweibäuchigen Kiefermuskels in sich einschließen, aufzuspalten (Tafel I, Muskelbild). Der Griffel-Zungenbeinmuskel zieht das Zungenbein beim Schluckakt nach oben und rückwärts.

Ein weiterer oberer Zungenbeinmuskel ist der dünne und platte **Unterkiefer-Zungenbeinmuskel** *(M. mylohyoideus)*, der von der Innenseite des Unterkiefer-Körpers kommt und am Zungenbein Ansatz findet, wobei er sich auch zum Teil eines fibrösen Streifens, der „Raphe" bedient; in ihr treffen der rechte und linke Kiefer-Zungenbeinmuskel zusammen, die beide den muskulösen Boden der Mundhöhle *(Diaphragma oris)* bilden. Die Funktion besteht in einem Heben des Zungenbeines und – wenn es fixiert wird – in einem Herabziehen des Unterkiefers.

Der Unterkiefer-Zungenbeinmuskel überdeckt den kurzen, kräftigen **Kinn-Zungenbeinmuskel** *(M. geniohyoideus)*, der von einer zarten Knochenleiste des Unterkiefers *(Spina m. geniohyoidei mandibulae)* entspringt und breitbasig an der Außenseite des Zungenbeinkörpers Ansatz findet (Tafel I, Muskelbild); er verstärkt die obere Seite des Mundhöhlenbodens und zieht bei Ver-

9. *Das Kopfskelett* 115

dünne, platte, rechteckige Muskelschicht darstellt, die im Bereich des Unterkieferrandes beginnt, an der rechten sowie linken Vorderseitenfläche des Halses herabzieht, um an der 2. bis 3. Rippe zu enden. Verkürzen sich die parallel verlaufenden Fasern des Halshautmuskels, dann heben sie die Haut mitsamt dem Unterhautfettgewebe des Halses ab; damit ist zugleich ein Herabziehen der Mundwinkel verbunden, was den Ausdruck des Entsetzens hervorruft. Ein Teil dieses Muskels wird daher nicht zu Unrecht zur mimischen Muskulatur gerechnet (siehe oben). Der Halshautmuskel ist besonders beim Pferd kräftig entwickelt („Zittern" = Verscheuchen von Insekten).

Die Verbindung des Schädels mit dem Vorderabschnitt des Schultergürtels und dem Brustbein erfolgt durch einen kräftigen, zweiköpfigen Muskel, den **Kopfwender** (*M. sternocleidomastoideus*); er entspringt mit dem einen Kopf vom Handgriff des Brustbeines (*Pars sternalis*), mit dem anderen vom medialen Drittel des Schlüsselbeines (*Pars clavicularis*) und zieht in schrägem Verlauf am Halse empor, um mit einer gemeinsamen Sehne an der Außenfläche des Warzenfortsatzes des Schläfenbeines (*Proc. mastoideus*) anzusetzen. Die **Funktion** des Kopfwenders besteht bei einer *ein*seitigen Kontraktion seiner Fasern in einer *Neigung* der Hals-Wirbelsäule zur gleichen Seite und in einer *Drehung des Kopfes nach der entgegengesetzten Seite*, während bei einer *zwei*seitigen Verkürzung der Kopf gehoben wird. Darüber hinaus ist der Kopfwender in der Lage, bei festgestelltem Kopf den Brustkorb zu heben, womit er zu einem Hilfsmuskel für die tiefe Einatmung wird. Die Nackenmuskulatur sowie die beiden Kopfwender bewirken, daß der auf dem Achsenskelett balancierte Schädel ständig im labilen Gleichgewicht gehalten wird.

Während der Halshautmuskel die oberste, der Kopfwender die darunter gelegene Schicht der Halsmuskulatur darstellt, trifft man im vorderen Halsdreieck in der Tiefe auf den dünnen, platten und langen **Brust-Zungenbeinmuskel** (*M. sternohyoideus*), der vom Handgriff des Brustbeines, vom inneren Schlüsselbeingelenk und vom medialen Drittel des Schlüsselbeines seinen Ursprung nimmt und zum unteren Rand des Zungenbeinkörpers zieht.

Unter dem Brust-Zungenbeinmuskel verläuft in der gleichen Schicht der **Schulter-Zungenbeinmuskel** (*M. omohyoideus*), an dem man einen oberen und unteren Bauch (*Venter superior et inferior*) erkennt, die durch eine Sehne miteinander verknüpft sind. Der untere Bauch kommt vom oberen Schulterblattrand (*Margo superior scapulae*) und der Wurzel des Rabenschnabel-Fortsatzes (*Proc. coracoideus*), wendet sich medial- und cranialwärts, verläuft hinter dem Schlüsselbein und geht, die Hals-Schlagader (*A. carotis communis*) überkreuzend, in die Zwischensehne über; der obere Bauch setzt lateral vom Brust-Zungenbeinmuskel am Zungenbeinkörper an.

Die **Funktion** der letzten 2 Muskeln, die zur Gruppe der *unteren Zungenbeinmuskulatur* (*Mm. infrahyoidei*) gerechnet werden, ist einmal in einer Fixation des *Zungenbeines* zu sehen, so daß damit die oberen Zungenbeinmuskeln in Aktion treten können; zum anderen *ziehen* alle aufgeführten Muskeln bei Verkürzung ihrer Fasern das *Zungenbein* und – mit Ausnahme des Schild-Zungenbeinmuskels (*M. thyreohyoideus*) – den *Schildknorpel* (*Cartilago thyreoidea*), soweit sie dort Ansatzmöglichkeiten erhalten, *herunter*. Dieser hebt beim Schlucken den Schildknorpel und damit den gesamten Kehlkopf gegen das Zungenbein.

Drei weitere Halsmuskeln, der **vordere, mittlere und hintere Treppenmuskel** (*M. scalenus anterior, medius et posterior*), die uns bereits im Anschluß an den lateralen Strang der tiefen Rücken-Muskulatur begegnet sind (s. Abb. 93), heben die Rippen und üben

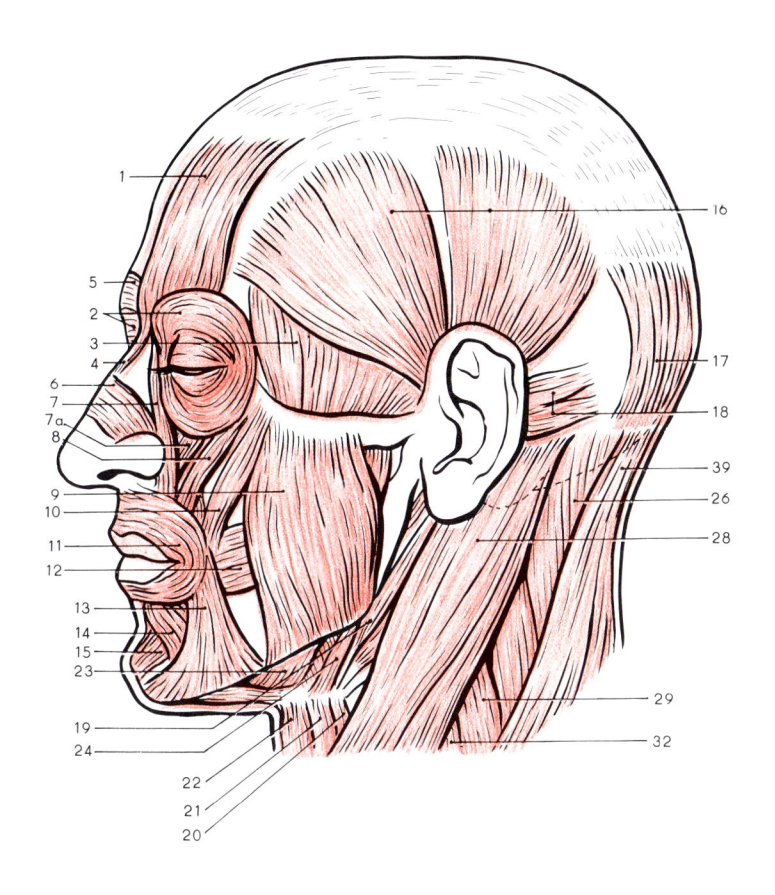

kürzung seiner Fasern das Zungenbein unter gleichzeitigem Anheben nach vorn. Wird das Zungenbein jedoch fixiert, dann ist der Kinn-Zungenbeinmuskel – genau wie sein Vorgänger – in der Lage, den Unterkiefer zu senken.

Die bislang beschriebenen Abschnitte des Skeletts – Wirbelsäule mit Brustkorb sowie Kopf – werden durch den *Hals* miteinander verbunden, dessen Eingeweide (Luft- und Speiseröhre, Blutgefäße und Nervenbahnen) von einer Anzahl mehr oder weniger kräftiger Muskeln schützend umhüllt werden (Tafel I, Muskelbild); zu ihnen gehören unter anderem:

1. *Halshautmuskel* (*Platysma*)
2. *Kopfwender* (*M. sternocleidomastoideus*)
3. *Brust-Zungenbeinmuskel* (*M. sternohyoideus*)
4. *Brustbein-Schildknorpelmuskel* (*M. sternothyreoideus*)
5. *Schild-Zungenbeinmuskel* (*M. thyreohyoideus*)
6. *Schulter-Zungenbeinmuskel* (*M. omohyoideus*)
7. *vorderer Treppenmuskel*
8. *mittlerer Treppenmuskel* (*M. scalenus anterior, medius, posterior*)
9. *hinterer Treppenmuskel*
10. *langer Halsmuskel* (*M. longus colli*)
11. *langer Kopfmuskel* (*M. longus capitis*) und
12. *vorderer gerader Kopfmuskel* (*M. rectus capitis anterior*).

Direkt unter der Haut des Halses und zum Teil in diese ausstrahlend liegt der **Halshautmuskel** (*Platysma*), der eine überaus

darüber hinaus bei Fixierung des Brustkorbes eine beugende oder drehende Funktion auf die Hals-Wirbelsäule aus.

Den Abschluß bilden lange, kräftige, direkt vor der Wirbelsäule verlaufende Muskeln: der **lange Hals-** bzw. **Kopfmuskel** (*M. longus colli* bzw. *capitis*) und der **vordere gerade Kopfmuskel** (*M. rectus capitis anterior*), deren Wirkungen in einem Vorwärtsbeugen und Seitwärtsneigen des Kopfes und in einer Streckung der Hals-Lordose bestehen.

10. Schultergürtel und obere Gliedmaßen

10.1. Die Knochen des Schultergürtels
(Cingulum extremitatis superior)

Seine außerordentlich große Bewegungsfreiheit erhält der verschiebbare Schultergürtel dadurch, daß er im Gegensatz zum relativ starren Beckengürtel, der mit einem stabilen Teil des Achsenskeletts, dem Kreuzbein, eine so gut wie untrennbare Verbindung eingeht, mit der Wirbelsäule in keinem Kontakt steht, sondern höchstens eine mittelbare Verbindung auf Grund seines gelenkigen Kontakts mit dem Brustbein erkennen läßt (Tafel II und III). *Beim Schultergürtel des Menschen ist demnach* – um das bisher Gesagte nochmals zusammenzufassen – *alles im Interesse der an ihm ansetzenden oberen Gliedmaßen*, die sich zu feingegliederten Greiforganen entwickeln konnten, auf **vielseitige Beweglichkeit** abgestimmt.

Der **Schultergürtel besteht aus:**

1. den beiden ventral gelegenen, leicht S-förmig gebogenen **Schlüsselbeinen** und
2. den auf der Rückseite des Brustkorbes in Höhe der 2. bis 7. Rippe ruhenden **Schulterblättern**.

Beide Teile bilden zusammen einen unvollständigen Ring oder „Gürtel", der vorn vom Brustbein, hinten durch Muskeln geschlossen wird.

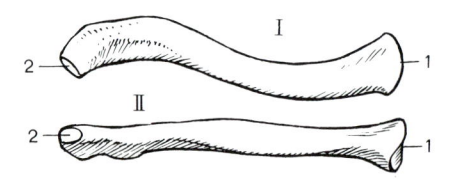

Abb. 101. Rechtes Schlüsselbein *(Clavicula dextra)*.
(I = von cranial; II = von ventral)
1 = Gelenkfläche zur Verbindung mit dem Handgriff des Brustbeines
2 = Gelenkfläche zur Verbindung mit der Schulterhöhe

Das fingerdicke, etwa 12 bis 15 cm lange **Schlüsselbein** *(Clavicula)* läßt eine medial nach vorn, lateral nach hinten konvexe Krümmung erkennen und paßt sich dadurch der Brustkorbwölbung an (Abb. 101 und Tafel II). Das *mediale* Ende, das prismatisch verdickt ist, weist eine angedeutete sattelförmige Gelenkfläche zur Verbindung mit dem Brustbein *(Extremitas sternalis)*, das *laterale* Schlüsselbeinende *(Extremitas acromialis)*, das mehr abgeflacht ist, eine kleine eiförmige Gelenkpartie für die Schulterhöhe auf. Da das Schlüsselbein beiderseits unmittelbar unter der Haut liegt, läßt es sich sehr leicht abtasten und stellt äußerlich eine Grenzlinie zwischen Hals und Brustkorb dar. Das Schlüsselbein, das wie die Anteile des Gesichtsschädels aus einem *Bindegewebsknochen* hervorgeht, ist eine wichtige Ansatzstelle der bedeutendsten Hals-, Nacken-, Schulter-, Arm- und Brustmuskeln.

Das **Schulterblatt** *(Scapula)* ist ein platter, dreieckiger Knochen, der auf seiner Vorder- und Rückseite von Muskeln bedeckt wird und somit wesentlich geschützter als das Schlüsselbein dem Brustkorb anliegt (Abb. 102 und Tafel III). Infolge der Dreiecksgestalt unterscheidet man an der dünnen Knochenplatte drei etwas aufgewulstete Ränder mit drei Winkeln. Im einzelnen handelt es sich um den stark verdickten, der Achselhöhle zugewendeten seitlichen, *axillaren* Schulterblattrand *(Maro lateralis)*, den der Dornfortsatzreihe parallellaufenden medialen und wesentlich dünneren, *vertebralen* Rand *(Margo medialis)*, der sich durch eine stumpfwinklige Abbiegung im oberen Drittel auszeichnet; übrig bleibt der obere, kurze Rand *(Margo superior)*, der mit dem vorhergenannten im spitzen oberen Winkel etwa in Höhe der 2. Rippe zusammenstößt. Die Vereinigung des vertebralen Randes mit dem axillaren Rand erfolgt in Form des unteren Schulterblattwinkels, der Schulterblattspitze *(Angulus inferior)*, während der obere und axillare Rand sich in einem aufgetriebenen, die Gelenkpfanne für das Schultergelenk tragenden Winkel von 80 bis 90 Grad, vereinigen.

Während die der Rückwand des Brustkorbes anliegende und leicht gehöhlte Schulterblattfläche *(Facies costalis)* drei zarte Knochenleisten für den Ursprung des Unterschulterblattmuskels *(M. subscapularis)* aufweist, fällt auf der dorsalen Fläche *(Facies dorsalis)* eine von der stumpfwinkligen Abbiegung des medialen Schulterblattrandes ausgehende und nach außen und oben hin allmählich aufsteigende und sich verbreiternde, kräftige Knochenleiste – die **Schulterblattgräte** *(Spina scapulae)* – auf, die die Außenfläche in eine *kleinere*, über ihr und eine bedeutend größere, unter ihr liegende *Grube (Fossa supra- et infraspinata)* zur Aufnahme des Ober- und Untergrätenmuskels *(M. supra- et infraspinatus)* teilt. Die Schulterblattgräte endet in der **Schulterhöhe** *(Acromion)*[*], die den Oberarmkopf nach außen und vorn wie ein Dach überragt.

---

[*] Eine nicht ganz zutreffende Bezeichnung, da die höchste Erhebung im Bereich der Schulter vom lateralen Ende des Schlüsselbeins gebildet wird, das das Acromion um 0,5 cm überragt (s. Tafel II).

10.1.1. Gelenke und Bänder des Schultergürtels

Im Bereich des Schultergürtels trifft man beiderseits auf **zwei gelenkige Verbindungen:**

1. das *innere Schlüsselbeingelenk* und
2. das *äußere Schlüsselbein-* (oder *Schultereck-*)*Gelenk*.

Das **innere Schlüsselbeingelenk** *(Articulatio sternoclavicularis)* wird von dem kolbig aufgetriebenen medialen Ende des Schlüsselbeines *(Extremitas sternalis)* und von der zumeist sattelförmig gestalteten kleinen Gelenkpfanne des Brustbeines *(Incisura clavicularis)* gebildet (Tafel II); die Inkongruenz der beiden von einem 2 bis 3 mm dicken hyalinen Knorpel überzogenen Gelenkflächen, die **morphologisch** nur ein **Sattelgelenk** entstehen läßt, *wird durch einen bis zu 6 mm dicken faserknorpeligen Diskus ausgeglichen*, der das innere Schlüsselbeingelenk *in zwei Kammern unterteilt*. Dieser Gelenkscheibe kommt nicht nur die Funktion eines Puffers zwischen dem Handgriff des Brustbeines und dem Schultergürtel sowie der an ihm ansetzenden oberen Extremität zu, sondern durch ihn und seine Formbarkeit wird das Gelenk – **funktionell** betrachtet – zu einem **Kugelgelenk**, das die **Bewegungen des Schultergelenkes** *ganz wesentlich* **unterstützt** (Abb. 104); erst durch diese Mitarbeit wird das Schultergelenk zum sog. „freien" Kugelgelenk! Wenn das innere Schlüsselbeingelenk trotz dieser günstigen Voraussetzungen dennoch eine gewisse Einschränkung im Aktionsradius erleidet, so ist diese auf *kräftige* **Hemmungsbänder** (Abb. 103), die die derbe Gelenkkapsel auf der oberen, vorderen und hinteren Fläche umgeben *(Ligg. sternoclavicularia)* zurückzuführen; diese Bandzüge *bewahren das Gelenk zugleich vor Verletzungen*, indem sie der Hebelwirkung, die der stark belastete Arm durch das Herunterziehen des Schultergürtels hervorruft, entgegenar-

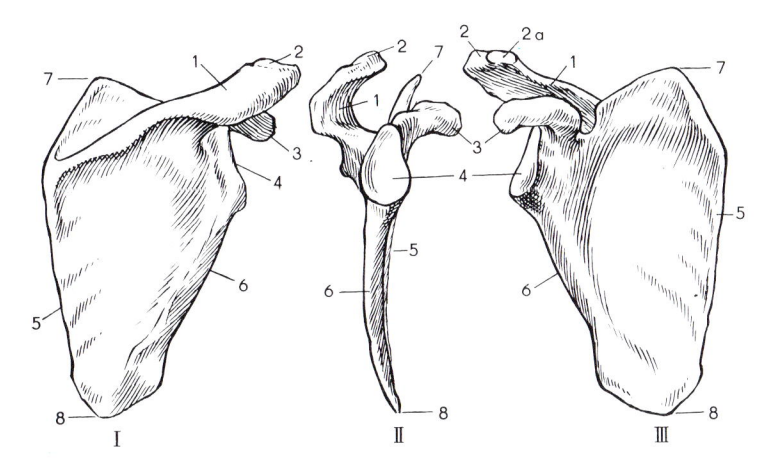

Abb. 102. Rechtes Schulterblatt *(Scapula dextra).*
(I = von dorsal; II = von axillar; III = von ventral)
1 = Schulterblattgräte *(Spina scapulae)*
2 = Schulterhöhe *(Acromion)*
2a = Gelenkfläche für das Schlüsselbein *(Facies articularis acromii)*
3 = Rabenschnabelfortsatz *(Proc. coracoideus)*
4 = Gelenkfläche für den Oberarmkopf *(Cavitas glenoidalis)*
5 = innerer (medialer, vertebraler) Rand des Schulterblattes *(Margo medialis)*
6 = äußerer (lateraler, axillarer) Rand des Schulterblattes *(Margo lateralis)*
7 = oberer ⎱ Schulterblattwinkel *(Angulus*
8 = unterer ⎰ *superior* bzw. *inferior)*

Der obere Schulterblattrand zeigt einen tiefen Einschnitt *(Incisura scapulae)*, der von einem Band *(Lig. transversum scapulae)* überbrückt oder in einigen Fällen sogar zu einem Loch umgewandelt sein kann, indem das Band verknöchert ist. Lateral davon erhebt sich ein fingerartig nach ventral gebogener, abgeplatteter Knochen, der **Rabenschnabelfortsatz** *(Proc. coracoideus)*, der den Ursprung bzw. Ansatz für mehrere Muskeln (kurzer Kopf des zweiköpfigen Armmuskels *[Caput breve m. bicipitis]*, kleiner Brustmuskel *[M. pectoralis minor]*) bildet.

Der Rabenschnabelfortsatz überdeckt zu einem Teil die Schultergelenkpfanne *(Cavitas glenoidalis)*, die eine schwach konkave birnenförmige Gestalt aufweist; ober- und unterhalb derselben kann jeweils eine kleine Rauhigkeit *(Tuberculum supra- et infraglenoidale)* für den Ursprung der Sehne des langen Kopfes des zweiköpfigen Armmuskels *(Caput longum m. bicipitis)* bzw. der Sehne des langen Kopfes des dreiköpfigen Armmuskels *(Caput longum m. tricipitis)* getastet werden.

Das Schulterblatt stellt nach allem eine typische **Rahmenkonstruktion** dar, bei der die kräftigen Ränder (von denen die Mehrzahl der Schultergürtel- und Schultergelenkmuskeln entspringt bzw. an diesen ansetzt und über die der Druck des Schultergelenks auf das Schulterblatt übertragen wird) dünne (durchscheinende) Felder (die relativ entlastete Ober- und Untergrätengrube bzw. die leicht konkave Unterschulterblattfläche) umschließen; ein weiteres Beispiel für die *Wechselbeziehungen zwischen Funktion und Struktur!*

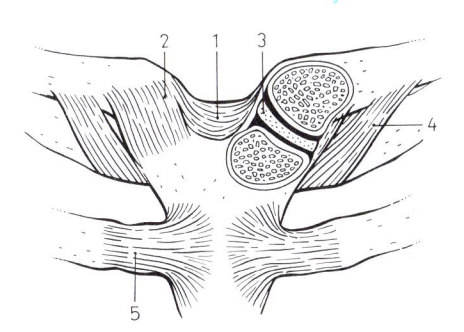

Abb. 103. Bänder zwischen Schlüsselbein, Brustbein, 1. und 2. Rippe (Vorderansicht), inneres Schlüsselbeingelenk einseitig eröffnet.

1 = Querband zwischen den beiden Schlüsselbeinköpfen *(Lig. interclaviculare)*
2 = Brustbein-Schlüsselbeinband *(Lig. sternoclaviculare)*
3 = Gelenkscheibe *(Discus articularis)*
4 = Rippen-Schlüsselbeinband *(Lig. costoclaviculare)*
5 = Brustbein-Rippenbänder *(Ligg. sterno-costalia radiata)*

beiten. Verrenkungen des inneren Schlüsselbeingelenkes sind deshalb wesentlich seltener als Schlüsselbeinbrüche. Zwei weitere Bänder sind das sog. *Querband,* das als relativ schwacher Bandzug die beiden medialen Schlüsselbeinköpfe miteinander verbindet *(Lig. interclaviculare)* und das Rippen-Schlüsselbeinband *(Lig. costoclaviculare),* das vom Knorpel der 1. Rippe als breite Fasermasse zur Unterseite des inneren Schlüsselbeindrittels verläuft.

Trotz dieser Bänder nimmt dieses Gelenk – was die Unterstützung des Schultergelenks sowie die Verbindung des Schultergürtels mit dem Rumpf anbetrifft – eine vorrangige Stellung ein. Neben den Hauptbewegungen des Hebens (um 60°) und Senkens (um 10°) des Schlüsselbeins („Achselzucken") und des Vor- und Rückführens (um je 20°) erlaubt das innere Schlüsselbeingelenk dem Schlüsselbein, einen kegelförmigen Mantel zu umschreiben, wobei die Spitze des Kegels zum inneren Schlüsselbeingelenk zeigt (Abb. 104).

Bei derartigen Bewegungen kommt es zwangsläufig auch zu Rotationen, da sich bei ersteren der hintere Rand nach ventral-caudal hebt, der vordere sich aber senkt.

Das plattgedrückte, laterale Schlüsselbeinende *(Extremitas acromialis)* weist eine kleine eiförmige und schwachkonvexe Gelenkpartie als Kopf für die Verbindung mit einer ähnlich gestalteten konkaven Pfanne an der Vorderfläche der Schulterhöhe *(Facies articularis acromii)* auf, die beide zusammen das **äußere Schlüsselbeingelenk** oder **Schultereckgelenk** *(Articulatio acromioclavicularis)* darstellen (Tafel II). *Auch hier* ist – wenn auch nicht regelmäßig – zwischen den beiden Gelenkflächen ein *faserknorpeliger Diskus (Discus articularis) eingeschaltet.* Die Gelenkkapsel wird an ihrer oberen Seite durch das *Schulterhöhe-Schlüsselbein-Band (Lig. acromioclaviculare)* verstärkt, das jedoch keine wesentliche Hemmfunktion ausübt; dies trifft

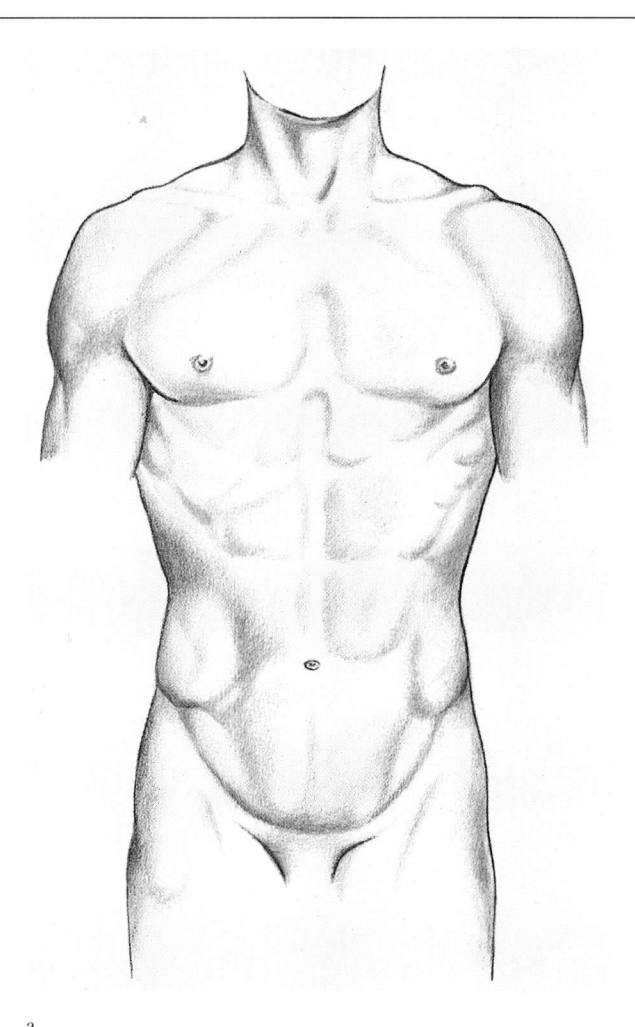

a

Tafel II.
Vorderansicht des Rumpfes.

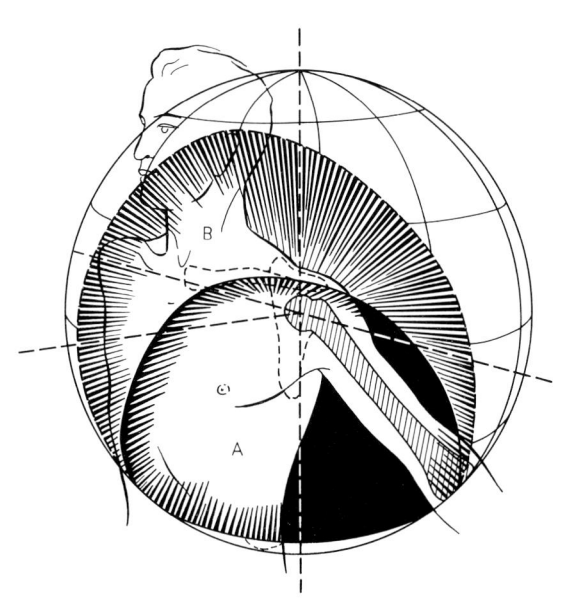

Abb. 104. Bewegungsausmaß des Oberarmbeines.
A = ausschließlich im Schultergelenk
B = bei Mitbeteiligung des inneren und äußeren Schlüsselbeingelenkes

aber in einem weit größerem Umfang für das kräftige *Rabenschnabel-Schlüsselbein-Band (Lig. coracoclaviculare)* zu, das vom Rabenschnabelfortsatz *(Proc. coracoideus)* an die Unterseite des Schlüsselbeines zieht und sich aus zwei Abschnitten zusammensetzt; dem medial gelegenen kegelförmigen Zug *(Lig. conoideum),* der breitbasig vom Schlüsselbein seinen Ursprung nimmt und mit konvergierenden Fasern am Rabenschnabelfortsatz ansetzt und dem lateralen Teil *(Lig. trapezoideum),* der seitlich und zugleich vor ersterem liegt und vom oberen Rand des Rabenschnabelfortsatzes zum Schlüsselbein verläuft.

Wenn auch der beschriebene Bandapparat ein nicht unbedeutendes Hemmnis für die Bewegungsmöglichkeiten im äußeren Schlüsselbeingelenk darstellt, so nimmt dieses dennoch gemeinsam mit dem inneren Schlüsselbeingelenk an den meisten Bewegungen des Schultergürtels teil, auch wenn es – was die Aktionsfähigkeit betrifft – gegenüber der inneren Schlüsselbeinverbindung etwas zurückbleibt.

Die **Hauptaufgabe der** beiden **Schlüsselbeingelenke,** die mit dem Schultergelenk eine *funktionelle Einheit* bilden, besteht darin, *das in Muskelschlingen eingelagerte Schulter-*

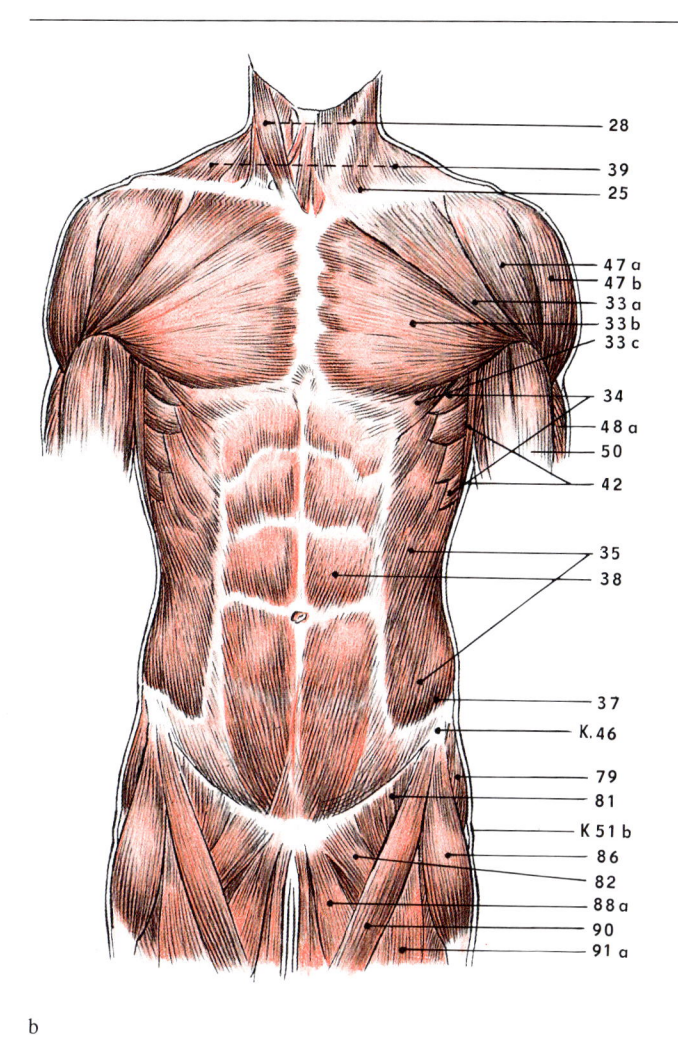

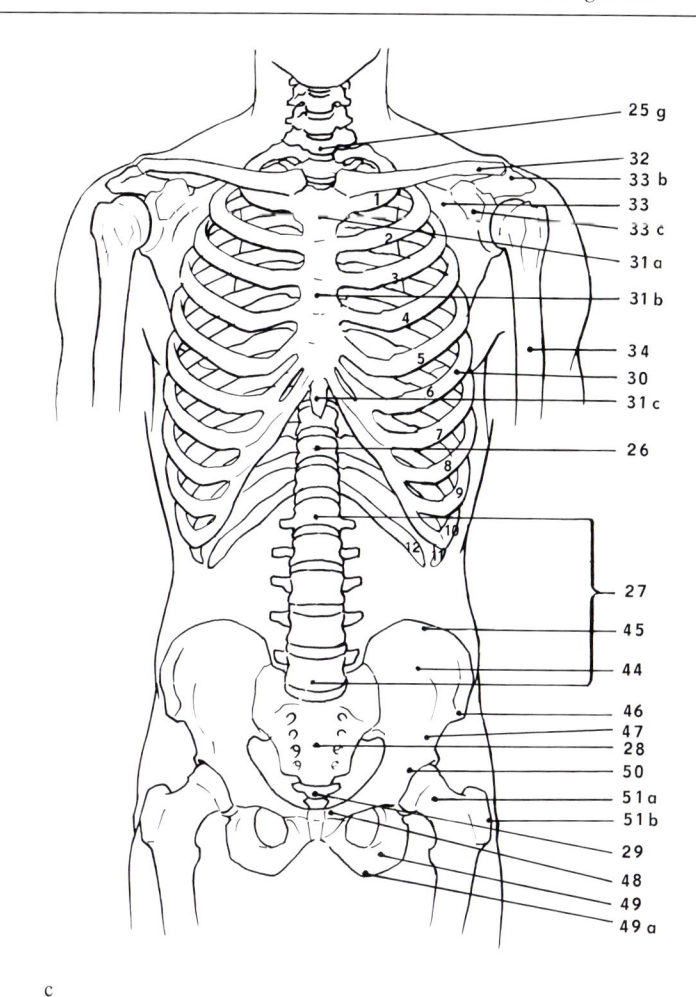

blatt an der Rückwand des Brustkorbes zu verschieben und damit zugleich, da der Arm mit seinem Kopf in die Gelenkpfanne des Schulterblattes eingelagert ist, diesem eine über die normalen Grenzen des Bewegungsumfanges des Schultergelenkes hinausgehende Exkursionsfähigkeit zu ermöglichen (Abb. 104). Der *Spielraum* der gesamten oberen Extremität wird demzufolge durch die beiden Schlüsselbeingelenke sowie durch die Verschieblichkeit des Schultergürtels nahezu *verdoppelt*, da ein *Heben und Senken, Vor- und Zurücknehmen der Schulter sowie ein Kreisen* derselben *erst durch die Mitarbeit der Schlüsselbeingelenke durchführbar* wird, was von mehreren kräftigen Muskeln, dem vorderen Sägemuskel *(M. serratus anterior)*, kleinen Brustmuskel *(M. pectoralis minor)*, Kappenmuskel *(M. trapezius)*, Schulterblattheber *(M. levator scapulae)* und den Rautenmuskeln *(M. rhomboideus minor et major)* vorgenommen wird.

Wir hatten bereits festgestellt, daß das Schultergelenk erst durch die Tätigkeit der Schlüsselbeingelenke zum „freien" Kugelgelenk wird. Ein Beispiel hierfür: Das Seitwärtsheben oder Abspreizen des Armes bis zur Horizontalen führen in erster Linie der mittlere Teil des Delta-Muskels *(Pars acromialis m. deltoidei)* sowie der Obergrätenmuskel *(M. supraspinatus)* durch; ein weiteres Elevieren über 90 Grad durch das Schultergelenk ist unmöglich, da sich einem derartigen Verlangen einmal die Spannung der den Arm an den Rumpf wieder heranführenden Muskeln widersetzt und zum anderen der gehobene Oberarmknochen mit seinem proximalen Ende am Schulterdach anstößt. Das **Hochheben des Armes bis zu 180 Grad** (Abb. 110) kann deshalb *nur so* vor sich gehen, *daß die* **Pfanne** *im Bereich des Gelenkwinkels* **des Schulterblattes** *mit dem Oberarmkopf* **nach seitlich-aufwärts** *gerichtet wird*, wobei der untere Schulterblattwinkel, die Schulterblattspitze, um etwa 9 bis 10 cm nach vorn und oben zur Achselhöhle wandert, wovon man sich ja leicht am eigenen Körper überzeugen kann. Dieses Zusammenspielen von Armseitwärtsheben und Schulterblattwanderung läßt fließende Übergänge erkennen.

So kann beispielsweise durch Röntgen-Untersuchungen der Nachweis erbracht werden, daß bei einem Abspreizen des Armes um 45 Grad das Schulterblatt bereits um 17 Grad gefolgt ist, so

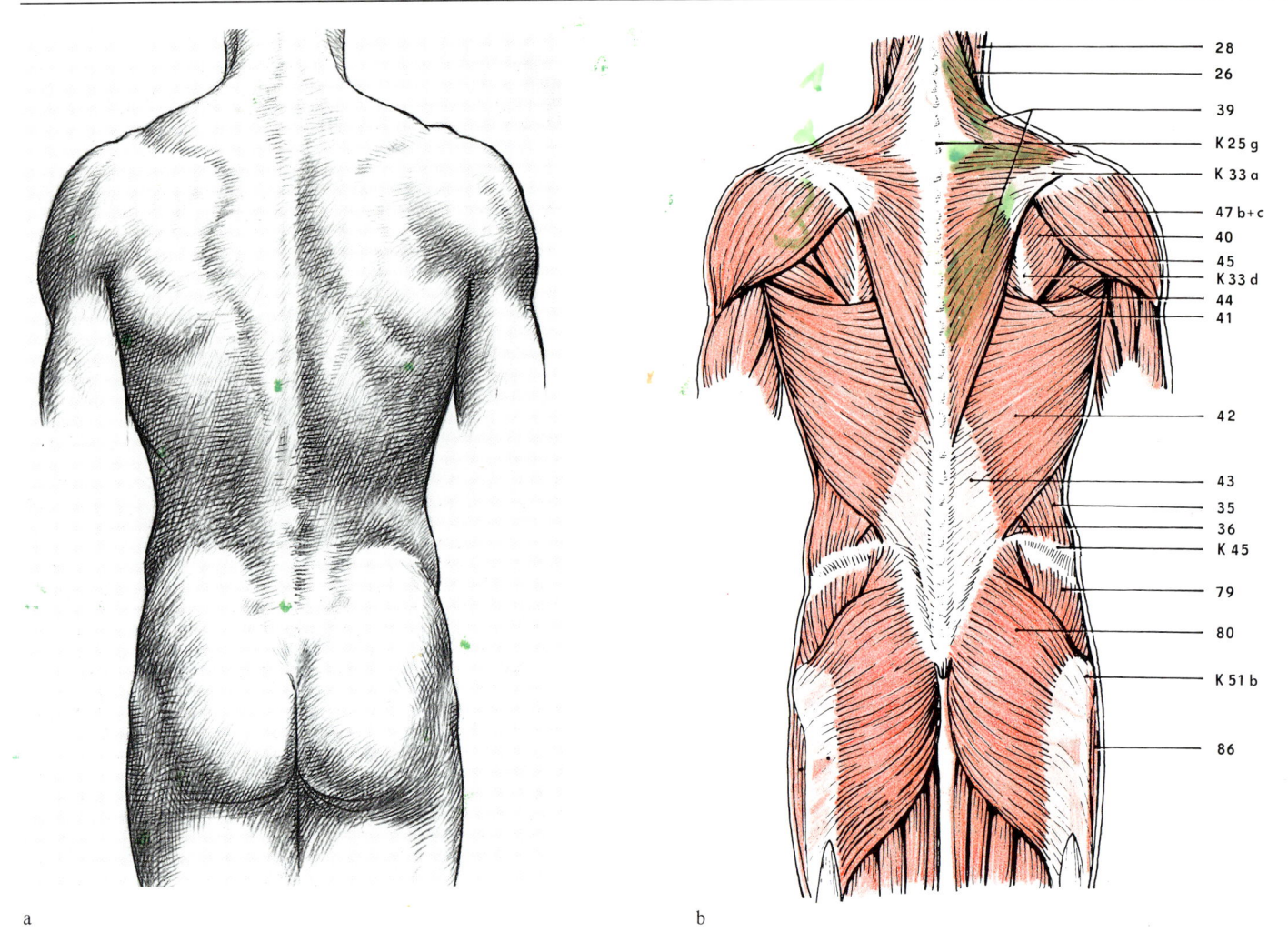

Tafel III.
Rückansicht des Rumpfes.

daß auf die eigentliche Bewegung des Armes im Schultergelenk nur ein Ausschlag von 28 Grad entfällt (bei einer Abduktion des Armes um 90 Grad hat das Schulterblatt seine Ausgangslage zumeist schon um 36 Grad verlassen)! Soll der bis zu 160 Grad erhobene Arm bis zur Vertikalen weitergeführt werden, dann kann dies – worauf später noch eingegangen werden wird – nur in Form einer Streckung der Wirbelsäule erfolgen, während Bewegungen des Armes über die Vertikale hinaus eine Seitwärtsneigung des Achsenskelettes voraussetzen.

10.2. Schultergürtelmuskulatur

Zu den Muskeln, die auf den Schultergürtel einwirken und die genetisch zum Teil der ventralen Seitenrumpf-Muskulatur, zum Teil der Kopfregion entstammen, gehören:

1. *Kappenmuskel* *(M. trapezius)*
2. *Kleiner Rautenmuskel* *(M. rhomboideus minor)*
3. *Großer Rautenmuskel* *(M. rhomboideus major)*
4. *Schulterblattheber* *(M. levator scapulae)*
5. *Kleiner Brustmuskel* *(M. pectoralis minor)*
6. *Unterschlüsselbeinmuskel* *(M. subclavius)* und
7. *vorderer Sägemuskel* *(M. serratus anterior)*.

10.2.1. Kappenmuskel *(M. trapezius)*

Der **Kappen-**, **Kapuzen-** oder **Trapezmuskel** stellt eine oberflächlich im Bereich des Nackens sowie der oberen Rückenpartie gelegene, in ihren einzelnen Abschnitten unterschiedlich starke Muskelplatte dar (Abb. 105 und Tafel III); rechter und linker Teil bilden zusammen eine Trapez- oder Kappenform, die diesem großen, flächenhaften Muskel seinen Namen gegeben hat.

Bei gut durchtrainierten Personen tritt vor allem der untere Teil des Kappenmuskels bei Kontraktion seiner Fasern deutlich wahrnehmbar unter der Haut hervor.

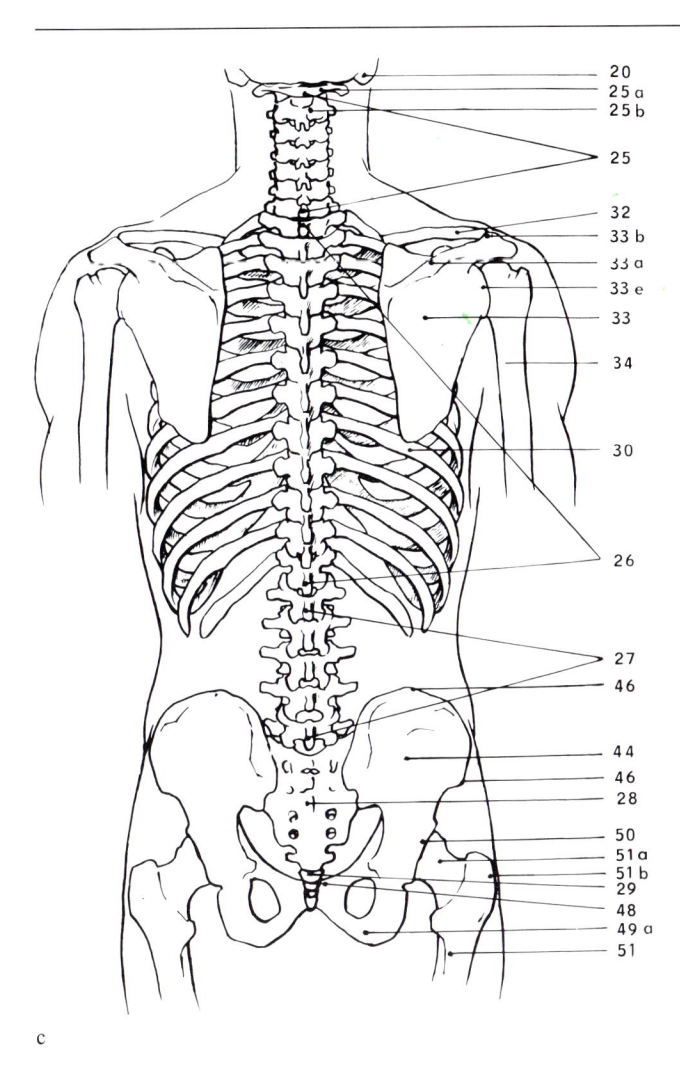

genden (Pars descendens, transversa et ascendens). Die relativ dünnen Muskelzüge des **absteigenden** Abschnittes umgreifen schraubenartig den hinteren Kopfwender *(M. semispinalis capitis)*, den Riemen- oder Bauschmuskel *(M. splenius)* und den Schulterblattheber *(M. levator scapulae)*; sie bilden die seitliche Kontur des Halses und setzen an dem äußeren Drittel des Schlüsselbeines an. Die überaus kräftigen, bis zu 2 cm dicken **querverlaufenden** Muskelzüge, die den kleinen und großen Rautenmuskel *(M. rhomboideus minor et major)*, den hinteren oberen Sägemuskel *(M. serratus posterior superior)* und den Obergrätenmuskel *(M. supraspinatus)* überdecken, setzen vorwiegend an der Schulterhöhe sowie am oberen Rand der Schulterblattgräte an, während die vom unteren Teil der Brustwirbelsäule schräg **aufsteigenden** Fasern, die den oberen Abschnitt des breiten Rückenmuskels *(M. latissimus dorsi)* überlagern, mit einer dreieckigen Sehne an der Gräte Ansatz finden.

Funktion: *Bei der starken Konvergenz der einzelnen Muskelzüge* und dem teilweise fast entgegengesetzten Verlauf ist eine *unterschiedliche Wirkung* der drei Teile *auf den Schultergürtel* nicht verwunderlich; so hebt die absteigende Partie die Schultern, wobei sie vom Schulterblattheber und den Rautenmuskeln eine Unterstützung erfährt und verhindert zugleich, daß eine schwere Last, die auf der Schulter liegt oder vom herabhängenden Arm getragen wird, sie allzu stark herabzieht. Der querverlaufende Teil nähert die beiden Schulterblätter der Dornfortsatzlinie, während die aufsteigende Partie gemeinsam mit dem kleinen Brustmuskel *(M. pectoralis minor)* die Schulter senkt bzw. den Rumpf gegen die fixierten Arme – wie beispielsweise beim Stütz auf den Holmen (Abb. 165) – mit Hilfe des breiten Rückenmuskels *(M. latissimus dorsi)* und großen Brustmuskels *(M. pectoralis major)* hebt.

Er **entspringt** breitbasig an der Wirbelsäule, und zwar mit dünner Sehne an der äußeren Hinterhauptsrauhigkeit *(Protuberantia occipitalis externa)*, sowie von den Dornfortsätzen sämtlicher Hals- und Brustwirbel und **zieht** mit seinen konvergierenden Fasern zum äußeren Drittel des Schlüsselbeines *(Extremitas acromialis)*, zur Schulterhöhe *(Acromion)* und zur Schulterblattgräte *(Spina scapulae)*. Als Besonderheit weist der Kappenmuskel *drei* mehr oder weniger große rautenförmige *Aponeurosen* auf, von denen die eine im Bereich der äußeren Hinterhauptsrauhigkeit, die zweite und weitaus größte in Höhe des siebenten Hals- und ersten sowie zweiten Brustwirbels und schließlich die dritte am elften und zwölften Brustwirbel liegt.

Zieht sich der Trapezius besonders im Bereich seines mittleren Teiles kräftig zusammen, dann erkennen wir die große rhombische Aponeurose – auch Sehnenspiegel genannt – als vertiefte Stelle zwischen der angespannten Muskulatur (s. Tafel III).

Dem Verlauf der kräftigen Muskelfasern zufolge läßt der Trapezius **drei funktionell verschiedene Teile** erkennen, und zwar einen *absteigenden, querverlaufenden und aufstei-*

10.2.2. Kleiner und großer Rautenmuskel (M. rhomboideus minor et major)

Der *kleine und große Rautenmuskel* bilden eine vierseitige, kräftige und parallelfaserige Muskelplatte, die einerseits fast vollends vom Kappenmuskel *(M. trapezius)* bedeckt wird, andererseits den unter ihr liegenden hinteren oberen Sägemuskel *(M. serratus posterior superior)* sowie die eigentliche Rücken-Streckmuskulatur *(M. erector spinae)* überlagert (Abb. 105). Der **kleine**, zuoberst gelegene Rautenmuskel *(M. rhomboideus minor)* nimmt seinen **Ursprung** von den Dornfortsätzen des 6. und 7. Halswirbels, verläuft schräg nach caudal und lateral, um am inneren Schulterblattrand *(Margo medialis)* direkt unterhalb des Schulterblatthebers **anzusetzen**. Der **große** Rautenmuskel *(M. rhomboideus major)* **kommt** *von* den Dornfortsätzen des 1. bis 4. Brustwirbels, schließt sich also dem kleinen Rautenmuskel unmittelbar an und **setzt** ebenfalls am inne-

122   *10.2. Schultergürtelmuskulatur*

a

b

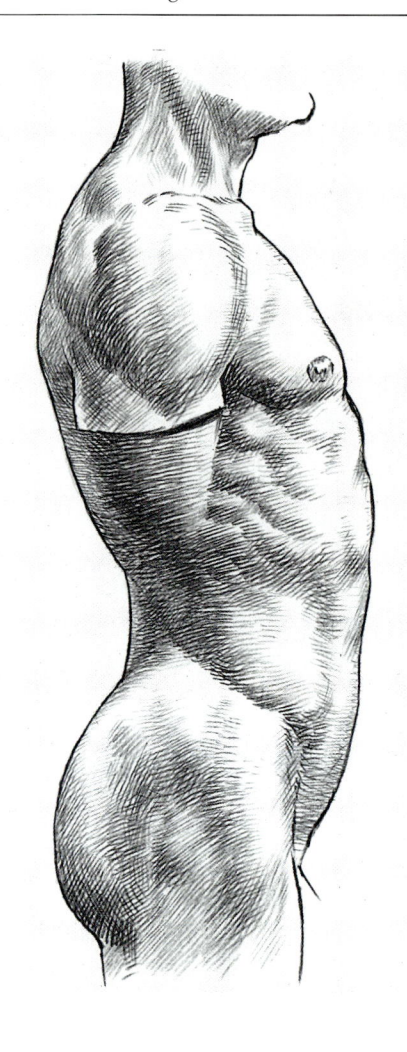

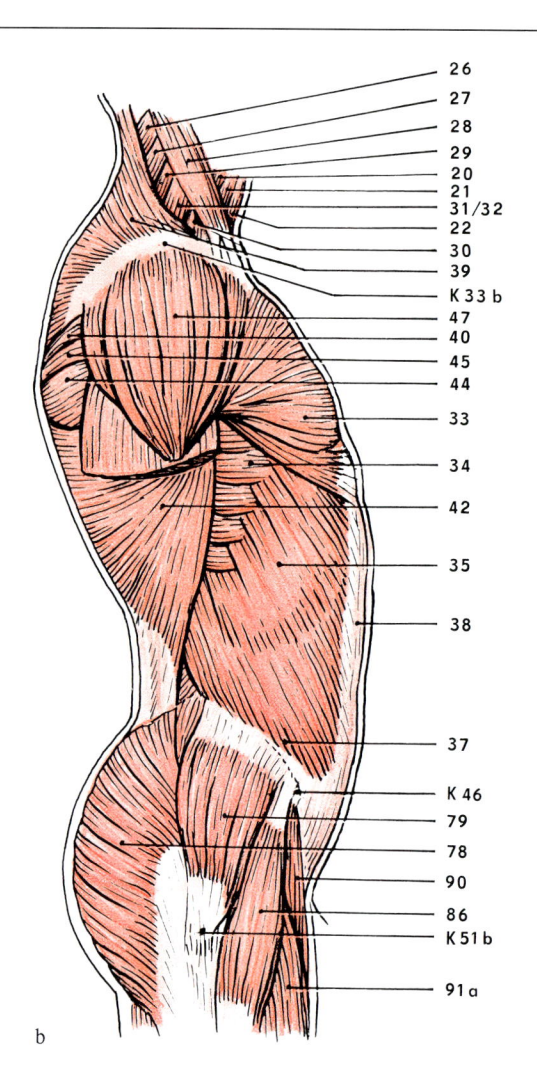

Tafel IV.
Seitenansicht des Rumpfes.

ren Rand des Schulterblattes in Höhe der Untergrätengrube **an**.

Funktion: *Beide Muskeln heben*, ihrem Faserverlauf entsprechend, wie der absteigende Teil des Kappenmuskels, *das Schulterblatt* und damit den gesamten Schultergürtel nach oben und innen, wobei die Schulterblattspitze der Dornfortsatzlinie genähert wird.

am oberen Schulterblattwinkel *(Angulus superior scapulae)* zu **enden** (Abb. 105).

Funktion: Der Muskel unterstützt den oberen Teil des Kappenmuskels, das heißt, er *hebt das Schulterblatt* nach vorn oben; dabei wird die Schulterblattspitze nach medial, die Schulterhöhe nach lateral gegen den Kopf des Oberarmknochens leicht gedreht.

10.2.3. Schulterblattheber (M. levator scapulae)

Als schmaler Muskel **entspringt** der *Schulterblattheber* von den hinteren Höckern der Querfortsätze des 1. bis 4. Halswirbels *(Tubercula posteriora* der *Procc. costotransversarii)*, wobei die vom *Atlas* ausgehende Ursprungszacke die kräftigste ist, und zieht, zum größten Teil vom *Trapezius* bedeckt, steil abwärts, um mit kurzen, sehnigen Fasern

10.2.4. Kleiner Brustmuskel (M. pectoralis minor)

Im Gegensatz zu den bisher besprochenen Muskeln des Schultergürtels nimmt der *kleine Brustmuskel* nicht vom Rücken, sondern von der Vorderfläche des Rumpfes, und zwar mit fleischigen, wenn auch dünnen Zacken vom vorderen Teil der 2. bis 5. Rippe in ein bis zwei Zentimetern Abstand von der Knorpel-Knochengrenze seinen **Ursprung**

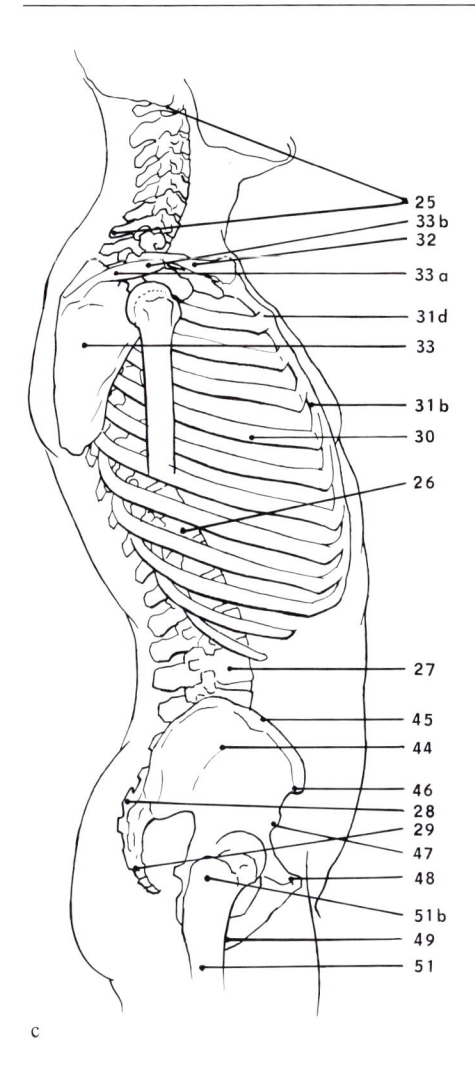

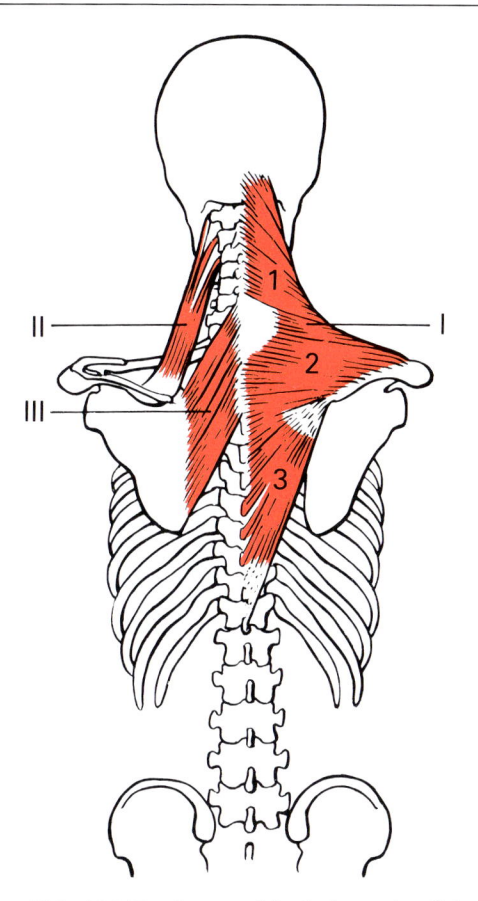

Abb. 105. Die hintere Muskulatur des Schultergürtels.
I = Kappenmuskel *(M. trapezius)* (dreiteilig)
1 = absteigende
2 = querverlaufende ⎫ Muskelbündel
3 = aufsteigende ⎭
II = Schulterblattheber *(M. levator scapulae)*
III = Rautenförmige Muskulatur *(M. rhomboideus minor et major)*

und **zieht** an den Rabenschnabelfortsatz *(Proc. coracoideus)* (Abb. 106). Die **Funktion** des kleinen Brustmuskels besteht in einem Heranziehen des Schulterblattes an die Rückwand des Brustkorbes sowie in einem *Senken des Schultergürtels,* womit zugleich die Tätigkeit des unteren Teiles des Kappenmuskels unterstützt wird; darüber hinaus wirkt bei Fixation der Schultern der kleine Brustmuskel als Hilfsmuskel für die verstärkte Einatmung.

10.2.5. Unterschlüsselbeinmuskel (M. subclavius)

Mit einer kräftigen kurzen Sehne **entspringt** von der Knorpel-Knochengrenze der 1. Rippe der schmale, die Form des Schlüsselbeines nachahmende *Unterschlüsselbeinmuskel,* der seitlich nach oben am unteren Rand des

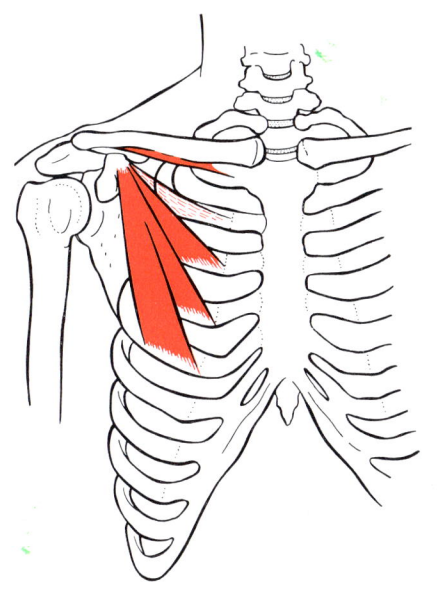

Abb. 106. Die vordere Muskulatur des Schultergürtels: Kleiner Brustmuskel *(M. pectoralis minor)* mit Unterschlüsselbeinmuskel *(M. subclavius).*

äußeren Schlüsselbeindrittels fächerförmig ansetzt (Abb. 106).

Funktion: Der Muskel schützt das innere Schlüsselbeingelenk *(Articulatio sternoclavicularis)* vor Verletzungen, indem er das Schlüsselbein an die erste Rippe fixiert und sich – bei Kontraktion seiner Fasern – einem Abduzieren des Armes widersetzt. Auf Grund seines Verlaufes vermag er weiterhin das Schlüsselbein etwas nach unten zu ziehen, wobei er zum Gegenspieler des äußeren Zuges des Kopfwenders *(M. sternocleidomastoideus)* wird.

10.2.6. Vorderer Sägemuskel
(M. serratus anterior)

Der letzte der Schultergürtelmuskeln, der *vordere Sägemuskel*, stellt eine große, bis zu 12 mm dicke, muschelförmig gewölbte Muskelplatte dar, die im Bereich der seitlichen Brustkorbwand liegt (Abb. 107, Tafel II und IV); sie nimmt mit fleischigen und tief eingeschnittenen Zacken, die mit den Zähnen eines Sägeblattes zu vergleichen sind und der Muskulatur ihren Namen gegeben haben, von der 1. bis 9. Rippe ihren Ursprung und zieht nach hinten und oben zwischen die rückwärtige Brustkorbwand und das Schulterblatt, um am inneren, der Wirbelsäule zugewandten Rand desselben anzusetzen. Zwischen dem vorderen Sägemuskel und dem Schulterblatt befindet sich noch der *Unterschulterblattmuskel (M. subscapularis),* so daß vor allem bei einer kräftigen Entwicklung beider Muskeln, wie wir ihr beispielsweise bei den Gerätturnern begegnen (Abb. 166), das Schulterblatt um die Dicke desselben von der hinteren Brustkorbwand verdrängt wird.

Die **Funktion** des vorderen Sägemuskels besteht in einem *Nachvornziehen des Schulterblattes,* woran vor allem der untere Abschnitt besonderen Anteil hat, der den unteren Winkel des Schulterblattes unter Drehung desselben weit nach vorn in Richtung Achselhöhle bringt; damit wird der *vordere Sägemuskel zum wichtigsten Hilfsmuskel für das Heben des Armes im Schultergelenk* (durch den Delta-Muskel und Obergräten-Muskel) *über die Horizontale hinaus,* eine Bewegung, die in *3 Phasen* vor sich geht: Heben des Armes im Schultergelenk – Vorwärtsbringen des Schulterblatts – Drehung und Anhebung des Schulterblatts (durch vorderen Sägemuskel und absteigende Faserzüge des Trapezmuskels).

Bei einer Lähmung dieses Muskels kann zwar durch die Tätigkeit der Delta- und Obergrätenmuskulatur *(M. deltoideus et supraspinatus)* der Arm noch bis zu 90 Grad angehoben werden; darüber hinaus zu heben ist jedoch nicht möglich, weil die Ergänzungsbewegung des Schulterblattes, das Nachvornbringen der Spitze desselben, ausbleibt. Wird der Schultergürtel festgestellt, dann ist der vordere Sägemuskel in der Lage, auf Grund seiner engen Verbindung mit der Rautenmuskulatur die Rippen zu heben und

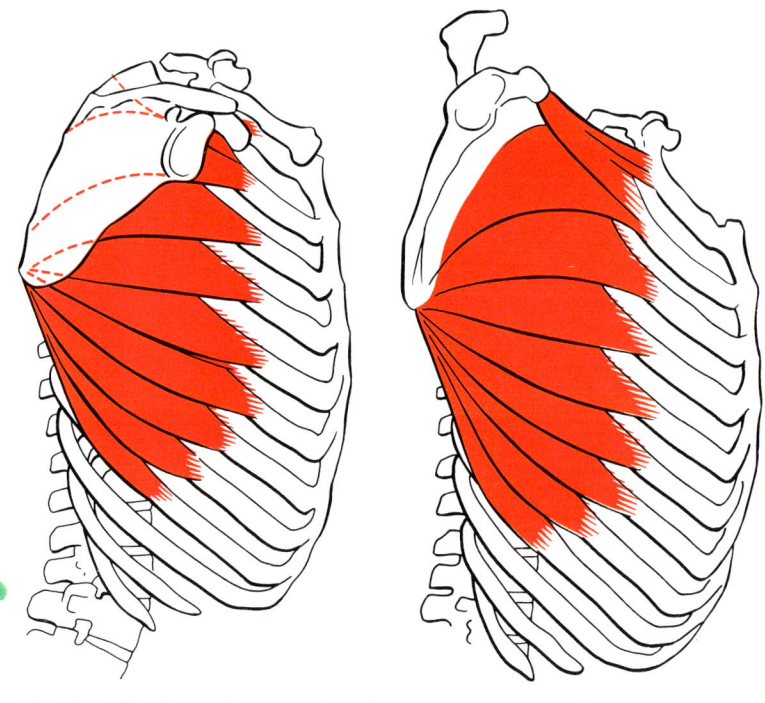

Abb. 107. Vorderer Sägemuskel *(M. serratus anterior).*
Links: Schulterblatt in normaler Stellung, rechts: Schulterblatt aufgeklappt

somit zu einem Hilfsmuskel für die verstärkte Einatmung zu werden.

Am Ende der Besprechung der Muskeln des Schultergürtels ist man zweifellos geneigt, eine gewisse Parallele in der muskulären Verspannung der Wirbelsäule sowie des an sich völlig andersartig gebauten Schulterblattes aufzuzeigen. *Genau wie beim Achsenskelett treten auch beim Schulterblatt von allen Seiten Muskeln an dieses heran; will auch nur ein einziger von ihnen sich kontrahieren und das Schulterblatt in eine neue Lage bringen, dann erfordert dies ein Nachregulieren der meisten übrigen muskulären Züge.* Dieses wechselseitige funktionelle Zusammenspiel soll abschließend nochmals dargestellt werden.

Grundsätzlich sind **Schulterblattbewegungen** mit ihren Auswirkungen auf den Bewegungsumfang des Schultergelenks und damit des Armes in **7 verschiedenen Richtungen** möglich:

In Form einer gleitenden Bewegung zur Wirbelsäule (Adduktion) bzw. von ihr weg (Abduktion), in Gestalt einer Bewegung um eine sagittale Achse, wobei sich der untere Schulterblattwinkel das eine Mal nach lateral (und die Gelenkfläche für das Schultergelenk nach oben), das andere Mal nach medial (und die Schultergelenkspfanne nach unten) bewegt, sowie in Form einer Bewegung um eine Frontalachse, in der der Rabenschnabelfortsatz nach vorn-abwärts, der untere Schulterblattwinkel nach hinten-aufwärts kippen. Als letzte Bewegung tritt ein Heben bzw. Senken des Schulterblatts auf. Aus der Fülle der für diese Verlagerungen des Schulterblatts tätigen *Muskeln* sollen im folgenden einige genannt werden, die als Spieler und Gegenspieler für den hohen Grad an *Beweglichkeit* des Schulterblatts

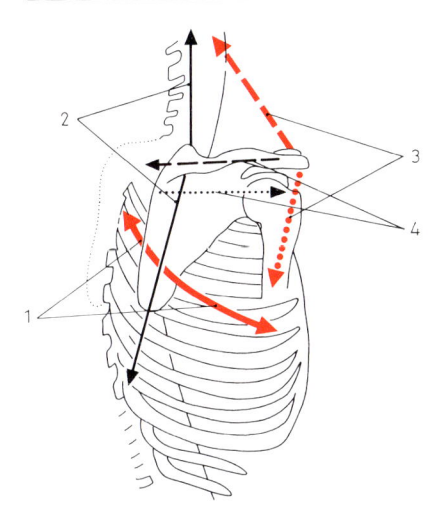

Abb. 108. Schematisierte Darstellung einiger für die Bewegung und Fixation des Schulterblatts wichtiger Muskelpaare.

1 = Zusammenarbeit von vorderem Sägemuskel und kleinem sowie großem Rautenmuskel („Serratus-Rhomboideus-Schlinge")
2 = Zusammenarbeit von Schulterblattheber und aufsteigendem Teil des Kappenmuskels („Levator-Trapezius-Schlinge")
3 = Zusammenarbeit von absteigendem Teil des Kappenmuskels und kleinem Brustmuskel („Trapezius-Pectoralis-Schlinge")
4 = Zusammenarbeit von querverlaufendem Teil des Kappenmuskels mit querverlaufendem Teil des vorderen Sägemuskels („Trapezius-Serratus-Schlinge")

und für dessen *Fixation* (als Voraussetzung für Stützübungen) verantwortlich zeichnen (Abb. 108) und die *Bestandteile größerer Muskelschlingen* (s. Kap. 12) sind.

Zu ihnen gehört unter anderem die Verbindung des **vorderen Sägemuskels** mit dem **kleinen** und **großen Rautenmuskel,** in die das Schulterblatt mit seinem medialen (vertebralen) Rand eingeschaltet ist (Abb. 108, 1), das schräg zur Zugrichtung der Muskelschlinge (s. u.) liegt. Kontrahiert sich die rautenförmige Muskulatur (was mit einer starken Dehnung des vorderen Sägemuskels verbunden ist), dann werden der untere Schulterblattwinkel und der mediale Schulterblattrand zur Wirbelsäule gezogen und die am Gelenkswinkel des Schulterblatts gelegene Schultergelenkspfanne auf die Höhe des Kopfes des Oberarmbeines hinaufgedreht. Kontrahiert sich der nunmehr vorgedehnte vordere Sägemuskel, dann bringt er den unteren Schulterblattwinkel kraftvoll nach vorn-oben und stellt das Schulterblatt so, daß dessen oberer Rand (mit oberem Winkel) der Wirbelsäule genähert ist (wodurch eine Abduktion des Armes [durch den Delta-Muskel und Obergrätenmuskel] über 90 Grad ermöglicht wird; s. u.). Diese „Serratus-Rhomboideus-Schlinge" stellt aber auch für die **statischen** Leistungen (Stütz, Handstand usw.) eine *wesentliche Voraussetzung* dar, indem sie das *Schulterblatt in einer mittleren Stellung* fixiert (Abb. 167).

Eine weitere Muskelkombination begegnet uns in der Zusammenarbeit des **Schulterblatthebers** mit den **aufsteigenden** Faserzügen des **Kappenmuskels** („Levator-Trapezius-Schlinge" [Abb. 108, 2]), die das Schulterblatt nach auf- bzw. abwärts zieht. Sie wird beispielsweise beim Tragen von Lasten auf der Schulter in Anspruch genommen, wobei der Schulterblattheber (unterstützt von den absteigenden Faserzügen des Kappenmuskels) dem auf Schlüsselbein und Schulterblattgräte (nach unten gerichteten) einwirkenden Druck entgegenarbeitet (s. u.).

Eine dritte Muskelverbindung bilden der **absteigende** Teil des **Kappenmuskels** und der **kleine Brustmuskel** („Trapezius-Pectoralis-Schlinge" [Abb. 108, 3]); während ersterer den Schultergürtel hochzieht, senkt der kleine Brustmuskel (mit Unterstützung der aufsteigenden Faserzüge des Kappenmuskels) die hochgezogene Schulter (und dreht dabei die Gelenkpfanne des Schultergelenks nach unten). Schließlich sei noch die Muskelverbindung zwischen den **querverlaufenden** Teilen des **Kappen-** und **vorderen Sägemuskels** erwähnt („Trapezius-Serratus-Schlinge" [Abb. 108, 4]), die als waagerecht um den Brustkorb verlaufender Muskelgurt das Schulterblatt (vorausgesetzt, daß es durch den breiten Rückenmuskel an die Rück- und Seitenwand des Thorax gedrückt wird) zur Wirbelsäule hin- bzw. von ihr wegzieht.

Diese Beispiele führen erneut zu der Erkenntnis, daß keine Bewegung in unserem Körper etwas Isoliertes darstellt, sondern daß *jede Haltung stets nur aus ihren Beziehungen zum Ganzen verstanden und gewertet werden kann.*

10.3. Der freie Teil der oberen Gliedmaßen

Zu den *Knochen* der freien *oberen Extremität* gehören:

1. das *Oberarmbein*   (Humerus)
2. die *Elle*   (Ulna)
3. die *Speiche*   (Radius)
4. die *Handwurzelknochen*   (Ossa carpi)
5. die *Mittelhandknochen*   (Ossa metacarpi) und
6. die *Fingerknochen*   (Ossa digitorum manus).

10.3.1. Oberarmbein *(Humerus)*

Das *Oberarmbein* stellt einen etwa 26 bis 38 cm langen, geraden Röhrenknochen dar, der an beiden Enden konvexe Gelenkflächen aufweist (Abb. 109).

Das **proximale Endstück,** das etwas schräg dem Mittelstück – auch Schaft genannt – aufsitzt, so daß ein gegen den Brustkorb *offener Winkel von annähernd 130 Grad* entsteht, bildet an der medialen Seite einen halbkugeligen *Ge-*

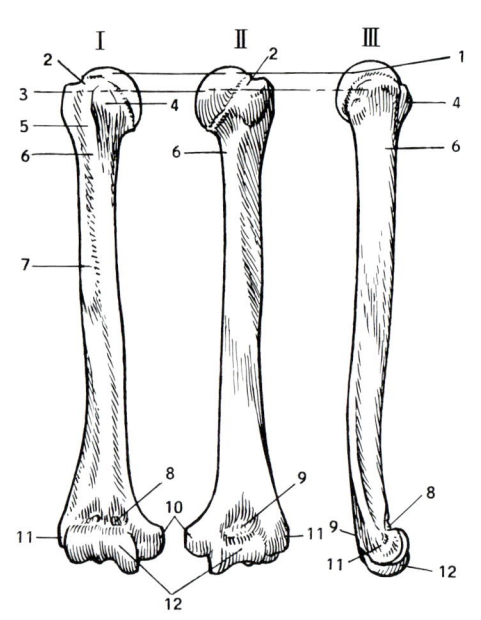

Abb. 109. Rechtes Oberarmbein *(Humerus dexter)*.
I = von ventral; II = von dorsal; III = von lateral)
1 = Oberarmkopf *(Caput humeri)*
2 = anatomischer Hals *(Collum anatomicum)*
3 = großer Höcker des Oberarmbeines *(Tuberculum majus)*
4 = kleiner Höcker des Oberarmbeines *(Tuberculum minus)*
5 = tiefe Furche zwischen den Höckern *(Sulcus intertubercularis)*
6 = chirurgischer Hals *(Collum chirurgicum)*
7 = Rauhigkeit (Ansatz des Deltamuskels) *(Tuberositas deltoidea)*
8 = Grube für den Kronenfortsatz der Elle *(Fossa coronoidea)*
9 = Grube für den Ellenhaken *(Fossa olecrani)*
10 = innerer Gelenkknorren *(Epicondylus medialis)*
11 = äußerer Gelenkknorren *(Epicondylus lateralis)*
12 = gekehlte Rolle *(Trochlea)* (Verbindung mit der Elle)

lenkkopf *(Caput humeri), der durch eine tiefere* Furche, den „anatomischen" Hals *(Collum anatomicum) von* zwei kräftigen Knochenhöckern, von denen der größere *(Tuberculum majus)* nach lateral, der kleinere *(Tuberculum minus)* nach ventral weist, *getrennt* wird. Beide Höcker laufen in knöchernen Leisten *(Crista tuberculi majoris et minoris)* aus, die von einer längs dem Mittelstück des Oberarmbeines verlaufenden Rinne *(Sulcus intertubercularis)*, in der die *lange Sehne* des *zweiköpfigen Armmuskels (Caput longum m. bicipitis brachii)* verläuft, geschieden werden. Unterhalb der beiden Höcker kommt es nochmals zu einer leichten Einschnürung des proximalen Endes, die die Grenze zum Schaft darstellt und im Gegensatz zum oben bereits erwähnten „anatomischen" Hals „chirurgischer" Hals *(Collum chirurgicum)* genannt wird, weil an dieser Stelle die meisten Oberarmkopfbrüche erfolgen.

Das kräftige **Mittelstück**, der Schaft des Oberarmbeines *(Corpus humeri)*, ist proximal im Querschnitt annähernd rund und läßt an der Außenseite fast in der Mitte seiner Länge eine große *Rauhigkeit für den Ansatz des Deltamuskels (Tuberositas deltoidea)* erkennen, *um unterhalb derselben sich dreiseitig prismatisch abzuplatten*. Etwas seitlich von dem länglichen, rauhen Knochenvorsprung verläuft eine flache Furche *(Sulcus nervi radialis)*, in der direkt über der Oberarmknochenhaut – der Speichennerv sowie die tiefe Arm-Schlagader verlaufen. Das untere Drittel des Schaftes läßt auf Grund seines prismatischen Baues *zwei scharfe Kanten (Margo medialis et lateralis)* erkennen, die jeweils in einen die distalen Gelenkkörper seitlich noch überragenden Knochenhöcker *(Epicondylus medialis et lateralis)* auslaufen, *die einen Teil der Unterarmmuskulatur als Ursprung dienen*.

Auf der Rückseite des sehr kräftigen ulnaren Knochenhöckers verläuft in einer zarten Knochenfurche der Ellennerv, der damit unmittelbar unter der Haut liegt und Druckeinwirkungen relativ leicht ausgesetzt ist; der Volksmund hat dafür den Ausdruck „sich am Mäuschen stoßen", „Musikantenknochen" geprägt.

Am breiten, dorsoventral abgeflachten **distalen Endstück** des Oberarmbeines befinden sich *zwei Gelenkkörper zur Verbindung mit den entsprechenden Gelenkpartien der beiden Unterarmknochen;* medial liegt die sog. *Rolle (Trochlea),* die in ihrer Mitte eine Führungsrinne aufweist, und lateral das halbkugelige *Köpfchen (Capitulum),* das sich nur auf die Vorder- bzw. Beugeseite des Oberarmbeines erstreckt. Über dem Köpfchen breitet sich eine flache Grube für die Speiche *(Fossa radialis)*, über der Rolle eine gleiche für den Kronenfortsatz der Elle *(Fossa coronoidea)* bei extremer Beugung aus, die beide mit einem dicken Fettpolster erfüllt sind, das Pufferfunktion besitzt. Auf der Rück- und Streckseite des Oberarmbeines erkennt man schließlich noch eine weitere, jedoch wesentlich größere und tiefere Aushöhlung *(Fossa olecrani)* für die Aufnahme des Ellenhakenfortsatzes *(Olecranon)* bei Streckung des Unterarmes im Ellbogengelenk.

10.4. Das Schultergelenk *(Articulatio humeri)*

Die beiden dieses große und so überaus frei bewegliche Gelenk bildenden Knochen (s. Tafel II bis IV) sind:

1. das *Schulterblatt (Scapula)* und
2. das *Oberarmbein (Humerus)*.

Das **Schulterblatt** stellt eine kleine, eiförmige, flache und nach lateral gerichtete Gelenk**pfanne** (Cavitas glenoidalis) zur Verfügung, die durch eine schmale, ringsumlaufende, faserknorpelige Pfannen**lippe** (Labrum glenoidale) etwas vergrößert wird. Ihr steht der ein Kugelsegment darstellende Gelenk**kopf** des **Oberarmbeines** *(Caput humeri)* gegenüber, wobei durch die Gelenkpfanne nur ein Drittel bis ein Viertel der Kopfoberfläche bedeckt wird; so liegt beispielsweise bei ruhig herabhängendem Arm nur der untere Teil des Gelenkkopfes der Pfanne, der übrige Abschnitt der inneren Gelenkkapselwandung an. Die beiden artikulierenden Flächen werden von einer weiten und schlaffen Gelenk**kapsel** umschlossen, die besonders im Bereich ihrer Vorderwand außerordentlich dünne, nicht einmal 1 mm starke Stellen aufweist, so daß Verrenkungen im Schultergelenk in diesen Abschnitten leicht auftreten können, zumal die fibröse Kapsel nur ein einziges Verstärkungsband *(Lig. coracohumerale)* aufweist, das seinen Ursprung vom Rabenschnabelfortsatz *(Proc. coracoideus)* nimmt und zum großen Höcker des Oberarmbeines *(Tuberculum majus)* zieht (s. u.).

Eine **Besonderheit** des *Schultergelenkes* stellt der *Verlauf der Sehne des langen Kopfes des zweiköpfigen Armmuskels durch den Kapselraum* dar, die – von einer röhrenartigen Aussackung der inneren, synovialen Schicht der Gelenkkapsel *(Vagina synovialis intertubercularis)* umhüllt – in der tiefen Rinne zwischen dem großen und kleinen Oberarmbein-Höcker verläuft, durch die derben äußeren Fasern der Kapsel hindurchzieht, um oberhalb der Pfanne anzusetzen.

Dem Schultergelenk wird schließlich noch durch den Rabenschnabelfortsatz *(Proc. coracoideus)*, durch die Schulterhöhe *(Acromion)* sowie ein kräftiges Band, das sich zwischen den beiden genannten Knochenvorsprüngen ausspannt *(Lig. coracoacromiale)*, in Form einer dachartigen Aushöhlung Schutz gegenüber Verletzungen oder Überdehnungen gewährt; so übernimmt beispielsweise dieses Schulterdach eine Barriere-Funktion, wenn der aufgestützte Arm mit seinem Gelenkkopf nach oben gedrückt wird. Um Druck und Reibungen an dieser Stelle weitgehend aus dem Wege zu gehen, befindet sich hier ein größerer Schleimbeutel *(Bursa subacromialis)*, der sich bisweilen auch noch unter den Deltamuskel *(Bursa subdeltoidea)* erstreckt und eine Mehrkammerung erkennen läßt.

Das **Schultergelenk** ist, dazu tragen die unterschiedlich großen Gelenkflächen von Pfanne und Kopf (die sich wie 1:4 verhalten), die schlaffe Kapsel sowie die Tatsache, daß kaum nennenswerte Verstärkungsbänder vorhanden sind, in entscheidendem Maße bei, *das* **frei beweglichste Gelenk** *unseres Körpers, das* eine **Muskelsicherung**, aber *keine Knochen- oder Bandführung besitzt* und deshalb gerade im sportlichen Training und Wettkampf plötzlichen Gewalteinwirkungen in einem relativ hohen Maße ausgesetzt ist.

Die **Bewegungen**, die wir im Schultergelenk aus einer Normalstellung des ruhig herabhängenden Armes ausführen können und auf die im Zusammenhang mit der Beschreibung der Schultergelenk-Muskulatur im einzelnen noch eingegangen wird, bestehen:
1. in einem seitwärts Heben und Senken des Armes um eine sagittale Achse, d.h. in einem Öffnen und Schließen der Achselhöhle (**Ab-** und **Adduktion**);
2. in einem Vor- und Rückschwingen um eine transversale (frontale) Achse (**Ante-** und **Retroversion**), wobei beide Bewegungen auch als das Pendeln des Armes bezeichnet werden;
3. in einem Drehen des Armes im Schultergelenk um seine Längsachse nach außen und innen (**Außen-** und **Innenrotation**).

Das Drehen wird besonders gut sichtbar, wenn man den im Ellbogengelenk rechtwinklig gebeugten Unterarm gewissermaßen als Zeiger für den Ausschlag während der Rotation benutzt.

10.5. Schultergelenkmuskulatur

Entsprechend der großen Bewegungsmöglichkeiten, die das Schultergelenk in allen Ebenen des Raumes aufweist, haben wir es auch mit einer Vielzahl von Muskeln, die auf dieses einwirken, zu tun; von diesen seien folgende angeführt:

1. *Großer Brustmuskel*   *(M. pectoralis major)*
2. *Deltamuskel*   *(M. deltoideus)*
3. *Breiter Rückenmuskel*   *(M. latissimus dorsi)*
4. *Großer Rundmuskel*   *(M. teres major)*
5. *Obergrätenmuskel*   *(M. supraspinatus)*
6. *Untergrätenmuskel*   *(M. infraspinatus)*
7. *Kleiner Rundmuskel*   *(M. teres minor)*
8. *Unterschulterblattmuskel* *(M. subscapularis)*
9. *Hakenarmmuskel*   *(M. coracobrachialis)*
10. *Langer Kopf des zweiköpfigen Armmuskels* *(Caput longum M. bicipitis brachii)*
11. *Langer Kopf des Armstreckers* *(Caput longum M. tricipitis brachii)*.

10.5.1. Großer Brustmuskel
(M. pectoralis major)

Der *große Brustmuskel* nimmt als sehr kräftige, bis zu 3 cm dicke, fächerförmige Muskelplatte den weitaus größten Teil der vorderen Brustkorbwand ein (Abb. 110). Er läßt beim herabhängenden Arm eine annähernd viereckige, beim über die Horizontale gehobenen eine mehr dreieckige Form erkennen, wobei der große Brustmuskel mit seinen Muskelbündeln die vordere, weich gerundete Achselfalte und damit zugleich die Vorderwand der Achselhöhle bildet. Der Muskel läßt **drei Ursprungsteile** erkennen; die Hauptmasse des Muskels kommt von der Außenfläche des Brustbeines und von den 2. bis 7. Rippenknorpeln *(Pars sternocostalis)*, während ein weiterer Teil vom medialen Drittel des Schlüsselbeines *(Pars clavicularis)* entspringt und ein relativ schlanker Muskelzug vom vorderen Blatt der Rectusscheide *(Pars abdominalis)* ausgeht. Die sehr feinen Bündel des großen Brustmuskels, die noch von der Brustfascie *(Fascia pectoralis)* überzogen werden und deshalb eine glatte, direkt unter der Brusthaut liegende Oberfläche aufweisen, konvergieren nach lateral und setzen an der Großhöckerleiste des Oberarmbeines *(Crista tuberculi majoris humeri)* **an,** nachdem sich kurz zuvor noch die Faserzüge

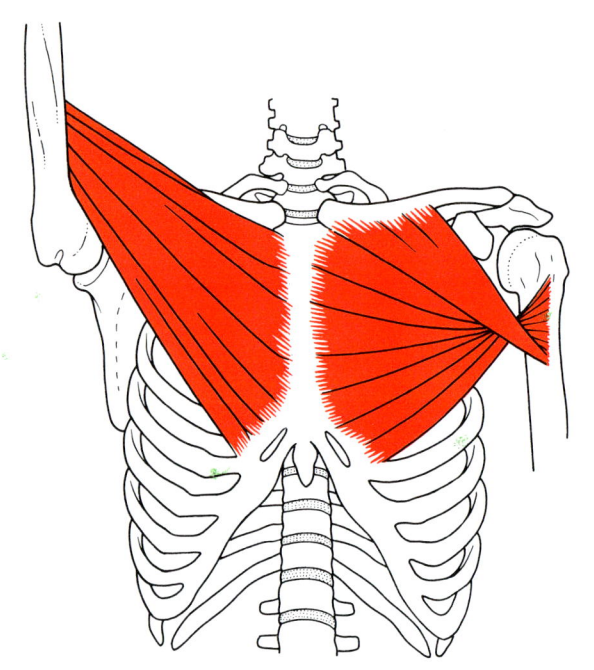

Abb. 110. Großer Brustmuskel = *M. pectoralis major* (Überkreuzung der Faserzüge vor dem Ansatz in Ruhestellung und Aufrollung derselben bei erhobenem Arm).

überkreuzt haben*), so daß im Bereich der Ansatzstelle die Muskelbündel des Bauchpresse-Anteiles zuoberst, die vom Schlüsselbein kommenden zuunterst liegen.

Die **Funktion** des *großen Brustmuskels* besteht in einem Heran-nach vorn- und innen-Bringen (Adduktion, Anteversion, Innenrotation) *des abgespreizten Armes,* wie es beispielsweise beim Brustschwimmen der Fall ist; es darf uns deshalb nicht wundern, wenn wir bei den Athleten dieser Disziplin eine besonders kräftig entwickelte große Brustmuskulatur antreffen, was auch für Hieb- und Schlagbewegungen sowie für alle Stoß- und Wurfabläufe zutrifft, da diese aus einem gedehnten Zustand heraus erfolgen. Werden beide Arme fixiert, wie etwa beim Tragen oder Ziehen von Lasten mit der Hand, beim Klettern (Tafel XXX) oder beim Klimmzug, dann ziehen der rechte und linke große Brustmuskel den Körper gegen die Arme nach oben, wobei sie vom breiten Rückenmuskel *(M. latissimus dorsi),* vom hinteren oberen Sägemuskel *(M. serratus posterior superior)* und vom Kappenmuskel *(M. trapezius)* unterstützt werden. Bei dieser Übung werden – wie so oft bei Bewegungsabläufen – *Ursprung und Ansatz miteinander vertauscht,* was wir auch beim Aufstützen der Arme auf einen Tisch sehen, eine Tatsache, die sich vor allem Asthmakranke im Anfall oder an Keuchhusten erkrankte Kinder zu

---

*) Diese durch die Haut sichtbar hervortretende Überkreuzung der Ansatzfasern des großen Brustmuskels ermöglicht, auch auf den herabhängenden Arm einzuwirken (ihn ventralwärts zu bewegen). Darüber hinaus stellt die Muskelfaser-(-bündel-)Kreuzung einen wichtigen *Schutzmechanismus* gegenüber vorzeitigen, plötzlichen Überdehnungen dar, da erst bei völlig erhobenem Arm

eigen machen, da in dieser Stellung der große Brustmuskel zu einem *Hilfsmuskel* für die *verstärkte Einatmung***) wird.

10.5.2. Deltamuskel *(M. deltoideus)*

Während die Schulterhöhe mit dem äußeren Schlüsselbein-Drittel die knöcherne Grundlage für die nur dem Menschen eigene Schulterwölbung bildet, erfährt diese ihre runde Form durch einen großen, dreiseitigen und bis zu 2 cm dicken Muskel, den *Deltamuskel,* der die Umrisse eines umgekehrten griechischen Delta aufweist; seine Lage hat viel Ähnlichkeit mit der von „Schwalbennestern" bei Musikern und Spielleuten. Auch dieser Muskel (Abb. 111 und Tafel II und IV) läßt eine **Dreiteilung** erkennen, wobei ein Teil vom äußeren Schlüsselbeinende *(Pars clavicularis),* ein weiterer von der Schulterhöhe *(Pars acromialis)* und ein letzter von der kräftigen Schulterblattgräte *(Pars spinalis)* entspringt; der vordere Rand des Schlüsselbeinanteiles wird von der Ursprungsstelle des großen Brustmuskels durch eine Rinne *(Sulcus deltoideo-pectoralis)* geschieden, die sich unterhalb des Schlüsselbeines zu einer dreieckigen Grube *(Trigonum deltoideo-pectorale)* verbreitert, die man auch als MOHRENHEIMsche Grube bezeichnet. Alle drei Muskelzüge, die jeweils als Synergisten oder Antagonisten tätig sein können, **setzen,** stark nach unten und außen konvergierend, mit einer derben Sehne an der Außenseite der Mitte des Oberarmbeines **an** *(Tuberositas deltoidea).*

Funktion: Da der *Deltamuskel* vor allem in seinem mittleren Abschnitt, der von der Schulterhöhe kommt, derbe und gefiederte Bündel besitzt, die ihm einen sehr großen physiologischen Querschnitt verleihen, *wird er zum wichtigsten Heber des Armes,* den er wie ein Hebekran in alle Richtungen (bis zur Horizontalen) führt; wir nehmen ihn im täglichen Leben häufig in Anspruch, so zum Beispiel zum Anziehen eines Jacketts, zum Frisieren oder zum Weiterrücken der Hand beim Schreiben. Gleichermaßen wichtig ist die Feststellung, daß durch die Zusammenarbeit der absteigenden und querverlaufenden Faserzüge des Trapezmuskels mit denen des mittleren Abschnitts des Deltamuskels – unter Zwischenschaltung der Schulterhöhe – ein kräftiger *muskulärer Tragriemen* entsteht, der ein Herabziehen der Schulter beim Tragen von Lasten verhindert und eine Fixation des Schultergürtels und Schultergelenks (Abb. 165, 168 und 169) ermöglicht.

Der Schlüsselbeinteil des Deltamuskels vermag eine mehr oder weniger stark ausgeprägte *Einwärts-,* der Schulterblattgrätenanteil eine entsprechende *Auswärtsdrehung*

(d. h. aufgerollten Faserzügen) eine maximale Dehnung des großen Brustmuskels eintreten kann.

**) Der große (und kleine) Brustmuskel wird während der künstlichen Atmung zur Wiederbelebung Ertrunkener zum Rippenheber!

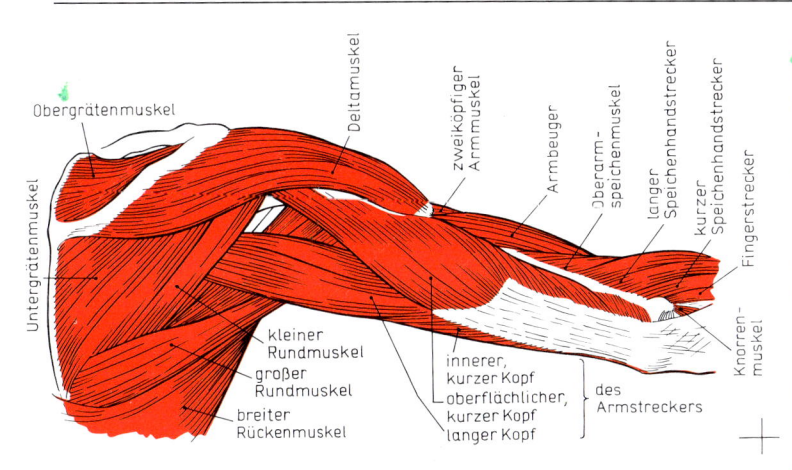

Abb. 111. Schultergelenk- und Oberarmmuskulatur.

des Armes durchzuführen. Auch für den festen Zusammenhalt der das Schultergelenk bildenden artikulierenden Flächen sorgt der Deltamuskel; ist er gelähmt, dann kommt es (da die Muskelführung des Schultergelenkes nunmehr wegfällt) zur Ausbildung eines „Schlottergelenkes"; der Arm – dessen Masse normalerweise durch den Tonus des Deltamuskels gehalten wird – kann nur noch mittels Schwung (durch den Obergrätenmuskel) seitlich angehoben werden.

10.5.3. Breiter Rückenmuskel
(M. latissimus dorsi)

Unmittelbar unter der Hautoberfläche des Rückens und diese bei Guttrainierten modellierend, liegt der *flächenmäßig größte Muskel unseres Körpers, der breite Rückenmuskel.* Er stellt eine dünne, nur etwa 0,5 cm dicke Muskelplatte dar, die sich jedoch in ihrem weiteren Verlauf zum Oberarmbein hin in einen wesentlich kräftigeren, bis zu 3 cm verdickenden Muskelstrang verwandelt. Der breite Rückenmuskel (Abb. 111 und 112 sowie Tafel III und IV) entspringt mit einer breiten, kräftigen Sehnenplatte – cranial etwas vom Kappenmuskel *(M. trapezius)* überlagert – von den Dornfortsätzen der sechs unteren Brust- sowie von denen der Lenden- und Kreuzbeinwirbel sowie von den drei bis vier untersten Rippen, zieht sich – verschmälernd und den unteren Schulterblattwinkel an die Rückwand des Brustkorbes fixierend – in Form einer engen halben Schraubentour um den großen Rundmuskel *(M. teres major)* herum, um mit einer platten Sehne an der Kleinhöckerleiste des Oberarmbeines *(Crista tuberculi minoris humeri)* Ansatz zu finden, wobei sich, wie beim großen Brustmuskel *(M. pectoralis major),* die Faserzüge überkreuzen.

Funktion: *Der breite Rückenmuskel schließt im Verein mit dem großen Rundmuskel die Achselhöhle nach hinten ab* und *bildet die hintere Achselfalte.* Er zieht bei Kontraktion seiner Fasern den *erhobenen Arm herab* und bringt diesen unter kräftiger *Einwärtsdrehung nach dorsal* („Schürzenknoter", „Fracktaschenmuskel"), eine Bewegung, der wir beispielsweise auch beim Ausholen zu Wurf- und Stoßübungen begegnen. Bereits der große Brustmuskel war in der Lage, aus der stärksten Dehnung heraus mit einer maximalen Kraftentfaltung zu antworten; ein gleiches zeigt nunmehr auch der breite Rückenmuskel, dessen Fasern schon bei ruhig herabhängendem Arm relativ stark verkürzt sind und der demzufolge *aus einer kräftigen Ausholbewegung heraus,* wie sie etwa ein Schlag mit dem Hammer oder Beil darstellt, seine *Hauptarbeit zu leisten in der Lage ist,* wobei er sich hierbei in der Arbeit mit dem mittleren sowie unteren Teil des großen Brustmuskels vereinigt. Bei fixierten (aufgestützten) Armen wirken der rechte und linke breite Rückenmuskel als Halter des Rumpfes (Stütz auf den Barrenholmen, Kreuzhang an den Ringen; Abb. 165, 167, 168 und Tab. XXXII bis XXXIV) und als akzessorische *Aus*atmungs-Muskeln („Husten"-Muskeln).

Der breite Rückenmuskel ist nicht zuletzt ein recht anschauliches Beispiel für die *Wirkungsumkehr eines Muskels* und für das Auftreten einer neuen Funktion. Er bringt nach dem soeben Gesagten den herabhängenden Arm nach hinten und dreht ihn dabei leicht einwärts; „sobald nun die Hand den Körper berührt, kehrt sich bei gebeugtem Ellbogengelenk die kreisende Wirkung des genannten Muskels in ihr Gegenteil um, der Arm wird jetzt außengedreht, das Ellbogengelenk durch skelettäre Kettenwirkung gestreckt. Der Schluß einer Gliederkette kann die Wirkung eines Muskels in das Gegenteil umwandeln" (BEYER).

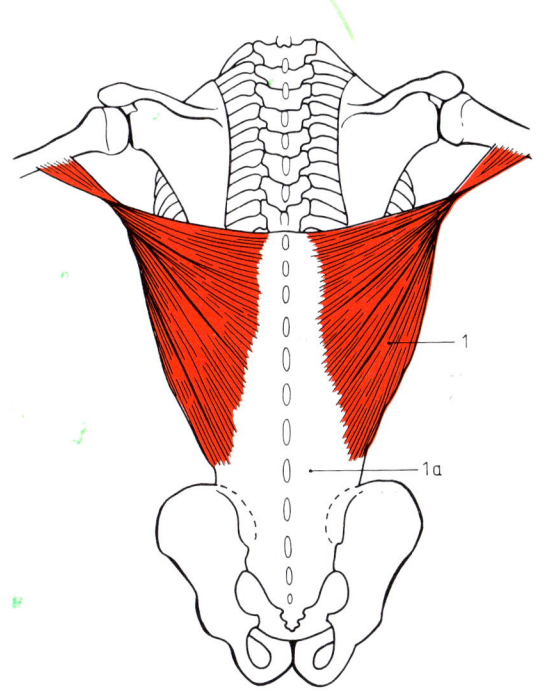

Abb. 112. Der breite Rückenmuskel *(M. latissimus dorsi).*
1 = breiter Rückenmuskel
1a = Muskelbinde *(Fascia thoracolumbalis)*

10.5.4. Großer Rundmuskel
(M. teres major)

Der *große Rundmuskel*, der vor allem bei Gerätturnern als kräftiger, runder Wulst oberhalb der Schulterblattspitze unmittelbar unter der Haut des Rückens hervorquillt (Abb. 111, 167 und Tafeln III, IV, XVII, XXI, XXII, XXXI, XXXIII, XXXVI), weist die Form eines dreiseitigen Prismas auf, das von der Hinterfläche des Schulterblattes im Bereich des caudalen Winkels *(Angulus inferior scapulae)* entspringt und – nach oben seitwärts ziehend – mit einer mächtigen, etwa 4 cm breiten Endsehne an der Kleinhöckerleiste des Oberarmbeines *(Crista tuberculi minoris humeri)* direkt hinter der des breiten Rückenmuskels *(M. latissimus dorsi)* ansetzt, wobei sich seine Sehne zum Teil mit der des letztgenannten Muskels verbindet.

Funktion: Der *große Rundmuskel (M. teres major)* ist *Adduktor* und *Innenrotator (Pronator)* zugleich, d. h., er zieht den erhobenen Arm an den Rumpf heran und bringt ihn unter leichter Einwärtsdrehung dorsal- und medianwärts, wie wir es beispielsweise beim Verschränken beider Arme auf dem Rücken sehen. Er verändert – und dadurch unterscheidet er sich vom breiten Rückenmuskel – jeweils die Haltung des Armes zum Schulterblatt, während letzterer im Verein mit dem großen Brustmuskel die Stellung der freien oberen Gliedmaßen zum Rumpf reguliert.

Großer und kleiner Rundmuskel ähneln nach Ursprungsort und Verlauf ihrer Fasern einem „V", das mit seiner Spitze am Schulterblatt, mit seinen Schenkeln am Oberarmbein ansetzt, wobei ein dreiseitiger Spalt zwischen ihnen frei bleibt, durch den der lange Kopf des Armstreckers *(Caput longum m. tricipitis brachii)* hindurchzieht. Er unterteilt den Spalt in zwei recht unterschiedlich gestaltete Abteilungen: in die *mediale (dreiseitige)* und *laterale (viereckige) Achsellücke.* Erstere wird vom großen und kleinen Rundmuskel sowie von dem langen Kopf des Armstreckers, letztere von den gleichen Muskeln und dem Oberarmbein begrenzt.

10.5.5. Obergrätenmuskel
(M. supraspinatus)

Der platte, dreieckige und bis zu 2 cm dicke *Obergrätenmuskel* nimmt seinen Ursprung von der Obergrätengrube des Schulterblattes *(Fossa supraspinata scapulae)* sowie von der ihn bedeckenden Muskelbinde; er zieht unter der Schulterhöhe hindurch (Abb. 111), verwächst mit seiner Sehne zum Teil mit dem oberen Abschnitt der Schultergelenkkapsel und setzt an der oberen Facette des großen Oberarmbein-Höckers *(Tuberculum majus humeri)* an. Die Funktion des Obergrätenmuskels besteht neben einer Spannung der Gelenkkapsel, wodurch die Lage des Oberarmkopfes in der Schultergelenkspfanne stabilisiert wird, in einem *Nach-vorn- und-außen-Heben des Armes.*

10.5.6. Untergrätenmuskel
(M. infraspinatus)

Der ebenfalls langgestreckt-dreiseitig gestaltete *Untergrätenmuskel* entspringt von der gleichnamigen Schulterblattgrube *(Fossa infraspinata scapulae)* sowie von der ihn bedeckenden Fascie (Abb. 111 und Tafel III und IV); er weist eine Dreiteilung auf, wobei der mittlere und kurzfaserige Abschnitt gefiedert ist, wodurch dem gesamten Muskel ein hoher physiologischer Querschnitt verliehen wird. Mit einer kräftigen Sehne findet er an der mittleren Facette des großen Oberarmbein-Höckers *(Tuberculum majus humeri)* Ansatz, wobei er – wie der Obergrätenmuskel – mit der Schultergelenkkapsel verschmilzt. In seiner Wirkung ist der Untergrätenmuskel in erster Linie *Außenrotator (Supinator);* darüber hinaus fungieren die oberen Partien als *Heber*, die unteren als *Adduktoren* der oberen Extremität.

10.5.7. Kleiner Rundmuskel
(M. teres minor)

Der mehr länglich-viereckige *kleine Rundmuskel* entspringt von der Außenfläche des seitlichen Schulterblattrandes *(Margo lateralis scapulae)*, verläuft wie der Untergrätenmuskel über den hinteren Teil der Schultergelenkkapsel und setzt in Form einer platten Sehne an der unteren Facette des großen Oberarmbein-Höckers *(Tuberculum majus humeri)* an (Abb. 111 und Tafel III und IV). Er unterstützt durch seine Funktion, die in einer *Außenrotation* und *Adduktion des Armes* besteht, die des Untergrätenmuskels.

10.5.8. Unterschulterblattmuskel
(M. subscapularis)

Die der hinteren Brustkorbwand zugekehrte Schulterblattfläche *(Facies costalis scapulae)* wird von einer dreiseitigen, kräftigen, bis zu 2 cm dicken Muskelplatte, dem *Unterschulterblattmuskel,* ausgefüllt. Als Ursprungsstellen dienen leistenartige Erhebungen der den Rippen zugewandten Schulterblattfläche *(Lineae musculares)*, von denen der mehrfach gefiederte Muskel kommt, unter dem Rabenschnabelfortsatz *(Proc. coracoideus)* hinwegzieht und an dem kleinen Oberarmbein-Höcker *(Tuberculum minus humeri)* **ansetzt.**

Funktion: Der stark gefiederte Unterschulterblattmuskel *rollt* in der Hauptsache *den Arm kraftvoll einwärts (Pronation),* spannt wie die zuvor angeführten Muskeln die Gelenkkapsel und unterstützt infolge seiner dreieckigen Gestalt das Vor- und Zurückheben sowie das Wiederheranführen der oberen Gliedmaßen.

Zum Schluß seien noch in ihrer Wirkung auf das Schultergelenk der Hakenarmmuskel *(M. coracobrachialis)* und der jeweils lange Kopf des *zweiköpfigen Armmuskels sowie des Armstreckers (Caput longum m. bicipitis* bzw. *tricipitis humeri)* genannt, die, da sie in erster Linie auf das Ellbogengelenk einwirken, dort näher besprochen werden.

Die folgende **Zusammenfassung** *der vielseitigen Funktionen der Schultergelenkmuskeln,* die – soweit sie wie eine Manschette der Gelenkkapsel anliegen – auch unter dem Begriff „Rotatorenmanschette" bekannt sind, soll nochmals einen Überblick über die *zweckmäßige Koordination* der einzelnen Glieder zu einem übergeordneten funktionellen Ganzen vermitteln und das *Bewegungsausmaß* dabei kennzeichnen; die erstgenannten Zahlenangaben beziehen sich auf das isoliert tätige Schultergelenk, die in Klammern gesetzten Werte verdeutlichen das durch ein Zusammenwirken von Schultergelenk und Schlüsselbeingelenken maximal erreichbare Bewegungsvermögen.

Das *Vor- und Zurückschwingen* des Armes um eine *Frontal*achse, das in einem Gesamtumfang von 130 (bzw. 230) Grad möglich ist:

Für den ersten Teil dieser Bewegung (**Anteversion**) (Abb. 113a) sind vor allem der Deltamuskel sowie der Schlüsselbeinanteil des großen Brustmuskels, der Obergrätenmuskel und der kurze Kopf des zweiköpfigen Armmuskels tätig.

Die große Rolle, die der Deltamuskel hierbei spielt, kann wohl nicht besser als dadurch bewiesen werden, daß bei einer Lähmung desselben ein Heben des Armes nach vorn – wie beispielsweise beim Essen oder Trinken (s. o.) – so gut wie nicht mehr möglich ist. Soll das Vorschwingen oder Hochheben des Armes bis zur Senkrechten weitergeführt werden, dann wird dies – trotz der freien Beweglichkeit des Schultergelenkes und -gürtels – erst durch eine kräftige Streckung der Wirbelsäule bzw. des ganzen Rumpfes im Hüftgelenk ermöglicht; davon machen wir Gebrauch, wenn wir beispielsweise mit dem Rücken an eine Sprossenwand herantreten und versuchen, mit der Hand die oberste, eben noch erreichbare Sprosse zu erfassen. Dieses Beispiel zeigt anschaulich, wie sehr die passiven und aktiven Einrichtungen der oberen Gliedmaßen mit denen des Rumpfes zu einer *funktionellen Einheit* verschmelzen: Der Rumpf unterstützt die Reichweite des Armes und vergrößert damit den Spielraum der Hand.

Die **Retroversion** des Armes (Abb. 113b) erfolgt vor allem durch den hinteren Abschnitt des Deltamuskels,

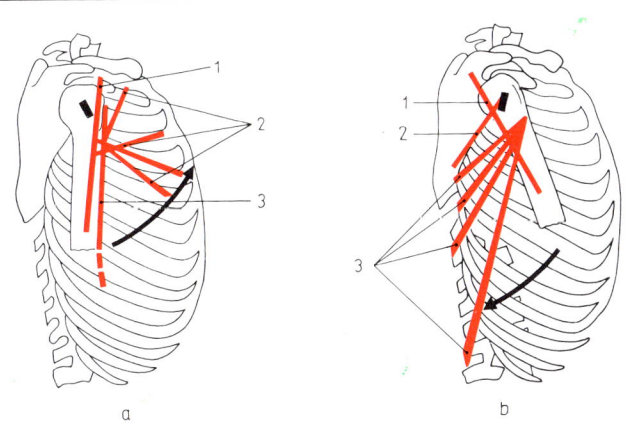

Abb. 113. Schematisierte Darstellung der im Schultergelenk eine *Ante-* (a) bzw. *Retroversion* (b) bewirkenden Muskeln.

Anteversion durch:
1 = vorderer Teil des Deltamuskels *(Pars clavicularis m. deltoidei)*
2 = großer Brustmuskel *(M. pectoralis major)*
3 = kurzer Kopf des zweiköpfigen Armmuskels *(Caput breve m. bicipitis humeri)*

Retroversion durch:
1 = hinterer Teil des Deltamuskels *(Pars spinalis m. deltoidei)*
2 = großer Rundmuskel *(M. teres major)*
3 = breiter Rückenmuskel *(M. latissimus dorsi)*

durch den großen Rundmuskel, den breiten Rückenmuskel und den langen Kopf des Armstreckers.

Eine weitere Grundbewegung, das **Abspreizen** um 90 (bzw. 170 bis 180) Grad und **Heranführen** des Armes bis 20 Grad (Abb. 114), erfolgt um eine *sagittale* Achse; an ersterem nehmen insbesondere der stark gefiederte mittlere Teil des Deltamuskels, der Obergrätenmuskel sowie der lange Kopf des zweiköpfigen Armmuskels teil, während das Schließen der geöffneten Achselhöhle durch die Schwere des Armes sowie durch die Kontraktion des großen Brustmuskels, des langen Kopfes des Armstreckers, des breiten Rückenmuskels und des großen Rundmuskels vonstatten geht.

Schließlich sei noch die **Innen-** und **Außenrotation** des Armes um eine *Längs*achse erwähnt, die sich in ihrem Gesamt-Bewegungsumfang auf annähernd 140 (bzw. 160) Grad beläuft. Sie verdient besondere Beachtung, da sie – der Pro- und Supination der Hand im oberen und unteren Ellen-Speichengelenk hinzugerechnet – dieser bei gestrecktem Arm einen Aktionsradius von 310 Grad ermöglicht, der noch durch die Mitarbeit der beiden Schlüsselbeingelenke auf insgesamt 360 Grad erhöht werden kann. Die Innenrotation führen vor allem der Unterschulterblattmuskel, der große Brustmuskel, der breite Rückenmuskel, der große Rundmuskel sowie der vordere Abschnitt des Deltamuskels durch, wobei die letzten drei genannten nur unterstützende Funktion haben.

Als Auswärtsrotator fungiert in erster Linie der Untergrätenmuskel, dem der kleine Rundmuskel sowie der hintere Teil des Deltamuskels zu Hilfe kommen.

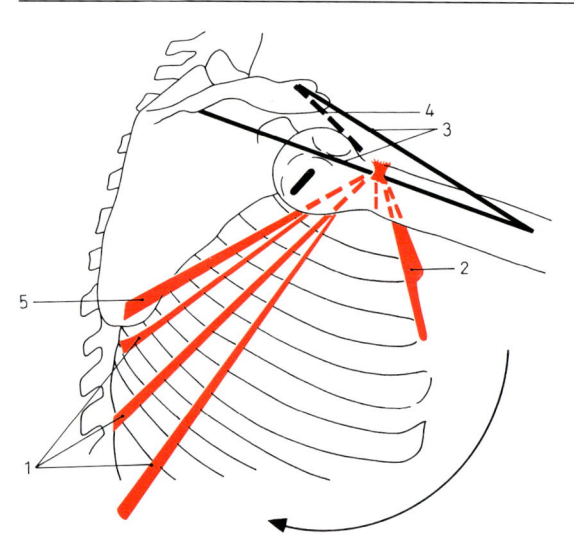

Abb. 114. Schematisierte Darstellung der im Schultergelenk eine *Ab-* bzw. *Adduktion* bewirkenden Muskeln.

1 = breiter Rückenmuskel *(M. latissimus dorsi)*
2 = großer Brustmuskel *(M. pectoralis major)*
3 = Deltamuskel *(M. deltoideus)*
4 = Obergrätenmuskel *(M. supraspinatus)*
5 = großer Rundmuskel *(M. teres major)*

Bewegung:	Ausführende Muskeln:
Anteversion	1. *Deltamuskel (Pars clavicularis et acromialis m. deltoidei)*
	2. *großer Brustmuskel (Pars clavicularis m. pectoralis majoris)*
	3. *Hakenarmmuskel (M. coracobrachialis)*
	4. *kurzer Bizepskopf (Caput breve m. bicipitis humeri)*
	5. *Obergrätenmuskel (M. supraspinatus)*
Retroversion	1. *Deltamuskel (Pars acromialis et spinalis m. deltoidei)*
	2. *breiter Rückenmuskel (M. latissimus dorsi)*
	3. *großer Rundmuskel (M. teres major)*
Abduktion	1. *Deltamuskel (Pars acromialis m. deltoidei)*
	2. *Obergrätenmuskel (M. supraspinatus)*
Adduktion	1. *großer Brustmuskel (M. pectoralis major)*
	2. *breiter Rückenmuskel (M. latissimus dorsi)*
	3. *großer Rundmuskel (M. teres major)*
	4. *kleiner Rundmuskel (M. teres minor)*
Innenrotation	1. *Deltamuskel (Pars clavicularis m. deltoidei)*
	2. *Unterschulterblattmuskel (M. subscapularis)*
	3. *Hakenarmmuskel (M. coracobrachialis)*
	4. *großer Brustmuskel (M. pectoralis major)*
	5. *breiter Rückenmuskel (M. latissimus dorsi)*
	6. *großer Rundmuskel (M. teres major)*
Außenrotation	1. *Deltamuskel (Pars spinalis m. deltoidei)*
	2. *Untergrätenmuskel (M. infraspinatus)*
	3. *kleiner Rundmuskel (M. teres minor)*

Die Zusammenfassung verdeutlicht letzten Endes, daß die Adduktoren und Innenrotatoren im Schultergelenk kräftiger als ihre Antagonisten sind. Sie sichern die Fixation des Schultergelenks (und Schultergürtels) und die Hauptleistungen der Arme, da sie gegen eine Last, gegen einen Widerstand kraftvoll arbeiten.

10.6. Die Knochen des Unterarms

Die beiden schlanken Röhrenknochen des Unterarms, **Elle** und **Speiche,** lassen infolge ihrer recht unterschiedlichen Funktion entsprechende Besonderheiten im Bau erkennen; so ragt die Elle im Bereich ihres proximalen Endes über die Speiche hinaus, um mit einem großen, hakenförmigen Fortsatz die gelenkige Hauptverbindung zwischen Ober- und Unterarm herzustellen, während sie sich nach distal mehr und mehr verjüngt. Ganz im Gegensatz dazu verbreitert sich die zunächst in ihrem oberen Abschnitt noch zierliche Speiche nach unten zu einem dreiseitigen, dicken, etwas abgeplatteten Ende, das die Gelenkverbindung vom Unterarm zur Hand aufweist (Abb. 115 und Tafel V).

10.6.1. Elle *(Ulna)*

Die etwa 25 bis 27 cm lange, *an der Kleinfingerseite* relativ oberflächlich *gelegene Elle (Ulna) springt* im Bereich ihres **proximalen** Endes mit einem kräftigen knöchernen Fortsatz, dem *Ellenhaken (Olecranon),* im Bereich ihres di-

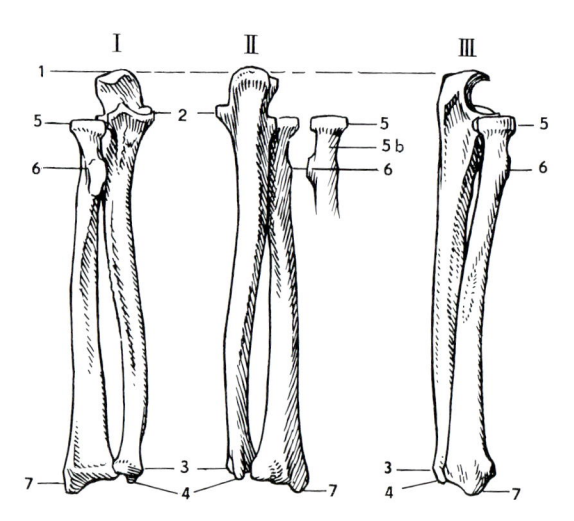

Abb. 115. Rechte Elle und Speiche = *Ulna dextra et Radius dexter* (in Supinationsstellung)
(I = von ventral; II = von dorsal; III = von lateral)
1 = Ellenhaken *(Olecranon)*
2 = Kronenfortsatz *(Proc. coronoideus)*
3 = Ellenköpfchen *(Caput ulnae)*
4 = Griffortsatz der Elle *(Proc. styloideus ulnae)*
5 = Gelenkfläche des Speichenkopfes *(Circumferentia articularis radii)*
5b = Hals der Speiche *(Collum radii)*
6 = Speichenrauhigkeit *(Tuberositas radii)* (Ansatz des Bizeps)
7 = Griffelfortsatz der Speiche *(Proc. styloideus radii)*

stalen Endes mit einem sehr zarten *Griffelfortsatz (Proc. styloideus)* deutlich hervor, so daß beide durch die Haut sicht- und tastbar sind. Der zum Ergreifen des unteren Endes des Oberarmbeines zangenförmig gestaltete obere Ellenabschnitt weist auf der Beugeseite einen großen, *halbmondförmigen und gefirsteten Ausschnitt (Incisura trochlearis)* auf, in den die Rolle des Oberarmbeines *(Trochlea humeri)* sich einpaßt, der *nach vorn vom sog. Kronenfortsatz (Proc. coronoideus)* und *nach hinten vom* mächtigen *Ellenhaken (Olecranon)* begrenzt wird. Lateral vom Kronenfortsatz läßt die Elle einen kleinen Ausschnitt für die Einlagerung des Köpfchens der Speiche *(Incisura radialis)* erkennen, während sich unterhalb desselben eine kleine rauhe Fläche *(Tuberositas ulnae)* zum Ansatz des Armbeugers befindet.

Das dreikantige **Mittelstück**, *der Schaft der Elle (Corpus ulnae)*, zeichnet sich durch eine zur Speiche hingerichtete breite, scharfe Kante *(Margo interosseus)* aus, von der eine dünne Bandhaft *(Membrana interossea)* zu einer entsprechenden Leiste an der Speiche zieht, die somit beide Unterarmknochen miteinander verbindet.*) Auf der der Handrückenseite zugewandten Ellenseite verläuft eine derbe knöcherne Linie für den Ursprung des Auswärtsdrehers abwärts *(Crista m. supinatoris)*.

Das zierlich und rundlich gestaltete **distale** Ende der Elle weist ein *Köpfchen (Caput ulnae)* mit einer radial gelegenen halbzylindrischen Gelenkfläche zur Verbindung mit dem unteren Speichenabschnitt *(Circumferentia articularis ulnae)* auf; lateral liegt der durch die Haut bequem sicht- und tastbare Griffelfortsatz *(Proc. styloideus)*.

10.6.2. Speiche *(Radius)*

Die ungefähr 23 bis 25 cm lange *Speiche (Radius)* läßt im Bereich ihres **proximalen** Abschnittes einen drehrunden *Kopf (Caput radii)* erkennen, der zur Verbindung mit dem *Köpfchen* des Oberarmbeines eine kreisförmige, flache Grube *(Fovea capitis radii)* sowie an der ulnaren Seite eine Gelenkfläche zur *Drehbewegung der Speiche in dem halbzylindrischen Ausschnitt der Elle (Circumferentia articularis radii)* trägt. Der Kopf erfährt nach distal eine halsartige Einschnürung *(Collum radii)*; am Übergang derselben zum Mittelstück liegt auf der volaren Partie der Speiche eine deutlich hervorspringende knöcherne Rauhigkeit für den Ansatz der kräftigen Endsehne des zweiköpfigen Armmuskels *(Tuberositas radii)*.

Unterhalb dieser aufgetriebenen rauhen Stelle *plattet sich die Speiche ähnlich wie die Elle dreikantig* ab, wobei die scharfe, nach ulnar gerichtete Kante *(Margo interos-*

---

*) Die Zwischenknochen-Membran weist in ihrem proximalen und mittleren Abschnitt einen schrägen Faserverlauf auf, wodurch die Umwendebewegungen der Speiche um die Elle ungehindert vonstatten gehen können.

seus) besonders auffällt. Das **Mittelstück** oder der **Schaft** ist insgesamt gegen die Elle leicht abgebogen, so daß sich der Zwischenknochenraum nach unten zu etwas verbreitert.

Das **distale**, breite Ende ist *volar plan* (zur Einlagerung des viereckigen Einwärtsdrehers *[M. pronator quadratus]*), während es *dorsal mehrere Furchen* für die darüber hinwegziehenden Sehnen aufweist. Es trägt zwei Gelenkflächen: eine flache Grube zur Verbindung mit der halbzylindrischen Gelenkfläche der Elle *(Incisura ulnaris)* und eine gehöhlte, aus zwei Facetten sich zusammensetzende überknorpelte Partie zur Artikulation mit dem Kahn- und Mondbein der Handwurzel *(Facies articularis carpea)*. Beide Gelenkflächen werden lateral von einem mehr stumpfen Griffelfortsatz *(Proc. styloideus radii)* überragt.

10.7. Das Ellbogengelenk *(Articulatio cubiti)*

Das *Ellbogengelenk* (Abb. 38a) unterscheidet sich gegenüber der Vielzahl der beweglichen Knochenverbindungen dadurch, daß es eines der wenigen Gelenke ist, in dem **drei Knochen**: *Oberarmbein (Humerus)*, *Elle (Ulna)* und *Speiche (Radius)* gelenkig miteinander zusammenstoßen; man bezeichnet es deshalb auch als *zusammengesetztes* Gelenk *(Articulatio composita)*. Da alle drei Knochen von einer gemeinsamen Gelenkkapsel umschlossen werden, stellt das Ellbogengelenk **räumlich** zweifellos **ein Gelenk** dar, **funktionell** weist es jedoch **drei Teilgelenke** mit unterschiedlichen Bewegungsmöglichkeiten auf:

1. das *Oberarmbein-Ellengelenk*
2. das *Oberarmbein-Speichengelenk* und
3. das *obere Speichen-Ellengelenk*.

Das **Oberarmbein-Ellengelenk** *(Articulatio humero-ulnaris)* ist eines der *reinsten Winkel- oder Scharniergelenke*; in ihm erfolgen die Beuge- und Streckbewegungen des Unterarmes gegen den Oberarm. Der konvexe Gelenkkörper wird von der gekehlten Rolle des Oberarmbeines *(Trochlea humeri)* gebildet, in die der konkave Körper, die halbmondförmige, mit einer knöchernen Führungsleiste versehene „Ellenzange" *(Incisura trochlearis)* greift; dadurch entsteht *im Vergleich* zum *Schultergelenk*, das nur eine Muskelführung erkennen ließ, *hier eine starre, knöcherne Führung*, die außer der obengenannten Bewegung keine weitere zuläßt. Diese Verbindung ist eine derartig innige, daß sie selbst nach Durchtrennung aller Verstärkungs- und Hemmungsbänder weiterhin aufrechterhalten bleibt.

Der Bewegung der Elle muß die Speiche im **Oberarmbein-Speichengelenk** *(Articulatio humero-radialis)* folgen; letzteres könnte auf Grund der Form der Gelenkkörper *(Capitulum humeri* bzw. *Fovea capitis radii)* ein Kugelgelenk sein; jedoch ein dem Speichenkopf im Bereich seiner Gelenkfläche umschließendes *Ringband (Lig. anulare ra-*

dii), das die Speiche an die Elle gewissermaßen fixiert, *läßt nur zwei Grade der Bewegungsfreiheit zu:* ein Beugen und Strecken (wie im Oberarmbein-Ellengelenk) sowie ein Drehen des Speichenkopfes auf dem des Oberarmbeines. Das Oberarmbein-Speichengelenk erhält somit den Charakter eines zweiachsigen *Drehwinkel-Gelenkes (Trochoginglymus).*

Die letzte gelenkige Verbindung, das **obere Speichen-Ellengelenk** *(Articulatio radio-ulnaris proximalis)* stellt ein *Radgelenk* dar, wobei der konvexe Gelenkkörper – die zylindrische Gelenkfläche des Speichenkopfes *(Circumferentia articularis radii)* – in der konkaven Ellen-Gelenkpfanne *(Incisura radialis ulnae)* gleitet. Ergänzt und zugleich verstärkt wird dieses Gelenk durch das bereits erwähnte kräftige, 1 cm breite und mit der Gelenkkapsel eng verbundene *Ringband,* auf dessen Innenfläche die Bewegung der Speiche um die Elle zu einem Teil mit erfolgt. Bereits aus dem anatomischen Aufbau des oberen Speichen-Ellengelenkes geht hervor, daß es für das Beugen und Strecken des Unterarmes gegen den Oberarm im Ellbogengelenk keinerlei Bedeutung hat, aber im Verein mit dem unteren Speichen-Ellengelenk *(Articulatio radio-ulnaris distalis)* die **Umwendebewegung der Hand** verrichtet, die sich bei gebeugtem Ellbogengelenk auf 140 bis 160 Grad beläuft, wobei sich die Speiche um eine schräg durch den Unterarm verlaufende Längsachse dreht, während die Elle dabei stillsteht. Bei gestrecktem Ellbogengelenk beläuft sich die Umwendebewegung (durch Nutzung der zusätzlichen Rotationsmöglichkeiten des Schultergelenks) auf 230 Grad (s. S. 131).

Alle drei Teilgelenke werden von einer **einheitlichen Kapsel** umgriffen, die im Bereich ihrer vorderen und hinteren Begrenzung dünn und langfaserig ist, so daß beispielsweise bei der Beugung des Armes ihre Vorderwand erschlafft, sich in Falten legt. Ganz im Gegensatz dazu befinden sich in den Seitenteilen der fibrösen Gelenkkapsel kräftige **Seitenbänder,** die von den massiven Knochenhöckern des distalen Oberarmbeines *(Epicondylus medialis et lateralis)* fächerförmig zur Speiche und Elle hin ausstrahlen.

An dem besonders starken, *ellen*wärts gelegenen *Seitenband (Lig. collaterale ulnare)* unterscheidet man zwei Anteile, einen vorderen, am Seitenrand des Kronenfortsatzes *(Proc. coronoideus)* endenden, und einen hinteren, sich am Ellenhaken *(Olecranon)* befestigenden Strang. Infolge dieser Anordnung überwachen beide Bandzüge alle Bewegungen des Ellbogengelenkes, denn mag auch das Gelenk gebeugt oder gestreckt sein, einer der beiden Stränge ist stets gespannt. Während dieses Band ein seitliches Abweichen der Elle verhindert, muß das *speichen*wärts verlaufende *Band (Lig. collaterale radiale)* – das ebenfalls zwei Schenkel erkennen läßt – so gebaut sein, daß es die Rotationsmöglichkeiten der Speiche nicht einschränkt; dem wird dadurch Rechnung getragen, daß es nicht an der Speiche selbst, sondern am *Ringband (Lig. anulare radii)* ansetzt und mit diesem verwächst.

Beide Unterarmknochen können im Ellbogengelenk aus einer völligen Streckung bis auf 150 Grad gebeugt werden. Während eine leichte **Überstreckung** nicht selten bei *Frauen* und vor allem bei *Kindern* möglich ist, bei denen der Ellenhakenfortsatz noch nicht allzu kräftig entwickelt ist, stemmen sich einer weiteren **Beugung** die Masse der Unterarm-Beugemuskulatur sowie deren Tonus (wie man es vor allem bei Ringern und Gewichthebern beobachten kann) und der Gegenspieler, der Armstrecker, entgegen. Das Ellbogengelenk – das sei nochmals besonders herausgestellt – unterscheidet sich allein auf Grund seines ganzes Baues und der damit verbundenen Bewegungsmöglichkeiten recht deutlich vom Schultergelenk; während dieses ausschließlich eine Muskelsicherung besitzt, so daß es relativ häufig zu gewaltsamen Verschiebungen, ja sogar zu Verrenkungen der beiden Gelenkkörper kommt, weist das **Ellbogengelenk** infolge der Verzahnung der Elle in der Rolle des Oberarmbeines sowie der kräftigen Seitenbänder eine **feste Knochen- und Bänderführung und -sicherung** auf.

10.8. Ellbogengelenkmuskulatur

Am Oberarm werden zwei charakteristische Muskelgruppen unterschieden: Die eine wird von den **ventral** liegenden, stärker gegliederten **Beugern,** die andere von dem **dorsal** angeordneten **Strecker** des Ellbogengelenkes geformt (Abb. 116). Beide erfahren, einmal an der Innenseite des Oberarmes durch eine relativ breite, flache Furche sowie zum anderen an der Außenseite desselben durch eine wesentlich schmalere, sich nur bei kräftiger Kontraktion der Beugemuskulatur zwischen Armbeuger und seitlichem Kopf des Armstreckers darstellende Rinne, eine Trennung. Nach distal verjüngt sich ein Großteil der Beuger und läßt somit in Höhe des Ellbogengelenkes eine grubenähnliche Vertiefung, die Ellenbeuge *(Fossa cubitalis),* entstehen.

Zu der **ventralen** Muskelgruppe des Oberarmes gehören im einzelnen:

1. der *zweiköpfige Armmuskel (M. biceps brachii),*
2. der *Armbeuger (M. brachialis),*
3. der *Oberarmspeichenmuskel (M. brachioradialis)* und
4. der *Hakenarmmuskel (M. coracobrachialis),*

während **dorsal:**
1. der *Armstrecker (M. triceps brachii)* und
2. der *Knorrenmuskel (M. anconeus)*
liegen.

10.8.1. Zweiköpfiger Armmuskel *(M. biceps brachii)*

Der kräftige, annähernd 5 cm breite und 2 bis 3 cm dicke *zweiköpfige Armmuskel* wölbt sich bei Kontraktion seiner parallel verlaufenden Fasern in Form eines deutlich unter der Haut und dem Fettgewebe der Vorderseite des Oberarmes vorspringenden rundlichen Wulstes hervor und ist zweifellos der dem Laien am besten bekannte Muskel unseres Bewegungsapparates; für ihn ist der „**Biceps**" – wie man ihn auch kurzerhand bezeichnen kann – oft ein Sinnbild der Gesamtkörper-Muskelkraft. Wie es bereits der Name zum Ausdruck bringt, läßt der zweiköpfige Armmuskel **zwei Ursprünge** erkennen, die beide vom Schulterblatt kommen (Abb. 117 und Tafel V).

Der mehr **seitlich** gelegene **lange** Kopf *(Caput longum m. bicipitis brachii)* entspringt innerhalb der Schultergelenkshöhle von einer Rauhigkeit oberhalb der Schultergelenkpfanne *(Tuberculum supraglenoidale scapulae)* sowie zu einem Teil von der Lippe derselben, zieht über den Kopf des Oberarmbeines – umgeben von einer zarten, röhrenartigen Scheide der Synovialschicht der Schultergelenkkapsel *(Vagina synovialis intertubercularis)* – nach unten, um mit seiner langen abgeplatteten Sehne den Gelenkraum durch die bereits oben beschriebene Rinne *(Sulcus intertubercularis)* zu verlassen und erst jetzt, etwa in Höhe des Ansatzes des Deltamuskels, in seinen Muskelbauch überzugehen. Auf Grund dieses Verlaufes der Sehne des langen Kopfes des zweiköpfigen Armmuskels innerhalb der Gelenkhöhle wird der Kopf des Oberarmbeines in der Schulterblattpfanne gewissermaßen fixiert, was für den Zusammenhalt

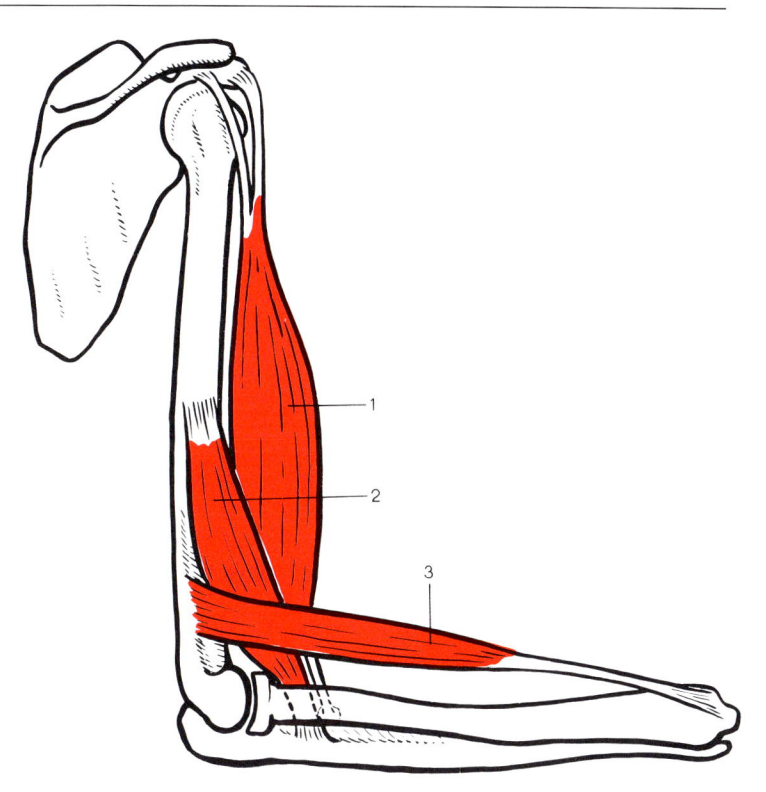

Abb. 117. Die gemeinsamen Beuger des Unterarmes im Ellbogengelenk.
1 = zweiköpfiger Armmuskel *(M. biceps brachii)*
2 = Armbeuger *(M. brachialis)*
3 = Oberarmspeichenmuskel *(M. brachioradialis)*

der beiden Gelenkkörper nicht unwesentlich ist, zumal das Schultergelenk über keine größeren Verstärkungs- und Hemmungsbänder verfügt.

Der **medial** von ersterem liegende **kurze** Kopf des Biceps *(Caput breve m. bicipitis brachii)* nimmt gemeinsam mit dem Hakenarmmuskel *(M. coracobrachialis)* von der Spitze des Rabenschnabelfortsatzes *(Proc. coracoideus)* seinen **Ursprung,** um sich im Vergleich zum langen Kopf wesentlich früher in den fleischigen Teil zu verlieren.

Etwa in der Mitte des Oberarmes vereinigen sich beide Ursprünge zu einem gemeinsamen kräftigen Muskelbauch, der gegen den unter ihm liegenden Armbeuger *(M. brachialis)* abgeplattet, gegen die Hautoberfläche jedoch konvex geformt ist und der mit seiner Hauptsehne in die Tiefe der Ellenbeuge verschwindet, um an der Speichenrauhigkeit *(Tuberositas radii)* **anzusetzen;** dabei schlingt sich die Sehne bei *Pronationsstellung* um die rauhe Erhebung der Speiche schraubenartig herum, wird von dieser durch einen größeren Schleimbeutel getrennt, um im dorsoulnaren Bereich der Speiche zu enden (Abb. 117, 119, 121).

Von der Biceps-Sehne zweigt sich – etwa in ihrem unteren Drittel – eine oberflächliche, annähernd fingerbreite Nebensehne *(Aponeurosis m. bicipitis brachii)* ab, die über Blutgefäße und Nerven der Ellenbeuge sowie über den Muskelbauch des runden Einwärtsdrehers *(M. pronator teres)* nach unten verläuft und in die Unterarmfascie *(Fascia antebrachii)* ausstrahlt, wodurch der zwei-

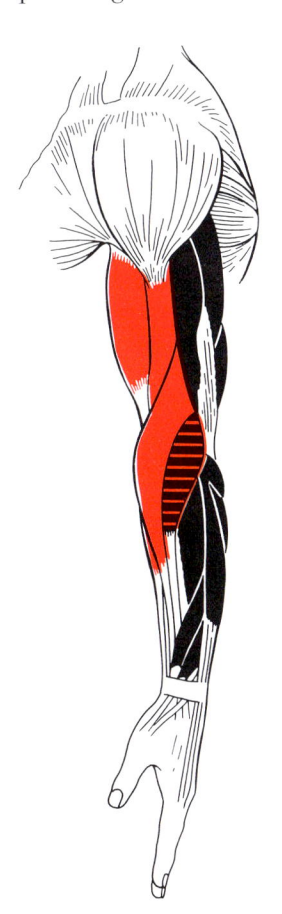

Abb. 116. Beuger- (rot) und Streckergruppe (schwarz) für Unterarm und Hand.
(Gebalkt ist der lange Speichenhandstrecker *[M. extensor carpi radialis longus]*)

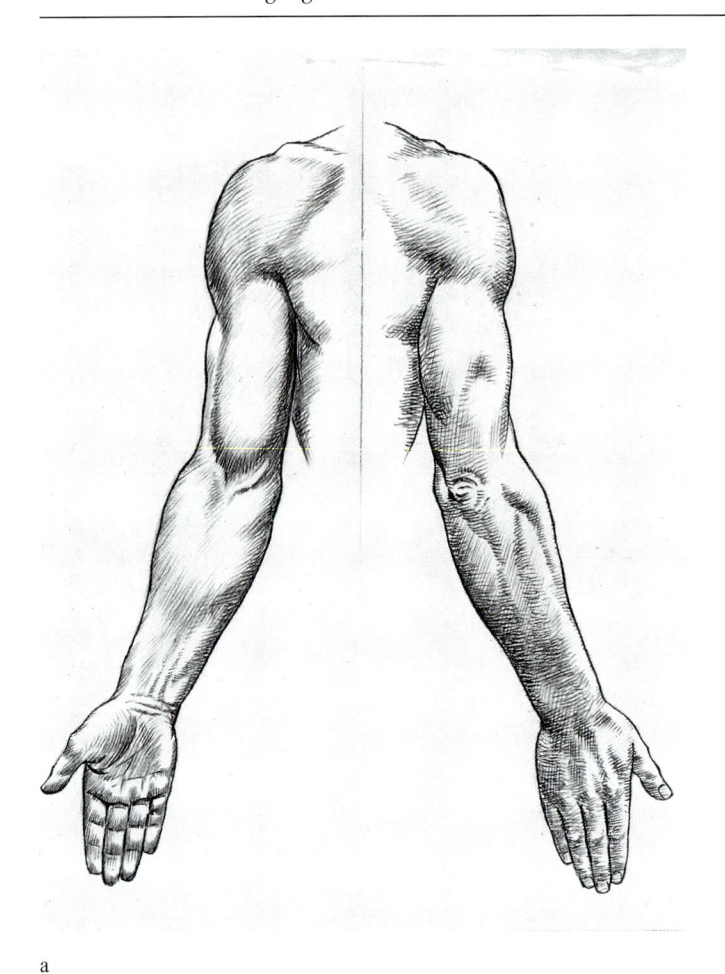

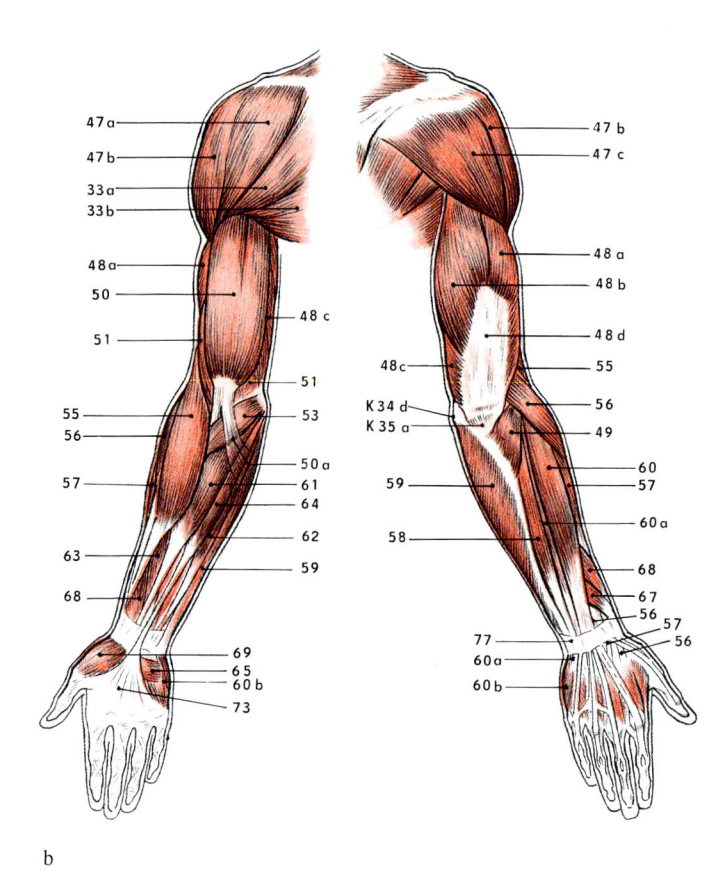

Tafel V/A.
Obere Extremität in Vorder- und Rückenansicht.

köpfige Armmuskel eine breite Angriffsfläche am Unterarm gewinnt (Tafel V/A).

Die **Funktion** des *Biceps* ist, wie es bei einem zweigelenkigen Muskel gar nicht anders sein kann, eine recht vielseitige; im *Schulter*gelenk wirkt der lange Kopf gemeinsam mit dem Deltamuskel und Obergrätenmuskel antevertierend, während der kurze Kopf den abgespreizten Arm wieder an den Körper heranbringt. Die Hauptarbeit des zweiköpfigen Armmuskels erstreckt sich jedoch auf die *Beugung des Armes im Ellbogen*gelenk; darüber hinaus dreht er die einwärts gerichtete Speiche und Hand infolge des Verlaufes seiner Sehne nach auswärts, eine Bewegung, die man als *Supination**)* bezeichnet.

---

*) Die Supinationswirkung des zweiköpfigen Armmuskels ist bei rechtwinklig gebeugtem Ellbogengelenk am größten (was in der täglichen Arbeit – beispielsweise bei der Handhabung von Bohrern oder Korkenziehern, aber auch beim Drücken einer Türklinke oder beim Drehen des Türschlüssels im Schloß – beobachtet werden kann).

10.8.2. Armbeuger *(M. brachialis)*

Unter dem Biceps liegt ein etwa 3 cm dicker und 5 cm breiter, an seiner Vorderfläche rinnenförmig eingedellter Muskel, der *Armbeuger*, der breitflächig von der nach vorn gerichteten Partie des unteren Oberarmbein-Drittels **entspringt** (Abb. 117, Tafel V A und B); sein Ursprungsfeld reicht nach oben bis zur Ansatzstelle des Deltamuskels *(Tuberositas deltoidea)*, die er in Gestalt zweier Zacken umgreift. Mit seinen konvergierenden Fasern zieht der Muskel nach unten über die dünne Vorderwand der Ellbogen-Gelenkkapsel, mit der er verwächst und somit zum Kapselspanner wird, um mit einer kurzen, aber sehr kräftigen Sehne an der direkt unter dem Kronenfortsatz *(Proc. coronoideus)* gelegenen Ellen-Rauhigkeit *(Tuberositas ulnae)* **anzusetzen**.

Funktion: Der doppeltgefiederte *Armbeuger* ist ein kräftiger *Beuger des Ellbogengelenkes*; auf Grund seines relativ kurzen Hebelarmes ist er in der Lage, bereits bei einer Verkürzung seiner Fasern um 1 cm einen Ausschlag von 20 cm an der Hand zu erreichen (Abb. 117).

Ellbogengelenk sowohl in pronierender als auch supinierender Richtung bewegen kann.

Der letzte Muskel, der **Hakenarmmuskel** *(M. coracobrachialis)*, gehört an sich nicht mit zur Ellbogengelenkmuskulatur, da er nur auf das Schultergelenk seinen Einfluß ausübt; aus rein topographischen Gründen soll er jedoch im Zusammenhang mit der Oberarm-Muskulatur an dieser Stelle besprochen werden. Der Hakenarmmuskel entspringt gemeinsam mit dem kurzen Bicepskopf von der Spitze des Rabenschnabelfortsatz *(Proc. coracoideus)*, zieht als plattspindelförmiger Muskel hinter dem kurzen Bicepskopf nach unten, um gegenüber dem Deltamuskel Ansatz zu finden. Seine *Funktion* besteht in einer Adduktion des gehobenen sowie in einer leichten Innenrotation des herabhängenden Armes.

10.8.4. Armstrecker *(M. triceps brachii)*

An der *Hinter*fläche des Oberarmbeines breitet sich ein sehr kräftiger, etwa 600 g schwerer und bis zu 4 cm dicker Muskel, der *Armstrecker*, aus, der den einzigen Antagonisten gegenüber den drei Beugern des Unterarmes im Ellbogengelenk darstellt. An dem durch die Haut hindurch bequem abzutastenden Muskel unterscheidet man zwei kürzere, vom Oberarmbein ausgehende Köpfe sowie einen längeren, vom Schulterblatt **entspringenden** Kopf, wodurch der *Triceps* – wenn auch nur zu einem Teil – zu einem *zwei*gelenkigen Muskel wird (Abb. 116, 118 und Tafel V A und B).

Der **lange** Kopf *(Caput longum m. tricipitis brachii)* nimmt seinen Ursprung mit einer platten, kurzen Sehne von einer direkt unter der Schultergelenkpfanne gelegenen Rauhigkeit *(Tuberculum infraglenoidale scapulae)* und von dem sich daran anschließenden Teil des lateralen Schulterblattrandes und zieht zwischen dem großen und kleinen Rundmuskel *(M. teres major et minor)* hindurch, um sich etwa in der Mitte des Oberarmbeines mit den Muskelfasern der beiden anderen Köpfe zu vereinigen.

Der nach innen, **ellenwärts** *gelegene* **kürzere** *Kopf (Caput mediale m. tricipitis brachii)* entspringt in der Tiefe breitflächig von der dorsalen Seite des Oberarmbeines und quillt unter dem über ihm lagernden langen und äußeren Kopf distal sowohl medial als auch lateral hervor; sein ausgedehntes Ursprungsfeld entspricht dem des Armbeugers an der Vorderfläche des Oberarmknochens. Der ulnare Kopf zieht bis zur Ellbogengelenkkapsel nach unten, mit deren rückwärtiger Wand er verwachsen ist.

Der mehr oberflächlich, seitlich, d. h. **speichenwärts** *liegende* zweite **kürzere** Kopf des *Triceps (Caput laterale m. tricipitis brachii)*, der zu einem Teil den ulnaren Kopf bedeckt, entspringt von der Hinterfläche des Oberarmbeines.

Alle drei Köpfe konvergieren zu einer sehr kräftigen, platten Sehne, die zum Großteil am Hakenfortsatz der Elle *(Olecranon)* **ansetzt**, zum kleineren Teil auf die Unterarmfascie ausstrahlt. Die gemeinsame Sehne aller drei Ur-

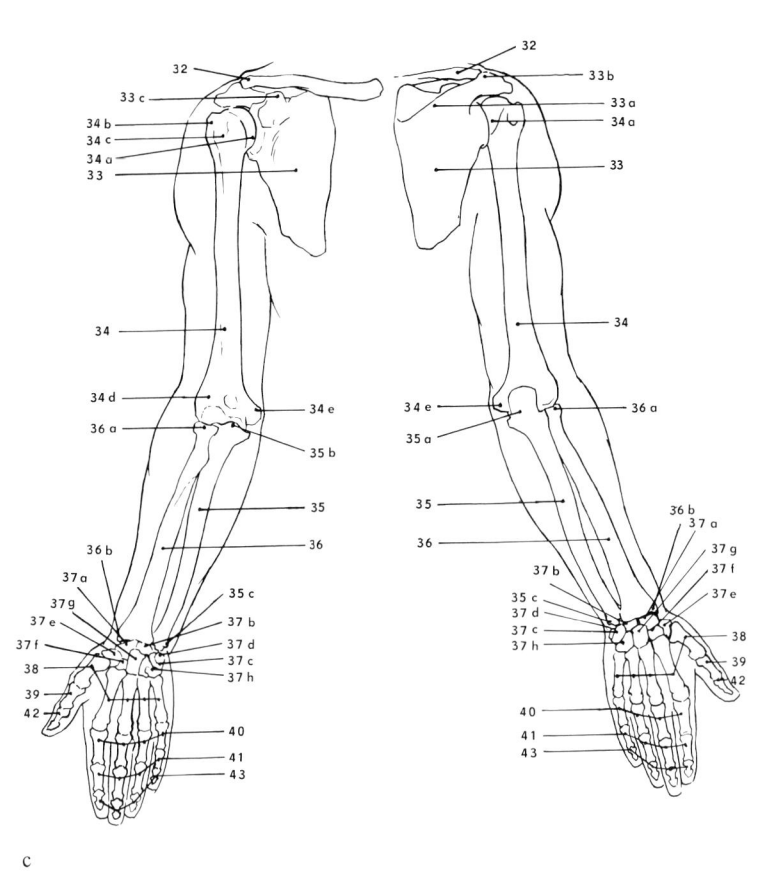

10.8.3. Oberarmspeichenmuskel *(M. brachioradialis)*

Ein weiterer kräftiger Beuger des Ellbogengelenkes ist der *Oberarmspeichenmuskel*. Er nimmt von der seitlichen (radialen) Kante des Oberarmbeines *(Margo lateralis humeri)* seinen **Ursprung**, geht mit seinem schlanken, aber kräftigen Muskelbauch in der Mitte des Unterarmes in eine lange, bandförmige Sehne über, die am distalen Ende der Speiche, am Griffelfortsatz *(Proc. styloideus radii)*, **ansetzt** (Abb. 117, Tafel V A und B). Der Oberarmspeichenmuskel bildet den überwiegenden Anteil der daumenseitwärts gelegenen Unterarm-Muskulatur, die besonders bei der Fechterauslage unter der Haut als deutlicher Wulst sichtbar hervortritt; er stellt die *anatomische Grenze zwischen den Beugern und Streckern des Unterarmes dar*.

Funktion: Auf Grund seines langen Hebelarmes ist der *Oberarmspeichenmuskel* im Gegensatz zu den übrigen Muskeln des Ellbogengelenkes, die „*Schnelligkeitsbeuger*" sind, der **typische „Lastenbeuger"** dieses *Gelenkes* (vor allem bei proniertem Unterarm); darüber hinaus ist er zugleich ein Drehmuskel für die Speiche, indem er sie bei gebeugtem

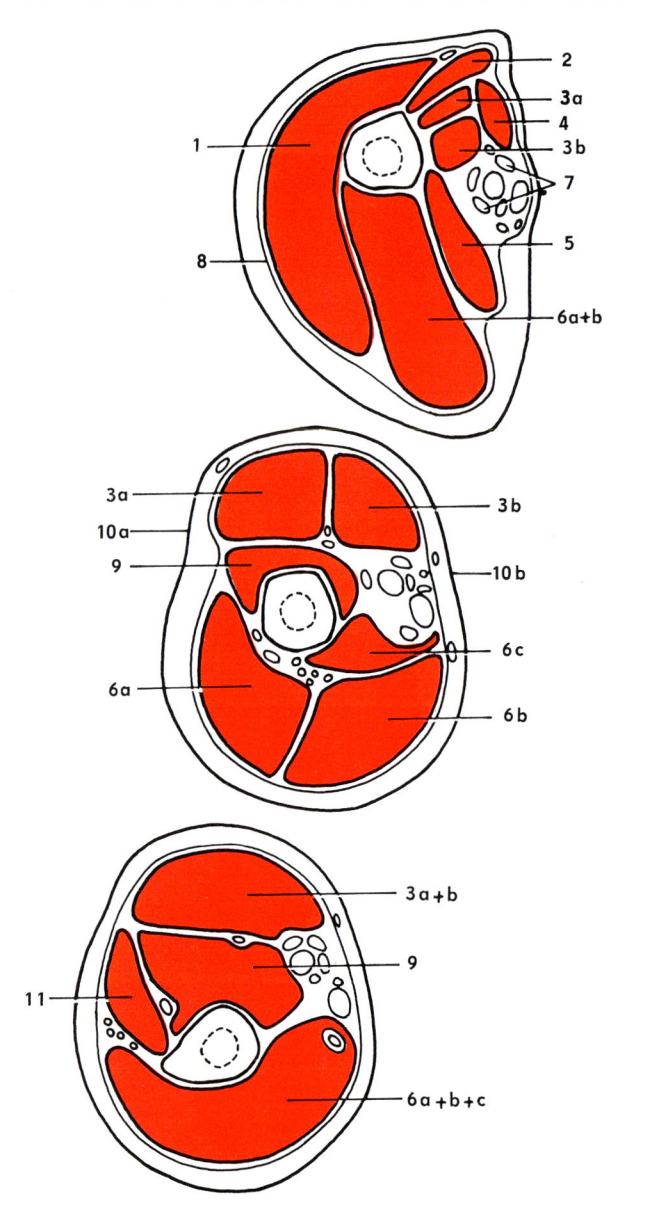

Abb. 118. Querschnitt durch die Muskulatur des Oberarmes (nach LANZ-WACHSMUTH).

im *oberen* Drittel:
1a = Deltamuskel
2 = großer Brustmuskel
3a = langer Kopf ⎫
3b = kurzer Kopf = ⎬ des *Biceps*
4 = Hakenarmmuskel
5 = großer Rundmuskel
6a = seitlicher Kopf ⎫
6b = langer Kopf ⎬ des *Triceps*
7 = Blutgefäße und Nervenbündel
8 = Armfascie

im *mittleren* Drittel:
6c = mittlerer Kopf des *Triceps*
9 = Armbeuger
10a = laterale ⎫
10b = mediale ⎬ Oberarmfurche
im *unteren* Drittel:
11 = Oberarmspeichenmuskel

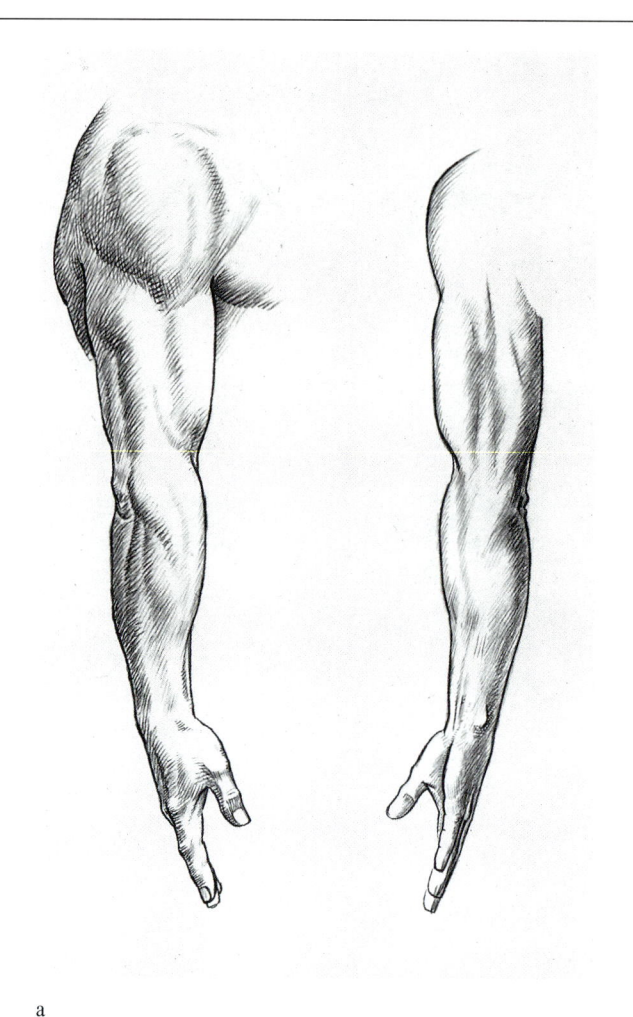

a
Tafel V/B.
Obere Extremität in Außen- und Innenansicht.

sprünge – wobei an der Bildung derselben vor allem der lange und äußere Kopf beteiligt sind – wird nicht selten auch als „Sehnenspiegel" bezeichnet, der sich bei starker Kontraktion der *Triceps*-Fasern als vertieftes Feld gegenüber den sich vorwölbenden Muskelbäuchen der drei Ursprünge plastisch abhebt.

Die **Funktion** des *Armstreckers* besteht in einer *Streckung des Unterarmes im Ellbogengelenk* und in einer Sperrung desselben, indem ein Einknicken beim Aufstützen des Körpers auf die Hände (wie z. B. beim Stütz auf den Holmen eines Barrens, beim Schieben eines Wagens sowie beim Handstand) verhindert wird (Abb. 165 und 167). Die *Streckwirkung des Triceps* ist vor allem *dann besonders ausgeprägt, wenn*, wie beispielsweise beim blitzschnellen Stoß des Fechters oder eines geschlagenen Geraden beim Boxen, *der erhobene Oberarm aus einer leichten Beugestellung im Ellbogengelenk*, d. h. aus einer Dehnung des Muskels heraus, *nach vorn gebracht wird*. Als zweigelenkiger Muskel macht der lange Kopf des Armstreckers seinen Einfluß auch auf das *Schultergelenk* in Form einer *Retroversion* sowie *Adduktion* des abgespreizten Armes geltend.

In unmittelbarer Fortsetzung des ellenwärts verlaufenden Tricepskopfes liegt ein kleiner, dreieckiger Muskel, der **Knorrenmuskel** *(M. anconeus)*, der – verdeckt von der Ausstrahlung der Tricepssehne auf die Unterarmfascie – mit einer kurzen Sehne vom speichenwärts gelegenen Oberarmbein-Höcker *(Epicondylus lateralis humeri)* und vom äußeren Seitenband des Ellbogengelenkes entspringt und am Ellenhakenfortsatz ansetzt. Er ist mit der hinte-

10.8. Ellbogengelenkmuskulatur 139

b

c

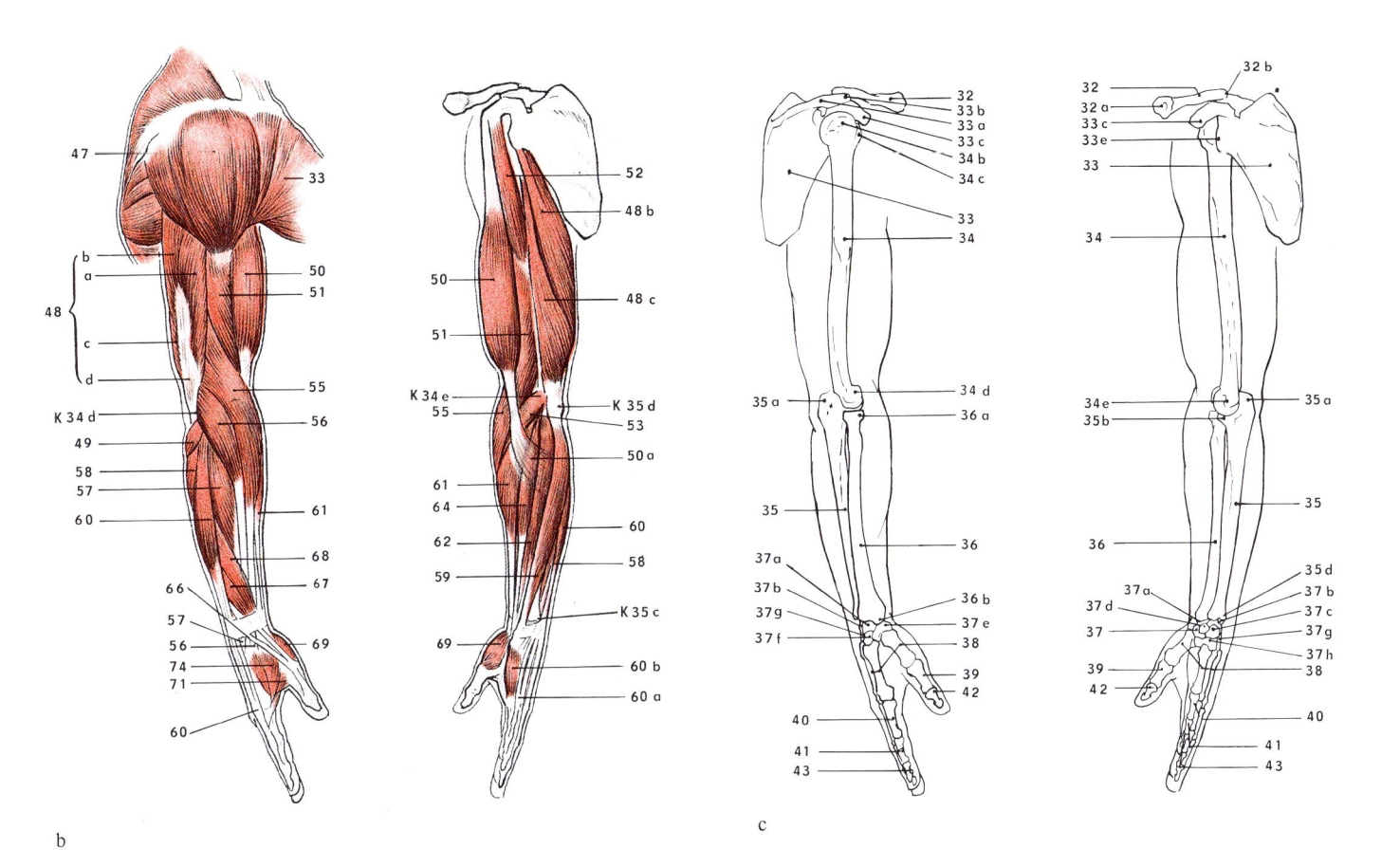

ren Wand der Ellbogengelenkkapsel verwachsen und wirkt bei Verkürzung seiner Muskelfasern als Kapselspanner, wodurch er diese zugleich vor Einklemmungserscheinungen bewahrt. Seine Hauptfunktion besteht in einer Streckung des Unterarmes im Ellbogengelenk.

10.8.5. Die Umwendebewegungen der Hand *(Pronation und Supination)*

Bisher standen bei der Behandlung der Ellbogengelenkmuskulatur fast ausschließlich die Scharnier- oder Winkelbewegungen im Mittelpunkt der Betrachtung. Wir wissen jedoch bereits, daß auch eine **Drehung der Speiche um die Elle** möglich ist, wobei die schräg verlaufende Achse proximal den Speichenkopf mit dem distal gelegenen Ellen-Kopf verbindet.

Die beiden Unterarmknochen, Elle *(Ulna)* und Speiche *(Radius)*, werden durch eine breite Zwischenknochenmembran *(Membrana interossea)* sowie durch zwei Gelenke, dem proximalen und distalen Speichen-Ellengelenk *(Articulatio radioulnaris proximalis et distalis)*, miteinander verbunden; auf Grund dieser Vorrichtungen sind wir in der Lage, unsere Hand in eine Stellung zu bringen, bei der die Hohlhand einmal nach oben bzw. vorn **(Supination)**, das andere Mal nach unten bzw. hinten **(Pronation)** gerichtet ist. Bei der Pronation weist also der Daumen stets auf den Körper.

Pro- und Supination erfordern eine Zusammenarbeit zwischen dem **oberen** Speichen-Ellengelenk *(Articulatio radio-ulnaris proximalis)* und dem **unteren** Speichen-Ellengelenk *(Articulatio radio-ulnaris distalis)*. Letzteres setzt sich zusammen aus dem vom distalen Ende der Elle gebildeten Kopf *(Caput ulnae)*, an dem wir eine halbzylindrische, zur Speiche hin gerichtete Gelenkpartie *(Circumferentia articularis ulnae)* erkennen, und der von der Speiche zur Verfügung gestellten Gelenkpfanne mit ihrem zur Elle hinzeigenden Ausschnitt *(Incisura ulnaris radii)*. Durch einen faserknorpeligen *Diskus* wird das untere Ellenende von der Handwurzel getrennt.

Bei den Bewegungen der Speiche um die Elle (Abb. 119) dreht sich der Kopf der ersteren im **oberen** Speichen-Ellen-

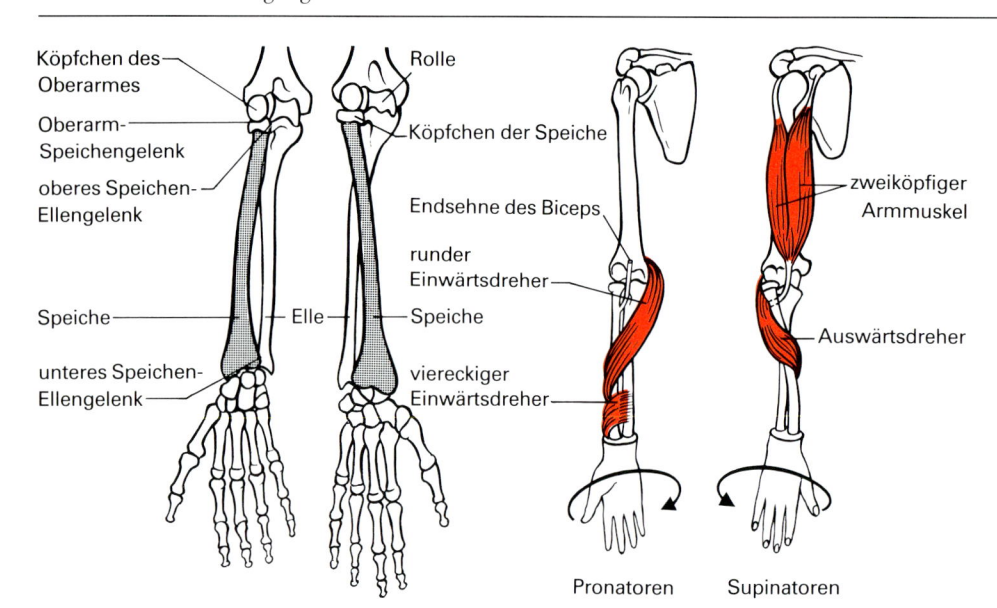

Abb. 119. Pro- und Supination (Knochenstellung und Muskulatur).

gelenk innerhalb des breiten Ringbandes *(Lig. anulare radii)* wie in einem **Zapfengelenk**; in der **unteren** gelenkigen Verbindung von Speiche und Elle rotiert dagegen das untere Speichenende *wie in einem* **Radgelenk** um das Köpfchen der Elle. Das Ausmaß der Umwendebewegungen der Hand beläuft sich auf etwa 140 bis 160 Grad; sie werden vor allem durch das Schultergelenk noch wesentlich erhöht, so daß ein Spielraum für die Pro- und Supination bis annähernd 230 Grad erzielt werden kann (Abb. 120 und S. 131).

Für dieses Bewegungsausmaß der Speiche im oberen und unteren Speichen-Ellengelenk sind folgende **Muskeln** tätig:

Bewegung:	Ausführende Muskeln:
Pronation	1. *runder Einwärtsdreher (M. pronator teres)*
	2. *viereckiger Einwärtsdreher (M. pronator quadratus)*
Supination	1. *Auswärtsdreher (M. supinator)*
	2. *zweiköpfiger Armmuskel (M. biceps brachii)*

Der **runde Einwärtsdreher** oder -wender *(M. pronator teres)* gehört zur oberflächlichen Schicht der Beugemuskulatur im Bereich des Unterarmes und **entspringt** mit einem mehr oberflächlich gelegenen Kopf vom kräftigen, dorso-ulnaren Oberarmbein-Höcker *(Epicondylus medialis humeri)* und mit einem tiefliegenden Kopf vom Kronenfortsatz der Elle *(Proc. coronoideus)* (Abb. 119). Der länglich-runde Muskel zieht unter Verjüngung seines Muskelbauches schräg nach unten, um mit einer platten Sehne etwa in der Mitte der Speiche (an deren seitlicher und rückwärtiger Fläche) anzusetzen. Auf Grund seines ganzen Verlaufes ist der Muskel nicht nur ein Einwärtsdreher, sondern darüber hinaus ein Beuger des Unterarmes im Ellbogengelenk.*)

Die beiden distalen Enden der Unterarmknochen werden in der tiefen Beugeschicht durch einen platten Muskel, den **viereckigen Einwärtsdreher** *(M. pronator quadratus)*, der vom seitlichen Rand der Elle seinen **Ursprung** nimmt und an der volaren Fläche der Speiche Ansatz findet, miteinander verbunden. Bei Kontraktion seiner Fasern zieht der viereckige Einwärtsdreher die Speiche zur Elle, wobei er sich hierbei von der Vorderfläche dieser etwas abhebt (Abb. 119).

Der zur tiefen Schicht der Streckmuskulatur im Bereich des Unterarmes zu zählende **Auswärtsdreher** *(M. supinator)*, eine trapezähnliche, annähernd 1 cm dicke Muskelplatte, die wie eine Schale das obere Ende der Speiche umgreift, **entspringt** von einer knöchernen Leiste am oberen Ende der Ellen-Vorderfläche *(Crista m. supinatoris ulnae)* und setzt an der Speiche über und unter der Speichenrauhigkeit *(Tuberositas radii)* an. In dem Muskelmantel verläuft der tiefe Ast des Speichennerven *(Ramus profundus n. radialis)*. Der Muskel ist im Vergleich mit dem zweiköpfigen Armmuskel *(M. biceps brachii)* der stärkere Auswärtsdreher**); er weist gegenüber diesem den Vorzug auf, in allen Stellungen der Unterarmknochen zueinander mit gleicher Kraft zu arbeiten. Fällt beispielsweise der Biceps auf Grund einer Verletzung des zugehörigen Nerven aus, dann ist eine Supinationsbewegung ohne weiteres noch möglich, da der Auswärtsdreher zu Hilfe kommt, eine Unterstützung, die im umgekehrten Fall der Biceps zu leisten nicht imstande ist.

Bereits bei der Besprechung des **zweiköpfigen Armmuskels** fiel der eigenartige *Verlauf seiner* kräftigen *Sehne* auf, die sich in der Pronationsstellung beider Unterarmknochen um das obere Ende der Speiche schraubenartig herum-

---

*) Wie elektromyographische Untersuchungen (BASMAJIAN und TRAVILL 1971) ergeben haben, ist – im Gegensatz zur bisherigen Auffassung – der viereckige Einwärtsdreher der wichtigere Pronator. Der runde Einwärtsdreher, dessen Einfluß auf die Beugung des Ellbogengelenkes (siehe oben) nur unbedeutend zu sein scheint, wird von den genannten Autoren als „Hilfsmuskel" bezeichnet, der in erster Linie bei einer Pronation gegen Widerstand oder bei einer raschen Einwärtsdrehung unterstützend in Aktion tritt.

**) Diese Kenntnis, die eine Revision unserer bislang üblichen Lehrbuch-Darstellung bedeutet, verdanken wir wiederum elektromyographischen Studien von TRAVILL und BASMAJIAN (1961).

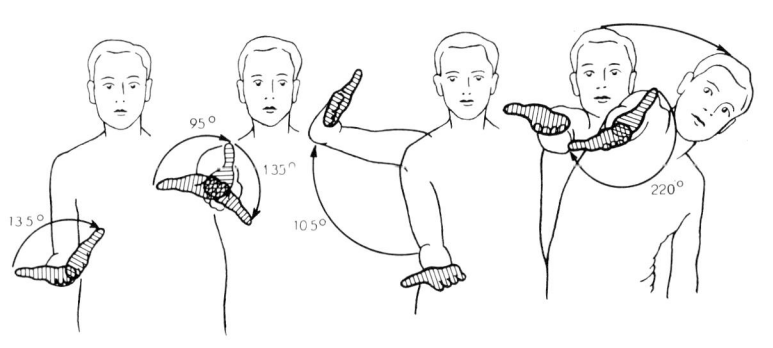

Abb. 120. Das Ausmaß der Umwendebewegungen der Hand bei gebeugtem und gestrecktem Ellbogengelenk unter Zuhilfenahme des Schultergelenkes und -gürtels.

dreht; *verkürzen sich die Fasern des Biceps, dann wird die Speiche zwangsläufig nach auswärts gebracht, in Supinationsstellung gezogen*, wobei sich die Endsehne abwickelt (Abb. 121); *erst dann beginnt der zweiköpfige Armmuskel mit seiner* **Hauptarbeit**: *der Beugung des Unterarmes* im Ellbogengelenk. Die größte Kraftentfaltung für das Auswärtsdrehen des Unterarmes und der Hand läßt der Biceps bei einer rechtwinkligen Beugung der oberen Extremität im Ellbogengelenk erkennen (s. o.).

Faßt man die **Gesamtwirkung der Pro- und Supinatoren** noch einmal zusammen, dann darf festgestellt werden, daß die *Arbeitsleistung der Einwärtsdreher* gegenüber ihren Antagonisten vor allem *bei gestrecktem Ellbogengelenk eine wesentlich größere ist*, da sie hierbei von den *Oberarmpronatoren* unterstützt werden. Bei rechtwinklig *gebeugtem Arm gewinnen* jedoch die *Auswärtsdreher die Überhand*, zumal in dieser Stellung die Oberarmrotatoren keine Hilfe leisten können und zum anderen der Biceps als stärkster Supinator nunmehr unter optimalen Bedingungen arbeitet. In diesem Zusammenhang sei darauf hingewiesen, daß der Sportler mit Untergriff (Kammgriff) mehr Klimmzüge als mit Ober- oder Ristgriff ausführen kann, da in ersterem Falle der Biceps sowie der Armbeuger mit voller Kraft, mit Obergriff dagegen nur der zuletzt genannte Armmuskel mit dem Oberarmspeichenmuskel tätig sind, während der zweiköpfige Armmuskel in dieser Pronationsstellung nur mit einem geringen Teil seiner Kraft zu arbeiten in der Lage ist.

10.9. Die Knochen, Gelenke, Muskeln und Bänder der Hand

Die Entwicklung des kriechenden und kletternden Individuums zum aufrecht stehenden und aufrecht gehenden Menschen hat es mit sich gebracht, daß unter der Einwirkung der steten Körperlast die unteren Extremitäten zusehends größer und kräftiger geworden sind, während das Skelett der oberen Gliedmaßen und speziell der Hand auf Grund der eingetretenen Entlastung grazil und – wenn vor allem die Handwurzelknochen näher betrachtet werden – zum Teil sogar verkümmert ist.

Worin liegt die **große Bedeutung der Hand für den Menschen** begründet? Das Skelett der Hand weist insgesamt 27 Knochen mit 36 gelenkigen Verbindungen auf, für deren Bewegungen 39 Muskeln im ständigen Wechselspiel tätig sind und somit dem feindifferenzierten Gebilde eine überaus große Vielseitigkeit – vom kräftigen Zupacken einer Axt bis zum sicheren Führen eines Skalpells – verleihen. Diese Arbeiten können aber nur geleistet werden – und das ist zweifellos das Charakteristische der menschlichen Hand –, weil allein bei ihr der Daumen auf Grund der besonders gestalteten Gelenkverbindungen des 1. Mittelhandknochens mit einem der Handwurzelknochen (siehe unten) den übrigen Fingern gegenübergestellt *(opponiert)* werden kann.

Das **Skelett der Hand** wird unterteilt in:

1. die sich aus 8 einzelnen, in zwei Querreihen angeordneten Knöchelchen zusammensetzende *Handwurzel (Carpus),*
2. die aus 5 Röhrenknochen bestehende *Mittelhand (Metacarpus)* und
3. die *Finger (Digiti)*, von denen der Daumen zwei, alle übrigen Finger je drei *Glieder (Phalanges)* aufweisen.

Die **proximale** *Reihe der Handwurzelknochen* (Tafel VIb) setzt sich *von radial nach ulnarwärts* aus folgenden Elementen zusammen:

a) dem *Kahnbein (Os scaphoideum),*
b) dem *Mondbein (Os lunatum),*
c) dem *Dreieckbein (Os triquetrum)* und
d) dem *Erbsenbein (Os pisiforme),*

während die **distale** *Reihe aufgebaut wird von*:

a) dem *großen Vieleckbein (Os trapezium),*
b) dem *kleinen Vieleckbein (Os trapezoideum),*

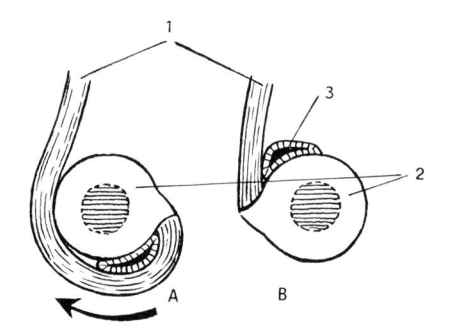

Abb. 121. Das Verhalten der Bizeps-Endsehne zur Speiche bei Pro- und Supination.
A = Pronationsstellung
B = Supinationsstellung
1 = Bizeps-Sehne *(Tendo m. bicipitis brachii)*
2 = Speiche *(Radius)*
3 = Schleimbeutel *(Bursa bicipito-radialis)*

c) dem *Kopfbein (Os capitatum)* und
d) dem *Hakenbein (Os hamatum)*.*)

An jedem dieser 8 **Handwurzelknochen** unterscheidet man wie bei einem Würfel 6 Flächen: eine proximale und distale, eine dorsale sowie volare und letzten Endes eine radiale und ulnare. Die proximalen Flächen der drei größten Knochen der oberen Reihe der Handwurzel, das Kahn-, Mond- und Dreieckbein, lassen alle eine leichte Wölbung erkennen und bilden auf Grund ihrer engen Aneinanderlagerung einen ellipsoiden Gelenkkopf für die Verbindung mit der Speiche im *oberen* Handgelenk, deren unteres Ende eine entsprechende Gelenkpfanne aufweist. Die distalen Flächen der angeführten Handwurzelknochen lassen eine Wellenform erkennen, die mit den proximalen Flächen der Knochen der zweiten und unteren Querreihe, großem und kleinem Vieleckbein, Kopf- und Hakenbein, in Form des *unteren* Handgelenkes Kontakt aufnehmen, wobei diese ebenfalls eine wellenartige, wenn auch umgekehrt gestaltete Gelenkpartie besitzen.

Die Knöchelchen der Handwurzel liegen so zueinander, daß sie ein kleines **Gewölbe** entstehen lassen, dessen Konvexität zum Handrücken zeigt, während die konkave Höhlung *(Sulcus carpi)* zur Innenfläche der Hand, zur Hohlhand gerichtet ist. Dieses Gewölbe erfährt noch dadurch eine Vertiefung, indem die jeweils randständigen Knochen der proximalen sowie distalen Reihe der Handwurzel nach volar kleine Fortsätze besitzen, die sowohl nach der radialen als auch ulnaren Seite eine mehr oder weniger deutlich hervortretende Erhebung bilden: So vereinigen sich ein hakenartiger Vorsprung des Hakenbeines *(Hamulus ossis hamati)* mit dem Erbsenbein zur ulnaren Überhöhung *(Eminentia carpi ulnaris)* sowie ein jeweils auf dem Kahnbein und großen Vieleckbein gelegenes Höckerchen *(Tuberculum ossis scaphoidei et trapezii)* zur radialen Überhöhung des Gewölbes *(Eminentia carpi radialis)*. Durch ein diese beiden Gipfelpunkte des Handwurzelgewölbes miteinander verbindendes kräftiges Band, das sog. quere Handwurzelband *(Lig. carpi transversum)*, wird die Furche zu einem fibrösen Kanal umgewandelt *(Canalis carpi)*, in dem die Beugersehnen für die Hand verlaufen.

Die **Mittelhand** *(Metacarpus)* setzt sich aus insgesamt 5 kürzeren Röhrenknochen zusammen, die in ihrer Lage zueinander ebenfalls den Bau eines Gewölbes, das nach distal allmählich ausklingt, erkennen lassen. An jedem dieser Knochen unterscheidet man ein proximales Endstück – auch Basis genannt – von einem nach volar der Länge nach konkav gestalteten Mittelstück sowie einem distalen Endstück, das ein relativ großes Köpfchen mit je einer rauhen Grube an der Speichen- und Ellenseite für den Ansatz kräftiger Seitenbänder aufweist. Während die Basis des 2. bis 5. Mittelhandknochens eine oder mehrere Gelenkfacetten zur Verbindung mit der unteren Handwurzelreihe besitzt, läßt die des 1. Mittelhandknochens eine sattelähnliche Endfläche erkennen. Die Gestalt der Gelenkköpfchen, die mit den Fingern die Verbindung herstellen, ist im Gegensatz zu dem recht variierenden Aussehen der Basen weitgehend übereinstimmend; vor allem am Beispiel der geballten Faust erkennt man auf dem Handrücken sehr deutlich die in Form kugeliger Vorwölbungen hervorspringenden Köpfchen der Mittelhandknochen.

An den **Fingern** *(Digiti)* werden drei – am Daumen zwei – Glieder (oder *Phalangen)* unterschieden, und zwar

a) ein *Grund*glied
b) ein *Mittel*glied und
c) ein *End-* oder *Nagel*glied.

Jedes dieser Fingerglieder weist die Gestalt eines sehr kurzen Röhrenknochens auf, der im Bereich seines mittleren Abschnittes mehr plattgedrückt als rund ist und an seiner dorsalen Fläche eine querkonvexe, an der volaren jedoch eine flache knöcherne Begrenzung nach außen besitzt. An den Grundphalangen erkennt man proximal jeweils eine mit einer querovalen Pfanne ausgestattete Basis zur Aufnahme des entsprechenden Mittelhandköpfchens sowie distal eine gekehlte Rolle, die mit dem Mittelglied des gleichen Fingers den Kontakt aufnimmt und an deren Seiten wiederum kleine Bandgruben liegen. Zu den Fingerspitzen hin verjüngen sich besonders die Mittelteile der Glieder ganz wesentlich, so daß das Nagelglied nur noch einen sehr dünnen Schaft besitzt, der gegen sein Ende sich nochmals schaufelförmig verbreitert und volar eine kleine Rauhigkeit trägt.

Als Besonderheit sei in diesem Zusammenhang das Auftreten kleiner, entweder in die Wand von Gelenkkapseln oder in die Endstücke von Sehnen eingelagerter Knöchelchen, sog. „**Sesambeine**" *(Ossa sesamoidea)*, erwähnt, die vor allem im Bereich des 1. Mittelhand-Fingergelenkes paarig vorkommen können (Tafel VIb).

---

*) Seit altersher versuchen die Studenten sich die Namen und die Lage der einzelnen, unregelmäßig gestalteten Handwurzelknochen in Form kleiner Merkverse einzuprägen, die, wie es KAHN bereits formulierte, „nicht gerade zu den besten Erzeugnissen der deutschen Literatur gehören, aber eben darum ihren mnemotechnischen (mneme = Gedächtnis, Erinnerungsvermögen) Zweck treffend erfüllen"; über die Anordnung der Handwurzelknochen besteht u. a. folgendes Verslein:

„Es fährt der *Kahn* beim *Mondenschein*
dreieckig um das *Erbsenbein*,
vieleckig groß, vieleckig klein,
am *Kopf* muß stets ein *Haken* sein."

10.9.1. Das Handgelenk
(Articulatio manus)

Die **Bewegungen** der menschlichen Hand werden in folgenden Formen ausgeführt:

*Dreh*bewegungen (wobei die Pro- und Supination im oberen und unteren Speichen-Ellengelenk, also mehr oder weniger weit vom eigentlichen Handgelenk entfernt, zur Durchführung gelangen und dabei von entsprechenden Rotationsbewegungen im Schultergelenk unterstützt werden),
*Flächen*bewegungen (worunter man das Abwinkeln der Hand gegen den Unterarm – und zwar handrücken- und hohlhandwärts – versteht; in ersterem Fall wird von einer *Dorsal*-, in letzterem von einer *Palmarflexion* gesprochen),
*Rand*bewegungen (womit das seitliche Abwinkeln der Hand gegen den Unterarm, radial- wie auch ulnarwärts, gemeint ist) und
Handkreisen (Zirkumduktion), das infolge einer Kombination der beiden vorhergehenden Bewegungen, zu denen zumeist noch die Pro- und Supination im Bereich der Unterarmknochen hinzutreten, entsteht.

An dieser Stelle haben nur die **Flächen-** und **Rand**bewegungen der Hand ein Interesse, die in morphologisch **zwei** getrennten Gelenken (die jedoch funktionell als ein *einheitliches* Gelenk zu verstehen sind) vor sich gehen:

1. im *proximalen* Handgelenk, das von dem unteren Speichenende und der oberen Handwurzel-Querreihe gebildet wird, und
2. im *distalen* Handgelenk, das von den distalen Flächen der proximalen Handwurzelreihe und den proximalen Partien der distalen seinen eigenartigen, ~-förmigen Verlauf erhält.

Das **proximale Handgelenk** *(Articulatio radiocarpalis,* Abb. 38b und Tafel VIb) stellt, worauf bereits im Kapitel der allgemeinen Gelenklehre hingewiesen worden ist, ein *Ei-* oder *Ellipsoid*gelenk dar; diese Bezeichnung rührt davon her, weil der Gelenkkopf – gebildet von den oberen Endflächen des Kahn-, Mond- und Dreieckbeines *(Os scaphoideum, os lunatum et os triquetrum),* die von kurzen Bändern zusammengehalten und von einem gemeinsamen hyalinen Knorpelüberzug bedeckt werden – ein eiähnliches Aussehen aufweist. Die Pfanne des proximalen Handgelenkes, eine doppelfacettierte, dreiseitige Gelenkpartie, entstammt dem unteren, stark verbreiterten Speichen-Ende *(Facies articularis carpea radii),* dem sich ulnarwärts ein Diskus *(Discus articularis)* anschließt, der eine bikonkave Gestalt erkennen läßt, da er nicht nur der Elle, sondern auch der oberen Handwurzelreihe eine konkave Knorpelfläche zuwendet. *Zwischen den beiden artikulierenden Flächen* besteht insofern ein **Mißverhältnis,** als der konvexe **Gelenkkopf die Pfanne an Größe bei weitem überragt;** so liegt das Kahnbein dem unteren Ende der Speiche, das Mondbein zum Teil diesem, zum Teil auch bereits dem Diskus gegenüber, während das Dreieckbein über diesen hinaus mit dem auf der Ellenseite verlaufenden Verstärkungsband in Kontakt steht. Eine relativ weite und dünne Kapsel schließt das gesamte obere Handgelenk nach außen ab, wobei sie durch mehrere Bandzüge gesichert wird.

Die *Hand steht,* darauf sei am Abschluß der Besprechung des proximalen Gelenkes nochmals hingewiesen, *ausschließlich mit der Speiche,* nicht aber mit der Elle *in direkter Verbindung;* es wird deshalb leicht verständlich sein, daß bei einem Sturz, den wir versuchen mit ausgestrecktem Arm abzufangen, weniger die schmächtige Elle als vielmehr die wesentlich kräftigere Speiche zu Schaden kommt, weil die Erschütterung des Falles von der Hand unmittelbar auf diesen Knochen weitergeleitet wird.

Die artikulierenden Flächen des **distalen Handgelenkes** *(Articulatio mediocarpalis)* verlaufen im Gegensatz zu denen des proximalen nicht gleichmäßig konvex bogenförmig, sondern vielmehr in querer Richtung wellenförmig, wobei die Gelenkform zunächst radial mit einer konvexen Krümmung beginnt, der im mittleren Teil ein tiefer und relativ breiter Einschnitt folgt, um im ulnaren Bereich wiederum mit einem konvexen Bogen zu enden; daraus resultiert eine gewisse Verzahnung der beiden Handwurzelreihen ineinander. Während die knöchernen Elemente der oberen Querreihe noch eine relativ große Beweglichkeit gegeneinander aufweisen, ist die der unteren auf Grund fester Bandverbindungen wesentlich eingeschränkt, wobei sie sich auch auf die Mittelhandknochen erstrecken, so daß die distale Handwurzelreihe mit der Mittelhand eine funktionelle, aber bereits recht starre Einheit darstellt.

Die Lage der beiden Handgelenke läßt sich von außen annähernd bestimmen; die Gelenklinie des distalen Handgelenkes entspricht der distalen der beiden querverlaufenden Handfurchen auf der Beugeseite des Unterarmes unmittelbar am Übergang in die Hand (auch „*Rascetta*" genannt), während die obere Falte etwa die Lage des proximalen Handgelenkes angibt.

Der **Bewegungsumfang** beider Handgelenke, die funktionell stets zusammenarbeiten, beläuft sich für die Palmarflexion (erfolgt vorwiegend im proximalen Handgelenk) und Dorsalflexion (in erster Linie im distalen Handgelenk) auf 160 bis 170 Grad, für die ulnare Abduktion auf 40 Grad, für die radiale Abduktion auf 20 Grad.

10.9.2. Bänder des Handgelenkes

Die Handwurzelknochen weisen einen aus zahlreichen, mehr oder weniger langen Einzelzügen bestehenden **Bandapparat** auf, der die gesamte Handwurzel derartig einhüllt, daß kaum einer von den bisher kennengelernten Knochenvorsprüngen herausragen kann. Auf Grund ihrer Verlaufsrichtung üben die sehr straffen Bänder eine besondere **Hemm**funktion aus, d. h., sie verhindern extreme Gelenkausschläge. Zu den wichtigsten Bandzügen gehören die von der Speiche und dem Griffelfortsatz der Elle ausgehenden und sich fächerförmig auf die Handwurzel ausbreitenden Bänder *(Lig. radiocarpale dorsale et palmare, Lig. ulnocarpale palmare).* Sie hemmen vor allem ein Abwinkeln der Hand zur Speiche hin, weil bei dieser Bewegung die obere Handwurzelreihe in der Speichenpfanne zur Elle hin ausweicht. Neben diesen kräftigen und langen Bändern gibt es im Bereich der Handwurzel noch zahlreiche kürzere Bandzüge, die die knöchernen Elemente untereinander verbin-

a
Tafel VI.
Palmaransicht der Hand

b

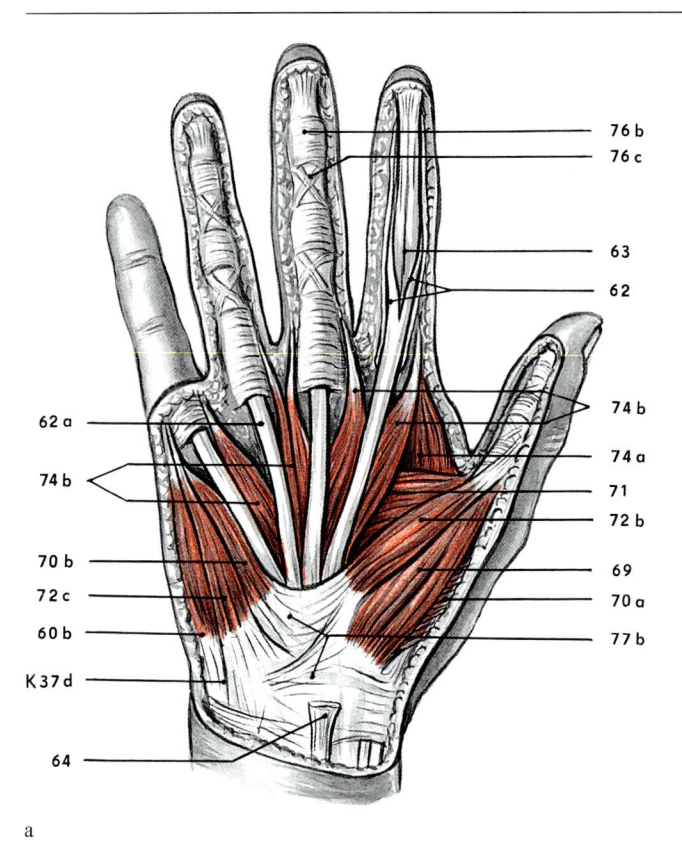

den *(Ligg. intercarpea interossea)*, wobei diese unseren Blikken entzogen sind, da sie in der Tiefe zwischen den einzelnen Handwurzelknochen verlaufen.

10.9.3. Handgelenk-Muskulatur

Die bei supiniertem Arm dorso-ventral leicht abgeplattete konische Form des Unterarmes entsteht dadurch, daß die **mehr**gelenkigen **Muskeln** von den beiden Oberarmknorren *(Epicondylus medialis et lateralis humeri)* ihren **Ursprung** nehmen und etwa in Höhe des unteren Unterarm-Drittels in ihre zumeist dünnen und langen Sehnen übergehen, die die Muskelkraft wie Transmissionsriemen über das Handgelenk, die Mittelhandknochen und deren gelenkige Verbindungen z.T. bis zu den Endphalangen weiterleiten. In der Pronationsstellung nimmt der ansonsten querovale Unterarm eine mehr kreisrunde Form an, die auf die Überkreuzung der Speiche und Elle zurückzuführen ist. Da das knöcherne Skelett für die vielen Unterarmmuskeln als Ursprungsort nicht ausreicht, werden hierfür noch die Zwischenknochen-Membran *(Membrana interossea)* sowie ein Teil der Unterarm-Fascie *(Fascia antebrachii)* hinzugezogen. Infolge einer derartigen Anordnung der Muskulatur bleiben das Handgelenk und die Finger schlank und somit zugleich ausgiebig beweglich.

Die **insgesamt 19 Unterarmmuskeln** werden in zwei große Gruppen, in eine volare *(Beugeseite)* und eine dorsale *(Streckseite)* aufgeteilt, die beide jeweils eine oberflächliche und tiefe Schicht erkennen lassen; die Lage der diesen beiden Gruppen angehörenden Muskeln zueinander kommt in den Abb. 122, 123 und 124 anschaulich zum Ausdruck.

Von der Vielzahl der Muskeln des Unterarmes beanspruchen zunächst nur diejenigen ein spezielles Interesse, die auf das **Handgelenk** einwirken; zu ihnen gehören:

1. der *radiale Handbeuge*muskel *(M. flexor carpi radialis)*,
2. der *ulnare Handbeuge*muskel *(M. flexor carpi ulnaris)*,
3. der *lange Hohlhand*muskel *(M. palmaris longus)*,
4. der *lange radiale Handstreck*muskel *(M. extensor carpi radialis longus)*,
5. der *kurze radiale Handstreck*muskel *(M. extensor carpi radiali brevis)* und
6. der *ulnare Handstreck*muskel *(M. extensor carpi ulnaris)*.

Der **radiale Handbeugemuskel** *(M. flexor carpi radialis)* gehört wie die beiden folgenden Muskeln zur oberflächlichen Schicht der Unterarm-Beugemuskulatur und **entspringt** mit ihnen gemeinsam

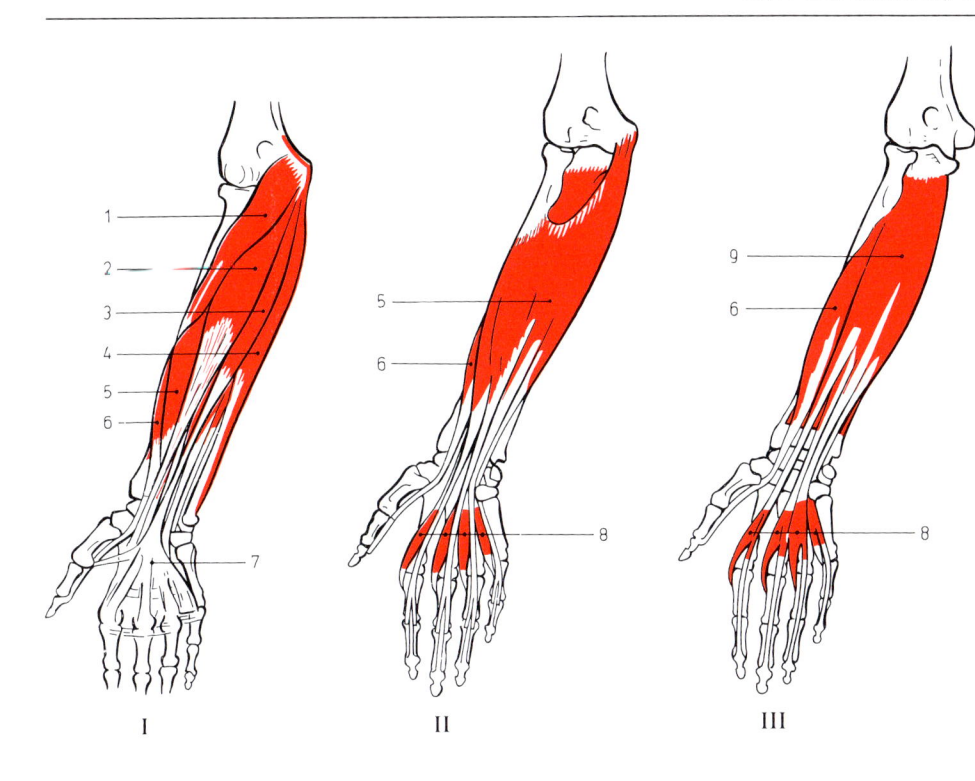

Abb. 122. Oberflächliche (I), mittlere (II) und tiefe (III) Schicht der Beugemuskulatur im Bereich des Unterarmes.

1 = runder Einwärtsdreher *(M. pronator teres)*
2 = radialer Handbeugemuskel *(M. flexor carpi radialis)*
3 = langer Hohlhandmuskel *(M. palmaris longus)*
4 = ulnarer Handbeugemuskel *(M. flexor carpi ulnaris)*
5 = oberflächlicher Fingerbeuger *(M. flexor digitorum superficialis)*
6 = langer Daumenbeuger *(M. flexor pollicis longus)*
7 = Palmaraponeurose *(Aponeurosis palmaris)*
8 = Regenwurmmuskeln *(Mm. lumbricales)*
9 = tiefer Fingerbeuger *(M. flexor digitorum profundus)*

vom ulnaren Knorren des Oberarmbeines *(Epicondylus medialis humeri)*; speichenwärts von ihm liegen der runde Einwärtsdreher *(M. pronator teres)* sowie der Oberarmspeichenmuskel *(M. brachiradialis)*. Sein gut 15 cm langer, 1 bis 2 cm dicker, gefiederter Muskelbauch geht etwa in der Mitte des Unterarmes in eine platte Sehne über, die bei Volarflexion der Hand sichtbar hervorspringt. An dem radialen Rand dieser Sehne verläuft in der Tiefe die Speichen-Schlagader *(A. radialis)*, so daß hier der Puls bequem getastet werden kann. Der radiale Handbeuger **setzt** an der Basis des 2., manchmal auch noch des 3. Mittelhandknochens **an**.

Die **Funktion** dieses Muskels besteht – vor allem auf Grund seines schrägen Verlaufes – bei gestrecktem Ellbogengelenk in einer kräftigen Pronation; darüber hinaus kann er die Hand beugen sowie – wenn auch nur schwach – speichenwärts abwinkeln.

Der in seinem fleischigen Teil annähernd 25 cm lange, 4 cm breite und 1 cm dicke, platte **ulnare Handbeugemuskel** *(M. flexor carpi ulnaris)* liegt von allen Unterarmmuskeln am weitesten ulnar und **entspringt** mit zwei Köpfen, von denen der eine vom ulnaren Knorren des Oberarmbeines *(Epicondylus medialis humeri)*, der andere von einer breiten Sehnenplatte, die sich von der Hinterfläche des Ellenhakens *(Olecranon)* breitbasig bis zur Unterarmfascie erstreckt, kommt. Die auf Grund des langen Muskelbauches relativ kurze Sehne **setzt** am Erbsenbein *(Os pisiforme)* **an**, um in Gestalt zweier dünner Bandzüge noch auf das Hakenbein *(Os hamatum)* und den 5. Mittelhandknochen eine Fortsetzung erfahren.

Der ulnare Handbeugemuskel **wirkt** gemeinsam mit dem ulnaren Handstreckmuskel im Sinne einer Abwinkelung der Hand nach der Elle; mit dem radialen Handbeugemuskel beugt – wie es sein Name sagt – die Hand und abduziert sie ulnarwärts.

Während der radiale Handbeuger auf der einen Seite vom runden Einwärtsdreher flankiert wird, schmiegt sich ihm auf der anderen Seite der **lange Hohlhandmuskel** *(M. palmaris longus)* an, der ebenfalls vom ulnaren Oberarmbein-Knorren *(Epicondylus medialis humeri)* **entspringt** und mit einer platten, langen Sehne zur Hohlhand zieht. Bei Palmarflexion, besonders deutlich aber bei kräftiger Oppositionsstellung des Daumens, springt diese Sehne in der Mittellinie des Unterarmes – etwas ellenwärts von der Sehne des radialen Handbeugemuskels *(M. flexor carpi radialis)* – deutlich hervor; sie verbreitert sich in der Hohlhand zu einer sehr derben, dreieckigen, fächerförmigen Sehnenplatte, der *Palmaraponeurose*, die eine Verstärkung der üblichen Hohlhandfascie darstellt und die unter ihr verlaufenden Blutgefäße, Nerven und Muskeln vor Verletzung bewahrt.

Die **Aufgabe** des langen Hohlhandmuskels besteht in einer Spannung der Palmaraponeurose sowie in einer Volarflexion der Hand.

Von der lateralen Begrenzung und vom radialen Knorren des Oberarmbeines *(Margo et Epicondylus lateralis humeri)* **entspringt** distal vom Oberarmspeichenmuskel der **lange radiale Handstreckmuskel** *(M. extensor carpi radialis longus)*, dessen Muskelbauch, vor allem bei kräftiger Kontraktion seiner Fasern, einen über dem speichenwärts gelegenen Oberarmbein-Knorren unter der Haut deutlich hervortretenden Wulst bildet, wodurch der radiale Knorren im Gegensatz zu dem der anderen Seite wie in einer kleinen Grube versenkt liegt. Die Sehne des langen radialen Handstreckers, in die der fleischige Teil desselben bereits im oberen Drittel des Unterarmes übergeht, läuft mit der des kurzen radialen Handstreckers über die Handwurzel, um an der Basis des 2. Mittelhandknochens **Ansatz** zu finden.

Der **kurze radiale Handstreckmuskel** *(M. extensor carpi radialis brevis)* nimmt seinen **Ursprung** ebenfalls vom speichenwärts gelegenen Oberarmbein-Knorren *(Epicondylus lateralis humeri)* sowie von der Gelenkkapsel des Ellbogengelenkes; er wird in seinem oberen Teil vom vorhergehenden Muskel bedeckt. Seine kräftige Sehne **endet** an der Basis des 3. Mittelhandknochens.

Die **Funktion** beider radialer Handstrecker besteht in einer Dorsalflexion der Hand und in einer Abduktion zur Speiche hin, wobei an dieser nur der lange radiale Handstreckmuskel beteiligt ist; ihm ist auch bei gestrecktem Unterarm eine leichte Supinations-Bewegung möglich, während er beim rechtwinklig im Ellbogengelenk gebeugten Unterarm zum Pronator wird.

Den Abschluß der Muskeln, die auf das Handgelenk wirken, bildet ein schlanker, langer Muskel, der vom radialen Oberarmbein-Knorren *(Epicondylus lateralis humeri),* von der Gelenkkap-

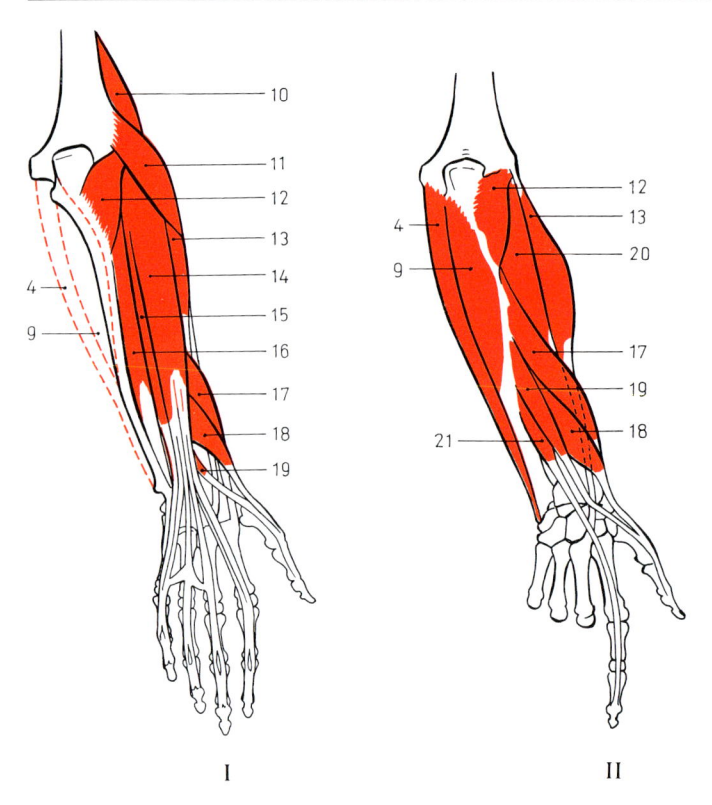

Abb. 123. Oberflächliche (I) und tiefe (II) Schicht der Streckmuskulatur im Bereich des Unterarmes.

10 = Oberarmspeichenmuskel *(M. brachioradialis)*
11 = langer radialer Handstrecker *(M. extensor carpi radialis longus)*
12 = Knorrenmuskel *(M. anconeus)*
13 = kurzer radialer Handstrecker *(M. extensor carpi radialis brevis)*
14 = Fingerstrecker *(M. extensor digitorum)*
15 = Kleinfingerstrecker *(M. extensor digiti minimi)*
16 = ulnarer Handstrecker *(M. extensor carpi ulnaris)*
17 = langer Daumenabzieher *(M. abductor pollicis longus)*
18 = kurzer Daumenstrecker *(M. extensor pollicis brevis)*
19 = langer Daumenstrecker *(M. extensor pollicis longus)*
20 = Auswärtsdreher *(M. supinator)*
21 = Zeigefingerstrecker *(M. extensor indicis)*

Bewegung:	Ausführende Muskeln:
Palmarflexion	1. radialer und ulnarer Handbeugemuskel *(M. flexor carpi radialis et ulnaris)* 2. langer Hohlhandmuskel *(M. palmaris longus)*
Dorsalflexion	langer und kurzer radialer und ulnarer Handstreckmuskel *(M. extensor carpi radialis longus et brevis, M. extensor carpi ulnaris)*
Radialabduktion	1. radialer Handbeugemuskel *(M. flexor carpi radialis)* 2. langer radialer Handstreckmuskel *(M. extensor carpi radialis longus)*
Ulnarabduktion	1. ulnarer Handbeugemuskel *(M. flexor carpi ulnaris)* 2. ulnarer Handstreckmuskel *(M. extensor carpi ulnaris)*

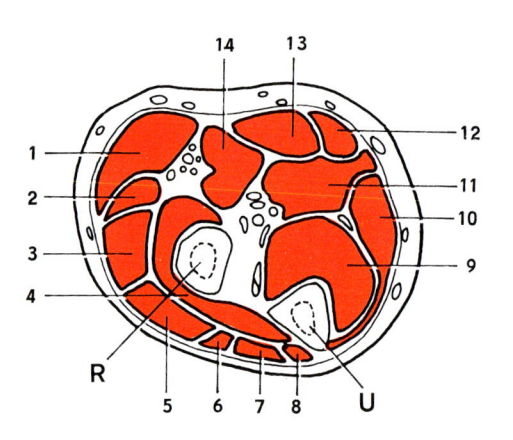

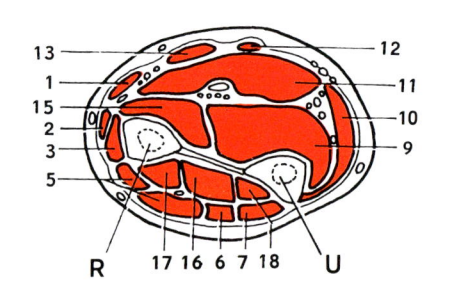

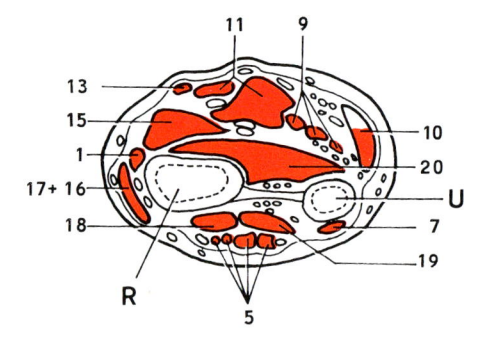

Abb. 124. Querschnitt durch die Muskulatur des Unterarmes (nach LANZ-WACHSMUTH).

im *oberen* Drittel:
1 = Oberarmspeichenmuskel
2 = langer Speichenhandstrecker
3 = kurzer Speichenhandstrecker
4 = Auswärtsdreher
5 = Gemeinsamer Fingerstrecker
6 = Kleinfingerstrecker
7 = Ellenhandstrecker
8 = Knorrenmuskel
9 = tiefer Fingerbeuger
10 = Ellenhandbeuger
11 = oberflächlicher Fingerbeuger
12 = langer Hohlhandmuskel
13 = Speichenhandbeuger
14 = runder Einwärtsdreher

im *mittleren* Drittel:
15 = langer Daumenbeuger
16 = kurzer Daumenbeuger
17 = langer Abzieher des Daumens
18 = langer Daumenstrecker

im *unteren* Drittel:
19 = Zeigefingerstrecker
20 = viereckiger Einwärtsdreher
R = *Radius* (Speiche)
U = *Ulna (Elle)*

sel, von der rückwärtigen Ellenkante und der Unterarmfascie entspringt: der **ulnare Handstreckmuskel** *(M. extensor carpi ulnaris)*. Er liegt oberflächlich und ellenwärts vom Fingerstrecker *(M. extensor digitorum)*, geht bereits in der Mitte des Unterarmes in seinen sehnigen Teil über, der an der Basis des 5. Mittelhandknochens **ansetzt.** Der ulnare Handstrecker führt einmal die Dorsalflexion der Hand durch und abduziert sie zum anderen zur Elle hin.

In der Abb. 125 sind diejenigen Handgelenkmuskeln (ergänzt durch Fingergelenkmuskeln) zusammengefaßt dargestellt, die eine **Palmar-** bzw. **Dorsalflexion** bewirken; die tabellarische Übersicht ergänzt die Illustration für die übrigen Flächen- und Randbewegungen der Hand.

10.9.4. Die Handwurzel-Mittelhandgelenke

Die **gelenkigen** Verbindungen zwischen den Knochen der distalen Handwurzelreihe und den einzelnen Mittelhandknochen werden:

1. in das gemeinsame Handwurzel-Mittelhandgelenk und
2. in das Handwurzel-Mittelhandgelenk des Daumens unterteilt.

Die artikulierenden Flächen des **gemeinsamen Handwurzel-Mittelhandgelenkes** *(Articulatio carpometacarpea communis)* werden auf der einen Seite von den unteren Gelenkpartien des großen und kleinen Vieleckbeines *(Os trapezium et os trapezoideum)*, des Kopf- und Hakenbeines *(Os capitatum et os hamatum)*, auf der anderen Seite von den mit hyalinem Knorpel überzogenen Basen des 2. bis 5. Mittelhandknochens gebildet. Die einzelnen Teile dieses Gelenkes – vor allem die Verbindung des 2. und 3. Mittelhandknochens mit den entsprechenden Elementen der distalen Querreihe – stellen sehr **straffe Gelenke,** sog. *Amphiarthrosen,* dar, die kaum eine nennenswerte Beweglichkeit der artikulierenden Knochen gestatten. Nur der 5. Mittelhandknochen, der an seiner Basis eine sattelähnlich gekrümmte Gelenkfläche aufweist,

verfügt über ein etwas größeres Bewegungsvermögen und kann dem Daumen entgegengeführt werden.

Eine **Sonderstellung** nimmt das von einer schlaffen Kapsel umgebene **Handwurzel-Mittelhandgelenk des Daumens** *(Articulatio carpometacarpea pollicis)* ein, das ein typisches **Sattelgelenk** ist; es hat seinen Namen nach den sattelartigen Krümmungen der artikulierenden Flächen, wobei die des großen Vieleckbeines *(Os trapezium)* dorsovolarwärts konvex, radio-ulnarwärts konkav sind, während die Gelenkpartie des 1. Mittelhandknochens eine gerade entgegengesetzte Form aufweist. Dieser anatomische Bau erlaubt dem Handwurzel-Mittelhandgelenk des Daumens auf den ersten Blick zwar nur Bewegungen in zwei Ebenen; infolge der sehr weiten, nachgiebigen Kapsel kann sich das Gelenk – funktionell gesehen – jedoch fast wie ein Kugelgelenk bewegen, was für seine bevorzugten Funktionen, Ab- und Adduktion bzw. Opposition und Reposition und die Kombination derselben *(Zirkumduktion* = Kreiselung des Daumens), von großem biologischen Wert ist.

10.9.5. Die Fingergelenke

Mit Ausnahme des Daumens unterscheidet man an jedem der übrigen 4 dreigliedrigen Finger:

ein *Grund-, Mittel-* und *End*gelenk.

Die artikulierenden Flächen der **Grundgelenke** der Finger *(Articulationes metacarpophalangeales)*, die anatomisch gesehen *Kugel*gelenke darstellen, werden jeweils von dem Köpfchen eines Mittelhandknochens (Gelenk*kopf*) und der etwas kleineren und flacheren, eiförmig quergestellten Basis einer Grundphalanx (Gelenk*pfanne*) gebildet; beide werden von einer vor allem dorsal sehr weiten und dünnen Kapsel umhüllt, so daß der Gelenkspalt zwischen Finger- und Mittelhandknochen bei kräftigem Zug in der Richtung der Längsachse der beiden erweitert werden kann. In den

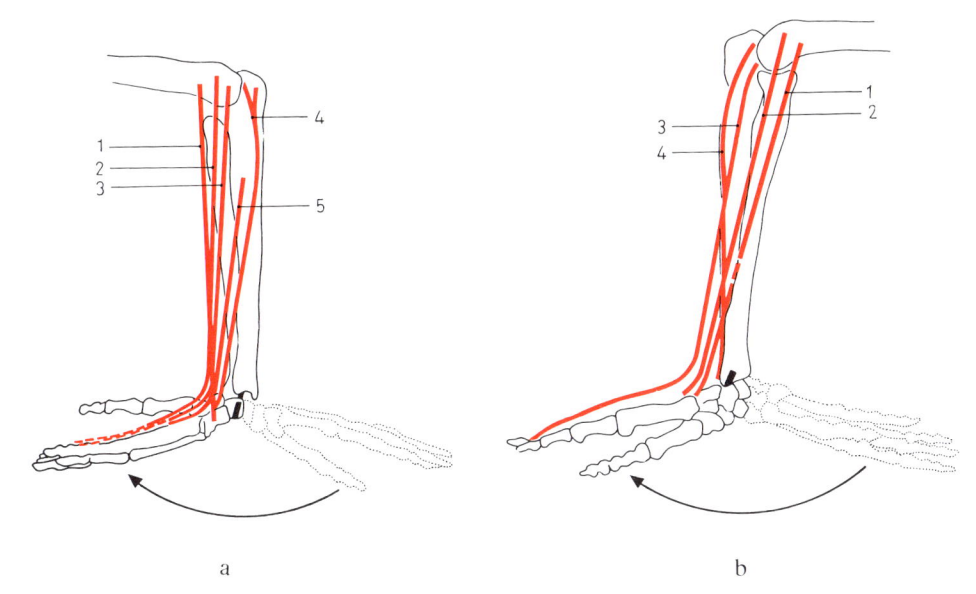

Abb. 125. Schematisierte Darstellung der im oberen Handgelenk eine Palmar- (a) bzw. Dorsalflexion (b) bewirkenden Muskeln.

Palmarflexion durch:

1 = radialer Handbeugemuskel *(M. flexor carpi radialis)*
2 = langer Hohlhandmuskel *(M. palmaris longus)*
3 = oberflächlicher Fingerbeuger *(M. flexor digitorum superficialis)*
4 = ulnarer Handbeugemuskel *(M. flexor carpi ulnaris)*
5 = tiefer Fingerbeuger *(M. flexor digitorum profundus)*;

Dorsalflexion durch:

1 = langer radialer Handstreckmuskel *(M. extensor carpi radialis longus)*
2 = kurzer radialer Handstreckmuskel *(M. extensor carpi radialis brevis)*
3 = Fingerstrecker *(M. extensor digitorum communis)*
4 = ulnarer Handstreckmuskel *(M. extensor carpi ulnaris)*

Grundgelenken ist ein Beugen und Strecken (um eine Querachse) bis zu 100 Grad möglich.

Das Spreizen der Finger (um eine dorso-volare Achse bis zu 45 Grad) ist ausschließlich in der Streckstellung möglich; die Ursache hierfür ist in der Gestalt der Mittelhandköpfchen zu suchen, die volar überhängen und an der Beugeseite breiter als an der Streckseite sind, wodurch – ganz im Gegensatz zum Kniegelenk – die überaus starken **Seitenbänder** *(Ligg. collateralia),* die im Verhältnis zur Größe des gesamten Gelenkapparates die kräftigsten Seitenbänder unseres Körpers darstellen, bei der Beugung der Finger straff gespannt werden, so daß, da sich Ursprung und Ansatz der Bänder voneinander entfernen, Abduktionsbewegungen kaum noch möglich sind. Bei der Streckung der Finger erschlafft der Bandapparat, das Gelenk ist nunmehr – vor allem bei Berücksichtigung der schlaffen Kapsel – gelockert, so daß einem Spreizen nichts mehr im Wege steht.

Der 3. Freiheitsgrad des Grundgelenkes: Ein Ein- und Auswärtsdrehen des Fingers um seine Längsachse, ist nur passiv gering möglich; so kann beispielsweise in Form des Fixierens der distalen Phalanx mit der anderen Hand ein Drehen im Grundgelenk durchgeführt werden. Ein willkürliches, aktives Fingerrollen ist jedoch nicht möglich, zumal die hierfür erforderlichen Muskeln fehlen; auch besitzt eine derartige Bewegung im Grundgelenk für die Hauptarbeitsleistungen unserer Finger keine biologische Bedeutung.

Die **Mittel-** und **Endgelenke** *(Articulationes interphalangeales)* stellen typische *Scharnier- oder Winkelgelenke dar,* wobei jeweils der Gelenkkopf von einer gekehlten Rolle (ähnlich der Oberarmbein-Rolle), die auf dem distalen Ende der Grund- und Mittel-Phalanx sitzt, sowie die Gelenkpfanne von der flachen, mit einer Führungsleiste ausgestatteten Basis der nächstfolgenden Phalanx gebildet wird. Die wiederum dorsal sehr dünne und schlaffe Gelenkkapsel wird volar durch Faserknorpel, lateral und medial durch sehr kräftige Seitenbänder, die von einem Grübchen an der seitlichen Begrenzung der Rolle ihren Ursprung nehmen und zum Seitenrand der Basis verlaufen, verstärkt, wodurch zugleich die einzig möglichen Bewegungen, Beugung und Streckung, gesichert werden, die in den Mittelgelenken 100 Grad, in den Endgelenken 70 Grad beträgt.

10.9.6. Bänder der Fingergelenke

Die wichtigsten **Bandzüge** sowohl im Bereich der Grund- als auch der Mittel- und Endgelenke der Finger sind die bereits mehrfach erwähnten, überaus stabilen *Seiten-* oder *Kollateralbänder,* von denen das radiale zumeist das stärkere ist. Hohlhandwärts vom Ursprung dieser Seitenbänder liegen Bänder, die in Form eines Bogens – sich fächerförmig ausbreitend – auf die Volarfläche der Kapsel der Grundgelenke ziehen. Des weiteren verdienen die sog. Zwischenköpfchenbänder der Erwähnung, die 1 cm breite, die Zwischenknochenräume überbrückende Faserzüge darstellen und an der volaren Fläche zwischen den Köpfchen des 2. bis 5. Mittelhandknochens verlaufen.

10.9.7. Fingergelenk-Muskulatur

Die Muskeln, die auf die Grund-, Mittel- und Endgelenke der Finger einwirken, werden, da sie teilweise am Unterarm, teilweise an der Hand liegen, in *zwei* große Gruppen, in die *langen* sowie *kurzen* Muskeln unterteilt; es handelt sich dabei im einzelnen um folgende Muskulatur:

A. **Lange** Muskeln

1. *Oberflächlicher Fingerbeuger* *(M. flexor digitorum superficialis),*
2. *Tiefer Fingerbeuger* *(M. flexor digitorum profundus),*
3. *Fingerstrecker* *(M. extensor digitorum),*
4. *Zeigefingerstrecker* *(M. extensor indicis)* und
5. *Kleinfingerstrecker* *(M. extensor digiti minimi).*

B. **Kurze** Muskeln

1. *Regenwurmmuskeln* *(Mm. lumbricales),*
2. *Palmare Zwischenknochenmuskeln* *(Mm. interossei palmares)* und
3. *Dorsale Zwischenknochenmuskeln* *(Mm. interossei dorsales).*

Der kräftige, breite und fleischige **oberflächliche Fingerbeuger** *(M. flexor digitorum superficialis)* **entspringt** vom ulnaren Oberarmbein-Knorren *(Epicondylus medialis humeri)* sowie von der volaren Begrenzung der Speiche; er stellt gewissermaßen die mittlere Schicht der Unterarm-Beugemuskulatur dar und wird in seinem proximalen Abschnitt vom radialen und ulnaren Handbeugemuskel *(M. flexor carpi radialis et ulnaris)* und dem langen Hohlhandmuskel *(M. palmaris longus)* überlagert.

Im unteren Drittel des Unterarmes geht der Muskel in vier dicht aneinanderliegende Sehnen über, die den Basen der Mittelphalangen des 2. bis 5. Fingers zustreben; kurz vor ihrem **Ansatz** spalten sie sich schlitzartig auf *(Hiatus tendinum),* wobei durch die beiden dabei entstandenen Schenkel jeweils eine Sehne des tiefen Fingerbeugers *(M. flexor digitorum profundus)* hindurchtritt.

Die **Funktion** dieses Muskels besteht, wie es ja bereits in seinem Namen zum Ausdruck kommt, in einer Beugung der Grund- und vor allem Mittelgelenke des 2. bis 5. Fingers; darüber hinaus ist er in der Lage, das Beugen des Unterarmes im Ellbogengelenk – wenn auch nur in geringem Ausmaß – zu unterstützen.

Zur tiefen Schicht der Unterarm-Beugemuskulatur ist der **tiefe Fingerbeuger** *(M. flexor digitorum profundus)* zu zählen, der von der palmaren und mitunter auch dorsalen Ellenfläche sowie der angrenzenden Zwischenknochen-Membran **entspringt**; er umhüllt somit den Ellenschaft. Bereits im mittleren Drittel des Unterarmes entwickeln sich auf der Volarseite vier kräftige Sehnen, die an der Grundphalanx den Sehnenschlitz des vorhergehenden Muskels durchbohren und – nunmehr oberflächlich liegend – an der Basis der Endphalanx des 2. bis 5. Fingers **ansetzen.**

Der tiefe Fingerbeuger **beugt** alle Hand- und Fingergelenke und wirkt bei der Adduktion der gespreizt gewesenen Finger mit.

Der **Fingerstrecker** *(M. extensor digitorum)* gehört zur oberflächlichen Schicht der Streckmuskulatur im Bereich des Unterarmes und **kommt gemeinsam** mit dem kurzen radialen Handstrekker *(M. extensor carpi radialis brevis)* vom radialen Oberarmbein-Knorren *(Epicondylus lateralis humeri)* sowie von der Unterarmfascie; etwa im mittleren Drittel des Unterarmes teilt sich der Muskelbauch in vier Sehnen auf, die – fächerförmig ausstrahlend – zum Fingerrücken des 2. bis 5. Strahles ziehen. Hier bilden die Sehnen dieses Muskels mit denen der kurzen Fingermuskulatur eine Sehnenplatte, die *Dorsalaponeurose,* die an den Basen der Mittel- und Endphalangen **endet.** Die durch die relativ dünne Haut des Handrückens deutlich zu beobachtenden Strecksehnen erfahren etwa in Höhe des distalen Endes der Mittelhandknochen durch quer oder schräg verlaufende Sehnenbündel *(Connexus intertendinei),* die man vor allem bei gestreckten Finger-Grundgelenken sehen und tasten kann, eine mehr oder weniger stark ausgeprägte Einschränkung in ihrer Tätigkeit.

Die **Funktion** dieses Muskels besteht in einer kräftigen Streckung der Grundgelenke des 2. bis 5. Strahles sowie der gesamten Hand aus der Beugestellung heraus; darüber hinaus ist eine geringe Spreizung der Finger möglich.

In der tiefen Schicht der Streckmuskulatur im Bereich des Unterarmes liegt ein schlanker, kleiner Muskel, der von der Hinterfläche der Elle und der Zwischenknochenhaut in derem distalen Drittel **entspringt:** der **Zeigefingerstrecker** *(M. extensor indicis);* er **endet** mit seiner Sehne – gemeinsam mit der des soeben beschriebenen Muskels – an der Mittel- und Endphalanx des Zeigefingers. Auf Grund dieses besonderen Muskels weist der Zeigefinger eine sehr große Selbständigkeit in der Streckbewegung auf; eine weitere Funktion des Zeigefingerstreckers besteht in einer Adduktion des abgespreizt gewesenen Fingers.

Mit dem Fingerstrecker durch ein Sehnenblatt aufs engste verbunden ist der kleine und schmale **Kleinfingerstrecker** *(M. extensor digiti minimi),* der in der oberflächlichen Schicht der Strecker liegt und infolge seines innigen Kontaktes mit dem erstgenannten Muskel wie eine Abspaltung desselben anmutet. Er verläuft mit seiner Sehne zum Handrücken, spaltet sich hier in zwei Stränge, die in der Dorsalaponeurose des 5. Fingers ausklingen. Die Wirkung des Kleinfingerstreckers ergibt sich aus dessen Namensbezeichnung.

Zur Gruppe der **kurzen Fingermuskulatur** gehören neben der des Daumen- und Kleinfingerballens die Regenwurmmuskeln sowie die volaren und dorsalen Zwischenknochenmuskeln.

Die kleinen, **wurmartig runden 4 Muskeln** *(Mm. lumbricales)* **entspringen** von der radialen Fläche der 4 Sehnen des tiefen Fingerbeugers *(M. flexor digitorum profundus),* wodurch diese einen verschiebbaren Ursprung erhalten und ziehen mit ihren dünnen platten Sehnen in die Dorsalaponeurose des 2. bis 5. Strahles. Auf Grund ihrer zunächst palmaren Lage **beugen** die Muskeln die **Grund**phalangen, **strecken** jedoch darüber hinaus infolge ihres Ansatzes an den Streckaponeurosen die **Mittel-** und **End**glieder.

Die sieben die Zwischenknochenräume der Mittelhand ausfüllenden **Zwischenknochenmuskeln** *(Mm. interossei)* werden nach ihrer Lage in vier dorsale und drei palmare eingeteilt; die vier **dorsalen** Muskeln nehmen ihren **Ursprung** zweiköpfig von den jeweils einander zugewandten Seiten der Basen des 1. bis 5. Mittelhandknochens und verlaufen mit ihren insgesamt vier kräftigen Muskelbäuchen zur Grundphalanx, um an der Basis derselben mit einer kurzen Sehne **anzusetzen.**

Die **palmaren** Zwischenknochenmuskeln **kommen** – drei an der Zahl – einköpfig von der Ellenseite des 2. sowie der Speichenfläche des 4. und 5. Mittelhandknochens und ziehen zur gleichen Ansatzstelle wie die vorhergenannten Muskeln, denen sie an Kraft bei weitem nachstehen.

Bei ihrem **Ansatz** weisen die Zwischenknochenmuskeln insofern einen Unterschied auf, als die dorsalen zu einer durch den Mittelfinger gelegten Achse konvergieren, während die palmaren von letzterer divergieren; auf Grund dieser Anordnung wirken die dorsalen Muskeln als *Ab*duktoren, die palmaren als *Ad*duktoren. Dieses Spreizen und Schließen der Finger stellt jedoch nicht die **Hauptfunktion** der Zwischenknochenmuskeln dar; wirken nämlich alle 7 Muskeln zusammen, dann beugen sie gemeinsam mit den wurmartig runden Muskeln die Grundglieder, während die Mittel- und Endphalangen gestreckt werden, eine Bewegung, die wir z. B. in Anspruch nehmen, wenn eine Zeitung oder ein aufgeschlagenes Buch bzw. ein Kartenspiel aufrecht in der Hand gehalten werden soll.

Der Daumen besitzt einen eigenen Ab- und Adduktor (siehe unten), der kleine Finger einen speziellen Abduktor.

Es arbeiten demnach die Zwischenknochenmuskeln einmal (bei der Beugung der Grundgelenke) als Synergisten und zum anderen (bei der Ab- und Adduktion der Finger) als Antagonisten!

10.9.8. Die Muskulatur des Daumenballens

Bereits bei der Besprechung des Handskeletts konnte beobachtet werden, daß der Daumen unter den fünf Fingern eine Sonderstellung einnimmt; er weist gegenüber der Handwurzel die größte Beweglichkeit auf, und erst durch sein Vermögen, sich den übrigen Fingern gegenüberzustellen, zu *opponieren,* wird unserer Hand die Funktion einer Greifzange zu eigen.

Deshalb wird auch der Verlust des Daumens im Grundgelenk mit einem relativ hohen Prozentsatz der Erwerbsunfähigkeit (20%) bewertet, worauf bereits VERTH und KRÖMER sowie LINIGER und MOLINEUS in ihren Amputations-Schemen hingewiesen haben.

Entsprechend diesem speziellen Bewegungsvermögen besitzt der **Daumen** eine **eigene Muskulatur,** um seinen vielseitigen Aufgaben gerecht werden zu können; zu dieser werden im einzelnen folgende acht Muskeln, die zur Hälfte auf Grund ihrer Länge am Unterarm, zur Hälfte infolge ihrer Kürze im Bereich der Hand liegen und hier gemeinsam den **Daumenballen** *(Thenar)* entstehen lassen, gerechnet:

A. **Lange** Muskeln

1. *Langer Daumenbeuger*   *(M. flexor pollicis longus),*
2. *Langer Daumenstrecker*   *(M. extensor pollicis longus),*
3. *Kurzer Daumenstrecker*   *(M. extensor pollicis brevis)* und
4. *Langer Daumenabzieher*   *(M. abductor pollicis longus).*

B. **Kurze** Muskeln

1. *Daumenanzieher*   *(M. adductor pollicis),*
2. *Daumengegensteller*   *(M. opponens pollicis),*
3. *Kurzer Daumenbeuger*   *(M. flexor pollicis brevis)* und
4. *Kurzer Daumenabzieher*   *(M. abductor pollicis brevis).*

10.9.9. Die Muskulatur des Kleinfingerballens

Der fünfte Strahl des Handskeletts, auch Kleinfinger genannt, weist außer den bisher schon behandelten Muskeln noch drei, nur ihm eigene kurze Muskelzüge, einen Beuger, Abzieher und Gegenübersteller, auf, die alle gemeinsam von dem bereits bekannten knöchernen Vorsprung des Hakenbeines, vom Erbsenbein und dem queren Handwurzelband kommen und den **Kleinfingerballen** *(Hypothenar)* bilden. Im Einzelnen handelt es sich um:

1. *Kleinfingerabzieher*   (M. abductor digiti minimi),
2. *Kurzer Kleinfingerbeuger* (M. flexor digiti minimi brevis) und
3. *Kleinfingergegensteller* (M. opponens digiti minimi).

Zu diesen Muskeln des Kleinfingerballens, die sämtlich zu der ulnaren Fläche der Basis der Grundphalanx des 5. Fingers ziehen, kann noch ein Hauptzweig des langen Hohlhandmuskels, der *kurze Hohlhandmuskel,* gerechnet werden, der von der zur Elle hin gerichteten Begrenzung der Palmaraponeurose entspringt und in die Haut des ulnaren Handrandes ausläuft; er liegt, eingebettet in ein mehr oder weniger kräftig ausgebildetes Fettpolster, gewissermaßen als Schutzhülle über den drei oben genannten Muskeln und zieht bei Verkürzung seiner Fasern die Haut des Kleinfingerballens in Falten.

11. Beckengürtel und untere Gliedmaßen

In gleichem Maße wie sich die oberen Gliedmaßen des Menschen nach abgeschlossener „Aufrichtung" spezialisierten, erfuhren auch der Beckengürtel und die unteren Extremitäten auf Grund der neugestellten Aufgaben in ihrer Struktur umfassende Veränderungen. Da sich die Bewegung des Vorderkörpers nach oben um eine Achse vollzog, die quer durch die Oberschenkelköpfe und Hüftgelenkspfannen verläuft, darf es uns nicht wundernehmen, daß sich der Mensch gegenüber allen anderen Individuen durch ein breitausladendes Becken auszeichnet, das der für die Aufrichtung erforderlichen und sehr mächtigen Gesäßmuskulatur optimale Ursprungsmöglichkeiten gewährt. Diese dient jedoch nicht nur dem sich bei jedem von uns in dem ersten Lebensjahr wiederholenden Vorgang des Hinsetzens und Aufrichtens, sondern sie überwacht in den darauffolgenden Entwicklungsperioden vor allem die ununterbrochene Sicherung des Gleichgewichtes beim Stehen und besonders beim Gehen und Laufen.

Der Körperschwerpunkt ist bei den Vierfüßlern in 4 Punkten aufgehängt: in den Schulterblättern und Hüftgelenken, und liegt beispielsweise beim Pferd verhältnismäßig tief. Auch im ruhigen Gang wie im raschen Galopp befinden sich beim Vierbeiner zu gleicher Zeit stets drei, zumindest aber zwei Beine auf dem Erdboden, so daß eine relativ günstige Gleichgewichtslage immer noch vorhanden ist. Beim Menschen haben sich diese Verhältnisse grundlegend gewandelt, indem die gesamte Last des Rumpfes über das Bindeglied, den Beckengürtel, auf beide Beine – beim Laufen sogar nur auf ein Bein – verteilt wird, womit zugleich eine beträchtliche Einbuße an Sicherheit des Ganges bzw. Laufens verbunden ist.

Dieser Verlust an Sicherheit beim Stehen und Gehen kann nur durch eine entsprechend große Arbeitsleistung der Gesäß- und Beinmuskeln sowie durch das rhythmische Pendeln der Arme, das mit dem Kreuzschritt eines trabenden Pferdes verglichen werden darf, ausgeglichen werden; hierfür sind die zuletzt genannten Muskeln, die – beide Beine zusammengenommen – an Masse mehr als ein Drittel des Körpers ausmachen, zur Unterstützung der Gesäßmuskulatur besonders prädestiniert (Tafel VII und VIII).

Die bei Rollschuh- und Eiskunstläuferinnen sowie Turnerinnen zu beobachtende sehr kräftige Gesäßmuskulatur ist in erster Linie auf das Bemühen der Muskulatur des Beckengürtels um eine ständige Aufrechterhaltung der Schwerpunktslage zurückzuführen, was auf dem spiegelglatten Holz- bzw. Eisparkett oder dem Schwebebalken und bei den oft sehr schwierigen Elementen einer Kür mit hohen Anforderungen an das Balanciervermögen verbunden ist. Hierbei wird die aufrechte Haltung durch das vor dem Hüftgelenk verlaufende, überaus kräftige BERTIN-Band (Abb. 130), das ein zu starkes Rückwärtsneigen des Rumpfes verhindert, sowie durch die Muskeln des Beckens und Oberschenkels, die einem Nach-vorn-Fallen entgegenarbeiten, garantiert.

Während der **Arm,** wovon wir uns im Verlauf der letzten Kapitel überzeugen konnten, vorwiegend nach **dynamischen** Gesichtspunkten aufgebaut ist, um der Hand und den Fingern ein möglichst weitläufiges Bewegungsmaß zu gewähren, bedient sich die **untere** Extremität vorwiegend der **Statik,** um dem Körper bei den verschiedenen Stellungen stets eine feste Unterlage zu bieten.

Vom Dach dieses „Grundpfeilers", vom *Beckengürtel,* soll bei der Abhandlung der Knochen und Muskeln der unteren Gliedmaßen ausgegangen werden, da das Verständnis der Körperhaltung und -bewegung weitgehend die Kenntnisse der Beckenkonstruktion voraussetzt.

11.1. Die Knochen des Beckengürtels (Cingulum extremitatis inferioris)

Im Gegensatz zum Schultergürtel, der dem Brustkorb locker aufliegt (weil er nur durch das innere Schlüsselbeingelenk mit dem Rumpf verbunden ist), stellt der aus den beiden **Hüftbeinen** *(Ossa coxae)* und dem **Kreuzbein** *(Os sacrum)* bestehende wesentlich massivere *Beckengürtel* durch die innige Verbindung der genannten Knochen einen stabilen, bis zu einem gewissen Grade federnden Ring, das **Becken** *(Pelvis)*, dar, das – was für das Laufen, insbesondere aber Springen, außerordentlich wichtig ist – Belastungen und Erschütterungen mit einer gewissen schonenden Abfederung auf beide Beine überträgt (s. u.).

Jedes der beiden Hüftbeine (Abb. 126 und Tafel VII und VIII) läßt sich von der Geburt bis zur Pubertät in 3 durch hyaline Knorpelschichten voneinander getrennte Knochen, das

Darmbein	*(Os ilii),*
Sitzbein	*(Os ischii)* und
Schambein	*(Os pubis)*

zerlegen, die beim Erwachsenen zu einem einheitlichen Knochen miteinander verwachsen sind, wodurch die Abgrenzungen der ehemaligen Hüftbeinbestandteile fast völlig verwischt werden; dennoch wollen wir versuchen, uns die Eigentümlichkeiten dieser drei in der tiefen, halbkugelförmigen Hüftgelenkspfanne zusammenstoßenden Knochen zu vergegenwärtigen.

11.1.1. Darmbein *(Os ilii)*

Das *Darmbein* besteht aus einem dicken, an der Bildung der Hüftgelenkspfanne beteiligten **Körper** *(Corpus)* und einer sich über ihn erhebenden mächtigen, platten und leicht gehöhlten **Schaufel** *(Ala)*, die – vom Darmbeinmuskel *(M. iliacus)* ausgefüllt – den Eingeweiden der Bauchhöhle als Unterlage dient und ihnen zugleich Schutz gewährt.

Während die glatte *Innenfläche der Darmbeinschaufel (Fossa iliaca)* nach ventral in einer seichten Grube ausklingt, in der der Lenden-Darmbeinmuskel *(M. iliopsoas)* verläuft und die medial von einer flachen Erhebung sowie lateral von dem kräftig hervorspringenden vorderen unteren Darmbeinstachel, von dem der gerade Schenkelmuskel *(M. rectus femoris)* und das Darmbein-Schenkelband *(Lig. iliofemorale)* entspringen, begrenzt wird, trägt ihr *dorsaler Teil eine ohrmuschelähnliche Gelenkpartie (Facies auricularis)* zur Verbindung des gesamten Hüftbeines *mit dem Kreuzbein* (s. 11.1.4.).

Auf der *Außenfläche* der Schaufel entspringen die Gesäßmuskeln, wobei drei rauhe Linien *(Linea glutaea anterior, inferior et posterior)* die einzelnen Ursprungsfelder voneinander abgrenzen.

Der obere, verdickte Schaufelrand, der **Darmbeinkamm** *(Crista iliaca)*, der unter der Haut in ganzer Länge sicht- und tastbar ist und beiderseits die Bauchwand von den unteren Gliedmaßen abgrenzt, läßt drei Leisten oder Lippen *(Labium externum et internum, Linea intermedia)* erkennen; sie dienen den drei seitlichen Bauchmuskeln *(M. obliquus externus et internus abdominis, M. transversus abdominis)*, dem viereckigen Lendenmuskel *(M. quadratus lumborum)* und der unteren Sehne des breiten Rückenmuskels *(M. latissimus dorsi)* als Ursprung bzw. Ansatz. Nach vorn endet der Darmbeinkamm in einem markanten Knochenvorsprung des Beckens, dem *vorderen oberen Darmbeinstachel (Spina iliaca anterior superior)*, der bei Körpermessungen als Orientierungspunkt eine große Rolle spielt. Ihm entspricht dorsal der wesentlich schwächer entwickelte *hintere obere und untere Darmbeinstachel (Spina iliaca posterior superior et inferior)*.

11.1.2. Sitzbein *(Os ischii)*

Das *Sitzbein* setzt sich wiederum zunächst aus einem die **Hüftgelenkspfanne** *(Acetabulum)* mitbildenden **Körper** *(Corpus)* und einem dünnen **Bogenstück** *(Ramus ossis ischii)* zusammen, an dem eine obere Partie von einer unteren unterschieden wird. An der Umbiegungsstelle dieser beiden Teile liegt der kräftige *Sitzbeinhöcker (Tuber ischiadicum)*, der mit seinem oberen Abschnitt der Beugemuskulatur des Unterschenkels (im Kniegelenk) sowie dem großen Schenkelanzieher *(M. adductor magnus)*, dem vierseitigen Schenkelmuskel *(M. quadratus femoris)* und einem breiten, sanduhrförmig gestalteten Band *(Lig. sacrotuberale)* Ursprungsmöglichkeit bietet.

Vom rückwärtigen Rand des Sitzbeines springt nach dorsal und zugleich medial in den Bereich des kleinen Beckens der *Sitzbeinstachel (Spina ischiadica)*, der zwei unterschiedlich große Einbuchtungen *(Incisura ischiadica major et minor)* voneinander trennt.

11.1.3. Schambein *(Os pubis)*

Während das Darm- und Sitzbein den oberen und hinteren Teil der Hüftgelenkspfanne bilden, wird der vordere und untere Abschnitt derselben vom **Körper** *des Schambeines (Corpus ossis pubis)* dargestellt, von dem – wie beim Sitzbein – ein **Bogenstück** mit einem pfannennahen Teil, den man auch als **oberen** *Schambeinast (Ramus superior ossis pubis)* bezeichnet, und einem in das Sitzbein übergehenden Teil, auch **unterer** *Schambeinast (Ramus inferior ossis pubis)* genannt, ausgeht. Der obere Rand des im Quer-

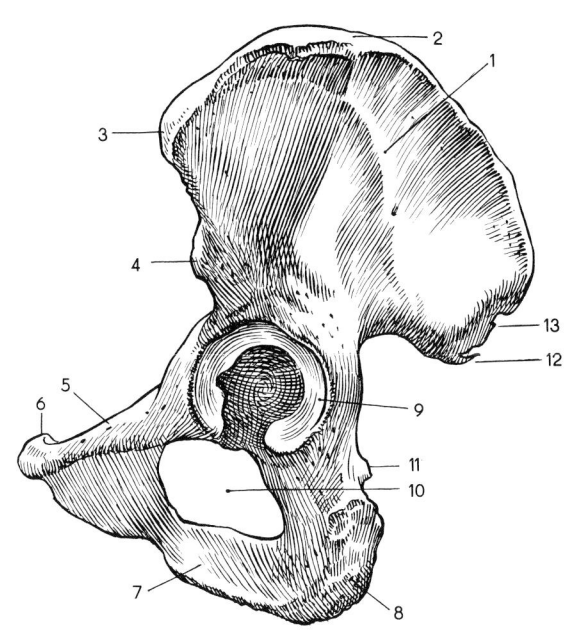

Abb. 126. Linkes Hüftbein = *Os coxae* (Seitenansicht).

1 = Darmbeinschaufel = *Ala ossis ilii* (mit Ursprungsfeldern für die Gesäßmuskulatur)
2 = Darmbeinkamm *(Crista iliaca)*
3 = vorderer oberer Darmbeinstachel *(Spina iliaca anterior superior)*
4 = vorderer unterer Darmbeinstachel *(Spina iliaca anterior inferior)*
5 = oberer Schambeinast *(Ramus superior ossis pubis)*
6 = Symphyse *(Symphysis pubica)*
7 = Sitzbeinast *(Ramus ossis ischii)*
8 = Sitzbeinhöcker *(Tuber ischiadicum)*
9 = mondsichelförmige Knorpelfläche der Hüftgelenkspfanne *(Facies lunata acetabuli)*
10 = „verstopftes Loch" *(Foramen obturatum)*
11 = Sitzbeinstachel *(Spina ischiadica)*
12 = hinterer unterer Darmbeinstachel *(Spina iliaca posterior inferior)*
13 = hinterer oberer Darmbeinstachel *(Spina iliaca posterior superior)*

schnitt dreikantigen pfannennahen Teiles ist besonders scharf, so daß man vom *Schambeinkamm (Pecten ossis pubis)* spricht, der medial in ein zumeist von Fettgewebe überlagertes *Höckerchen (Tuberculum pubicum)* ausläuft.

Die beiden Schambeine des Beckengürtels weisen am Scheitel ihres Bogenstückes jeweils eine unebene, ovale und überknorpelte Fläche auf, die – über eine Faserknorpelplatte miteinander verbunden – die **Schambein-** oder **Schoßfuge** *(Symphysis pubica)* ergeben (s. 11.1.4.). Die zum Sitzbein verlaufenden Abschnitte der Schambeine bilden an dieser Stelle einen unterschiedlich großen *Winkel* (s. 11.1.6.).

Von den Bogenstücken des Sitz- und Schambeines wird eine größere Öffnung, das sog. *„verstopfte Loch" (Foramen obturatum)*, umschlossen, das von einer feinen sehnigen Haut ausgefüllt wird, in der nach cranial-medial eine kleine Lücke zum Durchtritt von Gefäßen und Nerven verbleibt.

Die tief ausgehöhlte und mit einer Halbkugel zu vergleichende **Pfanne des Hüftbeines** *(Acetabulum)* wird – wie bereits bekannt – vom jeweiligen Körper des Darm-, Sitz- und Schambeines gebildet, wobei ersterer den Pfannenrand überragt und so das *Pfannendach* entstehen läßt. Diesem liegt im Bereich des unteren Pfannenrandes ein tieferer *Einschnitt (Incisura acetabuli)* gegenüber, der in den rauhen, nicht überknorpelten *Pfannengrund (Fossa acetabuli)* führt. Dieser erhält eine etwa 2 cm breite glatte, überknorpelte, mondsichelförmige Umrandung *(Facies lunata)*, die die Gelenkfläche des gesamten Hüftbeines darstellt (Abb. 126) und somit die Last des Rumpfes und der oberen Extremitäten auf das Schenkelbein überträgt.

11.1.4. Die Verbindungen des Beckengürtels

Die den Beckengürtel bildenden, an den Rändern verdickten Knochen, die eine typische 8förmige **Rahmenkonstruktion***) darstellen, sind dorsal von je einem *straffen Gelenk*, ventral durch eine *Synchondrose* miteinander verbunden.

Diese, die **Schambein-** oder **Schoßfuge** *(Symphyse)*, entsteht (s. o.) durch das Zusammentreffen der medialen, hyalin überknorpelten Flächen im Bereich des Scheitels des rechten und linken Schambeinbogens; der zwischen ihnen verbleibende Raum wird von einer Faserknorpelscheibe *(Discus interpubicus)*, die in ihrem Inneren einen mit etwas Schleim angefüllten Spaltraum *(Cavum symphyseos)* erkennen läßt, ausgefüllt. Interessant ist dabei, daß Knochen-, Knorpel- und Bindegewebe – was ihre gemeinsame Funktion betrifft – eine Einheit bilden, indem sie fest miteinander verankert sind. So kann die Symphyse allen **Druck-, Scher- und Zugspannungen****) widerstehen, wobei sie noch von kräftigen *Bändern gesichert* wird; über den oberen Rand der Schoßfuge zieht das *Schamfugen-Band (Lig. pubicum superius)*, das mit der Faserknorpelscheibe verwachsen ist (und nach lateral bis zum Schambeinhökerchen ausstrahlt), während im Bereich der unteren Symphysenbegrenzung das *Bogenband (Lig. arcuatum pubis)* verläuft, das den von den beiden Schambeinästen gebildeten Winkel ausrundet.

Das Bewegungsausmaß der beiden Hüftbeine in der Schambeinfuge ist sehr gering; im Verlauf einer Schwangerschaft kommt es – gewissermaßen als vorbereitende Maßnahmen für den Geburtsakt – infolge hormonaler Steuerungen zu einer Auflockerung der *Symphyse,* um für das Hindurchtreten des kindlichen Kopfes durch den Bek-

---

*) Bei der 8förmigen Rahmenkonstruktion, die starken Druck- und Zugbelastungen widerstehen muß, bilden das Darmbein die größere obere Schlinge der 8, das Sitz- und Schambein die kleinere untere; das Hüftgelenk stellt den Mittelpunkt in diesem Bauprinzip dar.

**) Die Symphyse hat vor allem *Zug-* und *Scher*spannungen (z. B. beim Vor- und Zurückschwingen des Spielbeines, beim Stehen auf einem Bein, bei Grätschsprüngen über Pferd bzw. Bock, beim Hochsprung usw.) abzufangen.

kenring möglichst optimale Voraussetzungen zu schaffen.

Die artikulierenden Flächen der zweiten Knochenverbindung innerhalb des Beckengürtels, des rechten und linken **Kreuz-Darmbein-Gelenkes** *(Articulatio sacroiliaca)*, werden von den ohrmuschelähnlichen Gelenkflächen *(Facies auriculares)* des Darm- und Kreuzbeines gebildet, die beide eine höckerige, von hyalinem Knorpel überzogene Oberfläche aufweisen und die Übertragungsflächen der Last des Oberkörpers auf die Hüftbeine und damit auf die gesamte untere Extremität darstellen. Das Kreuz-Darmbein-Gelenk, das von einer sehr straff gespannten Gelenkkapsel umschlossen wird, besitzt entsprechend der Oberflächengestaltung seiner Gelenkpartien nur ein geringfügiges Bewegungsvermögen; im hohen Alter kann dieses, in funktioneller Hinsicht der Symphyse sehr ähnelnde, straffe Gelenk völlig verknöchern.

Die **Funktion** der *Symphyse* und des *Kreuz-Darmbein-Gelenkes* besteht nicht nur in einer *Erweiterung und Verformung des Beckenringes während der Schwangerschaftsmonate*, an der auch das zuletzt genannte in Form einer Vergrößerung des geraden, sagittalen Beckendurchmessers (um etwa 1 cm) Anteil hat, sondern beide Knochenverbindungen sind in erster Linie dazu da (s.o.), *alle Erschütterungen und Stöße*, die auf das Becken und vor allem auf die in diesem geschützt liegenden inneren Organe einwirken, *abzufangen, zu puffern*.

11.1.5. Bänder des Beckengürtels

Die Oberkörperlast wird nicht nur durch die Gelenkflächen des Kreuz-Darmbein-Gelenkes auf die unteren Gliedmaßen übertragen; es stehen auch kräftige **Verstärkungsbänder** zur Verfügung, in denen das Kreuzbein gewissermaßen hängt – man bezeichnet sie daher auch oft als **Tragbänder** – und die vom Kreuzbein zum Darm- und Sitzbein ziehen (Abb. 127); zu ihnen gehören:

1. die *vorderen Kreuz-Darmbein-Bänder,*
2. die *hinteren Kreuz-Darmbein-Bänder* und
3. die *Zwischenknochen-Kreuz-Darmbein-Bänder.*

Während die **vorderen** Bandzüge *(Ligg. sacroiliaca ventralia)*, die von der ausgehöhlten Innenfläche des Kreuzbeines zum Darmbein verlaufen, nicht besonders kräftig entwickelt sind, füllen die **hinteren** Bänder *(Ligg. sacroiliaca dorsalia brevia et longa)* und die unter ihnen liegenden *Zwischenknochen-Kreuz-Darmbein-Bänder (Ligg. sacroiliaca interossea)* die tiefe Bucht, die auf der einen Seite vom dorsalen Drittel des Darmbeinkammes, auf der anderen Seite von der lateralen rückwärtigen Kreuzbeinpartie gebildet wird, weitgehend aus. Die Zwischenknochen-Kreuz-Darmbein-Bänder ziehen vom Darmbein schräg nach caudal-medial zum Kreuzbein. Sie werden zu einem Teil von dem langen und kurzen hinteren Kreuz-Darmbein-Band überdeckt; ersteres kommt vom Rand des unteren Kreuzbeindrittels und zieht steil nach oben zum hinteren Darmbeinstachel, während das kurze hintere Kreuz-Darmbein-Band etwas weiter medianwärts seinen Ursprung nimmt, um zum hinteren unteren Darmbeinstachel zu verlaufen.

Ergänzt werden die hinteren Kreuz-Darmbein-Bänder durch das breite und *sanduhrförmig gestaltete* **Kreuzbein-Sitzbeinhöckerband** *(Lig. sacrotuberale)*, das seinen Ursprung vom seitlichen Rand des Kreuz- und Steißbeines nimmt und mit seinen derben Fasern, die sich im unteren Banddrittel überkreuzen, zum Sitzhök-

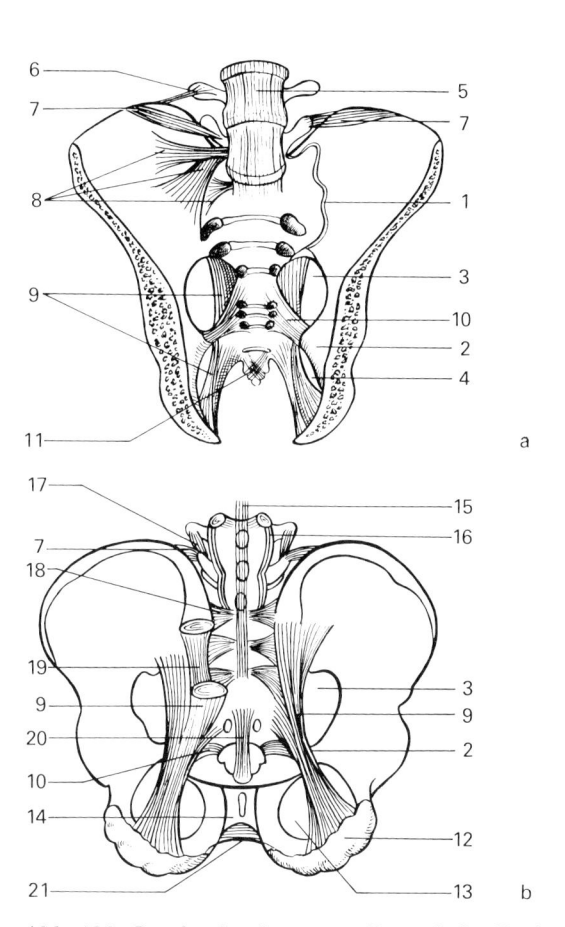

Abb. 127. *Bandverbindungen* im Bereich des Beckengürtels in Vorder- (a) und Rückansicht (b).

1 = Kreuz-Darmbein-Gelenk *(Articulatio sacroiliaca)*
2 = Sitzbeinstachel *(Spina ischiadica)*
3 = großes ⎱ Sitzbeinloch *(Foramen ischiadicum majus et minus)*
4 = kleines ⎰
5 = vorderes Längsband *(Lig. longitudinale anterius)*
6 = unterster Abschnitt des Lenden-Rippenbandes *(Lig. lumbocostale)*
7 = Darmbein-Lendenband *(Lig. iliolumbale)*
8 = vordere Kreuz-Darmbein-Bänder *(Ligg. sacroiliaca ventralia)*
9 = Kreuzbein-Sitzbeinhöckerband *(Lig. sacrotuberale)*
10 = Kreuzbein-Sitzbeinstachelband *(Lig. sacrospinale)*
11 = vorderes Kreuz-Steißbeinband *(Lig. sacrococcygeum ventrale)*
12 = Sitzbeinhöcker *(Tuber ischiadicum)*
13 = „verstopftes Loch" *(Foramen obturatum)*
14 = Schambeinsymphyse *(Symphysis pubica)*
15 = Dornspitzenband *(Lig. supraspinale)*
16 = Zwischenbogenband *(Lig. interarcualium)*
17 = Zwischenquerfortsatzband *(Lig. intertransversarium)*
18 = hintere Kreuz-Darmbein-Bänder *(Ligg. sacroiliaca dorsalia)*
19 = langes hinteres Kreuz-Darmbein-Band *(Lig. sacroiliacum dorsale long.)*
20 = hinteres Kreuz-Steißbein-Band *(Lig. sacrococcygeum dorsale)*
21 = Schambein-Bogenband *(Lig. arcuatum pubis)*

ker zieht, durch das **Kreuzbein-Sitzbeinstachelband** *(Lig. sacrospinale)*, das ebenfalls mit seiner Basis an der lateralen Begrenzung des Kreuz- und Steißbeines entspringt und mit relativ kurzen, dafür aber um so breiteren Faserzügen, die vor dem Kreuzbein-Sitzhöckerband verlaufen, am Sitzbeinstachel Ansatz findet, sowie durch das **Lenden-Darmbeinband** *(Lig. iliolumbale)*, das sich zwischen dem Querfortsatz des 4. und 5. Lendenwirbels und dem Darmbeinkamm ausspannt.

Die tiefere **Bedeutung** all dieser Bänder liegt in einer wesentlichen **Vergrößerung der Übertragungsfläche** für die Rumpflast auf die unteren Extremitäten und im Zusammenwirken mit der Symphyse (Abb. 128) in einer beträchtlichen **Reduzierung** der queren **Druck-** und **Zug-** sowie **Scherspannungen**; beide *verhüten* – würde man das Becken als Gewölbe auffassen – ein *Auseinanderweichen der Gewölbeschenkel bei Belastung!*

11.1.6. Das Becken als Ganzes

Das **knöcherne Becken** wird durch eine Linie, die am Scheitel des Lenden-Kreuzbeinwinkels, am *Promontorium*, beginnt und über den Kreuzbeinflügel *(Pars lateralis)*, über eine scharfe Kante des Darmbeines *(Linea arcuata ossis ilii)* zum Schambeinkamm *(Pecten ossis pubis)* und schließlich zum oberen Rand der *Symphyse* zieht *(Linea terminalis)*, in zwei unterschiedlich große Höhlen, in das *große* und *kleine* Becken, unterteilt.

Das **große Becken** *(Pelvis major)* weist nur lateral und dorsal eine knöcherne Begrenzung (durch die beiden Darmbeinschaufeln und einen Teil der Lenden-Wirbelsäule und des Kreuzbeines) auf, während in seiner ventralen Wand ein tiefer Ausschnitt zu erkennen ist, so daß bereits VESAL diesen Beckenabschnitt mit der Form eines mittelalterlichen Rasierbeckens verglich und ihm den entsprechenden Namen gab. Demgegenüber wird das **kleine Becken** *(Pelvis minor)*, das die Gestalt eines stumpfen Kegels aufweist, von Knochen, Knochenfugen und Bändern umschlossen, wobei diese in Verein mit der kräftigen Beckenbodenmuskulatur den sicheren Abschluß des gesamten Beckens nach unten gewährleisten. Die Trennlinie zwischen großem und kleinem Becken, die wir soeben erst kennengelernt haben, wird auch als Becken**eingang** *(Apertura pelvis superior)*, die untere Begrenzung des kleinen Beckens, die durch die Steißbeinspitze, die Sitzbeinhöcker und den unteren Rand der Symphyse erfolgt, als Becken**ausgang** *(Apertura pelvis inferior)* in der Fachliteratur geführt.

Der querovale bis runde Beckeneingang spielt – was seine Größenverhältnisse betrifft – für den Geburtsakt eine ganz entscheidende Rolle; dieser wird nur dann glatt vonstatten gehen können, wenn kein Mißverhältnis zwischen den Durchmessern des kindlichen Schädels sowie des Beckeneinganges besteht. In diesem Zusammenhang seien der Vollständigkeit halber einige wichtige **Meßlinien** im Bereich des weiblichen Beckenein- und -ausgangs genannt.

Das bedeutendste Maß des Becken**einganges** ist der *gerade Durchmesser (Diameter mediana* oder *Conjugata vera)* desselben, worunter man den kürzesten Abstand des *Promontoriums* von der Hinterfläche der Schambeinfuge versteht und der etwa 11 cm

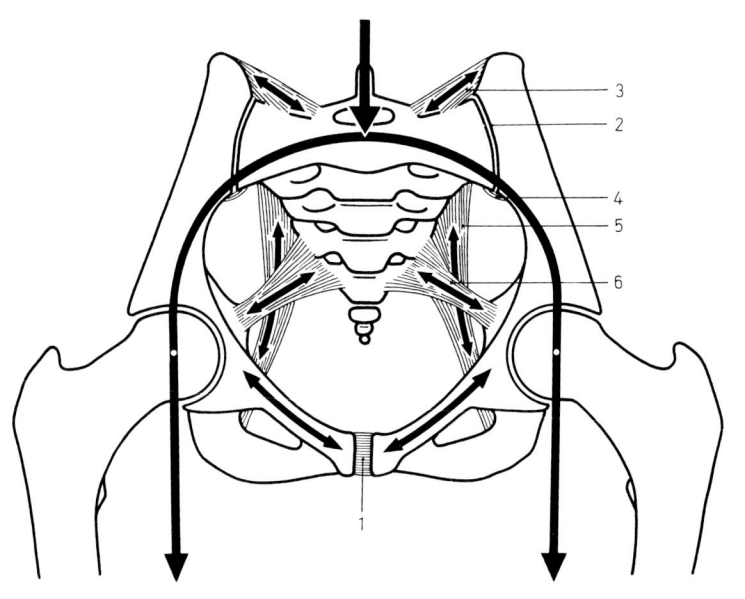

Abb. 128. Halbschematische Darstellung der Bogenkonstruktion des Beckens. Oberer dicker Pfeil = auf den Bogen wirkende Rumpflast; dünnere Pfeile = Bänder- bzw. Knochenbeanspruchung bei verschiedenen Belastungen.

1 = Symphyse
2 = Kreuz-Darmbein-Gelenk
3 = hintere Kreuz-Darmbein-Bänder und Zwischenknochen-Kreuz-Darmbein-Bänder
4 = vordere Kreuz-Darmbein-Bänder
5 = Kreuzbein-Sitzbeinhöckerband
6 = Kreuzbein-Sitzbeinstachelband

beträgt. Wesentlich größer ist der *quere Durchmesser (Diameter transversa)*, der die Verbindungslinie zweier am weitesten voneinander entfernt liegender Punkte der *Linea terminalis* darstellt und sich auf 12,5 bis 14 cm beläuft. Ergänzt werden diesen beiden Meßlinien des Beckeneinganges noch durch zwei weitere: den *ersten* oder *rechten schrägen* Durchmesser *(Diameter obliqua prima)*, eine Verbindungslinie vom rechten Kreuz-Darmbeingelenk zur *Eminentia iliopectinea* (= knöcherner Vorsprung an der Verbindungsstelle vom Schambeinkörper mit Darmbein) der anderen Seite und den *zweiten* oder *linken schrägen* Durchmesser *(Diameter obliqua secunda)*, womit die Entfernung vom linken Kreuz-Darmbeingelenk zur *Eminentia iliopectinea dextra* bezeichnet wird; beide schrägen Durchmesser sind annähernd 12,5 cm lang.

Am Becken**ausgang** unterscheidet man den *geraden* Durchmesser, der von der Steißbeinspitze zum unteren Schamfugenrand verläuft, vom *queren* Durchmesser, der der Entfernung zwischen den beiden Sitzbeinhöckern entspricht; während für ersteren eine Länge von nur 9,5 cm gemessen wird, die im Verlauf des Geburtsaktes durch das Zurückdrängen des Steißbeines durch den kindlichen Schädel bis auf 12 cm vergrößert werden kann, beläuft sich der Transversaldurchmesser auf 11 cm.

Alle bisher angeführten Meßlinien des kleinen Beckens besitzen, da sie nicht unmittelbar bestimmt werden können, für den sportärztlich Tätigen nur einen bedingten Wert; wir beschränken uns daher auf leichter erfaßbare Meßwerte, wie wir ihnen unter anderem in der *Entfernung der vorderen oberen Darmbeinstachel = Distantia spinarum* (= 24 bis 27 cm), *der beiden Darmbeinkämme = Distantia cristarum* (= 27 bis 30 cm) oder *der großen Rollhügel = Distantia trochanterum* (= 31 bis 34 cm) begegnen.

Das Kapitel des Beckengürtels kann nicht abgeschlossen werden, ohne zuvor noch auf eine Eigentümlichkeit, *die Stellung des Beckens zur Wirbelsäule,* hingewiesen zu haben. Lange Zeit glaubte man, daß der Aufrichtung des Achsenskeletts eine gleiche Entwicklung des Beckens parallel liefe; so lassen manche Skelettdarstellungen zum Beispiel des vorhin schon einmal – wenn auch in einem anderen Zusammenhang – erwähnten VESAL eine horizontal verlaufende Beckeneingangsebene erkennen, worauf sich nicht zuletzt unter anderem die falsche Bezeichnung „horizontaler" (statt „oberer") Schambeinast aufbaute. Genauere Beobachtungen ergaben aber bald, daß die Ebene des Beckeneinganges beim aufrecht stehenden Menschen mit der Horizontalen einen Winkel von etwa 60 bis 70 Grad bildet; das Becken weist demzufolge eine gewisse *Neigung (Inclinatio pelvis)* auf, die bei den verschiedenartigen Stellungen unseres Körpers mehr oder weniger stark ausgeprägt sein kann. So wird der Neigungswinkel beim Sitzen und vor allem beim Liegen kleiner, er beläuft sich nur noch auf 25 bis 30 Grad, was in letzterem Fall unter anderem auf die Schwere, den Tonus der Bauchmuskulatur sowie der Lendenmuskeln zurückzuführen ist. *Die Beckenneigung* – sie steht im Brennpunkt aller statischen und dynamischen Fragen – befindet sich in einem *labilen Gleichgewicht*, wobei unser Achsenskelett alle Bewegungen des Beckens um die quere Hüftgelenksachse weitgehend überwacht und – wenn notwendig – korrigiert; auf diese Weise wird eine ständige aufrechte Körperhaltung garantiert, denn auf ein Heben des Beckens antwortet die Lenden-Wirbelsäule gar bald mit einer Abflachung ihrer Lordose, während ein Beckenkippen bzw. -senken mit einer Vertiefung derselben verbunden ist. Allzu starken Veränderungen der Beckenstellung beim stehenden Menschen im Sinne einer Vor- oder Rückwärtsneigung wird, worauf schon hingewiesen wurde, einmal von seiten der kräftigen Gesäßmuskulatur und der vom Sitzbeinknorren kommenden Oberschenkelmuskeln sowie zum anderen durch das BERTIN-Band entgegengearbeitet; aus der labilen Beckenneigung ist eine mehr oder weniger stabile geworden, da die Rumpflast vom straff gespannten BERTIN-Band oder der soeben genannten Muskulatur getragen wird.

An keinem anderen Teil unseres passiven Bewegungsapparates lassen sich gewisse Geschlechtsverschiedenheiten so gut nachweisen wie gerade am Becken; deshalb sei noch ein kurzer Blick auf die **geschlechtsspezifischen Merkmale** des männlichen und weiblichen Beckens, die sich nach der Pubertät herauskristallisieren, gestattet.

Im großen und ganzen ist das sich aus relativ dünnen und glattwandigen Knochen aufbauende weibliche Becken auf Grund flacher Darmbeine und eines weiträumigen querovalen bis kreisrunden Beckeneinganges niedrig und breitausladend, während das wesentlich massivere Becken des Mannes infolge der steilaufgerichteten Darmbeinschaufeln und des kleineren Beckeneinganges hoch und eng ist. Im einzelnen läßt das Becken der **Frau** eine niedrige, breite Schamfuge, einen großen Schambeinbogen (90 bis 100 Grad), ein flach vorspringendes Vorgebirge, einen großen Abstand der beiden Sitzbeinhöcker voneinander, ein mehr dreieckiges „verstopftes Loch" und ein kurzes, aber breites Kreuzbein erkennen. Demgegenüber stoßen wir beim **männlichen** Becken auf eine hohe, schmale Symphyse, einen spitzen Schambeinwinkel (75 Grad), ein deutlich sich vorwölbendes *Promontorium*, auf relativ nahe zusammenstehende Sitzbeinhöcker, ein ovales „verstopftes Loch" und ein langes, schmales Kreuzbein.

11.2. Der freie Teil der unteren Gliedmaßen

Zu den **Knochen** der freien *unteren Extremität* gehören:

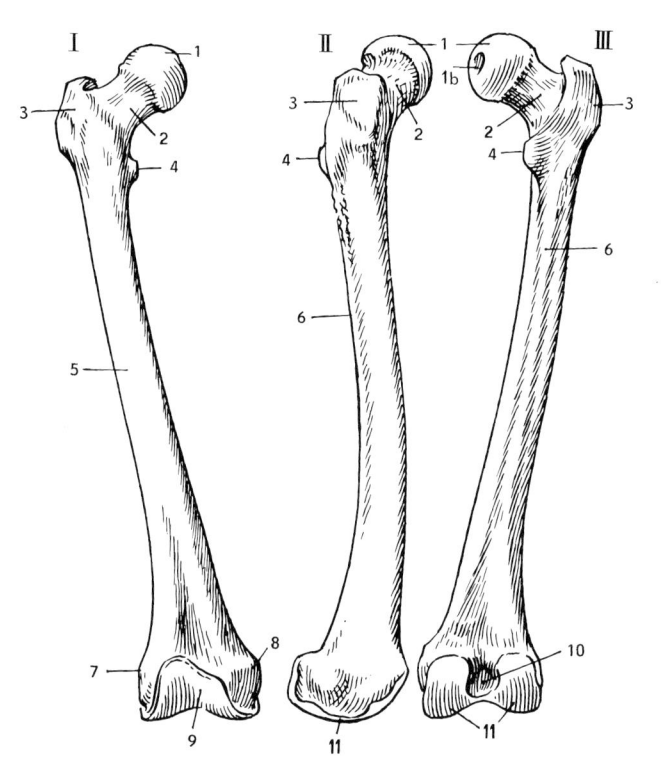

Abb. 129. Rechtes Schenkelbein *(Femur dextrum)*.
(I = von ventral; II = von lateral; III = von dorsal)

1 = Kopf des Schenkelbeines *(Caput femoris)*
1b = Kopfgrube *(Fovea capitis)*
2 = Schenkelhals *(Collum femoris)*
3 = großer ⎫
4 = kleiner ⎬ Rollhügel *(Trochanter major et minor)*
5 = Schaft des Schenkelbeines *(Corpus femoris)*
6 = Knochenleisten zum Ansatz bzw. Ursprung von Muskeln *(Labium laterale et mediale)*
7 = äußerer ⎫
8 = innerer ⎬ Gelenkknorren *(Epicondylus lateralis et medialis)*
9 = überknorpelte Grube für die Kniescheibe *(Facies patellaris)*
10 = tiefe Grube zwischen den Gelenkknorren *(Fossa intercondylaris)*
11 = Gelenkflächen für die Verbindung mit dem Schienbein *(Condylus medialis et lateralis)*

1. das *Schenkelbein*   *(Femur)*
2. das *Schienbein*   *(Tibia)*
3. das *Wadenbein*   *(Fibula)*
4. die *Fußwurzelknochen*   *(Ossa tarsi)*
5. die *Mittelfußknochen*   *(Ossa metatarsi)*
6. die *Zehenknochen*   *(Ossa digitorum pedis).*

11.2.1. Schenkelbein *(Femur)*

Dieser **größte** *Knochen des menschlichen Skeletts* (Abb. 129, Tafel VII und VIII) besteht wie jeder andere Röhrenknochen aus zwei Endstücken und einem Mittelstück, dem Schaft oder Körper; das proximale und distale Ende weist wie beim Oberarmbein je einen konvexen Gelenkkörper für das Hüft- bzw. Kniegelenk auf.

Das *Schenkelbein (Femur)* läßt im Bereich seines **oberen Drittels** den kugelig gestalteten Schenkel*kopf (Caput femoris)* erkennen, der etwas unterhalb der Mitte der hyalinknorpeligen Gelenkfläche eine kleine, runde Vertiefung *(Fovea capitis)* für den Ansatz des aus der Hüftgelenkpfanne kommenden Kopfbandes *(Lig. capitis femoris)* trägt. Die Verbindung des Schenkelkopfes mit dem Schaft erfolgt über den von vorn nach hinten abgeplatteten Schenkel**hals** *(Collum femoris)*; dessen Achse bildet mit der des Schenkelbeinschaftes einen nach medial offenen Winkel *(Kollodiaphysenwinkel)* von durchschnittlich 128 Grad.

Der Bau des Schenkelbeines im Bereich des Schenkelhalses, den wir bereits im Kapitel der allgemeinen Knochenlehre studiert haben, ist sehr rationell, da nur dort Spongiosa-Substanz verwandt wird, wo die Zug- und Drucklinien entsprechend der Beanspruchungen verlaufen; somit ähnelt die innere Struktur des proximalen Femurendes sehr der Konstruktion eines Schiffskranes.*) Ändert sich einmal durch den Ausfall der Druck- oder Zugkomponente (wie beispielsweise nach einer Lähmung der die Abspreizung des Beines verrichtenden Muskeln) die Verlaufsrichtung der Trajektorien, dann erfährt auch der *Winkel* eine mehr oder weniger starke Abweichung von der Norm; er vergrößert sich beim angeführten Beispiel – wie auch beim Säugling und Kleinkind (wo er 145°–150° beträgt) – infolge der steileren Stellung des Schenkelhalses. Ist jedoch die Hüft- und Oberschenkelmuskulatur, wie man sie beim ausgesprochen athletischen Typ antrifft, besonders kräftig entwickelt, dann gestaltet die Funktionskraft der Muskulatur die Winkelgröße, d. h., sie prägt einen verkleinerten Hals-Schaftwinkel aus.

Am Übergang des Schenkelhalses in den Schaft findet man mehrere, außerordentlich massive Knochenvorsprünge und starke knöcherne Leisten, die durch den Ansatz starker großer Muskeln bedingt werden; unter diesen verdient zunächst der durch den ständigen Zug des mittleren und kleinen Gesäßmuskels *(M. glutaeus medius et minimus)* entstandene, den Schenkelhals nach oben und hinten überragende **große Rollhügel** *(Trochanter major)* der Erwähnung, der unter der Haut der Hüftgegend deutlich zu tasten ist und einen markanten Punkt für Messungen (siehe oben) darstellt. Diesem lateral gelegenen Knochenvorsprung entspricht an der dorso-medialen Begrenzung des Schaft-Halsbereiches der nicht tastbare **kleine Rollhügel** *(Trochanter minor)*, an dem die kräftige Sehne des Lenden-Darmbeinmuskels *(M. iliopsoas)* endet. Beide Rollhügel werden vorn durch eine rauhe Linie *(Linea intertrochanterica)*, an der der ventrale Teil der straffen Hüftgelenkkapsel ansetzt, miteinander verbunden.

Der nach vorn leicht konvex durchgebogene **Schaft** des Schenkelbeines *(Corpus femoris)* weist auf seiner Hinterfläche eine sich deutlich heraushebende *knöcherne Leiste (Linea aspera)* auf, die mit den Leisten an einem profilierten Träger der Technik vergleichbar ist und eine *querschnittssparende Funktion* ausübt; an ihr werden *zwei Lippen* (oder *Lefzen*) unterschieden: eine äußere und innere *(Labium laterale et mediale)*. An der inneren Lippe findet die Gruppe der Schenkelanzieher Ansatz (s. 11.4.4.), während die äußere dem äußeren Schenkelmuskel als Ursprung dient. Nach proximal weichen beide Lippen auseinander, wobei die zum großen Rollhügel hinaufsteigende laterale in einer breiten Rauhigkeit *(Tuberositas glutaea)* endet, die von dem Knochenansatz des großen Gesäßmuskels *(M. glutaeus maximus)* gebildet wird; sie kann manchmal so kräftig entwickelt sein, daß man nicht zu Unrecht von einem „dritten" Rollhügel *(Trochanter tertius)* spricht.

Auch nach distal divergieren die beiden knöchernen Lippen der Schenkelbeinleiste, um in seitlich von den beiden Gelenkknorren liegende, nicht überknorpelte Knochenvorsprünge *(Epicondylus medialis et lateralis)* auszulaufen. Damit ist man bereits beim **unteren** Drittel des Schenkelbeines angelangt, das sich zu den beiden soeben erwähnten, in der Sagittalebene gewölbten **Gelenkflächen** *(Condylus medialis et lateralis)* verbreitert, die auf der rückwärtigen Fläche durch eine tiefe Grube *(Fossa intercondylaris)* voneinander getrennt sind. Oberhalb derselben breitet sich eine dreiseitige ebene Fläche aus, die von den distalen Abschnitten der inneren und äußeren Schenkellippe begrenzt wird; sie stellt die knöcherne Grundlage für die Kniekehle dar *(„Kniekehlenfeld" = Facies poplitea)*.

Auf der *Vorderseite* vereinigen sich die beiden von hyalinem Knorpel überzogenen *Knorrenflächen zu einer einheitlichen Gelenkpartie*, an der eine median gelegene sagittal gekehlte Fläche *(Facies patellaris)*, in die die Kniescheibe gleitet (Abb. 140, 141), von zwei lateralen, konvexen Partien für die Verbindung mit dem Schienbein unterschieden werden kann. Seitlich vom medialen bzw. lateralen Gelenkknorren wölbt sich je ein rauher Knochenwulst, der *breit ausladende mediale sowie der wesentlich kleinere laterale* hervor *(Epicondylus medialis et lateralis, s. o.)*; beide dienen den Muskeln und Bandzügen des Oberschenkels als Ansatzpunkte.

---

*) Bereits 1832 hat BOURGERY ausführliche Beobachtungen über die mechanische Bedeutung der Spongiosaarchitektur und über das Prinzip des Leichtbaues des Knochens veröffentlicht, also 35 Jahre vor der von H. v. MEYER (dem allgemein zugeschrieben wird, als erster die Struktur der Schwammsubstanz des Knochens mit dessen Stützfunktion in Zusammenhang gebracht zu haben) aufgestellten Krantheorie des Schenkelhalses.

11.3. Das Hüftgelenk *(Articulatio coxae)*

Die artikulierenden Flächen des Hüftgelenkes werden von dem zu zwei Drittel überknorpelten, konvexen und nach allen Richtungen einen gleichgroßen Krümmungshalbmesser aufweisenden *Schenkel*kopf *(Caput femoris)* und der mondsichelförmigen, 2 cm breiten Gelenkpartie der konkaven *Gelenk*pfanne *(Acetabulum)* gebildet (Abb. 129); sie kann mit einem Hohlkugelhalbschnitt, der der Quere nach 170 bis 175 Grad, der Pfeilrichtung nach sogar 180 Grad umfaßt, verglichen werden. Der tiefe Boden oder Grund der Pfanne wird durch ein Polster aus lockerem Bindegewebe und Fettgewebe ausgefüllt, das vor allem dünne Blutgefäße enthält. Die Funktion dieses Pfannengrundgewebes ist in erster Linie in einer Pufferung von Erschütterungen, die vom Schenkelkopf auf die Hüftgelenkspfanne übertragen werden, zu ersehen.

Der knöcherne Pfannenrand wird von einem dreiseitig prismatischen, bis zu 1 cm breiten faserknorpeligen Streifen, der sog. **Pfannenlippe** *(Labrum acetabulare)*, umsäumt, wobei der Einschnitt im unteren Pfannenrand *(Incisura acetabuli)* in Form eines Querbandes *(Lig. transversum acetabuli)* eine Überbrückung erfährt. Durch diese Pfannenlippe wird der konkave Gelenkkörper derartig vertieft und vergrößert, daß er nunmehr den Kopf des Schenkelbeines – wie die Nußschale ihren Kern – eng und weitgehend umschließen und somit die Bewegungen des Beines im Hüftgelenk sichern kann (man bezeichnet deshalb dieses Gelenk oft auch als „Nußgelenk" = *Enarthrosis sphaeroidea)*.

Der faserknorpeligen Umrandung der Hüftgelenkspfanne wird des weiteren die Aufgabe zuteil, Unebenheiten, die durch die in der Mitte der Pfanne in Form eines Y zusammentretenden drei Teile des Hüftbeines am knöchernen Rande auftreten können, auszugleichen und letzten Endes auf Grund der in der Pfannenlippe vorhandenen Elastizität dem Kopf eine, wenn auch nur geringfügige Nachgiebigkeit zu gewähren, ohne daß darunter der feste und sichere Kontakt der beiden artikulierenden Flächen leidet. Sie werden von einer straffen trichterförmig gestalteten, enganliegenden **Gelenkkapsel** – der dicksten und kräftigsten unseres gesamten Bewegungsapparates – umhüllt, die vom Rand der Hüftgelenkspfanne sowie von dem Querband entspringt, den größten Teil des Schenkelhalses umschließt und vorn an der Zwischenrollhügellinie des Schenkelbeines *(Linea intertrochanterica)* Ansatz findet, während sie hinten nicht so weit herunterreicht und bereits in der Mitte des Schenkelhalses an diesem endet.

11.3.1. Bänder des Hüftgelenkes

Läßt das Hüftgelenk bereits nach diesen sehr knapp gefaßten Angaben im Vergleich zum Schultergelenk ganz be-

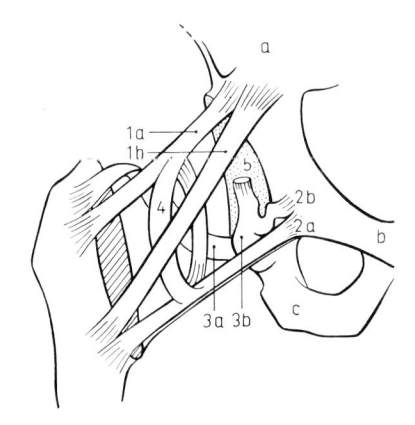

Abb. 130. Verstärkungsbänder der Hüftgelenkkapsel.
(Hals und Kopf des Schenkelbeines sind der besseren Übersicht halber abgesägt; a = Darmbein, b = Schambein, c = Sitzbein)

1 a = oberes Darmbein-Schenkel-Band
1 b = vorderes Darmbein-Schenkel-Band } *(Lig. iliofemorale)*
2 a = äußeres Schambein-Schenkel-Band
2 b = inneres Schambein-Schenkel-Band } *(Lig. pubofemorale)*
3 a = äußeres Sitzbein-Schenkel-Band
3 b = inneres Sitzbein-Schenkel-Band } *(Lig. ischiofemorale)*
4 = Ringband *(Zona orbicularis)*
5 = Hüftgelenkspfanne *(Acetabulum)*

trächtliche Unterschiede erkennen, so werden diese noch augenscheinlicher, wenn man sich dem *Bandapparat des Hüftgelenkes* (Abb. 130) zuwendet.

Entsprechend den drei Hüftbein-Bestandteilen entspringen vom Darm-, Sitz- und Schambein **kräftige Bandzüge**, die am Schenkelbein enden oder in die äußere, fibröse Schicht der Hüftgelenkkapsel ziehen und dabei in ihrer Gesamtheit einen *schraubenartigen Verlauf* erkennen lassen; dadurch ist der Bandapparat bei gestrecktem Hüftgelenk „zugedreht", bei Beugung des Gelenks wieder (durch die Entspannung der Bänder) „aufgeschraubt".

Im einzelnen handelt es sich um:

a) das *Darmbein-Schenkel-Band* (*Lig. iliofemorale* BERTINI),
b) das *Schambein-Schenkel-Band* (*Lig. pubofemorale*) und
c) das *Sitzbein-Schenkel-Band* (*Lig. ischiofemorale*).

Alle drei Bänder werden durch eine um den Schenkelhals herumziehende Ringfaserschicht,

d) das *Ringband* (*Zona orbicularis*),

miteinander verbunden.

Das BERTIN- oder **Darmbein-Schenkel-Band** *(Lig. iliofemorale)* kommt vom vorderen unteren Darmbeinstachel *(Spina iliaca anterior inferior)* und **strahlt fächerartig** wie ein umgekehrtes lateinisches V *zur Zwischenrollhügellinie (Linea intertrochanterica)* aus, wobei zwei Teilzüge, ein oberer kürzerer sowie ein vorderer längerer, unterschieden werden können. Während der obere Zug vornehmlich eine *Adduktion* und *Außenrotation* des Beines (bei leichter Beugung desselben) einschränkt, hemmt der vordere, die gesamte Vorderwand der Hüftgelenkkapsel überlagernde Anteil, eine Überstreckung des Spielbeines *(Retroversion)* aus der Normallage. *Die* **Hauptfunktion** *des etwa 6 bis 8 cm langen, bis 1,5 cm dicken und 2 bis 3 cm breiten* BERTIN-*schen Bandes, des stärksten Bandzuges des menschlichen Körpers, der eine Zugfestigkeit von 300 bis 350 kg besitzt (so daß selbst bei Verrenkungen im Bereich des Hüftgelenkes – ganz im Gegensatz zu gleichen Verletzungen bei anderen Gelenken – kaum Einrisse vorkommen), liegt auf dem Gebiet der* **Statik**: *Beide Teilzüge tragen dafür Sorge, daß beim aufrechten Stehen das auf den Schenkelköpfen im labilen Gleichgewicht balancierende* **Becken** *(und mit diesem der gesamte Oberkörper) im Augenblick der Schwerpunktverlagerung hinter die quere Hüftachse (wie dies beim Einnehmen einer bequemen Haltung der Fall wird)* **nicht nach rückwärts umfällt.** Der Oberkörper ist während des Stehens durch die BERTIN-Bänder gleichsam an den festgestellten Bändern verankert, wodurch viel Muskelarbeit eingespart werden kann. Damit wird das Darmbein-Schenkel-Band zu einem der wichtigsten Faktoren für den aufrechten Stand. In gleicher Weise sichert dieses Band in Verbindung mit der kräftigen großen Gesäßmuskulatur *(M. glutaeus maximus)* auch beim Gehen, wo die gesamte Körperlast droht, auf das vom Boden emporgehobene Spielbein abzusinken, die aufrechte Haltung.

Das im Vergleich zum vorhergehenden wesentlich schwächere **Schambein-Schenkel-Band** *(Lig. pubofemorale)* nimmt seinen Ursprung vom oberen Schambeinast und strahlt mit seinen dünnen Fasern in die mediale Wand der Gelenkkapsel ein. Es hemmt in erster Linie ein Abspreizen des Beines im Hüftgelenk sowie eine Außenrotation des abduzierten Schenkels.

Das etwas kräftigere, vom Sitzbein kommende und über die rückwärtige Fläche der Gelenkkapsel bis zum oberen Ansatzpunkt des BERTIN-Bandes verlaufende **Sitzbein-Schenkel-Band** *(Lig. ischiofemorale)*, das die dorsale Wand der Gelenkkapsel verstärkt, verhindert vor allem eine Innenrotation, eine Adduktion sowie eine Überstreckung des Beines nach dorsal.

Das **Ringband** *(Zona orbicularis)*, das nur mit den soeben beschriebenen Bandzügen, nicht aber mit dem Knochen, in Verbindung steht, umschließt, da es einen bedeutend kleineren Durchmesser als der Schenkelkopf aufweist, den Kapselschlauch derartig, daß der Gelenkskopf wie durch eine sehnige Schlinge oder ein Knopfloch hindurchgesteckt erscheint.

Außer diesen vier Bändern trägt noch ein weiteres, das *im Innern des Hüftgelenkes* verlaufende, rundliche **Kopfband** *(Lig. capitis femoris)*, das vom nichtüberknorpelten Pfannengrund *(Fossa acetabuli)* entspringt und in der Kopfgrube *(Fovea capitis femoris)* ansetzt, zum festen Gelenkschluß bei.

Auf Grund dieser kräftigen Bänder kann die **Hüftgelenkkapsel** *bis zu etwa* **500 kg auf Zug beansprucht** *werden.* Dieser außergewöhnlich stabile Bandapparat sowie die sich zu einem Nußgelenk vereinigenden artikulierenden Flächen schränken den Bewegungsumfang des Hüftgelenkes ein, so daß man es – im Gegensatz zum „freien" Kugelgelenk, dem Schultergelenk – als „eingeschränktes" Kugelgelenk bezeichnet. Auch hier begegnet man einem weiteren *Beispiel, in welch sinnvoller und vollkommener Weise sich ein Organ den erhöhten Anforderungen nach und nach anpaßt, indem es auf einen Teil seiner* **Bewegungsmöglichkeiten verzichtet,** *um dafür an* **Zug- und Druckfestigkeit,** *an* **Sicherheit, zu gewinnen.**

11.3.2. Mechanik des Hüftgelenkes

Es ist nicht leicht, sich einen Überblick über den **Bewegungsumfang des Beines im Hüftgelenk** beim Lebenden, wie er in der Abb. 131 in Form eines Bahnkugelausschnittes dargestellt worden ist, zu verschaffen, da fast alle Bewegungen der unteren Extremität durch Mitbewegungen des Beckens und der mit ihm auf das innigste verbundenen Wirbelsäule ergänzt, ja sogar ersetzt werden können.

Trotzdem soll der Versuch unternommen werden, die **Grundbewegungen:** Beugung, Streckung, Abspreizen und Heranführen sowie Drehen des Beines nach innen und außen, zu kennzeichnen.

Im aufrechten Stand sind zunächst Bewegungen um eine transversale Achse in Form der **Beugung** der Hüfte (des Hebens des Beines, des Kniehochreißens) oder in Form der **Streckung** der Hüfte (des Zurückführens des Beines) möglich. Wir wissen bereits, daß das BERTIN-Band ein stärkeres Überstrecken des Beines nach hinten, was im Durchschnitt nur bis zu etwa 13 Grad durchführbar ist, durch die Spannung seiner kräftigen Fasern verhindert. Wird das Spielbein, wie besonders bei der Standwaage, bis annähernd zur Horizontalen geführt, dann geht diese Bewegung nur scheinbar ausschließlich im Hüftgelenk vor sich; in Wirklichkeit erfährt die geringe Streckfähigkeit im Hüftgelenk durch eine Verstärkung der Lenden-Lordose und durch

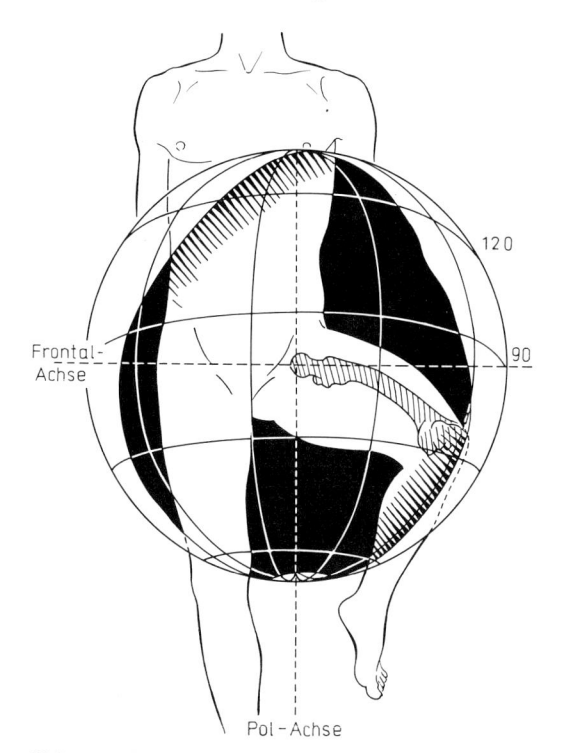

Abb. 131. Der Bewegungsumfang des Oberschenkels im Hüftgelenk.

(Das Bewegungsfeld wird durch den Bahnkugelausschnitt dargestellt; die Mittelpunkte des Schenkelkopfes sowie der Hüftgelenkspfanne fallen mit dem der Bahnkugel zusammen. Die Polachse der Bahnkugel stimmt mit der Körperlängsachse überein.)

eine Beugung im Hüftgelenk des Standbeines eine wertvolle Ergänzung. Auch bei anderen Übungen, bei denen das Spielbein scheinbar um weit mehr als 13 Grad nach dorsal gebracht werden kann – z.B. beim Hürdenlauf, Eiskunstlauf und Ballettanz –, erfolgt die Hauptarbeit nicht so sehr im Hüftgelenk des überstreckten Spielbeines, als vielmehr durch eine mehr oder weniger stark ausgeprägte Beugung im Hüftgelenk des Standbeines und einer Vermehrung der Lordose im Bereich der Lenden-Wirbelsäule. Diese tritt vor allem beim Spagat, der ein zielbewußtes Dehnen der Hüftgelenkkapsel einschließlich ihrer straffen Bänder sowie der Hüftmuskulatur von früher Jugend an voraussetzt, deutlich zutage.

Beschränken wir uns im aufrechten Stand auf eine Beuge- und Streckbewegung ausschließlich im Hüftgelenk, dann ist ein Heben des Beines bei gestrecktem Knie bis etwa 80 Grad möglich; wird das Kniegelenk des Spielbeines gebeugt, dann kann die Anteversion noch auf 130 Grad verstärkt werden, weil die Hemmwirkung der langen, auf der Rückseite des Oberschenkels liegenden Beuger des Kniegelenks in Wegfall kommt. Der Gesamtumfang der Beuge-Streckbewegung, des „Pendelns" des Beines, beläuft sich in der Sagittalen auf etwa 145 Grad, in leichter Abduktion auf 165 Grad.

Eine Bewegung des Beines um die sagittale Achse ist im aufrechten Stand in Form des **Abspreizens** bis zu 40 bis 60 Grad durchführbar, woraus sich für das Grätschen beider Beine ein Bewegungsausmaß von 80 bis 120 Grad ergibt. Wird das Hüftgelenk ein wenig gebeugt, dann kann auf Grund der damit verbundenen Entspannung („Aufdrehung") des Schambein-Schenkel-Bandes sowie des Bertinschen Bandes der Umfang der Abduktionsbewegungen vergrößert werden; so weist die Spreizbewegung bei etwa 60 Grad Hüftgelenksbeugung einen optimalen Aktionsradius auf. Kommt zu dieser Beugung noch eine Außenrotation des Beines im Hüftgelenk hinzu, dann kann – wie wir es beispielsweise von der Lagerung einer Gebärenden kennen – ein Spreizwinkel von insgesamt 140 Grad erreicht werden.

Das **Heranführen** des abgespreizten Beines zur Körpermittellinie und darüber hinaus, so daß nunmehr das Spielbein das Standbein überkreuzt, ist bis zu 20 Grad über die Mittellinie möglich.

Um eine Längsachse kann das Bein im Hüftgelenk eine **Drehung** nach innen sowie außen durchführen. In aufrechter Haltung ist das Einwärtsdrehen um 40 Grad, das Auswärtsdrehen um 50–70 Grad durchführbar; während ein stärkeres Pronieren durch das Sitzbein-Schenkelband verhindert wird, stemmt sich einer intensiven Supination der obere, kurze und kräftige Anteil des Bertin-Bandes entgegen.

Der Umfang der Drehung in der Hüfte kann sowohl in Gestalt einer Gegenkreiselung im anderen Hüftgelenk als auch durch Ab- und Adduktionsbewegungen innerhalb des unteren Sprunggelenkes noch erweitert werden (während von seiten des gestreckten Knies keine Unterstützung zu erwarten ist). So wird zum Beispiel ein Wenden auf Skiern oder das Laufen einer Mondfigur auf dem Eis durch die angeführten Hilfsbewegungen wesentlich leichter auszuführen sein.

Durch die **Kombination** der drei Grundbewegungen entsteht im Hüftgelenk das **Beinkreisen**, dessen Bewegungsumfang der Abb. 131 entnommen werden kann; das vom Oberschenkel auf der Kugeloberfläche durchwanderte Feld entspricht einer weitgehend symmetrisch gestalteten und vertikal stehenden Ellipse.

11.4. Muskeln der Hüfte

Die das Hüftgelenk umschließenden, fast durchweg kurzen, auf Grund ihres großen Querschnittes aber kräftigen Hüftmuskeln nehmen ihren Ursprung zumeist vom Becken und ziehen mit ihren Fasern über die Hüftgelenkkapsel hinweg, um an Vorsprüngen oder Rauhigkeiten des Rollhügelmassivs anzusetzen. Man teilt sie im einzelnen wie folgt ein:

1. **Innere** Hüftmuskeln:
   a) *großer Lendenmuskel*   *(M. psoas major)* ⎫ *Lenden-Darm-*
   b) *kleiner Lendenmuskel*   *(M. psoas minor)* ⎬ *beinmuskel*
   c) *Darmbeinmuskel*   *(M. iliacus)*   ⎭ *(M. iliopsoas)*
2. **Äußere** Hüftmuskeln:
   a) *großer Gesäßmuskel*   *(M. glutaeus maximus),*
   b) *mittlerer Gesäßmuskel*   *(M. glutaeus medius),*
   c) *kleiner Gesäßmuskel*   *(M. glutaeus minimus),*
   d) *Schenkelbindenspanner*   *(M. tensor fasciae latae),*
   e) *birnförmiger Muskel*   *(M. piriformis),*
   f) *innerer Hüftlochmuskel*   *(M. obturatorius internus),*
   g) *oberer Zwillingsmuskel*   *(M. gemellus superior),*
   h) *unterer Zwillingsmuskel*   *(M. gemellus inferior),*
   i) *vierseitiger Schenkelmuskel* *(M. quadratus femoris)* und
   j) *äußerer Hüftlochmuskel*   *(M. obturatorius externus).*

11.4.1. Lenden-Darmbeinmuskel *(M. iliopsoas)*

Der *Lenden-Darmbeinmuskel* besteht aus zwei Teilen, dem großen Lendenmuskel *(M. psoas major;* psoa = Lende) und dem Darmbeinmuskel *(M. iliacus),* während ein dritter Muskel, der platte und schmale kleine Lendenmuskel *(M. psoas minor),* der dem großen Lendenmuskel aufliegt, nur in 30 % der Fälle nachweisbar ist (Abb. 132).

Der annähernd 4 cm dicke und langgestreckt verlaufende **große Lendenmuskel** *(M. psoas major)* **entspringt** mit einer oberflächlichen Schicht von den Körpern des 12. Brust- und 1. bis 4. Lendenwirbels sowie mit tieferen Zacken von den Querfortsätzen sämtlicher Lendenwirbel. An der seitlichen Begrenzung der Lendenwirbelkörper ziehen beide sich zu einem kräftigen Muskelwulst vereinigenden und gegen den Bauchraum konvex vorwölbenden Schichten nach caudal, wobei ihr sehniger Anteil unterhalb

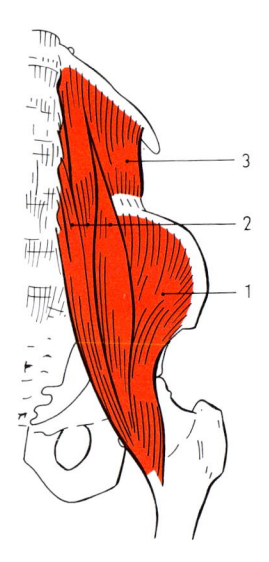

Abb. 132. Innere Hüftmuskulatur.
1 = Darmbeinmuskel (M. iliacus)
2 = großer und kleiner Lendenmuskel (M. psoas major et minor)
3 = viereckiger Lendenmuskel (M. quadratus lumborum)

des *Leistenbandes (Lig. inguinale)* mit dem des Darmbeinmuskels zu einer gemeinsamen Endsehne verschmilzt, die am kleinen Rollhügel *(Trochanter minor)* **Ansatz** findet.

Der etwa 2 cm dicke, großflächige **Darmbeinmuskel *(M. iliacus)* kommt** von der inneren Partie der Darmbeinschaufel *(Fossa iliaca)*, die er gewissermaßen auspolstert, um den dort lagernden Eingeweisen eine weiche Unterlage zu gewähren. Mit dem großen Lendenmuskel verläuft er im Bereich des Vorderrandes des Darmbeines zwischen dem vorderen unteren Darmbeinstachel und einer seichten Erhebung und **setzt** mit ihm am kleinen Rollhügel *(Trochanter minor)* **an.**

Bereits auf Grund seines weit nach cranial reichenden Ursprunges wird der Lenden-Darmbeinmuskel zu einem der wichtigsten **vielgelenkigen** Muskeln unseres Körpers, da er bei Kontraktion seiner Fasern nicht nur der stärkste Beuger des Spielbeines im Hüftgelenk ist, sondern darüber hinaus die Lenden-Wirbelsäule sowie das Becken am Standbein um eine durch beide Hüftgelenke querverlaufende Achse nach vorn unten bringt, wie wir es beispielsweise beim Aufrichten des Oberkörpers aus der horizontalen Rückenlage sehen. *Er ist der beim* **Gehen, Laufen** *und* **Springen am meisten beanspruchte Muskel,** indem er aus dem Zustand der Dehnung beim nach dorsal gerichteten Standbein dieses kräftig nach vorn, oben und außen bringt. Er bestimmt die Schrittamplitude. Deshalb wird sich der Ausfall dieses Muskels – etwa durch eine Verletzung des ihn versorgenden Nerven – auf das Gehen besonders verheerend auswirken, zumal nur wenige Muskeln – wie zum Beispiel der Schenkelbindenspanner *(M. tensor fasciae latae)*, der gerade Schenkelmuskel *(M. rectus femoris)* sowie der Schneidermuskel *(M. sartorius)*, die alle eine Beugewirkung auf das Hüftgelenk ausüben – vorhanden sind, um die Hauptarbeit des funktionsuntüchtig gewordenen Lenden-Darmbeinmuskels zu übernehmen.

11.4.2. Großer Gesäßmuskel
(M. glutaeus maximus)

In einem ständigen Wechselspiel zum vorhergehenden Muskel befindet sich bei allen Bewegungsabläufen der in seiner kräftigen Entwicklung für den aufrecht stehenden und aufrecht gehenden Menschen charakteristische Muskel der Hüfte, der **große Gesäßmuskel** (Tafel VII und VIII); er nimmt seinen annähernd 16 cm langen und 4 cm breiten **Ursprung** von der Darmbeinschaufelrückfläche, von der seitlichen Begrenzung des Kreuz- und Steißbeines, von dem angrenzenden Teil der Lenden-Rückenbinde *(Fascia thoracolumbalis)* und von der dorsalen Fläche des Kreuzbein-Sitzhöckerbandes *(Lig. sacrotuberale)* und zieht mit seinen derben Fasern über den großen Rollhügel *(Trochanter major)* hinweg, die in ihrem oberen und mittleren Bereich in Gestalt einer breiten Endsehne in die Sehne des Schenkelbindenspanners *(Fascia lata)* ausstrahlen, während das untere Drittel des großen Gesäßmuskels an einer breiten Rauhigkeit der lateralen Lippe des Schenkelbeines **ansetzt** *(Tuberositas glutaea femoris)**. Infolge dieses Faserverlaufes ist der Muskel *in der Lage, nicht nur die* **Bewegungen** *des* **Schenkelbeines,** *sondern* – durch die Mitbeteiligung an dem Verstärkungszug der Schenkelbinde *(Tractus iliotibialis,* MAISSIAT-Streifen genannt) – *auch die des* **Schienbeines** *weitgehend zu beeinflussen;* er gewinnt dadurch eine überaus breite Angriffsfläche.

Die **Funktion** des *großen Gesäßmuskels* besteht – da er hinter der Querachse des Hüftgelenks liegt – in einer *kräftigen Streckung des Beines im Hüftgelenk,* einer Bewegung, der wir beim Aufrichten des Oberkörpers aus der Hocke, beim Aufstehen aus dem Sitz, aber auch beim Treppen- und Bergsteigen sowie bei Sprungübungen usw. begegnen; der Muskel hebt dabei, indem er das Becken nach oben und vorn bringt, den Rumpf gegen die Schwerkraft**). Infolge seines Ansatzes an der Schenkelbinde und damit zugleich am Schienbein ist er des weiteren in der Lage, die *Streckung des Unterschenkels im Kniegelenk* zu unterstützen und damit ein Einknicken desselben zu verhindern. Wir versuchen, diese Streckfunktion im Hüft- und Kniegelenk dem großen Gesäßmuskel dadurch etwas zu erleichtern, indem wir uns – zum Beispiel beim Treppensteigen – nach vorn beugen; das bedeutet, den Körperschwerpunkt nach ventral zu verlagern. Aus gleichen Erwägungen beugt sich der Straßen-Rennfahrer beim Bezwingen einer steilen Anhöhe tief über den Lenker seines Rades.

---

*) Der große Gesäßmuskel erfährt beim Sitzen durch einen Fascienstreifen („Sitzhalfter", Tafel VIIIb) eine Verlagerung nach lateral, um Quetschungen durch den Sitzbein-Höcker zu vermeiden.

**) Der große Gesäßmuskel ist – da das Bein nur etwa mit einem Sechstel an der Gesamtkörpermasse beteiligt ist – demzufolge fünfmal so kräftig wie sein Gegenspieler, der Lenden-Darmbein-Muskel.

Der fächerartig gestaltete große Gesäßmuskel besitzt auf Grund des konvergierenden Verlaufes seiner Fasern und der breiten Ursprungsfläche zum anderen die Funktion, durch sein unteres, an der Rauhigkeit des Schenkelbeines ansetzendes Drittel, das *abgespreizte Bein* wieder an den Körper *heranzuführen* und es *nach außen zu drehen*, während der obere vordere Abschnitt eine abduzierende Wirkung aufweist.

Außer den angeführten **dynamischen** Funktionen verrichtet der große Gesäßmuskel noch eine entscheidende **statische** Arbeit, indem er bei einer Verlagerung des Körperschwerpunktes nach vorn sich derartig hart anspannt, daß ein Umkippen des Oberkörpers ventralwärts verhindert wird: *Er bremst demnach eine Vorneigung (Anteversion) des Beckens und balanciert die gesamte Last des Rumpfes im Verein mit dem* BERTIN-*Band und dem Lenden-Darmbeinmuskel aus.*

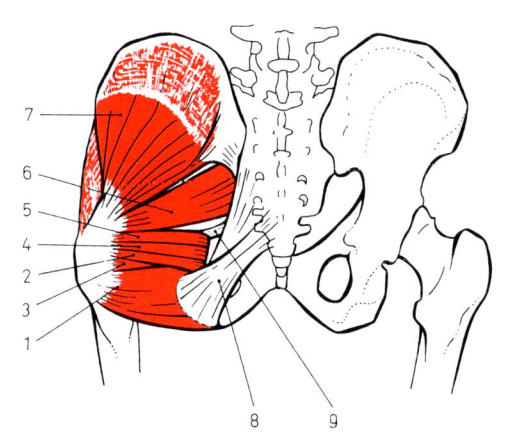

Abb. 133. Die äußeren Hüftmuskeln.
1 = vierseitiger Schenkelmuskel *(M. quadratus femoris)*
2 = unterer Zwillingsmuskel *(M. gemellus inferior)*
3 = äußerer Hüftlochmuskel *(M. obturatorius externus)*
4 = innerer Hüftlochmuskel *(M. obturatorius internus)*
5 = oberer Zwillingsmuskel *(M. gemellus superior)*
6 = birnförmiger Muskel *(M. piriformis)*
7 = kleiner Gesäßmuskel *(M. glutaeus minimus)*
8 = Kreuzbein-Sitzhöcker-Band *(Lig. sacrotuberale)*
9 = Kreuzbein-Sitzstachel-Band *(Lig. sacrospinale)*

11.4.3. Mittlerer und kleiner Gesäßmuskel *(M. glutaeus medius et minimus)*

Der dreieckige, grobfaserige und annähernd 3 cm dicke **mittlere Gesäßmuskel** *(M. glutaeus medius)* **entspringt** von einem sichelförmigen Feld der äußeren Darmbeinschaufel (zwischen *Linea glutaea anterior et posterior* und *Labium externum cristae iliacae*) und einer ihn überdeckenden, derben Fascie (Abb. 133). Zum überwiegenden Teil liegt der mittlere Gesäßmuskel unter dem großen, nur das obere Drittel ragt hervor. Die wie beim großen Gesäßmuskel stark konvergierenden Fasern überkreuzen sich unmittelbar vor dem **Ansatz** am großen Rollhügel *(Trochanter major)*, indem die vorderen Züge über die hinteren ziehen und somit eine günstige Ausgangsstellung für die Drehbewegungen des Beines im Hüftgelenk schaffen.

Völlig vom vorhergehenden Muskel bedeckt, **entspringt** der dreieckige, feinfaserige und ebenfalls etwa 3 cm dicke **kleine Gesäßmuskel** *(M. glutaeus minimus)* von der Außenfläche der Darmbeinschaufel (zwischen *Linea glutaea anterior* und *inferior*). Seine Muskelbündel enden in einer breiten Sehne, die am großen Rollhügel *(Trochanter major)* **Ansatz** findet, wobei besondere kollagene Fasern, sog. SHARPEY-Fasern, in den Knochen eindringen und damit die Verbindung des aktiven mit dem passiven Bewegungsapparat noch wesentlich festigen.

Durch die fächerartige Gestalt besitzen der mittlere und kleine Gesäßmuskel recht unterschiedliche Arbeitsmöglichkeiten innerhalb ihrer konvergierenden Muskelzüge, wie wir dies schon bei anderen Muskeln (z. B. dem Deltamuskel) kennengelernt haben. *Die* **wichtigste Funktion** *beider Gesäßmuskeln besteht* – wenn sich alle Fasern gleichermaßen stark verkürzen – in einem **Abspreizen des Beines im Hüftgelenk** bzw. in einem **Seitwärtsneigen des Beckens** (bei fixiertem Oberschenkel). Darüber hinaus heben die mehr von ventral kommenden Fasern das Bein im Sinne einer Anteversion und drehen es nach innen, während die dorsal gelegenen Faserzüge den Oberschenkel im Sinne einer Retroversion im Hüftgelenk strecken und ihn auswärts drehen.

Die *Funktion* des *mittleren* und *kleinen Gesäßmuskels* als Abduktoren des Beines kann man – beispielsweise beim Gehen – am eigenen Körper gut beobachten: Legen wir beide Handflächen auf die seitlichen Begrenzungen der Hüften, dann kann deutlich verspürt werden, wie sich die kontrahierten Abduktoren im Bereich des *Standbeines* unter der Körperoberfläche wulstartig abzeichnen; sie ziehen bei jedem Schritt das Becken zur Standbeinseite, womit zugleich eine Verlagerung des Rumpfgewichtes über die Unterstützungsfläche erfolgt, und ermöglichen so – zumal die Beckenhälfte der Spielbeinseite nunmehr leicht angehoben ist – ein *reibungsloses Nachvornbringen und Durchschwingen des Spielbeines*. Dieses Beispiel veranschaulicht die große Bedeutung, die der mittlere und kleine Gesäßmuskel als Abduktoren im Hüftgelenk für den normalen Gang haben, müssen doch beide Muskeln – speziell beim schnellen sportlichen Gehen (Tafel XLII) – den Rumpf in rascher Folge gegen das Bein bewegen.

Zur Gruppe der **äußeren** Hüftmuskeln (Abb. 133) gehört unter anderem auch der **birnförmige Muskel** *(M. piriformis)*, der seinen Ursprung von der Beckenfläche des Kreuzbeines nimmt, nach lateral durch das *Foramen ischiadicum majus* zieht und mit einer langen Sehne am großen Rollhügel endet.

Der **innere Hüftlochmuskel** *(M. obturatorius internus)* liegt mit seiner Ursprungsstelle wie der vorhergehende im kleinen Becken, indem er von der das „verstopfte" Loch verschließenden straffen Haut *(Membrana obturatoria)* sowie deren knöchernen Umrandung kommt und am großen Rollhügel ansetzt. Flankiert wird der innere Hüftlochmuskel durch den **oberen** und **unteren Zwillingsmuskel** *(M. gemellus superior et inferior),* wobei ersterer vom dorsalen Rand des Sitzbeines (und zwar vom Sitzbeinstachel = *Spina ischiadica),* letzterer vom kräftigen Sitzbeinhöcker entspringt. Beide Muskeln vereinigen sich mit der Sehne des inneren Hüftlochmuskels und setzen demzufolge wie dieser am großen Rollhügel an.

Der unterste der in der Gesäßregion liegenden äußeren Hüftmuskeln ist der annähernd 2 cm dicke, **vierseitige Schenkelmuskel** *(M. quadratus femoris),* der sein Ursprungsfeld am Sitzbeinhöcker hat; er zieht mit seinen parallel verlaufenden Bündeln zur unteren Begrenzung des großen Rollhügels.

Während alle bisher angeführten äußeren Hüftmuskeln von der dorsalen Fläche des Beckens ihren Ursprung nehmen, kommt der **äußere Hüftlochmuskel** *(M. obturatorius externus)* von der vorderen Beckenwand, wobei er von der Gruppe der Anzieher des Beines vollständig bedeckt wird. Er entspringt breitbasig von der *Membrana obturatoria* und vom Periost der Außenseite des Schambeinwinkels sowie des unteren Schambeinastes; der sehr kräftige, 3 bis 4 cm dicke Muskel setzt mit seiner Sehne, die dorsal um den Schenkelhals verläuft, am großen Rollhügel an.

Die **Funktion** der zuletzt genannten Muskeln besteht in einer kräftigen Auswärtsdrehung des Beines im Hüftgelenk. Darüber hinaus kann der birnförmige Muskel den Oberschenkel nach hinten ziehen und ihn abspreizen, während der äußere Hüftlochmuskel das Bein nach vorn bringt und es – im abgespreizten Zustand – wieder an die Körpermittellinie heranführt. Er ist ein Stabilisator des Hüftgelenks, das er bei kräftiger Kontraktion fixieren kann.

Den Abschluß in der Behandlung der **äußeren** Hüftmuskeln bildet der **Schenkelbindenspanner** *(M. tensor fasciae latae),* der mit einer kurzen Sehne am vorderen oberen Darmbeinstachel *(Spina iliaca anterior superior)* **entspringt.** Er liegt unmittelbar neben dem mittleren Gesäßmuskel *(M. glutaeus medius),* wird von dessen Nerv mitversorgt, so daß man ihn nicht zu Unrecht oft als eine „ventrale Abspaltung des *Glutaeus medius*" bezeichnet. Unterhalb des großen Rollhügels, der etwas seitlich hinter dem Schenkelbindenspanner liegt, geht er in die große Oberschenkelbinde *(Fascia lata)* über, in die von dorsal noch das obere und mittlere Drittel des großen Gesäßmuskels einstrahlt. Infolge des eigenen sehnigen Anteiles, den beide Muskeln mitbringen, kommt es in der *Fascia lata* zur Ausbildung eines etwa 6 cm breiten Verstärkungszuges, des sog. MAISSIAT-Streifens *(Tractus iliotibialis),* der sich vom Darmbeinkamm bis zum äußeren Schienbeinknorren erstreckt.

Neben der straffen Spannung der Schenkelbinde und der Sicherung der Kniegelenksstreckung verrichtet der Muskel mit dem MAISSIAT-Streifen in Form der „Zuggurtung" eine außerordentlich wichtige **Funktion:** Er *reduziert* die gefährliche *Biege*belastung des Schenkelbeins, die bei der Übertragung der Rumpflast vom Hüftgelenk auf das Kniegelenk, die nicht geradlinig erfolgt (s. Schenkelhalswinkel), zwangsläufig entsteht! Da er vor der durch beide Hüftgelenke verlaufenden queren Hüftachse entspringt und nach caudal zieht, ist er des weiteren in der Lage, das Bein im Hüftgelenk nach vorn zu heben bzw. das Becken ventralwärts zu neigen; er wird damit zum Unterstützer des Lenden-Darmbeinmuskels.

11.4.4. Muskeln des Oberschenkels

Aus der großen Gruppe der Oberschenkelmuskeln, die wir nach ihrer Lage in *ventrale, tibiale* und *dorsale,* nach ihrer Funktion in *Extensoren, Adduktoren* und *Flexoren* einteilen, interessieren uns an dieser Stelle zunächst nur die **Adduktoren** (Abb. 134), die an der medialen Seite des Schenkelbeines ansetzen und den Raum zwischen diesem und der unteren Beckenbegrenzung ausfüllen. Im einzelnen handelt es sich um den:

1. *Kamm-Muskel*   *(M. pectineus)*
2. *langen Schenkelanzieher*   *(M. adductor longus)*
3. *kurzen Schenkelanzieher*   *(M. adductor brevis)*
4. *großen Schenkelanzieher*   *(M. adductor magnus)* und
5. *schlanken Muskel*   *(M. gracilis).*

Der **Kamm-Muskel** *(M. pectineus),* eine vierseitige langgezogene Muskelplatte, die von allen Adduktoren *am weitesten nach oben* liegt, **kommt** vom Schambeinkamm *(Pecten ossis pubis),* der ihm den Namen gegeben hat, sowie vom Schambeinhöcker *(Tuberculum pubicum)* und zieht, sich eng an den Lenden-Darmbeinmuskel *(M. iliopsoas)* anschmiegend, mit diesem zum kleinen Rollhügel *(Trochanter minor);* hier **setzt** er an einer vom kleinen Rollhügel nach caudal verlaufenden knöchernen Leiste *(Linea pectinea femoris)* **an.**

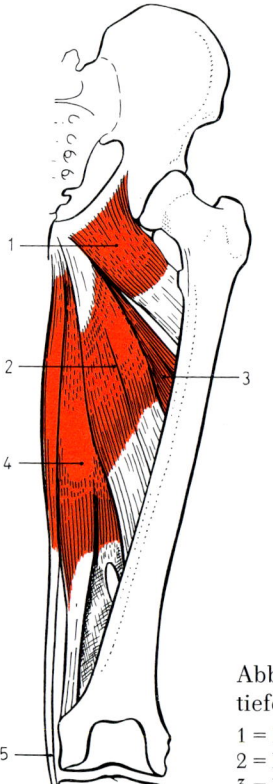

Abb. 134. Die oberflächliche, mittlere und tiefe Schicht der Oberschenkel-Adduktoren.

1 = Kamm-Muskel *(M. pectineus)*
2 = langer Schenkelanzieher *(M. adductor longus)*
3 = kurzer Schenkelanzieher *(M. adductor brevis)*
4 = großer Schenkelanzieher *(M. adductor magnus)*
5 = schlanker Muskel *(M. gracilis)*

Ihm folgt in der oberflächlichen Schicht der Adduktoren der dreieckig gestaltete, platte, **lange Schenkelanzieher** *(M. adductor longus)*, der mit einer kräftigen Sehne unterhalb des Schambeinhöckers **entspringt**; fächerförmig breiten sich seine Muskelbündel nach lateral und caudal aus, um am mittleren Drittel der medialen Lippe der auf der **Rückseite** des Schenkelbeins verlaufenden knöchernen Verstärkungsleiste **Ansatz** zu finden.

Unter dem Kamm-Muskel und dem langen Schenkelanzieher liegt der **kurze Schenkelanzieher** *(M. adductor brevis)*; er nimmt seinen **Ursprung** vom unteren Schambeinast und zieht zur medialen Lefze der Schenkelbeinleiste, wo er oberhalb des langen Schenkelanziehers **ansetzt**.

Der **größte** und **am tiefsten liegende Muskel der Adduktoren** ist der **große Schenkelanzieher** *(M. adductor magnus)*, der vom Sitzbeinhöcker **kommt** und – sich wie ein Fächer ausbreitend – zur medialen Begrenzung des Schenkelbeines hinstrebt; an seinen kräftigen Muskelbündeln erkennt man auf Grund einer unterschiedlichen Verlaufsrichtung zwei voneinander deutlich zu trennende Anteile; einen oberen, der zur medialen Lippe der knöchernen Leiste des Schenkelbeines zieht sowie einen unteren, der steil nach unten zum inneren Rand des Schenkelbeingelenkknorrens verläuft und hier mit einer langen Sehne **Ansatz** findet. Am Übergang der Muskelmasse des distalen Zuges in seinen sehnigen Teil findet sich eine rund 2 cm weite ovale Öffnung, der **Adduktorenschlitz** *(Hiatus tendineus)*, durch den die Schenkelarterie und -vene *(A. und V. femoralis)* hindurchtreten, die so von der vorderen Seite des Oberschenkels auf die Rückseite desselben sowie in die Kniekehle gelangen.

Der *längste* Muskel aus der Gruppe der Anzieher ist der an seinem Ursprung platte und breite, an seinem Ansatz jedoch mehr runde und schmale, **schlanke Muskel** *(M. gracilis)*, der von allen Adduktoren *am weitesten zur Körpermittellinie liegend*, vom Rand des unteren Schambeinastes **kommt** und mit seinen parallel verlaufenden Fasern im unteren Muskeldrittel in eine lange Sehne übergeht; diese vereinigt sich mit der des Schneidermuskels *(M. sartorius)* und des Halbsehnenmuskels *(M. semitendinosus)* in Gestalt des sog. „Gänsefußes" *(Pes anserinus)*, der medial von der Schienbeinrauhigkeit **ansetzt**. Infolge dieser Verlaufsrichtung wird der schlanke Muskel zu einem *zweigelenkigen* Muskel, der auf das Hüftgelenk als Adduktor und auf das Kniegelenk als Flexor wirken kann.

Die **Hauptfunktion** der **gesamten Adduktoren** besteht in einem *Heranführen des abgespreizten Beines zur Körpermittellinie* und in einer *Beugung desselben im Hüftgelenk*. Besonders anschaulich kommt ihre Wirkung zur Geltung, wenn sie gegen einen Widerstand wie beispielsweise beim Anpressen der Schenkel im Reitsitz gegen den Leib des Pferdes, arbeiten müssen; nicht selten kommt es dabei, wie wir es beim Turnierreiten in Form eines plötzlichen Scheuens des Pferdes vor einem Hindernis sehen, auf Grund der unerwarteten Gegenbewegung von seiten des Tieres zu einer mitunter ausgedehnten Rißverletzung im Bereich der Adduktoren-Gruppe des Reiters.

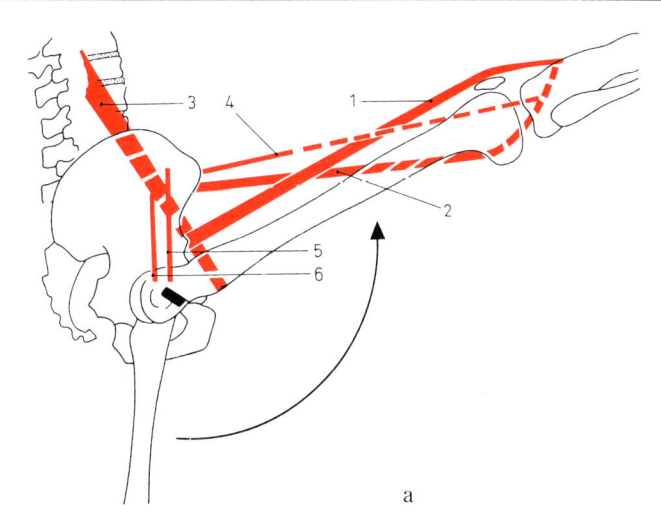

Abb. 135a. Schematisierte Darstellung der im Hüftgelenk eine Anteversion bewirkenden Muskeln.

1 = gerader Kopf des vierköpfigen Schenkelmuskels *(M. rectus femoris)*
2 = Schneidermuskel *(M. sartorius)*
3 = Lendendarmbeinmuskel *(M. iliopsoas)*
4 = Schenkelbindenspanner *(M. tensor fasciae latae)*
5 = (vorderer Teil) des mittleren Gesäßmuskels *(M. glutaeus medius)*
6 = (vorderer Teil) des kleinen Gesäßmuskels *(M. glutaeus minimus)*

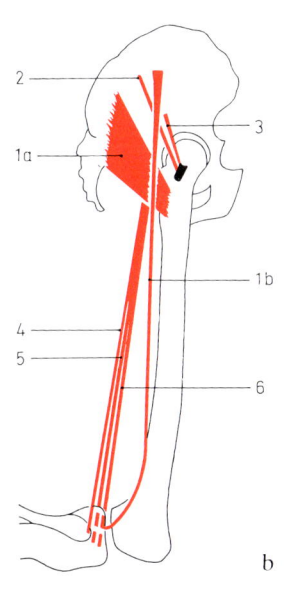

Abb. 135b. Schematisierte Darstellung der im Hüftgelenk eine Retroversion bewirkenden Muskeln.

1a = (unterer Abschnitt) des großen Gesäßmuskels *(M. glutaeus maximus)*
1b = (oberer Abschnitt) des großen Gesäßmuskels *(M. glutaeus maximus)*
2 = (hinterer Teil) des mittleren Gesäßmuskels *(M. glutaeus medius)*
3 = (hinterer Teil) des kleinen Gesäßmuskels *(M. glutaeus minimus)*
4 = (langer Kopf) des zweiköpfigen Schenkelmuskels *(M. biceps femoris)*
5 = Halbsehnenmuskel *(M. semitendinosus)*
6 = Plattsehnenmuskel *(M. semimembranosus)*

Neben dieser Funktion für das **Spiel**bein üben die Schenkel-Adduktoren auch auf das **Stand**bein einen großen Einfluß aus, indem sie das *Becken zur gegenüberliegenden Seite neigen*, womit sie zu Antagonisten der äußeren Hüftmus-

Bewegung:	Die hierfür erforderlichen Muskeln:	
Anteversion	1. *Lenden-Darmbeinmuskel*	*(M. iliopsoas)*
	2. *gerader Schenkelmuskel*	*(M. rectus femoris)*
	3. *Schenkelbindespanner*	*(M. tensor fasciae latae)*
	4. *Schneidermuskel*	*(M. sartorius)*
Retroversion	*großer Gesäßmuskel*	*(M. glutaeus maximus)*
Abduktion	1. *mittlerer Gesäßmuskel*	*(M. glutaeus medius)*
	2. *kleiner Gesäßmuskel*	*(M. glutaeus minimus)*
Adduktion	1. *Kamm-Muskel*	*(M. pectineus)*
	2. *langer Schenkelanzieher*	*(M. adductor longus)*
	3. *kurzer Schenkelanzieher*	*(M. adductor brevis)*
	4. *großer Schenkelanzieher*	*(M. adductor magnus)*
	5. *schlanker Muskel*	*(M. gracilis)*
Innenrotation	1. *mittlerer Gesäßmuskel*	*(M. glutaeus medius)*
	2. *vorderer Anteil des kleinen Gesäßmuskels*	*(M. glutaeus minimus)*
	3. *unterer Anteil des großen Schenkelanziehers*	*(M. adductor magnus)*
Außenrotation	1. *Kamm-Muskel*	*(M. pectineus)*
	2. *langer Schenkelanzieher*	*(M. adductor longus)*
	3. *kurzer Schenkelanzieher*	*(M. adductor brevis)*
	4. *mittlerer Schenkelanzieher*	*(M. glutaeus medius)*
	5. *hinterer Anteil des kleinen Gesäßmuskels*	*(M. glutaeus minimus)*
	6. *großer Gesäßmuskel*	*(M. glutaeus maximus)*
	7. *birnförmiger Muskel*	*(M. piriformis)*
	8. *innerer Hüftlochmuskel*	*(M. obturatorius internus)*
	9. *äußerer Hüftlochmuskel*	*(M. obturatorius externus)*
	10. *vierseitiger Schenkelmuskel*	*(M. quadratus femoris)*
	11. *oberer und unterer Zwillingsmuskel*	*(M. gemellus superior et inferior)*

keln werden, mit denen sie gemeinsam das Becken auf dem feststehenden Oberschenkel balancieren. Des weiteren sind die Adduktoren in der Lage, „den Schub der gespreizten Beine zu bremsen und beim Aufrichten des Körpers aus der Kniebeuge zu helfen, wobei sie gegen die Schwere arbeiten müssen" (BENNINGHOFF 1980). Schließlich können sie *Drehbewegungen* des Beines im Hüftgelenk hervorrufen, wobei der Kamm-Muskel, der lange und kurze Schenkelanzieher eine Außenrotation, der schlanke Muskel sowie der untere Teil des großen Schenkelanziehers dagegen eine Innenrotation bewirken.

Faßt man am Schluß der Besprechung der Hüftmuskulatur sowie der auf das Hüftgelenk einwirkenden Adduktoren in Zusammenarbeit einzelner Muskeln für die verschiedenen Bewegungsmöglichkeiten des Beines im Hüftgelenk zusammen, dann ergeben sich die dargestellte Übersicht bzw. die dazugehörigen Illustrationen (Abb. 135a und 135b), wobei in die letzteren die für die Ante- bzw. Retroversion mittätigen zweigelenkigen Kniegelenksmuskeln einbezogen wurden.

11.5. Die Knochen des Unterschenkels

Zu dem freien Teil der unteren Gliedmaßen gehören neben dem Schenkelbein das auf der *Innenseite* des Unterschenkels gelegene, kräftig entwickelte **Schienbein** *(Tibia)** und das *lateral und dorsal* von diesem verlaufende, sehr schlanke **Wadenbein** *(Fibula)* (Abb. 136).

11.5.1. Schienbein *(Tibia)*

Dem *Schienbein* kommt die **Aufgabe** zu, infolge seiner gelenkigen Verbindung mit dem Schenkelbein *die gesamte Körperlast zu übernehmen und diese auf die Sprunggelenke zu übertragen;* entsprechend dieser Funktion läßt es in seinem ganzen Bau das Bild einer *Trag- oder Stützsäule* erkennen. So weist beispielsweise das **proximale** Ende eine

---

*) Das Wort „*Tibia*" ist am besten mit „*Flöte*" zu übersetzen, da der Knochen die Form einer Hirtenflöte bzw. Schalmei aufweist, wobei der innere Knöchel am *distalen* Ende der *Tibia* mit dem Mundstück eines Holzblasinstrumentes zu vergleichen ist. Unsere deutsche Bezeichnung „Schienbein" ist an sich irreführend, da sie mit einer Schiene nicht im entferntesten etwas zu tun hat, sondern vielmehr auf das althochdeutsche Wort *Schin* (erhalten in schinden, Schinder; im englischen *skin*) zurückzuführen ist, was so viel wie „*Haut*" bedeutet, womit gemeint wurde, daß die *Tibia* direkt unter der Haut gelegen ist, was für den größten Teil dieses Knochens ja auch zutrifft.

11.5. Die Knochen des Unterschenkels 165

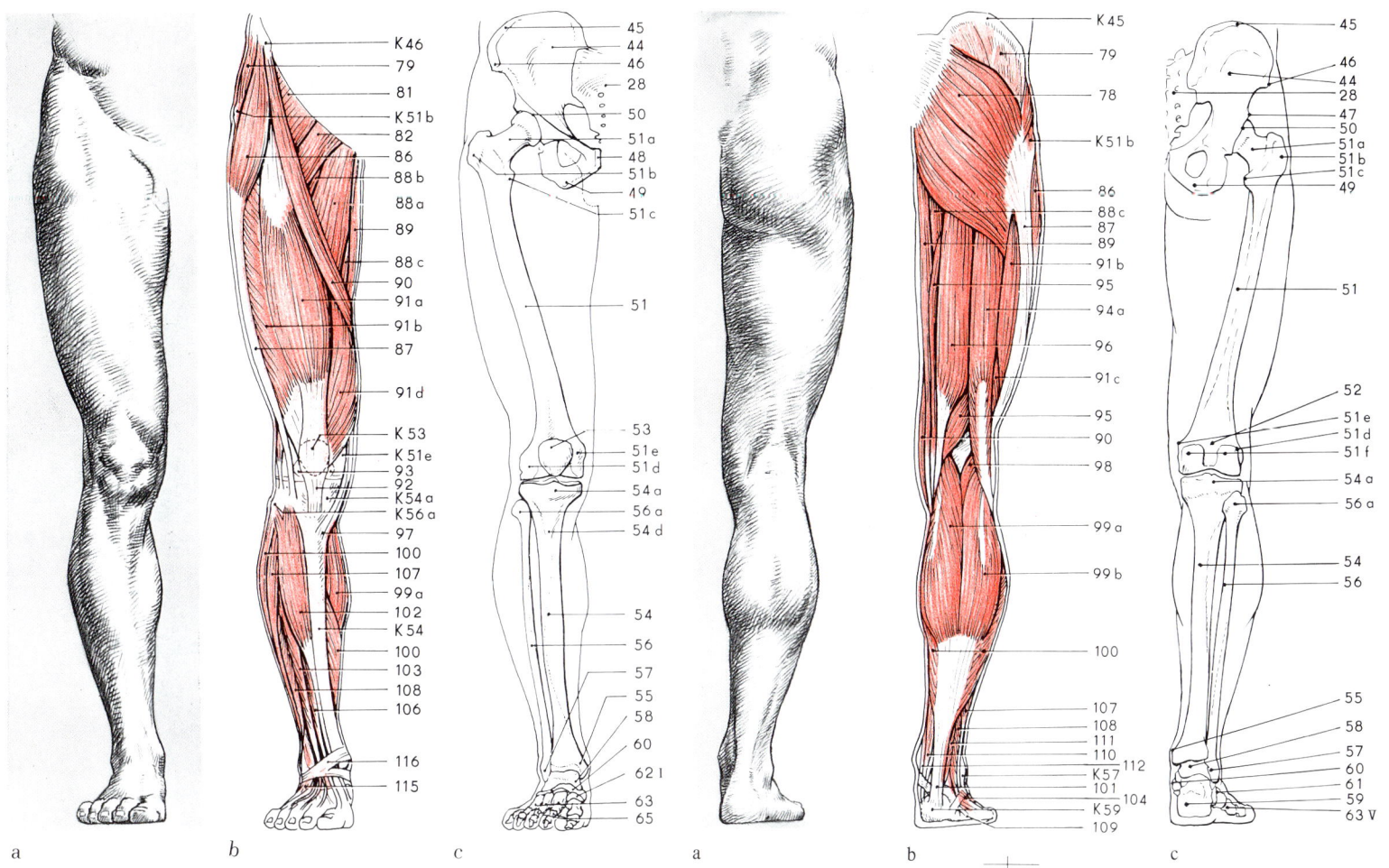

Tafel VII.
Untere Extremität in Vorder- und Rückansicht.

kolbige, ovale **Auftreibung** auf: der mediale und laterale Schienbeinknorren *(Condylus medialis et lateralis)*, die beide je eine große, annähernd horizontal liegende Gelenkfläche *(Facies articularis superior)* zur Verbindung mit dem jeweiligen Gelenkknorren des Schenkelbeines besitzen, so daß für die Übernahme der Körperlast alle Voraussetzungen gegeben sind. Zwischen beiden Gelenkflächen befindet sich in sagittaler Richtung ein kleiner rauher Streifen, der nach ventral und dorsal je eine Bandgrube *(Area intercondylaris anterior et posterior)* erkennen läßt; hinter der Mitte dieses Streifens ragt ein knöcherner Vorsprung *(Eminentia intercondylaris)* hervor, der zwei stumpfe Zacken aufweist *(Tuberculum intercondylare laterale et mediale)*. Der laterale Schienbeinknorren, der nach hinten überhängt, trägt eine kleine ovale Gelenkpartie für die Verbindung mit einer entsprechend überknorpelten Fläche des Wadenbeinkopfes.

Das **Mittelstück** des Schienbeines, der **Schaft** *(Corpus tibiae)*, ist beim Erwachsenen **dreikantig gestaltet**, während er beim Kleinkind mehr einen rundlichen Querschnitt zeigt. Infolge dieser prismatischen Form besitzt das Schienbein drei Kanten und drei Flächen; von ihnen ragt vor allem die vordere, scharfe und leicht S-förmig gebogene Kante *(Margo anterior)* unter der Haut des Unterschenkels deutlich sicht- und fühlbar hervor und ist, da jegliche druckverteilende Schutzvorrichtungen an dieser Stelle fehlen, Verletzungen besonders häufig ausgesetzt. Nach oben läuft die vordere Schienbeinkante in eine große, rauhe und von außen ebenfalls bequem zu tastende Erhebung *(Tuberositas tibiae)* aus, an der das *Kniescheibenband (Lig. patellae)* – das Endstück der kräftigen Sehne des vierköpfigen Schenkelstreckers – ansetzt. Von den beiden anderen Schienbeinkanten, die mehr stumpf vorspringen, sei noch die laterale *(Margo interosseus)* erwähnt, die mit der entsprechenden Kante des Wadenbeines den Zwischenknochenraum begrenzt, der von einer sehnigen Haut *(Membrana interossea)* ausgefüllt wird; ihr kommt deshalb eine besondere Bedeutung zu, weil von ihrer ventralen und dorsalen Fläche mehrere Muskeln des Unterschenkels entspringen. Man hat deshalb hin und wieder die Zwischenknochenhaut als eine Art Fortsetzung der Knochen in ein sehniges Skelett aufgefaßt.

Das **distale** Ende des Schienbeins ist, wenn auch nicht so stark wie das proximale, **ebenfalls** im Querdurchmesser gegenüber dem Mittelstück **verbreitert.** An seiner *medialen* Seite ragt der dicke, kräftige *innere Knöchel (Malleolus me-*

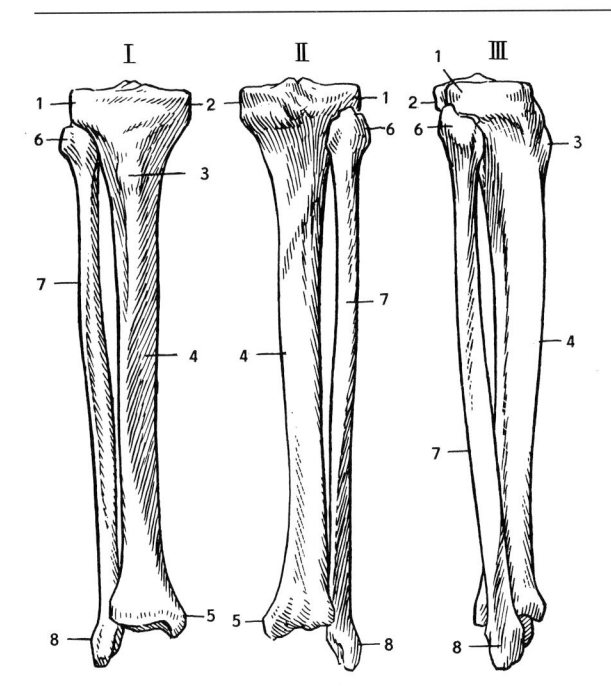

Abb. 136. Rechtes Schien- und Wadenbein.
(I = von ventral; II = von dorsal; III = von lateral)
1 = äußerer ⎤ Schienbeinknorren
2 = innerer ⎦ *(Condylus lateralis et medialis tibiae)*
3 = Schienbeinrauhigkeit *(Tuberositas tibiae)*
4 = Schienbeinschaft *(Corpus tibiae)*
5 = innerer Knöchel *(Malleolus medialis)*
6 = Wadenbeinkopf *(Caput fibulae)*
7 = Wadenbeinschaft *(Corpus fibulae)*
8 = äußerer Knöchel *(Malleolus lateralis)*

dialis) hervor, der distal eine vierseitige Gelenkfläche *(Facies articularis inferior)* für die Verbindung mit der Sprungbein-Rolle *(Trochlea tali)* trägt, die sich auf eine entsprechende, wenn auch wesentlich kleinere Gelenkpartie im Bereich des äußeren Knöchels *(Facies articularis malleolaris)* fortpflanzt, wodurch eine *Gelenkgabel* entsteht, in der sich das Sprungbein *scharnierartig* bewegt. An der seitlichen Fläche des unteren Schienbeindrittels findet sich ein mäßig gehöhlter Ausschnitt, in dem sich das Wadenbein anlagert.

Auf der Hinterseite des distalen Drittels sind einige mehr oder weniger tiefe Furchen ausgeprägt, in denen die Sehnen des langen Großzehenbeugers, des hinteren Schienbeinmuskels sowie des langen Zehenbeugers verlaufen.

11.5.2. Wadenbein *(Fibula)*

Das schlanke *Wadenbein* ist im großen und ganzen genauso lang wie das Schienbein; es ist nur gegen dieses nach unten etwas verschoben, so daß sein **proximales** Ende, der Wadenbein*kopf (Caput fibulae)*, das Kniegelenk nicht erreicht. Der dicke Kopf, der von uns durch die Hautoberfläche leicht zu tasten ist, besitzt eine klein-ovale Gelenkpartie zur Verbindung mit dem lateralen *(fibularen)* Schienbeinknorren *(Articulatio tibiofibularis)* sowie nach dorsal-cranial einen griffelförmigen Fortsatz.

Der Wadenbein-Schaft *(Corpus fibulae)* weist vier Kanten auf, die zum überwiegenden Teil den Muskeln des Unterschenkels, speziell dem langen und kurzen Wadenbeinmuskel, als Ursprungslinien dienen.

Das **distale** Ende ist *zapfenförmig verdickt* und stellt den *äußeren Knöchel (Malleolus lateralis)* dar, der den inneren Knöchel überragt und ebenfalls deutlich unter der Haut zu fühlen ist. Die zum Schienbein hinweisende Fläche trägt eine dreiseitige Gelenkpartie *(Facies articularis malleolaris)*, die gemeinsam mit der des Schienbeines die bereits erwähnte Gabel für die Aufnahme des Sprungbeines bildet. Die dorsale Begrenzung des äußeren Knöchels läßt, wie wir dies schon beim Schienbein beobachten konnten, Furchen für die Sehnen der Wadenbeinmuskeln erkennen.

11.5.3. Die Verbindungen der Unterschenkelknochen

Die beiden Knochen des Unterschenkels, *Schien- und Wadenbein*, sind auf **dreierlei Art miteinander verbunden**: proximal durch ein staffes Gelenk, distal durch eine Bandhaft *(Syndesmose)* und in der Mitte durch eine weitere membranöse Bandhaft, die sog. Zwischenknochenmembran *(Membrana interossea)*.

Die artikulierenden Flächen des **straffen Gelenkes** *(Articulatio tibiofibularis)* werden von einer derben Gelenkkapsel, die noch von einem vorderen und hinteren Bandzug *(Lig. capitis fibulae)* verstärkt wird, relativ straff umschlossen, wodurch das Bewegungsvermögen des Gelenkes weitgehend eingeschränkt wird, so daß nur noch die Möglichkeit zu Gleitbewegungen von vorn nach hinten bzw. umgekehrt verbleibt.

In der distalen Schien-Wadenbeinverbindung sind die „artikulierenden" Flächen der über dem äußeren Knöchel gelegene Wadenbeinabschnitt und das auf der lateralen *(fibularen)* Seite eine Einkerbung aufweisende Schienbein; beide sind ausschließlich von Periost, nicht von hyalinem Knorpel, überzogen. Kurze, aber sehr **straffe Bänder** halten die beiden „Zinken" der Malleolen-Gabel zusammen, wobei erstere in ihrem Bemühen noch von zwei kräftigen Bändern, die auf der Vorder- und Rückseite der beiden Unterschenkelknochen jeweils vom äußeren Knöchel zur Schienbeinepiphyse ziehen, unterstützt werden. Diese Verbindung läßt nur passive Bewegungen zu, wie zum Beispiel ein Auseinanderweichen des Schien- und Wadenbeins bei stärkerer Dorsalflexion des Fußes.

Die **Zwischenknochen** verbindet die zwei Unterschenkelknochen. Von ihrer vorderen sowie rückwärtigen Fläche entspringen mehrere Muskeln des Unterschenkels.

11.6. Das Kniegelenk *(Articulatio genus)*

Das Kniegelenk zeichnet sich gegenüber anderen Gelenken dadurch aus, daß es *gegensätzliche Funktionen* zu ver-

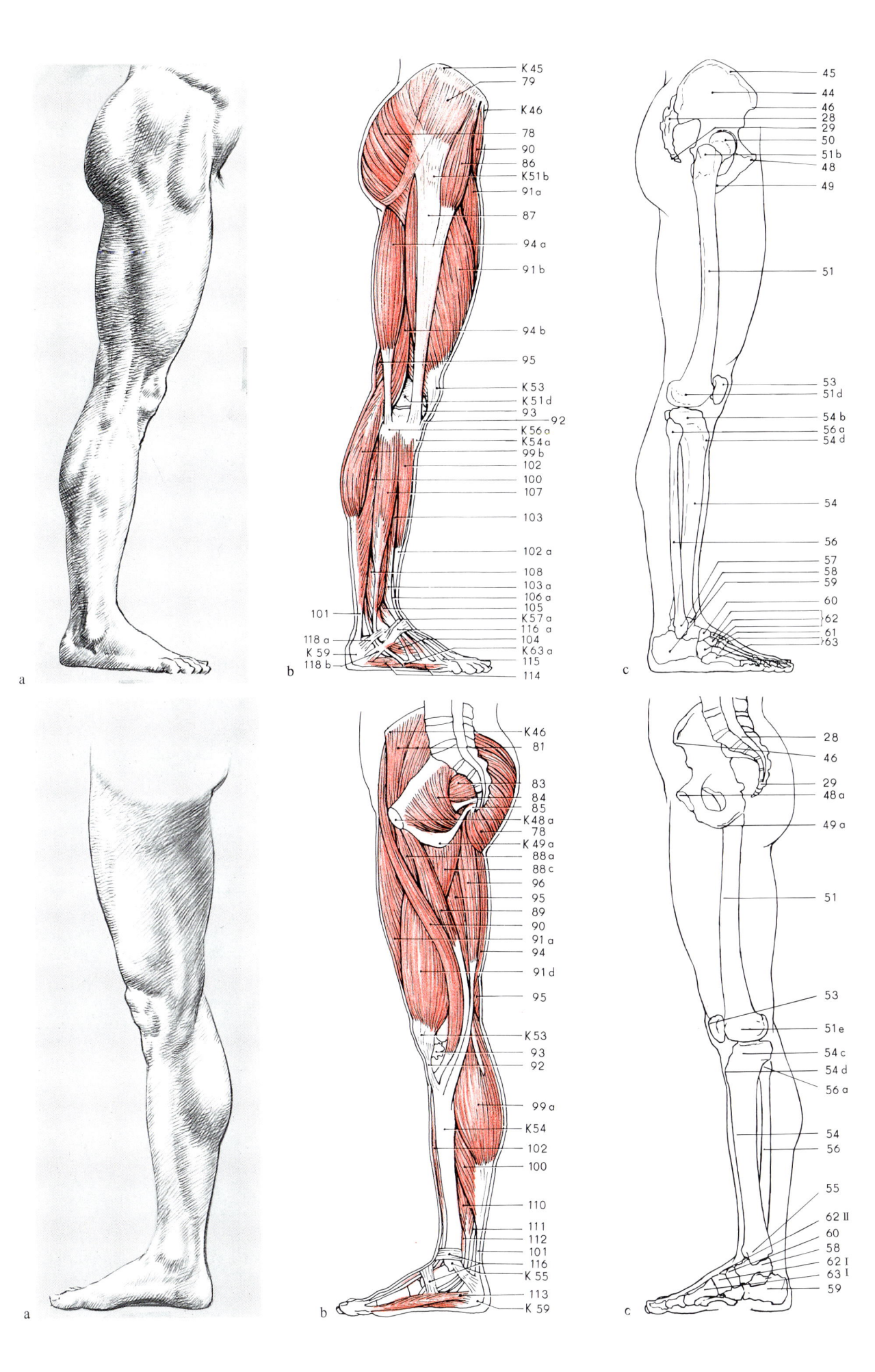

Tafel VIII.
Untere Extremität in Außen- und Innenansicht.

167

richten hat; so sichert es im gestreckten Zustand dem Bein seine stabile Stütz- und Tragefunktion, im gebeugten Zustand seine Beweglichkeit. Diese für die Statik und Dynamik bedeutungsvollen Aufgaben machen das Kniegelenk zum *größten, kompliziertesten und empfindlichsten Gelenk*, dessen artikulierende Flächen gebildet werden:

> a) von den *konvexen* Gelenkpartien der beiden *Schenkelbeinknorren*,
> b) von den annähernd *ebenen* Gelenkflächen der *Schienbeinknorren* und
> c) von der Rückfläche der *Kniescheibe*.

Von dem distalen Ende des **Schenkelbeines** wissen wir bereits, daß es sich um das Zwei- bis Dreifache des Schaftdurchmessers verbreitert und weit nach dorsal ausladende, konvex gestaltete Gelenkkörper *(Condylus medialis et lateralis femoris)* besitzt, die die *Form einer halben* **quergestellten Walze** aufweisen, deren größter sagittaler Krümmungsanteil hinter der Achse des Schenkelbein-Schaftes liegt und die durch eine tief einschneidende Grube *(Fossa intercondylaris)* in zwei Teile – wenn auch unvollständig – geschieden werden.

Die konvexen Gelenkkörper übertreffen rein flächenmäßig die ihnen gegenüberstehenden **Schienbein**pfannen *(Facies articulares superiores tibiae)* um mehr als das Dreifache. Für das Verständnis der einzelnen besonderen Einrichtungen des Kniegelenkes ist es wichtig zu wissen, daß die beiden artikulierenden Partien eine recht unterschiedliche Gestalt aufweisen; während die Schenkelbeinknorren spiralig gekrümmte überknorpelte Flächen zur Verbindung mit dem Schienbein aufweisen, lassen die Pfannen desselben mehr oder weniger seichte Tragflächen für die Übernahme der Körperlast erkennen. Während die mediale, längsovale Pfanne wenigstens eine leicht tellerförmige Vertiefung besitzt, ist die laterale, kurze und breite Pfanne fast völlig abgeplattet. *Auf Grund einer derartigen Inkongruenz der das Kniegelenk bildenden Gelenkpartien*, die wir in dieser ausgeprägten Form bei keinem anderen Gelenk antreffen, *berühren sich diese* (in frontaler Richtung) *nur punkt- oder linienhaft* (Abb. 137).

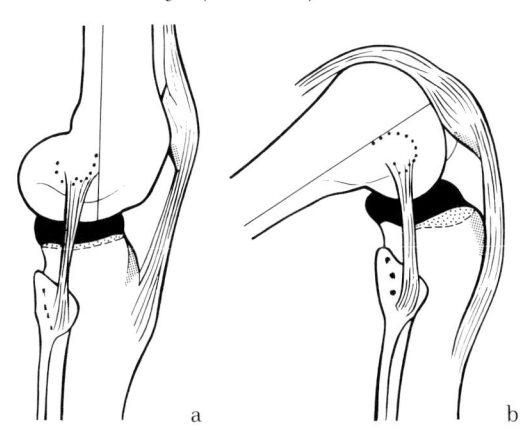

Abb. 137. Rechtes Kniegelenk (einschließlich Schenkelbein-Kniescheibengelenk) von lateral in Streck- (a) und starker Beugestellung (b).

Die von einem 6 mm dicken hyalinen Knorpel überzogene Rückfläche der **Kniescheibe** *(Patella)* gleitet in einer Furche der Schenkelbeingelenkspartien (Abb. 140) und bildet das im Sport hohen Stauchungs-, Scher- und Zugbeanspruchungen ausgesetzte Schenkelbein-Kniescheibengelenk *(Articulatio femoro-patellaris)**.

11.6.1. Menisken *(Menisci)*

Zur *Beseitigung* der ungleich geformten Gelenkflächen trägt einmal – wenigstens bis zu einem gewissen Grade – ein 4 bis 5 mm dicker **hyaliner Knorpelüberzug** bei, dessen Hauptaufgabe in dem Abfangen von Stoß- und Druckeinwirkungen besteht, die beim Gehen, raschen Laufen und Heben schwerer Lasten auf das Kniegelenk erfolgen. Darüber hinaus liegt zwischen je einem Gelenkknorrenpaar eine wie ein C gestaltete **Faserknorpelscheibe**: *der* **innere** *und* **äußere Meniskus** *(Meniscus medialis et lateralis)*. Die Menisken (Abb. 138 bis 140) sind etwa wie eine auf einer glatten Unterlage liegende Apfelsinenscheibe gestaltet, wobei ihr breiter Außenrand mit der Innenfläche der Gelenkkapsel verwachsen ist, während der freie, dünn auslaufende Innenrand mit der sagittal gestellten rauhen Fläche zwischen den Gelenkpartien in Form kurzer Faserzüge in Verbindung steht; hieraus ergibt sich für jeden der beiden Menisken ein *keilförmiger Querschnitt*. Die der Gelenkfläche des Schenkelbeinknorrens zugewandte Partie ist konkav gestaltet, während die untere, dem Schienbeinknorren aufliegende flach und im Bereich des medialen Schienbeinknorrens sogar konvex ist.

Die beiden *C-Knorpel*, wie die Menisken auch oft genannt werden, weisen eine **unterschiedliche Form** auf; der 2 bis 8 mm breite **mediale** Knorpel läßt infolge des langgestreckten inneren Schienbeinknorrens das Bild eines *offenen C*, eines Halbmondes erkennen, dessen vorderes Ende (oder „Horn") am ventralen Rand des inneren Schienbeinknorrens ansetzt, während das hintere in die dorsale Bandgrube ausstrahlt. Der 12 bis 16 mm breite **laterale** C-Knorpel bildet im Gegensatz zum vorgehenden ein *enges C*, ja er *schließt sich fast völlig zu einem Ring*, dessen nahe aneinanderliegenden Hörner vor und hinter dem lateralen Zacken zwischen den Schienbeingelenkflächen Ansatz finden. Trotz dieser bindegewebigen Befestigung der Menisken an

---

*) Während beim gestreckten Kniegelenk nur der untere Pol der Kniescheibe mit der Schenkelbeingelenksfurche in Kontakt steht (Abb. 137a) gleitet erstere bei zunehmender Beugung (Abb. 137b) mehr und mehr in ihr Bett; sie übt in dieser Stellung einen sehr hohen Druck auf die Unterlage aus, zumal die Lastübertragung bei gebeugtem Kniegelenk – die Kontaktflächen zwischen Schenkel- und Schienbein sind in dieser Position verkleinert – zu einem nicht unerheblichen Teil vom Femoro-Patellargelenk abgesichert wird (Landungen nach Sprüngen, Krafttraining in Kniebeuge)!

11.6. Das Kniegelenk

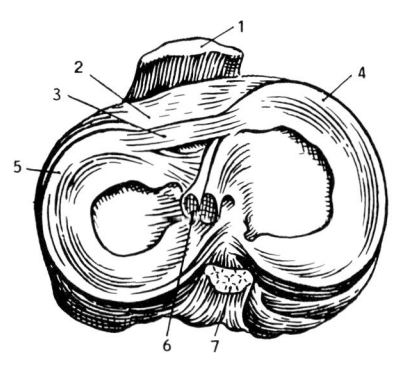

Abb. 138. Blick auf die Gelenkknorren des linken Schienbeins (mit Menisken und Kreuzbändern).

1 = Kniescheibenband *(Lig patellae)*
2 = tiefe Grube für den unter der Kniescheibe liegenden Schleimbeutel
3 = Querband *(Lig. transversum genus)*
4 = innerer Meniskus } *(Meniscus medialis et lateralis)*
5 = äußerer Meniskus
6 = vorderes Kreuzband } *(Lig. cruciatum anterius et posterius)*
7 = hinteres Kreuzband

besonderen Ansatzpunkten der Schienbeinknorren, zu denen in etwa 70% der Fälle noch ein kleines **Querband** *(Lig. transversum genus)*, das beide C-Knorpel an deren Vorderfläche miteinander verbindet, sowie der *enge Kontakt*, den *der innere* Meniskus mit dem *inneren Seitenband* und der *äußere* Meniskus mit dem *hinteren Kreuzband eingehen*, hinzukommen, haben sie sich eine *relativ große Bewegungsfreiheit* erhalten.

Wird der Unterschenkel im Kniegelenk gestreckt, dann weichen beide Menisken nach vorn aus; wird er im gleichen Gelenk jedoch gebeugt, dann werden die C-Knorpel nach hinten verschoben, wobei der besonders bewegliche laterale eine Wegstrecke von fast 1 cm zurücklegt (Abb. 139).

Auf Grund ihrer feingeweblichen Struktur zeichnen sich die Menisken durch eine ausgiebige Verformbarkeit aus. Je nach dem Druck, der auf ihnen lastet bzw. dem Zug, dem sie ausgesetzt werden, sind sie einmal dick, das andere Mal flach, wodurch sie sich stets der Form des jeweils miteinander in Verbindung tretenden Walzenabschnittes des Schenkelbeines anpassen, wobei ihnen ihre außergewöhnlichen Verschiebungsmöglichkeiten sehr zugute kommen. So sind die knorpeligen Zwischenscheiben in der Streckstellung in die Länge gezogen und verschmälert, während sie beim gebeugten Knie breiter und kürzer werden.

Die beiden *C-förmig gebogenen Faserknorpelringe heben* also nicht nur die *Ungleichheit* in der Form der *artikulierenden Flächen des Kniegelenkes auf,* sondern sie **wandeln** darüber hinaus den **punkt-** bzw. **linienartigen Kontakt** derselben in allen Gelenkstellungen in eine **flächenhafte Verbindung um.** Sie stellen demzufolge eine *verformbare Ergänzung der Gelenkpfanne dar,* indem sie sich als Faserknorpelkeile in den Gelenkspalt einschieben und somit die Gelenkpfanne bei den verschiedenen Bewegungen des Unterschenkels im Kniegelenk bzw. des Oberschenkels gegen den Unterschenkel den jeweils unterschiedlichen Krümmungsradien des inneren und äußeren Schenkelbeinknorrens anpassen und auf diese Weise das **Berührungsfeld** zwischen **den Gelenkkörpern** vergrößern.

Infolge der Verschiebbarkeit der Menisken gegen ihre Unterlage wird das Kniegelenk in zwei innere bzw. äußere obere und untere Etagen, also in *vier Nebengelenke* (inneres und äußeres Meniskus-Schenkelbein-Gelenk *[Articulatio menisco-femoralis medialis et lateralis]* und inneres sowie äußeres Meniskus-Schienbein-Gelenk *[Articulatio menisco-tibialis medialis et lateralis]*) unterteilt, zu denen noch ein *fünftes,* und zwar die gelenkige Verbindung der Schenkelbeinwalze mit der Kniescheibe *(Articulatio femoro-patellaris)* hinzukommt.

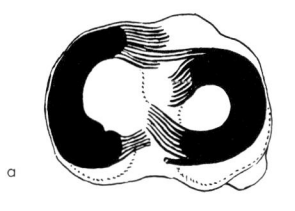

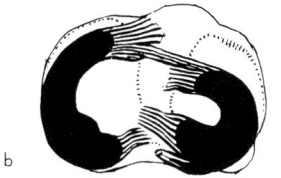

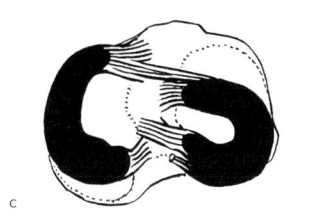

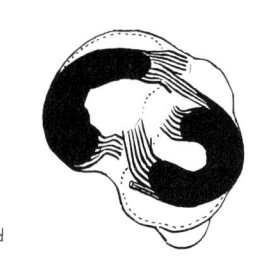

Abb. 139. Verschiebungen und Verformungen der Menisken bei Bewegungen im rechten Kniegelenk, Blick auf die Schienbeinknorren.

a = Streckung (einschließlich der Schlußrotation) des Unterschenkels im Kniegelenk: Verlagerung beider Menisken nach vorn
b = extreme Beugung des Unterschenkels im Kniegelenk: Verlagerung beider Menisken nach hinten
c = rechtwinklige Beugung und Innenrotation (10 Grad) des Unterschenkels im Kniegelenk: lateraler Meniskus nach hinten, medialer Meniskus nach vorn verschoben
d = rechtwinklige Beugung und Außenrotation (42 Grad) des Unterschenkels im Kniegelenk: lateraler Meniskus nach vorn, medialer Meniskus nach hinten verschoben.

Während wir beim *Ellbogengelenk* eine *knöcherne,* beim *Schultergelenk* eine *muskuläre* Sicherung antrafen, besitzt das **Kniegelenk** eine ausgesprochen feste **Band**sicherung, welche die große und weite, vorn etwas dünne, hinten jedoch stärkere Gelenkkapsel von allen Seiten umhüllt bzw. sich am Aufbau derselben beteiligt. So wird unter anderem die vordere äußere und derbe Gelenkkapselschicht von der Endsehne des vierköpfigen Schenkelstreckers *(M. quadriceps femoris)* verstärkt, in der das größte Sesambein, die Kniescheibe *(Patella)*, eingelagert ist. Die hintere Gelenkkapselfläche erfährt durch die Sehnen des Zwillingswadenmuskels *(M. gastrocnemius)*, des Plattsehnenmuskels *(M. semimembranosus)* sowie des Kniekehlenmuskels *(M. popliteus)* und durch scherengitterartig gekreuzte Bindegewebszüge eine nicht unbeträchtliche Verstärkung, während auf beiden Seiten sehr kräftige Führungsbänder *(Ligg. collateralia)* vorhanden sind, die das Bewegungsausmaß der beiden Gelenkkörper zum großen Teil bestimmen.

11.6.2. Bänder des Kniegelenkes

Zu den für die Mechanik des Kniegelenkes so überaus wichtigen **Bandzügen** (Abb. 140) gehören:

a) *inneres Seiten*band   *(Lig. collaterale tibiale)*,
b) *äußeres Seiten*band   *(Lig. collaterale fibulare)*,
c) *vorderes Kreuz*band   *(Lig. cruciatum anterius)* und
d) *hinteres Kreuz*band   *(Lig. cruciatum posterius)*.

Das **innere** Seitenband *(Lig. collaterale tibiale)* stellt einen breiten Verstärkungszug im Bereich der medialen Begrenzung der Gelenkkapsel dar, der vom breit ausladenden rauhen Rand des inneren *(tibialen)* Gelenkknorrens des Schenkelbeines entspringt und unterhalb des inneren Schienbeinknorrens am medialen und dorsalen Rand der *Tibia* ansetzt.

Das **äußere** Seitenband *(Lig. collaterale fibulare)* kommt in Form eines selbständigen, rundlichen, fast bleistiftstarken Zuges vom wesentlich kleineren Rand des äußeren *(fibularen)* Gelenkknorrens des Schenkelbeines und endet am Wadenbeinkopf. Während das innere Band in die Faserschicht der Kniegelenkkapsel eingewebt und damit zugleich auch mit dem inneren Meniskus fest verwachsen ist, liegen zwischen dem äußeren Seitenband und der Kapselwandung lockeres, fetthaltiges Bindegewebe, Blutgefäße und vor allem die Sehne des Kniekehlenmuskels.

Die **Hauptaufgabe** für beide Seitenbänder besteht darin, wie zwei Schienen die *Scharnier*bewegungen im Kniegelenk (zu denen noch Schiebbewegungen der Menisken hinzukommen) abzusichern, indem sie das **Standbein** (bei gestrecktem Knie) – insbesondere bei Verlagerung des Körperschwerpunktes vor die Querachse des Hüftgelenks – durch ihre Anspannung **feststellen** und gemeinsam mit den vorderen Längsfaserzügen der Gelenkkapsel die **Tragsäule stabilisieren**. Bei zunehmender *Beugung* des Kniegelenks (wobei die kleinen Radien der Krümmung

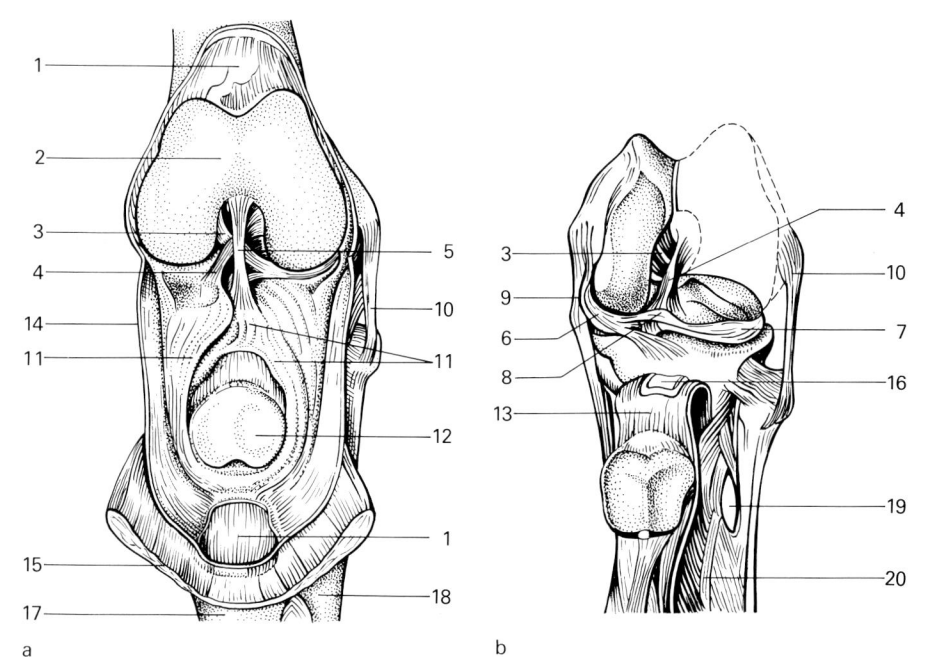

Abb. 140. Linkes Kniegelenk (von vorn eröffnet). a = Vorderwand der Gelenkkapsel mit durchtrenntem vierköpfigen Schenkelmuskel und Kniescheibe nach unten geklappt; b = äußere Schenkelbeingelenkfläche und Synovialfalte zur besseren Übersichtlichkeit der Menisken und ihres Querbandes entfernt.

1 = Schleimbeutel oberhalb der Kniescheibe *(Bursa suprapatellaris)*
2 = Furche zwischen Schenkelbeingelenksflächen *(Facies patellaris)*
3 = hinteres Kreuzband *(Lig. cruciatum post.)*
4 = vorderes Kreuzband *(Lig. cruciatum ant.)*
5 = Synovialfalte *(Plica synovialis infrapatellaris)*
6 = innerer Meniskus *(Meniscus medialis)*
7 = äußerer Meniskus *(Meniscus lateralis)*
8 = Querband *(Lig. transversum genus)*
9 = inneres Seitenband *(Lig. collaterale tibiale)*
10 = äußeres Seitenband *(Lig. collaterale fibulare)*
11 = Flügelfalten des Fettkörpers *(Plicae alares)*
12 = Kniescheibe *(Patella)*
13 = Kniescheibenband *(Lig. patellae)*
14 = Gelenkkapsel (Anschnitt) *(Capsula articularis)*
15 = Schnittrand des vierköpfigen Schenkelmuskels *(M. quadriceps femoris)*
16 = Schleimbeutel unterhalb der Kniescheibe *(Bursa infrapatellaris)*
17 = Schienbein *(Tibia)*
18 = Wadenbein *(Fibula)*
19 = Durchtrittsstelle der vorderen Schienbein-Arterie *(A. tibialis ant.)*
20 = Zwischenknochenmembran *(Membrana interossea cruris)*

der Schenkelbeinkondylen den Schienbeingelenkpartien gegenübertreten (Abb. 137b), werden die Seitenbänder *entspannt* und ermöglichen dadurch *Dreh*bewegungen (Abb. 141). Sie verhüten in der Regel Seitenbewegungen (obwohl im gebeugten, entlasteten Kniegelenk in geringem Umfang passiv Ab- und Adduktionen möglich sind, worauf nicht zuletzt viele Bandverletzungen zurückzuführen sind, da nur in gestrecktem Zustand das Kniegelenk seitenfest ist).

Nachdem wir bereits beim Hüftgelenk in Gestalt des Kopfbandes *(Lig. capitis femoris)* einem Bandzug begegnet sind, der sich zwischen den beiden Gelenkkörpern *innerhalb* der Kapsel ausspannt, lernen wir nunmehr ein Bänderpaar, die **Kreuzbänder** *(Ligg. cruciata)*, kennen, die sich entwicklungsgeschichtlich von dorsal her – gewissermaßen als sagittale Scheidewand – in den Gelenkraum (in die *Fossa intercondylaris*) vorgeschoben und dabei die *Synovial*haut der Gelenkkapsel mitgenommen haben.

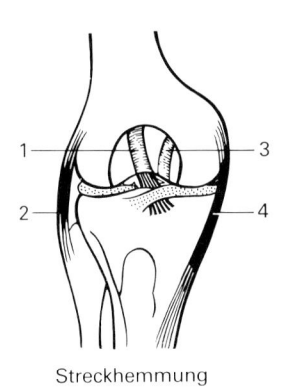

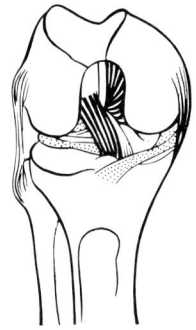

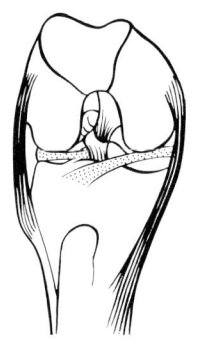

Man unterscheidet ein **vorderes** langes sowie breites und schräggestelltes Kreuzband *(Lig. cruciatum anterius)* von einem **hinteren** kurzen und steilgestellten Bandzug *(Lig. cruciatum posterius)*; ersteres verläuft zwischen der vorderen Bandgrube des Schienbeines *(Area intercondylaris anterior)* und der inneren Fläche der lateralen Gelenkfläche des Schenkelbeines *(Facies medialis condyli lateralis femoris)*, während das *hintere* Kreuzband sich zwischen der hinteren Bandgrube des Schienbeines *(Area intercondylaris posterior)* und der medialen Gelenkflächen des Schenkelbeines *(Facies lateralis condyli medialis femoris)* ausspannt. Beide Kreuzbänder stehen in einem innigen Kontakt mit den Menisken; so strahlen Züge des hinteren Kreuzbandes in den dorsalen Bereich des lateralen C-Knorpels *(Lig. meniscofemorale)* aus, während einige Bündel des vorderen Bandes zum medialen Meniskus ziehen.

Die Kreuzbänder liegen so, daß **in fast allen Stellungen des Kniegelenkes Teile von ihnen gespannt** sind; sie verhindern vor allem in der gefährdeten labilen Beugestellung, in der die Seitenbänder erschlaffen, ein Nach-vorn-und-hinten-Bewegen der artikulierenden Flächen und schränken durch die Stabilität und Verlaufsrichtung ihrer kräftigen Fasern die Kreiselbewegungen des Unterschenkels, insbesondere die Innenrotation (bei der sich beide Bänder umeinander wickeln, während sie sich bei der Außenrotation wieder abrollen), ein (Abb. 141). Kommt es infolge einer übertrieben starken Rotation der *Tibia* nach innen und außen zu einer Verletzung eines der beiden Kreuzbänder (die zumeist mit einer Seitenband-Schädigung kombiniert ist), dann weist der im Kniegelenk gebeugte Unterschenkel bei einem Kreiselungsversuch eine abnorme Beweglichkeit auf, die bei einer kompletten Zerreißung des Kreuzbänder-Paares zum sog. „Schubladen"-Phänomen führt, bei dem sich der Unterschenkel gegenüber dem Oberschenkel nach vorn und hinten verschieben läßt.

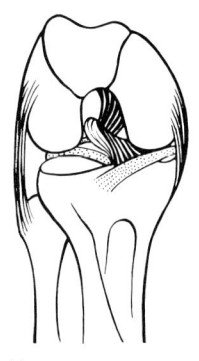

Abb. 141. Die *funktionelle Partnerschaft* zwischen Kreuzbändern und Seitenbändern bei gestrecktem, gebeugtem, ein- und auswärtsgedrehtem Kniegelenk. Die angespannten Bandzüge sind dunkel, die entspannten heller dargestellt (verändert nach LANZ-WACHSMUTH).
1 = vorderes Kreuzband, 2 = äußeres Seitenband, 3 = hinteres Kreuzband, 4 = inneres Seitenband.

Im Bereich des kräftigen Kniescheibenbandes kann die Gelenkkapsel den Gestaltsänderungen der Gelenkhöhle bei den Bewegungen nicht folgen; es schiebt sich deshalb von vorn ein von Synovialhaut überzogener, keilförmiger, formelastischer **Fettkörper** *(Corpus adiposum infrapatellare genus)* zwischen Band und Gelenkhöhle (Tafel VII und VIII), der mit 2 breiten Abspaltungen des Kniescheibenbandes, den **Flügelfalten** *(Plicae alares)*, die Seitenflächen und den unteren Kniescheibenpol umfaßt. Bei der Beugung des Kniegelenks wird der Fettkörper durch das Band in den zunehmend klaffenden Gelenkspalt hineingeschoben (wodurch die Haut beiderseits des Kniescheibenbandes buchtenartig einsinkt), während bei der Gelenksstreckung der Fettkörper aus dem sich verschmälernden Gelenkspalt wieder nach vorn hinausgepreßt wird (so daß sich jetzt die Haut neben dem Kniescheibenband sicht- und fühlbar vorwölbt).

Das durch zahlreiche starke Bänder in seinen Bewegungen gesicherte Kniegelenk läßt eine Vielzahl von mehr oder weniger großen **Schleimbeuteln** erkennen, die vorwiegend im Bereich der Vorderwand der Gelenkkapsel liegen und ein Abscheuern der Haut sowie der Oberschenkelfascie gegen die unter ihnen liegenden knöchernen Anteile verhüten (Abb. 140). An dieser Stelle seien nur einige, wie beispielsweise der zwischen der rauhen Vorderfläche der Kniescheibe und der Haut sich befindende große Schleimbeutel *(Bursa praepatellaris subcutanea)*, der unter der Fascie gelegene *(Bursa praepatellaris subfascialis)*, der sich an der Basis der Kniescheibe zwischen bzw. unter den Zügen der Endsehne des vierköpfigen Schenkelmuskels ausbreitende Schleimbeutel *(Bursa praepatellaris subtendinea)* und der ober- und unterhalb des Kniescheibenbandes vorhandene Beutel *(Bursa infrapatellaris subcutanea et profunda)*, genannt. Die meisten dieser Schleimbeutel stellen in sich abgeschlossene Taschen dar; nur wenige stehen miteinander in Verbindung und bilden so einen mehrkammerigen synovialen Sack.

Der dargestellte Bandapparat veranschaulicht, daß er als Ganzes nicht nur für Scharnierbewegungen des Kniegelenks konstruiert ist, was für die präzise Ausführung von Bewegungen (insbesondere in gebeugter Stellung) von entscheidender Bedeutung ist, zumal diese infolge der inkongruenten Gelenkflächen ohne jegliche knöcherne Führung, sondern nur durch die Kooperation und wechselnde Einstellung von Bandapparat und Muskulatur erfolgen. Das Kniegelenk ist demnach in der Wahrnehmung seiner vollen Funktionsfähigkeit auf die *Intaktheit* seines *Bandapparates* und auf dessen Wechselspiel mit der Kniegelenks*muskulatur* angewiesen.

11.6.3. Mechanik des Kniegelenkes

Das Kniegelenk zeichnet sich, wie bereits einführend erwähnt, durch **zwei** funktionell voneinander **unabhängige Bewegungsmöglichkeiten** aus; es sind dies

1. eine **Beugung** *und* **Streckung** um eine Achse, die quer durch die Schenkelbeinknorren verläuft;
2. eine **Drehung** um eine Achse, die in vertikaler Richtung durch das Schienbein zieht; sie kann entweder als zwangsmäßige Drehung im letzten Teil der Streckung *(Schlußrotation)* oder in Form der freien und aktiven Drehung im **gebeugten** Kniegelenk ausgeführt werden.

Für das vollständige Strecken des Unterschenkels im Kniegelenk, das unter kräftiger Anspannung der Seitenbänder, des vorderen Kreuzbandes, des Schenkelbindenspanners und der hinteren Kapselwandung erfolgt, besitzt die **Schlußrotation**, deren wir uns unwillkürlich bedienen, eine große Bedeutung, wobei das Schienbein nach außen (im Sinne einer *Supination*) bzw. beim Stand das Schenkelbein nach innen (im Sinne einer *Pronation*) bewegt werden. *Durch die Schlußrotation wird eine* **zusätzliche Streckung** *um 10 Grad ermöglicht, so daß nunmehr Schenkelbein und Schienbein in einer Linie liegen.* Dieser Winkel von 180 Grad kann über- bzw. unterschritten werden, indem bei Artisten Überstreckungen röntgenologisch bis 200 Grad beobachtet wurden, während bei Gebirgsmenschen, die sich vorzugsweise mit leicht gebeugten Knien vorwärtsbewegen, Streckungen nur bis 160 Grad angetroffen wurden.

So wie die Schlußrotation bei dem Bewegungsablauf der Streckung einerseits den Abschluß darstellt, bildet sie bei der Beugung des Unterschenkels aus der äußersten Streckung andererseits den Beginn, da diese nicht eher einsetzen kann, bis die Schlußrotation rückgängig gemacht worden ist. Auch diese Maßnahme trägt dazu bei, die Hauptfunktion des Kniegelenkes, die Feststellung und Sicherung des Beines in diesem Gelenk, wesentlich zu unterstützen.

Es verbleibt zum Schluß noch die Frage, wodurch eine derartige zwangsmäßige Drehung, die nebenbei nicht nur dem Kniegelenk eigen ist, sondern auch am Schulter- und Hüftgelenk angetroffen wird, zur Auslösung kommt. Bei der Streckung des Unterschenkels kommt es unter anderem – worauf bereits hingewiesen wurde – zu einer mehr oder weniger starken Anspannung des vorderen Kreuzbandes; infolge der *Supinations-* bzw. *Pronations*bewegung des Schien- bzw. Schenkelbeines kommt es zu einer gewissen Entspannung des Bandes, so daß nunmehr die bis zu diesem Zeitpunkt noch nicht vollends gestrafft gewesenen Seitenbänder ihre Arbeit zu Ende führen, das heißt die Streckung zum Abschluß bringen können.

Außer der unwillkürlichen Schlußrotation ist eine **willkürliche** Rotation des Unterschenkels im Kniegelenk möglich, die etwa bei einer **Beugestellung** von 160 Grad beginnt und eine *Einwärtsdrehung (Pronation) von 5 bis 10 Grad sowie eine Auswärtsdrehung (Supination) von 40 bis 50 Grad gestattet.* Diese wird optimal bei einer Beugung von 70 Grad erreicht.

Es darf uns deshalb nicht wundern, daß gewisse Sportarten, bei denen die Drehungen im Kniegelenk besonders stark ausgeprägt sind, mit einer erhöhten Unfallgefahr der C-Knorpel sowie der mit diesen in Verbindung stehenden Bandzüge rechnen müssen; es seien in diesem Zusammenhang die Sportarten Fußball, Skifahren, Eishockey, Eiskunstlauf und Reiten genannt, wo der betreffende Sportler während des Spieles oder der Übung das gebeugte und etwas rotierte Knie plötzlich streckt, eine Bewegung, die zum Teil mit sehr großen und vor allem heftig vor sich gehenden Verschiebungen der C-Knorpel erfolgt, so daß eine Zerreißung oder Einklemmung eines der beiden zwischen den Gelenken leicht möglich ist; der „Drehsturz" beim alpinen Abfahrtslauf ist dafür ein typisches Beispiel.

11.7. Kniegelenksmuskulatur

Nachdem wir bereits die Gruppe der Adduktoren des Schenkels kennengelernt haben, konzentriert sich nunmehr unser Augenmerk auf Muskeln, die teils vor, teils hinter dem Schenkelbein liegen (Abb. 142) und die alle, da sie am Unterschenkel ansetzen, auf das Kniegelenk einwirken; es handelt sich um die überaus kräftigen **Strecker** des Kniegelenkes, die im Verein mit dem großen Gesäßmuskel *(M. glutaeus maximus)* und dem Drillingsmuskel der Wade *(M. triceps surae)* das aufrechte Stehen und Gehen gewährleisten, sowie um die auf der Rückseite des Oberschenkels verlaufenden Knie**beuger**. Die gemeinsame Arbeit der Extensorengruppe läßt eine stabile Stütze, das *Standbein*, entstehen, während bei Entspannung derselben und gleichzeitiger Kontraktion der Flexoren das Bein nach vorn gebracht wird *(Spielbein)*. Im einzelnen setzt sich die *Kniegelenksmuskulatur* aus folgenden Teilen zusammen:

1. *vierköpfiger Schenkelstrecker*   *(M. quadriceps femoris)*
     a) *gerader Schenkelmuskel*   *(M. rectus femoris)*
     b) *innerer Schenkelmuskel*   *(M. vastus medialis)*
     c) *äußerer Schenkelmuskel*   *(M. vastus lateralis)*
     d) *mittlerer Schenkelmuskel*   *(M. vastus intermedius)*
2. *Schneidermuskel*   *(M. sartorius)*
3. *zweiköpfiger Schenkelmuskel*   *(M. biceps femoris)*
4. *Halbsehnenmuskel*   *(M. semitendinosus)*
5. *Plattsehnenmuskel*   *(M. semimembranosus)* und
6. *Kniekehlmuskel*   *(M. popliteus)*.

11.7.1. Vierköpfiger Schenkelstrecker
(M. quadriceps femoris)

Der *vierköpfige Schenkelstrecker* stellt den größten und kräftigsten Muskel unseres Körpers dar; er ist etwa 2 kg schwer und weist einen physiologischen Querschnitt von über 180 cm² auf, ein Wert, der sich u. a. bei Athleten der Maximal- und Schnellkraftdisziplinen (Gewichtheben, leichtathletische Wurf-, Stoß- und Sprung-Sportarten) noch wesentlich erhöhen kann.

Sein oberflächlich gelegener **gerader** Anteil *(M. rectus femoris)* **entspringt** (in unmittelbarer Nähe der Ursprungsstelle des BERTIN-Bandes) mit einem geraden Sehnenzipfel am vorderen unteren Darmbeinstachel *(Spina iliaca anterior inferior)*, während eine mehr querverlaufende Abzweigung dieser Sehne vom oberen Rand der Hüftgelenkspfanne kommt (Tafel VII und VIII). Beide Ursprungszipfel vereinigen sich zu dem kräftigen doppeltgefiederten Muskelbauch, der etwa handbreit oberhalb der Kniescheibe in seine Endsehne übergeht, die sich mit der der übrigen Köpfe vereint.

Gegenüber diesem **zwei**gelenkigen Muskel, der seinen Einfluß auf Hüft- und Kniegelenk geltend macht, umschließen die übrigen drei Köpfe mit ihrer mächtigen Muskulatur fast völlig das Schenkelbein (Abb. 142); nur die rückwärtige Partie desselben lassen sie für den Ursprung des kurzen *Bizeps*kopfes und den Ansatz der *Adduktoren* frei.

Der **innere** Schenkelmuskel *(M. vastus medialis)* nimmt seinen **Ursprung** vom distalen Ende der die beiden Rollhügel verbindenden rauhen Linie *(Linea intertrochanterica)* und von der medialen *(tibialen)* Lippe der knöchernen Leiste der Schenkelbein-Hinterfläche *(Labium mediale lineae asperae)*. Er reicht mit seinen Faserbündeln, die im unteren Abschnitt annähernd quer zur Körpermittellinie verlaufen, von allen Teilen des vierköpfigen Schenkelstreckers am weitesten nach distal und wölbt sich bei Kontraktion deutlich sicht- und fühlbar neben der Basis der Kniescheibe vor.

Der *stärkste* aller Köpfe, der **äußere** Schenkelmuskel *(M. vastus lateralis)*, **kommt** von dem großen Rollhügel *(Trochanter major)* und der lateralen *(fibularen)* Lippe der knöchernen Leiste auf der Hinterfläche des Schenkelbeines *(Labium laterale lineae asperae)* und umschließt mit seinen schrägverlaufenden Fasern wie eine Schale, an deren Bildung auch die übrigen bisher genannten Muskeln beteiligt sind, den in der Tiefe liegenden **mittleren** Schenkelmuskel *(M. vastus intermedius)*. Dieser **entspringt** von der vorderen und seitlichen Fläche des Schenkelbeines unterhalb der Rollhügellinie, wobei er es zu drei Viertel deckt. Während die Hauptmasse des Muskels in die gemeinsame Endsehne übergeht, ziehen einige platte Bündel unmittelbar auf dem Periost des Schenkelbeines zur proximalen Fläche der Kniegelenkkapsel, um hier Ansatz zu finden und die Kapselwand bei Streckung des Unterschenkels im Kniegelenk zu spannen, das heißt, vor einer Einklemmung zu bewahren.

Sämtliche vier Köpfe verschmelzen zu einer breiten, kräftigen Sehne; nur einige schwächere Züge zu beiden Seiten der Kniescheibe, die in die Endsehne des vierköpfigen Schenkelstreckers in Gestalt eines Sesambeines eingelagert ist, nehmen einen eigenen Verlauf zu den Schenkel- und Schienbeinknorren. Unterhalb der Kniescheibe bilden die Hauptzüge der Sehne das **Kniescheibenband** *(Ligamentum patellae)*, das an der Rauhigkeit der vorderen Schienbeinkante *(Tuberositas tibiae)* **Ansatz** findet.

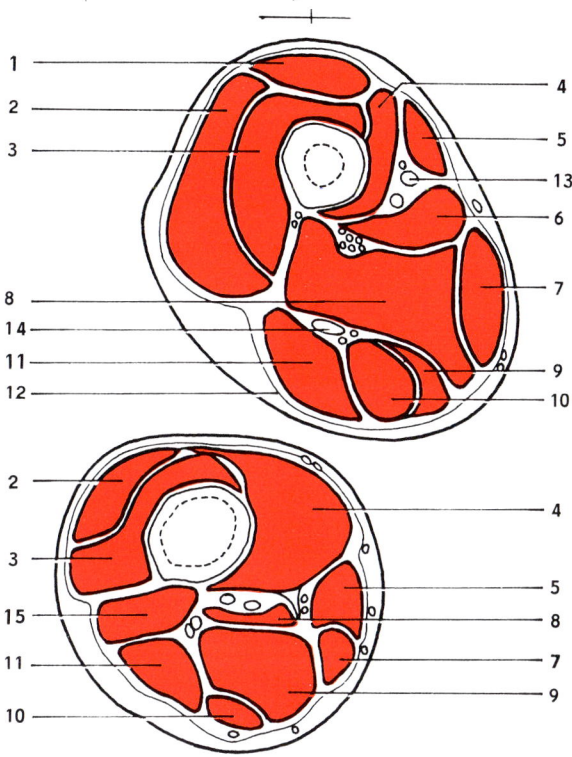

Abb. 142. Querschnitt durch die Muskulatur des Oberschenkels
im *oberen* Drittel
1 = gerader Schenkelmuskel
2 = äußerer Schenkelmuskel
3 = mittlerer Schenkelmuskel
4 = innerer Schenkelmuskel
5 = Schneidermuskel
6 = langer Schenkelanzieher
7 = schlanker Muskel
8 = großer Schenkelanzieher
9 = Plattsehnenmuskel
10 = Halbsehnenmuskel
11 = zweiköpfiger Schenkelmuskel, langer Kopf
12 = Muskelbinde *(Fascia lata)*
13 = Arterie und Vene des Oberschenkels
14 = Ischias-Nerv
im *unteren* Drittel:
15 = zweiköpfiger Schenkelmuskel, kurzer Kopf

Die **Gesamtfunktion** des *vierköpfigen Schenkelstreckers* besteht – seiner Bezeichnung entsprechend – in einer Streckung des Unterschenkels im Kniegelenk beim Aufstehen aus dem Sitzen, beim Gehen, Laufen und Steigen, beim Abspringen sowie in einer Hemmung, in einem Auffangen („Abfedern") oder Abbremsen der Rumpflast bei gebeugten Knien. Des weiteren kann der Muskel durch seinen zweigelenkigen geraden Anteil den Oberschenkel im Hüftgelenk beugen.

11.7.2. Schneidermuskel *(M. sartorius)*

Zur Gruppe der vorderen Oberschenkelmuskeln gehört der etwa 50 cm lange und 4 bis 5 cm breite, parallelfaserige *Schneidermuskel*, der dicht unterhalb des vorderen oberen Darmbeinstachels *(Spina iliaca anterior superior)* **entspringt**, sich schraubenförmig um den vierköpfigen Schenkelstrecker *(M. quadriceps femoris)* herumschlingt und mit seiner dünnen, platten Sehne medial neben der Schienbeinrauhigkeit *(Pes anserinus)* **ansetzt** (Abb. 142). In der ventralen Schenkelmuskulatur vereinigt sich demnach der kräftigste Muskel unseres Organismus mit dem längsten. Der im Querschnitt etwa dreikantige Schneidermuskel*) übt als **zwei**gelenkiger Muskel sowohl auf das Hüft- als auch auf das Kniegelenk seinen Einfluß aus, indem er im *Hüft*gelenk eine Beugung und Außenrotation des Oberschenkels *(Flexion* und *Supination)*, im *Knie*gelenk eine Beugung und Innenrotation des Unterschenkels *(Flexion* und *Pronation)* durchführt, wobei die Beugung im Hüftgelenk die im Kniegelenk an aufgewandter Kraft etwa um das Doppelte übertrifft.

11.7.3. Zweiköpfiger Schenkelmuskel *(M. biceps femoris)*

Von den auf der *Rückseite* des Oberschenkels gelegenen Muskeln, der *Flexorengruppe* (Abb. 142 und 143), liegt der *zweiköpfige Schenkelmuskel* am weitesten *lateral*. Sein langer Kopf **entspringt** vom Sitzbeinhöcker *(Tuber ischiadicum)* und vom Kreuzbein-Sitzbeinhöcker-Band *(Lig. sacrotuberale)*; er zieht – im oberen Anteil vom großen Gesäßmuskel *(M. gluteus maximus)* überlagert – dicht neben dem Halbsehnenmuskel *(M. semitendinosus)*, von dem er sich im unteren Drittel trennt, und **setzt** nach Vereinigung mit dem aus der Tiefe von der knöchernen Leiste der Schenkelbeinrückseite kommenden kurzen Kopf in Form einer gemeinsamen Endsehne am Wadenbeinkopf *(Caput fibulae)* **an**. Diese ist bei gebeugtem Knie als kräftiger Sehnenstrang durch die Haut bis zum Ansatzpunkt zu sehen und zu fühlen.

Die **Funktion** des *zweiköpfigen Schenkelmuskels*, der in-

---

*) Die Bezeichnung „Schneidermuskel" ist eigentlich irreführend, denn nicht er, sondern vielmehr die oberen Adduktoren (Kamm-Muskel *[M. pectineus]*, langer und kurzer Schenkelanzieher *[M. adductor longus et brevis]*) bringen das Bein in eine Stellung, die der Schneider während der Arbeit einnimmt.

folge des langen Kopfes ebenfalls ein *zweigelenkiger* Muskel ist, besteht in einer Beugung und Außenrotation des Unterschenkels im *Knie*gelenk sowie in einer Streckung und Adduktion des Oberschenkels im *Hüft*gelenk (das Becken wird bei fixiertem Bein aufgerichtet).

11.7.4. Halbsehnenmuskel *(M. semitendinosus)*

Der *Halbsehnenmuskel* verläuft nach seinem **Ursprung** vom Sitzbeinhöcker und Kreuzbein-Sitzbeinhöcker-Band mit einem 5 cm breiten und 3 cm dicken Muskelbauch, der in der Mitte der Ausdehnung von einer schräg aufsteigenden sehnigen Einschreibung *(Intersectio tendinea)* durchsetzt wird, zur *medialen, tibialen* Seite des Kniegelenkes, wo er in Gestalt einer schmalen, runden Sehne neben der Schienbeinrauhigkeit unter Bildung des „Gänsefußes" *(Pes anserinus)* **Ansatz** findet. Der Muskel **fungiert** als Beuger und Innenrotator des Unterschenkels im *Knie*gelenk und als Strecker und Adduktor des Oberschenkels im *Hüft*gelenk (das Becken wird – wie beim zweiköpfigen Schenkelmuskel – aufgerichtet).

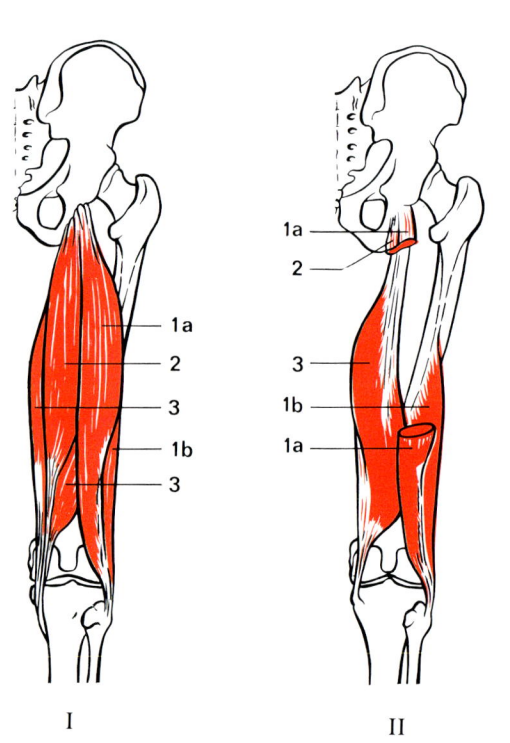

Abb. 143. Oberflächliche (I) und tiefe (II) Schicht der Beugemuskulatur des Unterschenkels.

1a = langer Kopf des zweiköpfigen Schenkelmuskels *(Caput longum m. bicipitis femoris)*
1b = kurzer Kopf des zweiköpfigen Schenkelmuskels *(Caput breve m. bicipitis femoris)*
2 = Halbsehnenmuskel *(M. semitendinosus)*
3 = Plattsehnenmuskel *(M. semimembranosus)*

11.7.5. Plattsehnenmuskel
(M. semimembranosus)

Am weitesten nach tibial liegt von den Flexoren der *Plattsehnenmuskel*, der Anschluß an den großen Schenkelanzieher gewinnt. Er **entspringt** vom Sitzbeinhöcker und zwar in Form einer breiten, platten Sehne (die ihm seinen Namen gibt); erst unterhalb der Mitte des Oberschenkels entwickelt sich aus dieser der kurz- und parallelfaserige Muskelbauch, der bei Kontraktion sichtbar als kräftiger Wulst unter der Haut hervortritt. Die ebenfalls platte Endsehne des Muskels teilt sich in drei Zipfel auf, die am inneren Schienbeinknorren *(Condylus medialis tibiae)*, an der rückwärtigen Wand der Kniegelenkkapsel *(Lig. popliteum obliquum)* sowie an der Fascie des Kniekehlenmuskels *(Fascia m. poplitei)* ansetzen. In seiner **Funktion** entspricht der Plattsehnenmuskel ganz und gar dem Halbsehnenmuskel.

11.7.6. Kniekehlenmuskel *(M. popliteus)*

In der Tiefe der *fibular* durch den langen Kopf des Biceps, *tibial* durch den Platt- und Halbsehnenmuskel begrenzten Kniekehle *(Fossa poplitea)* liegt der dreieckig-platte *Kniekehlenmuskel*, der gemeinsam mit dem äußeren *(fibularen)* Kopf des Zwillingswadenmuskels die laterale untere muskuläre Wand der Kniekehle bildet, während der innere *(tibiale)* Kopf des Zwillingswadenmuskels die Kniekehlenraute nach *tibial* abschließt. An sich gehört – rein topographisch – der Kniekehlenmuskel zur hinteren (oder

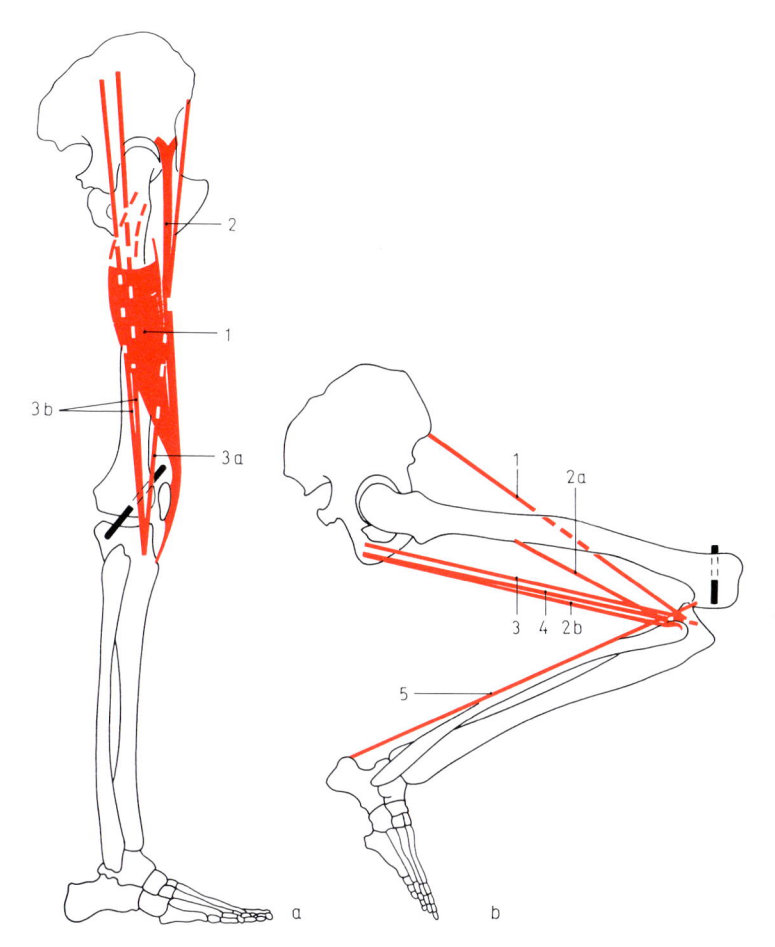

Abb. 144. Schematisierte Darstellung der im Kniegelenk eine Streckung (a) bzw. Beugung (b) bewirkenden Muskeln.
Streckung durch:

1 = innerer, äußerer und mittlerer Schenkelmuskel *(M. vastus medialis, lateralis et intermedius)*
2 = gerader Schenkelmuskel *(M. rectus femoris)*
3a = Verstärkungszug der Oberschenkelbinde (MAISSIAT-Streifen, *Tractus iliotibialis*), Anteil vom Schenkelbindenspanner *(M. tensor fasciae latae)*
3b = wie 3a, Anteil vom großen Gesäßmuskel *(M. glutaeus maximus)*

Beugung durch:

1 = Schneidemuskel *(M. sartorius)*
2a = kurzer Kopf } des zweiköpfigen Schenkelmuskels *(M. biceps femoris)*
2b = langer Kopf
3 = Plattsehnenmuskel *(M. semimembranosus)*
4 = Halbsehnenmuskel *(M. semitendinosus)*
5 = Zwillingswadenmuskel *(M. gastrocnemius)*

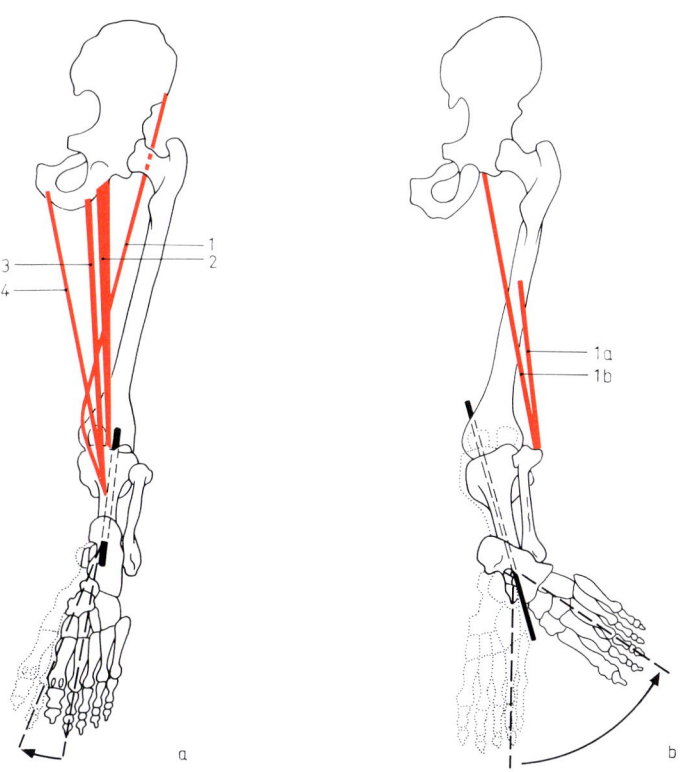

Abb. 145. Schematisierte Darstellung der im Kniegelenk eine Innen- (a) bzw. Außenrotation (b) bewirkenden Muskeln.
Innenrotation durch:

1 = Schneidermuskel *(M. sartorius)*
2 = Plattsehnenmuskel *(M. semimembranosus)*
3 = Halbsehnenmuskel *(M. semitendinosus)*
4 = schlanker Muskel *(M. gracilis)*

Außenrotation durch:

1a = kurzer Kopf } des zweiköpfigen Schenkelmuskels
1b = langer Kopf *(M. biceps femoris)*

Bewegung	Die hierfür erforderlichen Muskeln:	
Streckung	1. *vierköpfiger Schenkelstrecker*	*(M. quadriceps femoris)*
	2. *Schenkelbindenspanner*	*(M. tensor fasciae latae)*
Beugung	1. *zweiköpfiger Schenkelmuskel*	*(M. biceps femoris)*
	2. *Halbsehnenmuskel*	*(M. semitendinosus)*
	3. *Plattsehnenmuskel*	*(M. semimembranosus)*
	4. *Schneidermuskel*	*(M. sartorius)*
	5. *Kniekehlenmuskel*	*(M. popliteus)*
	6. *Zwillingswadenmuskel*	*(M. gastrocnemius)*
Innenrotation	1. *Halbsehnenmuskel*	*(M. semitendinosus)*
	2. *Plattsehnenmuskel*	*(M. semimembranosus)*
	3. *Kniekehlenmuskel*	*(M. popliteus)*
	4. *Schneidermuskel*	*(M. sartorius)*
	5. *schlanker Muskel*	*(M. gracilis)*
Außenrotation	*zweiköpfiger Schenkelmuskel*	*(M. biceps femoris)*

Flexoren-) Gruppe der Unterschenkel-Muskulatur, da er jedoch in seiner **Funktion**, der Beugung und Einwärtsrotation des Unterschenkels im Kniegelenk, ausschließlich auf dieses einwirkt, so soll seine Erwähnung auch an dieser Stelle erfolgen.

Wenn nunmehr die **gemeinsame Wirkung** der Unterschenkel-Beuger und -Strecker, der Ein- und Auswärtsdreher noch einmal zusammengefaßt zur Darstellung gelangt (Abb. 144 und 145), dann ergibt sich folgendes Bild:

Zur **Funktion** der Flexorengruppe muß noch bemerkt werden, daß sie die ihnen als **zweigelenkige** Muskeln eigene Möglichkeit, sowohl auf das *Hüft-* als auch das *Kniegelenk* gleichzeitig zu wirken, infolge ihrer im Vergleich zu den Extensoren zu geringen Kontraktionskraft nicht bis zum letzten ausnützen können. So kann beispielsweise bei einem im Hüftgelenk extrem gestreckten Bein keine völlige Beugung der Unterschenkels im Kniegelenk durchgeführt werden (wir bringen unter anderem – unter Berücksichtigung der angegebenen Stellung – die Ferse nicht bis an das Gesäß heran, es verbleibt eine „muskeltote" Strecke, die nur passiv überwunden werden kann). Des weiteren sind die an sich langen, spindelförmigen Muskeln letzten Endes doch noch zu kurz, um beim gebeugten Hüftgelenk, wie zum Beispiel beim Spielbein eines Hürdenläufers, eine vollkommene Streckung des Unterschenkels im Kniegelenk zu erreichen.

11.8. Die Knochen des Fußes

Das **Fußskelett** (Abb. 146) weist eine **Dreiteilung** auf, wie wir ihr in ähnlicher Form bereits bei der Hand begegnet sind, und zwar in:

1. *Fußwurzel*   *(Tarsus)*
2. *Mittelfuß*   *(Metatarsus)* und
3. *Zehen*   *(Digiti* bzw. *Phalanges pedis).*

Die mosaikartig aneinandergefügten, gegeneinander bis zu einem gewissen Grade beweglichen Fußwurzelknochen, sieben an der Zahl, nehmen im Gegensatz zu den Handwurzelknochen, die etwa ein Fünftel der gesamten Handlänge für sich beanspruchen, fast die Hälfte der Fußlänge ein; sie bilden wie die kleinen, unregelmäßig gestalteten Knöchelchen der Handwurzel ein vom medialen Fußrand her zugängiges Gewölbe, das sich aus einer sagittalen und queren Wölbung zusammensetzt (Abb. 147e).

Die **Fußwurzelknochen** *(Ossa tarsi),* die fast ausschließlich von Schwammsubstanz aufgebaut werden, die nur eine dünne, feste Compactarinde umschließt, können in eine tibiale und fibulare Gruppe unterteilt werden; zur ersteren gehören: das *Sprungbein (Talus),* das *Kahnbein (Os naviculare)* und die *drei Keilbeine (Ossa cuneiformia I–III),* während zur fibularen Reihe das *Fersenbein (Calcaneus)* sowie das *Würfelbein (Os cuboideum)* gerechnet werden.

Am **Sprungbein** *(Talus),* das infolge seiner festen, scharnierförmigen Verbindung mit dem Schienbein die gesamte Last des Rumpfes und der oberen sowie unteren Gliedmaßen auf die Fußwölbungen überträgt, werden *drei* knö-

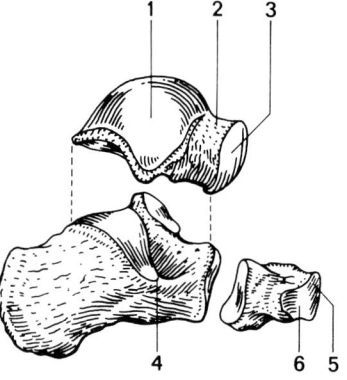

Abb. 146. Sprungbein, Fersenbein und Würfelbein mit ihren entsprechenden Gelenkflächen (Innenansicht).

1 = Sprungbeinrolle *(Trochlea tali)*
2 = Sprungbeinhals *(Collum tali)*
3 = Sprungbeinkopf *(Caput tali)*
4 = Fersenbeinbalken mit Gelenkpartie *(Sustentaculum talare)*
5 = Gelenkfläche des Würfelbeines für den vierten Mittelfußknochen
6 = Gelenkfläche des Würfelbeines für den fünften Mittelfußknochen

cherne *Bestandteile* voneinander unterschieden: **Kopf** *(Caput)*, **Hals** *(Collum)* und **Körper** *(Corpus)* (Abb. 146–148). Der **Körper** trägt auf seiner oberen Seite eine dem Kontakt mit dem Unterschenkel dienende Gelenk**rolle** *(Trochlea tali)*, die insgesamt drei überknorpelte Partien erkennen läßt; in der Mitte liegt eine sich von dorsal nach ventral verbreiternde Gelenkfläche – *Facies superior* (zur Verbindung mit der entsprechenden Gelenkfläche des Schienbeines), die in der Längsrichtung konvex gekrümmt und in der Quere leicht gekehlt ist, während zu beiden Seiten derselben zwei Führungsgelenkflächen für den Kontakt mit dem inneren und äußeren Knöchel *(Facies malleolaris medialis et lateralis)* vorhanden sind.

Vor der Rolle des Sprungbeines liegt – von der Belastungsebene nach medial abweichend – der **Hals** *(Collum tali)*, der auf seiner unteren Seite eine runde Gelenkfläche trägt, die mit dem wie eine Konsole vorspringenden Fersenbein-Balken *(Sustentaculum talare)* artikuliert.

Nach ventral geht der Hals in den rund geformten **Kopf** des Sprungbeines über, der zum größten Teil in Form einer konvexen Gelenkpartie sich in die Pfanne des Kahnbeines einfügt, die vom sog. Pfannenband *(Lig. calcaneo-naviculare plantare)* noch ergänzt wird.

Die untere hintere Fläche des Sprungbeines weist eine große konkave Gelenkpartie zur *Verbindung mit dem Fersenbein* auf, *über die der größte Teil der Last unseres Körpers auf das Fersenbein übertragen wird;* sie unterteilt sich in drei Einzel-Gelenkflächen *(Facies articularis calcanea posterior, media et anterior)*, die mit den entsprechenden Partien des Fersenbeines in Kontakt stehen. Zwischen diesen Gelenkverbindungen verläuft ein schmaler Kanal *(Sulcus tali)*, in dem ein kurzes, kräftiges Band ansetzt, das das

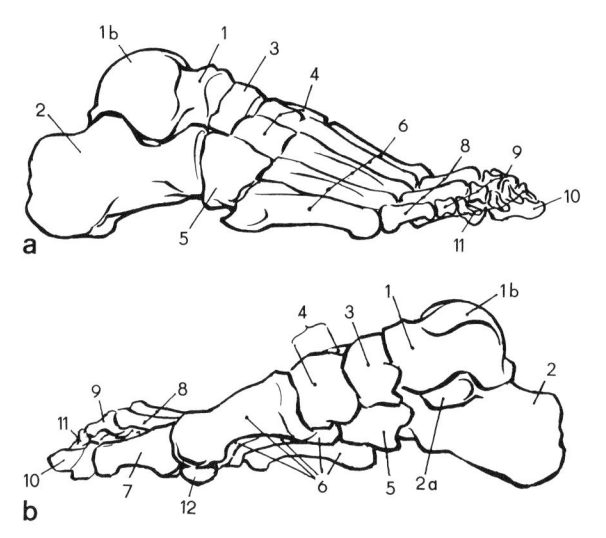

Abb. 147. Fußskelett
(a = von *lateral*; b = von *medial*; c = von *dorsal*; d = von *plantar*; e = der unterschiedliche Grad der Querwölbung).

1 = Sprungbein *(Talus)*
1a = Rolle des Sprungbeines *(Trochlea tali)*
1b = Gelenkfläche für die Verbindung mit dem Waden- bzw. Schienbein
2 = Fersenbein *(Calcaneus)*
2a = Fersenbeinbalken *(Sustentaculum talare)*
3 = Kahnbein *(Os naviculare)*
4 = 1. bis 3. Keilbein *(Os cuneiforme I–III)*
5 = Würfelbein *(Os cuboideum)*
6 = 1. bis 5. Mittelfußknochen *(Ossa metatarsalia I–V)*
7 = Grundphalanx der Großzehe
8 = Grundphalanx der 2. bis 5. Zehe
9 = Mittelphalanx der 2. bis 5. Zehe
10 = Endphalanx der Großzehe
11 = Endphalanx der 2. bis 5. Zehe
12 = Sesambeine

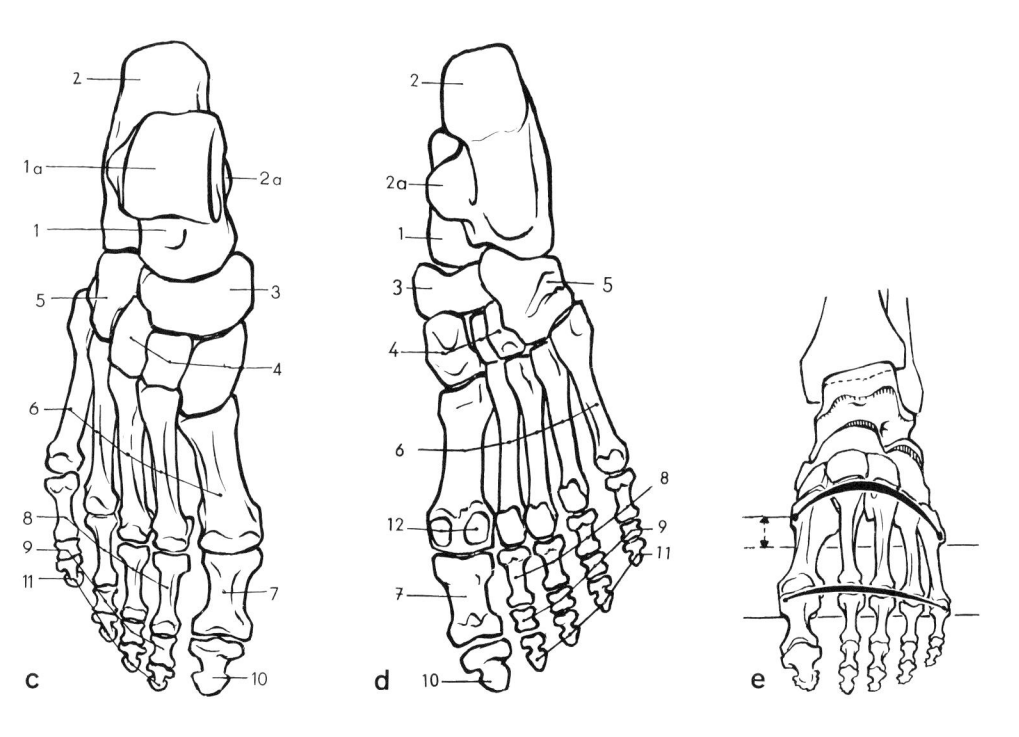

Sprungbein mit dem Fersenbein fest verbindet und zum anderen die Gelenkräume in eine vordere und hintere Kammer *(vorderes und hinteres unteres Sprunggelenk)* scheidet.

Das Sprungbein – als Bindeglied zwischen dem Fuß und dem Unterschenkel – besteht demnach in erster Linie aus Gelenkflächen, so daß nur wenig Platz für einige Knochenvorsprünge verbleibt.

Der *größte und stärkste Fußwurzelknochen* ist das langgestreckte, annähernd vierseitige **Fersenbein** *(Calcaneus)*, das unter dem Sprungbein liegt (Abb. 146 und 147). Es weist auf seiner Oberfläche drei überknorpelte Partien *(Facies articularis talaris anterior, media et posterior)* für die Verbindungen mit dem Sprungbein (s. o.) auf. Nach vorn steht das Fersenbein durch eine dreiseitige, leicht sattelartig geformte Gelenkfläche *(Facies articularis cuboidea)* mit dem Würfelbein *(Os cuboideum)* in Verbindung. Das hintere Ende des Fersenbeines ist verdickt und wird als Fersen**höcker** *(Tuber calcanei)* bezeichnet, an dessen unterer Begrenzung die Achillessehne ansetzt. Der Fersenhöcker läßt plantarwärts zwei Vorsprünge *(Proc. medialis et lateralis tuberis calcanei)* erkennen, an denen die *Plantaraponeurose* sowie kurze Fußmuskeln Ursprungsmöglichkeiten finden.

An der *Außenfläche* des Fersenbeines wölbt sich aus dessen vorderem Bereich ein mit Knorpel überzogener *Fortsatz (Trochlea peronealis)*, unterhalb der äußeren Knöchelspitze sicht- und tastbar, hervor; oberhalb desselben verläuft die Sehne des kurzen Wadenbeinmuskels *(M. peroneus brevis)*, während unter dem Fortsatz der lange Wadenbeinmuskel *(M. peroneus longus)* zu seiner Ansatzstelle (1. Keilbein und 1. Mittelfußknochen) zieht.

An der *Innenfläche* des Fersenbeines erkennt man den bereits erwähnten konsolenartig ausladenden und das Sprungbein tragenden Fersenbein-Balkon *(Sustentaculum talare)*, unter dem in einer flachen Rinne die Sehne des langen Großzehenbeugers *(M. flexor hallucis longus)* verläuft.

Zwischen dem Kopf des Sprungbeines einerseits und den drei Keilbeinen andererseits liegt das schmale, scheibenförmige **Kahnbein** *(Os naviculare)*. Seine rauhe, im Bereich des Fußrückens gelegene dorsale, gewölbte Fläche geht am medialen Rande in einen großen Höcker *(Tuberositas ossis navicularis)* über, an dem die Sehne des hinteren Schienbeinmuskels *(M. tibialis posterior)* ansetzt. Während das Kahnbein auf der Hinterfläche für die Verbindung mit dem Sprungbein eine ovale, konkave Gelenkpartie besitzt, liegt auf der Vorderseite den drei Keilbeinen eine dreifach facettierte Gelenkfläche gegenüber, zu der noch eine vierte, relativ große überknorpelte Partie für eine Verbindung mit dem Würfelbein hinzukommen kann (Abb. 146).

Von den **drei Keilbeinen** *(Ossa cuneiformia)*, die ihre Namen nach der eigentümlichen Gestalt (vor allem des 2. und 3. Knochens) erhalten haben, ist das erste das größte; seine stumpfe Schneide ist nach dorsal gerichtet, während die der beiden anderen Keilbeine nach plantar weist. Das zweite ist der kürzeste und kleinste Knochen, der mit dem 1. und 3. Keilbein ein nach ventral geöffnetes Fach zur Aufnahme des 2. (und längsten) Mittelfußknochens bildet (Abb. 146). Auf diese besondere Form und Lage des 2. Keilbeines ist es zurückzuführen, daß die distalen Flächen der *Ossa cuneiformia* im Gegensatz zu ihrer proximalen Begrenzung nicht in ein- und derselben Querebene liegen (was für den Aufbau des Quergewölbes von Bedeutung ist, dessen Scheitel in Höhe des 2. Strahls liegt).

Den Abschluß der Fußwurzelknochen bildet das am äußeren *(fibularen)* Fußrand liegende kurze **Würfelbein** *(Os cuboideum)*. Es trägt am vorderen distalen Rand eine doppeltfacettierte Gelenkfläche (Abb. 146 und 147), die mit dem 4. und 5. Mittelfußknochen in Verbindung steht; nach hinten endet das Würfelbein in einer annähernd sattelförmigen Gelenkpartie, die mit einer entsprechend gestalteten Fläche des Fersenbeines artikuliert. Auch zum 3. Keilbein hin besitzt das Würfelbein an seinem inneren *(tibialen)* Rande eine größere vierseitige überknorpelte Partie; hinter dieser liegt des öfteren eine Facette zur Verbindung mit dem Kahnbein. Auf der plantaren Seite des Knochens ist eine tiefe Furche, in der die Sehne des langen Wadenbeinmuskels verläuft, sowie proximal von ihr ein kräftiger knöcherner Querwulst, der ersterer als Führungsleiste dient, zu erkennen.

Vor den Fußwurzelknochen liegen die relativ langen, plantarwärts gekrümmten 5 **Mittelfußknochen** *(Ossa metatarsalia)*, an denen man – wie bei den Mittelhandknochen – jeweils eine unregelmäßig gestaltete, kräftige **Basis**, ein dreiseitiges **Mittelstück** und ein distalwärts abgerundetes **Köpfchen** unterscheiden kann. Da die Mittelfußknochen im Bereich ihres proximalen Endes auch untereinander kleine gelenkige Verbindungen eingehen, findet man neben der Hauptgelenkpartie der Basis noch einige entsprechend schmale Gelenkflächen.

Der 1. Mittelfußknochen ist im Vergleich zu den übrigen kurz und sehr kräftig gebaut, da er beim Abrollen des Fußes vom Boden am meisten in Anspruch genommen wird, denn schon beim Stehen hat er etwa den doppelten Druck wie die anderen auszuhalten. Auf der plantaren Seite weist der 1. Mittelfußknochen im Bereich seiner Basis einen durch den ständigen Zug des langen Wadenbeinmuskels hervorgerufenen Höcker auf.

Der 2. Mittelfußknochen ist als längster von allen zwischen die drei Keilbeine gelagert, mit denen er eine mehr oder weniger ausgeprägte gelenkige Verbindung eingeht.

Das proximale Ende des 5. Mittelfußknochens trägt auf der Außenseite einen großen, das Würfelbein weit überragenden Höcker, der dem kurzen Wadenbeinmuskel als Ansatzpunkt dient und am fibularen Fußrand deutlich zu sehen und zu tasten ist.

Die **Zehen** *(Digiti pedis)* entsprechen – was Bau und Anordnung im grundsätzlichen anbetrifft – den Fingern, nur sind sie mit Ausnahme der Großzehe viel kürzer und graziler gestaltet; dieser Unterschied ist auf Rückbildungsprozesse der Zehen zurückzuführen, die diese bei uns Menschen im Augenblick des Verlustes der Greiffunktion an sich vollziehen lassen mußten und die auch heute noch nicht vollends abgeschlossen sind, wie uns die zunehmenden Fälle, in denen die Mittel- und Endphalanx der 5. Zehe miteinander verwachsen sind, beweisen. Die 1. Zehe, die wie der Daumen nur zwei Glieder aufweist, zeichnet sich demgegenüber durch einen relativ kräftigen Bau ihrer Phalangen aus und wird somit zu einer stabilen Fußstütze.

11.8.1. Die Verbindungen der Fußknochen
(Articulationes pedis)

Aus der Vielzahl der gelenkigen Verbindungen, die die Fußwurzel-, Mittelfuß- und Zehenknochen aufweisen, von denen jedoch ein beträchtlicher Teil, wie zum Beispiel das Gelenk zwischen dem Kahnbein und den drei Keilbeinen oder zwischen diesen und dem Würfelbein, nur der Federung des Fußgewölbes bzw. des Vorfußes dienen, da sie Amphiarthrosen darstellen, seien zunächst nur die beiden wichtigsten, das **obere** und **untere Sprunggelenk,** herausgegriffen und näher betrachtet.

Die unteren Enden von Schienbein und Wadenbein umfassen durch den Kontakt ihrer Gelenksflächen mit den entsprechenden Artikulationsflächen des Sprungbeins wie eine Zange die Sprungbein-Rolle *(Trochlea tali);* sie vermitteln dadurch dem **oberen Sprunggelenk** *(Articulatio talocruralis)* eine große Stabilität und Sicherheit. Beide Unterschenkelknochen werden neben der Zwischenknochenmembran *(Membrana interossea)* vor allem durch eine weitere kräftige Bandhaft, die *Syndesmosis tibiofibularis,* elastisch-federnd miteinander verbunden, so daß bei Dorsalflexion – bei der sich der nach vorn etwa um 2,4 mm verbreiternde ventrale Durchmesser der Sprungbein-Rolle in der Gabel „einklemmt" – die Syndesmose um 2 mm gedehnt wird, wodurch wie bei einer Backenbremse eine sanfte, gleitende *Bremsung* des Bewegungsausschlages und eine mobile *Stoßdämpfung* erzielt wird.

Der *dorsal*flektierte Fuß sichert einen *stabilen Gelenkschluß,* wie er für den Abstoß des Körpers beim Gehen und Springen oder in der Hockstellung beim Gewichtheben oder beim Ski-Abfahrtslauf benötigt wird. Bei *Plantar*flexion im oberen Sprunggelenk gelangt der kleinere hintere Querdurchmesser der Sprungbein-Rolle in die Gabel, während der größere vordere aus ihr hervortritt (Abb. 148), wodurch das Gelenk einen *erweiterten Spielraum* erhält, der auch auf Grund der Form der Sprungbein-Rolle und ihrer unterschiedlichen Krümmungsradien eine leichte Rotation einschließt, indem sich das Sprungbein mit zunehmender Plantarflexion im Sinne der Supination und Adduktion etwas dreht. In dieser Position tritt an die Stelle der knöchernen Führung die Zuggurtung des *äußeren Seitenbandapparates* des oberen Sprunggelenkes (Abb. 149) und die Kontraktionskraft des dreiköpfigen Wadenmuskels *(M. triceps surae);* da diese Situation unmittelbar vor der Landung bei Sprüngen oder bei Abgängen von Turngeräten auftritt, resultiert daraus die hohe Belastung des Bandapparates und der Wadenmuskulatur (und ihr nicht unerhebliches Verletzungsrisiko).

Unter *funktioneller* Wertung stellt das *obere* Sprunggelenk **kein reines Winkel-** oder **Scharniergelenk** dar; das Sprungbein weist in der seitlichen Profilansicht einen annähernd konstant kreisförmigen Krümmungsradius auf, der aber in der medialen Ansicht ventral stärker als dorsal ausgeprägt ist. Dadurch *rotiert* das Sprungbein bei Dorsalflexion etwas nach innen, bei Plantarflexion nach außen, wodurch der Vorfuß leicht supiniert wird. Diese „Gleit-Rollbewegung" im oberen Sprunggelenk ermöglicht ein ungestörtes Gehen, Laufen, Springen und Aufstehen aus der Hocke, Bewegungen, die infolge der unterschiedlichen Krümmungsradien der medialen Sprungbein-Rollenkante um eine durch das Sprungbein nicht exakt quer verlaufende Achse erfolgen.

Das **untere Sprunggelenk** liegt zwischen dem Sprung-, Fersen- und Kahnbein; es stellt eine **Kombination zweier hintereinander liegender Gelenkräume** dar, die durch das im Sinus tarsi verlaufende sehr kräftige Zwischenknochenband *(Lig. talocalcaneum interosseum)* getrennt werden. Dadurch entstehen *anatomisch zwei selbständige Gelenke:*

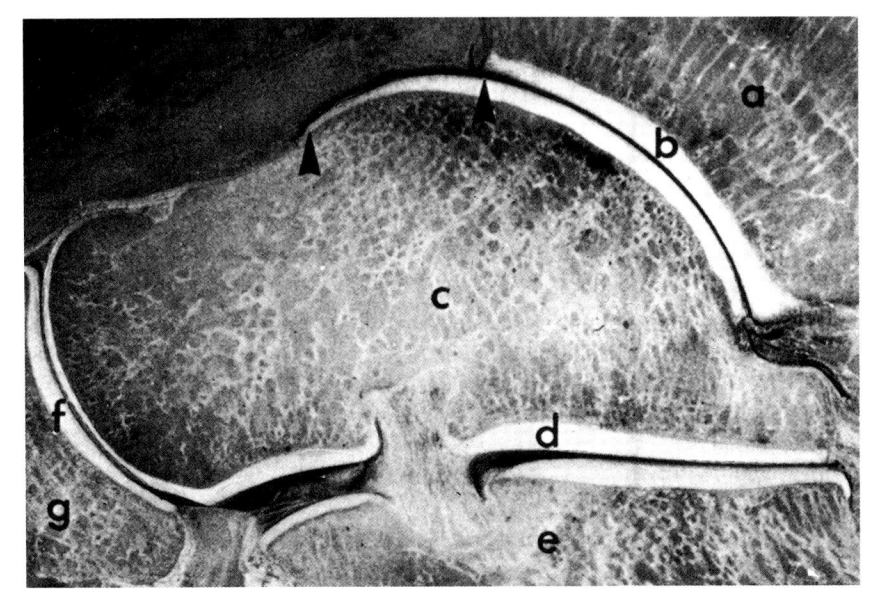

Abb. 148. Sagittalschnitt durch die plantarflektierte Fußwurzel. Der gegenüber der unteren Schienbeingelenkfläche um 30% längere Längsdurchmesser der Sprungbeinrolle (s. Pfeil) ist nach vorn-unten aus der Artikulation herausgetreten.
a = distale Schienbeinepiphyse; b = oberes Sprunggelenk; c = Sprungbein; d = hinteres unteres Sprunggelenk; e = Fersenbein; f = vorderes unteres Sprunggelenk; g = Kahnbein.

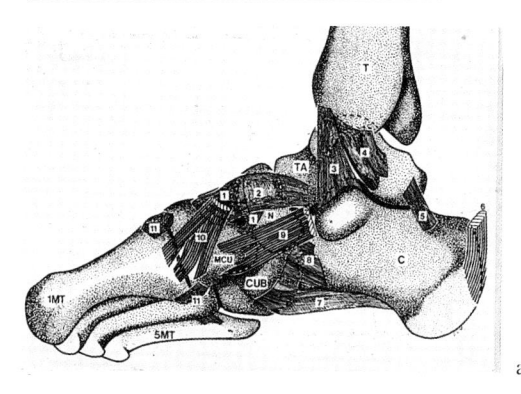

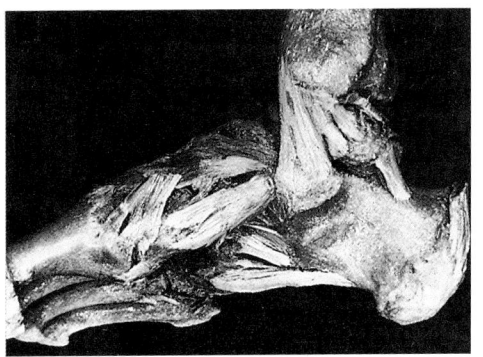

Abb. 149. Medialer (tibialer) Seitenbandapparat in schematisierter (a) und präparatorischer (b) Darstellung. Besonders zu beachten sind das Deltaband mit seinen Anteilen (3 = tibiocalcanearer Teil, 4 = tibiotalarer Teil) sowie das Pfannenband (8 = Lig. calcaneo-naviculare) für die Erhaltung des Fußgewölbes.

Beide Teilgelenke besitzen eine selbständige Gelenkhöhle, die von einer dünnen schlaffen Kapsel abgeschlossen wird.

Seitlich vom vorderen unteren Sprunggelenk liegt das Fersen-Würfelbeingelenk, das an dieser Stelle erwähnt wird, da es das Bewegungsausmaß des unteren Sprunggelenkes (*Ab-* und *Adduktion, Pro-* und *Supination*) nicht unwesentlich erweitert. Beide Fußwurzelknochen stehen durch die sattelförmig gekrümmte Gelenkfläche des Fersenbeines und die entsprechende Gelenkpartie am proximalen Würfelbein-Ende in Verbindung und werden von einer straffen Kapsel umhüllt, die durch kräftige Bänder noch eine Verstärkung erfährt.

Funktionell *erweitert* das untere Sprunggelenk durch die Kombinationen Pronation – Abduktion – Dorsalflexion bzw. Supination – Adduktion – Plantarflexion um die von lateral hinten unten nach medial vorn oben gerichtete *Schrägachse* den Bewegungsspielraum (Abb. 156), wodurch das enge Zusammenwirken beider Sprunggelenke – eine unabdingbare Voraussetzung für die volle Funktionstüchtigkeit bei sportlichen Beanspruchungen – unterstrichen wird.

Die Führung der Bewegungen in den Sprunggelenken erfordert einen kräftigen **Bandapparat;** im Bereich des oberen Sprunggelenks liegt dieser in Form von *Seitenbändern* das *vordere untere* sowie das *hintere untere Sprunggelenk* (*Articulatio talocalcaneonavicularis* und *Articulatio subtalaris*), die jedoch in *funktioneller Hinsicht ein gemeinsames Gelenk* bilden, da das Sprungbein an beiden Gelenken – einmal als Pfanne und das andere Mal als Kopf – beteiligt ist und somit die Bewegungen in beiden Teilgelenken stets gleichzeitig ablaufen.

Das **vordere** untere Sprunggelenk läßt einen konvexen Gelenkkopf, die überknorpelte Fläche des Sprungbeinkopfes, und die Gelenkfacette auf der plantaren Seite des Sprungbeinhalses erkennen, dem eine recht kompliziert gebaute Gelenkpfanne gegenübersteht, die sich einmal aus der proximalen Gelenkpartie des Kahnbeines, die den größten Teil des Sprungbein-Kopfes umgreift, sowie zum anderen aus der kleinen, langgezogenen überknorpelten Fläche des Fersenbein-Balkons, die mit einer entsprechenden Fläche des Sprungbein-Halses artikuliert und letzten Endes aus der flachen Gelenkpartie auf dem distal vom Fersenbein-Balkon gelegenen Fersenbeinfortsatz, die mit einem Teil der Sprungbein-Kopffläche in Verbindung steht, zusammensetzt.

Die artikulierenden Flächen des **hinteren** unteren Sprunggelenkes werden von der konkaven rechteckigen hinteren unteren überknorpelten Fläche des Sprungbeinkörpers und von der konvexen hinteren, nach lateral liegenden Fersenbein-Gelenkpartie, gebildet.

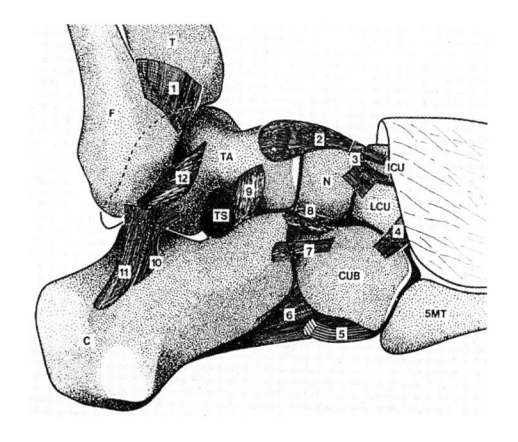

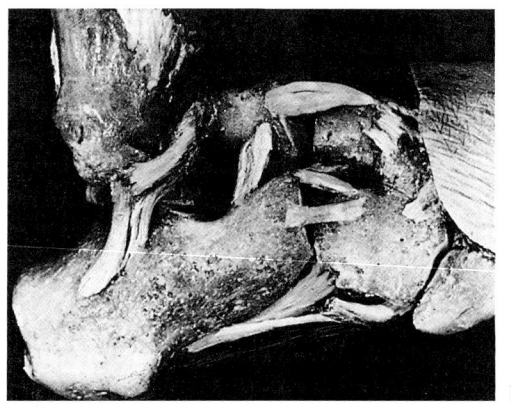

Abb. 150. Lateraler (fibularer) Seitenbandapparat in schematisierter (a) und präparatorischer (b) Darstellung. Zu beachten sind das (im Sinus tarsi verlaufende) Lig. talocalcaneare interosseum (9), das Lig. talocalcaneare laterale (10), das Lig. fibulocalcaneare (11) und das Lig. talofibulare ant. (12).

vor, die sich auf der lateralen und medialen Seite des Gelenkes fächerförmig ausbreiten, indem sie von der Spitze des inneren bzw. äußeren Knöchels radiär auf das Sprung- und Fersenbein ausstrahlen.

Die medial (tibial) liegenden besonders kräftigen Seitenbänder stellen in ihrer Gesamtheit eine dreieckige zweischichtige Sehnenplatte, das Deltaband *(Lig. deltoideum)* dar (Abb. 149), das längere, oberflächlich verlaufende sowie kürzere, tiefere Faserzüge aufweist, von denen die ersteren zum Fersenbeinbalkon *(Pars tibiocalcanearis)* bzw. zum Kahnbeinhöcker *(Pars tibionavicularis)* ziehen, während die anderen an die mediale Seite des Sprungbeines *(Pars tibiotalaris anterior et posterior)* gehen.

Auf der lateralen *(fibularen)* Fläche des oberen Sprunggelenkes erkennt man drei schmale, getrennt verlaufende relativ schwachen Seitenbandzüge (Abb. 150), von denen der eine zum Fersenbein *(Lig. fibulocalcaneare)*, die übrigen jeweils zum Vorder- bzw. Hinterrand der fibularen Knochenfläche der Sprungbein-Rolle *(Lig. fibulotalare anterius et posterius)* ziehen.

Durch die beschriebene Anordnung der Bänder ist gesichert, daß *immer ein Teil* der wie Schienen wirkenden Seitenbänder bei Bewegungen im oberen Sprunggelenk *straff gespannt* ist, wobei vor allem dem häufig in Supinations- und leichter Plantarstellung verletzten äußeren (fibularen) Bandapparat mit seiner statischen „Tragfunktion" und seinen vielseitigen dynamischen Leistungen – der vordere, schwächere Bandzug bremst die Plantarflexion, der wesentlich stabilere hintere Zug die Dorsalflexion – eine besondere Bedeutung zukommt.*) Die sich aus der *Summe aller Bänderquerschnitte* ergebenden Spannungen reichen jedoch allein noch nicht aus, um die besonders im Sport auf die Sprunggelenke einwirkenden großen Druck-, Zug- und Scherkräfte abzufangen; dazu bedarf es eines kräftigen, zugleich aber auch ausreichend dehnungsfähigen *aktiven Bewegungsapparates* (s. 11.9.). Daraus resultiert, daß alle Bewegungen in den Sprunggelenken durch straffe *Bänder gesichert* und *limitiert* sowie durch *Muskeln* (der drei Hauptgelenke der unteren Extremität) *geführt* werden.**)

---

*) Der exakte Verlauf der einzelnen Züge des Bandapparates des oberen Sprunggelenks ist beim Anlegen funktioneller Verbände *("Taping")* zu beachten, um eine optimale stützende und prophylaktische Wirkung zu erzielen.

**) Von praktischer Bedeutung ist das *Zusammenwirken der Sprunggelenke* mit dem *Kniegelenk* – wird dieses gebeugt, dann kann der Ab- und Adduktionsumfang der Fußspitze durch eine zusätzliche Kreiselung des Unterschenkels erweitert werden – sowie mit dem *Hüftgelenk*, wobei – bei gleichzeitig gestrecktem Kniegelenk – durch Drehung des gesamten Beines die Fußspitze verstärkt außen- und innenrotiert werden kann. Dieser Kooperation der drei Hauptgelenke bedienen sich auch ihre *Muskeln;* so ist z. B. der Zwillingswadenmuskel in seiner Funktion wesentlich von der Stellung des Kniegelenkes abhängig; wird letzteres durch den *M. quadriceps femoris* gestreckt, dann geht die Gesamtwirkung des Zwillingswadenmuskels auf den Fußhebel über. Mit zunehmender Streckung des Kniegelenkes verstärkt sich der Einfluß dieses Muskels auf das obere Sprunggelenk im Sinne einer kräftigen Plantarflexion.

11.8.2. Mechanik des oberen und unteren Sprunggelenkes

Im **oberen** Sprunggelenk können Bewegungen um eine nicht exakt quer durch den inneren und äußeren Knöchel verlaufende Achse in Form des Fußsenkens (= **Plantarflexion**) sowie des Fußhebens (= **Dorsalflexion**) ausgeführt werden. Durch den innigen Kontakt, den die Sprungbein-Rolle mit der Unterschenkelgabel eingeht und durch die Seitenbänder sind – vor allem bei dorsalflektiertem Fuß (also auch in der Hockstellung wie z. B. bei Skifahrern und Spezialsprungläufern) – andere Bewegungen mit Ausnahme der bereits erwähnten leichten Supination des Vorfußes (s. o.) bei Plantarflexion nicht durchführbar.

Aus der Normalstellung, in der der Fuß zum Unterschenkel in einem rechten Winkel steht, kann eine Dorsalflexion aktiv bis 30 Grad (passiv bis 40 Grad), eine Plantarflexion bis 50 Grad (passiv bis 65 Grad) durchgeführt werden, wobei diese Zahlenangaben recht stark individuellen Schwankungen unterworfen sind, da das Bewegungsausmaß für das Heben und Senken des Fußes von mehreren Faktoren, wie zum Beispiel vom Alter, vom Trainingszustand usw., nach der einen oder anderen Seite beeinflußt werden kann. So wissen wir, daß speziell die Plantarflexion durch ein sich über Jahre erstreckendes Training wesentlich vergrößert wird, so daß Primaballerinen beim Spitzentanz durch zusätzliche Zehenbewegungen den Fußrücken so weit fußsohlenwärts bringen können, daß dieser schließlich in der verlängerten Ebene der Unterschenkel-Vorderfläche steht, das heißt, eine Plantarflexion von 80 bis 90 Grad aufweist. Demgegenüber läßt sich die Dorsalflexion kaum verstärken, da diese einmal knöchern durch die sich nach ventral verbreiternde Sprungbein-Rolle und zum anderen muskulär durch die stark gedehnte Wadenmuskulatur gehemmt wird.

Im **unteren** Sprunggelenk sind mehrere *Teil*bewegungen möglich, die sich beim Gehen, Laufen und Springen zu einer **Bewegungskombination** in sinnvoller Weise *vereinen*. Zunächst kann sich einmal der Fuß gegen das Sprungbein durch ein Heben des medialen Randes (= **Supination**) sowie des lateralen (= **Pronation**) bewegen; des weiteren sind Randbewegungen in Gestalt des Abspreizens und Heranführens der Fußspitze möglich. Diese Einzelbewegungen sind durch die kräftigen Verstärkungsbänder zwangsläufig miteinander verbunden, so daß zum Beispiel die *Adduktion* der Fußspitze mit einer gleichzeitigen Hebung des inneren Fußrandes, d. h. mit einer *Supination* und die *Abduktion* der Spitze des Fußes mit einer *Pronation* verbunden ist; zur Bewegungskombination **Adduktion + Supination** gesellt sich noch die **Plantarflexion**, zur **Abduktion + Pronation** die **Dorsalflexion** (Abb. 151). Man hat diese beiden Bewegungen sehr anschaulich mit einer „Maulschellenbewegung" der Hand verglichen. Steht der Fuß fest, dann kann dieser Bewegungsvorgang auch in umgekehrter Form vor sich gehen, indem nunmehr das Sprungbein gemeinsam

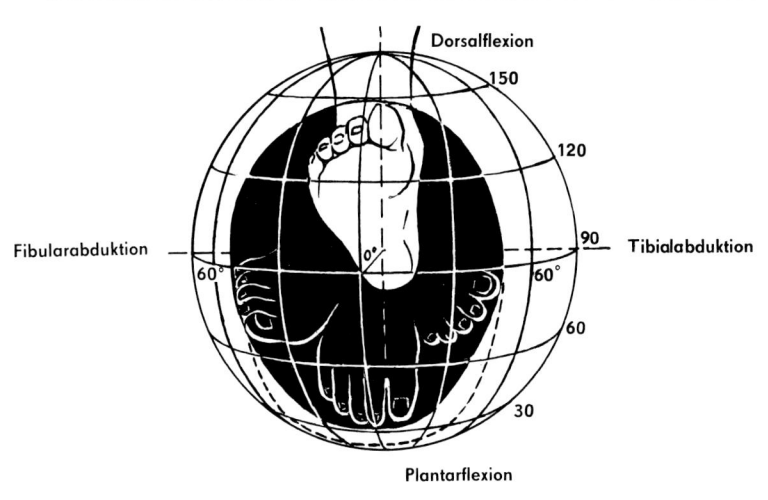

Abb. 151. Das Bewegungsausmaß der Sprunggelenke. Der Mittelpunkt der Sprunggelenke fällt mit dem einer Bahnkugel zusammen; die Längsachse des normalgestellten Fußes deckt sich mit dem sagittalen Radius der Äquatorialebene.

mit den beiden Unterschenkelknochen „nach Maulschellen-Art" sich gegen den Vorfuß bewegt.

Für die *Pro-* und *Supination* werden in der Regel aktiv jeweils 13 Grad angenommen; durch das Zusammenwirken beider Sprunggelenke und durch Mitbewegungen im CHOPARTschen Gelenk (s. u.) und in weiteren kleinen gelenkigen Verbindungen des Fußskeletts kann das Ausmaß zwischen Pro- und Supination auf 30 bis 40 Grad und zwischen äußerster *Ad-* und *Abduktion* auf 60 bis 90 Grad erhöht werden. Man bedient sich dieses zusätzlichen Bewegungsausmaßes u. a. beim Gehen und Laufen auf unebenem, weichem Boden.

Zum Schluß seien noch zwei Gelenke im Bereich des Fußskeletts erwähnt, die vorwiegend für den Chirurgen eine praktische Bedeutung besitzen, da sie diesem als Amputations- bzw. Exartikulations-Linien dienen; es sind dies einmal das leicht S-förmig geschwungene CHOPARTsche „Gelenk", das aus dem Zusammentreten des Fersen-Würfelbeingelenkes mit dem Sprungbein-Kahnbeingelenk entsteht und das LISFRANCsche „Gelenk", womit die Fußwurzel-Mittelfußgelenke gemeint sind.

11.9. Muskeln des Unterschenkels

Im proximalen Teil des Unterschenkels wölben sich wie beim Unterarm die kräftigen Muskelbäuche deutlich hervor, die sich – nach distal in ihre zumeist langen Endsehnen übergehend – konisch verjüngen. Sie werden in **drei größere Gruppen** eingeteilt, die in entsprechenden fibrösen Fächern (Logen) der Unterschenkelfascie *(Fascia cruris)* verlaufen; es sind dies:

1. die vordere oder *Dorsalflexoren*gruppe,
2. die laterale oder *Peroneus*gruppe und
3. die hintere oder *Plantarflexoren*gruppe.

Zur **vorderen** oder **Dorsalflexorengruppe** gehören folgende Muskeln:

a) *vorderer Schienbeinmuskel*   (M. tibialis anterior),
b) *langer Großzehenstrecker*   (M. extensor hallucis longus) und
c) *langer Zehenstrecker*   (M. extensor digitorum longus).

11.9.1. Vorderer Schienbeinmuskel (M. tibialis anterior)

Der *vordere Schienbeinmuskel* (Abb. 152, Tafel VII und VIII) nimmt seinen **Ursprung** von der lateralen *(fibularen)* Fläche des Schienbeins *(Condylus et facies lateralis tibiae)* sowie von der Zwischenknochenmembran *(Membrana interossea)* und geht im unteren Unterschenkeldrittel mit seinem kurzfaserigen, dreiseitig prismatischen Muskelbauch in eine von einer Sehnenscheide umhüllte breite, kräftige Sehne über; diese zieht durch das mediale Fach des Kreuzbandes zum inneren Fußrand, um hier an der plantaren Fläche des 1. Keilbeines und 1. Mittelfußknochens **anzusetzen**.

Die **Funktion** des *vorderen Schienbeinmuskels* besteht am **Spiel**bein in einer reinen *Dorsalflexion*, vorausgesetzt, daß seine Endsehne genau in der Ebene der sagittal gerichteten Achse des unteren Sprunggelenks liegt; weicht sie jedoch tibial- oder fibularwärts von seiner Normallage ab, dann wirkt der Muskel *supinierend oder pronierend,* das heißt: Er hebt den tibialen bzw. fibularen Fußrand. Beim **Stand**bein bringt der Muskel den *Unterschenkel* nach *vorn*. Er leistet also vor allem beim längeren Gehen und Laufen eine wichtige Arbeit; ermüdet er, dann kann der Geher bzw. Läufer die Fußspitze nicht mehr ausreichend heben, er stolpert. Zur vielseitigen Wirkung des vorderen Schienbeinmuskels gehört schließlich noch sein *Einfluß auf das* **Quergewölbe des Fußes,** indem er gemeinsam mit der Sehne des langen Wadenbeinmuskels in Gestalt einer **steigbügelartigen Schlinge** das Gewölbe stützt (s. 11.9.4.).

11.9.2. Langer Großzehenstrecker (M. extensor hallucis longus)

Der *lange Großzehenstrecker* (Abb. 152, Tafel VII und VIII) **kommt** mit seinem platten Muskelbauch von der Zwischenknochenmembran *(Membrana interossea)* sowie von der medialen *(tibialen)* Wadenbeinfläche; er geht an seiner vorderen Begrenzung in die ebenfalls von einer Scheide umschlossene Sehne über, die durch das mediale Fach des Kreuzbandes zu der dorsalen Fläche des 1. Mittelfußknochens verläuft und an der Basis der Nagelphalanx der Großzehe **ansetzt**.

Der einfachgefiederte Muskel ist, wie es durch seinen Namen bereits zum Ausdruck gebracht wird, nicht nur ein kräftiger Strecker der Großzehe; er beteiligt sich auch an der Dorsalflexion des Vorfußes und unterstützt beim Standbein das Nachvorn-Bringen des Unterschenkels.

11.9.3. Langer Zehenstrecker
(M. extensor digitorum longus)

Der *lange Zehenstrecker* (Abb. 152, Tafel VII und VIII) liegt von den Dorsalflexoren am weitesten lateral *(fibular)*; proximal schmiegt er sich dem vorderen Schienbeinmuskel *(M. tibialis anterior)* an (mit dem er bei kräftiger Kontraktion seiner Fasern unter der Haut als länglicher Muskelwulst deutlich hervorquillt), während distal sich zwischen beide der lange Großzehenstrecker *(M. extensor hallucis longus)* schiebt.

Der Muskel **entspringt** vom äußeren Schienbeinknorren *(Condylus lateralis tibiae)*, Wadenbeinkopf *(Caput fibulae)* sowie von der vorderen Wadenbeinkante *(Margo anterior fibulae)* und von der Zwischenknochenmembran *(Membrana interossea)*. Etwa in der Mitte des Unterschenkels geht aus dem plattgedrückten Muskel eine zunächst einfache Sehne hervor, die sich aber noch vor dem Kreuzband des Fußes in vier Sehnen für die 2. bis 5. Zehe aufspaltet, die alle eine Sehnenscheide aufweisen und durch das fibulare Fach des Kreuzbandes zur Dorsalaponeurose der 2. bis 5. Zehe ziehen.

Die **Funktion** des *langen Zehenstreckers* besteht am *Spiel*bein in einem Strecken und Heben der zweiten bis fünften Zehe sowie in einer Dorsalflexion im Bereich des oberen und einer Pronation im unteren Sprunggelenk; am *Stand*bein unterstützt er die vorhergenannten Muskeln in ihrer Arbeit, indem er den Unterschenkel nach ventral beugt.

Zur **lateralen** oder **Peroneusgruppe** gehören:

a) der *lange Wadenbeinmuskel* *(M. peroneus longus)* und
b) der *kurze Wadenbeinmuskel* *(M. peroneus brevis)*.

11.9.4. Langer Wadenbeinmuskel
(M. peroneus longus)

Der kräftige und doppeltgefiederte *lange Wadenbeinmuskel* (Abb. 152) nimmt seinen **Ursprung** vom Wadenbeinkopf *(Caput fibulae)*, vom äußeren Schienbeinknorren *(Condylus lateralis tibiae)* und von der proximalen Wadenbeinhälfte *(Margo anterior et lateralis fibulae)*; er springt beim kräftigen Senken des Fußes, wie z. B. beim Pedaltreten oder beim Aufrichten des Körpers auf die Zehenspitzen, deutlich unter der Haut hervor. Der lange Wadenbeinmuskel bedeckt den unter ihm verlaufenden kurzen, mit dessen Sehne er nach unten hinter den äußeren Knöchel zieht; hier werden beide

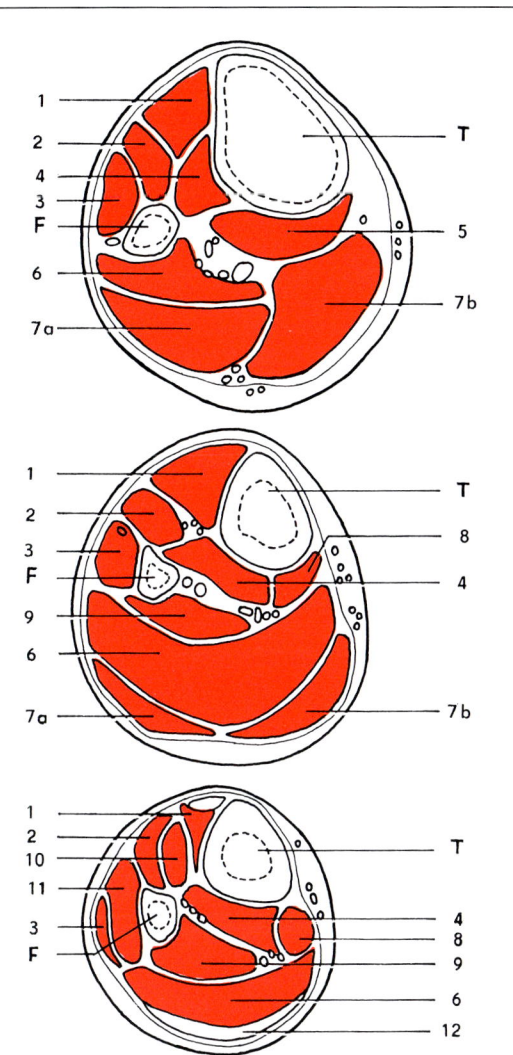

Abb. 152. Querschnitt durch die Muskulatur des Unterschenkels
im *oberen* Drittel:
1 = vorderer Schienbeinmuskel
2 = langer Zehenstrecker
3 = langer Wadenbeinmuskel
4 = hinterer Schienbeinmuskel
5 = Kniekehlenmuskel
6 = Schollenmuskel
7a = Zwillingswadenmuskel, äußerer Kopf
7b = Zwillingswadenmuskel, innerer Kopf
im *mittleren* Drittel:
8 = langer Zehenbeuger
9 = langer Großzehenbeuger
im *unteren* Drittel:
10 = langer Großzehenstrecker
11 = kurzer Wadenbeinmuskel
12 = Achillessehne
T = *Tibia* (Schienbein)
F = *Fibula* (Wadenbein)

von zwei Haltebändern *(Retinaculum superius et inferius der mm. peronei)* fixiert. Diese stellen eine Verdickung der Unterschenkelfascie *(Fascia cruris)* dar. Unterhalb der Haltebänder trennen sich die beiden Sehnen nach ihrem bisherigen gemeinsamen Verlauf; die des langen Wadenbeinmuskels zieht in einem größeren Bogen zunächst an die Außenkante des Fersenbeines, verläuft hier unter dem Fersenbein-Fortsatz, wendet sich zur Fußsohle, läuft durch eine Furche an der plantaren Fläche des Würfelbeines *(Canalis plantae ossis cuboidei)* schräg nach vorn, um im Bereich des medialen Fußrandes unmittelbar neben der Ansatzstelle des vorderen Schienbeinmuskels *(M. tibialis anterior)* an der Basis des 1. Mittelfußknochens und 1. Keilbeines zu **enden**. Durch diese enge Verbindung innerhalb der Ansatzstelle *bilden* beide Muskeln, der **vordere Schienbeinmuskel** *sowie der* **lange Wadenbeinmuskel,** *den* bereits erwähnten „Steigbügel".

11.9.5. Kurzer Wadenbeinmuskel *(M. peroneus brevis)*

Der *kurze Wadenbeinmuskel* (Abb. 152, Tafel VII und VIII) **kommt** von der äußeren und hinteren Fläche des unteren Wadenbein-Drittels, wird zum überwiegenden Teil vom langen Wadenbeinmuskel bedeckt und zieht mit dessen Sehne bis zu den Haltebändern (siehe oben). Von hier aus läuft der kurze Wadenbeinmuskel mit seinem sehnigen Anteil über den Fortsatz des Fersenbeines hinweg und begibt sich zum äußeren Fußrand, um hier an einem deutlich vorspringenden Höcker des 5. Mittelfußknochens *(Tuberositas ossis metatarsalis V)* Ansatz zu finden. Hin und wieder läuft eine Abzweigung noch bis in die Dorsalaponeurose der kleinen Zehe.

Beide Wadenbeinmuskeln sind ihrer **Funktion** nach kräftige *Pronatoren,* sie heben den äußeren *(fibularen)* Fußrand; darüber hinaus unterstützen sie die Plantarflexion des Fußes. Am Standbein ziehen beide Wadenbeinmuskeln den Unterschenkel nach dorsal.

Die **hintere** oder **Plantarflexorengruppe** läßt zwei Schichten – eine oberflächliche und eine tiefe – erkennen, in denen folgende Muskeln (die „Fußsenker") verlaufen:

A. **oberflächliche** Schicht:
   a) *Zwillingswadenmuskel*   *(M. gastrocnemius),*
   b) *Schollenmuskel*   *(M. soleus)* und
   c) *Sohlenspanner*   *(M. plantaris);*

B. **tiefe** Schicht:
   d) *Kniekehlenmuskel*   *(M. popliteus)*
   e) *hinterer Schienbeinmuskel* *(M. tibialis posterior),*
   f) *langer Zehenbeuger*   *(M. flexor digitorum longus)* und
   g) *langer Großzehenbeuger*   *(M. flexor hallucis longus).*

Die *Fußsenker* leisten für den aufrechten Stand und Gang im Vergleich zu den *Fußhebern eine um ein Vielfaches größere Arbeit,* was vor allem auf die überaus kräftig entwickelte Wadenmuskulatur, insbesondere auf den Zwillingswadenmuskel und den unter ihm liegenden Schollenmuskel zurückzuführen ist. Beide Muskeln, die den größten physiologischen Muskelquerschnitt sowie den längsten Hebelarm aller Plantarflexoren aufweisen, werden in der Literatur als *dreiköpfiger Wadenmuskel (M. triceps surae)* bezeichnet.

11.9.6. Zwillingswadenmuskel *(M. gastrocnemius)*

Der etwa 25 cm lange, 9 cm breite und 2 cm dicke *Zwillingswadenmuskel* (Abb. 152 und 153, Tafel VII und VIII) **entspringt** mit einem medialen und lateralen muskulären Kopf oberhalb der Schenkelbeinknorren *(Epicondylus medialis et lateralis femoris);* nach Vereinigung der beiden Köpfe zieht der Muskel mit seinen kräftigen Fasern und Bündeln nach distal, um annähernd in der Mitte des Unterschenkels in eine breite Endsehne, die **Achillessehne** *(Tendo calcaneus),* auszulaufen; diese verschmälert sich nach unten und **setzt** am Fersenbeinhöcker *(Tuber calcanei)* **an,** wobei jedoch der proximale Rand desselben freibleibt. Er weist eine überknorpelte Fläche sowie einen Schleimbeutel auf, die beide Reibungen der Sehne am rauhen Knochen zu verhüten haben.*) Beim Trainierten springt die Abgrenzung des Muskelbauches gegen die Achillessehne vor allem im Anteil des besonders kräftigen medialen Kopfes deutlich unter der Haut vor.

Der Zwillingswadenmuskel verrichtet am *Spiel*bein eine kräftige *Plantarflexion,* am *Stand*bein zieht er den Unterschenkel nach hinten und hilft dem Bein, seine Funktion als *stabile Tragesäule* wahrzunehmen. Für die Kraftleistung des Muskels spielt u. a. auch die Länge des Fersenbeines eine Rolle; je länger letzteres ist, um so größer ist die Hebelwirkung (günstige Voraussetzung für Sprung- und Sprintdisziplinen)!

---

*) Durch mechanische Fehlbelastungen der Achillessehne (u. a. in Sprung- und Sprintdisziplinen, im Turnen, Tanz, Fuß- und Volleyball) kann es zum Druck- und Belastungs-„Fersenschmerz" im Gleitlager oder im Ansatzbereich der Sehne *(Achillodynie)* und zur oberflächlichen oder tiefen Schleimbeutelentzündung kommen.

11.9. Muskeln des Unterschenkels

Zwillingswadenmuskels unter Bildung der **Achillessehne** in Verbindung zu treten und am *Tuber calcanei* **anzusetzen**. Während der Schollenmuskel in seinem oberen Teil für den Zwillingswadenmuskel gewissermaßen eine Gleitbahn darstellt, reicht er nach unten mit seinem Muskelbauch wesentlich weiter als dieser und quillt deshalb im unteren Drittel neben den Seitenrändern des Zwillingswadenmuskels sichtbar hervor.

11.9.8. Sohlenspanner *(M. plantaris)*

Auf der medialen Seite des Schollenmuskels verläuft die lange, schmale und platte Sehne des bereits rudimentären *Sohlenspanners* (Abb. 153), der oberhalb der äußeren Schenkelgelenkflächen *(Condylus lateralis femoris)* sowie von der rückwärtigen Fläche der Kniegelenkkapsel **entspringt** und mit seinem sehnigen Teil zum medialen Rand der Achillessehne zieht, um am *Tuber calcanei* **anzusetzen**; eine Verbindung mit der Plantaraponeurose besteht nicht mehr.

Die **drei oberflächlich** gelegenen **Flexoren** verrichten eine kräftige **Plantarflexion** und **Supination**; sie pressen die Fußsohle an den Boden und ermöglichen das Abheben der

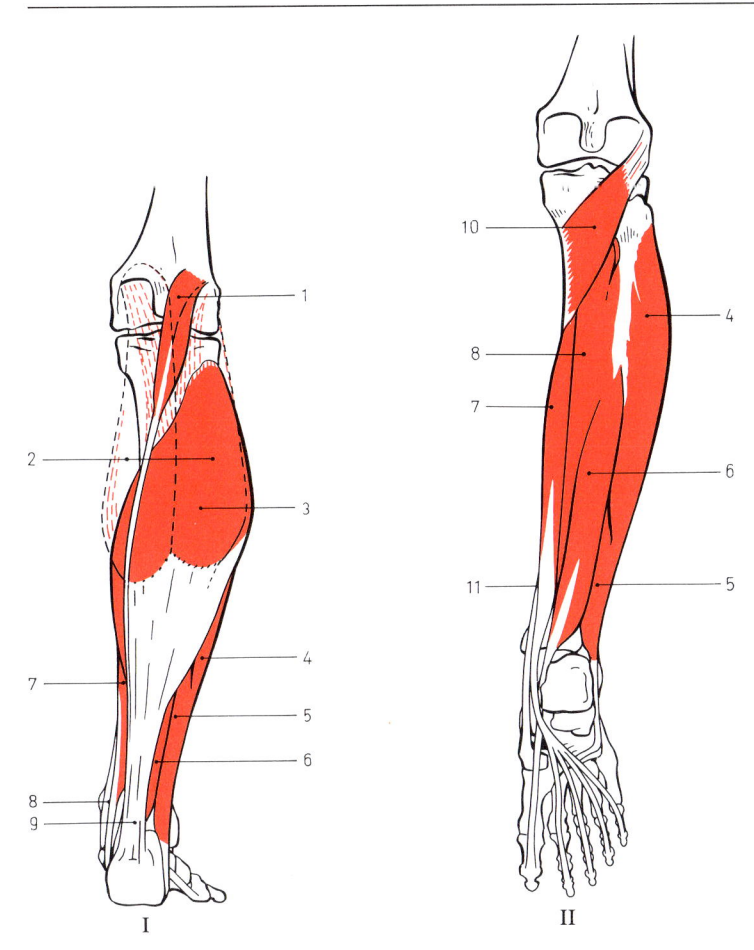

Abb. 153. Oberflächliche (I) und tiefe (II) Schicht der Beugemuskulatur im Bereich des Unterschenkels.

1 = Sohlenspanner *(M. plantaris)*
2 = Zwillingswadenmuskel *(M. gastrocnemius)*
3 = Schollenmuskel *(M. soleus)*
4 = langer Wadenbeinmuskel *(M. peroneus longus)*
5 = kurzer Wadenbeinmuskel *(M. peroneus brevis)*
6 = langer Großzehenbeuger *(M. flexor hallucis longus)*
7 = langer Zehenbeuger *(M. flexor digitorium longus)*
8 = hinterer Schienbeinmuskel *(M. tibialis posterior)*
9 = Achillessehne *(Tendo calcaneus)*
10 = Kniekehlenmuskel *(M. popliteus)*
11 = Sehne des vorderen Schienbeinmuskels *(Tendo m. tibialis anterioris)*

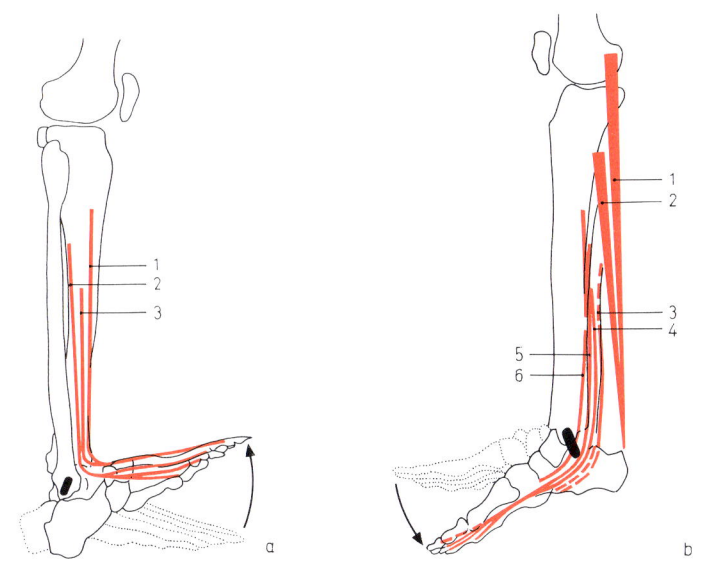

Abb. 154. Schematisierte Darstellung der im oberen Sprunggelenk eine Dorsal- (a) und Plantarflexion (b) bewirkenden Muskeln.

Dorsalflexion durch:
1 = vorderer Schienbeinmuskel *(M. tibialis anterior)*
2 = langer Zehenstrecker *(M. extensor digitorum longus)*
3 = langer Großzehenstrecker *(M. extensor hallucis longus)*

Plantarflexion durch:
1 = Zwillingswadenmuskel *(M. gastrocnemius)*
2 = Schollenmuskel *(M. soleus)*
3 = Wadenbeinmuskeln *(M. peroneus longus et brevis)*
4 = langer Großzehenbeuger *(M. flexor hallucis longus)*
5 = langer Zehenbeuger *(M. flexor digitorum longus)*
6 = hinterer Schienbeinmuskel *(M. tibialis posterior)*

11.9.7. Schollenmuskel *(M. soleus)*

Der zumindest in seinem oberen Abschnitt vom Zwillingswadenmuskel *(M. gastrocnemius)* völlig überlagerte *Schollenmuskel* (Abb. 152 bis 154, Tafel VII und VIII) nimmt seinen **Ursprung** von der hinteren Fläche des Wadenbeinkopfes und dem darauffolgenden proximalen Wadenbein-Drittel sowie vom fibularen Rand des Schienbeins und zieht als plankonvexer, etwa 30 cm langer, 8 cm breiter und 3 cm dicker Muskel, der die *Form einer Seezunge oder Scholle (= Solea)* aufweist (was ihm seinen Namen gegeben hat), nach distal, um durch seine kräftige Sehne mit der des

Füße zum Zehenstand (wobei der dreiköpfige Wadenmuskel die Wade sehr plastisch formt) sowie das Abrollen des Fußes vom Erdboden beim Gehen, Laufen und Springen. Auch für die Statik leisten die genannten Muskeln wertvolle Arbeit, indem sie ein Nach-vorn-Einknicken bzw. -Fallen des Unterschenkels beim Stehen und Gehen verhüten.

Zu den **tiefen** Muskeln der Plantarflexoren – das sei nochmals wiederholt – zählen wir den *Kniekehlenmuskel*, den *hinteren Schienbeinmuskel*, den *langen Zehenbeuger* sowie den *langen Großzehenbeuger* (Abb. 152 bis 154). Da der zuerst genannte Muskel bereits bei der Kniegelenk-Muskulatur behandelt worden ist, soll als erster nunmehr der *hintere Schienbeinmuskel* einer näheren Betrachtung unterzogen werden.

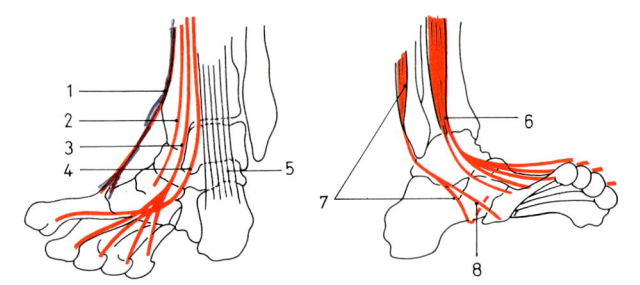

Abb. 155. Schematisierte Darstellung der im unteren Sprunggelenk eine Pro- und Supination bewirkenden Muskeln.

1 = vorderer Schienbeinmuskel *(M. tibialis anterior)*
2 = hinterer Schienbeinmuskel *(M. tibialis posterior)*
3 = langer Zehenbeuger *(M. flexor digitorum longus)*
4 = langer Großzehenbeuger *(M. flexor hallucis longus)*
5 = Achillessehne *(Tendo calcaneus)*
6 = langer Zehenstrecker *(M. extensor digitorum longus)*
7 = langer Wadenbeinmuskel *(M. peroneus longus)*
8 = kurzer Wadenbeinmuskel *(M. peroneus brevis)*

11.9.9. Hinterer Schienbeinmuskel *(M. tibialis posterior)*

Er **kommt** vom proximalen Bereich der Zwischenknochenmembran und von den angrenzenden Schien- und Wadenbeinrändern und läßt in seinem oberen Anteil eine Doppelt-, in seinem unteren eine Einfach-Fiederung erkennen. Oberhalb des inneren Knöchels geht der Muskel in seine breite Endsehne über, welche die des langen Zehenbeugers *(M. flexor digitorum longus)* unterkreuzt (Abb. 153 und 154, Tafel VII und VIII). An der rückwärtigen Fläche des inneren Knöchels verläuft die Sehne in einer deutlich am Skelett wahrnehmbaren Furche und gelangt zum medialen Fußrand, wo sie von einem Verstärkungsband der Unterschenkelfascie, das den inneren Knöchel mit dem Fersenbein verbindet, festgehalten wird. Die Endsehne des hinteren Schienbeinmuskels **setzt** am Höcker des Kahnbeines *(Tuberositas ossis navicularis)* **an**; von hier strahlen weitere Züge in die Fußsohle zu den drei Keilbeinen aus.

Die **Funktion** des *hinteren Schienbeinmuskels* besteht in einer starken *Supination* und *Adduktion des Fußes*, während die Möglichkeit zur Plantarflexion nur relativ gering entwickelt ist. Am Standbein bringt der Muskel den Unterschenkel nach dorsal.

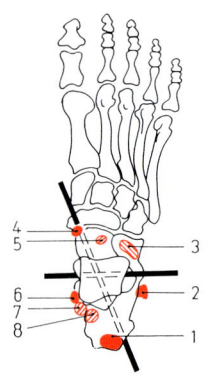

Abb. 156. Verlauf der Sprunggelenksmuskeln im Verhältnis zur Achse des oberen bzw. unteren Sprunggelenkes.

1 = dreiköpfige Wadenmuskulatur *(M. triceps surae)*
2 = langer und kurzer Wadenbeinmuskel *(M. peroneus longus et brevis)*
3 = langer Zehenbeuger *(M. flexor digitorum longus)*
4 = vorderer Schienbeinmuskel *(M. tibialis anterior)*
5 = langer Großzehenbeuger *(M. flexor hallucis longus)*
6 = hinterer Schienbeinmuskel *(M. tibialis posterior)*
7 = langer Großzehenbeuger *(M. flexor hallucis longus)*
8 = langer Zehenbeuger *(M. flexor digitorum longus)*

11.9.10. Langer Zehenbeuger *(M. flexor digitorum longus)*

Der dünne, spindelförmige, *lange Zehenbeuger* (Abb. 153 und 154, Tafel VII und VIII) **entspringt** von der rückwärtigen Schienbeinfläche. Er überkreuzt in Höhe des unteren Schienbein-Drittels mit seiner Sehne die des vorhergenannten Muskels *(Chiasma crurale)*, zieht – von einer Sehnenscheide umhüllt – um den inneren Knöchel herum und gelangt am Fersenbeinbalkon vorbei in die Fußsohle. Hier überkreuzt der Muskel ein zweites Mal die Sehne eines anderen Muskels, und zwar die des *langen Großzehenbeugers (Chiasma plantare)*. Nunmehr spaltet sich die Sehne des langen Zehenbeugers in vier Einzelsehnen auf, die an den Basen der Endphalangen **ansetzen**; dabei verhalten sie sich wie die Sehnenzipfel des tiefen Fingerbeugers, indem sie die Endsehnen des kurzen Zehenbeugers durchbohren.

Am **Spiel**bein wirkt der *lange Zehenbeuger* im Sinne einer kräftigen *Supination* und einer etwas schwächeren *Plantarflexion*, wodurch er den Drillingsmuskel der Wade, den langen Großzehenbeuger, den hinteren Schienbeinmuskel und den kurzen Wadenbeinmuskel beim Zehenstand mit unterstützt. Er übt demnach weniger auf die Zehen, die er in den Erdboden einkrallen kann, als vielmehr auf das Sprunggelenk seinen Einfluß aus. Am **Stand**bein hilft er, das Fußgewölbe in der Sagittalen aufrecht zu erhalten.

11.9.11. Langer Großzehenbeuger *(M. flexor hallucis longus)*

Der *lange Großzehenbeuger* (Abb. 153 und 154, Tafel VII und VIII) stellt den kräftigsten Muskel der tiefen Schicht der Plantarflexoren dar. Sein gefiederter Bauch **entspringt** am unteren, hinteren Schienbein-Drittel sowie von der angrenzenden Zwischenknochenmembran. Er zieht mit einer spulrunden Sehne durch eine Furche des Sprungbeines und des Fersenbeinbalkons zur Fußsohle, kreuzt hier den sehnigen Anteil des langen Zehenbeugers und **endet** an der Basis der großen Zehe.

Die **Funktion** des *langen Großzehenbeugers* kommt vor allem beim Abrollen des Fußes zur Geltung, da hierbei die große Zehe vom Muskel an den Boden gedrückt wird und er somit Widerstand beim Vorgang des Abrollens über den Großzehenballen leisten kann. Auf den gesamten Fuß wirkt der Muskel im oberen Sprunggelenk im Sinne einer *Plantarflexion* sowie im unteren Sprunggelenk als *Supinator* und *Adduktor*. Letzten Endes verspannt der lange Großzehenbeuger gemeinsam mit dem langen Zehenbeuger, dem hinteren Schienbeinmuskel und langem Wadenbeinmuskel den inneren Fußrand in der Längsrichtung und stützt dadurch das Längsgewölbe des Fußes (s. 11.10.). Fassen wir die für eine *Dorsal-* und *Plantarflexion* im *oberen* Sprunggelenk (Abb. 154) und die für eine *Pro-* und *Supination* im *unteren* Sprunggelenk (Abb. 155) tätigen Muskeln zusammen, dann ergeben sich die auf S. 185 und 186 dargestellten Übersichten.

Interessant ist schließlich noch die Klärung der Frage, wie die einzelnen Sprunggelenkmuskeln im Verhältnis zur jeweiligen Achse des oberen bzw. unteren Sprunggelenkes verlaufen, um daraus nochmals ihre spezifische Funktion ableiten zu können (Abb. 156).

11.9.12. Muskeln des Fußes

Wie die Hand besitzt auch der Fuß außer den vom Unterschenkel herabziehenden langen Muskeln eine **eigene**, kurzfaserige **Muskulatur**, die in eine solche des Fuß*rückens* und der Fuß*sohle* unterteilt wird.

Die Muskulatur des **Fußrückens:**

1. *kurzer Großzehenstrecker* *(M. extensor hallucis brevis)*
2. *kurzer Zehenstrecker* *(M. extensor digitorum brevis).*

Beide nehmen ihren Ursprung gemeinsam von der dorsalen Seite des Fersenbeines; während der kurze Großzehenstrecker auf kürzestem Wege in die *Dorsalaponeurose* der großen Zehe zieht, teilt sich der dünne und platte Muskelbauch des kurzen Zehenstreckers nach seinem Ursprung zunächst in zwei Köpfe, von denen der kleinere mediale eine Sehne zur Grundphalanx der 1. Zehe schickt. Vom größeren lateralen Kopf gehen insgesamt drei Sehnen zur 2. und 4. Zehe. Die 5. Zehe erhält ihre Strecksehne entweder vom kurzen Wadenbeinmuskel oder von der besonderen, distalen Abspaltung des langen Zehenstreckers *(M. peroneus tertius)*.

Die Muskeln des Fußrückens strecken die 1. bis 4. Zehe in den Grundgelenken (im Sinne einer *Dorsalflexion*) und spreizen sie dabei etwas; darüber hinaus neigen sie – von allem der kurze Großzehenstrecker – die Grundphalangen nach der lateralen *(fibularen)* Seite.

Die in mehreren Etagen angeordnete Muskulatur der **Fußsohle** (Abb. 157 und Tafel IX) untergliedert sich in folgende kurze Muskeln (die in drei Gruppen, den Muskeln des Großzehenballens, des Kleinzehenballens und den mittleren Fußsohlenmuskeln, wieder zusammengefaßt werden):

Muskeln des Großzehenballens	1. *Abzieher der großen Zehe (M. abductor hallucis)* 2. *kurzer Großzehenbeuger (M. flexor hallucis brevis)* 3. *Anzieher der großen Zehe (M. adductor hallucis)*
Muskeln des Kleinzehenballens	4. *Abzieher der kleinen Zehe (M. abductor digiti minimi)* 5. *kurzer Kleinzehenbeuger (M. flexor digiti minimi brevis)* 6. *Gegensteller der kleinen Zehe (M. opponens digiti minimi)*
mittlere Fußsohlenmuskeln	7. *kurzer Zehenbeuger (M. flexor digitorum brevis)* 8. Sohlenviereckmuskel *(M. quadratus plantae)* 9. *Fußspulmuskeln (Mm. lumbricales)* 10. *Zwischenknochenmuskeln des Fußes (Mm. interossei pedis).*

Die kräftigen Muskeln des **Großzehenballens** umhüllen den ersten Strahl schalenförmig, beugen die Grundphalanx der großen Zehe und strecken deren letztes Glied; darüber hinaus zieht der Abduktor die Grundphalanx tibialwärts, während der Adduktor eine entgegengesetzte Bewegung vollzieht.

Die schwächeren Muskeln des **Kleinzehenballens** beugen gemeinsam die Grundphalanx des fünften Strahls und strecken die Mittel- und Endphalangen.

Von den mittleren, kurzen Fußsohlenmuskeln liegt der kurze Zehenbeuger oberflächlich; er nimmt seinen Ursprung vom tibialen Vorsprung des Fersenbeinhöckers und der mittleren Partie der ihm aufliegenden **Plantaraponeurose**. Sein platter, annähernd 3 cm breiter und 2 cm dicker muskulöser Bauch teilt sich in vier Sehnen auf, die zu den Mittelphalangen der 2. bis 5. Zehe ziehen.

Der Sohlenviereckmuskel weist zwei Köpfe auf, von denen der größere die plantare Fläche des Fersenbeines ausfüllt; beide Züge setzen nach ihrer Vereinigung an der lateralen Begrenzung der Sehne des langen Zehenbeugers an.

Von der medialen (tibialen) Seite des vorhergegangenen Muskels nehmen vier schlanke Muskeln, die Fußspulmuskeln, ihren Ursprung; sie verlaufen in die *Dorsalaponeurose* der vier lateralen Zehen.

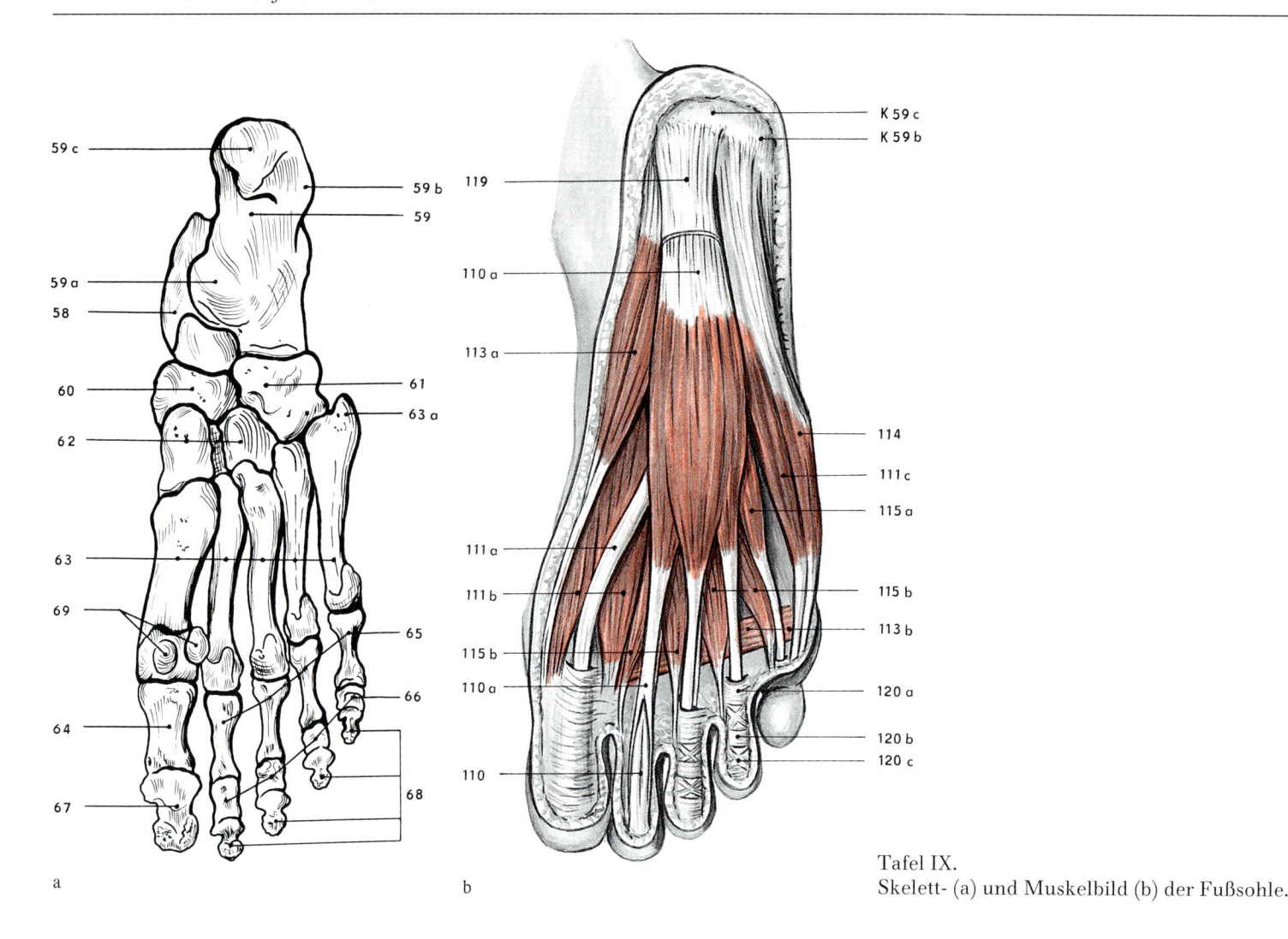

Tafel IX.
Skelett- (a) und Muskelbild (b) der Fußsohle.

Wie im Bereich der Hand befinden sich am Fuß vier dorsale und drei plantare Zwischenknochenmuskeln; die dorsalen Muskeln entspringen jeweils mit zwei Köpfen von den gegenüberliegenden Flächen des 1. bis 5. Mittelfußknochens und enden zum Teil an der Basis der Grundphalangen, zum Teil in der **Dorsalaponeurose**. Die drei einköpfigen plantaren Muskeln kommen vom tibialen Rand des 3., 4. und 5. Mittelfußknochens und ziehen zur Basis der entsprechenden Grundphalangen und zur *Dorsalaponeurose*.

11.9.13. Verstärkungszüge der Unterschenkelfascie

Etwas unterhalb eines in der Unterschenkelfascie über dem inneren und äußeren Knöchel querverlaufenden Faserzuges *(Retinaculum mm. extensorum superius)* liegt ein *kreuzförmiger Verstärkungszug der Unterschenkelfascie (Retinaculum mm. extensorum inferius)*, dessen Mittelpunkt etwa mit dem Kopf des Sprungbeines zusammenfällt; es wird nach innen *(tibial)* sowie außen *(fibular)* ein oberer und unterer Schenkel des Bandes unterschieden, wobei ersterer die Sehne des vorderen Schienbeinmuskels und des langen Großzehenstreckers überlagert. Der kräftige, aufgespaltene, äußere Schenkel umschließt die Sehnen des langen Zehenstreckers, wozu noch eine besondere Verstärkung vorhanden ist.

Seitlich *(lateral)* vom kreuzförmigen Verstärkungszug der Unterschenkelfascie liegen Haltebänder, durch die die Sehnen des langen und kurzen Wadenbeinmuskels hinter dem äußeren Knöchel bzw. am Fersenbein fixiert werden *(Retinaculum superius et inferius* der *mm. peronei).*

11.10. Der Fuß als Ganzes

Im Verlauf einer langen phylogenetischen Entwicklungsreihe hat sich beim Menschen die Hand zum Greiforgan, der Fuß zum Stütz- und Fortbewegungsorgan, zum mobilen „Stoßdämpfer" und rigiden „Abstoßhebel", herausgebildet; an dieser Teilung der Aufgaben zwischen Hand und Fuß ändert auch nichts die Beobachtung, daß Neugeborene und Säuglinge neben ihren Händen auch die Füße noch als Greifwerkzeuge benutzen und daß ande-

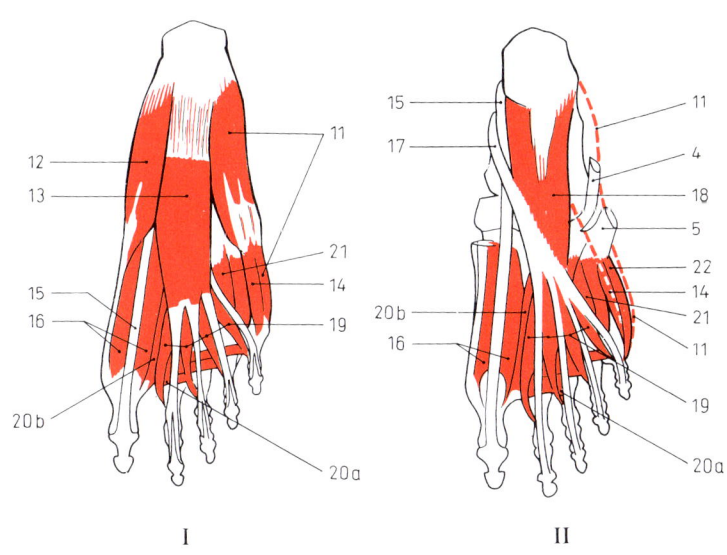

Abb. 157. Oberflächliche (I) und tiefe (II) Schicht der Fußsohlenmuskulatur.

 4 = Sehne des langen Wadenbeinmuskels *(Tendo m. peronei longi)*
 5 = Sehne des kurzen Wadenbeinmuskels *(Tendo m. peronei brevis)*
11 = Kleinzehenabzieher *(M. abductor digiti minimi)*
12 = Großzehenabzieher *(M. abductor hallucis)*
13 = kurzer Zehenbeuger *(M. flexor digitorum brevis)*
14 = kurzer Kleinzehenbeuger *(M. flexor digiti minimi brevis)*
15 = Sehne des langen Großzehenbeugers *(Tendo m. flexoris hallucis longi)*
16 = kurzer Großzehenbeuger *(M. flexor hallucis brevis)*
17 = Sehne des langen Zehenbeugers *(Tendo m. flexoris digitorum longi)*
18 = Sohlenviereckmuskel *(M. quadratus plantae)*
19 = Fußspulenmuskeln *(Mm. lumbricales)*
20a = Großzehenanzieher, querverlaufender Kopf *(M. adductor hallucis, caput transversum)*
20b = Großzehenanzieher, längsverlaufender Kopf *(M. adductor hallucis, caput obliquum)*
21 = Zwischenknochenmuskeln des Fußes *(Mm. interossei pedis)*
22 = Kleinzehengegensteller *(M. opponens digiti minimi)*

rerseits bei Verlust beider Arme die Füße durch ein zielstrebiges Training noch erstaunliche Leistungen (Schreiben, Zeichnen) verrichten können. Der Fuß hat im Zusammenhang mit der Entwicklung des aufrechten Ganges eine Umstrukturierung erfahren; die Fußwurzelknochen sind – von hinten betrachtet – in zwei Stockwerken angeordnet, wodurch (infolge der mehr medialen Lage des Sprungbeins) ein medial hoher, lateral flacher Längsgewölbebogen entsteht. Diese **in sich federnden Längsgewölbe** (zu denen noch ein **Quergewölbe** hinzukommt, s. u.) werden durch Muskel- und Bänderkraft gegen die Schwerkraft aufrecht gehalten, um andererseits bei Überlastung oder bei Unterentwicklung des aktiven Bewegungsapparates einzusinken.

Diese **Gewölbekonstruktion** stellt aber keine Gewölbe im Sinne eines Architekten dar, das in sich ruht und durch Belastung immer noch fester wird. Sie kann vielmehr mit der Sehne eines Bogens verglichen werden. So wie dieser mit der zunehmenden Spannung der Sehne an Festigkeit gewinnt, so werden auch die Fußgewölbe nur durch die Spannung der Unterschenkelmuskeln, der Fußsohlenmuskeln und -bänder tragfähig und belastbar. Am Fuß kann ein **inneres Längsgewölbe,** das vom Fersenbein, Sprungbein, Kahnbein, den Keilbeinen und den 1. bis 3. Mittelfuß-

knochen mit den zugehörigen Zehen gebildet wird, von einem **äußeren Längsgewölbe,** das sich aus dem Fersenbein, Würfelbein, den 4. und 5. Mittelfußknochen mit den entsprechenden Zehen zusammensetzt, unterschieden werden. Wie sinnvoll diese Konstruktion für den Fuß ist, geht schon daraus hervor, daß sie für den einzelnen Fuß eine größere Unterstützungsfläche als eine gestreckte Säule bietet. Während am *Skelett* die Begrenzung des inneren und äußeren Längsgewölbes durch den kräftigen Fersenbeinhöcker und die Köpfchen der Mittelfußknochen erfolgt, wird am *Weichteil-Fuß* die nischenartige Wölbung nach hinten durch den Fersen- und nach vorn durch den Zehenballen abgeschlossen. Muskulär wird die Konkavität des medialen Bogens durch den hinteren Schienbeinmuskel *(M. tibialis posterior),* langen Großzehenbeuger *(M. flexor hallucis longus),* langen Zehenbeuger *(M. flexor digitorum longus)* und langen Wadenbeinmuskel *(M. peroneus longus)* verspannt.

Die **Querwölbung** der Fußwurzelknochen beginnt am Würfelbein, erreicht im Bereich des 2. Keilbeines ihre größte Höhe und senkt sich zum 1. Keilbein nach medial; an dieser Wölbung beteiligen sich auch die Mittelfußknochen, die jedoch nach vorn den bogenförmigen Bau immer flacher werden lassen.

Gegenüber dem kontinuierlich einwirkenden großen Druck ist es erforderlich, die *Aufrechterhaltung der Fußgewölbe,* durch die u. a. Nerven und Blutgefäße der Fußsohle vor Beschädigungen geschützt werden, durch eine kräftig entwickelte **Fußsohlen-Muskulatur,** deren Tragkraft auf etwa 200 kp berechnet wird, und entsprechend starke **Sehnenplatten** zu gewährleisten. Des weiteren muß eine möglichst günstige *Druckverteilung* auf die Auftrittspunkte erfolgen; hierüber sind die Meinungen in den vergangenen Jahren recht auseinandergegangen, zumal Ergebnisse, die an einem statisch belasteten Fuß erzielt wurden, für dessen dynamisches Verhalten (z. B. beim Gehen, Laufen oder Springen) kaum eine Aussagekraft besitzen. Während die **Druckverteilung** unterhalb des Fußes – nach neueren Erhebungen von HENNIG und MILANI (1993) – beim **beidbeinigen Stand** ein deutliches Druck-„Maximum" im Fersenbereich (medial 142 kPa, lateral 125 kPa) aufweist, liegt der höchste Druckwert beim **Gehen** mit 416 kPa unter der Großzehe *(Hallux).* Für den kraftvollen Abstoß des Fußes beim Gehen sind demzufolge der Hallux und die Mittelfußköpfchen (Druckverteilung von medial nach lateral: 314 kPa, 380 kPa, 216 kPa) verantwortlich. Bei einem Vergleich der Druckverteilungsmuster beim Gehen mit denen beim beidbeinigen Stand (s. Abb. 158a und b) sind die Druckwerte beim Gehen in der Ferse um das 2,2fache, im Bereich der Mittelfußköpfchen um das 4,5fache und unterhalb der Großzehe um das 12,6fache höher als im Stehen, womit der kraftbetonte Einsatz des mittleren und medialen Vorfußes beim Gehen nochmals verdeutlicht wird, was gleichzeitig eine Lastkonzentration unterhalb der Mitte des Quergewölbes bedeutet.

Der kräftige, aktive Bewegungsapparat der Fußsohle wird von zwei bedeutenden bindegewebigen Gebilden, der

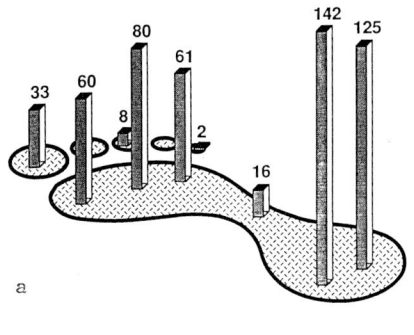

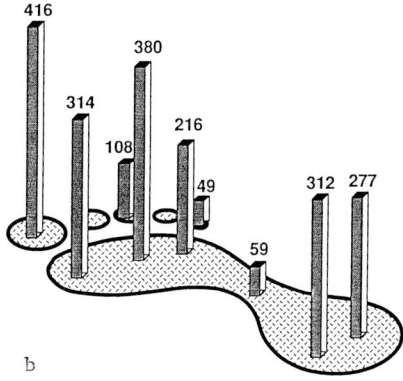

Abb. 158. Druckverteilung (in kPa) unterhalb des Fußes beim beidbeinigen Stand (a) und beim Gehen (b).

Plantaraponeurose und dem **langen Fußsohlenband** *(Lig. plantare longum)* verstärkt; die sehr feste und derbe Aponeurose, die durch ihre Spannung die Gewölbe (insbesondere das innere und äußere Längsgewölbe) wesentlich stützt, kommt vom Fersenhöcker, verwächst mit Fasern des kurzen Zehenbeugers und gibt einzelne Züge in die Haut ab. Man hat die *Plantaraponeurose als Mittelglied zur Befestigung der Haut gegen die Skelett-Teile* bezeichnet, „wir würden sonst in unserer Haut hin- und herrutschen" (HOHMANN). Im weiteren Verlauf nach vorn gliedert sie sich in 5 Zipfel auf, die an den Zehengrundgelenken Ansatz finden. Das lange Fußsohlenband geht von der Fußsohlenseite des Fersenbeines und zieht zur jeweiligen Basis der Mittelfußknochen.

Das Längsgewölbe weist im Abschnitt der medialen *(tibialen)* Begrenzung eine Erhöhung gegenüber der *fibularen* Seite auf, woraus eine *typische Fußspur* resultiert, die sich beim normalen Fuß durch einen tieferen Einschnitt an der Innenseite manifestiert, der beim Kleinkind infolge der reichlich entwickelten plantaren Weichteile (einschließlich des Fettpolsters) noch nicht nachweisbar ist. Verkleinert sich oder verschwindet gar die normale innere Auskehlung der Fußsohle, so ist dies ein Zeichen, daß das statische Fußgerüst mehr oder weniger stark abgeplattet bzw. eingebrochen ist.

Eine kräftige Fußsohlen-Muskulatur ist weitgehend von einem regelmäßigen Training abhängig, dem entsprechend ausreichende Erholungspausen folgen müssen. Dieses Ruhemoment kommt oft zu kurz, so daß sich die Muskeln der Fußsohle mehr oder weniger in einem Zustand der Dauerkontraktion befinden. Hinzu kommt noch, daß das Stehen – mag es noch so bequem ausgeführt werden – für den Menschen (im Gegensatz zu vielen Tieren [z. B. Pferd oder Storch]) keine Ruhehaltung darstellt und deshalb relativ rasch zu Ermüdungserscheinungen führt.

Wenn zu Beginn dieses Kapitels auf eine *Parallelität zwischen der Wirbelsäule und dem Fuß-Skelett* hingewiesen wurde, so soll zum Abschluß nochmals auf diesen Vergleich eingegangen werden. So wie unser Achsenskelett kann auch der Fuß nicht unbegrenzt lange aufrecht gehalten werden; kommt es zu einer Ermüdung der Fußsohlen-Muskulatur, dann entwickelt sich ein allmählicher Verfall der Fußhaltung, der zumeist nur ein Teilbild eines allgemeinen Haltungsverfalles darstellt, wozu die feste Schuhsohle noch wesentlich beiträgt. Nur das **ständige Wechselspiel der Muskulatur** und ihrer syn- und antagonistisch tätigen Glieder ist die **Grundlage unserer muskulären Ausdauer,** was gleichermaßen für die Wirbelsäule wie auch für das Fuß-Skelett mit seinen Gewölbe-Konstruktionen zutrifft.

Analyse von Bewegungsabläufen aus funktionell-anatomischer Sicht

12. Darstellung von Bewegungsabläufen im Sport unter dem Gesichtspunkt der Muskelschlingen

12.1. Wechselbeziehungen zwischen Form, Struktur und Funktion

Bereits bei der Behandlung des Skeletts war deutlich geworden, daß jedes Teilstück desselben in seiner Form – gleich, ob es sich um einen Oberschenkelknochen mit seiner leicht nach vorn gerichteten Biegung oder um ein Schienbein mit seinem dreieckigen Querschnitt handelt – *immer nur als* **Glied eines Ganzen** *zu verstehen ist*.*) So wird beispielsweise durch die nach ventral konvexe Krümmung des Oberschenkelbeines die durch das Kniegelenk gelegte Achse nach hinten verlagert, wodurch einmal die Standfestigkeit erhöht und zum anderen eine ganz beträchtliche Beugung des Unterschenkels gegen den Oberschenkel ermöglicht wird, so daß wir uns beim Hinknien bequem mit dem Gesäß auf die Fersen setzen können. Obwohl eine Säule den geeignetsten und im Materialverbrauch sparsamsten Träger darstellt, weist das Schienbein auch unter sehr starken Beanspruchungen stets eine dreieckförmige Gestalt auf, die durch die Streckmuskulatur des Fußes bedingt wird; ist diese gelähmt, d. h. verkümmert, dann nimmt das jugendliche Schienbein einen mehr kreisrunden Querschnitt an. „Der Körper läßt es sich", wie Benninghoff hierzu betonte, „an Material kosten, um zur Harmonie der Teile in der Planung des Ganzen zu gelangen. Das funktionelle Glied ‚Schienbein' steht somit unter der Herrschaft eines höheren Systems ‚Unterschenkel' und letzthin des ganzen Körpers."

Diese beiden Beispiele demonstrieren anschaulich, daß sich unsere langen Röhrenknochen nicht nur durch ihr *Querschnittsprofil*, sondern auch durch die *Achsenkrümmung ihres Schaftes* (Abb. 159) und durch die *Zuggurtung von Muskeln und Bändern* den gefährlichen Biegebeanspruchungen in optimaler Weise widersetzen. Die langen Röhrenknochen zeichnen sich demzufolge durch eine „funktionelle Gestalt" aus; sie sind bereits durch ihre grobe Form (und durch ihre Binnenstruktur) ideal geeignet, hohe Belastungen mit einem Minimum an Material zu tragen, was u. a. auch auf die Wirbelkörper zutrifft.

---

*) Andererseits ist das (funktionelle) Ganze mehr als nur die Summe seiner Glieder, da erst die sinnvolle Zusammenfügung aller Einzelteile und die zweckmäßig aufeinander abgestimmten Funktionen das Ganze ausmachen.

Baeyer (1924) war es, der als erster an die Stelle eines einfachen, anatomisch begrenzten Gelenkes den funktionellen Begriff des „kinematischen Gelenk-Systems" setzte. Es genügte ihm nicht mehr, daß es eine Reihe von Gliedern gibt, die miteinander gelenkig verbunden sind; er stellte vielmehr fest, daß je nach Art der Bewegung verschiedene Teile unseres Körpers mit Kraftmomenten, die außerhalb desselben liegen, einen engen Kontakt aufnehmen, was in Gestalt kettenartiger Zusammenhänge erfolgt.

Kinematische Gelenk-Systeme weisen entweder ein freies Endglied auf (sie sind „*offen*"), das isolierte, voneinander relativ unabhängige Bewegungen gestattet, oder sie sind – was für die Mehrzahl der Bewegungen zutrifft – an ihren Enden durch Widerstände (z. B. Sportgeräte und Erdboden) „*geschlossen*", wodurch erst (u. a. durch die Fernwirkung von Muskeln auf Gelenke, über die sie selbst nicht hinwegziehen) eine sichere Steuerung einer Bewegung ermöglicht wird.

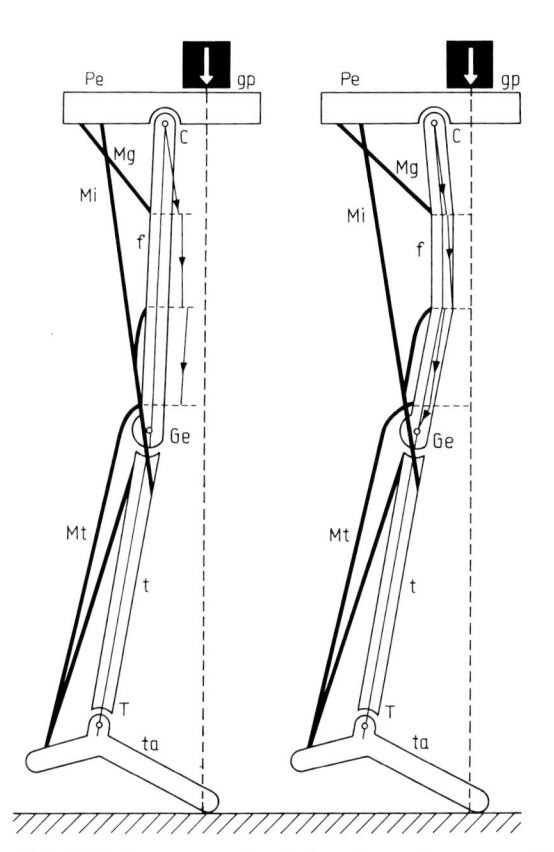

Abb. 159. Anpassung der Achsenform des menschlichen Schenkelbeins an die Biegebeanspruchung.
Während die linke Abbildung die Lage der beanspruchenden Kräfte (= Pfeile) bei gerade angenommenem Schenkelbein (*Femur* = f) verdeutlicht, zeigt die rechte Darstellung, daß bei entsprechender Knickung des Schenkelbeins die Wirkungslinien der beanspruchenden Kräfte in den einzelnen Abschnitten der Knochenlängsachse wesentlich näher kommen, wodurch die Biegebelastung sehr reduziert wird.

gp = Körpermasse	Ge = Kniegelenk
Pe = Becken	t = Schienbein
C = Hüftgelenk	Mt = Drillingsmuskel der Wade
Mg = Gesäßmuskeln	T = oberes Sprunggelenk
Mi = *ischiocrurale* Muskulatur	ta = Fuß

Hierfür ein Beispiel aus der Sportpraxis: Während bei einem Wurf oder Stoß die Abwurf*höhe* und der Abwurf*winkel* (im Diskus- und Speerwurf durch die aerodynamischen Eigenschaften der Geräte entsprechend dem Luftwiderstand gestaltet) optimierbar sind, stellt die Abwurf*geschwindigkeit*, die von der Größe des Beschleunigungskraftstoßes abhängt, den entscheidenden leistungsbestimmenden Faktor dar, wobei sich der *Arbeitsanteil des Körpers* z. B. beim Speerwerfen (Tafel XIII), Diskuswerfen (Tafel XLI) oder Kugelstoßen (Tafel XLIV) immer *gegen zwei Widerstände richtet:* das Sportgerät sowie den Erdboden (Tartanbahn bzw. Abwurfring). In diesen beiden Widerständen ist das kinetische Gelenksystem „geschlossen". Es wird gesprengt durch den aus der Gesamtkörperbewegung resultierenden Beschleunigungskraftstoß, der auf den Speer, auf den Diskus oder auf die Kugel übertragen wird. Die Gegenwirkung, der „*Rückstoß*" – auch als „*Bodenreaktionskraft*" bezeichnet – wird von der mehr oder weniger harten Unterlage aufgenommen. Das bedeutet, daß die Kräfte, die während des Werfens und Stoßens, aber auch beim Gehen, Laufen oder Springen zur Wirkung gelangen, nicht nur nach vorn oder oben gerichtet sind, sondern daß erstere auch auf den Erdboden ihren Einfluß ausüben, auf dem sich der Körper fortbewegt. In gleichem Maße gehen von der Unterlage (entsprechend ihrer Beschaffenheit) Kräfte aus, die den an der Bewegung beteiligten Muskelgruppen erst ihre volle Wirksamkeit gestatten. Diese Tatsache wird sofort verständlich, wenn man bedenkt, daß das Laufen auf einer sehr weichen, nachgiebigen Oberfläche (Seesand, morastiger Boden) wesentlich mehr Anforderungen an die Muskulatur stellt als ein Gehen oder Laufen auf einer festen Bahn, da ständig gegen den ausweichenden Boden gearbeitet werden muß.

GLASGOW und MÜLLER (1955) kamen bei ihren Versuchen über „das Gehen auf verschiedenen Böden" zu folgendem Ergebnis: „Die beim Gehen auf glatter Bahn im Laboratorium gefundene Gehkonstante von 0,5 cal je m Weg und je kg Körpermasse, erhöht sich beim Gehen mit der in der Landwirtschaft üblichen schweren Schuhbekleidung auf einer Chaussee um 20%, auf einem Grasweg um 40%, auf einem Stoppelacker oder in einer Kartoffelfurche um 70% und auf frisch gepflügtem Acker je nach Beschaffenheit um 90 bis 170%."

PAYR (1932) hat – nachdem bereits REULEAUX von einer „*kinematischen Kette*" gesprochen hatte – den Begriff der „*kinetischen Kette*" geprägt, worunter er „die Gesamtheit aller für die willkürlichen Bewegungen von Körperteilen maßgeblichen, Energien schaffenden, sie fortleitenden und zur mechanischen Auswirkung bei den Erfolgsorganen führenden, aber auch über die erfolgte Lageveränderung, ihr Ausmaß über Kraftleistung und Betriebseinstellung Aufschluß und Gegenbefehl gebenden Organe und Organ-Systeme und der ihnen zukommenden Leistungen" verstand.

Alle angeführten Veröffentlichungen, zu denen noch die hervorragenden Arbeiten von LEONARDO DA VINCI, CUVIER, LESGAFT, MOLLIER, RICHET, AUBARET, HOEPKE, BENNINGHOFF, ROUX, FICK, PAUWELS (der die Gedanken von ROUX weiterentwickelte) und BRAUS zu zählen sind, stellen für das Studium der Anatomie unter besonderer Berücksichtigung funktioneller Zusammenhänge erste und richtungsweisende Anfänge dar. Daran ändert auch nichts die Tatsache, daß ein Teil der genannten Autoren vielleicht noch zu sehr am streng *Lokalen* haften blieb, Postulate aufstellte, für die nicht immer der Beweis angetreten werden konnte (was vor allem für die ROUXsche Auffassung von der *qualitativen* Anpassung der Gewebe an einen neuen biologischen Reiz zutrifft) oder in einigen Punkten eine Korrektur der ursprünglich vertretenen Auffassung über sich hat ergehen lassen müssen (wobei an die Hypothese der Brüder WEBER erinnert sei, die sich mit dem Vorschwingen des Beines ohne Mithilfe von Muskelkraft befaßte, was ihnen sehr bald von DUCHENNE und FISCHER widerlegt wurde). Diese Anfänge waren vor nunmehr 40 Jahren für mich und meine Mitarbeiter der Ausgangspunkt, an Hand einer *Analyse von Bewegungsabläufen im Sport* das verkettete („synhaptische") Verhalten des aktiven und passiven Bewegungsapparates unter funktionell-anatomischer Sicht zu untersuchen und dabei vor allem das Wechselspiel zwischen „*Agonisten*" und „*Antagonisten*" sowohl bei dynamischen als auch bei statischen Bewegungsabläufen und ihre Auswirkungen auf die großen Gelenke, auf den Sehnen-/Bandapparat sowie auf den hyalinen und bindegewebigen Knorpel zu ergründen. Dabei wurde stets eine enge Verbindung des theoretischen Wissensbestandes mit den Bedürfnissen der zukünftigen Berufspraxis angestrebt und von der Anerkennung des Ganzheitssystems in der körperlichen Bewegung ausgegangen.

12.2. Zusammenarbeit von Muskelgruppen in Gestalt von „Muskelschlingen"

Die sich zu gemeinsamem Handeln zusammenschließenden Muskelgruppen wurden als „Muskelschlingen" bezeichnet, ein Begriff, der inzwischen in Theorie und Praxis breite Anwendung gefunden hat; der Leser soll an ihnen lernen, daß nicht ein einzelner Muskel, mag er noch so kräftig entwickelt sein, sondern nur die innige Verbindung der die Hauptarbeit leistenden, gut aufeinander abgestimmten Muskeln Gewähr für einen *reibungslosen, ökonomischen* und zugleich *ästhetischen* Bewegungsablauf geben. Er soll erkennen, daß sich die Wirkung eines Muskels nicht nur auf das unmittelbar von ihm überzogene Gelenk beschränkt.

Es wird in den nächsten Abschnitten deshalb nicht so sehr von der Funktion dieses oder jenes Muskels (wie wir sie bisher kennengelernt haben) als vielmehr von derjenigen gesprochen, die er im Rahmen eines **übergeordneten**

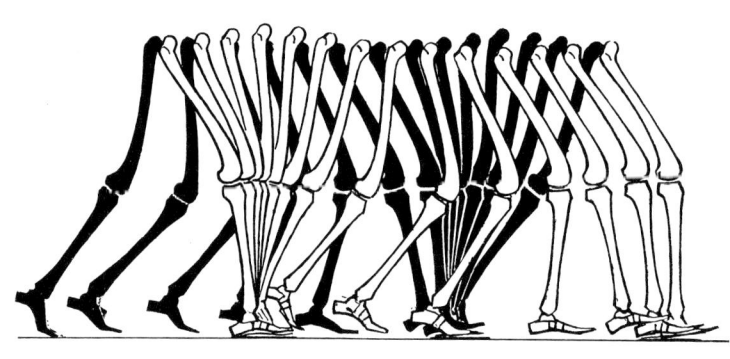

Abb. 160. Das Bein als tragende Stütze beim Stehen und als fortschiebendes Stemmwerkzeug beim Gehen, wobei bei jedem Bein eine Phase des Schwingens von der der Bodenberührung, die sich wiederum in eine des nur Stützens und eine des aktiven Abstemmens unterteilt, zu unterscheiden ist.

Systems, der „*Muskelschlinge*", ausführt.*) Eine derartige Form des Studiums sportlicher Bewegungsabläufe aus der Sicht der funktionellen Anatomie beansprucht zweifelsohne eine großes Interesse, erfordert aber auch verständlicherweise außerordentlich zeitraubende Beobachtungen und Versuche. Selbst anscheinend ganz einfache Bewegungen geben bei der Analyse derselben und der Aussage für die Praxis manches Rätsel auf, zumal die Kombinationen von Muskelgruppen sehr vielfältig sind und von Moment zu Moment wechseln; das zeigt beispielsweise die Mitzusammenziehung des Schulterzungenbeinmuskels beim kräftigen Auswringen eines nassen Tuches oder Ausdrücken eines Schwammes. Die frühere Annahme, daß jeder Muskel (auf Grund seines Ursprungs und Ansatzes) eine nur ihm zukommende Aufgabe verrichtet, ist demnach nur bedingt zutreffend, da seine Funktion in entscheidendem Maße von der jeweiligen *Muskelgruppenverbindung* (mit den eingelagerten Knochen und Gelenken) bestimmt wird und demzufolge – denkt man nur an die unterschiedliche, nicht selten gegensätzliche Funktion, die ein und derselbe Muskel in offenen oder geschlossenen Gliederketten verrichtet – häufig Änderungen unterworfen ist. Als Beispiel hierfür seien die myokinesigraphischen Untersuchungen SCHERBS (1952) über die Kontraktionsweise der einzelnen Muskeln beim Gehen auf dem Laufband angeführt, die in den letzten 40 Jahren apparativ (mit Bodendruckmessungen und Elektromyographie) verfeinert wurden (siehe hierzu auch die nach BRAUNE und FISCHER veränderte Abbildung 160). Auf Grund seiner Erhebungen kam er zu der Feststellung, daß für die Aufrechterhaltung der *Stütz- und Abstemmphase* folgende Muskeln tätig sind:

1. der *große Gesäßmuskel* (dessen Tätigkeit mit dem Aufsetzen der Ferse beginnt, um sein Kontraktionsmaximum beim Abheben der Zehenballen zu erreichen),
2. der *mittlere Gesäßmuskel*,

3. der *Schenkelbindenspanner* (der durch den MAISSIATschen Streifen für die Streckung des Kniegelenkes und dessen Sicherung verantwortlich zeichnet, bevor die Körperlast auf dieses Knie übertragen wird),
4. der *vierköpfige Schenkelstrecker* (der mit dem vorhergehenden Muskel die Streckung des Kniegelenkes durchführt, wobei er ein erstes Maximum beim Aufsetzen der Zehenballen, ein zweites Maximum während des Verlassens der Ferse des Standbeines vom Boden aufweist),
5. der *Plattsehnenmuskel* (der im Sinne einer Abbremsung der Schwungphase tätig ist und sein Maximum im Augenblick des Aufsetzens der Zehenballen erreicht),
6. der *Zwillingsmuskel der Wade* (der ein erstes Kontraktionsmaximum im Moment des Aufsetzens der Zehen, sein zweites und noch wesentlich kräftigeres unmittelbar nach Abheben der Ferse erkennen läßt),
7. der *Schollenmuskel* (der in seiner Aktion wie der vorhergehende Muskel verläuft, ohne jedoch derartig kräftige Maxima der Muskelverkürzung zu erlangen) und
8. die *langen* und *kurzen Zehenbeuger* (deren Maximum kurz vor dem Abheben der Zehenballen liegt).

Als ausgesprochene *Schwungphasen*-Muskeln bezeichnete SCHERB:

1. den *Lendendarmbeinmuskel* (als kräftigsten Beuger des Oberschenkels und Auswärtsdreher im Hüftgelenk),
2. den *äußeren Hüftlochmuskel* (als Auswärtsdreher und Abspreizer des Oberschenkels im Hüftgelenk),
3. den *inneren Hüftlochmuskel*, *oberen* und *unteren Zwillingsmuskel* und den *vierseitigen Schenkelmuskel* (die alle eine Auswärtsdrehung des Oberschenkels im Hüftgelenk bewirken),
4. den *birnförmigen Muskel* (als Auswärtsdreher mit leichter Streck- und Abspreizwirkung); „alle Auswärtsdreher müssen während der Standphase die Schwenkbewegung des Beckens um das Standbein nach vorn, die einer Innenrotation im Hüftgelenk entspricht, freigeben" (SCHERB),
5. den *langen Schenkelanzieher* (dessen Aktion im Augenblick des Abhebens der Zehenballen beginnt und kurz vor dem Aufsetzen der Ferse beendet wird),
6. den *Halbsehnenmuskel* (der mit dem Abheben der Ferse und der Zehenballen die Schwungphase einleitet) und
7. die *langen* und *kurzen Zehenstrecker* und den *vorderen Schienbeinmuskel* (die mit ihrer Arbeit während des Abhebens der Zehenballen beginnen und nach dem Aufsetzen derselben enden).

Bei den folgenden Abbildungen muß berücksichtigt werden, daß die eingezeichneten, bewußt **streng schematisierten Muskelschlingen** – die keinen Anspruch auf letzte mathematische Exaktheit erheben – immer nur einem *Augenblickszustand* der jeweiligen Ganzkörperbewegung gerecht werden können; zum anderen sind aus der Vielzahl der Verbindungen des aktiven Bewegungsapparates immer nur die für den Bewegungsablauf am wichtigsten erscheinenden zur Darstellung gebracht worden, um somit dem anfangs noch ungeübten Betrachter das so überaus fein differenzierte, unglaublich vielseitige und reizvolle, die ständig wechselnde Oberflächenform bedingende Muskelspiel – über das unser Auge nur allzu flüchtig hinwegzugleiten droht – recht eindrucksvoll zum Bewußtsein zu bringen. Es soll anregen, sehen zu lernen.

---

*) Die Kraft einer Extremität kann durch ein optimales Zusammenspiel der Muskelschlingen für die anderen Extremitäten unterstützend wirksam werden.

Um das Studium der folgenden Bewegungsabläufe aus funktionell-anatomischer Sicht möglichst effektiv zu gestalten, präge man sich unter Verwendung der Tafeln II bis VIII den nachfolgend beschriebenen **Frage-Algorithmus** ein:

1. Welche Muskeln sind bei der Durchführung der jeweiligen Bewegung an der Körperoberfläche als besonders *hervorspringendes Relief* zu beobachten? Studium der Anatomie *am Lebenden!*
2. Suchen Sie die von Ihnen festgestellten (und schriftlich fixierten) Muskeln an einem der in den Tafeln aufgeführten Muskelbilder bzw. an einem Ihnen zur Verfügung stehenden „Muskelmann" auf und versuchen Sie, diese Muskeln nach *Funktionsgruppen* (Synergisten und Antagonisten) zu *ordnen.*
3. Fügen Sie nunmehr die gefundenen Muskeln zu *Funktionseinheiten („Muskelschlingen"),* die z. B. streckend, beugend, bremsend oder fixierend auf ein oder mehrere Gelenke wirken, zusammen; benennen Sie diese Muskelschlingen und suchen Sie, wenn Sie die Extremitäten betrachten, die „Anschlußstellen" am Rumpf (und umgekehrt)!
4. Fertigen Sie zu Ihrer eigenen Kontrolle eine *Handskizze* an, die Sie im Verlauf der seminaristischen Bearbeitung des Stoffes oder während Konsultationen zur Diskussion stellen.
5. Versuchen Sie schließlich auf dem Sportplatz oder in der Sporthalle Bewegungsabläufe zu analysieren. Nehmen Sie – insbesondere nach dem Studium der Biomechanik – diesen Algorithmus nochmals zur Hand und bemühen Sie sich, optimale Gelenkstellungen durch den Einsatz spezifischer Muskelgruppen und Funktionseinheiten zu finden. *Erkennen (und korrigieren) Sie Fehlleistungen im Training!*

12.3. Funktions-Prinzipien bei Bewegungsabläufen

Neben den Hauptformen motorischer Tätigkeit wie „Kraft", „Schnelligkeit" und „Ausdauer" spielt im Sport die „Koordination" eine entscheidende Rolle. Frühzeitig und vielseitig ausgeprägte *intramuskuläre* (= Optimierung des Zusammenwirkens „motorischer Einheiten" in einem Muskel) sowie *intermuskuläre* (= Zusammenspiel verschiedener Muskelgruppen unter Einbeziehung interner und externer Rückkopplungsmechanismen) **koordinative Fähigkeiten** bestimmen maßgeblich Tempo, Effektivität und Qualität der Aneignung technischer Fertigkeiten. Sie ermöglichen zweckmäßige, ökonomische, präzise und schnelle Adaptationen an wechselnde Situationen und Bedingungen, sie bestimmen die Größe des Ausnutzungsgrades der energetischen Potenzen und garantieren ästhetische Bewegungen. Sie stellen letztlich durch ein verbessertes Zusammenarbei-

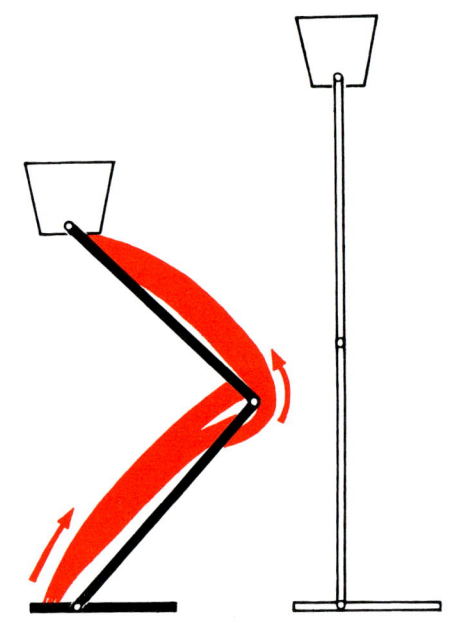

Abb. 161. Streng schematisierte Darstellung des Funktionsprinzips der bei der Streckung des Beines (aus gebeugter Ausgangsposition) tätigen Muskelgruppen (mit Angabe – durch Pfeile – der Richtung ihrer Zugwirkung).

ten der agonistisch und antagonistisch tätigen Muskeln eine wesentliche *Prophylaxe* gegenüber bewegungsbedingten Verletzungen und Fehlbelastungen des Bewegungsapparates dar. Optimal entwickelte koordinative Fähigkeiten bilden die Grundlagen für ein erfolgreiches **„motorisches Lernen"** zum schrittweisen Erwerb komplizierter Bewegungen, wie sie vor allem für die technisch-akrobatischen Sportarten (Turnen, rhythmische Sportgymnastik, Wasserspringen, Eiskunst- und Rollschuhlauf), für die technischen Disziplinen der Leichtathletik (Weit-, Hoch- und Dreisprung, Stabhochsprung, Kugelstoßen, Speer-, Diskus- und Hammerwurf), für das Schwimmen, für die Zweikampfsportarten (Fuß-, Hand-, Basket- und Volleyball, Rasen-, Roll- und Eishockey) typisch sind.

Bemühen Sie sich deshalb beim Studium (sowie in der Anwendung der erworbenen Kenntnisse und Erkenntnisse in der beruflichen Arbeit) stets darum, von **Funktions-Prinzipien** auszugehen, was das Verständnis für tiefere Zusammenhänge wesentlich erleichtert. Als Beispiele hierfür sind in der Abb. 161 die wichtigsten Muskeln (*M. triceps surae* und *M. quadriceps femoris*) aufgeführt, die die gebeugte untere Extremität durch Kontraktion der genannten Muskeln strecken, wobei die Pfeile jeweils die Zugwirkung (und ihre Richtung) verdeutlichen sollen. In der Abb. 162 sind in Analogie zu dem Gesagten diejenigen Muskeln streng schematisiert angegeben (*M. iliopsoas, ischiocrurale* Muskulatur, *Dorsalflexoren* für das obere Sprunggelenk), die die gestreckte untere Extremität in eine Beugung (im Hüft-, Knie- und oberen Sprunggelenk) überführen. Das Prinzip des *synergistischen* Zusammenwirkens von Muskeln *verschiedener Bereiche* (des *M. trapezius* mit seiner *Pars descendens* und des *M. serratus anterior* [Schultergürtelmuskeln] ei-

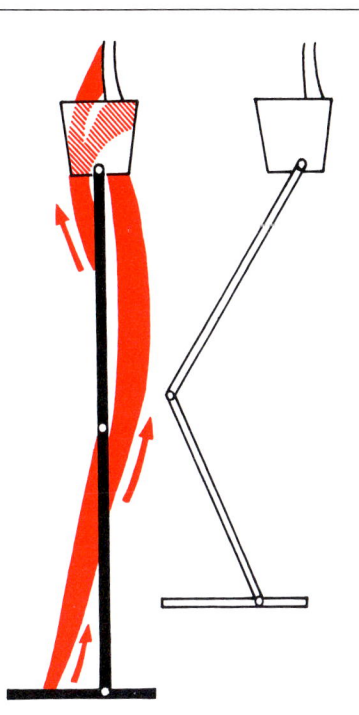

Abb. 162. Streng schematisierte Darstellung des Funktionsprinzips der bei der Beugung des Beines (aus gestreckter Ausgangsposition) tätigen Muskelgruppen (mit Angabe – durch Pfeile – der Richtung ihrer Zugwirkung).

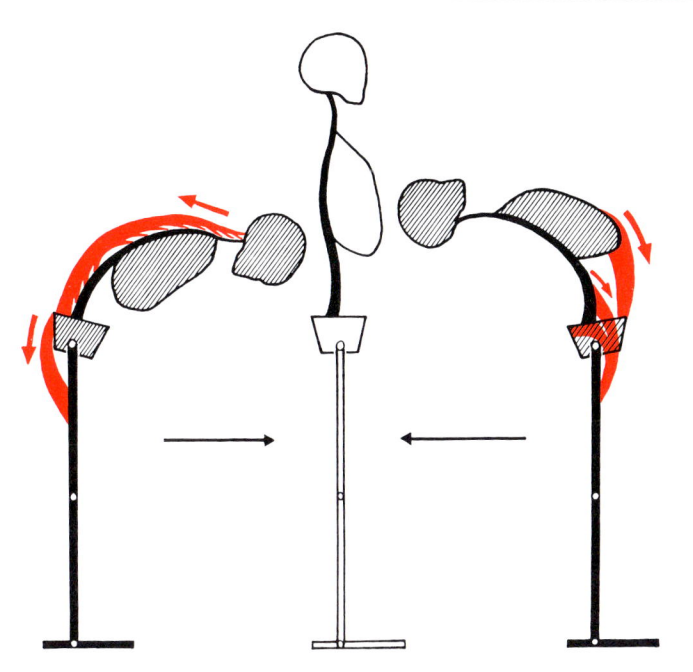

Abb. 164. Streng schematisierte Darstellung des Funktionsprinzips der beim Aufrichten des Rumpfes synergistisch bzw. antagonistisch tätigen Muskelgruppen (tiefe kurze und lange Rückenstreckmuskulatur und großer Gesäßmuskel einerseits, Bauchmuskulatur [insbesondere gerader Bauchmuskel] und Lenden-Darmbeinmuskel andererseits) mit Angaben – durch Pfeile – der Richtung ihrer Zugwirkung.

nerseits und des *M. deltoideus* [Schultergelenkmuskel] andererseits) bei der Abduktion des Armes bis 90° (b) und darüber hinaus (c) ist in der Abb. 163 dargestellt, während das *synergistische* und *antagonistische* Funktionsprinzip beim Aufrichten des Rumpfes aus nach vorn gebeugter bzw. nach hinten überstreckter Stellung in der Abb. 164 behandelt wird.

Die Nichtbeachtung dieser Funktions-Prinzipien im Trainingsprozeß (beispielsweise bei einer einseitigen Kraftentwicklung der Streckmuskulatur bei gleichzeitiger Vernachlässigung ihrer Entspannungs- und Dehnungsfähigkeit und der ihrer Antagonisten) führt zwangsläufig zu einem gestörten Verhältnis von Agonisten und Antagonisten (**muskuläre Dysbalancen**) sowie zu veränderten Muskel-Gelenk-Beziehungen, zur Ausprägung **arthro-muskulärer Dysbalancen** (BERTHOLD et al. 1981; JANDA 1986; TITTEL 1986; 1988). Das Auftreten derartiger Dysbalancen wird unterstützt durch die Unkenntnis, daß „tonische" Muskeln (wie u. a. der gerade Schenkelmuskel *[M. rectus femoris]*, der Drillingsmuskel der Wade *[M. triceps surae]*, der Lenden-Darmbein-Muskel *[M. iliopsoas]*, der große Brustmuskel *[M. pectoralis major]*, die tiefe, kurze und lange Rücken-Streckmuskulatur *[M. erector spinae]* und die ischio-crurale Muskulatur mit ihrer überwiegenden Haltefunktion zur **Verkürzung ihrer normalen Länge** und daß „phasische" Muskeln (wie z. B. der gerade Bauchmuskeln *[M. rectus abdominis]*, der große Gesäßmuskel *[M. glutaeus maximus]*, der vordere Sägemuskel *[M. serratus anterior]* und die Rauten-Muskeln *[Mm. rhomboidei]* mit ihrer vorrangigen dynamischen Bewegungsfunktion zur **Abschwächung ihrer Kraft** neigen. Die dadurch provozierten Dysbalancen haben – da der Bewegungsspielraum eines Gelenkes bei ungenügender Dehnungsfähigkeit der zugehörigen Muskulatur nur unvollkommen genutzt werden kann – auf die intermuskuläre Koordination sowie auf das Binde- und Stützgewebe z. T. erhebliche negative Auswirkungen; es sei in diesem Zusammenhang an die durch einen verkürzten Drillingsmuskel

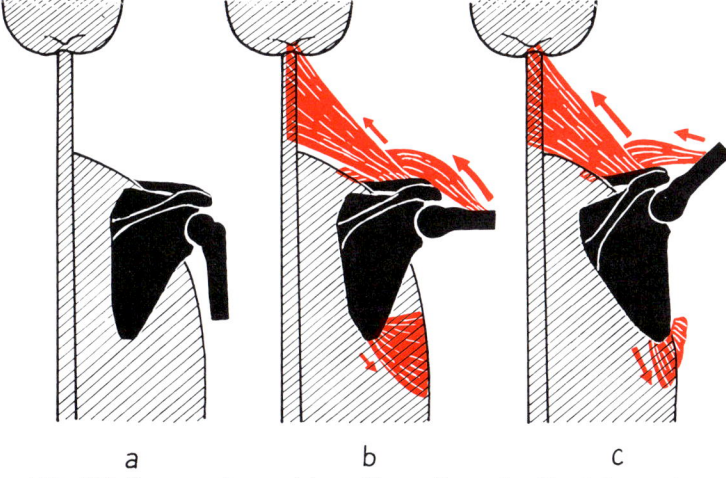

Abb. 163. Streng schematisierte Darstellung des Funktionsprinzips der bei der Abduktion des Armes im Schultergelenk synergistisch tätigen Schultergürtel- und Schultergelenkmuskulatur; a = Ausgangsposition; b = Abduktion bis 90°; c = Abduktion über 90°.

der Wade ausgelöste Fehlbelastung der Achillessehne (= „*Achillodynie*") oder an die durch einen verkürzten geraden Schenkelmuskel sowie Schenkelbindenspanner *(M. tensor fasciae latae)* verursachte Erhöhung des Druckes im Kniescheiben-Schenkelbeingelenk (bei verschiedenen Beugegraden des Kniegelenks) und seitliche Verschiebung der Kniescheibe – beides führt zu einem frühzeitigen Verschleiß des hyalinen Gelenkknorpels (= „*Chondropathia retropatellaris*") – erinnert. Diese Beispiele verdeutlichen, daß die trainingsmäßige **Sicherung stabiler Muskel-Gelenkbeziehungen** eine *Grundvoraussetzung für eine hohe Belastbarkeit des Bewegungs- und Stützsystems* darstellt.

Unter Berücksichtigung des Wechselspiels zwischen tonischen und phasischen Muskeln ist noch darauf hinzuweisen, daß ein verkürzter tonischer Muskel seinen phasischen Antagonisten *reflektorisch hemmt* und damit dessen optimale Aktivierung verhindert; eine Erkenntnis, die für den in der Sportpraxis Tätigen von elementarer Bedeutung ist, was an einem Beispiel illustriert werden soll. Man beobachtet auch heute noch nicht selten, daß die für die *Kräftigung der Bauchmuskulatur* vorgesehenen Übungen fehlerhaft ausgeführt werden, indem die Rumpfhebungen mit fixierten Füßen erfolgen. Dadurch erfährt der zumeist bereits verkürzte Lenden-Darmbein-Muskel eine zusätzliche Verkürzung. Die Folge ist eine *reflektorische Abschwächung* seiner phasischen Antagonisten: der *Bauch- und Gesäß-Muskulatur*, womit – durch die Nichtbeachtung der funktionell-anatomischen (und physiologischen) Grundlagen der intermuskulären Koordination – die eigentliche Zielstellung, Kräftgung der Bauchmuskeln, in das Gegenteil verwandelt wird! Um ein erfolgreiches Krafttraining der Bauchmuskulatur durchführen zu können, müssen deshalb der Lenden-Darmbein-Muskel und der gerade Schenkelmuskel ausgeschaltet werden!

Dieses Beispiel veranschaulicht, welche Bedeutung das Erkennen und Erlernen von Funktions-Prinzipien für die Analyse sportlicher Bewegungsabläufe hat; es unterstreicht zugleich den praktischen Nutzen des Studiums des Wechselspiels agonistisch und antagonistisch tätiger Muskeln für die berufliche Tätigkeit im Sport bzw. für das eigene Training und dessen optimale inhaltliche Gestaltung.

Betrachten wir unter Berücksichtigung dieser Vorbemerkungen – wobei alle erforderlichen Einzelkenntnisse aus der beschreibenden und funktionellen Anatomie des Bewegungsapparates vorausgesetzt werden müssen – anhand einer sehr einfachen **Grundbewegung**, einem *Absprung eines im Hüft-, Knie- und oberen Sprunggelenk gebeugten Beines*, die für die Streckung in erster Linie verantwortlichen Muskeln (Tafel X). Als gewissermaßen vorbereitende Übung wird der Schwerpunkt des Körpers gesenkt, indem sich der Rumpf zum Oberschenkel im Hüftgelenk, der Oberschenkel zum Unterschenkel im Kniegelenk und dieser zum Fuß im oberen Sprunggelenk beugt. Hinzu kommt, wie es beim Startsprung der Schwimmerin zu beobachten ist, ein Anheben des Fußes auf den Mittelfußballen, womit gleichzeitig eine mehr oder weniger stark ausgeprägte Entfernung der Ferse vom Boden verbunden ist. Durch eine derartige Vorbereitung werden die in Frage kommenden Streckmuskeln in eine gewisse **Dehnungslage** und die Gelenke in eine entsprechende **Winkelstellung** gebracht, aus der der gewünschte Bewegungsablauf optimal durchführbar wird. Aus einer völligen Streckung der unteren Gliedmaßen kann ein Sprung niemals ausgeführt werden, weil in dieser Stellung die Extensoren bereits kontrahiert sind und von ihnen deshalb keine zusätzliche Arbeit geleistet werden kann. Diesem Prinzip, bestimmte Muskelgruppen vor ihrer kräftigen Zusammenziehung in den Zustand der Dehnung überzuführen, wird man in vielen Bewegungsabläufen immer wieder aufs neue begegnen, da sich die *Muskulatur nur aus einer ganz bestimmten Dehnungslage heraus* **optimal verkürzen** *kann;* dies setzt ein gezieltes Training der Dehnungsfähigkeit der Muskeln (durch „*Stretching*"-Programme) voraus. Manche Ausgangsstellungen in verschiedenen Sportdisziplinen haben deshalb im Laufe der Zeit Änderungen erfahren, die fast immer mit der zu leistenden Arbeit verbunden waren; es wird in diesem Zusammenhang auf die Einführung des Tiefstarts für Kurzstreckenläufe sowie auf die mit der Waffe und Fechtart sich ändernde Ausgangsstellung der Fechter hingewiesen.

Um die zu erwartende Arbeitsleistung der kräftigen Streckmuskeln möglichst rationell zu gestalten, ist es notwendig, darauf zu achten, daß bei der vorbereitenden Beugung vor dem Sprung der Schwerpunkt nicht zu weit nach unten verlagert wird, da eine sehr starke Beugung der unteren Gliedmaßen einen Teil der für den Absprung aufgespeicherten Kraft für die Aufrichtung des Körpers aus der tiefen Hocke beansprucht. Es ist deshalb ratsam, den Absprung aus einer mittleren Kniebeuge durchzuführen.

Von Interesse ist in diesem Zusammenhang die Beobachtung, daß beispielsweise die Skispringer während der Absprungbewegung eine Vordehnung der Streckmuskelschlinge (s. u.) dadurch erreichen, daß zu Beginn des Absprungs eine schnelle Armbewegung nach unten ausgeführt wird, die ohne Verzögerung in eine Aufwärtsbewegung übergeht. Diese Bewegung verursacht eine Speicherung von elastischer Energie, wodurch die Absprungleistung um etwa *10%* erhöht wird (KOMI 1983).

Bereits aus der *plastischen* Formung der Oberfläche der unteren Extremität (Tafel Xa), wie sie bei Guttrainierten zu beobachten ist, sind Rückschlüsse auf die für den Streckvorgang in Frage kommenden Muskelgruppen ohne weiteres möglich; so erkennt man zumeist den kräftigen *großen Gesäßmuskel*, der über den MAISSIAT-Streifen seinen Einfluß auch auf das Kniegelenk (im Sinne einer Unterschenkelstreckung) geltend macht, den *vierköpfigen Schenkelstrecker* sowie den *Zwillingswadenmuskel* mit dem sich unter ihm seitlich vorwölbenden *Schollenmuskel*, die alle mit ihren mehr oder weniger grobfaserigen Muskelbündeln durch die Haut sicht- und fühlbar sind.

An Hand der Tafel Xb und c orientiere man sich zunächst noch einmal über den Verlauf der angegebenen Muskeln, die zu einer (schwarzen) Schlinge, die vom Fersenhöcker bis zum Darmbeinkamm reicht, zusammengefaßt worden sind. Durch die plötzliche Kontraktion ihrer

Fasern kommt es zu einer kräftigen Streckung der drei bislang gebeugt gewesenen Gelenke und durch den Widerstand, den diese an der festen Unterlage finden, zu einem Abheben des Körpers vom Boden, eine Bewegung, die bereits BORELLI in seinem Werk „de motu animalium" 1680 mit dem Aufschnellen einer vorher zusammengedrückten elastischen Feder verglichen hat. Voraussetzung für einen guten Absprung ist jedoch, daß der Boden (die Aschenbahn, der Startblock im Schwimmstadion oder der Turnhallenfußboden) – worauf bereits weiter oben hingewiesen wurde – ausreichend Widerstand leisten kann, das heißt, genügend fest ist; eine weiche, sandige Unterlage läßt beispielsweise beim Hochsprung nicht nur eine relativ niedrige Sprunghöhe zu, sondern ist darüber hinaus auch mit einem wesentlich erhöhten Kraftaufwand der Extensoren verbunden.

Die Streckbewegung ist jedoch nicht unbegrenzt durchführbar; dafür tragen einmal die auf der Rückseite des Oberschenkels gelegene *ischiocrurale* Muskelgruppe *(zweiköpfiger Schenkelmuskel, Halb- und Plattsehnenmuskel)* sowie die auf der Vorderseite des Unterschenkels verlaufende Muskulatur *(vorderer Schienbeinmuskel, langer Großzehenstrecker* und *langer Zehenstrecker)* Sorge. Sie sind in Form einer zweiten, ihrer Arbeitsleistung entsprechend schwächeren (roten) Muskelschlinge dargestellt.

Die Tafel XI, der (konventionelle) **Startsprung einer Schwimmerin,***) gibt uns Gelegenheit, das in der Grundbewegung soeben Besprochene auf einen sportlichen Bewegungsablauf unmittelbar zu übertragen. Dabei sei nochmals darauf hingewiesen, daß selbstverständlich bei dem im Bild festgehaltenen Moment des Startsprunges zahlreiche mehr oder weniger große, kräftige Muskeln in Form von Schlingen tätig sind; uns interessiert in diesem Augenblick jedoch nur die Verbindung derjenigen Muskeln, die die Hauptarbeit beim Startsprung zu verrichten haben, das heißt: die *Extensoren* der *unteren Extremität,* die wiederum sich zu der uns nun schon vertrauten Schlingenführung vereinigen. Deutlich ist deren Anspannung unter der Haut der startenden Schwimmerin bereits in der naturalistischen Darstellung (Tafel XI a) wahrzunehmen, während das Relief des Rumpfes und der oberen Gliedmaßen verhältnismäßig verstrichen erscheint. Damit wird bereits äußerlich der außerordentlich schnellkräftige Charakter des Starts, der dem Körper eine hohe Beschleunigung vermittelt, sichtbar.

Das Muskelbild (Tafel XI b) gibt – das trifft auch für alle nachfolgenden Bewegungsabläufe zu – Gelegenheit, zu überprüfen, inwieweit die Kenntnisse über die übrigen dargestellten Muskeln des Körpers bereits gefestigt sind; man bediene sich hierbei – jedoch nur zur Kontrolle – jeweils

---

*) Neben der konventionellen Startform wird heutzutage mehr der sog. „Greifstart" durchgeführt, bei dem sich die Hände an der Vorderkante des Startblocks befinden, von dem sie sich nach dem Startkommando abdrücken und damit den Absprung unterstützen.

der beigefügten Erläuterungen (s. Einband-Vorder- und Rückseite). Erst danach studiere man das Schlingenbild.

Bevor zu der nächsten Abbildung (Tafel XII) übergegangen wird, in der eine über den *gesamten* Körper hinwegziehende *Streckschlinge* zur Darstellung kommt, wird empfohlen, zuvor noch einmal das über die **muskuläre Verspannung des Achsenskeletts** Gelesene einer kurzen Wiederholung zu unterziehen, um die nachfolgend dargestellten statischen, mechanokoordinativen und neuro-koordinativen Anforderungen an die Wirbelsäule durch *rumpfaufrichtende und rumpfstabilisierende Bewegungen* u. a. im Gerätturnen (Tafeln XXXII bis XXXV und Abb. 165 bis 169), in der Gymnastik (Tafeln XII, XL und XXVI) sowie in der rhythmischen Sportgymnastik (Tafeln XIX, XXIV, XXVII und XXXVIII), durch *druckimpulsartige Vibrations- und Stoßbelastungen* mit oder ohne Achsenabweichungen bei Abgängen von den Geräten im Turnen (s. o.) oder während des Gewichthebens (Tafel XXIII), durch *Schwerpunktverlagerungen in sagittaler Ebene* durch Dauerdruck beispielsweise im Langstreckenlauf (Tafel VIII) oder im Sportgehen (Tafel XVII), durch *zyklische Überlastungen* (im Delphinschwimmen, im Rudern [Tafeln XXI und XXII]), durch *Mehrfachbelastungen mit bis zu je 3 rotatorischen* bzw. *translatorischen Freiheitsgraden* wie u. a. im Ringen (Tafeln XVII und XVIII), im Diskuswurf (Tafel XLIV), im Speerwurf (Tafel XLV), Sprungwurf im Handball (Tafel XLI) und im Hammerwurf (Tafel XLIV) und nicht zuletzt durch die unterschiedlichen *Einflüsse von Sportstätten-Böden* (Hartplätze, Bitumen- oder Asphaltdecken oder synthetische Bodenbeläge [Filzteppiche, Kunstrasen]) erkennen und verstehen zu können.

12.4. Beispiele für die Arbeitsweise von Streckschlingen

Sowohl bei der *Grundbewegung* für die Darstellung der **Streckschlinge über den ganzen Körper** (Tafel XII) wie auch bei einer Phase aus dem Bewegungsablauf eines **Langstreckenläufers** (Tafel XIII) endet die jeweils eingezeichnete Streckschlinge im Gegensatz zu den ersten Tafeln (X und XI) nicht am Darmbeinkamm, sondern erfährt ihre *Fortführung* in die *lange und kurze tiefe Rückenstreckmuskulatur (M. erector spinae).* In gleicher Weise läuft auch die Schlingenführung der *Antagonisten* auf dem Rumpf (und zwar im Bereich der *geraden Bauchmuskulatur)* weiter. Die Tafeln XII a und c verdeutlichen zunächst, daß der *Unterschenkel* (durch den *vorderen Schienbeinmuskel)* und das *Becken* (durch die Zugwirkung des *zweiköpfigen Schenkelmuskels* und des *Halbsehnenmuskels* am Sitzbeinknorren) deutlich nach *vorn* geführt worden sind, um den überstreckten Rumpf bzw. den gesamten Körper im *Gleichgewicht* halten zu können. Welche Muskeln müssen nunmehr in Aktion treten, um den Körper in der momentanen Stel-

Tafel X.
Grundbewegung für die Darstellung der Streckschlinge im Bereich der unteren Gliedmaßen.

Dargestellt ist – was auch für die nachfolgenden Tafeln zutrifft – in erster Linie der breite Verstärkungszug der Schenkelbinde: der MAISSIAT-Streifen *(Tractus iliotibialis)*.

lung zu fixieren bzw. ihn wieder in die Ausgangsposition zurückzuführen?

Der Tafel XII a kann man schon auf einen ersten Blick hin die überaus kräftige Kontraktion des *M. erector spinae* entnehmen, der die Rückwärtsbeugung des Rumpfes einleitet, die wenig später die Schwere desselben weiterzuführen versucht. Mit der Überstreckung des Achsenskeletts ist gemäß der gewonnenen Erkenntnis, daß jede Änderung *eines* Gliedes eine Regulierung des *Ganzen* bedingt, eine Abflachung und zunehmende Dehnung der Bauch- und Brustmuskulatur verbunden. Ist die Rückwärtsbeugung des Rumpfes durch die tiefe lange und kurze Rückenstreckmuskulatur so weit gediehen, daß nur noch die Körperschwere ihren Einfluß geltend macht, dann müssen die Antagonisten, der *gerade Bauchmuskel* = *M. rectus abdominis* (mit Unterstützung des *äußeren [M. obliquus abdominis externus]* und *inneren schrägen Bauchmuskels [M. obliquus abdominis internus]*) und der *große Brustmuskel (M. pectoralis major)* der rechten und linken Körperhälfte ihren *Tonus* so erhöhen, daß der Oberkörper entweder in der stark nach hinten gebeugten Stellung verharrt (und damit vor einem Hinstürzen bewahrt wird) oder durch entsprechende Kontraktion in seine normale Ausgangsstellung zurückkehren kann (wobei die genannten Muskeln noch von der *Rippenhaltergruppe [Mm. scaleni]* und vom *Kopfwender [M. sternocleidomastoideus]* unterstützt werden). *Je mehr* bei der Streckung bzw. Überstreckung der *M. erector spinae* auf Grund der zunehmenden Schwerkraft *an Arbeitsleistung einbüßt, um so größer* muß die *Einstellung der Spannung der Bauch-* und *Brustmuskulatur* werden!

Verfolgt man zunächst die Streckschlinge in den Tafeln XII und XIII, dann begegnen wir in der Richtung vom Fersenbein bis zum Darmbeinkamm den bereits bekannten drei Anteilen, wobei ergänzend hinzugefügt sei, daß auch

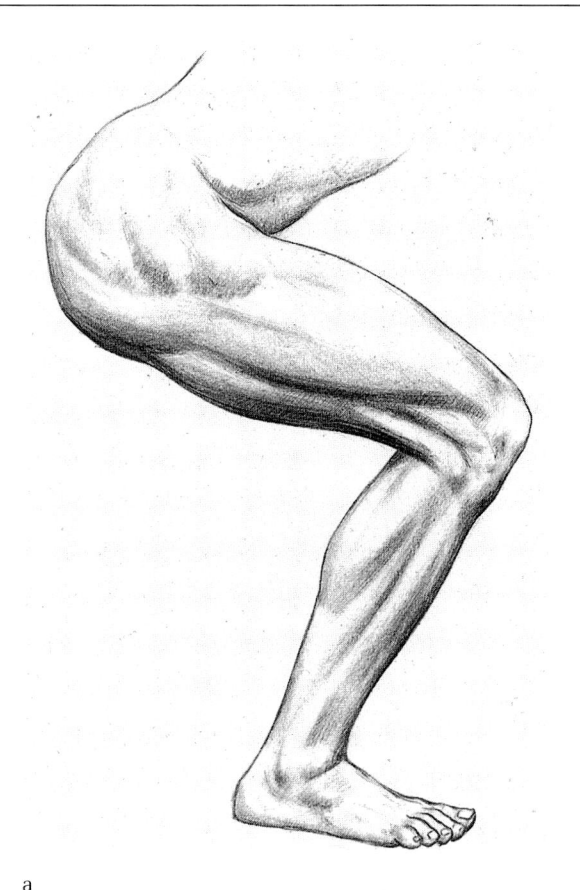

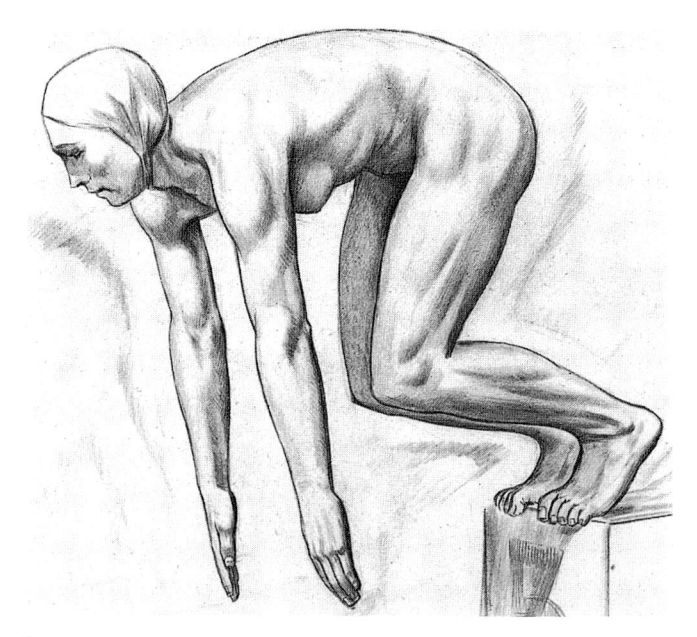

a

Tafel XI.
Streckschlinge im Bereich der unteren Gliedmaßen bei einer Schwimmerin während des Startsprunges.

a

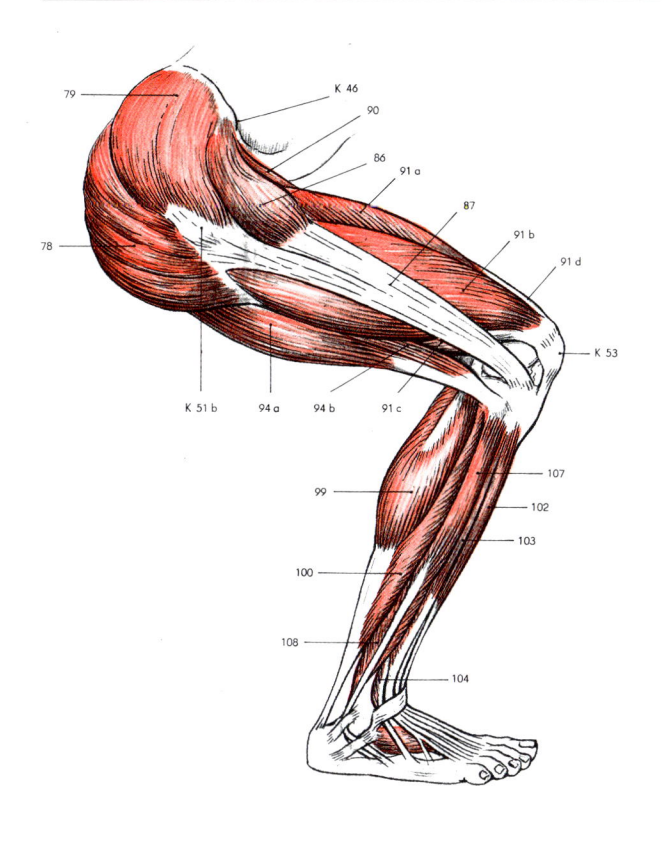

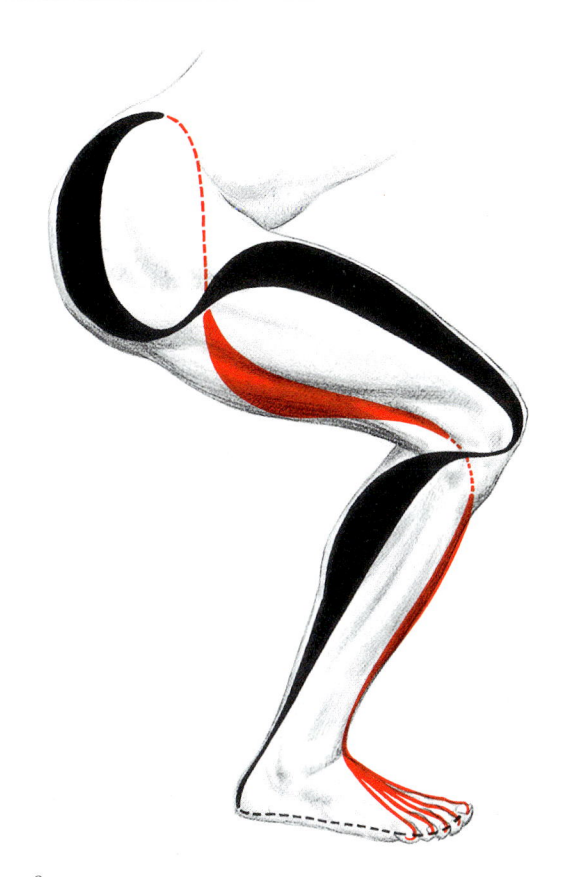

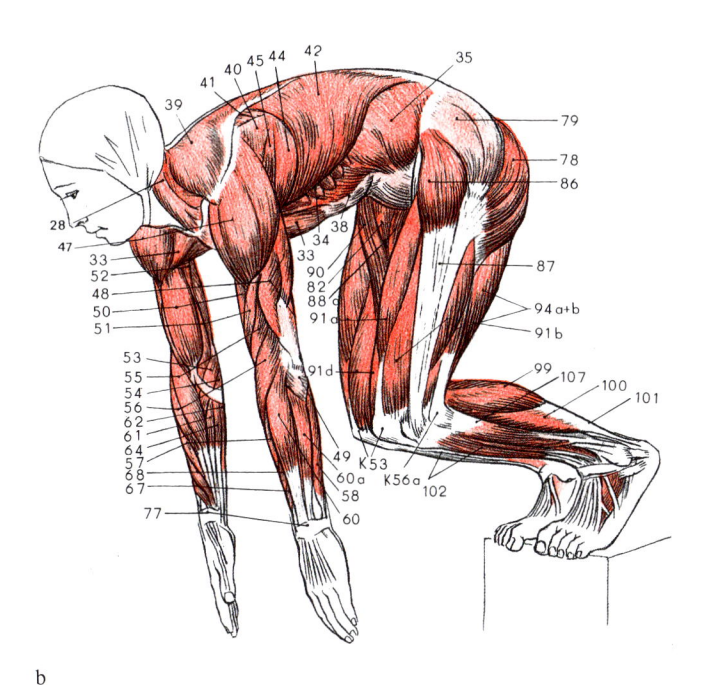

12.4. Beispiele für die Arbeitsweise von Streckschlingen 199

b

c

b

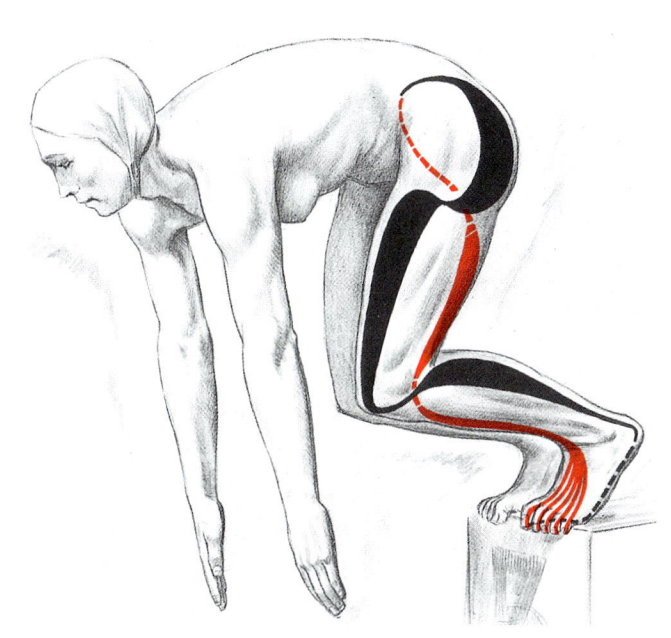

c

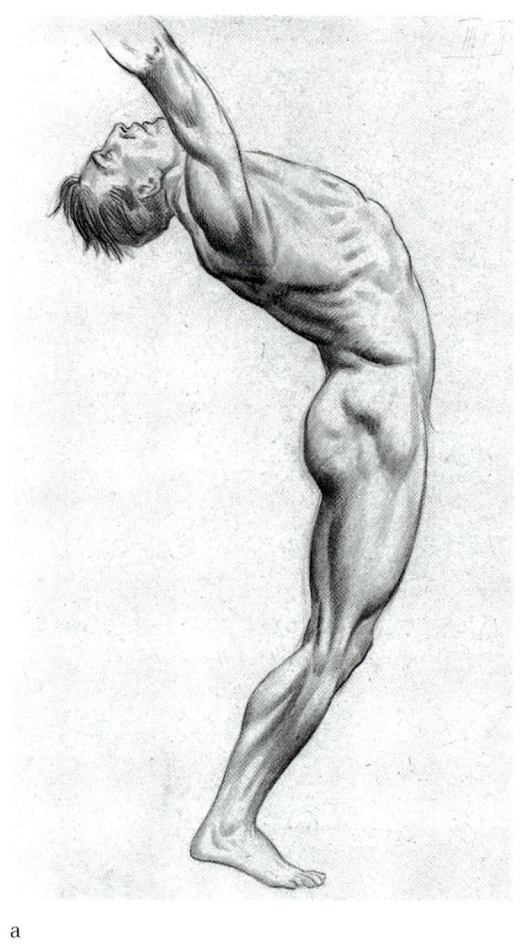

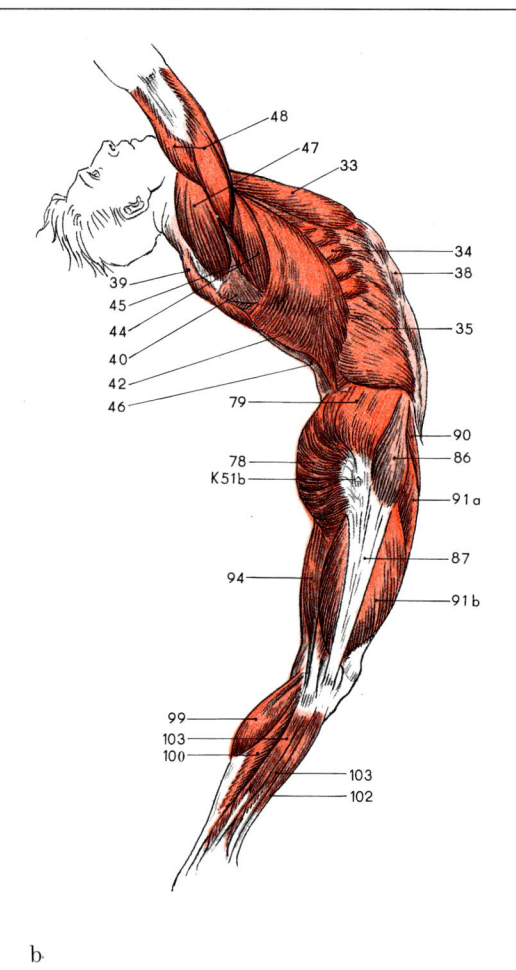

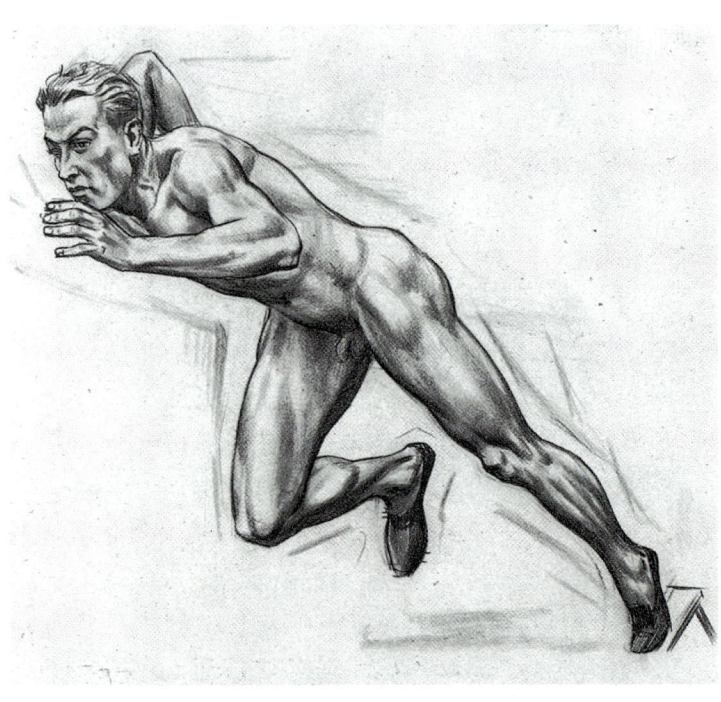

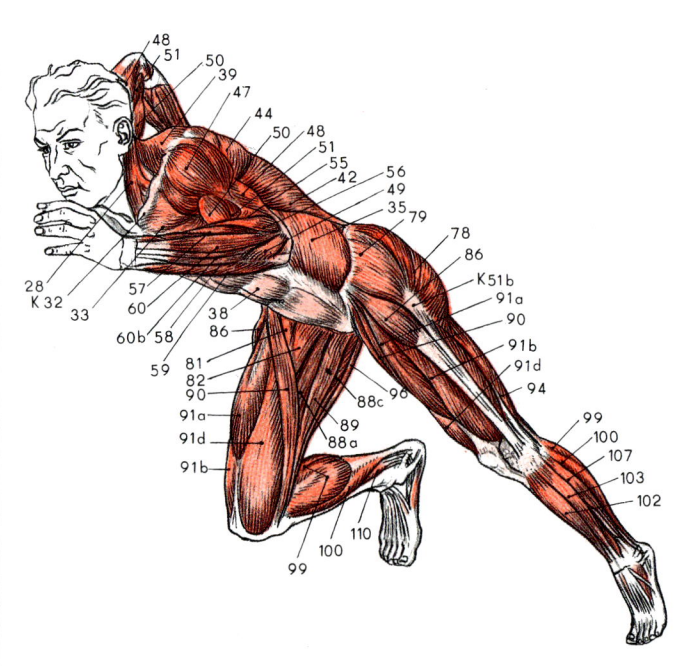

12.4. Beispiele für die Arbeitsweise von Streckschlingen

a

b

a

b

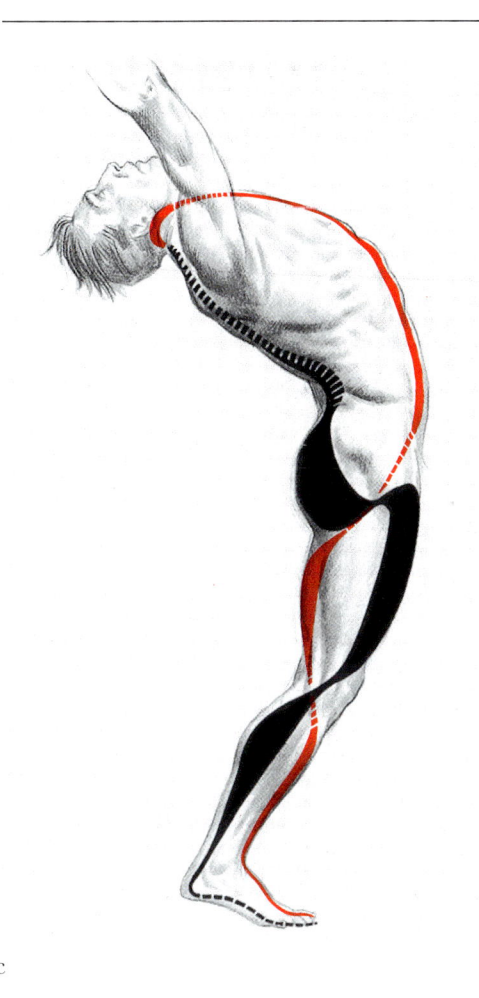

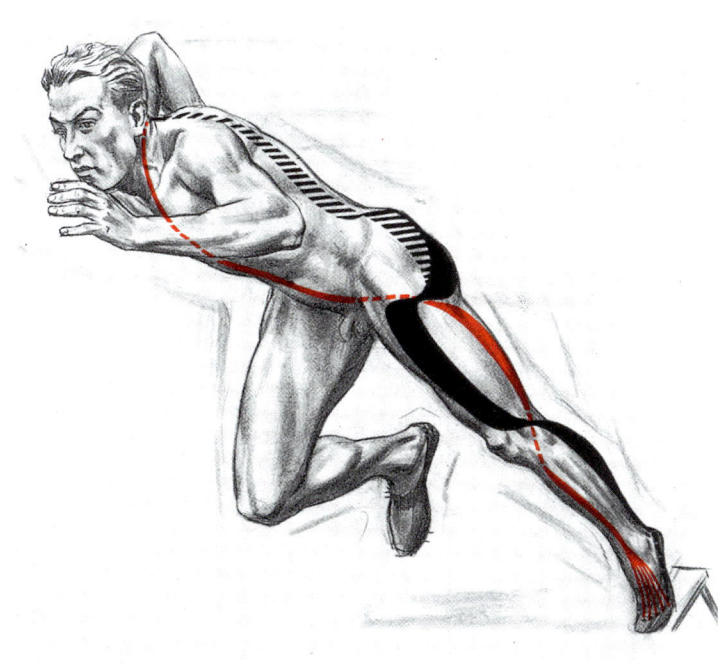

Tafel XII.
Grundbewegung für die Darstellung der Streckschlinge über den ganzen Körper bei einer Rumpfbeuge rückwärts.

die hinteren Muskelbündel des *großen Schenkelanziehers (M. adductor magnus)* im Gegensatz zu den übrigen Adduktoren an der Extension beteiligt sind. Durch die Lenden-Rückenbinde erfährt der *große Gesäßmuskel (M. glutaeus maximus)* nicht nur in den *breiten Rückenmuskel (M. latissimus dorsi)*, sondern auch in die *lange tiefe Rückenstreckmuskulatur (M. erector spinae)* und in den *vielgespalteten Rückenmuskel (M. multifidus)* eine Ausdehnung seines Funktionsbereiches; dieser ist vor allem im Lenden- und Halsteil des *M. erector spinae,* wo die mächtigsten Muskelmassen liegen, ausgeprägt. Die „Bremsschlinge" setzt sich aus der bereits geläufigen *vorderen Unter-* und *hinteren Oberschenkelmuskulatur* zusammen, die über die Hauptmasse der Adduktoren zur *Symphyse* gelangt, um sich hier in den *geraden Bauchmuskel* funktionell fortzusetzen.

Diese Muskelgruppen-Kombination erfährt ihre Weiterführung einmal in den Bauchfascien-Anteil des *großen Brustmuskels* sowie zum anderen über das zwischengeschaltete Brustbein in den *Kopfwender* und in die Muskeln der *Rippenhaltergruppe* (siehe oben).

Im Anschluß an diese **grundsätzlichen** Bewegungen sollen einige Beispiele für die sich über den gesamten Körper ausspannende Streckschlinge dargestellt werden. Ein außerordentlich interessanter Bewegungsablauf ist der von SHEVILL eingeführte **Tiefstart** für die **Sprint**strecke (Tafel XIV); er erfolgt bei weit vorgeneigtem Rumpf*) aus einer sehr starken Beugestellung aller beteiligten Gelenke, mit der zugleich – was ja bereits beim Startsprung der Schwimmerin festgestellt werden konnte – eine beträchtliche Dehnung der Streckmuskulatur verbunden ist, die eine Vorbedingung zur verstärkten Kontraktion darstellt**). Beim Startschuß streckt sich zunächst das vordere (im Bild

---

*) In der Startphase liegt der Körperschwerpunkt des Sprinters im Bereich des Brustkorbes; er erfährt durch Muskelkräfte eine Beschleunigung.

**) Die Kontraktion der Streckmuskulatur erfolgt mit außerordentlich großer Kraft; mit ihrer Hilfe drückt sich der Läufer explosiv von den Startblöcken ab, um möglichst schon nach wenigen Schritten die maximale Geschwindigkeit zu erreichen.

Tafel XIV.
Streckschlinge über den ganzen Körper am Beispiel eines startenden Sprinters.

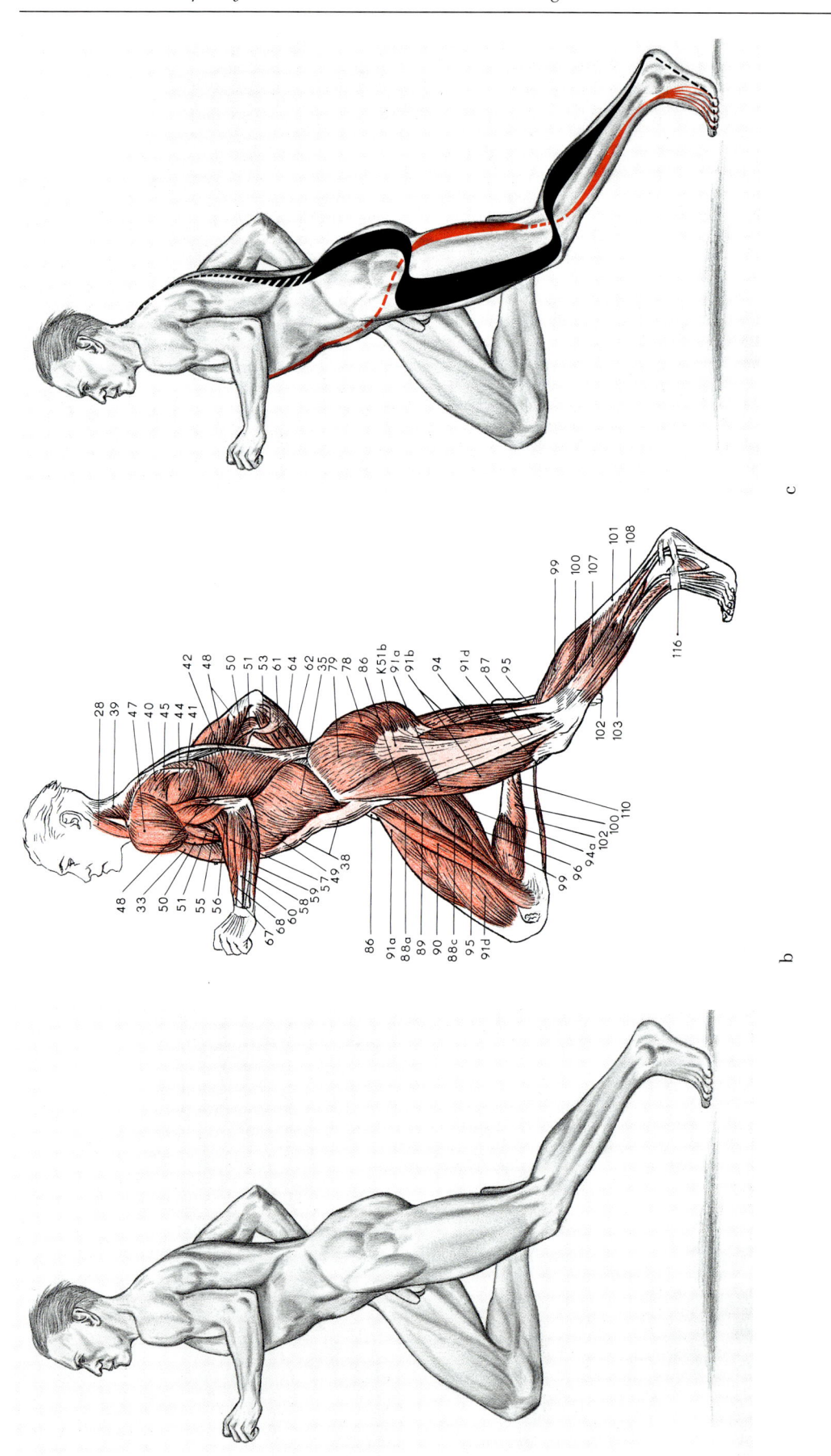

202 12.4. *Beispiele für die Arbeitsweise von Streckschlingen*

Tafel XIII.
Streckschlinge über den ganzen Körper am Beispiel eines Langstreckenläufers.

linke) Bein unter gleichzeitigem federnden Abdrücken des hinteren (rechten), das blitzschnell nach vorn gerissen wird, um beim schon einsetzenden neuen Tritt den durch die Streckung des vorderen Beines erreichten Antrieb erneut zu vermehren. Diesem Bewegungsmoment entspricht die bildliche Darstellung.

Bekanntlich wird das *Leistungsvermögen der weltbesten Sprinter* durch eine ausgeprägte und langanhaltende Beschleunigungsfähigkeit, durch eine große Maximalgeschwindigkeit sowie Lockerheit (im Abschnitt der Maximalgeschwindigkeit) – letztere als Voraussetzung für Positionskämpfe im Zielabschnitt – und durch eine vervollkommnete Technik (Tiefstart, Sprinttechnik, Zielannahme) bestimmt. Der hohe Stellenwert der Beschleunigungs- und Schnelligkeitsfähigkeit als Voraussetzung für eine exzellente Maximalgeschwindigkeit erfordert auf der Grundlage einer allseitigen muskulären Vorbereitung des Athleten (unter besonderer Berücksichtigung des Rumpf- und Armkrafttrainings und von Sprung- und Streckübungen) den Einsatz von Trainingsmitteln zur Entwicklung der Sprint-*Kraftausdauer*, der *Maximalkraft* sowie der spezifischen *Schnellkraft* (wobei sich die Einsatzzeiträume der einzelnen Krafttrainingsbereiche überlappen, indem in jeder Phase das vorangegangene Trainingsmittel niveauerhaltend weiter trainiert wird).

Dieses für den Sprint leistungsbestimmende *Kraftpotential* spiegelt sich in der naturalistischen Darstellung des startenden Läufers (Tafel XIVa) wider, indem die für die Streckung der unteren Extremität verantwortlichen Muskelgruppen unter der Körperoberfläche in Form von mehr oder weniger deutlich ausgeprägten runden oder langgezogenen Wülsten hervortreten.

So fallen besonders ins Auge die kräftig modellierten Köpfe des *Zwillingswadenmuskels (M. gastrocnemius)* und der seitlich unter diesem vorquellende *Schollenmuskel (M. soleus)* mit ihrem gemeinsamen sehnigen Anteil, der starken, auf Grund der fettarmen Umgebung besonders herausragenden *Achillessehne (Tendo calcaneus)*, die mächtige Muskelmasse des *vierköpfigen Schenkelstreckers (M. quadriceps femoris)*, die ausgeprägte Seitenfläche des *großen Gesäßmuskels (M. glutaeus maximus)*, der *Schenkelbindenspanner (M. tensor fasciae latae)* mit dem MAISSIAT-Streifen *(Tractus iliotibialis)* sowie die tiefe kurze und lange *Rückenstreckmuskulatur (M. erector spinae)*. So wichtig es ist, das Zusammenwirken von relativ oberflächlich gelegenen Muskeln bei der Analyse von Bewegungsabläufen zu beobachten und das Auge dabei zu schulen, so kann man andererseits die menschliche Gestalt nicht nur durch das Beschauen ihrer Oberfläche begreifen; „man muß" – einer Forderung GOETHES folgend – „ihr Inneres entblößen, ihre Teile sondern, die Verbindungen derselben bemerken, die Verschiedenheiten kennen, sich von Wirkung und Gegenwirkung unterrichten, das Verborgene, das Fundament der Erscheinung sich einprägen, wenn man dasjenige wirklich schauen und nachahmen will, das sich als ein schönes ungetrenntes Ganzes in lebendigen Wellen vor unserem Auge bewegt, denn was man weiß, sieht man erst!"

Dem naturalistischen Bild kann des weiteren die große Bedeutung der *Mitbewegung der Arme* entnommen werden, die den Körper des Startenden aus der tiefen Hockstellung gleichsam emporreißen, wobei es, wie man am Beispiel des rechten Armes bemerken kann, sogar zu rückläufigen Bewegungen kommen kann. Man hat den Eindruck, als würden beide Arme Abstoßbewegungen in der Luft ausführen, so daß eine Vierfüßerbewegung unverkennbar ist. Der Anteil der oberen Gliedmaßen an der Vorwärtsbewegung des Körpers nimmt mit der Länge der Laufstrecke ab, ohne jedoch völlig zu verschwinden, da sowohl für die Laufbewegung als auch für die Gleichgewichtserhaltung in der Flugphase des Mittel- und Langstreckenläufers (Tafel XIII) auf die Mitarbeit der oberen Extremität nicht völlig verzichtet werden kann.

Streck- und „Brems"-Schlinge verlaufen beim startenden Läufer grundsätzlich – wenn auch mit sehr unterschiedlichem Kraftaufwand – in gleicher Weise, wie es bereits in der Grundbewegung (Tafel XII) dargelegt wurde, wobei die Streckmuskulatur bemüht ist, den vornübergeneigten Körper gegen die Schwerkraft aufzurichten und den Körperschwerpunkt wieder in das Becken zurückzubringen.

Dem nächsten Motiv, dem **Speerwerfer** (Tafel XV), seien einige Bemerkungen vorausgeschickt. Bekanntlich weist die Speerwurftechnik eine 4-Phasen-Struktur – Startphase, Anlaufphase (mit einem zyklischen und azyklischen Anteil), Abwurfphase und Bremsphase – auf, wobei im gewählten Motiv der Moment der größten Bogenspannung bis zum Einsatz der „Unterarmschleuder" dargestellt wird. Diese imponierende Bogenspannung des Körpers, die sich jeden Augenblick mit dem peitschenden, nach vorn und oben geführten Wurfarm lösen wird, hat viel Ähnlichkeit mit den Beobachtungen BORELLIS über das Aufschnellen einer zusammengedrückten elastischen Feder, ein Vergleich, der in vollem Umfang auch für die Bogenspannung und ihre Entladung zutrifft. In der naturalistischen Darstellung (Tafel XVa) hat der linke Fuß des möglichst gestreckten Beins bereits die Wurfauslage beendet; gleichzeitig kommt es zu einem aktiven Nach-vorn-Reißen der rechten Hüftseite („Hub des Körpers"), so daß die Zugwirkung auf den Wurfarm und damit auf den Speer sehr groß wird. Der Rumpf geht demnach – das gilt mit nur geringen Abweichungen für alle Wurf- und Stoßdisziplinen – dem Gerät stets voraus, um im geeigneten Moment die gesamte Zug- und Streckkraft in Form einer blitzschnellen Wurfbewegung auf das Gerät übertragen zu können. Nur der ungeübte Werfer glaubt, den Speer ausschließlich auf Kosten einer Armbewegung werfen zu können; erst wenn er zur Erkenntnis gelangt ist, daß drei Voraussetzungen für einen gelungenen Wurf erfüllt sein müssen, nämlich ein flüssiger, schneller Anlauf, eine ausgeprägte Bogenspannung des gesamten Körpers sowie letzten Endes der Hub bei der Streckung, werden sich auch bei ihm Erfolge einstellen. Der Speerwurf verlangt demzufolge *viel Rumpfkraft*.

An dieser Stelle sei eine kurze Abweichung von der eigentlichen Schlingenführung gestattet, um die Vielfältigkeit des Mus-

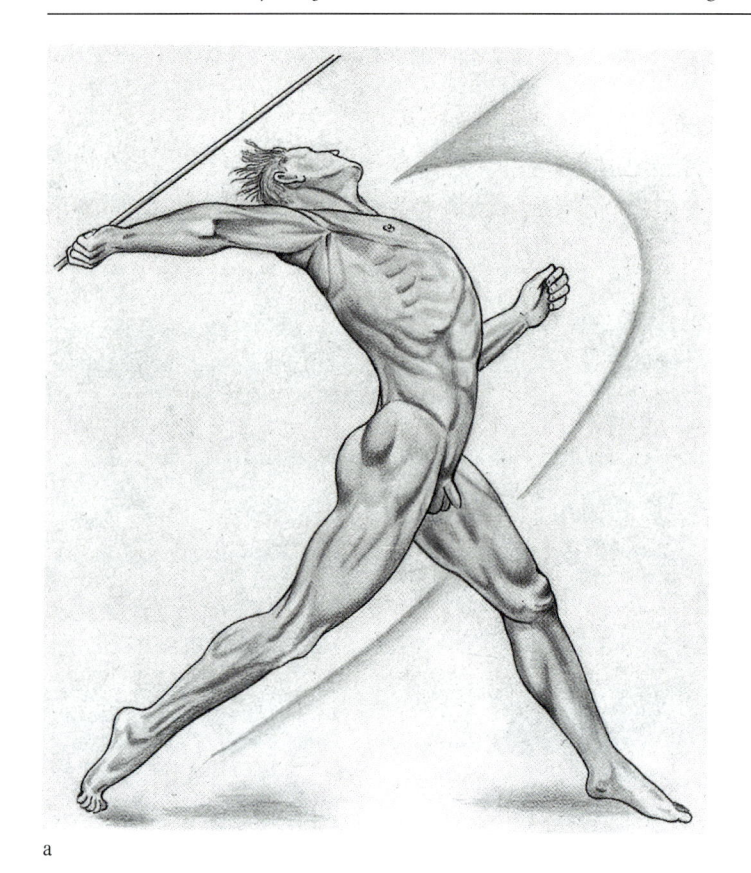

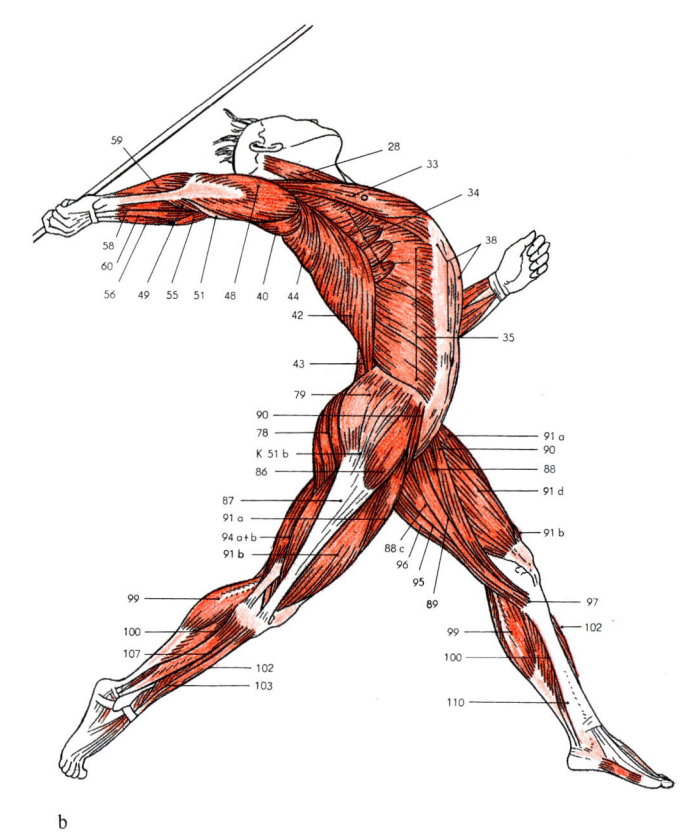

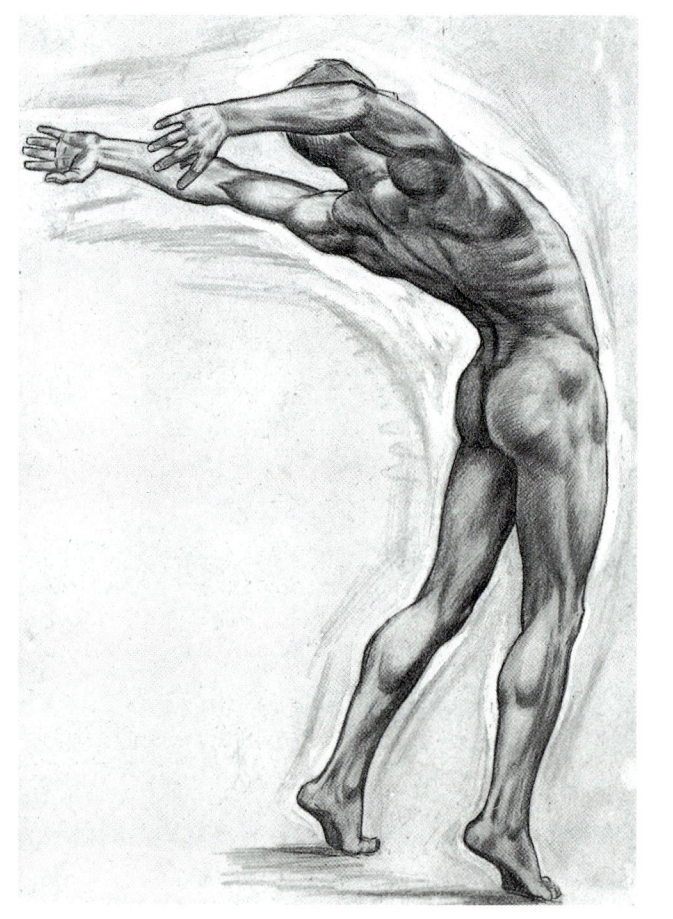

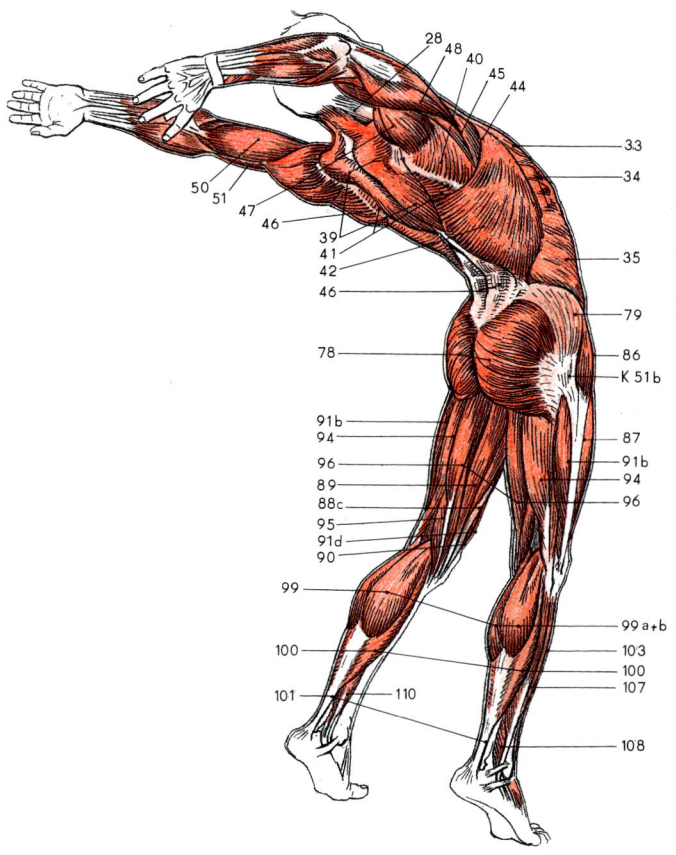

204 12.4. *Beispiele für die Arbeitsweise von Streckschlingen*

a

b

a

b

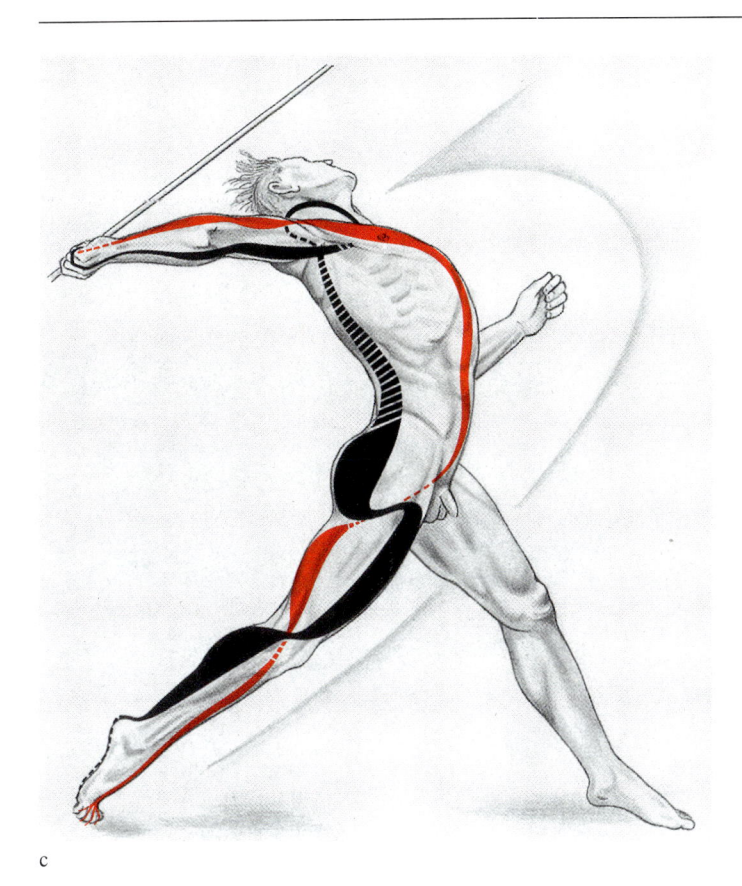

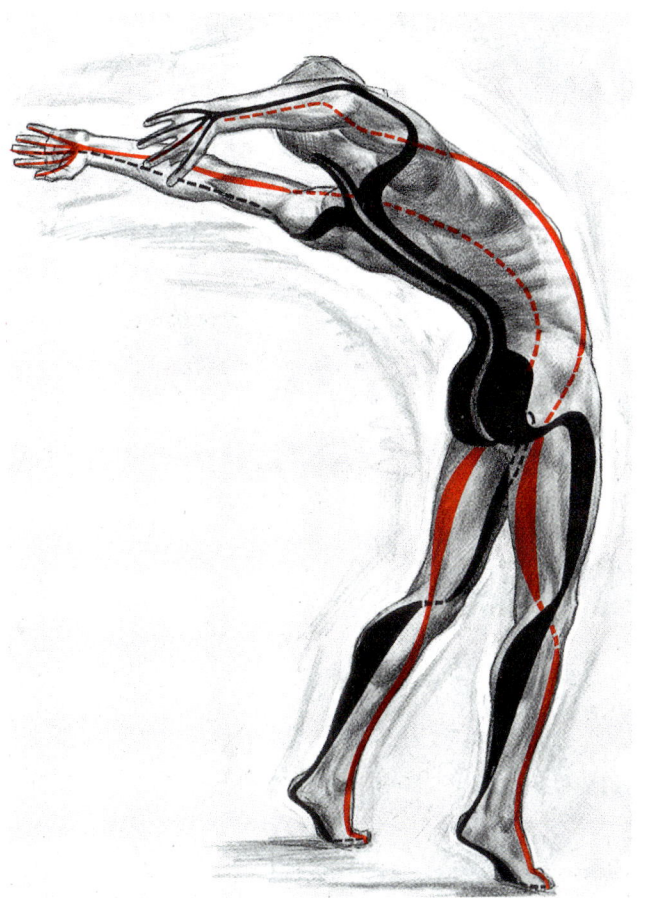

12.4. Beispiele für die Arbeitsweise von Streckschlingen

Tafel XV.
Streckschlinge über den ganzen Körper am Beispiel eines Speerwerfers.

kelspiels darzulegen. Genaue Beobachtungen haben ergeben, daß der *große Gesäßmuskel* mit seinen Fasern nicht nur in die Lendenrücken-Binde der gleichen, sondern auch in die der benachbarten Seite einstrahlt. Damit findet dieser Muskel eine Fortsetzung in den *breiten Rückenmuskel* der *anderen* Körperhälfte, d. h., er gewinnt über den MAISSIATschen Streifen auf das Kniegelenk und über die Verbindung mit dem breiten Rückenmuskel der Gegenseite auf den Arm einen entscheidenden Einfluß.

„Diese sich überkreuzenden Muskel-Sehnen-Züge vom Arm bis zum Knie benützen die Kinder, die in einer Schaukel sitzen und sich in Schwung bringen. Sie fixieren die Arme an den Stricken, die die Schaukel tragen, und beugen den Oberkörper gegen die der Sitzfläche aufliegenden Beine. Dadurch wird das Gesäß nach hinten gebracht. Und nun werden die langen, gedehnten Gurte kontrahiert: Kreuz und Becken werden von hinten gepackt und nach vorn gedrückt. Ganz ähnlich verfährt ein am Reck hängender oder am Barren schwingender Turner. Je stärker in allen diesen Stellungen die Hüfte gebeugt war, desto stärker war der große Gesäßmuskel gedehnt. Um so größer war aber die Kraft, mit der er das Becken nach vorwärts drückte" (HOEPKE 1979).

Eine sehr kraftvolle Überstreckung des gesamten Körpers zeigt die Tafel XVI, die einen **Medizinballwerfer** (der Ball wurde soeben mit Schwung über den Kopf rückwärts geworfen) darstellt. In welchem Ausmaß gerade diese Übung eine *typische Ganzkörperbewegung* ist, kann der nachfolgenden tabellarischen Übersicht entnommen werden. Man erkennt ohne Schwierigkeiten, daß die Arm- und Schultergelenkmuskulatur für die Extension des Armes im Schultergelenk (es wurden vergleichsweise auch die dazugehörigen Antagonisten aufgeführt) keineswegs auch nur annähernd kräftemäßig ausreicht, um den Medizinballwurf erfolgreich durchführen zu können; es bedarf dazu der Inanspruchnahme weit größerer Muskelgruppen (u. a. der oben gekennzeichneten Zusammenarbeit des *M. glutaeus maximus* mit dem *M. latissimus dorsi* der Gegenseite).

Der **Standkampf der Ringer** (Tafel XVII) stellt eine Haupttechnik des klassischen Ringkampfes, den „Wurf über die Brust" dar, der (zur Kennzeichnung der akzentuierten Krafteinsätze) in 4 Bewegungsphasen unterteilt wird: Herantreten an den Gegner und Umfassen desselben,

Tafel XVI.
Überstreckung des Körpers durch Medizinballwurf rücklings.

206   *12.4. Beispiele für die Arbeitsweise von Streckschlingen*

a

b

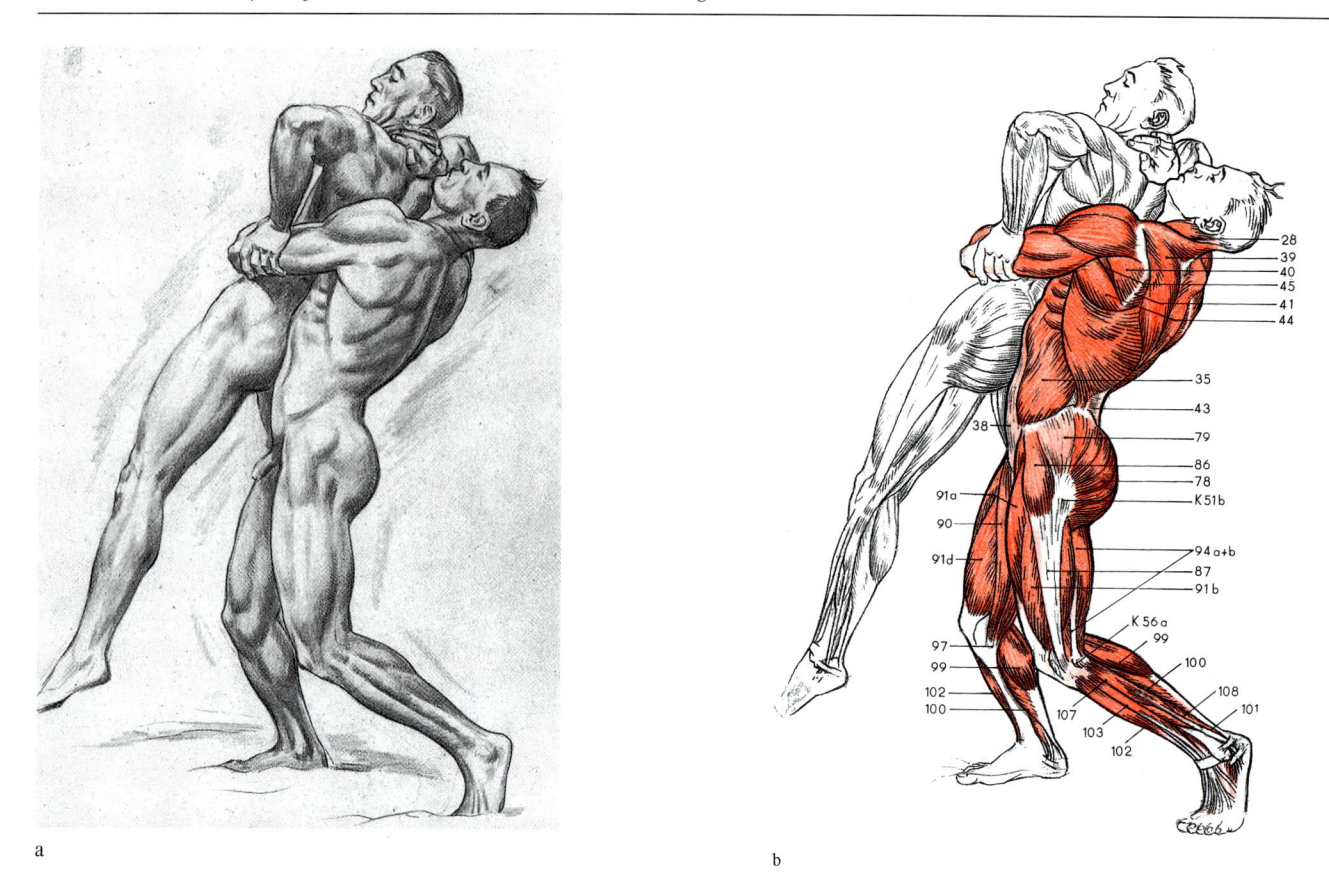

Tafel XVII.
Streckschlinge über den ganzen Körper (beide Hälften) am Beispiel eines Standkampfes im Ringen.

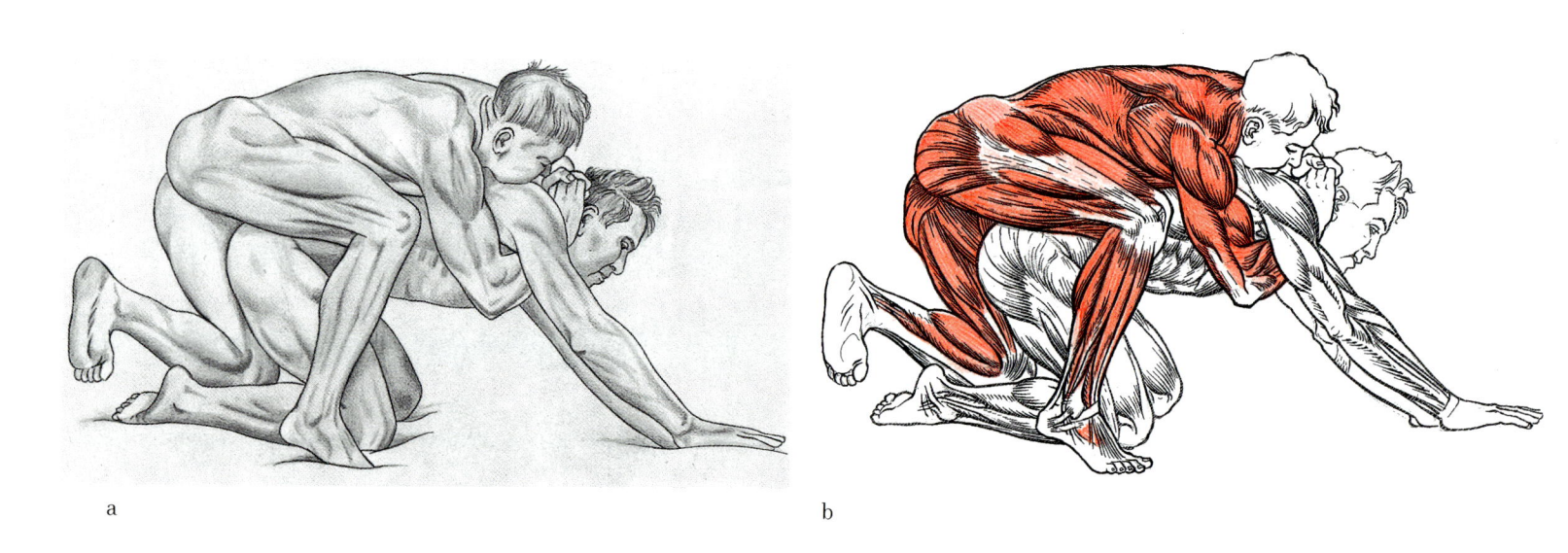

a

b

Tafel XVIII. Bodenkampf im Ringen.

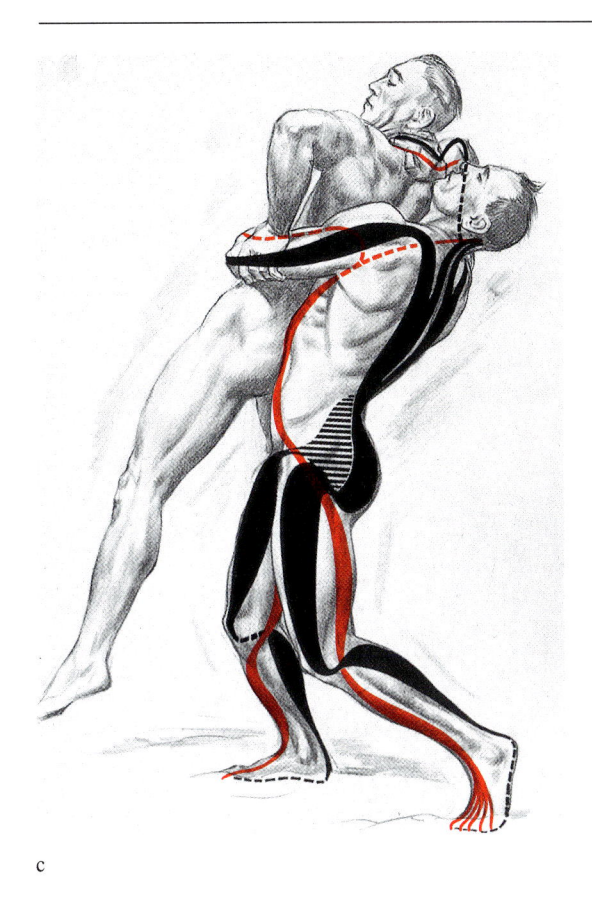

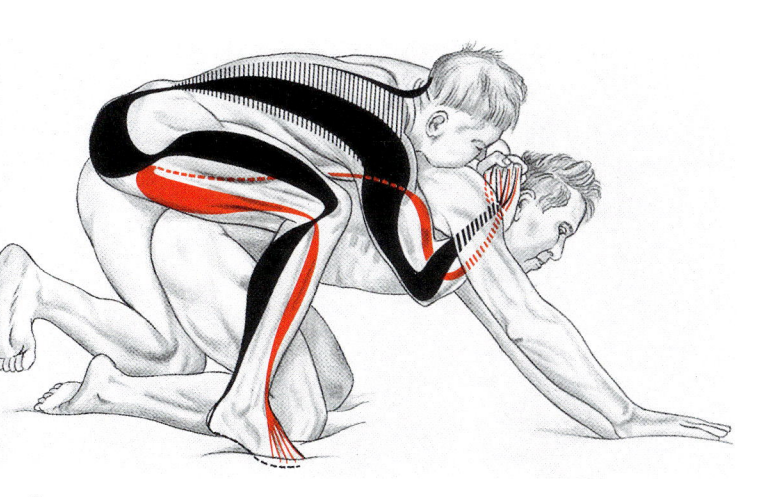

12.4. Beispiele für die Arbeitsweise von Streckschlingen

Hochreißen des Gegners vom Boden und explosive Kniegelenksstreckung, schnellkräftiger Bauchstoß nach vorn oben sowie Streckung des Rumpfes nach hinten („Hohlkreuzspannung"), Abdrehbewegung und anschließender Brückenfesthalte. Bemerkenswert ist die enorme *Kraft*, mit der die muskuläre Streckschlinge gegen die Körpermasse des Auszuhebenden (und dessen aktiven Widerstand) wirksam werden muß. Die Darstellungen verdeutlichen den Stellenwert der erforderlichen *Explosivkraft**) in der unmittelbaren Griffsituation, die neben den technisch-taktischen Fähigkeiten des Athleten eine erfolgbestimmende Größe ist. Zum anderen verdeutlicht die Streckschlinge, daß ihr Einsatz bis in die Zehenspitzen erfolgt, um einen möglichst langen *Beschleunigungsweg* zu erzielen. Schließlich ist die Gesamt-Körperstreckung unmittelbar verbunden mit dem kraftvollen Einsatz der „Antagonisten", die – da die Muskelschlinge an *beiden* Enden (Mattenoberfläche und Umklammerung des Gegners) *geschlossen* ist – Ursprung und Ansatz miteinander *vertauschen* und damit den Bewegungsablauf nicht bremsen, sondern ihn schnellkräftig unterstützen (in der Sportpraxis spricht man vom kraftvollen „Bauchstoß"). Dieses *Prinzip*, das in den folgenden Bewegungsabläufen des öfteren noch angetroffen werden wird, liegt letzten Endes jedem erfolgreichen (weil überraschend und mit großem koordinierten Muskeleinsatz ausgeführten) Wurf zugrunde!

Arbeitsmöglichkeit (in kg/m) der Oberarm-Rückwärts-Heber im Schultergelenk (Extensoren) um 107°, aus 70° Flexion, in 37° Extension.

a) Deltamuskel, hinteres Drittel	= 3,8
b) Unterschulterblattmuskel	= 0,9
c) kleiner Rundmuskel	= 0,4
d) Armstrecker, langer Kopf	= 6,8
e) großer Rundmuskel	= 5,4
f) breiter Rückenmuskel, oberer Anteil	= 2,4
g) breiter Rückenmuskel, unterer Anteil	= 1,5
h) großer Brustmuskel, Bauchfascien-Anteil	= 0,1
Sämtliche Extensoren	= 21,3

Unter diesem Blickwinkel ist auch eine andere Phase des Ringkampfes, der **Bodenkampf** (Tafel XVIII), zu verstehen, in dem einer der beiden Ringer versucht, die „Bankstellung" seines Gegners einzudrücken oder ihn durch den Einsatz der beschriebenen, wiederum zusammenarbeitenden Muskelschlingen hoch- oder herumzureißen.

Naturalistische Darstellungen und Muskelbilder beider Tafeln (XVII und XVIII) sind dazu zu verwenden, die Verschiebung der einzelnen Muskeln am Lebenden zu studieren.

---

*) Unter „*Explosivkraft*" wird die Fähigkeit verstanden, unter wettkampfspezifischen Bedingungen in einer minimalen Zeitspanne einen höchstmöglichen Anteil des maximal zur Verfügung stehenden Kraftpotentials mobilisieren zu können.

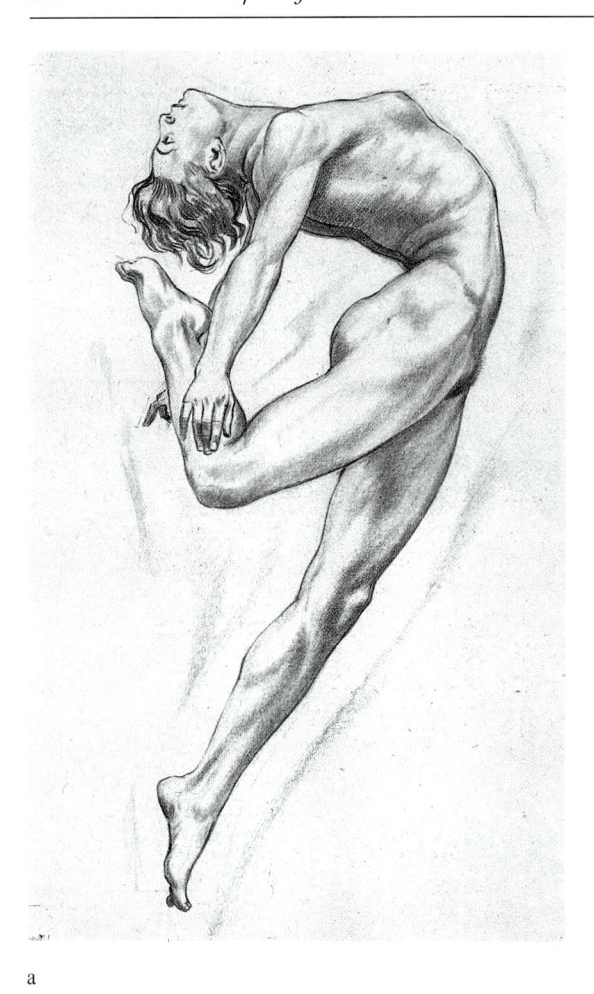

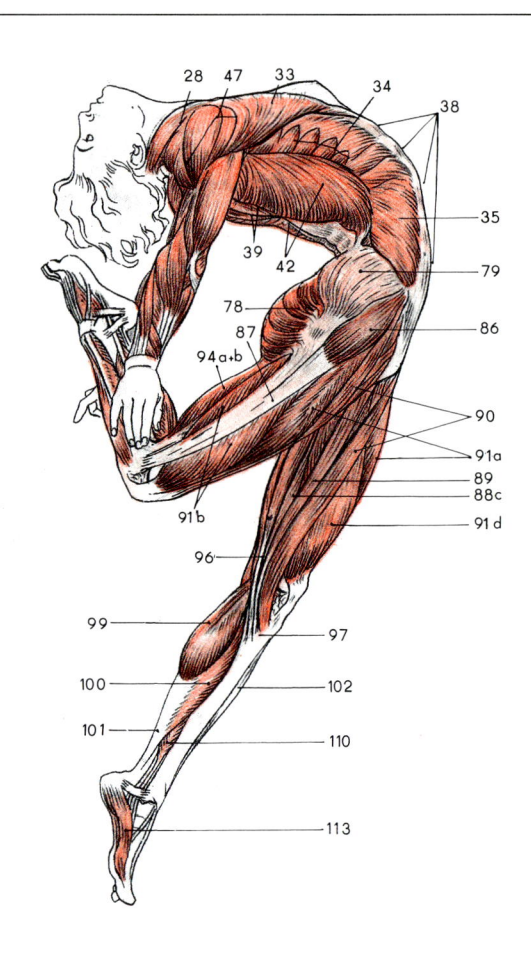

12.4. Beispiele für die Arbeitsweise von Streckschlingen

a

b

Tafel XIX.
Muskelschlingen bei Überstreckung des Körpers.

Arbeitsmöglichkeit (in kg/m) der Oberarm-Vorwärts-Heber im Schultergelenk (Flexoren) um 107°, aus 37° Extension, in 70° Flexion.

a) Deltamuskel, vorderes Drittel	= 3,2
b) Deltamuskel, mittleres Drittel	= 8,9
c) Obergrätenmuskel	= 2,8
d) Untergrätenmuskel	= 1,3
e) Unterschulterblattmuskel	= 0,9
f) großer Brustmuskel, Schlüsselbein-Anteil	= 1,9
g) großer Brustmuskel, Brustbein-Rippen-Anteil	= 2,8
h) Hakenarmmuskel	= 2,5
i) zweiköpfiger Armmuskel, kurzer Kopf (bei gestrecktem Ellbogen)	= 1,7
j) zweiköpfiger Armmuskel, langer Kopf	= 2,1
Sämtliche Extensoren	= 28,1

Auch das folgende Beispiel aus der **rhythmischen Sportgymnastik** (Tafel IXX), in der international ein kontinuierlicher Anstieg technisch anspruchsvoller, attraktiver Bewegungselemente mit hohen Anforderungen an die allgemeine Bewegungs- und spezielle Koordinationsgeschwindigkeit zu verzeichnen ist, ohne daß dadurch ihre emotionale, künstlerische und sportlich-ästhetische Ausstrahlung auf das Publikum gemindert wird, soll veranschaulichen, daß der Kontraktionsfähigkeit der Streckschlinge über den gesamten Körper sowie der Dehnungsfähigkeit ihrer Antagonisten auch in dieser Sportart eine vorrangige Bedeutung zukommt. Man beachte die starke Überstreckung der Wirbelsäule im lumbo-sacralen Übergang. Etwas Neues trifft man im rechten Bein der Gymnastin an: eine Schlingenführung, in der sich die auf der Rückseite des Oberschenkels liegenden Unterschenkel-Beuger zum überwiegenden Teil mit den Plantarflexoren, dem

Unterschenkelbeuger im Kniegelenk bei diesem Bewegungsablauf in Aktion sind, weist die folgende Zusammenstellung aus.

Das Muskelbild (Tafel XIX) ist zu Wiederholungszwekken zu verwenden, um das bisher Kennengelernte zum sicheren Besitz werden zu lassen.

In der Zweikampfsportart *Boxen* sind neben der Schlagkraft und Schlaggenauigkeit auch die Reaktions-, Schlag- und Bewegungsschnelligkeit maßgeblich am Zustandekommen der Wettkampfleistung beteiligt, wobei der Kraftimpuls bei Boxschlägen aus etwa 30 % des maximalen Krafteinsatzes und aus 70 % der maximalen Bewegungsschnelligkeit resultiert. Diese Feststellung kennzeichnet anschaulich den *Schnellkraft-Charakter* dieser Sportart, die sich nicht zuletzt auch durch ein hohes Maß *koordinativer Fähigkeiten* auszeichnet. Diese Leistungsvoraussetzungen sollen anhand eines **Boxers** bei der **Schlagausführung eines rechten Geraden** (Tafel XX) demonstriert werden. Dieses Beispiel wurde gewählt, um noch einmal die Einschaltung des Gesamtkörpers in den Bewegungsablauf darzustellen. Der gezielte Boxschlag kommt nicht nur, wie es der Unkundige zunächst vermuten wird, durch eine Kontraktion der entsprechenden Ober- und Unterarmmuskeln zustande, er ist vielmehr ein Anliegen des ganzen aktiven Bewegungsapparates. Der Boxer legt seine gesamte Körpermasse in den Schlag, er „springt", das kann man vor allem in den leichteren Klassen des öfteren beobachten, seinen Gegner geradezu an, eine Bewegung, der man auch im Fechten in ähnlicher Form begegnet, wobei in beiden Fällen ein erheblicher Teil der lebendigen Kraft dieser Bewegung auf den Gegner übertragen wird; verfehlt der Schlag sein Ziel, dann droht der Kämpfer – durch die Wucht des eigenen Körpers nach vorn gerissen – zu Fall zu kommen.

Die Kombination der beim gewählten Motiv die Hauptarbeit verrichtenden Muskeln stimmt mit den bisher besprochenen im großen und ganzen überein; die Extensionsschlinge teilt sich oberhalb der Ursprungslinie des *großen Gesäßmuskels (M. glutaeus maximus),* so daß ein Zug (der des *M. erector spinae*) zum Hinterhaupt zieht, während der Hauptteil der Kraftleistung über den *breiten Rückenmuskel (M. latissimus dorsi)* und *großen Rundmuskel (M. teres major)* in die rechte obere Extremität verläuft, um in den zur Faust zusammengeballten Fingern zu enden.

Zu den vom funktionell-anatomischen Standpunkt aus interessantesten Bewegungsabläufen gehört zweifellos das **Rudern** (Tafeln XXI und XXII), bei dem die *Kraft-* und *Kraft-Ausdauerfähigkeiten* des Athleten die grundlegenden Voraussetzungen für die Wettkampfleistung bilden. Dies wird sofort verständlich, wenn man berücksichtigt, daß die besten Ruderer im Streckenbereich (als Mittelwert pro Schlag) eine Kraftleistung von 55 kp und beim Start von 80 kp erbringen und daß zum anderen das Rennen (je nach Bootsklasse und Witterung) etwa 200 bis 240 Schläge erfordert, womit hohe Anforderungen an das aerobe Stoffwechselniveau verbunden sind. Neben der Fähigkeit, durch eine zweckmäßige, rhythmische Körperbewegung ein Maximum an „Schubarbeit" über die gesamte Fahrzeit hinweg

c

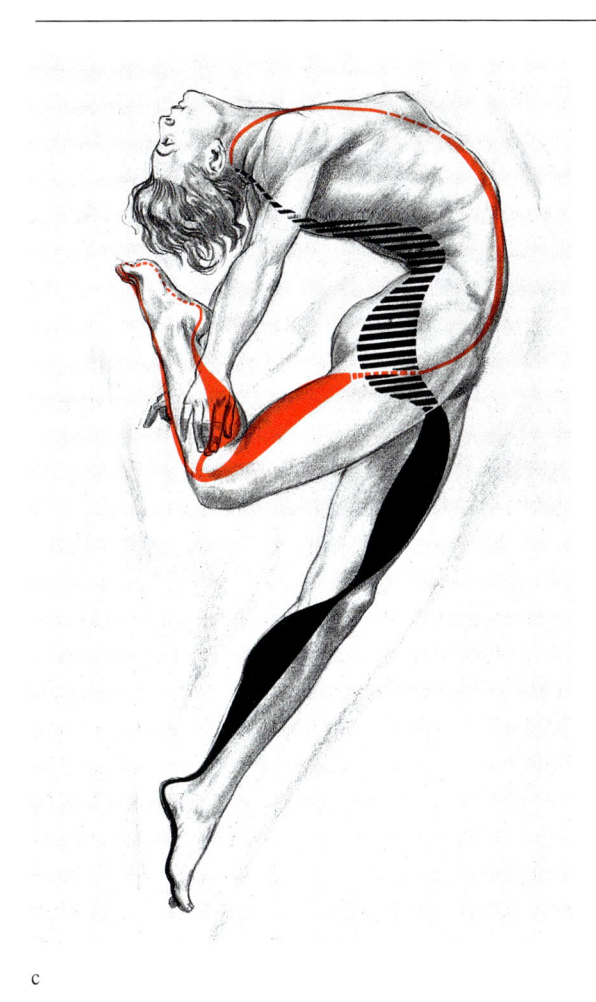

Arbeitsmöglichkeit (in kg/m) der Unterschenkelbeuger im Kniegelenk.

a) Schneidermuskel	= 2,3
b) schlanker Muskel	= 3,1
c) Plattsehnenmuskel	= 16,8
d) Halbsehnenmuskel	= 13,2
e) langer und kurzer Kopf des zweiköpfigen Schenkelmuskels	= 10,3
f) Kniekehlenmuskel g) innerer und äußerer Kopf des Zwillingswadenmuskels	= keine Zahlenangaben vorhanden
Sämtliche Beuger	= 45,7

Zwillingswadenmuskel *(M. gastrocnemius)* und Schollenmuskel *(M. soleus)* vereinigen. Mit welcher Kraft dabei die

Tafel XX.
Streckschlinge über den ganzen Körper am Beispiel eines vom Boxer geschlagenen rechten Geraden.

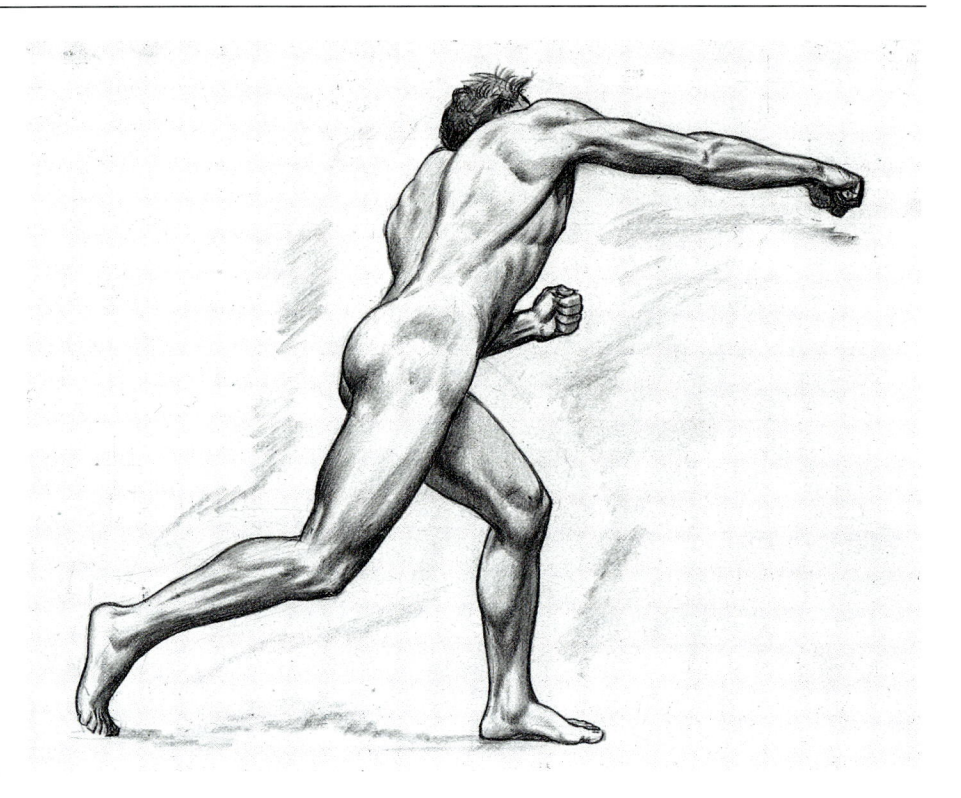

a

b

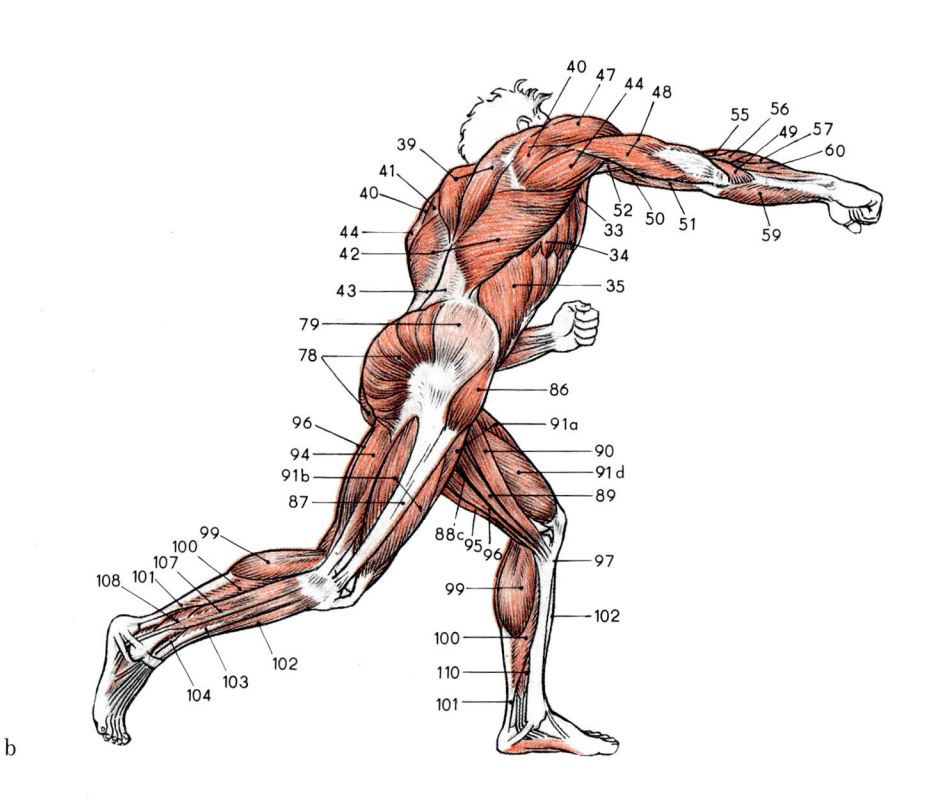

zu sichern, muß der Ruderer – speziell im Einer (Tafel XX) – über eine ausgeprägte *Koordinations- und Gleichgewichtsfähigkeit* verfügen, da das Boot sofort auf jede noch so geringe Veränderung der Körperhaltung, der Ruderblattführung und des Krafteinsatzes reagiert.

Das Gesagte schlägt sich in den überaus kräftigen, großen Muskeln, die sich miteinander zu einer mächtigen Streckschlinge verbinden, nieder. So erkennt man bereits im Aktbild die Muskeln für die Streckung der unteren Extremität sowie Teile der oberflächlichen Rückenmuskula-

12.4. Beispiele für die Arbeitsweise von Streckschlingen

c

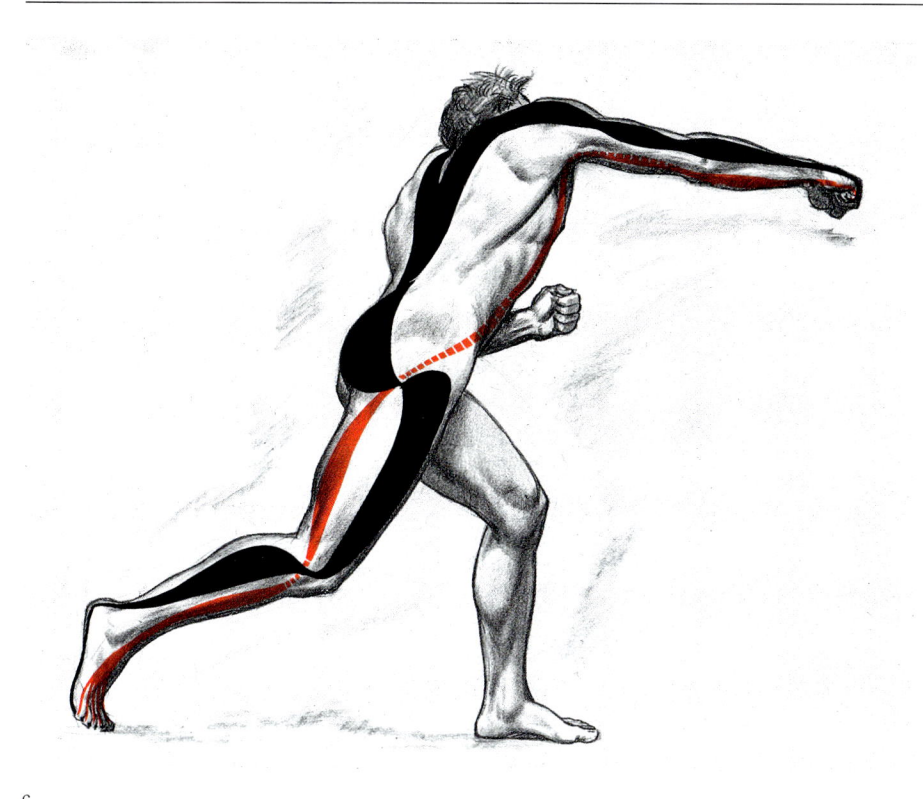

tur, insbesondere den vorderen Rand des breiten Rückenmuskels *(M. latissimus dorsi)* und des großen Rundmuskels *(M. teres major)*, die sich sämtlich unter der Körperoberfläche plastisch vorwölben.

Wenn man sich im Muskelbild die wichtigsten Muskeln, die bei dem Bewegungsablauf des Ruderers auf dem Rollsitz in stärkster Aktion sind, heraussucht, dann müssen genannt werden: die lange und kurze tiefe *Rückenstreckmuskulatur (M. erector spinae)*, der *große Gesäßmuskel (M. glutaeus maximus)*, der *vierköpfige Schenkelstrecker (M. quadriceps femoris)* sowie die *Wadenmuskulatur (M. triceps surae)*, wobei zu berücksichtigen ist, daß der Tätigkeit der Extensoren des Rumpfes und der unteren Gliedmaßen eine intensive Vordehnung dieser Muskeln vorausgeht. Die Streckung der Beine, die zweifelsohne die Hauptarbeit beim Rudern auf dem Rollsitz zu leisten haben – man verspürt deshalb Ermüdungserscheinungen nach einem intensiven Training oder Rennen mehr in der Bein- und Hüftmuskulatur als in den Armen – wandelt den anfänglichen Kniegelenkswinkel von rund 60° in einen von etwa 150° bis 160° um, den der Ruderer am Ende des Zuges aufweist.

Daß die Hauptarbeit beim Ruderer von dessen Beinen geleistet wird, geht u. a. aus Kraftmessungen (Händedruck, Rücken- und Armzug) von BETHE und FISCHER (1929) an Olympiakämpfern (Amsterdam 1928) hervor; hierbei lagen die Ruderer mit ihren Werten unter denen der Boxer, Radsportler, Ringer und Gewichtheber. Eine Hypertrophie derjenigen Muskelgruppen, die den Untersuchungen unterworfen wurden, konnte bei den Ruderern nicht festgestellt werden. Diese Befunde konnten u. a. auch DAIREAUX und POTTIER (1982) mit ihren elektromyographischen Untersuchungen an repräsentativen Muskeln für das Rudern bestätigen, bei denen sie für die Streckmuskulatur der unteren Extremität die höchsten Aktivitätswerte fanden.

Die ganze Haltung, die der Ruderer zu Beginn des Ausholens einnimmt, ist darauf abgestimmt, die hauptsächlich im nächsten Augenblick tätige Muskulatur in den Zustand einer optimalen Dehnung zu versetzen, um die Streckschlinge zu einer möglichst kräftigen Kontraktion ihrer einzelnen Teile anzufachen.

Die **zweite** Darstellung des **Ruderers** (Tafel XXII) zeigt bereits in der naturalistischen Veranschaulichung die kräftig entwickelte und angespannte Muskulatur des Rückens. Von den oberflächlich gelegenen, großflächigen Rückenmuskeln zeichnen sich vor allem der *Kappenmuskel (M. trapezius)* und der *breite Rückenmuskel (M. latissimus dorsi)* mit dem *großen Rundmuskel (M. teres major)* von allen übrigen Muskeln ab. Im Schlingenbild fällt erneut die kraftvolle Arbeit der Streckmuskulatur der unteren Extremität auf.

12.4. Beispiele für die Arbeitsweise von Streckschlingen

a

b

a

b

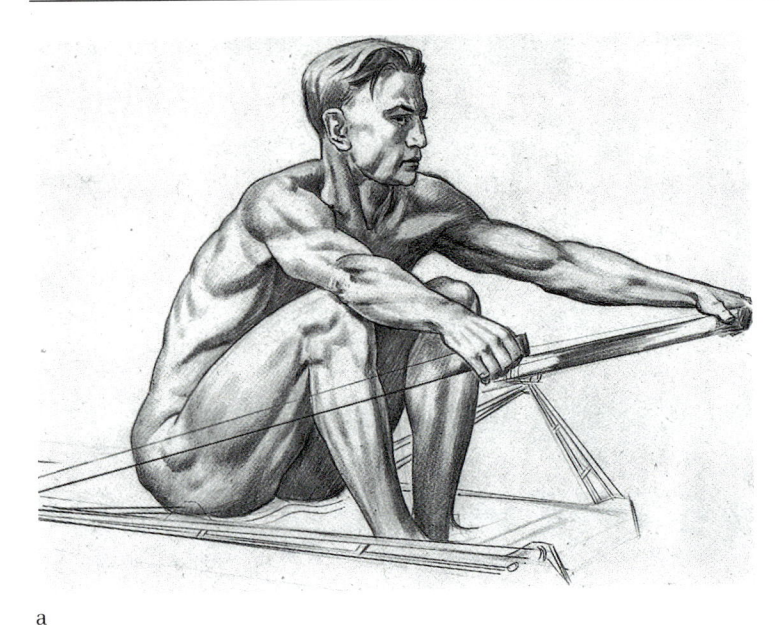

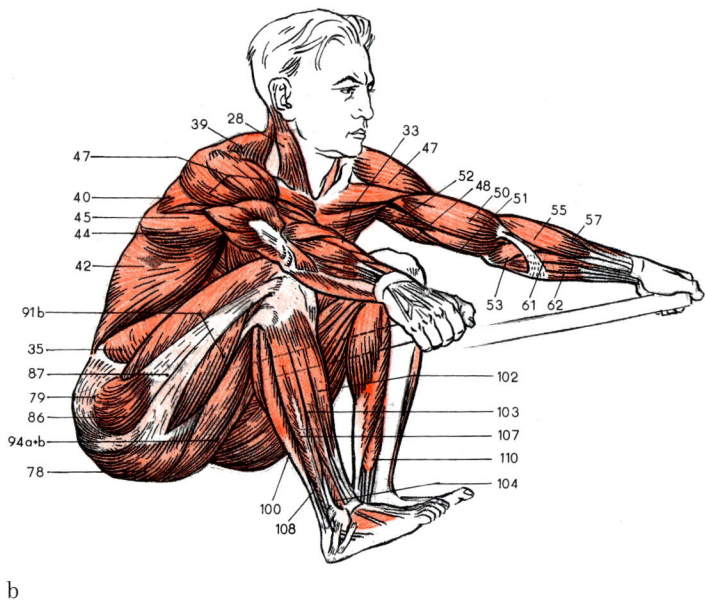

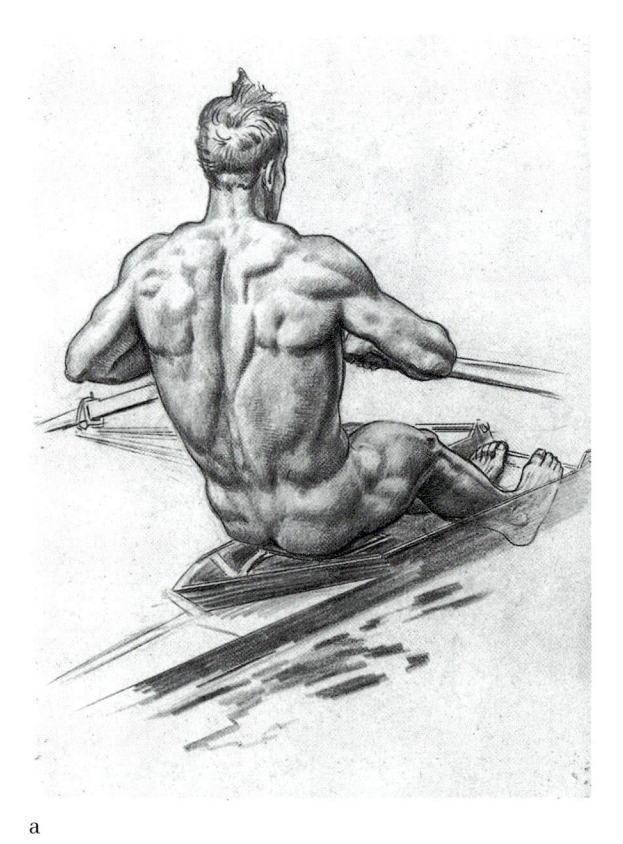

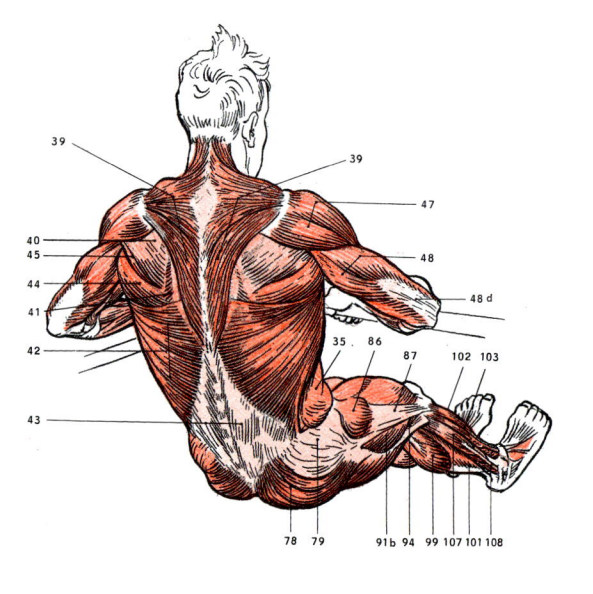

Sehr reizvoll wäre in beiden Tafeln (XXI und XXII) die Darstellung des Wechselspiels zwischen dem *großen Gesäßmuskel (M. glutaeus maximus)* und dem *Lenden-Darmbeinmuskel (M. iliopsoas)* gewesen, worauf jedoch aus Gründen der Übersichtlichkeit verzichtet werden mußte. Dennoch soll diese Kooperation erwähnt werden, zumal der *Lenden-Darmbeinmuskel* mit dem *geraden Bauchmuskel* für das Vorschwingen des Rumpfes verantwortlich zeichnet (nach-

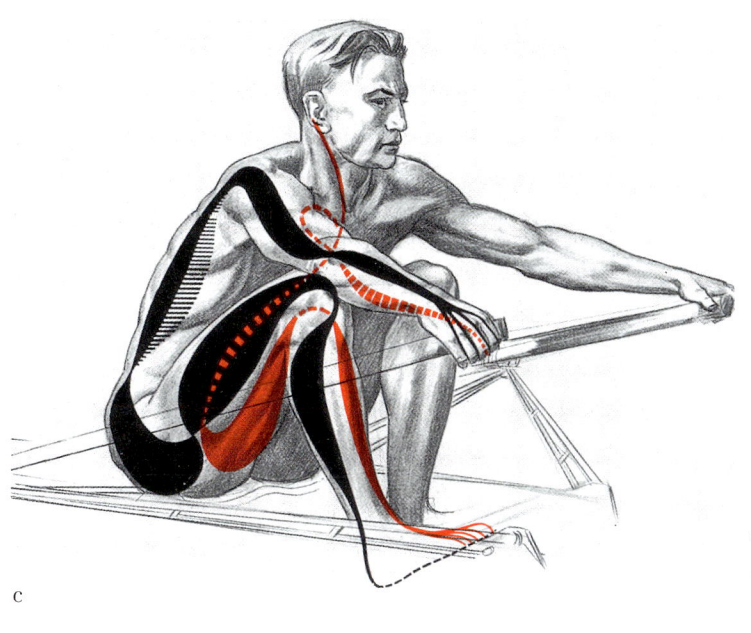

12.4. Beispiele für die Arbeitsweise von Streckschlingen 213

Tafel XXI.
Streckschlinge über den ganzen Körper am Beispiel eines Ruderers
(Ansicht von seitlich-vorn).

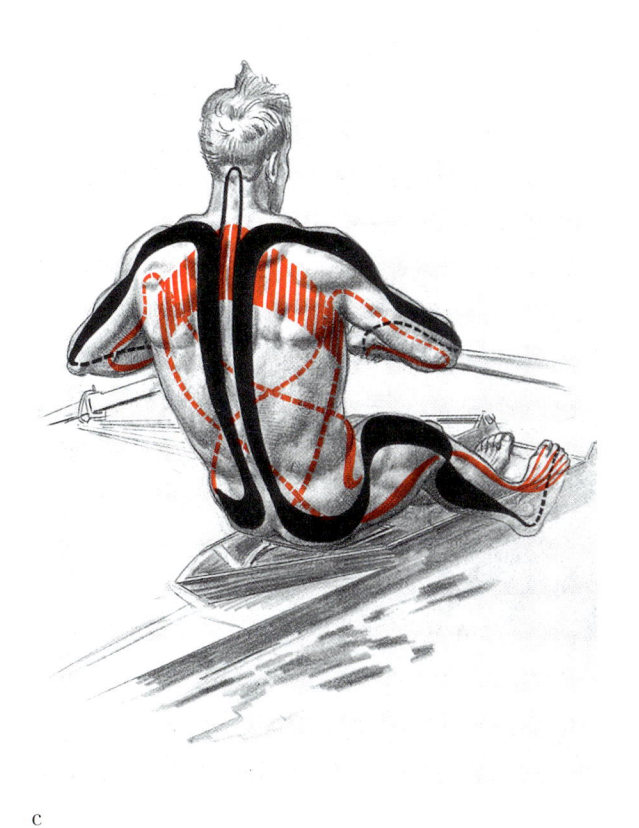

Tafel XXII.
Streckschlinge über den ganzen Körper am Beispiel eines Ruderers
(Rückenansicht).

dem sie beide am Ende des Zuges stark gedehnt waren), um den Riemen weit hinter dem Körper ins Wasser eintauchen zu können, während anschließend die sich vom Kopf bis zum Fuß erstreckende Extensionsschlinge (die ihrerseits durch die vorhergegangene Rumpfbeugung stark gedehnt war) das Becken nach vorn drückt, den Rumpf aufrichtet und den gesamten Körper streckt.

Bei dem folgenden Motiv, dem **Gewichtheber** (Ta-

214 12.4. Beispiele für die Arbeitsweise von Streckschlingen

a

b

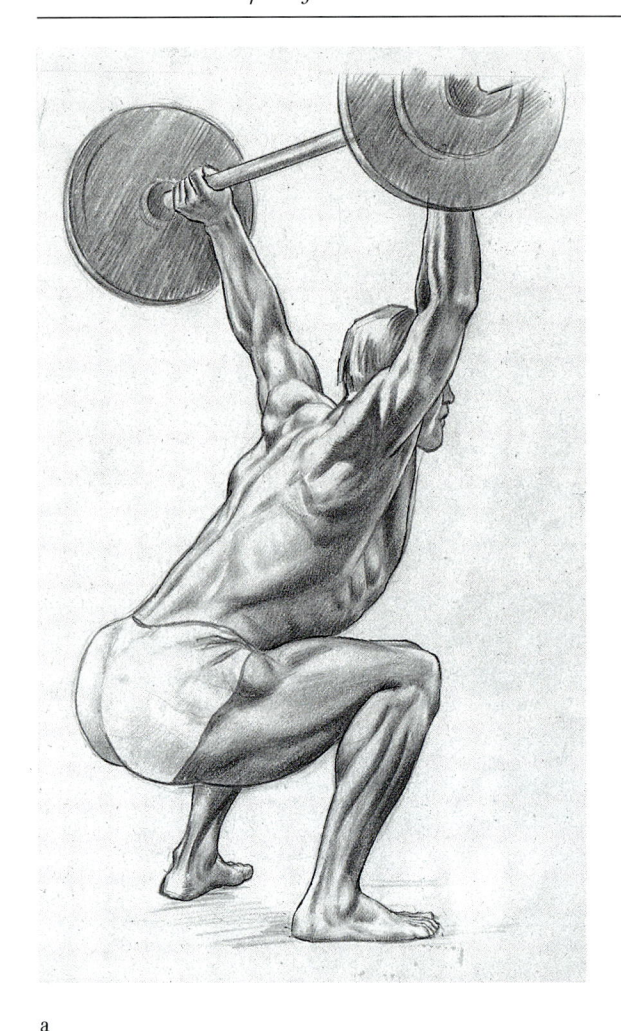

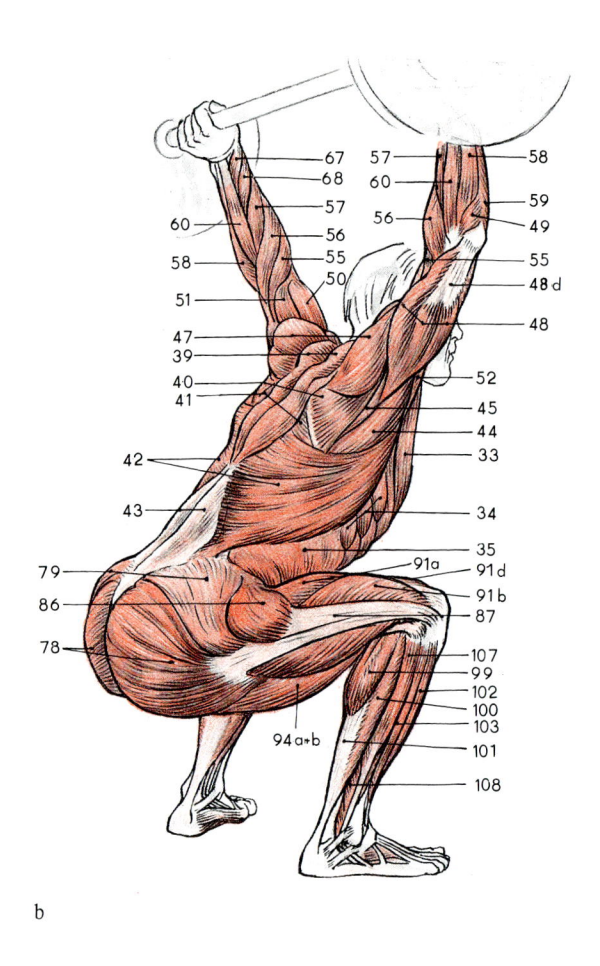

Tafel XXIII.
Streckschlinge über den ganzen Körper (mit dynamischem und statischem Anteil) bei einem Gewichtheber.

fel XXIII), kommt es u. a. darauf an, den jeweiligen Anteil der *dynamischen**) und *statischen* Arbeit darzustellen. Nach dem Hochreißen der Hantel in breiter Griff-Fassung vom Boden erfolgt neben einer Umgruppierung der Arme von der Zug- in die Stützposition ein schnellkräftiges aktives Körpersenken in die Hockstellung, wobei durch eine maximale Anspannung der Knie- und Hüftgelenksstrecker sowie der Ellbogengelenks-Streckmuskulatur ein weiteres Körper- und Hantelsenken abgebremst wird. In dieser *Bremsphase,* die durch die Tafel-Bilder illustriert wird, die nicht zuletzt auch hohe Anforderungen an die Aufrechterhaltung des Körpergleichgewichts stellt, erzeugen die genannten Muskeln an der Hantel Kräfte, die bis zu 170 % des Hantelgewichts betragen können. Danach richtet sich der Athlet durch eine maximale Kraftentfaltung der Hüft-, Knie- und oberen Sprunggelenks-Strecker (s. dazu die tabellarischen Übersichten) aus der Hocke gegen die Schwere des Gewichts in die gestreckte Standposition auf.*) Man kann demzufolge im Gewichtheben drei deutlich voneinander abgrenzbare Fähigkeitsbereiche unterscheiden: eine Schnellkrafts-, eine Bremskrafts- und eine Maximalkraftfähigkeit. Jede von ihnen ist durch ein hohes Funktionsniveau der Steuerung der Sensomotorik gekennzeichnet und erfordert auf muskelzellulärer Ebene die Aktivierung möglichst vieler „motorischer Einheiten", um maximale Energien in kürzester Zeit freisetzen zu können.

---

*) Unter „dynamischer" Arbeit versteht man, daß ein Muskel seine Kraft auf den Ursprungs- und Ansatzpunkt ausübt, während sich seine Länge verändert; kontrahiert sich der Muskel, ohne daß eine Bewegung im Gelenk erfolgt, dann spricht man von einer „statischen" (oder isometrischen) Arbeitsweise.

*) Welche muskulären Leistungen dabei zu vollbringen sind, verdeutlicht allein die Tatsache, daß die weltbesten Gewichtheber z. Z. über 248 kg zur Hochstrecke bringen und daß kräftige Athleten rund 800 kg schwere Lasten – auf Schultern und Hüften verteilt – tragen können.

Arbeitsmöglichkeit (in kg/m) der Unterschenkelstrecker im Kniegelenk.

a) gerader Schenkelmuskel	= 23,4
b) äußerer Schenkelmuskel }	
c) innerer Schenkelmuskel }	= 118,6
d) mittlerer Schenkelmuskel }	
e) Schenkelbindenspanner	= 0,8
Sämtliche Strecker	= 142,8

oberfläche plastisch hervortritt, wobei sich auch der *Schenkelbindenspanner* als ovaler bis runder Muskelwulst abzeichnet. Bei dem soeben beginnenden und im Bild festgehaltenen Aufrichtungsvorgang leistet – wie den tabellarischen Gegenüberstellungen der *Oberschenkelstrecker* im Hüftgelenk, der *Unterschenkelstrecker* im Kniegelenk und der *Plantarflexoren* im oberen Sprunggelenk entnommen werden kann – zweifellos der *vierköpfige Schenkelstrecker (M. quadriceps femoris)* die Hauptarbeit, wobei er nicht nur vom *Zwillingswadenmuskel (M. gastrocnemius)* und dem *Schollenmuskel (M. soleus)* sowie – um das Becken nach vorn zu drücken, die Wirbelsäule aufzurichten, das Hüftgelenk zu strecken und den Rumpf gegen die Schwerkraft zu heben – vom *großen* und *mittleren Gesäßmuskel (M. glutaeus maximus et medius)*, sondern auch von der stark angespannten *vorderen Unter- und hinteren Oberschenkelmuskulatur* sowie vor allem durch die *Bauchpresse* (deren speziellem Krafttraining für die Fixierung und Entlastung der Wirbelsäule [insbesondere des lumbo-sacralen Überganges, s. u.] in gestreckter Stellung eine große Bedeutung zukommt) entscheidende Hilfeleistung erfährt. Diese Unterstützung wird der Streckmuskelschlinge in der Phase, die der völligen Streckung unmittelbar vorausgeht, zuteil (was man auch beim Rudern [s. o.] und Radfahren, wo Fuß und Becken fixiert sind, beobachten kann). Die ehemaligen „Antagonisten" werden demzufolge bei Feststellung von Beckengürtel und Füßen zu „Synergisten" der Streckmuskulatur. Man erkennt daraus, daß die Tätigkeit der auf der Rückseite des Oberschenkels verlaufenden *zweigelenkigen* Muskeln auf das Kniegelenk immer von den Ausgangsstellungen des rumpfwärts liegenden Skelett-Teiles (von dem die Muskelgruppe ihren Ursprung nimmt) und des zehenwärts liegenden Abschnittes bestimmt wird; zum anderen zeigt das Beispiel, daß es kein präformiertes, unter allen Umständen konstantes Verhalten der *Agonisten* gegenüber den *Antagonisten* gibt.

Mittels der *Oberflächen-Elektromyographie,* die quantitative Aussagen zum muskulären Spannungs- und Aktivitätsdauerverhalten gestattet, konnte nachgewiesen werden, daß sich beim Hochreißen der Hantel vom Boden vor allem der Zwillingswadenmuskel *(M. gastrocnemius)* und der Darmbein-Rippenmuskel *(M. iliocostalis)* durch eine sehr hohe Aktivität auszeichnen, während beim Ausbalancieren und Fixieren der Hantel in der breitbeinigen Hockstellung vor allem der vierköpfige Schenkelmuskel *(M. quadriceps femoris)*, der Darmbein-Rippenmuskel, der Kappen-Muskel

c

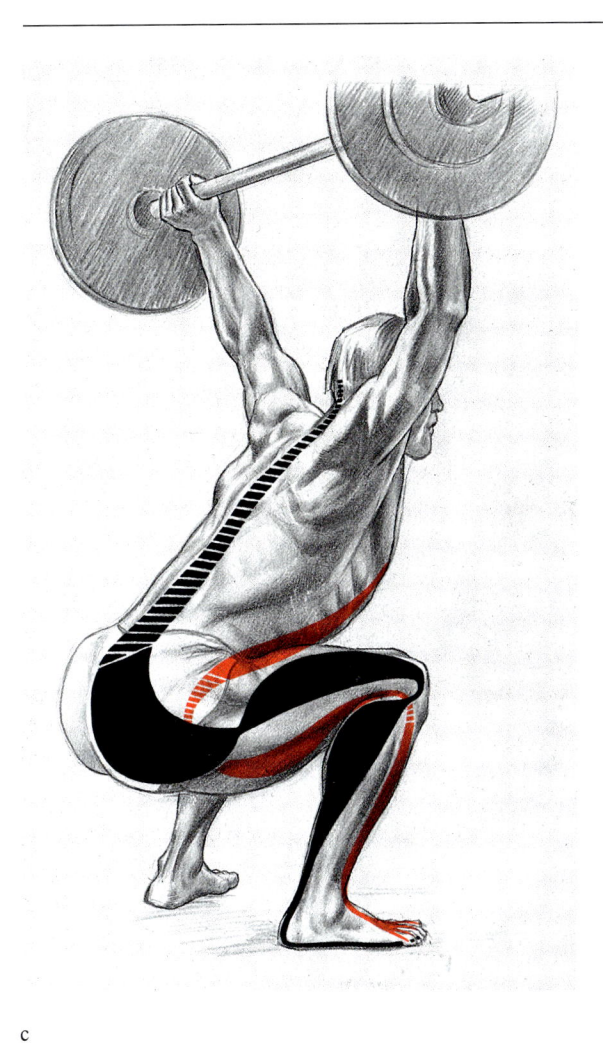

Arbeitsmöglichkeit (in kg/m) der Oberschenkelstrecker im Hüftgelenk.

a) Anteil des großen Gesäßmuskels an der Schenkelbinde	= 20,3
b) kurzer Schenkelanzieher	= 1,4
c) großer Schenkelanzieher	= 22,2
d) schlanker Muskel	= 1,0
e) Plattsehnenmuskel	= 18,7
f) Halbsehnenmuskel	= 7,7
g) zweiköpfiger Schenkelmuskel, langer Kopf	= 5,6
h) großer Gesäßmuskel	= 43,3
i) mittlerer Gesäßmuskel	= 11,7
j) kleiner Gesäßmuskel	= 2,1
k) birnförmiger Muskel	= 1,0
Sämtliche Strecker (einschl. des äußeren Hüftlochmuskels und des vierseitigen Schenkelmuskels)	= 135,0

Bereits am lebenden Modell (Tafel XXIIIa) kann man beobachten, wie mächtig die Streckschlinge unter der Körper-

12.4. Beispiele für die Arbeitsweise von Streckschlingen

a

b

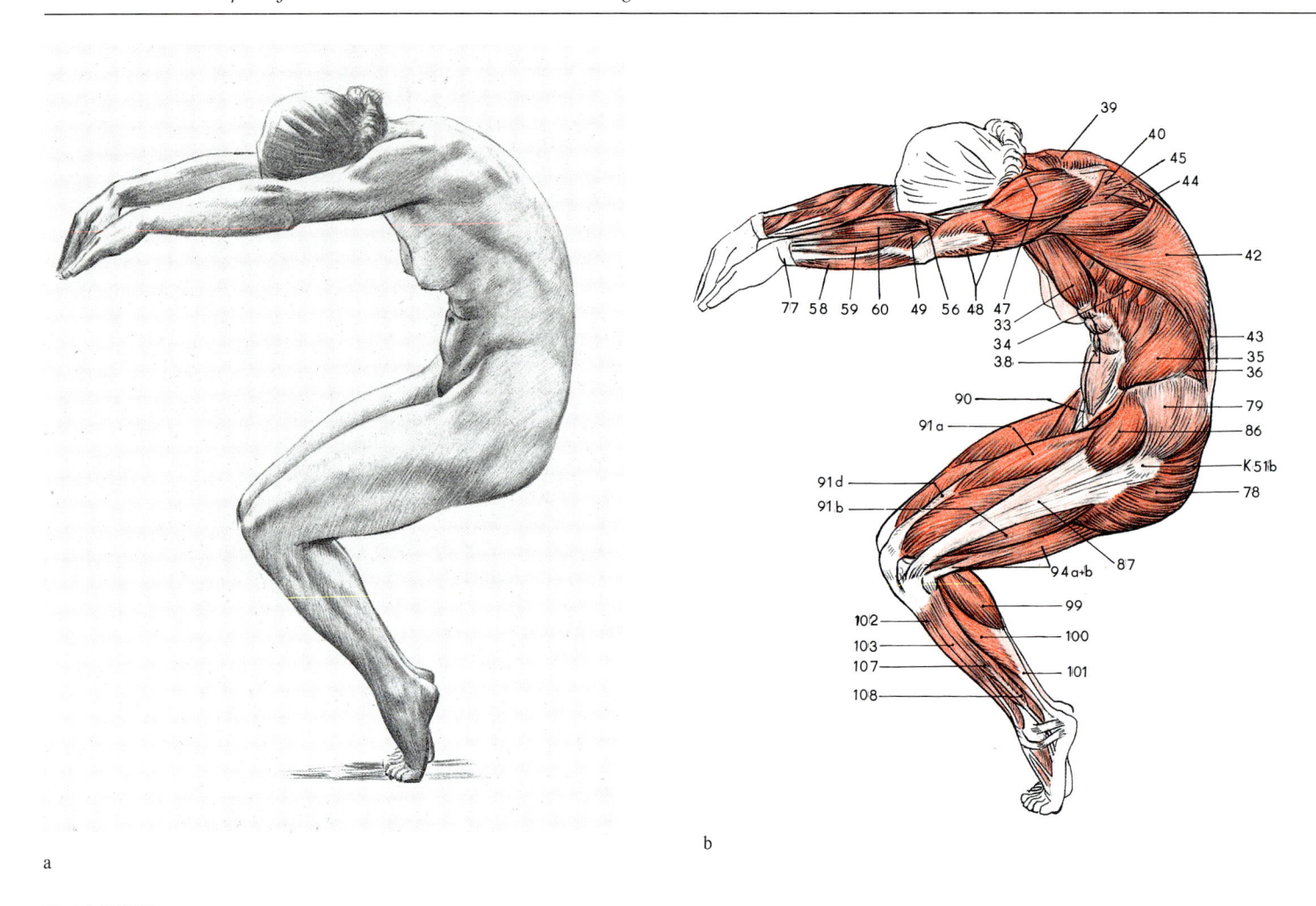

Tafel XXIV.
Hemm- (bzw. Brems-)funktion der bisher als Streckschlinge kennengelernten Muskelgruppenkombination.

(M. trapezius) und – was nicht selten übersehen wird – der Delta-Muskel *(M. deltoideus)* erforderlich hohe Aktivitätswerte aufweisen. Ohne die kräftige Anspannung des Delta-Muskels wäre es unmöglich, die Hantel über dem Kopf zu fixieren; er verhindert ein Abgleiten der Hantel, was unweigerlich zu einer Verlängerung des Lastarmes und damit

Arbeitsmöglichkeit (in kg/m) der Plantarflexoren im oberen Sprunggelenk.

a) innerer und äußerer Kopf des Zwillingswadenmuskels	= 9,0
b) Schollenmuskel	= 7,4
c) langer Zehenbeuger	= 0,4
d) hinterer Schienbeinmuskel	= 0,4
e) langer Wadenbeinmuskel	= 0,4
f) kurzer Wadenbeinmuskel	= 0,3
g) langer Großzehenbeuger	= 0,9
Sämtliche Plantarflexoren	= 18,8

zum Einsatz zusätzlicher Kräfte führen würde, um den Bewegungsablauf noch korrekt zum Abschluß zu bringen.

Die bereits mehrfach erwähnten erforderlichen Kraftfähigkeiten werfen nicht nur beim Rudern und Gewichtheben, sondern auch bei vielen der folgenden Bewegungsabläufe die Frage nach der *Be- und Entlastbarkeit der Wirbelsäule* und speziell ihres *lumbo-sacralen Übergangs* auf, der oft als störanfällige „Schwachstelle" bezeichnet wird. Die vielfältigen Funktionen des lumbo-sacralen Übergangs (s. auch 8.1.5.), in dem sich 70 bis 75% der Streckung und Überstreckung des Achsenskeletts vollziehen (s. Tafeln XIII bis XV und XVII), verwirklicht er zum einen durch die spezifische Struktur seiner teleskopartigen *Gelenkverbindung* (zwischen 5. Lenden-Wirbel und Kreuzbein) und zum anderen durch einen kräftigen *Band- und Muskelapparat.* So verhindert das Darmbein-Schenkelband *(Lig. iliofemorale)* – unterstützt vom geraden Schenkelmuskel *(M. rectus femoris)* – eine Retroversion des Beckens über 15–18 Grad; man bezeichnet diese Stellung als „stabile Beckenneigung". Sie ermöglicht eine bequeme „Ruhehaltung", während die „straffe Haltung" durch Muskeln gesichert

c

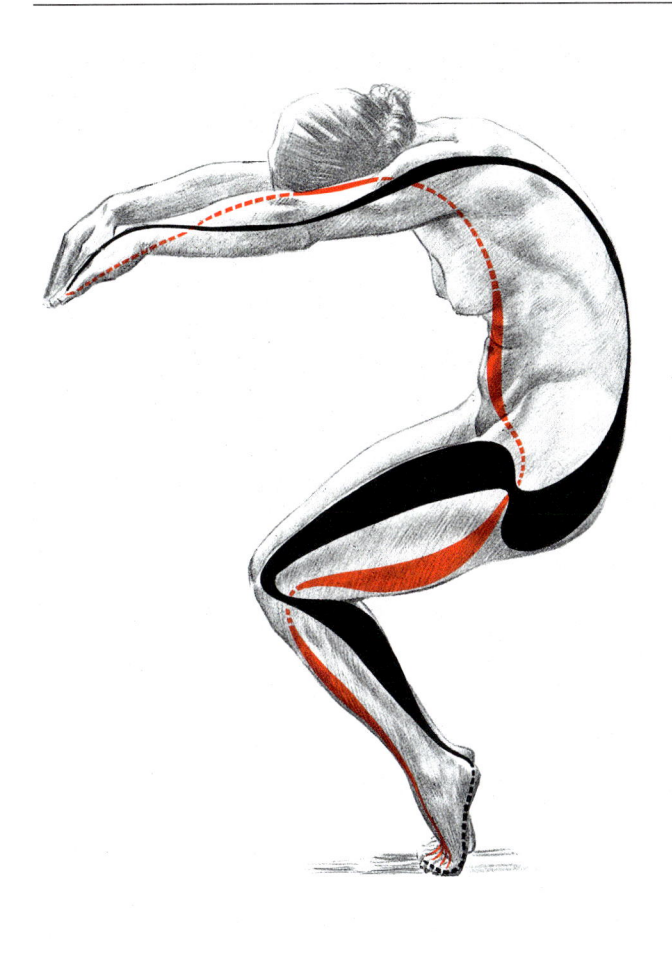

wird. Als weitere kräftige Bänder sind das Kreuzbein-Sitzbeinhöckerband *(Lig. sacrotuberale)* und das Kreuzbein-Sitzbeinstachelband *(Lig. sacrospinale)* zu erwähnen (s. 11.1.5. und Abb. 127), die ein Ausweichen des Kreuzbeines nach hinten während der Lastübertragung verhüten, sowie das Darmbein-Lendenband *(Lig. iliolumbale),* das Seitwärtsbewegungen der beiden untersten Lenden-Wirbel hemmt. Durch diesen Bandapparat wird in engem Zusammenwirken mit der Bauch- und Wirbelsäulen-Muskulatur sowie mit der Beuge- und Streckmuskulatur des Beines im Hüftgelenk der lumbo-sacrale Übergang vor *extremen Bewegungsausschlägen* (und ihren Auswirkungen auf den hyalinen Gelenkknorpel und die keilförmige Zwischenwirbelscheibe zwischen dem letzten Lenden-Wirbel und dem Kreuzbein) bewahrt.

Zur weiteren *Entlastung* des lumbo-sacralen Übergangs – und dies gilt nicht nur für Bewegungsabläufe im Sport – wird empfohlen, beim Heben einer Last so zu stehen, daß der äußere Hebelarm (= der Abstand vom lumbo-sacralen Übergang zum Körperschwerpunkt und zur hebenden Last) so kurz wie möglich ist; das bedeutet, die Last dicht am Körper vorbeizuführen und sie mit „*flachem Rücken*" (s. Tafel XXIII a) zu heben. Durch diese Hebetechnik, die eine größere Kraftarmlänge und eine kürzere Wirbelsäule-Lastenarmlänge sichert, wird der durch die Hantel ausgelöste Druck auf die gesamte Fläche der Wirbelkörper und Zwischenwirbelscheiben gleichmäßig verteilt, was zu einer wesentlichen Reduzierung der Belastung des lumbo-sacralen Übergangs führt.

Zur Hebetechnik gehört schließlich auch die Entwicklung einer kräftigen „*Muskel-Streckschlinge*" (s. Tafel XXIII c) der unteren Extremität, die das Aufstehen des Gewichthebers aus der Hocke ermöglicht. Das Hochreißen der Hantel vom Boden wird – nachdem nach tiefer Einatmung alle Öffnungen der Bauch- und Brusthöhle (insbesondere die Stimmritze) fest verschlossen wurden – durch die damit verbundene *Erhöhung des intraabdominellen Druckes* für wenige Sekunden unterstützt; gleichzeitig sinkt dabei der Druck in den Zwischenwirbelscheiben kurzfristig. Nach MORRIS (1973), DEIGENTESCH, ZINK und BERNETT (1983) wird dadurch der *lumbo-sacrale Übergang um mehr als 60% entlastet!* Gewichtheber, Speerwerfer, Diskuswerfer und Kugelstoßer bedienen sich dieser Erkenntnis und unterstützen die Tätigkeit der Bauch-Muskulatur durch das Tragen eines nach hinten zu etwas breiteren Lederleibriemens.

Die aufgeführte muskuläre Streckschlinge besitzt, darauf sei abschließend noch hingewiesen, auch eine *hemmende, bremsende Funktion,* indem sie durch ihre Spannung den **Körper in leichter Kniebeuge sowie im Zehenstand** hält (Tafel XXIV). Bei dem weit nach hinten geneigten Rumpf fällt das Schwere-Lot deutlich hinter die Kniegelenksachse, so daß nunmehr die Schwerkraft eine beugende Funktion ausübt.

„Je größer dabei der Abstand der Schwerkraftlinie von der Achse des Kniegelenkes wird, desto größer wird das Drehungsmoment der Schwere, desto größer muß die Spannung des vierköpfigen Schenkelmuskels werden, um das System im Gleichgewicht zu halten. Ohne ihn ist also eine Kniebeuge aus dem Stand nicht möglich. Den größten Abstand hat die Schwerlinie von der Knieachse, wenn der Oberschenkel horizontal steht. Wenn der Muskel sich aus dieser Stellung verkürzt, dann muß er durch seine erhöhte Spannung die Schwere überwinden. Dieses Bild gibt uns eine Anschauung von der Hauptwirkung der Strecker und zugleich das Verständnis für die Tatsache, daß die gegen die Schwere arbeitenden Strecker stärker sein müssen als die Beuger" (BENNINGHOFF).

12.5. Beispiele für die Arbeitsweise von Beugeschlingen

Beugeschlingen sowie die sie unterstützende *Bauchmuskulatur* koordinieren und überwachen – was vor allem im Bereich der unteren Extremität gut nachvollziehbar ist –

Tafel XXV.
Grundbewegung für die Darstellung der Beugeschlinge im
Bereich der unteren Gliedmaßen.

gemeinsam mit ihren Antagonisten, den (bereits besprochenen) *Streckschlingen,* die Tätigkeit der Hüft-, Knie- und Sprunggelenke. Bei der Ausschöpfung des vollen Bewegungsausmaßes sind diese Gelenke auf die kontinuierliche *gegenseitige Hilfe und Koppelung* seitens der in der Mehrzahl zweigelenkigen Muskeln angewiesen. So kann beispielsweise aus dem Stand heraus das im Kniegelenk durch den vierköpfigen Schenkelmuskel *(M. quadriceps femoris)* gestreckte Bein kaum über die Waagerechte gehoben werden, weil sich die auf der Rückseite des Oberschenkels liegende und stark gedehnte ischiocrurale Muskulatur *(M. biceps femoris, M. semimembranosus, M. semitendinosus)* einer weiteren Beinhebung widersetzt. Erst wenn der Ursprung dieser das Kniegelenk beugenden Muskeln (Sitzbeinknorren, *Tuber ischiadicum*) ihrem Ansatz (proximales Unterschenkelende) durch eine Beugung des Kniegelenks genähert wird, kann das Bein aktiv oder passiv (letzteres unterstützt durch ein Umgreifen des Oberschenkels durch die Hände) deutlich über 90° antevertiert werden. Versucht man andererseits das in aufrechter Haltung überstreckte Bein im Kniegelenk zu beugen, dann tritt jetzt der stark gedehnte vierköpfige Schenkelmuskel als Hemmnis in Aktion. Dieses Beispiel unterstreicht erneut die Erkenntnis, daß eine maximale *Anspannung* einer Muskelgruppe die optimale *Entspannung* (bzw. *Dehnung*) ihrer Gegenspieler voraussetzt; mit anderen Worten: Ein völlig gestrecktes Kniegelenk gestattet keine extreme Beugung im Hüftgelenk und umgekehrt.

Dieses funktionelle Spiel der Agonisten und Antagonisten von Hüft- und Kniegelenk, das auch auf die Zusammenarbeit der Sprunggelenke mit dem Kniegelenk zutrifft, hat u. a. für gymnastische Bewegungsabläufe (Tafeln XXVI und XXVII) sowie für die Sprungdisziplinen in der Leichtathletik (Tafeln XXVIII, XXIX und XXX), die Schnellkraftsportarten darstellen und für die schnelle Horizontalbewegungen (kraftvoller Anlauf) und deren Umwandlung in eine parabelförmige Flugkurve durch den explosiven Absprung charakteristisch sind, wobei (durch die

Tafel XXVI.
Hochreißen des linken Beines (bezeichnet wurden nur die auf der Rückseite der linken unteren Extremität sichtbaren Muskeln, um dem Studierenden die Möglichkeit zu geben, die übrigen Muskeln selbst zu benennen).

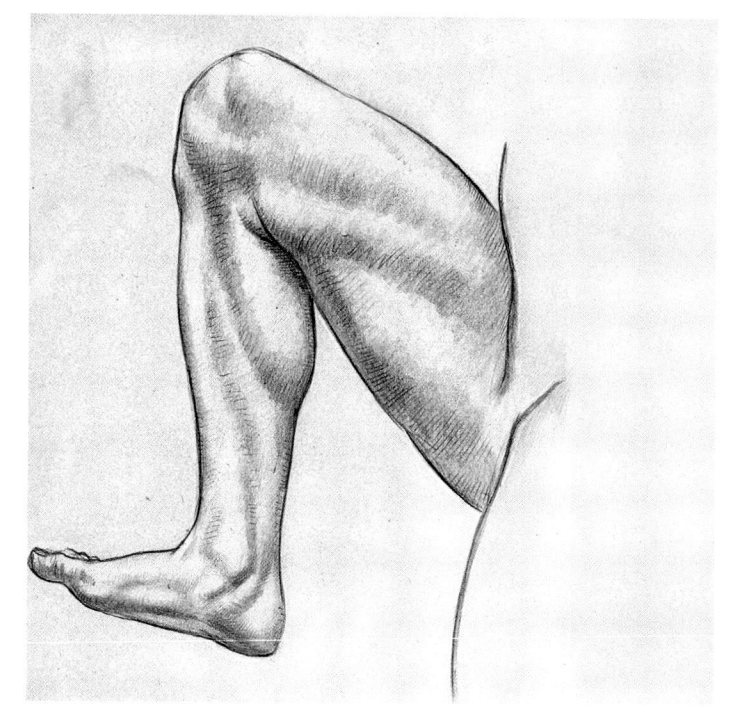

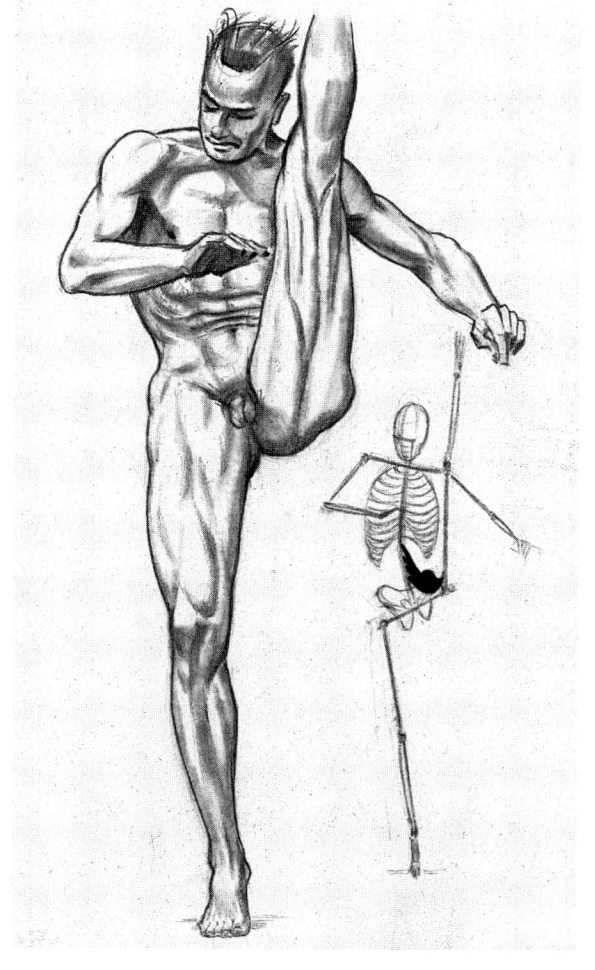

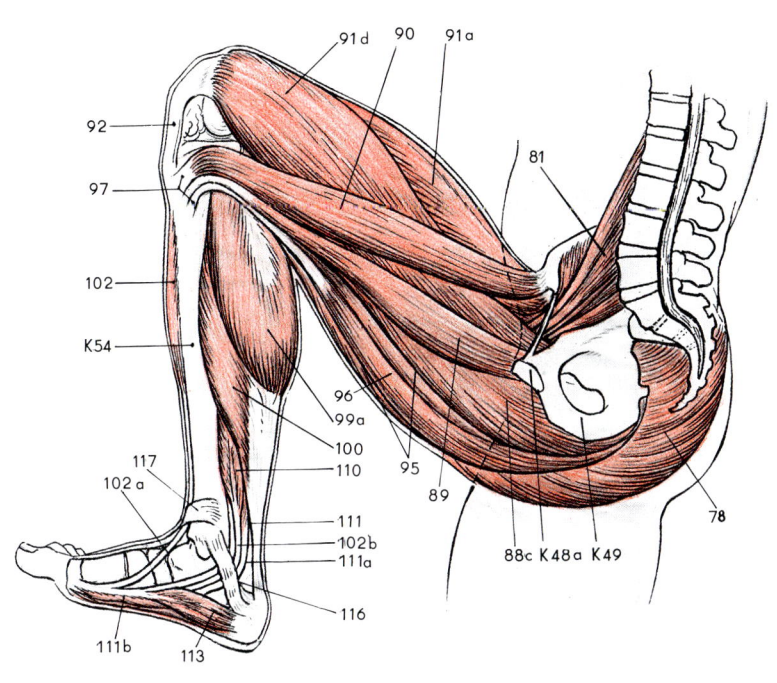

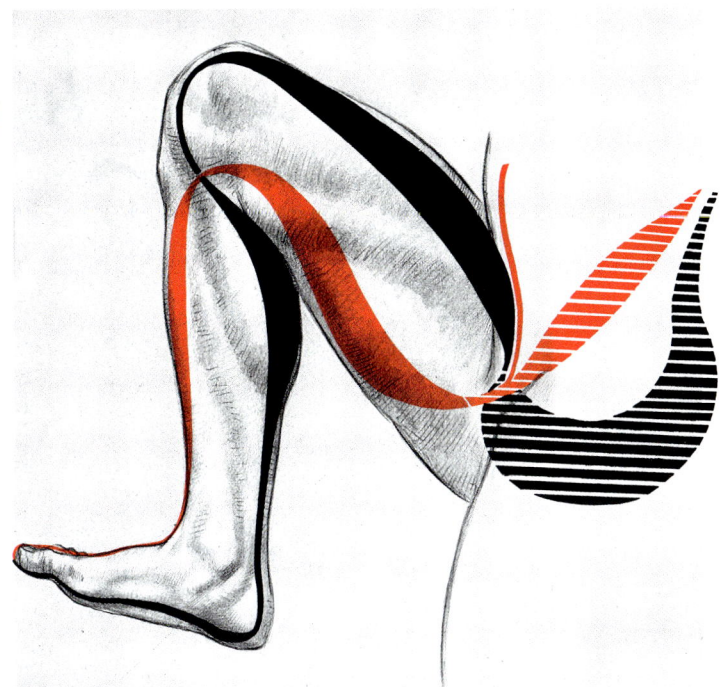

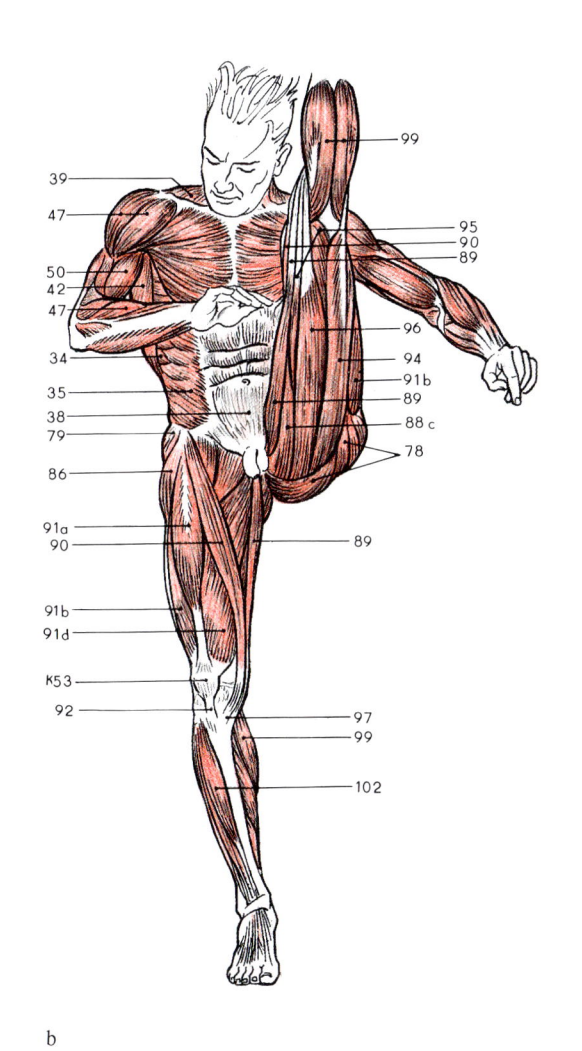

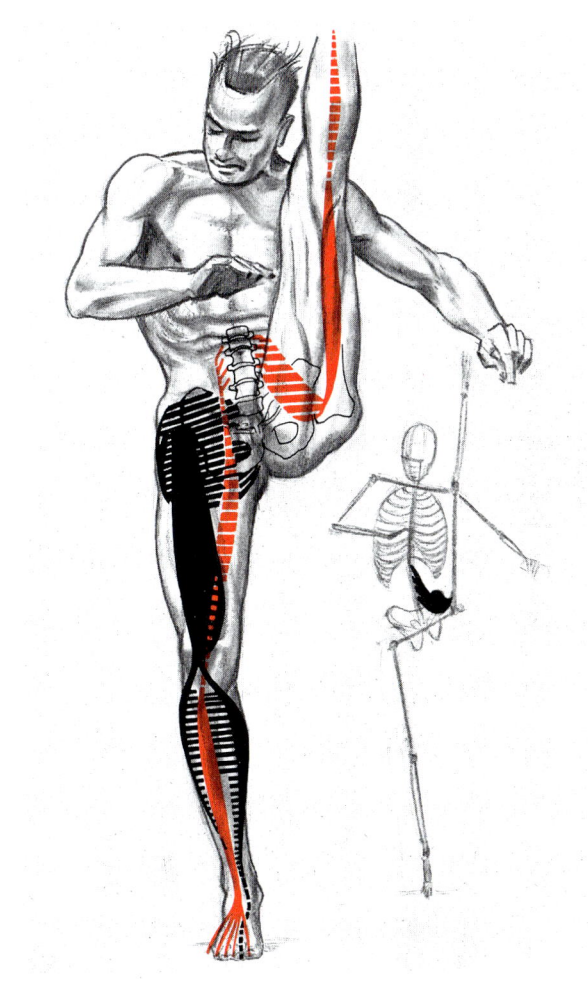

12.5. Beispiele für die Arbeitsweise von Beugeschlingen

Umlenkung der Kräfte, s. u.) das Sprungbein hohen Belastungen ausgesetzt ist, große praktische Bedeutung.

Die nächste **Grundbewegung** (Tafel XXV) macht uns mit einer neuen Schlingenführung bekannt, wie sie u. a. für das *Hochreißen* des Beines benötigt wird. Der wichtigste Muskel für einen derartigen Bewegungsablauf ist der *Lenden-Darmbein.Muskel (M. iliopsoas),* der vor und unter dem Drehpunkt des Hüftgelenkes liegt (s. auch 11.4.1. und Abb. 132).

„Daß der Muskel durch das Becken hindurch bis zum letzten Brustwirbel hinaufreicht, wirkt sich für das Bein äußerst günstig aus. Wir können es so nicht nur über den Knickpunkt am Beckenrand hochheben, wir können das auch, dank der starken Muskelmasse, mit großer Kraft tun. Wenn das Heben des durchgedrückten Beines mit Kraft kaum bis zur Waagerechten möglich ist, so liegt das an den Muskeln auf der Rückseite des Oberschenkels. Sie werden sehr stark dabei gedehnt und wehren sich gegen Überdehnung. Verkürze ich die Beuger durch Beugen des Knies, so gelingt es sofort, das gebeugte Bein bis fast zur Berührung an den Bauch heranzubringen. Bei dieser Bewegung verringert sich der Knick des Muskels bis fast zum Ausgleich zur geraden Strecke" (HOEPKE).

Es fällt dem *Lenden-Darmbein-Muskel* wesentlich leichter, das Bein an den Rumpf heranzubringen, als umgekehrt – wie z. B. beim Liegen auf dem Rücken – den Rumpf gegen das Bein zu beugen, das heißt, ihn aufzurichten, da hierbei die gestreckten Beine beim Beginn der Aufrichtung zumeist mit hoch gehen; es müssen diese deshalb durch die Kraft der großen Gesäßmuskulatur in Hüfte und Knie gestreckt werden. Es fällt ein Aufrichten aus der waagerechten Lage besonders leicht, wenn die Beine von einer Hilfsperson an den Erdboden gepreßt oder durch einen schweren Gegenstand dorsalwärts geführt werden.

Der *Lenden-Darmbein-Muskel* ist der beim Gehen, Treppensteigen, Laufen und Springen am meisten beanspruchte Muskel, indem er aus dem Zustand der Dehnung bei dem nach hinten gerichteten Standbein dieses mit großer Kraft nach vorn, oben und außen bringt. In diesem Zusammenhang ist auch das Wechselspiel zwischen dem Lenden-Darmbein-Muskel *(M. iliopsoas)* und dem großen Gesäßmuskel *(M. glutaeus maximus),* wie es wohl am eindrucksvollsten beim Rudern (Tafeln XXI und XXII) zum Ausdruck kommt, zu erwähnen; der Körper wird durch den Lenden-Darmbein-Muskel und geraden Bauchmuskel (der eine Unterstützung seitens der äußeren und inneren schrägen Bauchmuskulatur erfährt) nach vorn gebracht, um die Riemen möglichst weit hinter dem Körper des Ruderers in das Wasser eintauchen zu können, so daß anschließend die stark vorgedehnte, vom Arm bis zum Unterschenkel reichende muskuläre Gesamtkörper-Streckschlinge, an der der große Gesäßmuskel entscheidend mitbeteiligt ist, *das Becken nach vorn drückt, den Rumpf aufrichtet und die gebeugte Hüfte sowie den gesamten Körper streckt.*

Übersehen wird beim Krafttraining nicht selten die Kooperation des Lenden-Darmbein-Muskels mit der Bauchmuskulatur. Man beobachtet, daß vom Athleten während der Kraftarbeit eine

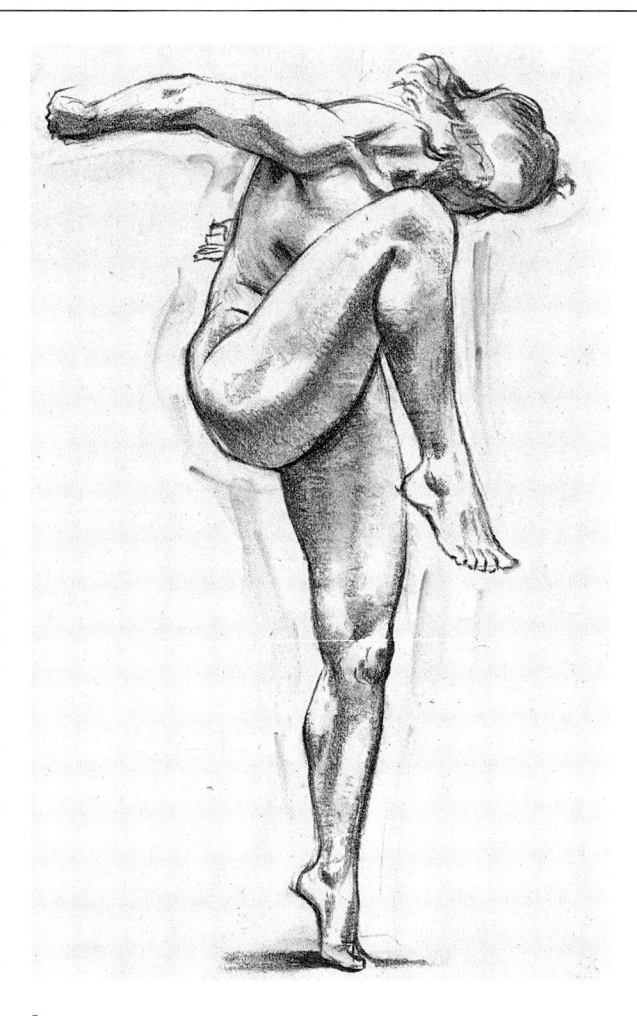

a

Tafel XXVII.
Beugeschlinge im Bereich der unteren Gliedmaßen am Beispiel einer tänzerischen Studie.

„Hohlkreuz-Stellung" eingenommen wird, wodurch die Zwischenwirbelscheiben überlastet werden, wodurch u. a. schmerzhafte Lumbalgien auftreten können, was jedoch weitgehend durch den Einsatz einer gut entwickelten Bauchmuskulatur vermieden werden kann. Deshalb sollte generell zunächst mit der gezielten Kräftigung letzterer begonnen werden, bevor der Lenden-Darmbein-Muskel einem Krafttraining unterzogen wird[*], das mit einem entsprechenden Dehnungs- (Stretching-) Programm zu verbinden ist.

Die Schlingenführung (Tafel XXVc) hat sehr viel Ähnlichkeit mit der bislang behandelten, nur daß diesmal der

---

[*] Zur Kräftigung des Lenden-Darmbein-Muskels eignen sich u. a. Sit-ups mit gebeugten Beinen, die evtl. mit Widerstandsbelastungen (Gewichtswesten) durchgeführt werden, oder das Anheben der gebeugten bzw. gestreckten Beine über die Waagerechte beim Hang an einer Sprossenwand, wobei während des Herablassens der Beine zur Erhöhung der exzentrischen Kraft gegen die Abwärtsbewegung gearbeitet wird.

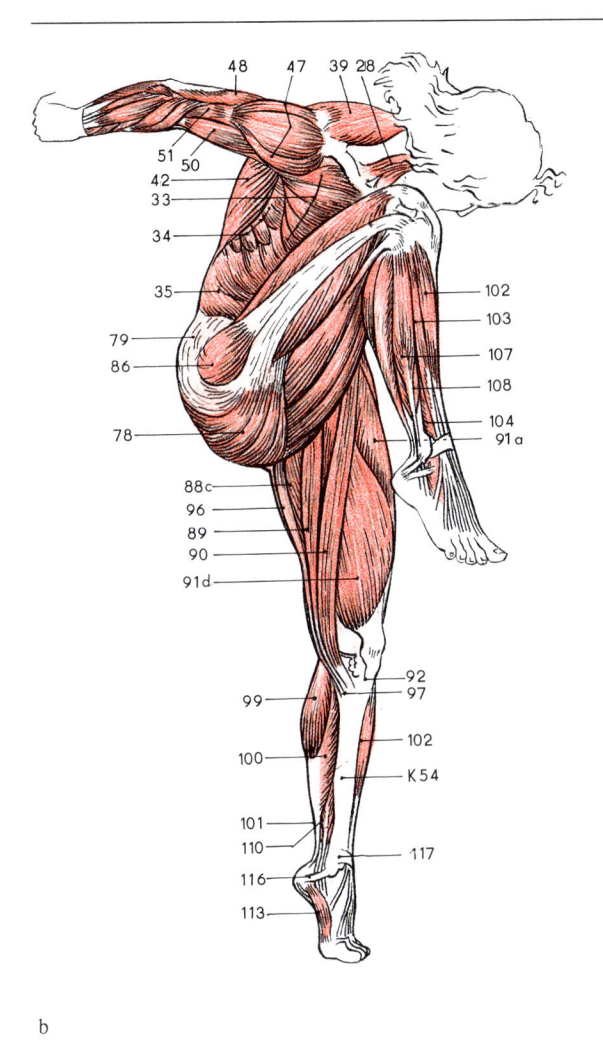

12.5. Beispiele für die Arbeitsweise von Beugeschlingen 221

b

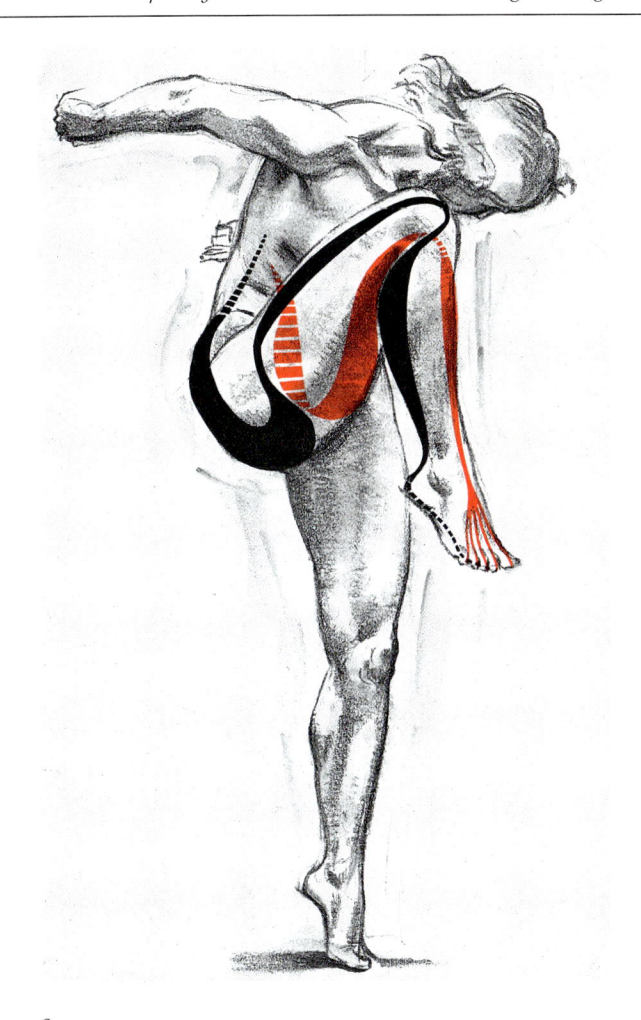

c

Anteil der Beugerverbindung auf Grund der kräftigen Kontraktion überwiegt; darüber hinaus ist der *Lenden-Darmbein-Muskel* streng schematisiert dargestellt worden. Im einzelnen setzt sich die (rote) *Beugeschlinge* aus folgenden Muskeln zusammen:

1. den Oberschenkelbeugern im Hüftgelenk, insbesondere dem *Lenden-Darmbein-Muskel (M. iliopsoas)*, *geraden Schenkelmuskel (M. rectus femoris)*, *Schenkelbindenspanner (M. tensor fasciae latae)*, *Schneidermuskel (M. sartorius)*, *kleinen Gesäßmuskel (M. glutaeus minimus)* sowie dem *langen* und *kurzen Schenkelanzieher (M. adductor longus et brevis)*;
2. den Unterschenkelbeugern im Kniegelenk, vor allem dem *Plattsehnenmuskel (M. semimembranosus)*, *Halbsehnenmuskel (M. semitendinosus)*, dem *langen* und *kurzen Kopf des zweiköpfigen Schenkelmuskels (M. biceps femoris)* und
3. den Dorsalflexoren im oberen Sprunggelenk, in erster Linie dem *vorderen Schienbeinmuskel (M. tibialis anterior)*, *langen Großzehenstrecker (M. extensor hallucis longus)* sowie *langen Zehenstrecker (M. extensor digitorum longus)*.

Die folgenden Bewegungsabläufe dienen jeweils der Veranschaulichung der *Beugeschlinge*, wobei zunächst – wie bei der Streckschlinge – überrascht, daß sie trotz der unterschiedlichen Sportdisziplinen im großen und ganzen in ihrer Verlaufsform konstant bleibt.

Zu bemerken ist, daß in den Motiven das Standbein extrem gestreckt und dabei gleichzeitig der Fuß sowie der gesamte Körper in den Ballenstand gehoben wird, so daß er auf drei Punkten, den beiden Sesambeinen im Bereich der Fußsohle und der großen Zehe, balanciert wird.

Die Tafel XXVI veranschaulicht ein sehr kräftiges **Hochreißen des linken Beines,** wobei neben die naturalistische Darstellung ein Skelett gesetzt wurde, um den *Lenden-Darmbein-Muskel (M. iliopsoas)* in seiner räumlichen Aus-

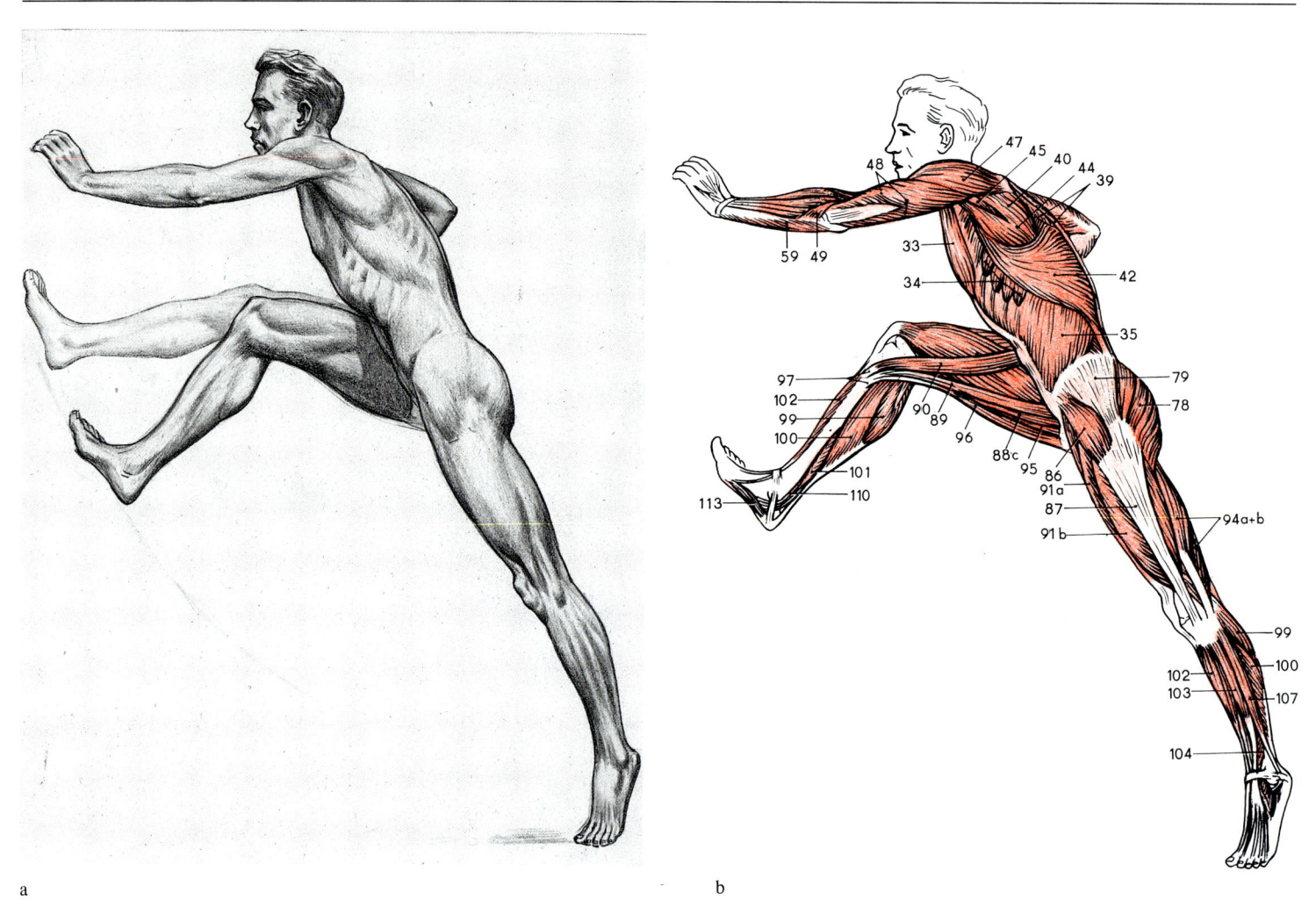

Tafel XXVIII.
Über den ganzen Körper ziehende Beuge- und Streckschlinge bei einem Hürdenläufer.

dehnung übersichtlich zu demonstrieren. In das Schlingenbild wurde ebenfalls ein Skelettanteil (Beckengürtel mit Lenden-Wirbelsäule) eingezeichnet, um sich noch einmal die Arbeitsweise des *mittleren und kleinen Gesäßmuskels (M. glutaeus medius et minimus)* vor Augen führen zu können; beide Muskeln, die von der Außenfläche der Darmbeinschaufel entspringen und am großen Rollhügel des Schenkelbeins *(Trochanter major)* ansetzen, spreizen das Bein im Hüftgelenk seitswärts ab bzw. neigen (bei fixiertem Oberschenkel) das Becken zur Seite und heben dadurch die andere (kontralaterale) Beckenhälfte, so daß durch die Kontraktion des mittleren und kleinen Gesäßmuskels der Standbeinseite beim Gehen und Laufen das Spielbein besser vorgebracht, durchgeschwungen werden kann (s. auch Tafel XLII). Hat – wie in unserer Darstellung – nur ein Bein mit dem Erdboden Kontakt, dann stabilisieren beide Muskeln die Stellung des Beckens; sie verhüten ein Zur-Seite-Kippen des Oberkörpers! Über die Arbeitsweise der Oberschenkelabduktoren und -adduktoren im Hüftgelenk informieren die von LANZ-WACHSMUTH veröffentlichten tabellarischen Übersichten.

Arbeitsmöglichkeit (in kg/m) der Oberschenkel-Adduktoren im Hüftgelenk.

a)	Lenden-Darmbein-Muskel	= 5,8
b)	Kamm-Muskel	= 3,7
c)	kurzer Schenkelanzieher	= 9,0
d)	langer Schenkelanzieher	= 12,2
e)	großer Schenkelanzieher	= 28,0
f)	schlanker Muskel	= 2,9
g)	Plattsehnenmuskel	= 8,4
h)	Halbsehnenmuskel	= 3,9
i)	zweiköpfiger Schenkelmuskel, langer Kopf	= 5,5
j)	großer Gesäßmuskel	= 12,5
k)	innerer Hüftlochmuskel	
l)	oberer ⎱ Zwillingswadenmuskel	
m)	unterer ⎰	= 1,6
n)	äußerer Hüftlochmuskel	= 3,7
o)	vierseitiger Schenkelmuskel	= 2,2
	Sämtliche Adduktoren	= 99,4

stellt werden. Nicht selten wird sie durch eine unzureichend ausgeprägte *Dehnbarkeit* der Wadenmuskulatur, der Hüftgelenksbeuger, des vierköpfigen Schenkelmuskels oder der Dorsal- und Volarflexoren des Handgelenks und der Dorsal- und Plantarflexoren des oberen Sprunggelenkes eingeschränkt*). Deshalb kommt – unter Beachtung und Nutzung der individuellen Besonderheiten – der Entspannung und Dehnung (vor allem asymmetrisch entwickelter Muskulatur) eine große praktische Bedeutung zu. Dabei kann man sich sowohl der *aktiven* als auch der *passiven* Dehnung – letztere mit Hilfe äußerer Kräfte – bedienen.

Sehr bezeichnend für die gemeinsame Tätigkeit der Streck- und Beugeschlinge bei sportlichen Bewegungsabläufen ist der **Hürdenläufer** (Tafel XXVIII). Diese leichtathletische Disziplin verlangt neben *Schnelligkeits-* und *Kraftvoraussetzungen* ausgeprägte *koordinative Fähigkeiten,* um die Hürden mit ausreichender Schrittlänge überlaufen und nach dem Abfangen des Schritts hinter der Hürde den Sprintlauf flüssig (ohne Tempoverlust) fortsetzen zu können. In der Tafel ist der Moment des „*Angehens*" der *Hürde* veranschaulicht worden: Der Läufer hebt sich soeben durch die Streckung des linken Beines von der Laufbahn ab, bringt den Oberkörper weit nach vorn (um die Hürde flach überlaufen zu können)**) und reißt das rechte Bein nach oben und vorn, wobei der Unterschenkel eine Schleuderbewegung ausführt, die in der naturalistischen Darstellung und im Schlingenbild noch nicht abgeschlossen ist. Unmittelbar nach Überqueren der Hürde senkt sich der rechte Fuß und setzt auf dem Ballen auf; dabei ist das Kniegelenk weitgehend gestreckt und der Oberkörper leicht vorgeneigt.

c

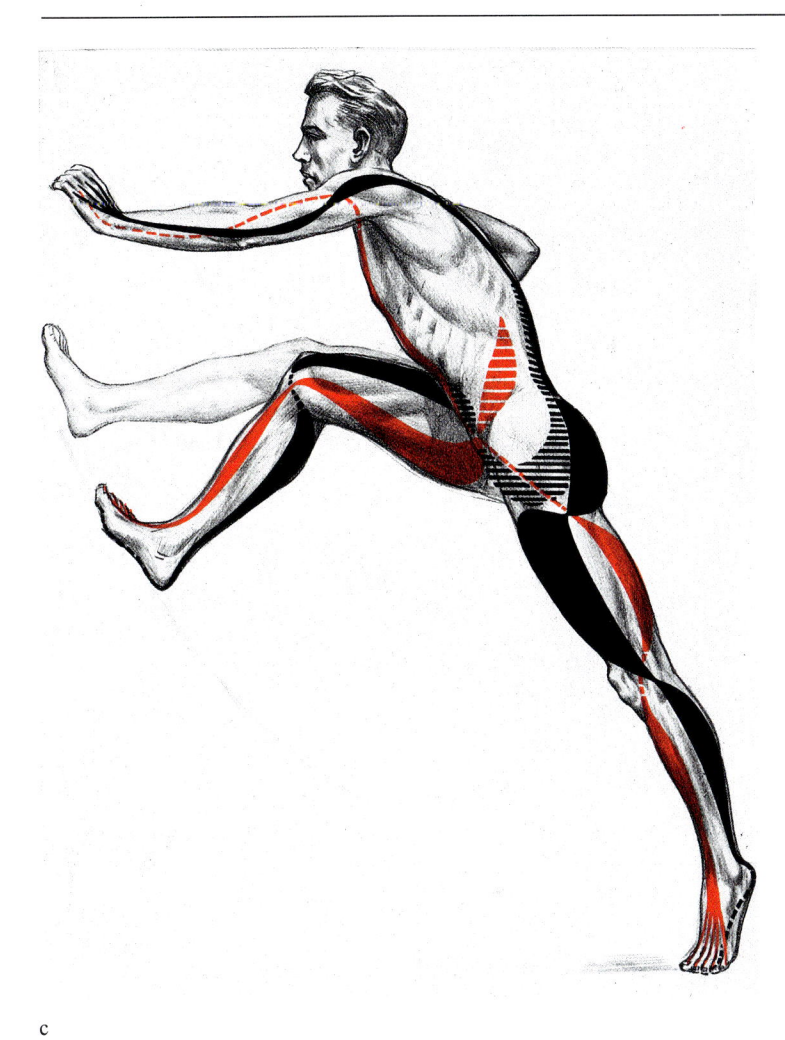

Arbeitsmöglichkeit (in kg/m) der Oberschenkel-Abduktoren im Hüftgelenk.

a)	gerader Schenkelmuskel	= 12,3
b)	Schenkelbindenspanner	= 18,5
c)	Schneidermuskel	= 1,9
d)	großer Gesäßmuskel, Anteil an der Schenkelbinde	= 14,0
e)	mittlerer Gesäßmuskel	= 19,0
f)	kleiner Gesäßmuskel	= 9,2
g)	birnförmiger Muskel	= 1,8
	Sämtliche Abduktoren	= 76,7

Bei der **tänzerischen Studie** (Tafel XXVII) ist zu beachten, daß die Schlingenführung bei der ausgesprochenen *Plantarflexion* des rechten Fußes im oberen Sprunggelenk vorrangig in den Drillingsmuskel der Wade *(M. triceps surae)* ausklingt, obwohl dies nicht besonders bildlich dargestellt ist. Der Bewegungsablauf verdeutlicht, welch hohe Anforderungen an die *Beweglichkeit* der Wirbelsäule, der Schulter-, Ellbogen-, Hand-, Hüft-, Knie- und Sprunggelenke ge-

---

*) Bei Untersuchungen von Eisschnell-Läufern konnten Muskellängenverkürzungen am geraden Schenkelmuskel in 90,4%, am Lenden-Darmbein-Muskel in 68,9%, an der ischiocruralen Muskelgruppe sowie an der Wadenmuskulatur in jeweils 63% der Fälle nachgewiesen werden (Berthold et al., 1981), wobei die Dysbalancen der ischiocruralen Gruppe sich besonders nachteilig auswirken, da sie zu einer Bewegungseinschränkung im Hüftgelenk – das Becken kann nicht mehr ausreichend nach vorn gebracht werden – führen. Auch jugendliche Gewichtheber wiesen Längenverkürzungen am Lenden-Darmbein-Muskel bei Retardierten in 65%, bei Akzelerierten in 80% und an der ischiocruralen Muskulatur bei Retardierten in 15%, bei Akzelerierten in 20% der Fälle auf (Tittel u. Herm, 1992). Wichtig ist, bei Dehnungen der ischiocruralen Muskeln das Becken gerade zu halten und nicht ins „Hohlkreuz" zu gehen!
**) Ein flaches, „abgeducktes" und flüssiges Überlaufen einer Hürde setzt voraus, daß zum einen der Körperschwerpunkt nur wenig über die Hürde angehoben wird und die Kopfkurve während der einzelnen Phasen des Überlaufens nahezu parallel zur Laufbahnebene verläuft; zum anderen sollte die Absprungstelle weit vor, die Landestelle dagegen möglichst nahe hinter der Hürde liegen. Schließlich ist darauf zu achten, daß beim Angehen des Hindernisses der Oberkörper des Hürdenläufers eine Klappbewegung vollführt, wodurch ein „Springen" (anstatt „Laufen") über die Hürde, das zwangsläufig mit einer mehr oder weniger „stauchenden Landung" verbunden wäre, vermieden wird.

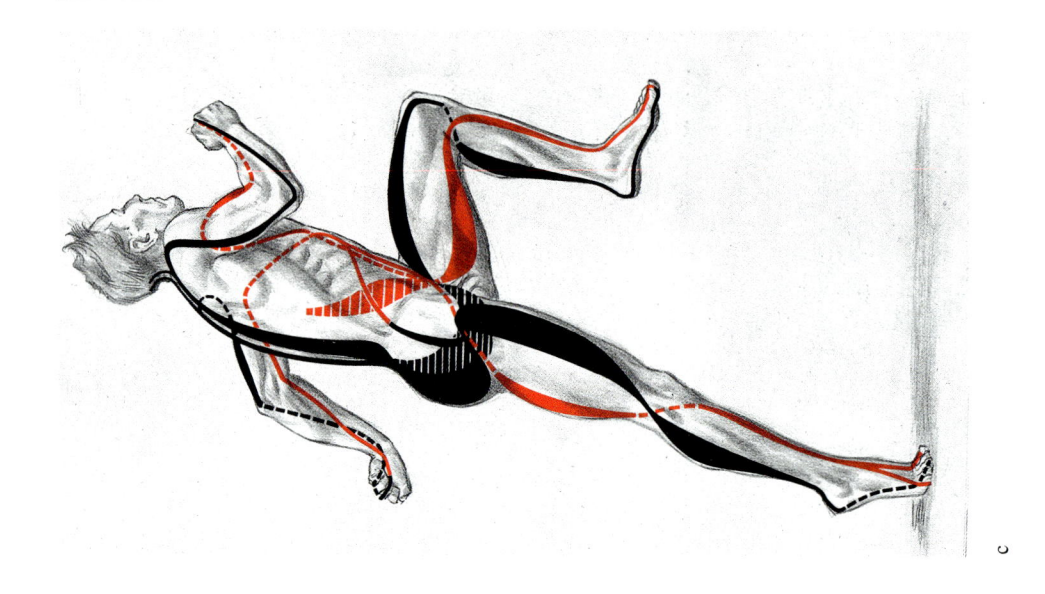

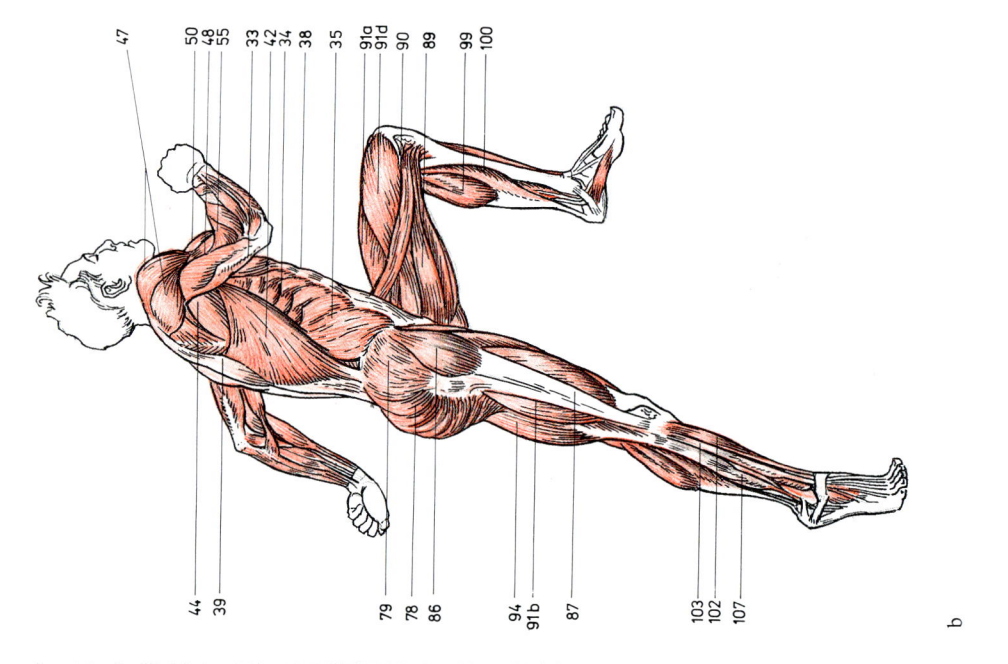

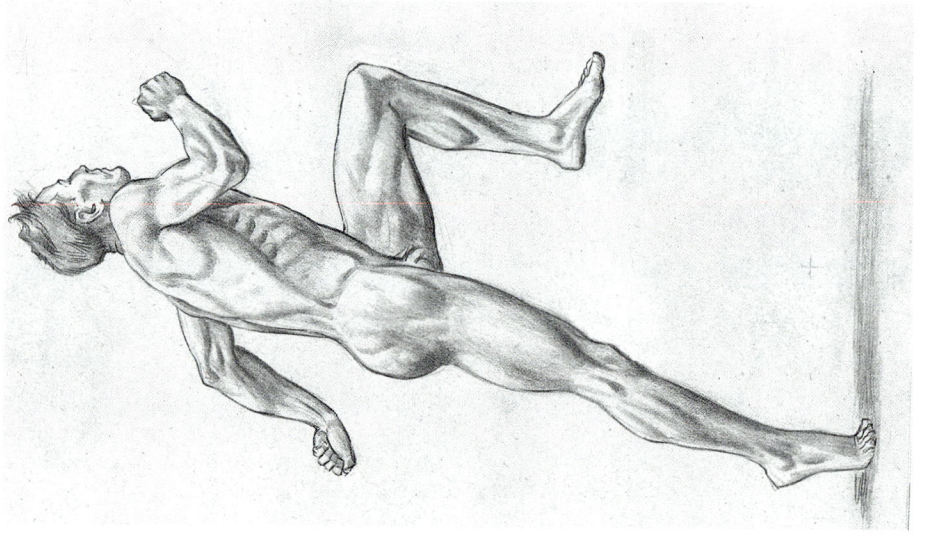

224   12.5. Beispiele für die Arbeitsweise von Beugeschlingen

Tafel XXIX.
Über den ganzen Körper verlaufende Beuge- und Streckschlinge bei einem Weitspringer.

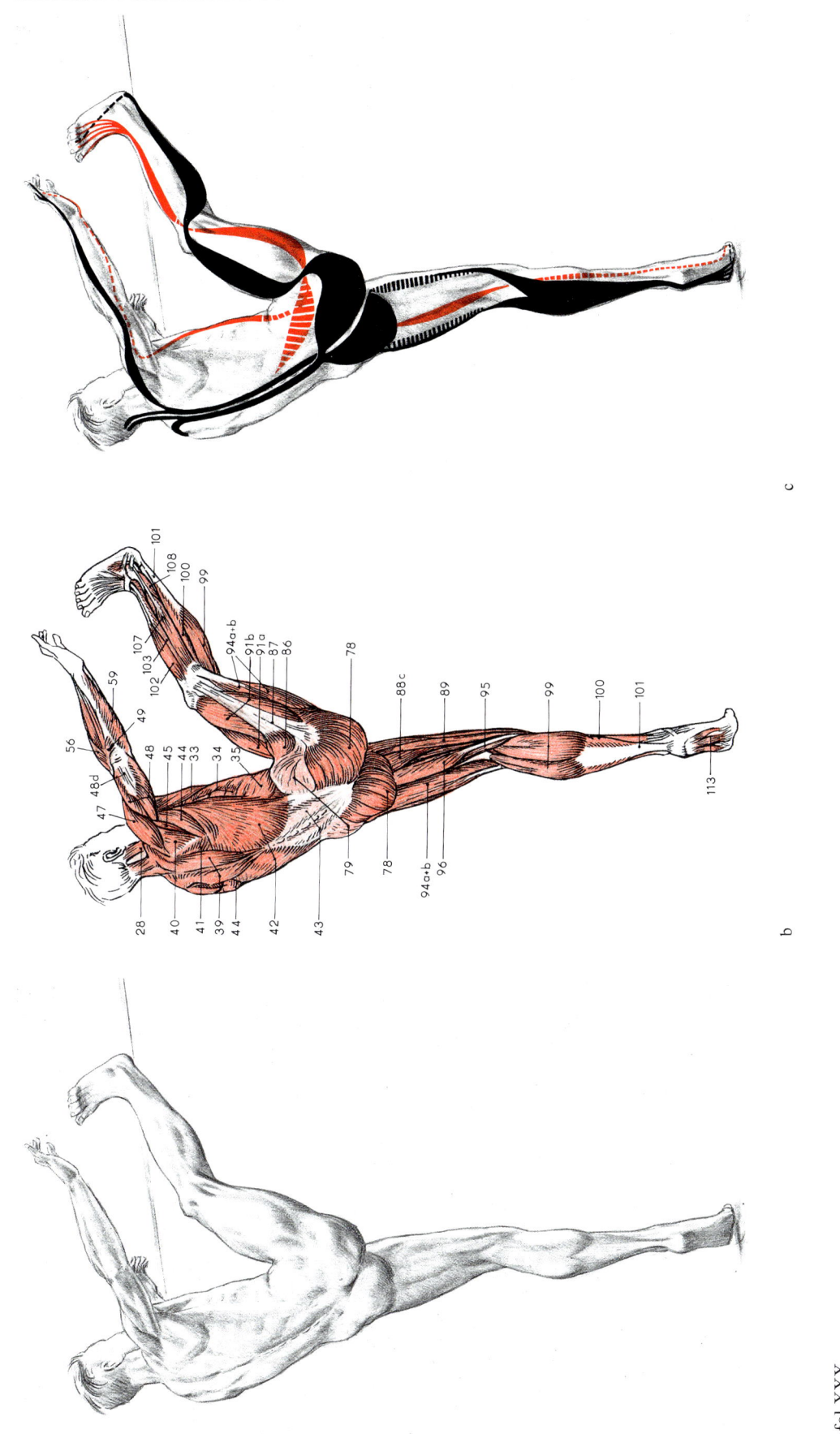

12.5. Beispiele für die Arbeitsweise von Beugeschlingen

Tafel XXX.
Über den ganzen Körper verlaufende Beuge- und Streckschlinge bei einem Hochspringer.

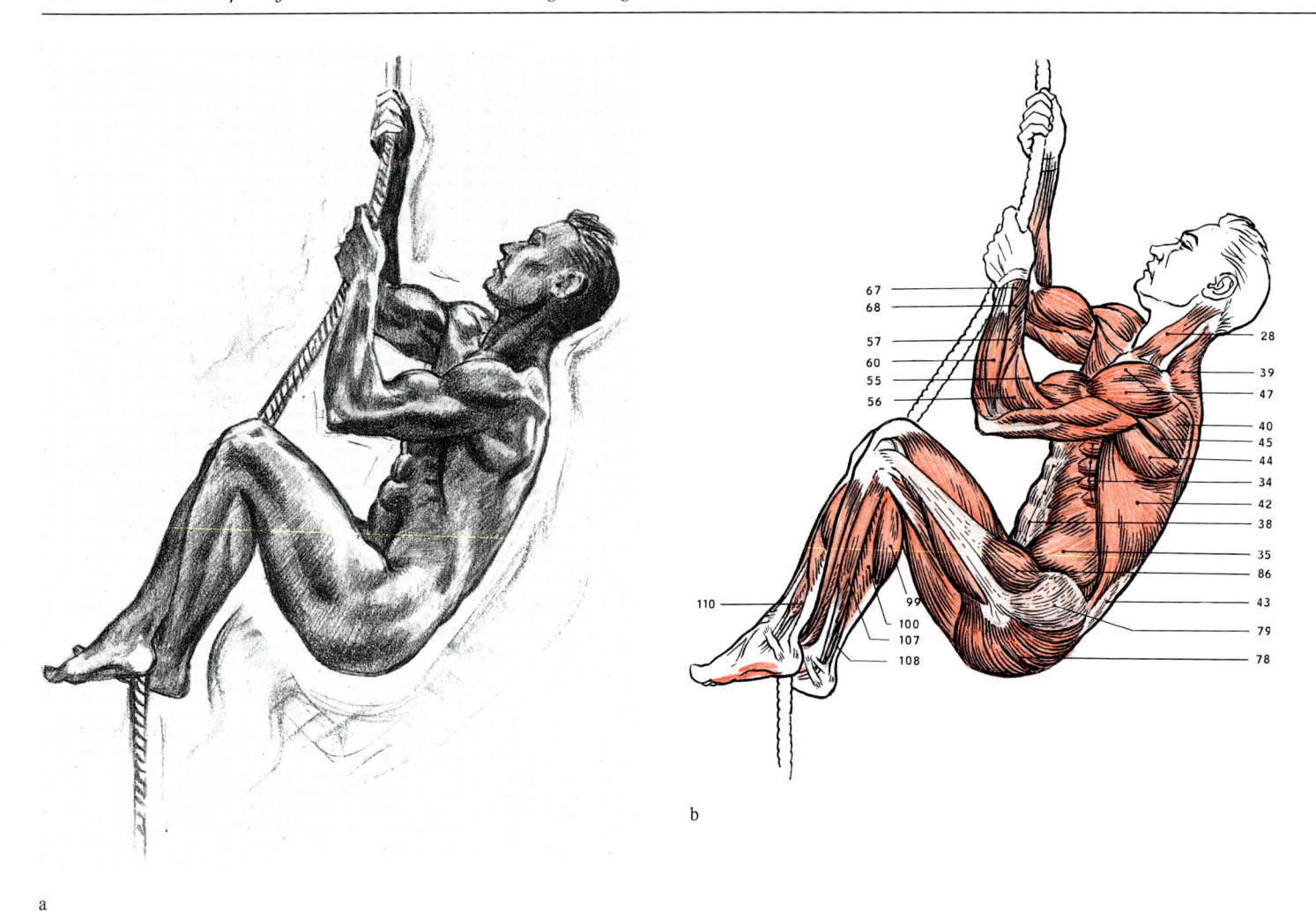

226   12.5. Beispiele für die Arbeitsweise von Beugeschlingen

Tafel XXXI.
Über den gesamten Körper ziehende Beuge- und Streckschlinge am Beispiel des Taukletterns.

Ausgeprägt ist beim Hürdenläufer, was auch in den Abbildungen zum Ausdruck kommt, die *Mitarbeit der Arme,* der wir bereits beim Tiefstart eines Sprinters (Tafel XIV) begegnet waren. Diese *aktiven Pendelbewegungen* (im Sinne einer Ante- und Retroversion) dienen offensichtlich dazu, Drehbewegungen des Körpers auf den Schenkelbeinköpfen im Hüftgelenk beim Gehen und Laufen abzubremsen, wobei der linke Arm sein Vorschwingen etwas vor dem Vorbringen des rechten Beines beginnt*). Beim Hürdenlauf, Hoch-, Weit- und Dreisprung sowie beim Start zum Rückenschwimmen wird durch das Emporschleudern der Arme (bei noch aufgesetztem Fuß) ihr *Schwerpunkt gehoben;* „der Körper zieht sich gewissermaßen am Armschwerpunkt in die Höhe." Bei der Landung nach Sprüngen – dies wird besonders im Turnen und beim Skispringen sichtbar – dienen die hochgerissenen Arme der Gleichgewichtserhaltung. Das bedeutet, daß die Bewegungen der oberen Extremität beim Gehen und Laufen für andere Zwecke als beim Springen verwendet werden; im ersteren Fall erfolgen die Armbewegungen auf beiden Seiten abwechselnd, im letzteren Fall aber zumeist gleichzeitig.

An dem im Oberkörper nach vorn geneigten Hürdenläufer ist zu bemerken, daß er den Unterschenkel des rechten Beines nicht völlig streckt. Worauf ist dies zurückzuführen? Wenn man den Oberschenkel im Hüftgelenk stark beugt und aus dieser Stellung heraus eine Streckung des Unterschenkels vornehmen will, dann spürt man, daß diese durch die angespannten und auf der Rückseite des Oberschenkels gelegenen zweigelenkigen Beuger des Unterschenkels im Kniegelenk gehemmt wird; sobald man aber mit der Beugung im Hüftgelenk zurückgeht, läßt die Spannung der Unterschenkelbeuger nach, so daß einer völligen

---

*) Beim langsamen, anstrengenden Bergangehen und -laufen schwingen die Arme nur wenig, während sie beim Bergabwärtsgehen oder -laufen sehr große Bewegungsausschläge vollführen, wobei die Arme manchmal doppelt so schnell wie die Beine pendeln, da erstere durch die angespannten Armmuskeln beschleunigt werden.

c

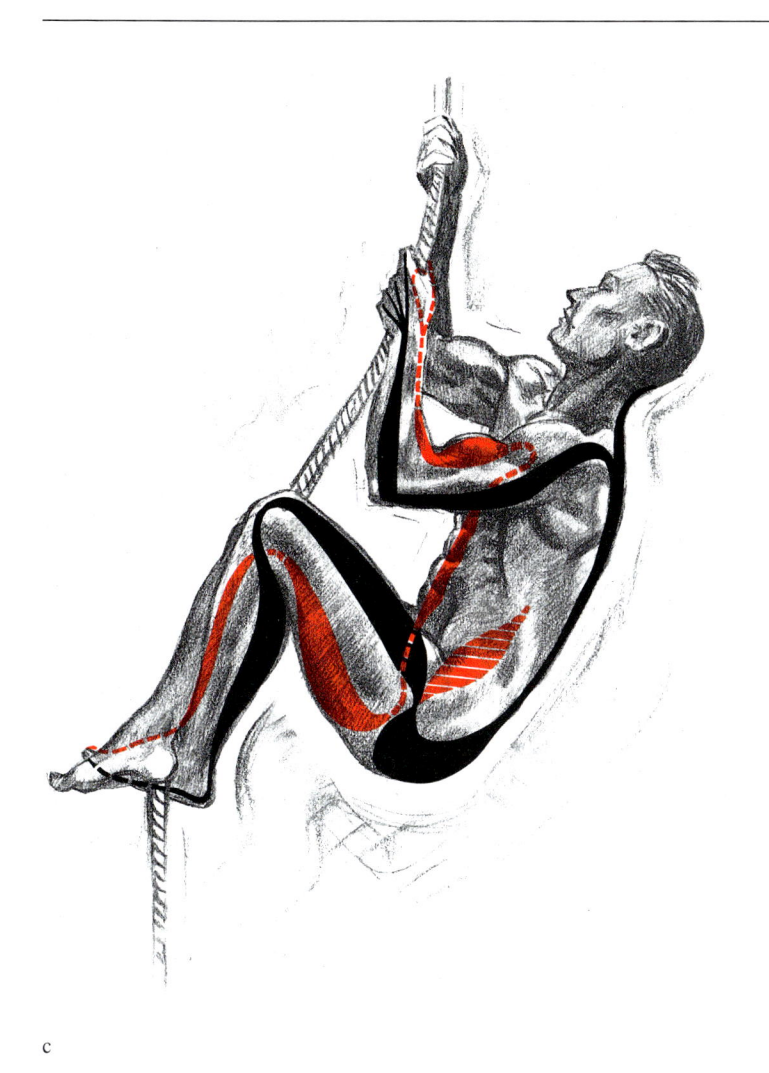

Streckung des Kniegelenks nichts mehr im Wege steht. Umgekehrt kann beim gestreckten Knie das Bein im Hüftgelenk nur unzureichend gebeugt werden; erst wenn die Streckung vermindert wird, ist eine umfangreichere Beugung der unteren Extremität in der Hüfte möglich.

In der Schlingenführung kann zunächst die Streckung, die sich von der linken Fußsohle über den ganzen Körper bis in die Hand der gleichen Seite ausbreitet, verfolgt werden, während im rechten Bein die Beugerverbindung einschließlich des Lenden-Darmbeinmuskels wiedergegeben worden ist.

Der **Weitspringer** (Tafel XXIX) vereinigt in sich – wie der *Hochspringer* (Tafel XXX) und *Stabhochspringer* – eine *zyklische* Bewegung (kraftvoller Anlauf mit höchster Geschwindigkeit) und eine *azyklische* Bewegung (Absprung-, Flug- und Landephase), wobei sich die genannten Disziplinen vor allem durch die Verschiedenartigkeit der Flugphase unterscheiden. Dargestellt ist der Augenblick des Absprungs, bis zu dem der Athlet seine maximale Anlaufgeschwindigkeit erreicht haben sollte. Um kraftvoll nach vorn-oben springen zu können, muß zu Beginn des Aufsetzens des Sprungbeins die Laufgeschwindigkeit (von etwa 9,35 m/s auf 8,05 m/s) *abgebremst* werden; unmittelbar danach kommt es durch die vorrangig *exzentrische* Arbeit der muskulären Streckschlinge *(M. glutaeus maximus – M. quadriceps femoris – M. triceps surae)* bei gleichzeitig starker Vordehnung der Beugeschlinge *(M. iliopsoas – ischiocrurale Muskelgruppe – Dorsalflexoren)* wieder zu einer *Beschleunigung des Körperschwerpunktes* bis zur völligen Körperstreckung des Springers, wobei die Geschwindigkeit wieder (von 8,05 m/s auf 8,36 m/s) zunimmt. Somit kann der Absprung in eine Brems- und in eine Beschleunigungsphase unterteilt werden; die Beherrschung beider erfordert (vom Anfang bis zum Ende des Absprungs) *hohe Krafteinsätze,* wobei der Absprungimpuls durch eine Schwungbewegung der Arme und des Schwungbeins vergrößert wird, wobei die Landung in der Sprunggrube vor allem durch den Einsatz der Beugeschlinge, die eine außerordentlich starke Beugung im Hüftgelenk sichern muß, vorbereitet wird*).

Die bisher vorliegenden Untersuchungsergebnisse über die Arbeitsweise der muskulären Streckschlinge beim Absprung besagen, daß im Weitsprung etwa 60 % – im Hochsprung rund 70 % – des Sprungvermögens nicht durch eine *konzentrische,* sondern durch eine vorrangig *exzentrische* Arbeit (hohe Muskelzugspannung) aufgebracht werden, wobei die auftretenden Kraftmomente und damit auch die Muskelzugspannungen umso größer sind, je schneller die Vordehnung erfolgt.

„Dehnt man den Muskel durch äußere Einwirkung (= exzentrische Arbeit), so wird durch den Einfluß dieser Dehnung auf die Reihe angeordneter elastischer Komponenten potentielle Energie gespeichert, die als zusätzliche kinetische Energie genutzt werden kann, vorausgesetzt, daß die aktive Verkürzungsphase des Muskels (= konzentrische Arbeit) unmittelbar nach der Vordehnung erfolgt; so kann die Muskulatur *mehr äußere Arbeit leisten,* ohne daß die chemische Energiemenge gesteigert werden muß. Demnach ist die elastische Komponente von wesentlicher Bedeutung für die Verrichtung äußerer Arbeit" (Komi 1975). Diese Erkenntnis hat inzwischen in der Praxis des Krafttrainings der Springer, das einen Wechsel von exzentrischer und konzentrischer Arbeitsweise, der kurzzeitig erfolgen muß, berücksichtigt, ihren Niederschlag gefunden.

Auch bei dem nächsten Bewegungsablauf, dem Absprung zum Straddle-**Hochsprung** (Tafel XXIX), erfolgt in dem Sprungbein eine extreme Streckung, in dem Schwungbein eine gleichstarke Beugung im Hüftgelenk. Der Bewegungsablauf ist gekennzeichnet durch eine Verkürzung der Absprungzeit bei gleichzeitiger Erhöhung der Wirksamkeit des Absprungs, was durch eine relativ hohe Anlaufge-

---

*) Diese Bewegungsanforderungen erfüllen die weltbesten Weitspringer in fast idealer Weise, die unter Ausnutzung ihrer körperbaulichen Vorzüge (Körperhöhe: über 1,90 m, Körpermasse: zwischen 70 und 75 kg) ihre große Anlaufgeschwindigkeit und Absprungkraft bewegungstechnisch gekonnt in große Sprungweiten umsetzen.

schwindigkeit bei Absprungbeginn (6,6 bis 7,5 m/s) und durch eine veränderte Koordination zwischen der Bewegung der Schwungelemente (annähernd gestrecktes Schwungbein und hochgerissene Arme) und dem Absprungbeginn erreicht wird. Wie beim Weitspringer wird auch in den Abbildungen zum Hochsprung die leistungsbestimmende schnelle Aufeinanderfolge von Beuge- und Streckvorgang für das Sprung- (bzw. Stütz-) Bein bei Verringerung der Anlaufgeschwindigkeit im Bremsvorgang (leichtes Einknicken im Kniegelenk des Sprungbeines und damit Vordehnung der Streckmuskulatur der unteren Extremität) deutlich.

Zum Schlingenbild (Tafel XXIX c) ist noch folgendes zu bemerken: Im Zusammenhang mit der *Stabilisierung des lumbo-sacralen Übergangs* (s. auch Gewichtheben, Tafel XXIII) war bereits darauf hingewiesen worden, daß für eine bestimmte *Beckenneigung* in erster Linie der große Gesäßmuskel *(M. glutaeus maximus)* mit seinem Antagonisten, dem Lenden-Darmbein-Muskel *(M. iliopsoas)* tätig sind, wobei ersterer in Zusammenarbeit mit der Bauch-Muskulatur den Neigungswinkel verkleinert, während der Lenden-Darmbein-Muskel die Beckenneigung vergrößert, wodurch die Bauchmuskeln eine Dehnung erfahren, „denn der untere Teil des Skelettrahmens, in den sie eingespannt sind, hat sich damit vom oberen Teil, dem Rippenbogen, entfernt. Durch Zusammenziehung können die Bauchmuskeln das geneigte Becken wieder heben. Wir können demnach durch abwechselnde Kontraktion der Bauchmuskeln und des großen Gesäßmuskels das Becken auf den Oberschenkelköpfchen regelrecht schaukeln. Natürlich ist an diesen Bewegungen die Wirbelsäule aufs stärkste mitbeteiligt; auch sie muß jeder Veränderung der Beckenneigung folgen, denn durch das Kreuzbein ist sie dem knöchernen Becken eingefügt und durch die Lendenrückenbinde mit dem großen Gesäßmuskel verbunden" (HOEPKE).

Im letzten Beispiel zum Kapitel der Beugeschlingen, dem **Tauklettern** (Tafel XXXI), kommt sowohl die Beuge- als auch die Streckschlinge über den ganzen Körper zur Darstellung, wobei das Wechselspiel zwischen dem *großen Gesäßmuskel (M. glutaeus maximus)* und dem *Lenden-Darmbeinmuskel (M. iliopsoas)* beobachten werden kann; kontrahiert sich letzterer, dann erfährt zur gleichen Zeit der Gegenspieler eine entsprechend große Dehnung. *Zieht sich jedoch der große Gesäßmuskel mit seinen derben, kräftigen Fasern zusammen, dann drückt er,* was ja beim Treppensteigen und Klettern gleichermaßen wichtig ist, *das Becken nach oben und vorn,* d. h., *er hebt den Rumpf gegen die Schwerkraft!*

12.6. Muskelschlingen bei statischen Bewegungsabläufen

Die bisherigen, ausschließlich **dynamischen** Bewegungsabläufe machten uns mit Muskelkombinationen vertraut, die zum überwiegenden Teil von den unteren Gliedmaßen zu den oberen zogen und dabei den Rumpf zwischen sich einschlossen, der in der Bewegung jeweils der der Extremitäten vorauseilte. Nun gibt es jedoch auch Muskelverbindungen, die sich in erster Linie **auf den Rumpf konzentrieren;** einige von ihnen seien im folgenden genannt.

Die Tafel XXXII stellt einen Körper im **Stütz auf den Holmen eines Barrens** dar; beide Schultern sind kräftig nach hinten gebracht, die inneren, der Wirbelsäule zugewandten Ränder der Schulterblätter der Dornfortsatzlinie beträchtlich genähert. Die oberflächliche Rückenmuskulatur *(Kappenmuskel [M. trapezius]* und *breiter Rückenmuskel [M. latissimus dorsi])* zeichnet sich unter der Haut deutlich ab, wobei der Sehnenspiegel des Kappenmuskels sowie die rautenförmige Lendenrückenbinde gegenüber der stark angespannten Muskulatur gewissermaßen in der Tiefe versinken. Im Muskelbild (Tafel XXXIIb), das ja bereits bekannten Stoff bietet, sei auf das *Lendendreieck (Trigonum lumbale)* hingewiesen, in dem der *innere schräge Bauchmuskel (M. obliquus abdominis internus)* durchschimmert.

Die Darstellung des Stützes – sei es in Form des relativ einfachen Stützes auf den Holmen eines Barrens, sei es als **Schwebestütz am Barren** (Abb. 165) oder als wesentlich schwierigere **freie Stützwaage an den Ringen** (Abb. 166) – lassen erkennen, daß der Körper droht, zwischen beiden Armen nach unten durchzusacken, ein Bild, dem wir bei noch ungenügend entwickelter Schultergürtelmuskulatur, wie man sie bei Kindern in den ersten Schuljahren beobachten kann, nicht selten begegnen. Da die im Ellbogengelenk gestreckten Arme den Oberarmbeinkopf und damit die Schulterhöhe *(Acromion)* nach oben drücken, pendelt das Schulterblatt zwischen der nach unten drängenden Wirbelsäule und den nach oben drückenden oberen Extremitäten.

Welche Muskeln vereinigen sich nunmehr zu einer kräftigen, breiten Schlinge, um den **Schultergürtel im Stütz zu fixieren?** Es sind dies in erster Linie die *beiden Rautenmuskeln (M. rhomboideus major et minor)* – unterstützt von den absteigenden und horizontalen Fasern des *Kappen-Muskels* – sowie der *vordere Sägemuskel (M. serratus anterior)*; dabei verhalten sich – wie es nach der bereits bekannten Funktion von Schlingenanteilen gar nicht anders sein kann – die angeführten Muskeln zueinander wie Spieler und Gegenspieler. In diesen Muskelzug ist der innere Rand des Schulterblattes eingeflochten.

Verkürzen sich die Fasern des einen Teiles der Schlinge, dann geht damit zugleich eine entsprechend starke Dehnung des anderen einher; kontrahieren sich jedoch beide zur gleichen Zeit, so kommt es zu einer kräftigen *Fixation des Schulterblattes* und damit des gesamten Schultergürtels (Abb. 167). In diesem Zustand wird die *Rauten-Sägemuskelschlinge* zum **Träger der Körperlast,** wobei sie durch den *mittleren* und *unteren* Teil des *Kappenmuskels (Pars transversa et ascendens m. trapezii),* den *großen Brustmuskel (M. pectoralis major)* und *breiten Rückenmuskel (M. latissimus dorsi)* eine wesentliche Unterstützung erfährt. Erschlafft die Schlinge, dann verliert der Körper seine straffe, sichere

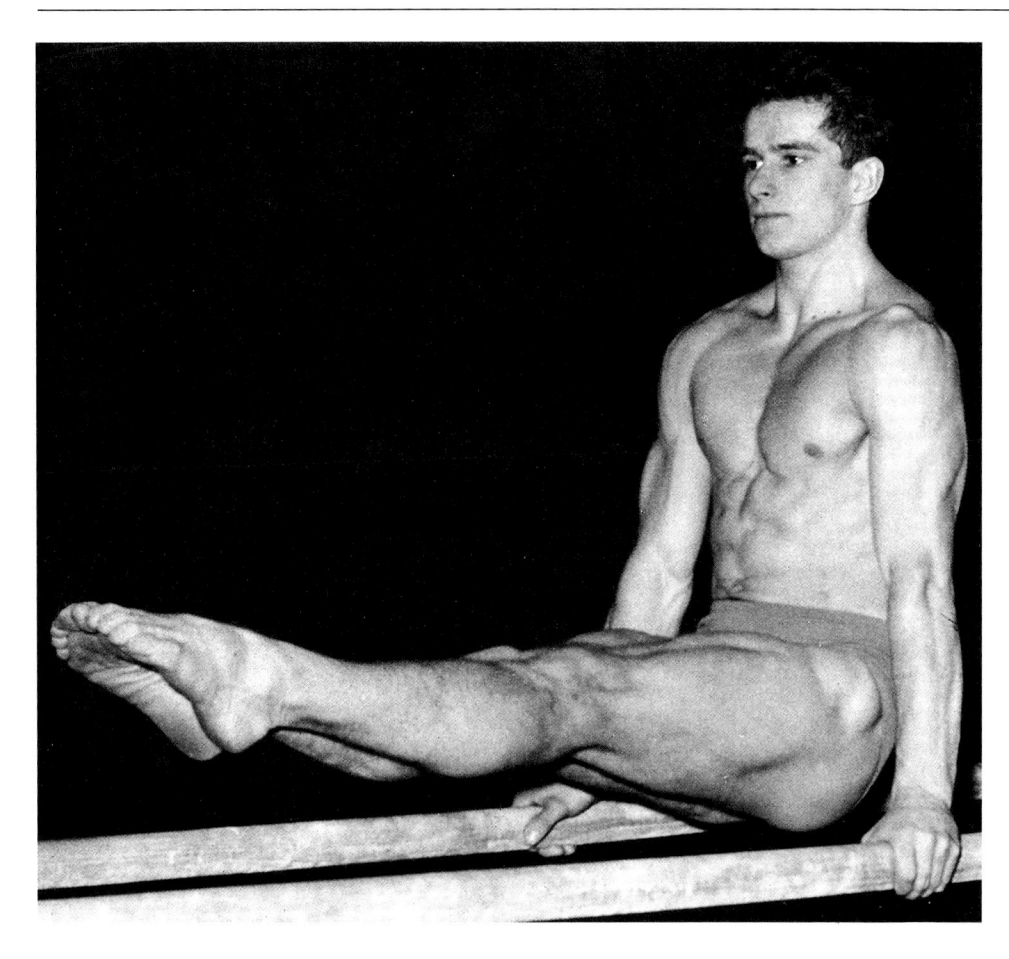

12.6. *Muskelschlingen bei statischen Bewegungsabläufen* 229

Abb. 165. Schwebestütz am Barren.

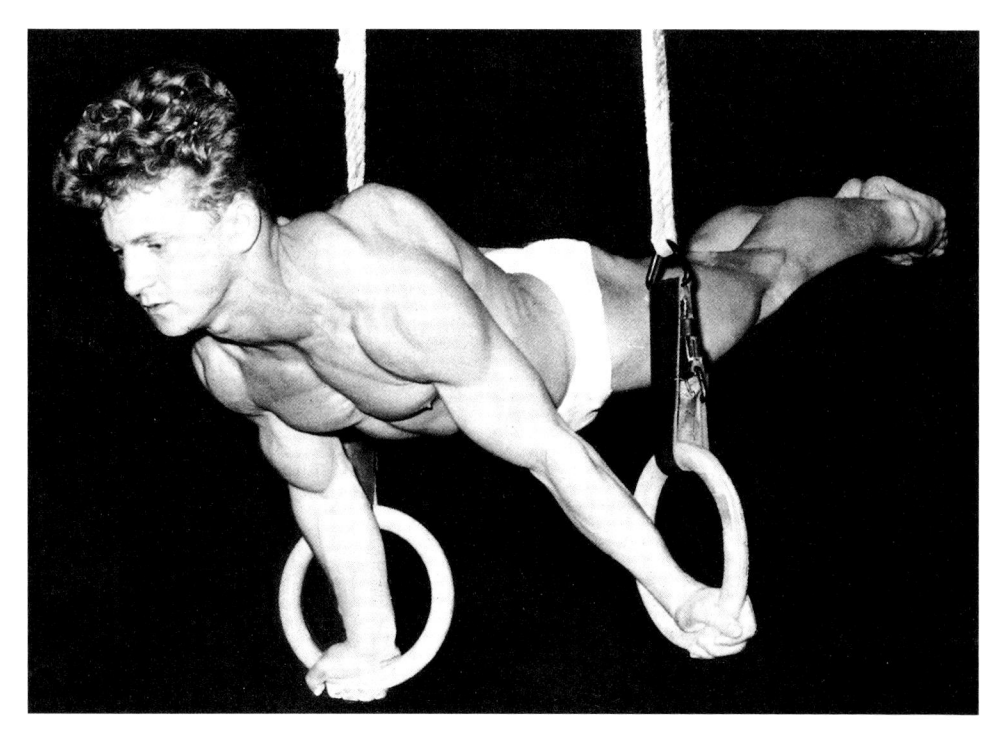

Abb. 166. Freie Stützwaage an den Ringen.

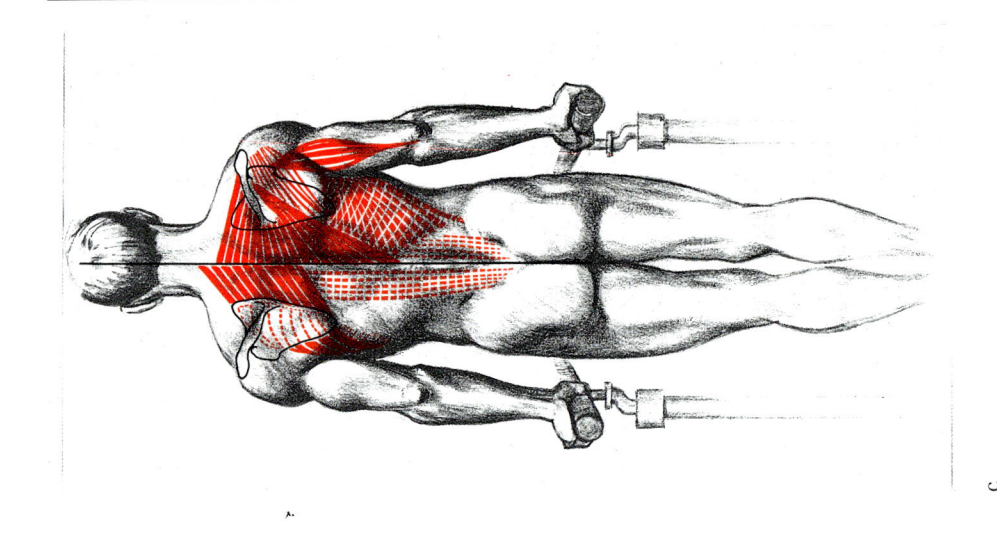

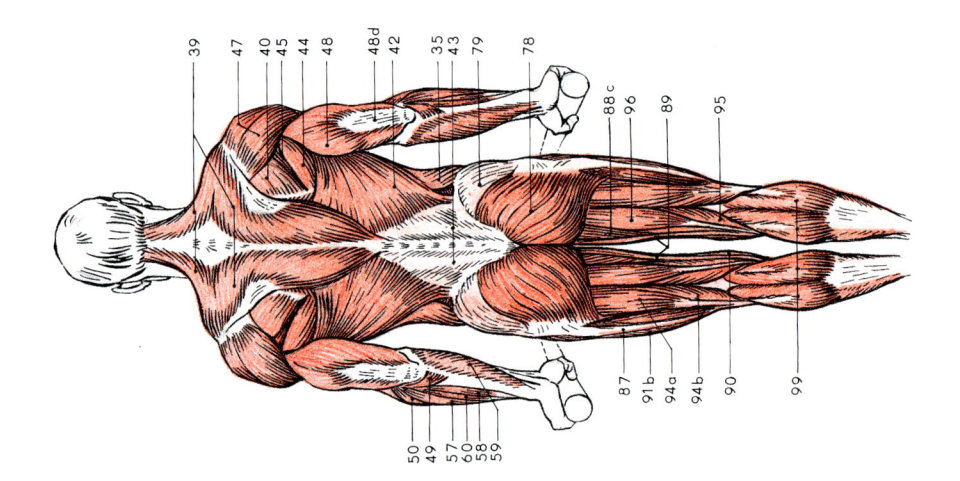

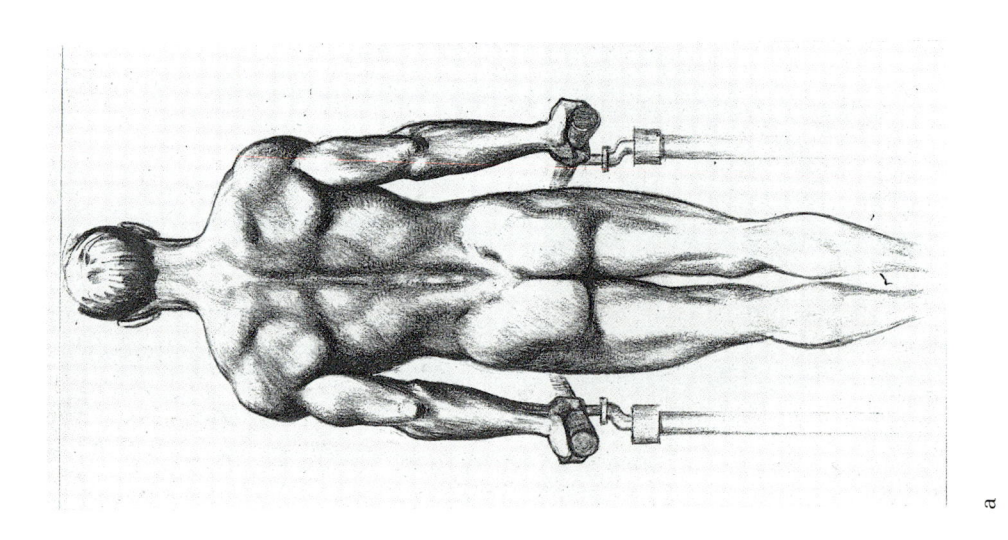

230   *12.6. Muskelschlingen bei statischen Bewegungsabläufen*

Tafel XXXII.
Muskelschlingen beim Stütz auf den Holmen.

Haltung, die Arme drücken die Schulterhöhe nach oben und die Schwere des Rumpfes sackt nach unten durch.

Beachtenswert scheint in diesem Zusammenhang bereits jetzt der Hinweis zu sein, daß die besprochene Schlinge eine Fortführung in die *äußere schräge Bauchmuskulatur (M. obliquus abdominis externus)* der gleichen Seite erfährt, worauf noch in einem der nächsten Motive näher eingegangen werden wird. Als mehr oder weniger unterstützende Glieder sind in die Gesamtschlinge noch die tiefe *Rücken-Streckmuskulatur* sowie die *Streckanteile* der *oberen* und *unteren Gliedmaßen* mit aufgenommen worden.

Sehr interessant ist es, im Anschluß an den Stütz sich einen **Handstand in den Ringen** (Tafel XXXIII) *und* **auf den Barrenholmen** (Abb. 167) vor Augen zu führen, da bei einer derartigen Übung das Schulterblatt als Ganzes zum Becken hin gedrückt wird. Während das Schulterblatt beim letzten Bewegungsablauf mit seinem unteren Winkel in die Tasche des breiten Rückenmuskels noch hineinsah, blickt es beim Handstand am unteren Rande hervor. Rautenmuskeln und vorderer Sägemuskel, die bei ruhiger Haltung in gleicher Richtung liegen, streben jetzt in spitzem Winkel dem Schulterblatt zu. Von ihrer Zusammenarbeit hängt die Haltung ab, denn sie bestimmen durch Spiel und Gegenspiel die Lage der Pfanne auf dem Oberarmkopf. Die beiden *Rautenmuskeln (M. rhomboideus major et minor)* und der *vordere Sägemuskel (M. serratus anterior)* halten den Körper also auch im Handstand wie ein breiter, mächtiger Muskelgurt, der sich von der Wirbelsäule über die Rippen und die *äußere schräge Bauchmuskulatur (M. obliquus abdominis externus)* bis zum Becken erstreckt.

Die nächsten Abbildungen, der **Kreuzstütz** (Tafel XXXIV und XXXV und Abb. 168) machen mit einem Bewegungsablauf vertraut, der auf Grund seiner enormen Kraftanforderungen von jeher einen Höhepunkt im Gerätturnen bildete. Dem tragen das *Maximalkrafttraining* mit vorwiegend statischer Kraftarbeit (mit gegen Null gehenden

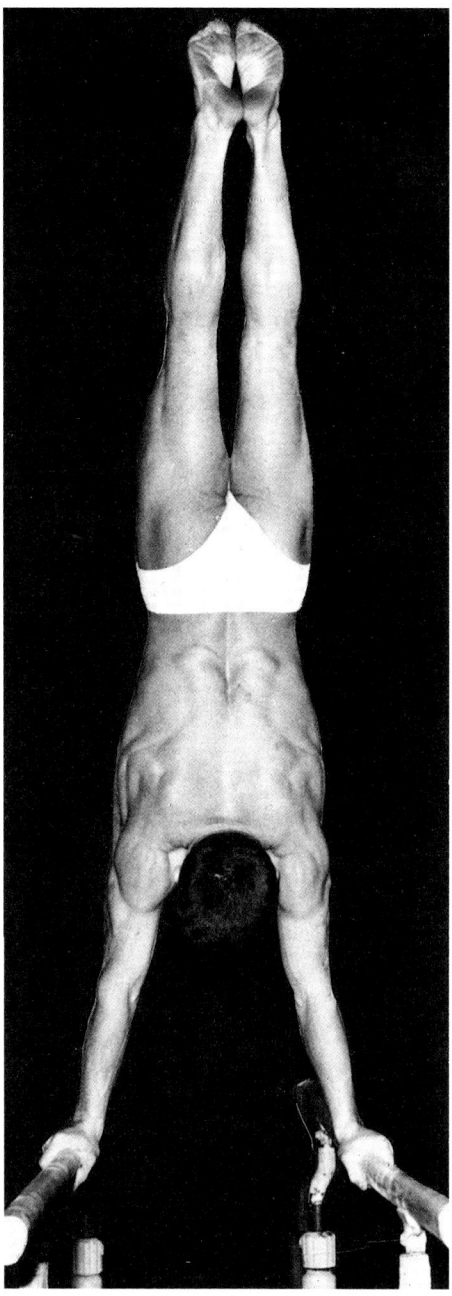

Abb. 167. Handstand auf Barrenholmen.
Außer der *Rhomboideus-Serratus-Schlinge* (die das Schulterblatt in Richtung hinten-oben/vorn-unten bewegt) stehen noch weitere Muskelkombinationen für die (Bewegung und) Fixation des Schulterblatts und damit des Schultergürtels zur Verfügung (s. dazu auch Abb. 108); zu ihnen gehören:
a) die *Levator-Trapezius-Schlinge* (funktionelles Zusammenwirken des *M. levator scapulae* mit der *Pars ascendens* des *M. trapezius*, wodurch das Schulterblatt in Richtung oben/unten geführt wird),
b) die *Trapezius-Pectoralis-Schlinge* (funktionelles Zusammenwirken der *Pars descendens* des *M. trapezius* mit dem *M. pectoralis minor*, ergänzt a)) und
c) die *Trapezius-Serratur-Schlinge* (funktionelles Zusammenwirken der *Pars transversa* des *M. trapezius* mit dem mittleren Abschnitt des *M. serratus anterior*, wodurch das Schulterblatt von vorn nach hinten (und umgekehrt) bewegt wird.

Arbeitsmöglichkeit (in kg/m) der Oberarm-Adduktoren im Schultergelenk um 96°, aus 88° Abduktion, in 8° Adduktion.

a)	Deltamuskel, vorderes Bündel	= 3,0
b)	Deltamuskel, hinteres Bündel	= 0,4
c)	Unterschulterblattmuskel	= 1,0
d)	großer Brustmuskel, Brustbein-Rippen-Anteil	= 9,9
e)	großer Brustmuskel, Schlüsselbein-Anteil	= 1,4
f)	großer Brustmuskel, Bauchfascien-Anteil	= 0,5
g)	Untergrätenmuskel	= 0,2
h)	kleiner Rundmuskel	= 0,1
i)	Hakenarmmuskel	= 2,0
j)	großer Rundmuskel	= 7,3
k)	zweiköpfiger Armmuskel, kurzer Kopf	= 2,1
l)	breiter Rückenmuskel, oberer Anteil	= 3,3
m)	breiter Rückenmuskel, unterer Anteil	= 2,2
n)	Armstrecker, langer Kopf	= 8,5
	Sämtliche Adduktoren	= 41,9

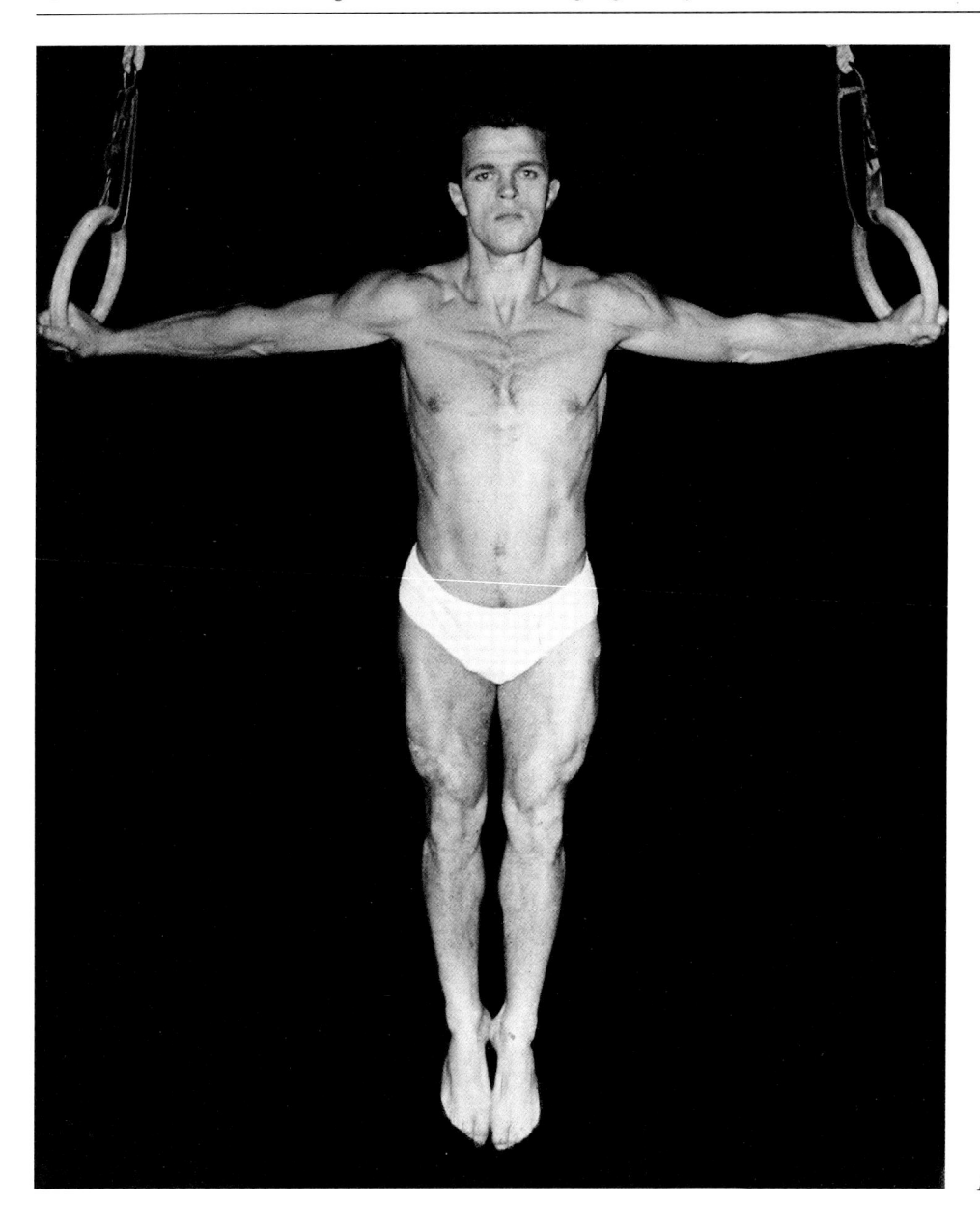

Abb. 168. Kreuzstütz an den Ringen.

Bewegungsgeschwindigkeiten), das das Grundniveau für statische Kraftelemente am Boden, Barren und an den Ringen bildet, das *Schnellkrafttraining*, das zur Koordination von Kraftimpulsen unterschiedlicher Größe für Aufschwünge und für Absprünge sowie Abdruckbewegungen der oberen Extremitäten wichtig ist und das Kraft-Ausdauertraining (bei einer Übungsdauer bis zu 1,5 min) Rechnung. Diese Vielfalt unterstreicht die Bedeutung der Komplexität des Krafttrainings sowie die Einheit von Fähigkeits- und Fertigkeitsentwicklung (Kraft – Technik). Die schrittweise Ausprägung eines maximalen Kraftpotentials im Bereich des Schulter- und Beckengürtels ist eine entscheidende Voraussetzung für die Realisierung differenzierter Muskelkrafteinsätze, wie sie u. a. Stützwaagen (Abb. 166), Schwebestütze (Abb. 165) und Kreuzstütze (Abb. 168, 169 und Tafel XXXIV) aus komplizierten Bewegungsverbindungen erfordern. Die Arbeitsmöglichkeiten der dafür mitverantwortlichen Oberarm-Adduktoren und -Abduktoren im Schultergelenk sowie der Oberschenkelbeuger im Hüftgelenk sind in den tabellarischen Übersichten dargestellt.

Welche Muskelgruppen bei dieser schwierigen Übung die Hauptarbeit zu leisten haben, liegt nach den einleitenden Bemerkungen auf der Hand; wie beim Stütz auf den Holmen oder beim Handstand in den Ringen kommt es in erster Linie darauf an, *Schultergürtel und Schultergelenk zu fixieren*, was beim Kreuzstütz im Vergleich zu den angeführten Bewegungen unvergleichlich komplizierter ist. Wie bei einem Weinfaß, das von starken Eisenbändern zusammengehalten wird, damit das nasse Holz nicht auseinanderquillt, halten die *Rautenmuskeln (Mm. rhomboidei)* mit ihrer Fortführung in den *vorderen Sägemuskel (M. serratus anterior)* und *äußeren schrägen Bauchmuskel (M. obliquus abdominis externus)*, der *Kappenmuskel (M. trapezius)*,

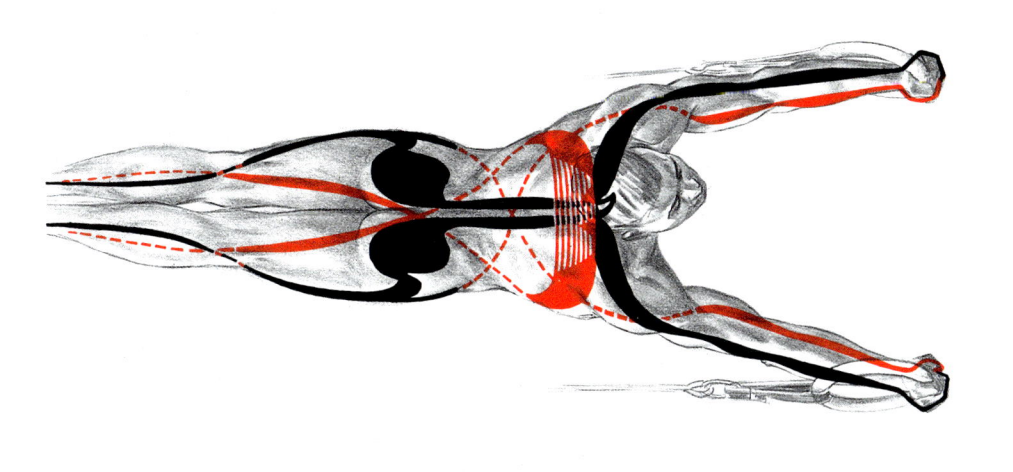

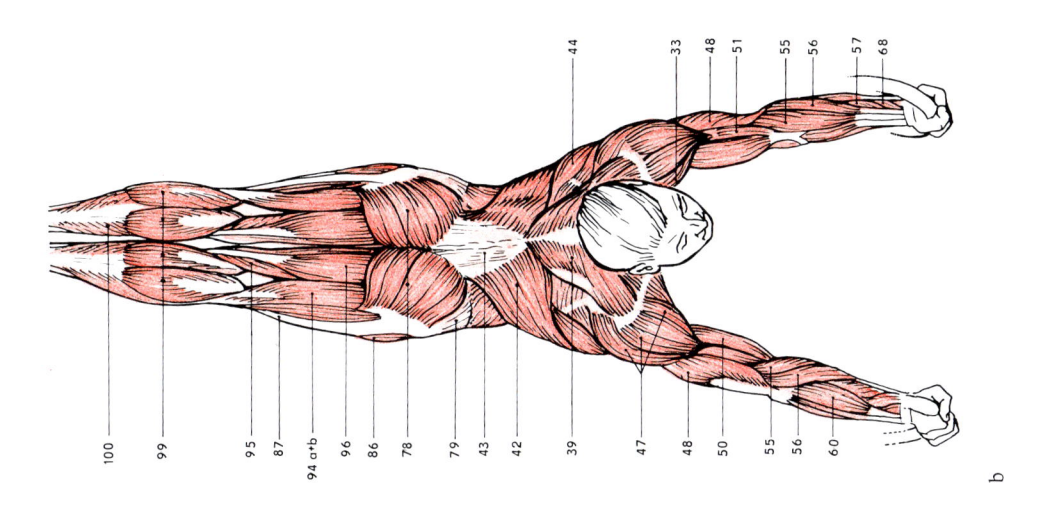

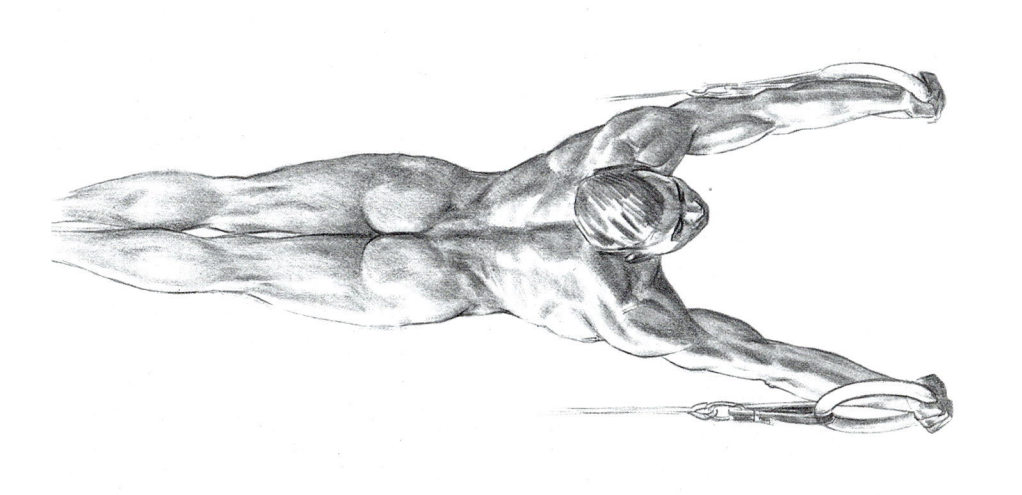

12.6. Muskelschlingen bei statischen Bewegungsabläufen   233

Tafel XXXIII.
Muskelschlingen beim Handstand in den Ringen.

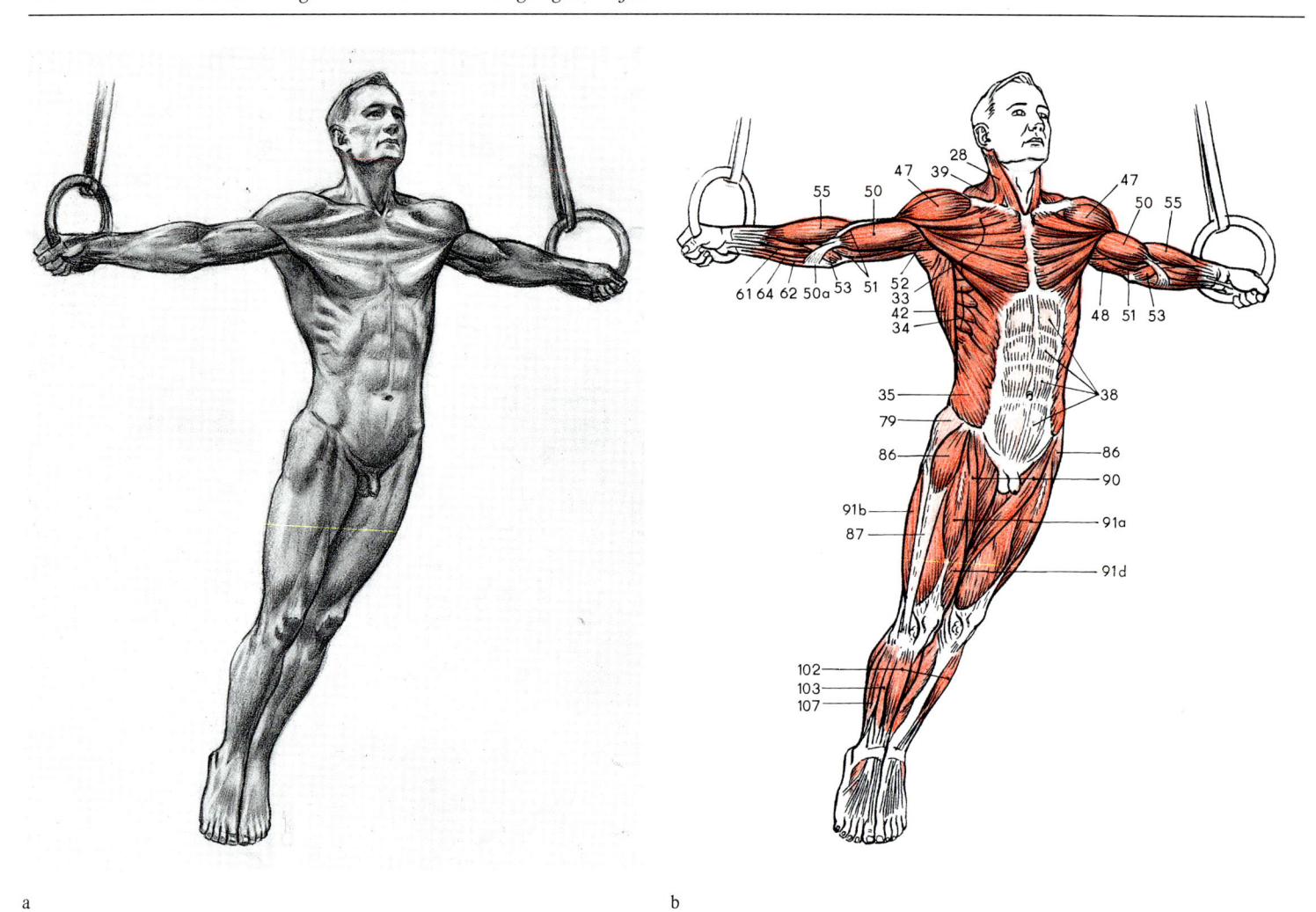

234   12.6. Muskelschlingen bei statischen Bewegungsabläufen

a

b

Tafel XXXIV. Muskelschlingen beim Kreuzstütz.

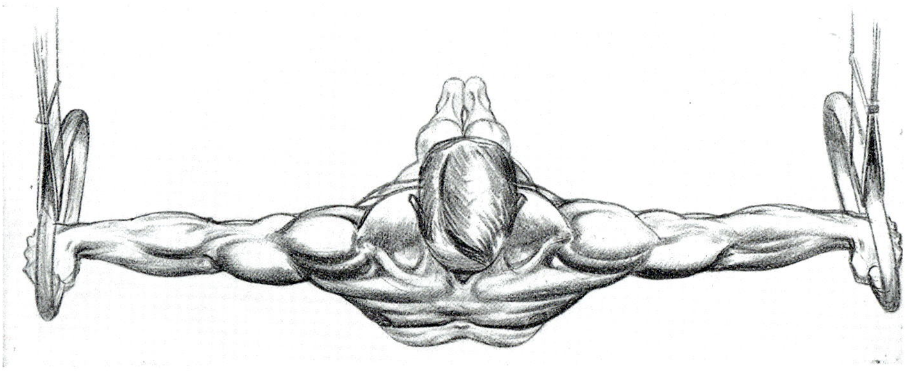

Tafel XXXV. Muskelschlingen beim Kreuzstütz (von oben gesehen).

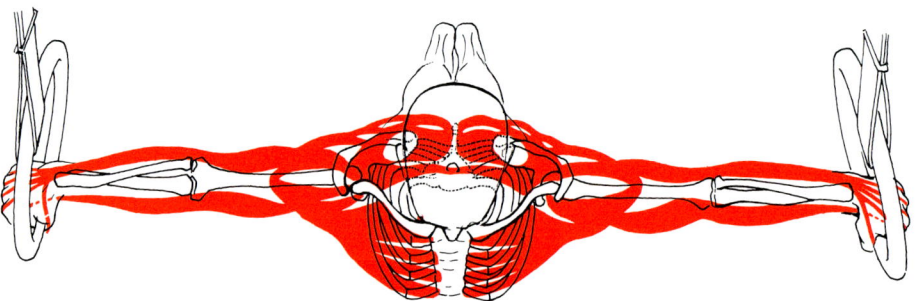

a

b

12.6. Muskelschlingen bei statischen Bewegungsabläufen

im Schultergelenk, deren Arbeitsmöglichkeit (in kg/m) der tabellarischen Zusammenstellung (in der auch die Antagonisten, die Oberarm-*Abduktoren*, Berücksichtigung gefunden haben) zu entnehmen ist, sind außerdem am geschilderten Bewegungsablauf noch der *lange Kopf* des *Armstreckers (Caput longum m. tricipitis)*, der *große Rundmuskel (M. teres major)*, der *Hakenarmmuskel (M. coracobrachialis)* sowie der *Unterschulterblattmuskel (M. subscapularis)* beteiligt. *Man hat den Eindruck, daß der Körper in einem überaus kräftigen Muskelring hängt,* von dessen Kontraktionskraft in weitem Maße die ordnungsgemäße Ausführung der Übung abhängt. Alle übrigen Muskeln im Bereich der oberen und unteren Gliedmaßen üben nur eine mehr oder weniger unterstützende Funktion aus. Der Vergleich mit dem Weinfaß bzw. dessen Eisenringen scheint deshalb gerechtfertigt zu sein, zumal letztere in Form und Funktion mit dem Muskel-„Reif" des Rumpfes viel Ähnlichkeit besitzen, wovon man sich überzeugen kann, wenn während des Kreuzstützes von einem erhöhten Standpunkt aus auf den Turnenden herabgeblickt wird, wie es die zweite Abbildung dieses Bewegungsablaufes (Tafel XXXVb) wiedergibt.

Bei der funktionellen Zusammenarbeit der erwähnten Muskeln kommt dem Wechselspiel zwischen dem großen Brustmuskel *(M. pectoralis major)* und dem breiten Rückenmuskel *(M. latissimus dorsi)* eine besondere Bedeutung zu (s. Tafel XXXVI). Der große „*physiologische Querschnitt*"*) beider flächenhaften Muskeln ermöglicht, nicht nur den Arm im Schultergelenk (als Agonisten und Antagonisten) im Sinne einer Ante- und Retroversion zu bewegen, sondern gemeinsam auch den Rumpf zum Arm hinzubewegen; sie spielen demzufolge für die Halterung des Armes am Rumpf eine wichtige Rolle. Beide Muskeln adduzieren den Arm und halten damit den Schultergürtel am Rumpf fest, wenn dieser durch schwere Lasten abzugleiten droht. Darüber hinaus sind beide Muskeln kräftige Innenrotatoren, wobei insgesamt die Adduktoren und Innenrotatoren des Armes stärker als ihre Antagonisten sind. Dies ermöglicht nicht nur, den *Schultergürtel zu fixieren,* sondern auch *gegen eine Last* oder gegen den Körper *zu arbeiten,* während ihre Antagonisten nur das Gewicht des Armes zu bewegen brauchen.

c

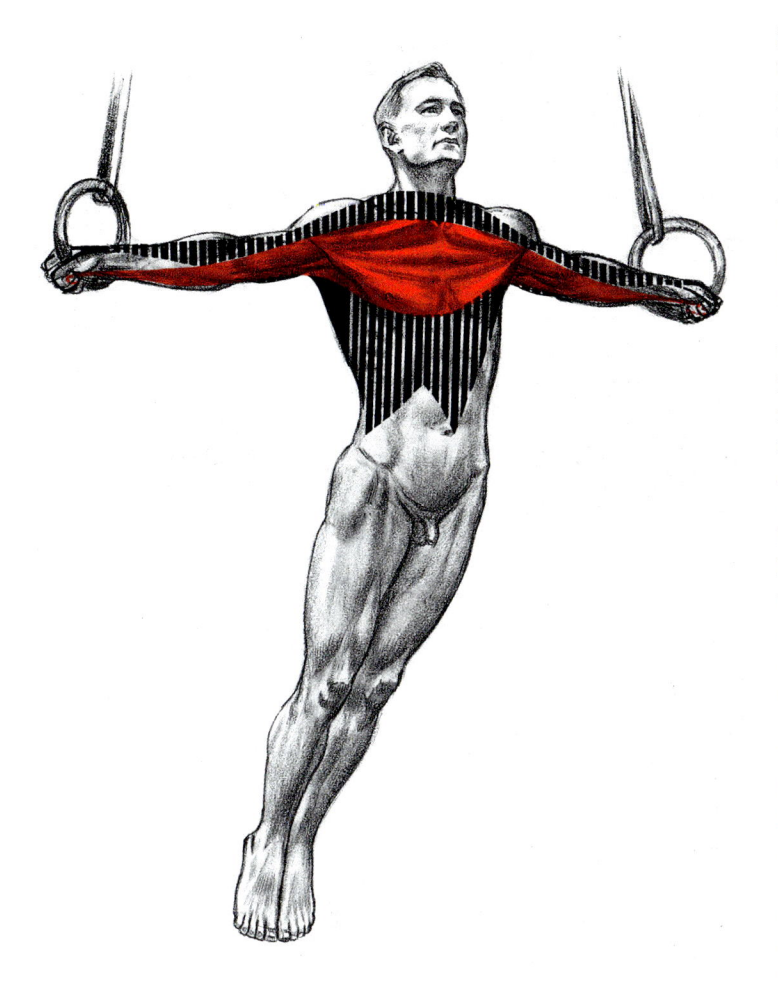

Arbeitsmöglichkeit (in kg/m) der Oberarm-Abduktoren im Schultergelenk um 96°, aus 8° Adduktion, in 88° Abduktion.

a)	Deltamuskel, mittleres Bündel	= 12,1
b)	Deltamuskel, vorderes Bündel	= 0,3
c)	Deltamuskel, hinteres Bündel	= 0,5
d)	Obergrätenmuskel	= 3,6
e)	Untergrätenmuskel	= 2,9
f)	Unterschulterblattmuskel	= 0,2
g)	kleiner Rundmuskel	= 0,1
h)	zweiköpfiger Armmuskel, langer Kopf	= 1,2
	Sämtliche Abduktoren	= 20,9

breite Rückenmuskel (M. latissimus dorsi) und *Deltamuskel (M. deltoideus)* den Rumpf auf seiner Rückseite, die *Brustmuskulatur (M. pectoralis major [in erster Linie der Brustbein-Rippen-* und *Schlüsselbein-*Anteil]) auf dessen Vorderseite in der Kreuzhalte, wie es vor allem die Abb. 168 sehr anschaulich demonstriert. Von den Oberarm-Adduktoren

---

*) Verlaufen die Muskelfasern (wie bei einem spindelförmigen Muskel) in der Längsrichtung desselben, dann hängt die Größe seines physiologischen Querschnitts von der Anzahl der Actin- und Myosinfilamente im Muskel ab (s. auch 7.2.). Beträgt die Querschnittsfläche 6 cm², dann liegt die maximale Kontraktionskraft bei 6 mal 5 kp = 30 kp. Weisen die Muskelfasern zur Längsrichtung des Gesamtmuskels (wie bei einem einfach- oder doppeltgefiederten Muskel) einen schrägen Verlauf auf, dann ergibt sich (insbesondere für den doppeltgefiederten Muskel) durch die Addition von zwei Querschnittsflächen (von je 6 cm²) ein physiologischer Gesamtquerschnitt von 12 cm² und eine maximale Kraft (12 mal 5 kp) von 60 kp. *Gefiederte* Muskeln sind demzufolge – obwohl ihre Muskelmasse mit der spindelförmiger Muskeln übereinstimmen kann – *bedeutend kräftiger!*

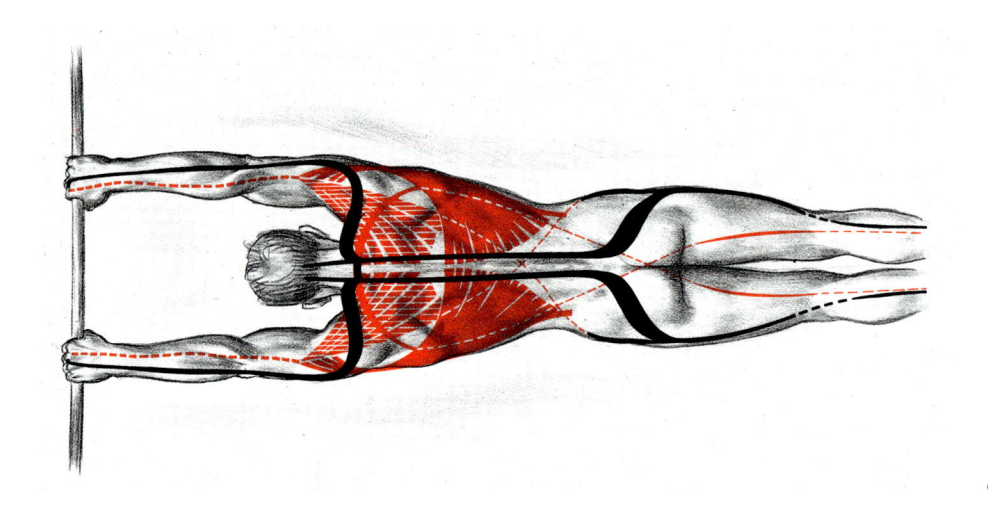

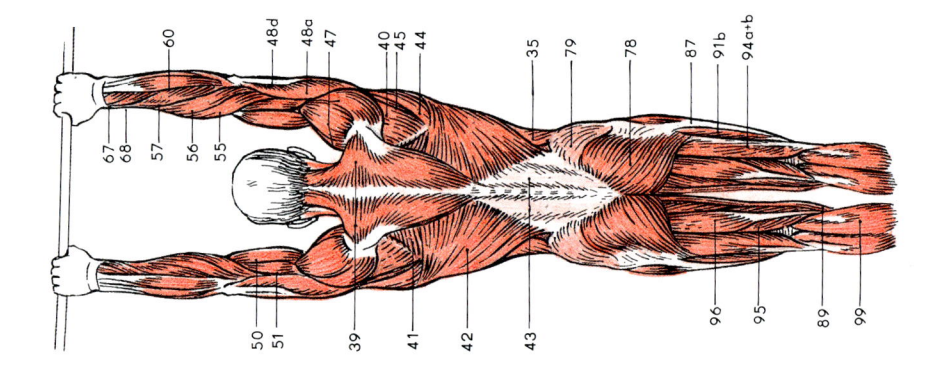

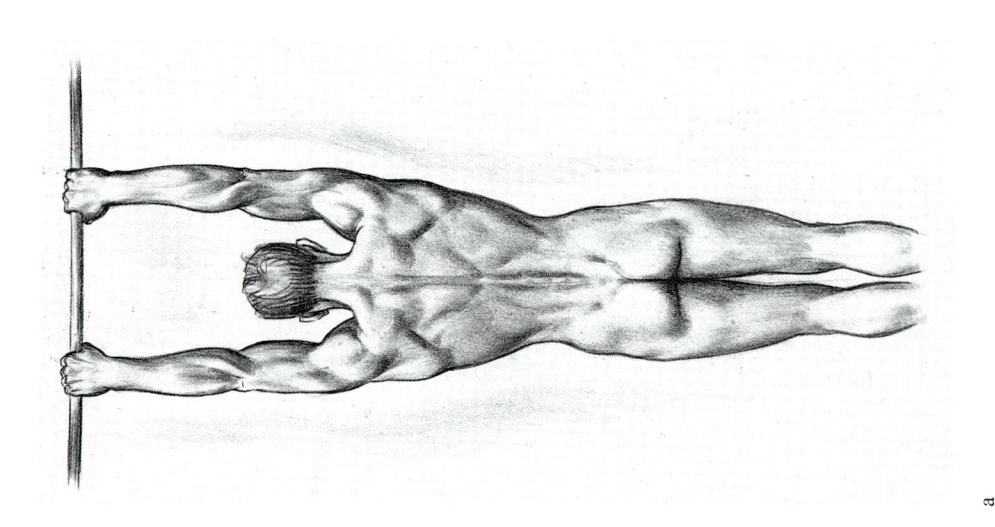

236   12.6. *Muskelschlingen bei statischen Bewegungsabläufen*

Tafel XXXVI. Muskelschlingen beim Hang an der Reckstange.

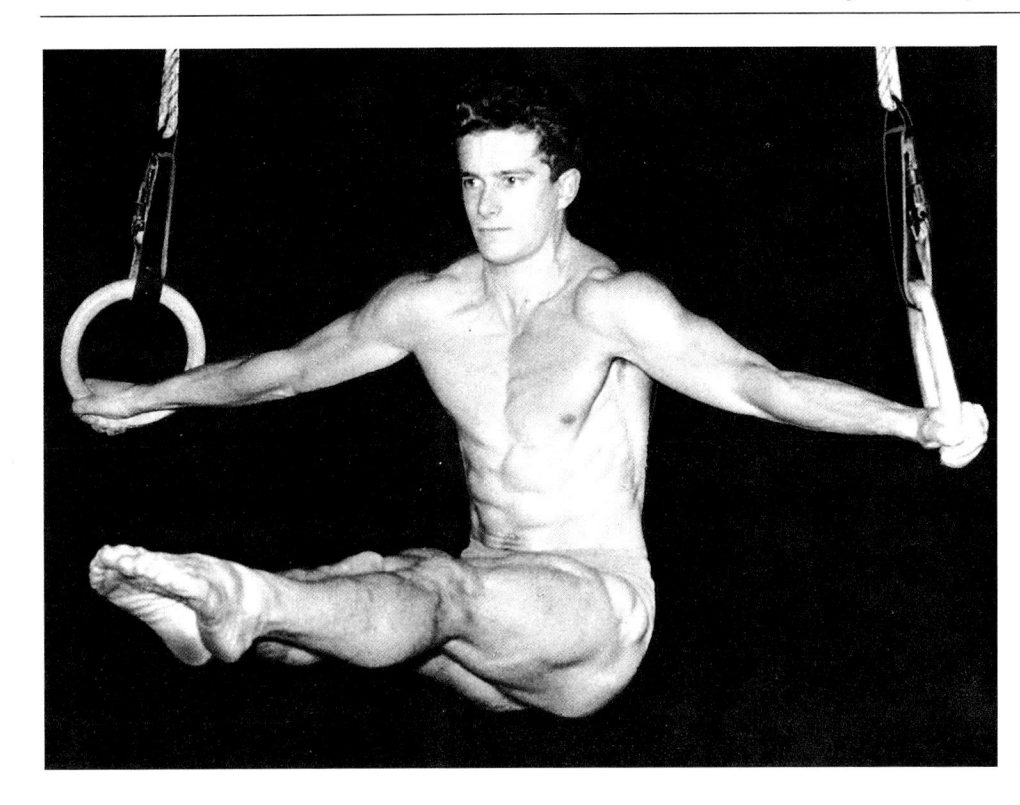

Abb. 169. Kreuzstütz mit Vorhalte der Beine.

Arbeitsmöglichkeit (in kg/m) der Oberschenkelbeuger im Hüftgelenk.

a) gerader Schenkelmuskel	= 19,4
b) Schenkelbindenspanner	= 7,5
c) Schneidermuskel	= 4,8
d) Lenden-Darmbein-Muskel	= 14,3
e) Kamm-Muskel	= 2,9
f) langer Schenkelanzieher	= 1,6
g) großer Schenkelanzieher	= 1,3
h) schlanker Muskel	= 0,1
i) mittlerer Gesäßmuskel	Zahlenangaben fehlen!
j) kleiner Gesäßmuskel	= 3,5
Sämtliche Beuger (einschließlich des äußeren Hüftlochmuskels, des kurzen Schenkelanziehers sowie des vierseitigen Schenkelmuskels)	= 55,4

Eine außerordentlich anstrengende, schwierige Übung ist der **Kreuzstütz mit Vorhalte der Beine**; wie der Abb. 169 zu entnehmen ist, sind neben den Muskelgruppen zur Fixation des Schultergürtels und Schultergelenks nun noch die *Oberschenkelbeuger im Hüftgelenk* (siehe hierzu die tabellarische Übersicht) sowie *die Anteile der Bauchpresse* in maximaler Anspannung. Man erkennt beispielsweise den kräftig kontrahierten *geraden Schenkelmuskel (M. rectus femoris),* die *Unterschenkelstrecker im Kniegelenk* sowie den wulstförmig hervortretenden *Schenkelbindenspanner (M. tensor fasciae latae)* bereits am Oberflächenrelief des Körpers.

Bei dem **Hang an der Reckstange** (Tafel XXXVI) soll vor allem im Schlingenbild dargestellt werden, wie der Körper – in Parallele zum Kreuzstütz – von einer kräftigen Muskelverbindung, der *großen Brustmuskulatur (M. pectoralis major)* und dem *breiten Rückenmuskel (M. latissimus dorsi),* gehalten wird; der Körper hängt gewissermaßen in einer muskulösen Schürze. Voraussetzung hierfür ist jedoch, daß die beiden großen, flächenhaften Muskeln *genügend dehnungsfähig* sind, um der Abduktion und Elevation des Armes im Schultergelenk keinen hemmenden Widerstand entgegenzusetzen. Bei dieser Gelgenheit sei noch einmal auf die bereits bekannte *eingerollte Verlaufsform der Ansatzfasern* der genannten Muskeln hingewiesen, die zu einer Reduzierung der Achselfalten führt, so daß Zerrungen der Muskulatur beim Erheben des Armes über die Horizontale weitgehend verhindert werden.

12.7. Muskelschlingen bei Körperseitwärtsneigungen bzw. -drehungen

Zum Schluß wollen wir uns noch mit der Schlingenführung bei einer **Seitwärtsneigung** oder **Drehung des Rumpfes** vertraut machen. Bevor wir uns jedoch den auf den ersten Blick recht kompliziert erscheinenden Muskelverbindungen zuwenden, sei – gewissermaßen als Wiederholung – noch ein Wort zum *Gefüge der Bauchwand,* der bei den angeführten Bewegungsabläufen eine besondere Bedeutung zukommt, vorausgeschickt. Bereits in dem be-

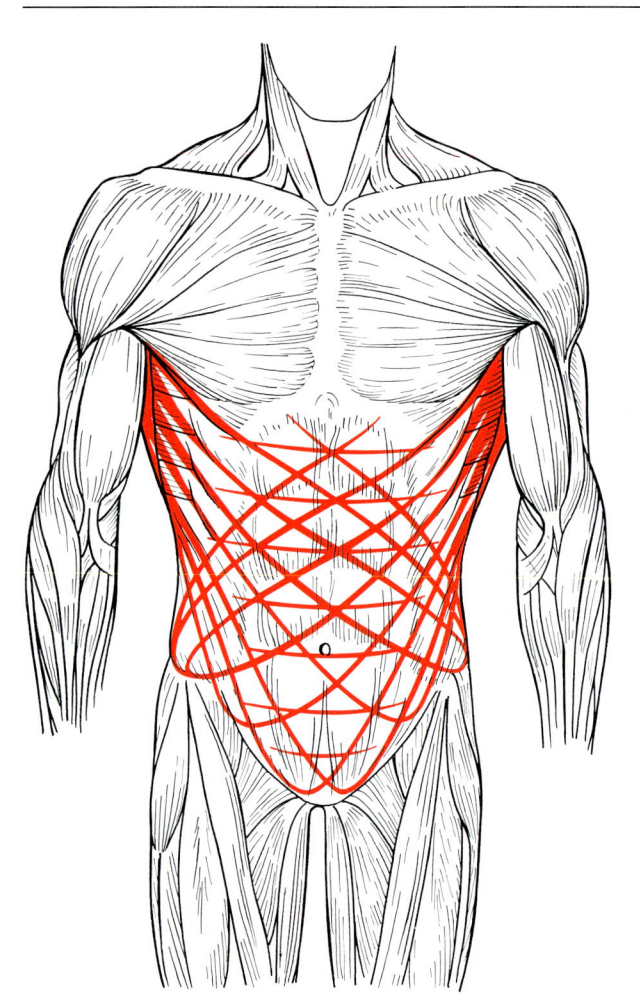

Abb. 170. Schematische Darstellung der Quer- und Schräggurtung der Bauchwandung.

ordneten *Systems* zu verstehen sind, zumal die Bauch-Muskulatur als eine funktionelle Einheit Bestandteil großer Muskelschlingen ist, die den Rumpf mit den oberen und unteren Gliedmaßen verbinden. Es ist stets zu beachten, daß die *Rectus-Scheide* (s. 8.5.7.) alle Bauchmuskeln zu einem System verknüpft.

Dieser spezielle Bau der Bauch-Muskulatur ist für die Analyse der nachfolgenden sportlichen Bewegungsabläufe bestimmend, da sich ein Großteil der Ganzkörper-Schlingen insbesondere der Schräggurtung der Bauchmuskeln bedient. Einige dieser Muskelverbindungen sind in der Grundbewegung: **Seitwärtsneigung des Rumpfes** (Tafel XXXVII c und Abb. 172) sowie in einer weiteren Grundbewegung zur Darstellung einer **Rumpfdrehung** (Tafel XXXVIII c) zeichnerisch wiedergegeben. Es handelt sich dabei um eine **erste große Muskelschlinge,** die mit den *Rautenmuskeln (Mm. rhomboidei)* am Achsenskelett beginnt, über den *vorderen Sägemuskel (M. serratus anterior)* in den *äußeren schrägen Bauchmuskel (M. obliquus abdominis externus)* der gleichen Körperhälfte weiterzieht, um nunmehr auf die andere Seite – und zwar in die Gruppe der *Schenkelanzieher (Adduktoren)* – überzuwechseln und über die Faserzüge des kurzen Kopfes des *zweiköpfigen Schenkelmuskels (Caput breve m. bicipitis femoris)* mit Zwischenschaltung des Wadenbeinkopfes in den *langen Wadenbeinmuskel (M. peroneus longus)* auszulaufen und damit am Fuß zu enden.

schreibenden anatomischen Teil (s. 8.5.8.) wurde darauf hingewiesen, daß die Richtung der Fasern der schrägen und queren Bauchmuskeln sich über die Medianlinie hinweg in gleichgerichtete Faserzüge der anderen Seite fortsetzt. So stehen z. B. die Sehnenfasern der rechten queren Bauchmuskulatur mit der linken in Gestalt einer sog. *Quer*gurtung in einem innigen Kontakt; in gleicher Weise verbinden sich die sehnigen Züge des äußeren schrägen Bauchmuskels der einen Körperhälfte mit denen des inneren schrägen Bauchmuskels der anderen Seite, wodurch eine *Schräg*gurtung entsteht (Abb. 170); beide werden noch seitens des rechten und linken geraden Bauchmuskels durch eine *Längs*gurtung ergänzt.

Betrachtet man abschließend die *Gesamtleistung* der vorderen, seitlichen und hinteren Bauchmuskeln, dann üben sie einen entscheidenden Einfluß auf die Haltung und Bewegung des *Beckens* und der *Wirbelsäule* und damit auf die Bewegung des gesamten Körpers aus, wobei ihnen ihre großen und langen Hebelarme sehr zugute kommen. Die Längs-, Quer- und Schräggurtung der Bauchmuskeln macht deutlich, daß diese niemals als anatomische Gebilde *einzeln* arbeiten, sondern stets nur als ein Teil eines *überge-*

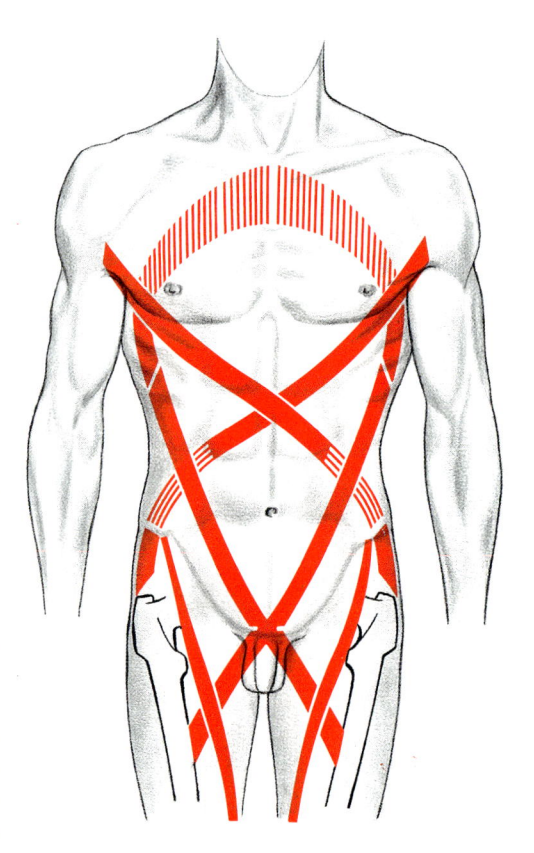

Abb. 171. Schematische Darstellung einiger Muskelschlingen, an denen die Bauchmuskeln beteiligt sind.

Zum anderen erkennt man eine **zweite Schlingenführung**, die ihren Ausgangspunkt vom unteren Drittel des *großen Brustmuskels (Pars abdominalis m. pectoralis major)* nimmt, über dessen Bauchfascienanteil – nach Überquerung der Körpermittellinie – in die gleichgerichteten aponeurotischen Faserzüge des *inneren schrägen Bauchmuskels (M. obliquus abdominis internus)* sich fortsetzt. Abgeschlossen wird diese Muskelkombination durch den *mittleren Gesäßmuskel (M. glutaeus medius)*, wobei auch Züge in den *Schenkelbindenspanner (M. tensor fasciae latae)* und in den *vorderen Schienbeinmuskel (M. tibialis anterior)* verlaufen (s. Abb. 171 und 172).

Neben diesen Muskelverbindungen ist für die *Rumpfdrehung* die Zusammenarbeit zweier Bauchmuskeln noch hervorzuheben, die eigentlich „von Haus aus" Antagonisten sind, im Rahmen der für die genannte Bewegung verantwortlichen Muskelschlinge jedoch zu Synergisten werden: Der *innere schräge Bauchmuskel* sowie der *äußere schräge Bauchmuskel* der gegenüberliegenden (kontralateralen) Seite, wobei (infolge der Verbindung durch die Rectus-Scheide und des gleichgerichteten Faserverlaufs) der innere schräge Bauchmuskel seinen Partner zu sich zieht, woraus eine *Rumpfdrehung* jeweils *nach der Seite des inneren schrägen Bauchmuskels* resultiert (s. auch 8.5.8 und Tafel XXXVIII).

Dieses Beispiel verdeutlicht zugleich, daß die Wirksamkeit einer derartigen Zusammenarbeit bei dynamischen Bewegungsabläufen sowohl von der *Kontraktionskraft* des einen Muskels als auch von der *Dehnungsfähigkeit* seines Partners bestimmt wird. Daß diese Muskelschlinge auch für andere Bewegungen von entscheidender Bedeutung ist, hat das in Tafel XXVI bereits dargestellte „*Hochreißen des Beines*" anschaulich gemacht. Bei der extremen Hebung des linken Beines wirkt die Muskelkette *linker äußerer schräger Bauchmuskel – Aponeurose – rechter innerer schräger Bauchmuskel,* damit durch die Kippung des Beckens auf den rechten Oberschenkelkopf das linke Hüftgelenk und damit das linke Bein (durch den *Lenden-Darmbein-Muskel (M. iliopsoas)* höher gehoben werden können, was unter Mithilfe des rechten *mittleren und kleinen Gesäßmuskels (M. glutaeus medius et minimus)* erfolgt.

Schließlich sei auch nochmals auf die Zusammenarbeit der *Bauch-Muskulatur* mit dem *großen Gesäßmuskel* hingewiesen, der mittels seiner Eigenspannung (Tonus) oder seiner kräftigen Kontraktion den *Grad der Beckenneigung* bestimmt. Eine Änderung letzterer ist ohne die Mitarbeit der Bauch-Muskulatur, die ja bekanntlich vom Darmbeinkamm und Leistenband ihren Ursprung nimmt bzw. (wie der gerade Bauchmuskel) an der Symphyse ansetzt, nicht möglich. Vergrößert sich die Beckenneigung, dann erfahren die *Bauchmuskeln eine Dehnung,* da der untere Teil des Skelettrahmens, in den sie eingespannt sind, sich vom oberen Teil desselben, dem Rippenbogen, entfernt. Durch eine *kräftige Bauch-Muskulatur* (und deren Kontraktion) wird das nach vorn geneigte *Becken wieder gehoben*. Es kann demzufolge durch das abwechselnde Kontraktionsspiel der Bauchmuskeln und des großen Gesäßmuskels einerseits und des Lenden-Darmbein-Muskels *(M. iliopsoas)* andererseits das Becken auf den Oberschenkelköpfen „schaukeln", eine Bewegung, an der die Wirbelsäule wesentlich mitbeteiligt ist.

Diese Zusammenarbeit zwischen den genannten Muskeln übt auch eine *stabilisierende Funktion* aus, wie wir ihr bereits beim Standkampf im Ringen (Tafel XVII), beim Ruderer (Tafel XXI und XXII), beim Gewichtheber (Tafel XXIII), beim Weit- und Hochspringer (Tafeln XXIX und XXX), beim Tauklettern (Tafel XXXI) sowie bei verschiedenen Stützübungen (Tafeln XXXII bis XXXV) begegnet sind, wodurch die außerordentlich große Rolle, die die *Bauchmuskeln* bei dynamischen und statischen Bewegungsabläufen im Rahmen großer Ganzkörper-Muskel-Schlingen spielen, eindrucksvoll unterstrichen wird, was jedem – beispielsweise bei einem teilweisen Funktionsausfall einer der Bauchmuskeln durch eine Sport-Verletzung, durch den der Bewegungsablauf erheblich eingeschränkt wird – drastisch vor Augen geführt wird.

Diese Vorbemerkungen werden es dem Leser erleichtern, die folgenden Bewegungsabläufe, die sich vor allem durch Seitwärtsneigungen und Drehungen des Rumpfes auszeichnen, zu verstehen.

Das Beispiel aus der **rhythmischen Sportgymnastik** (Tafel XXXIX) demonstriert zum einen, wie die vielfältigen Bewegungen im Schultergelenk und in den Schlüsselbeingelenken ständig ineinandergreifen, wobei sie als Glieder eines funktionellen Systems zu verstehen sind. Es gibt keine Bewegung des Armes, die ausschließlich im Schultergelenk ausgeführt werden kann; *immer fordert sie das gesamte System!* Davon profitieren letztlich alle übrigen Glieder der Skelett- und Muskelkette, denn ihre großen Bewegungsausschläge, die sie wie der Ausleger eines fahrbaren Drehkrans vollführen, sind immer auf die Kooperation der Schultergelenk- und Schultergürtelmuskulatur (und deren schlingenförmige Fortführung über den gesamten Körper) zurückzuführen. Zum anderen setzt die hohe sportartspezi-

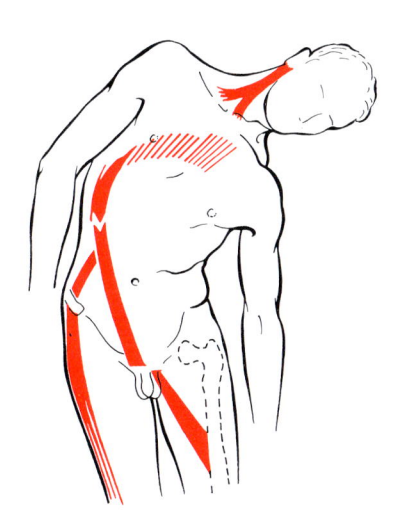

Abb. 172. Die gedehnte Muskelschlinge bei Seitwärtsneigung des Rumpfes.

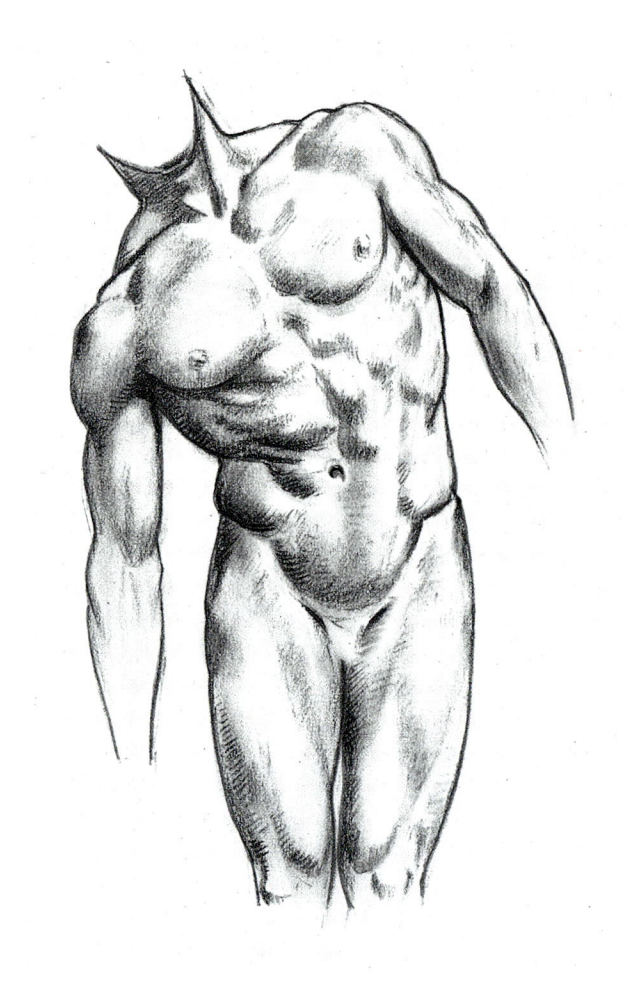

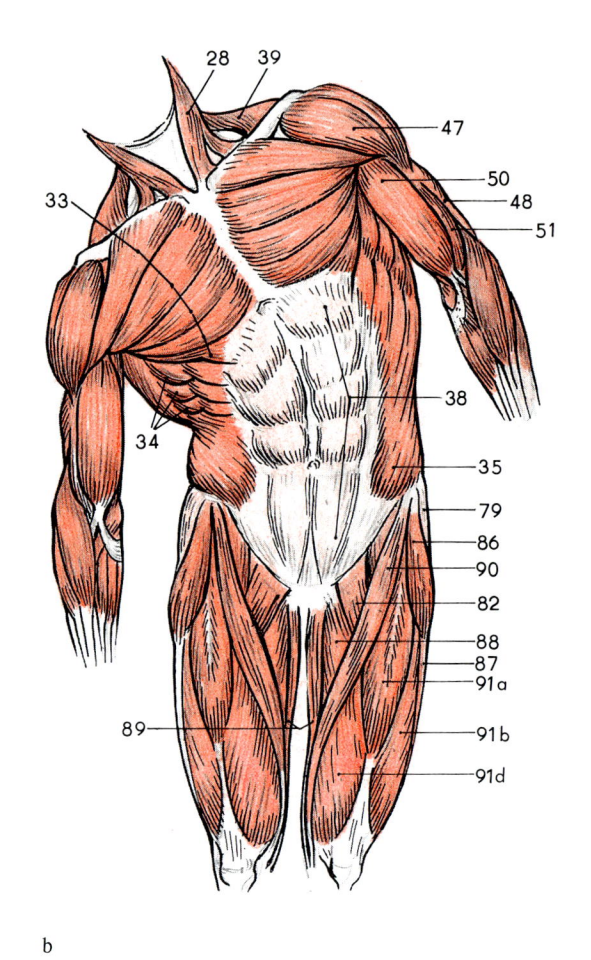

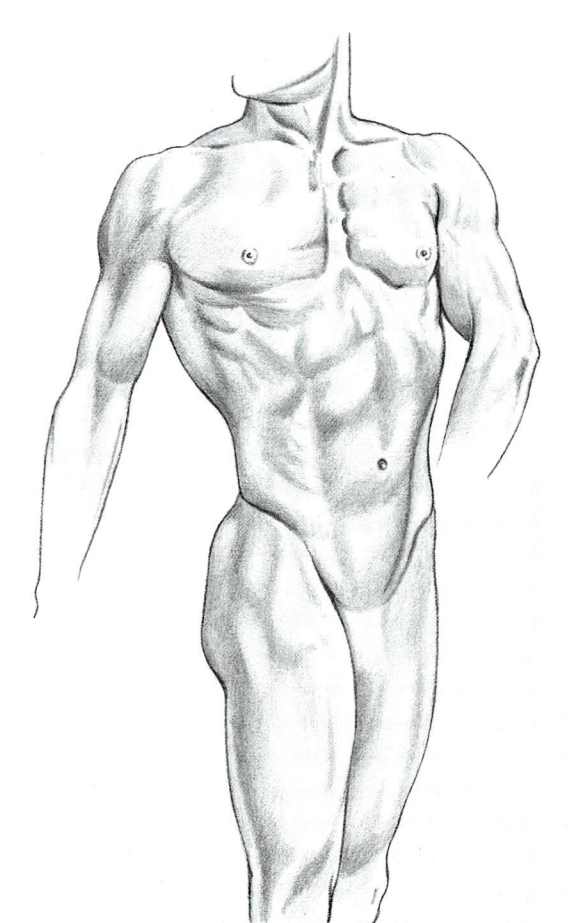

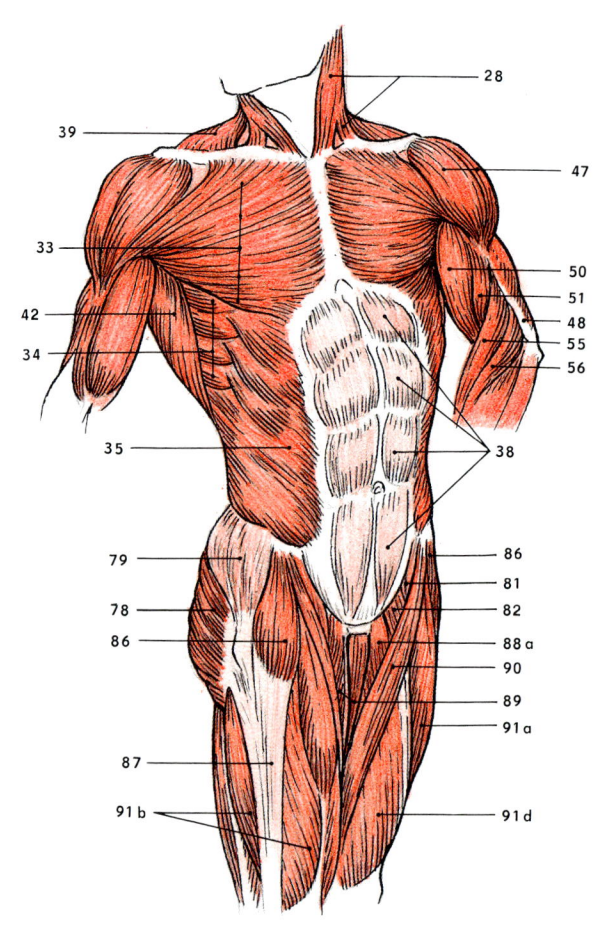

a

b

a

b

c

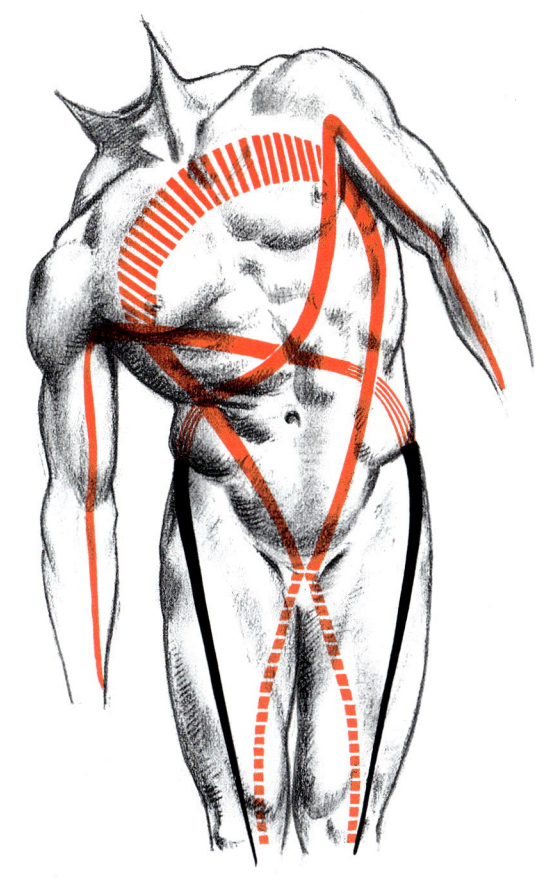

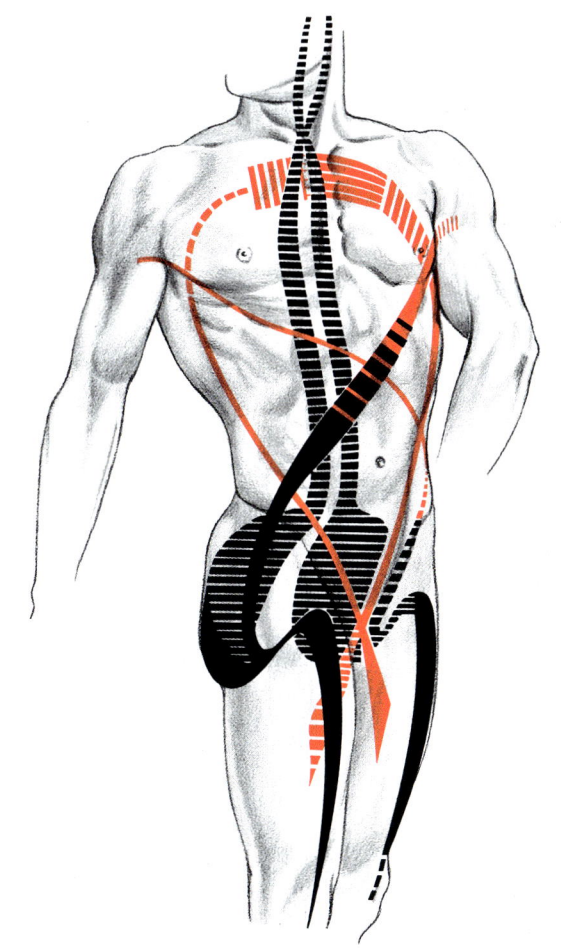

Tafel XXXVII.
Grundbewegung: Seitwärtsneigung des Rumpfes mit Darstellung der hierfür tätigen Muskelschlingen.

c

Tafel XXXVIII.
Grundbewegung zur Darstellung einer Rumpfdrehung (-verwringung) nach rechts.

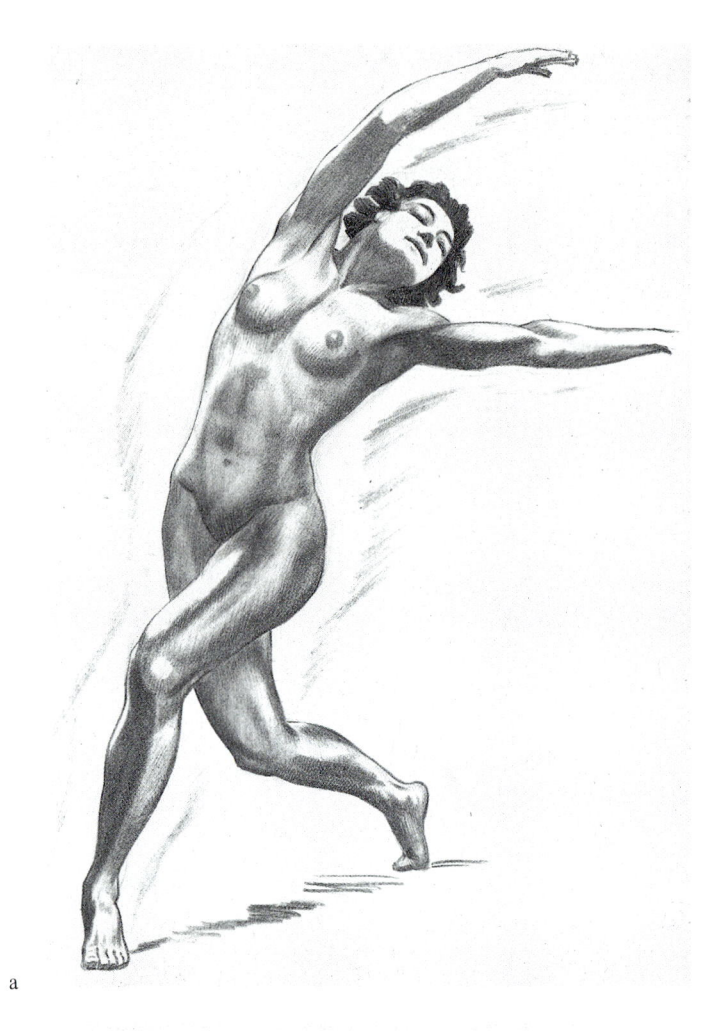

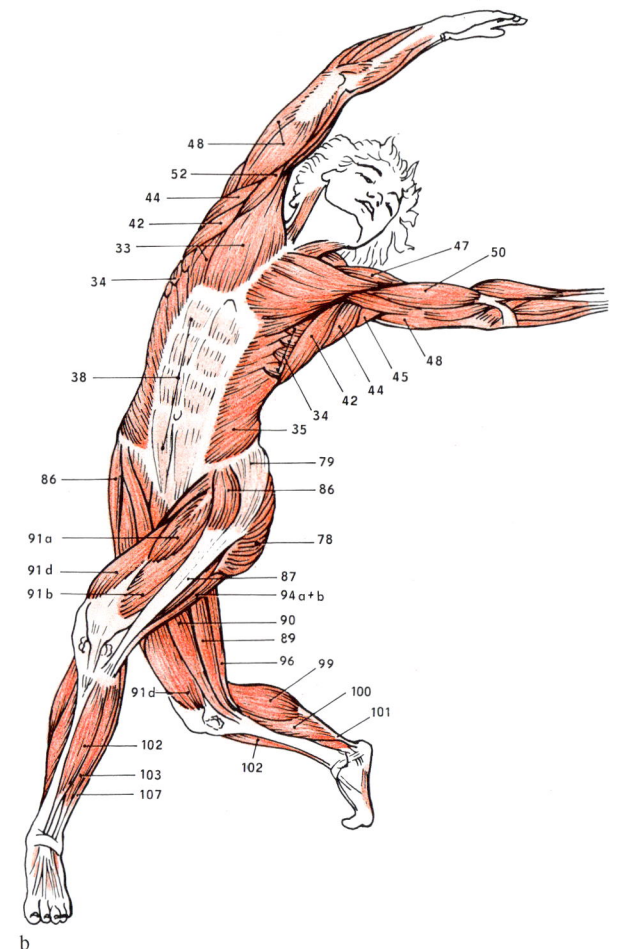

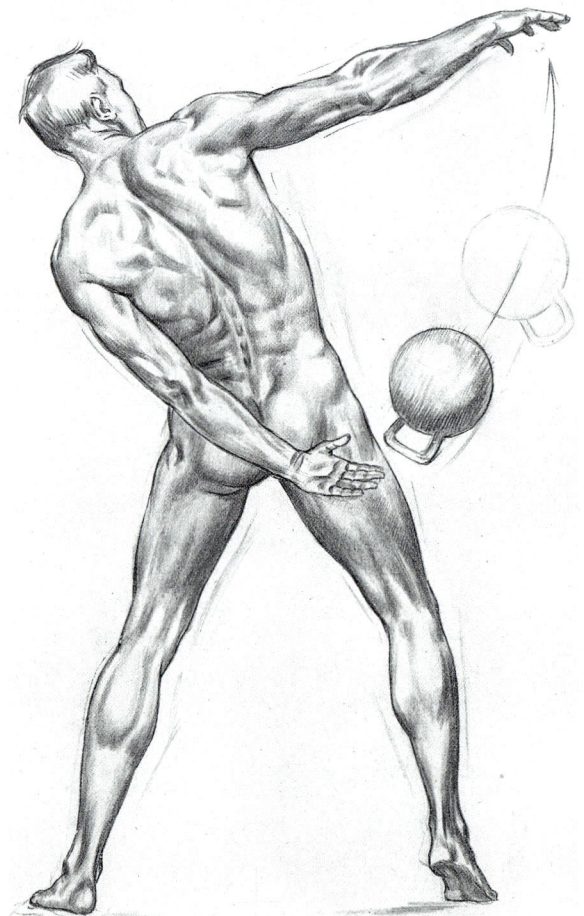

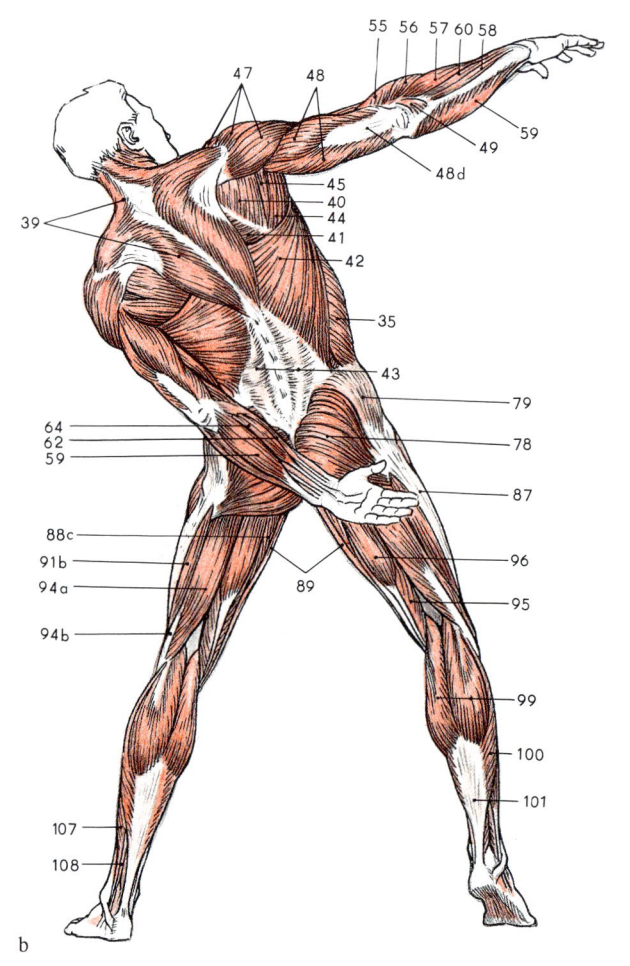

a

b

a

b

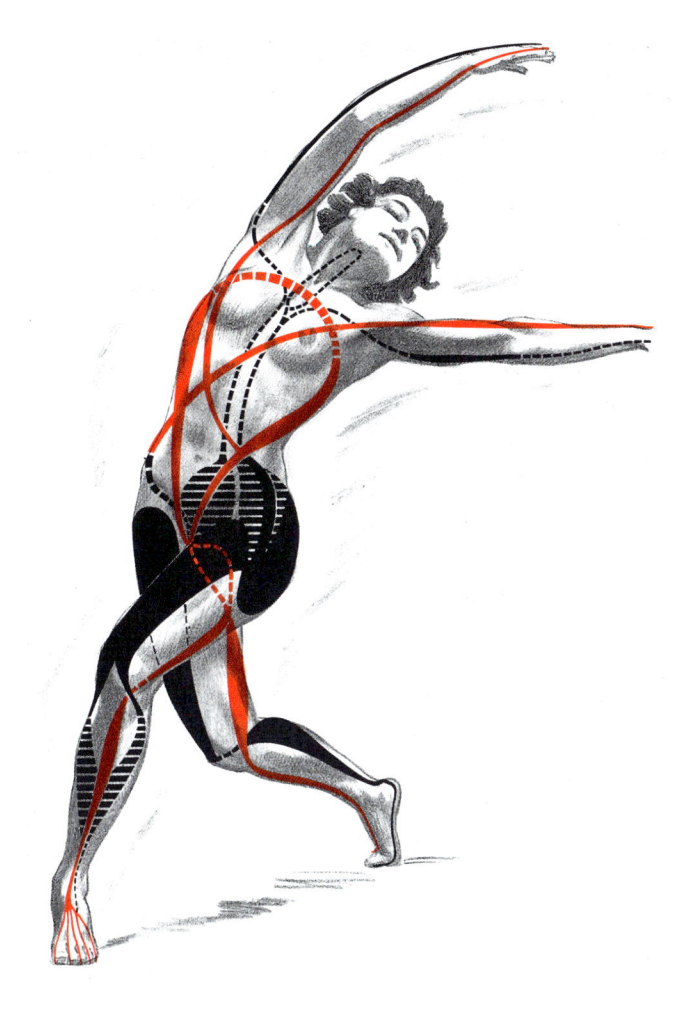

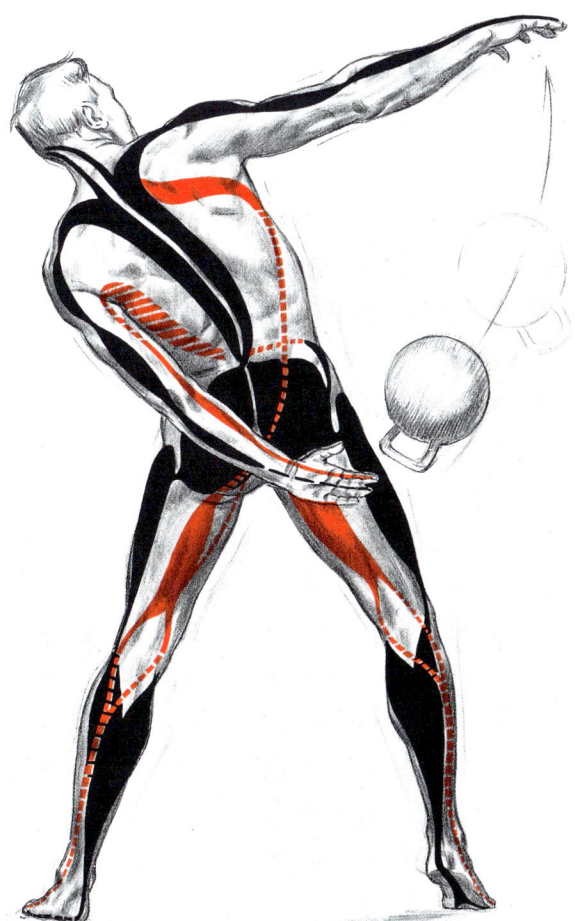

Tafel XXXIX.
Muskelschlingen bei Seitwärtsneigung und Drehung des Rumpfes am Beispiel der rhythmischen Sportgymnastik.

Tafel XL.
Muskelschlingen bei Seitwärtsneigung und Drehung des Rumpfes am Beispiel einer Gymnastik mit Rundgewicht.

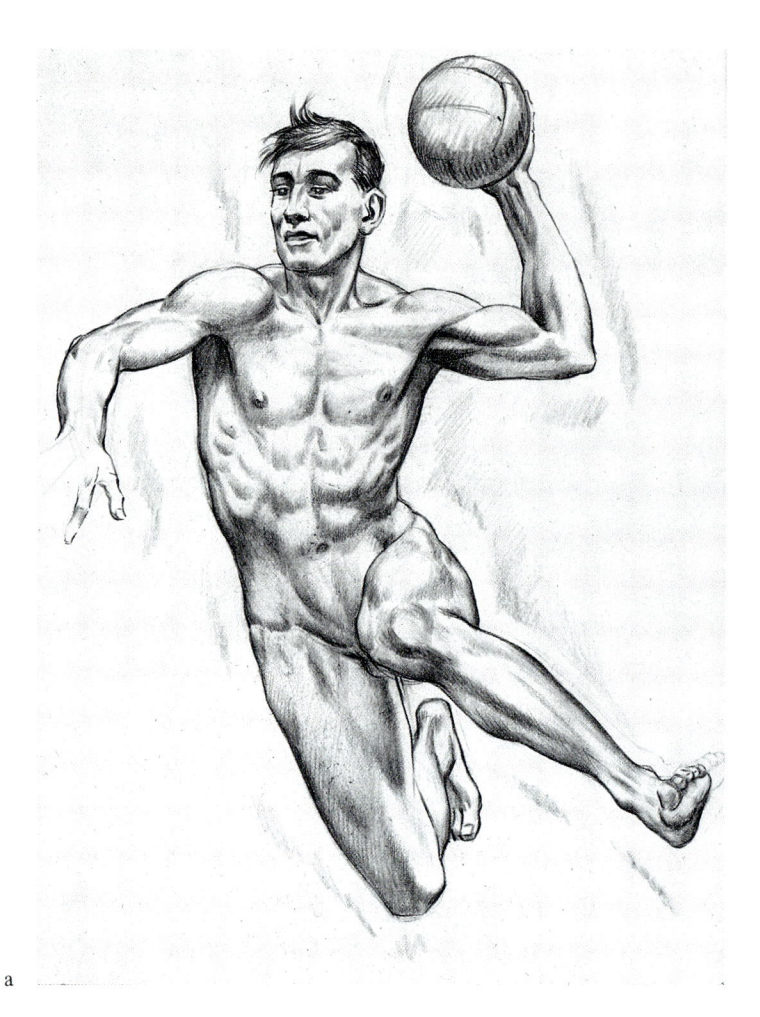

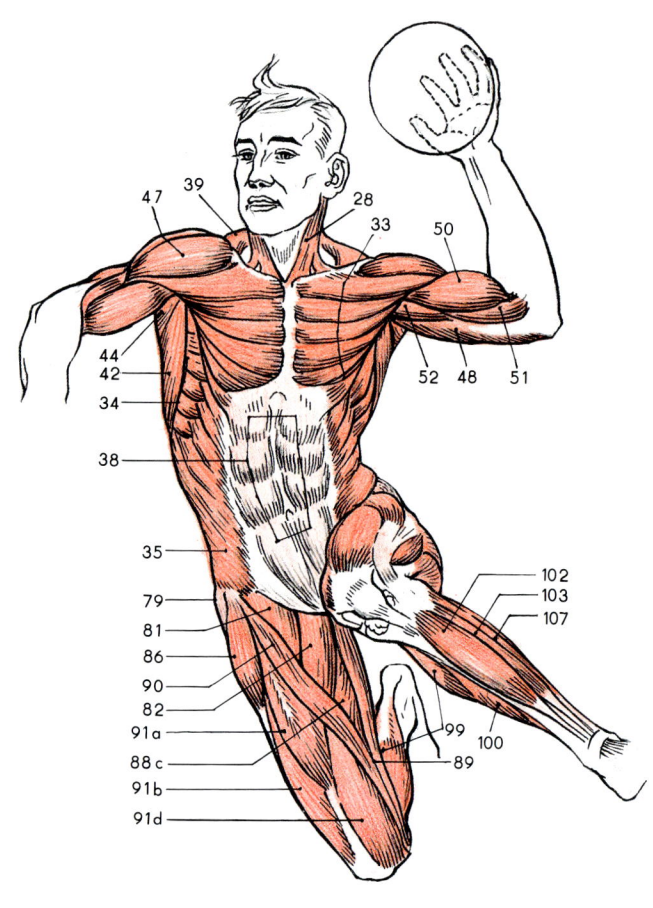

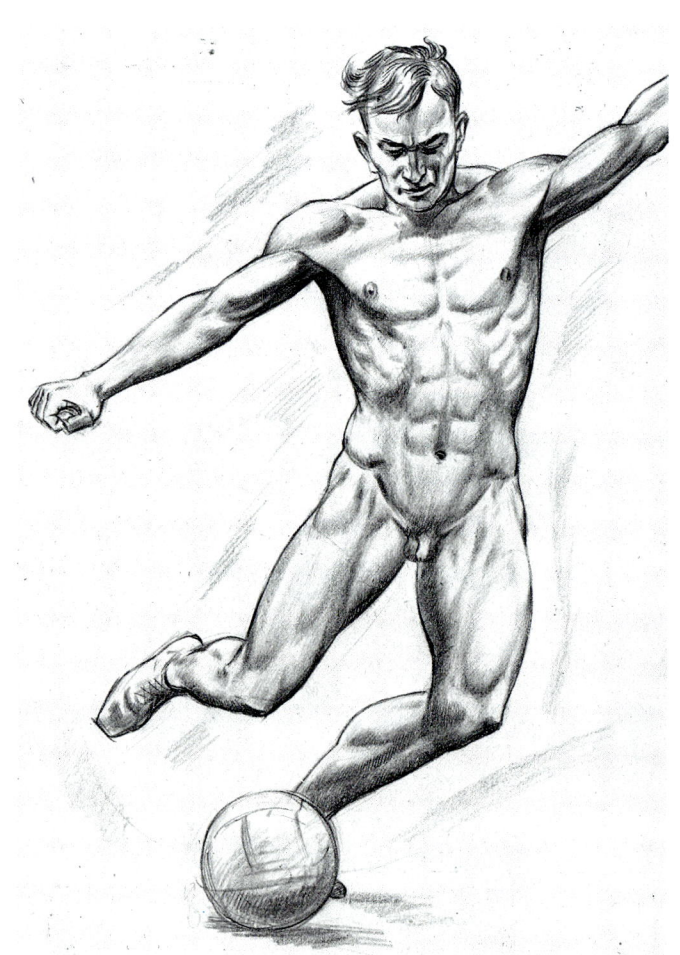

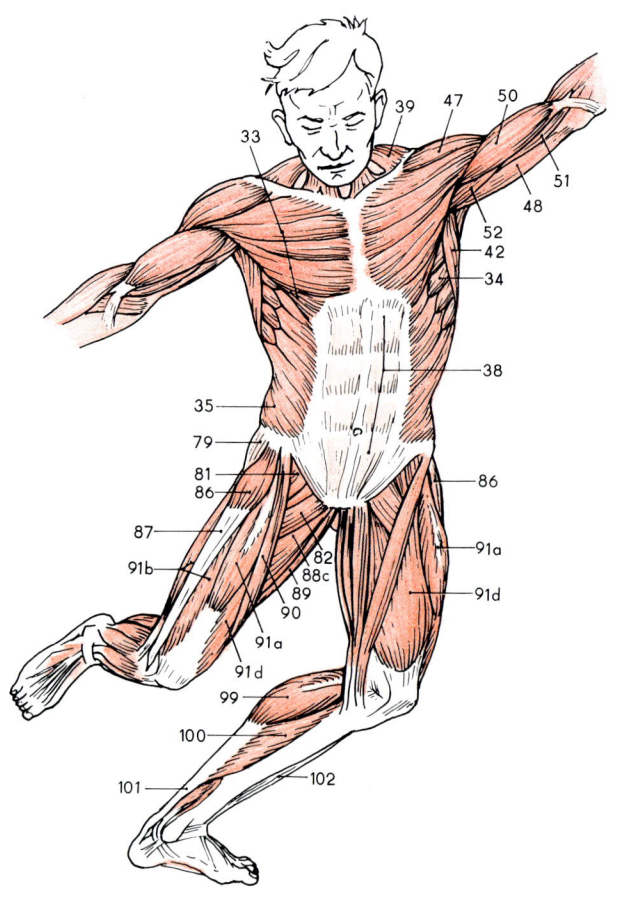

a

b

a

b

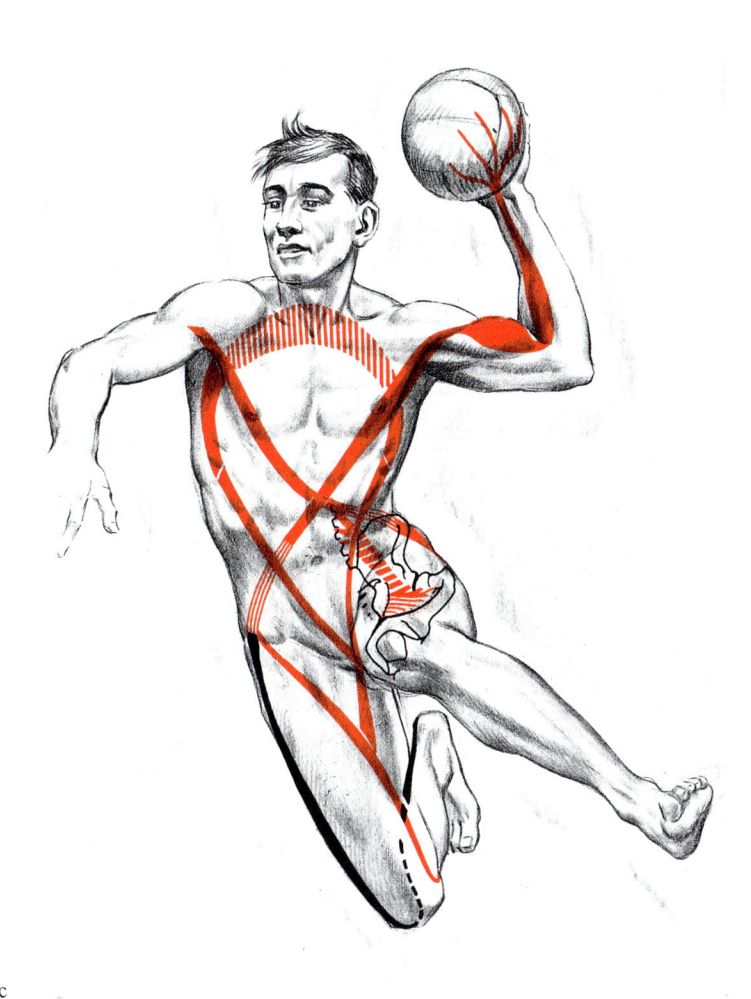

Tafel XLI.
Muskelschlingen bei Seitwärtsneigung und Drehung des Rumpfes am Beispiel eines Sprungwurfes.

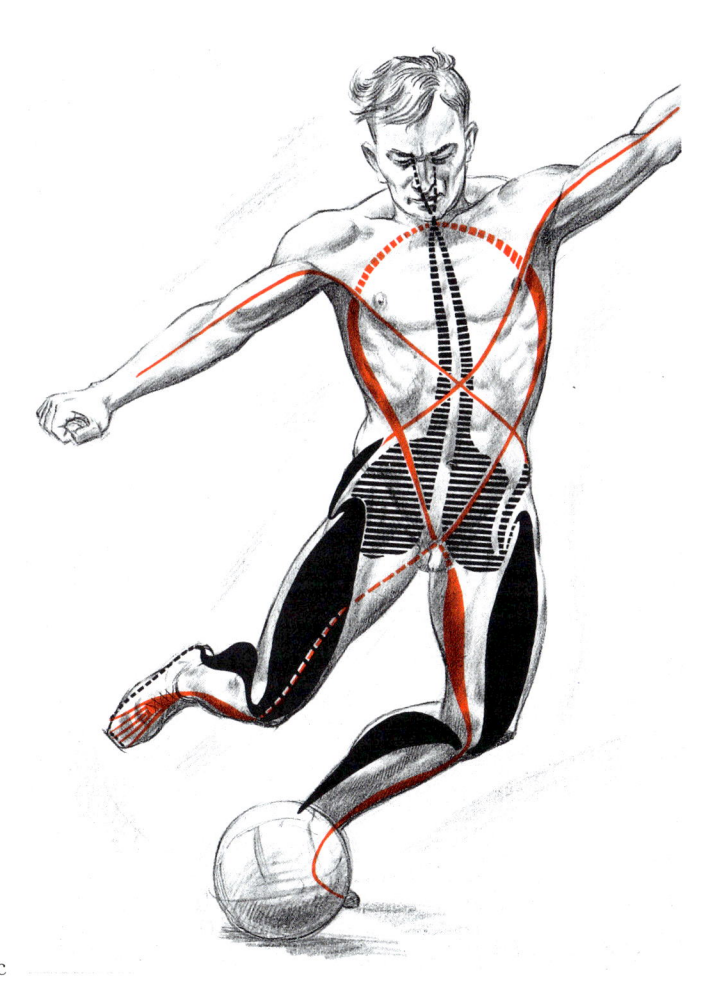

Tafel XLII.
Muskelschlingen bei Seitwärtsneigung und Drehung des Rumpfes am Beispiel eines Fußballspielers.

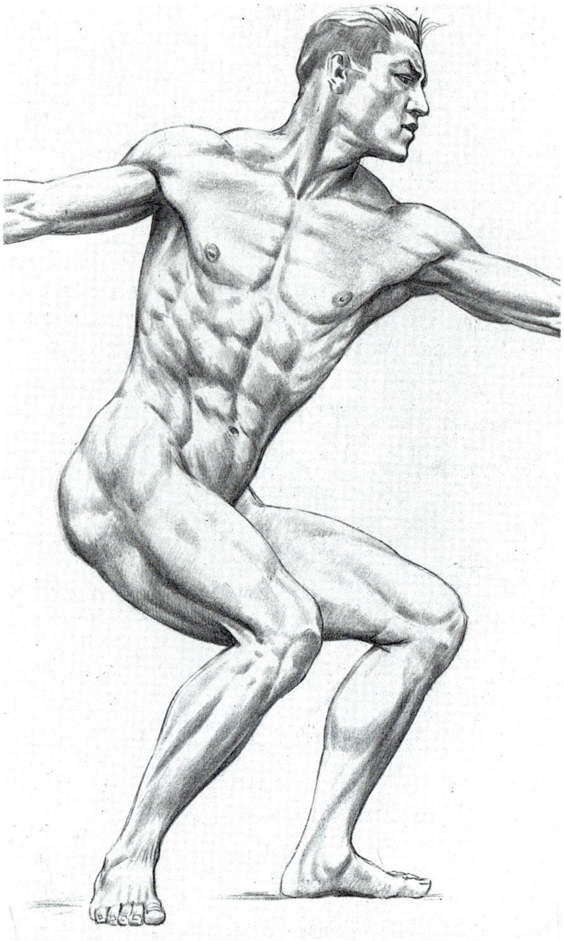

a

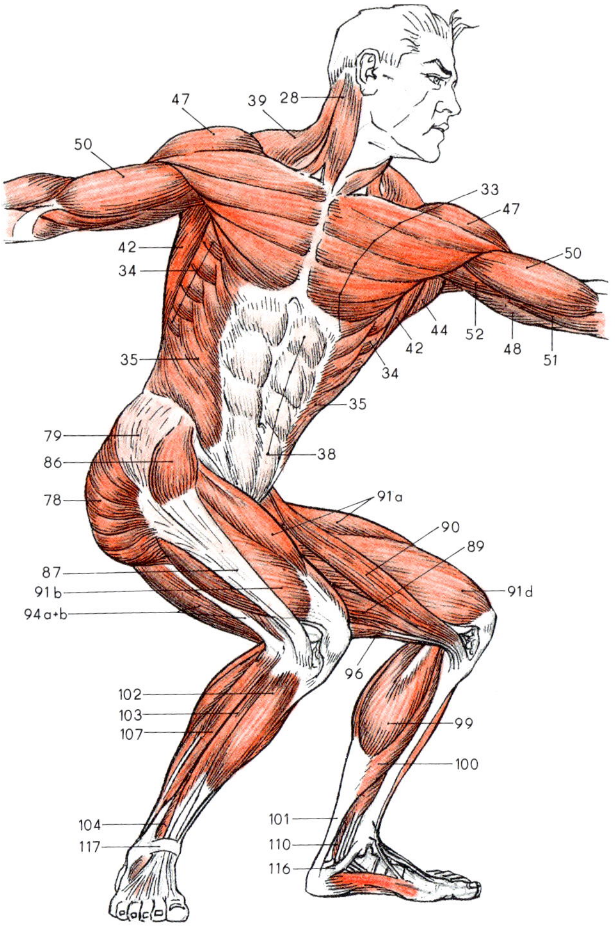
28
47
39
50
33
47
42
34
50
44
52
48
51
42
34
35
35
79
38
86
78
91a
90
89
87
91b
91d
94a+b
96
102
103
99
107
100
104
101
117
110
116

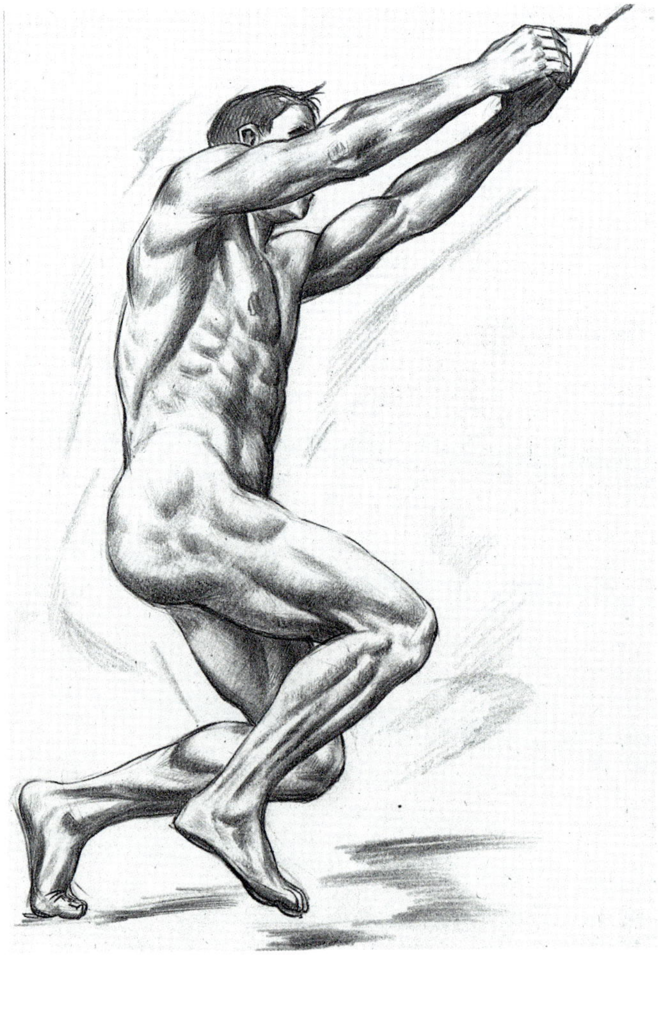

a

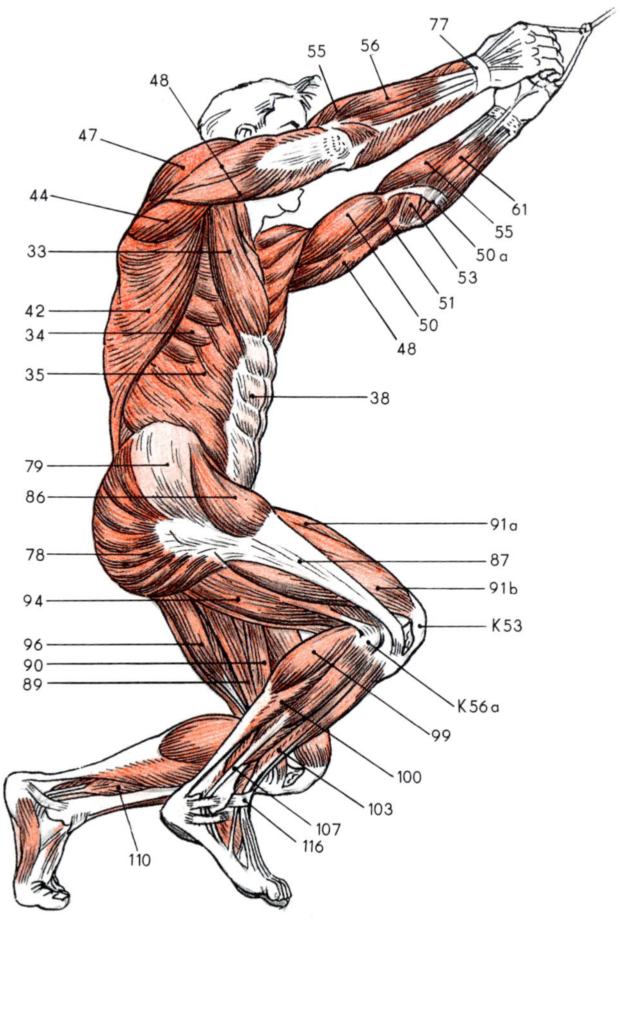
77
55
56
48
47
61
44
55
50a
33
53
51
42
50
48
34
35
38
79
86
91a
78
87
91b
94
K53
96
90
89
K56a
99
100
103
107
116
110

b

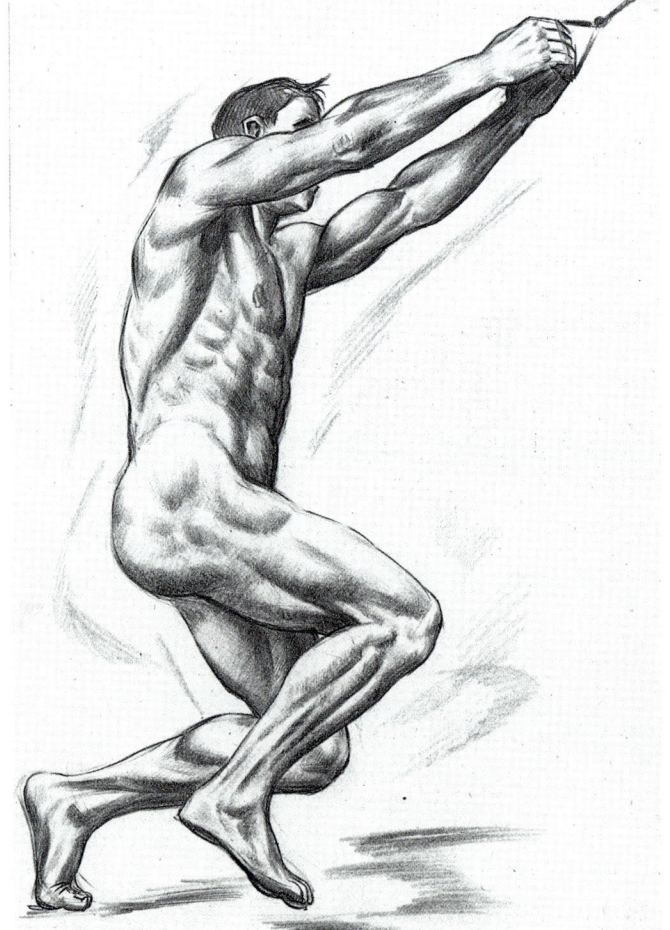

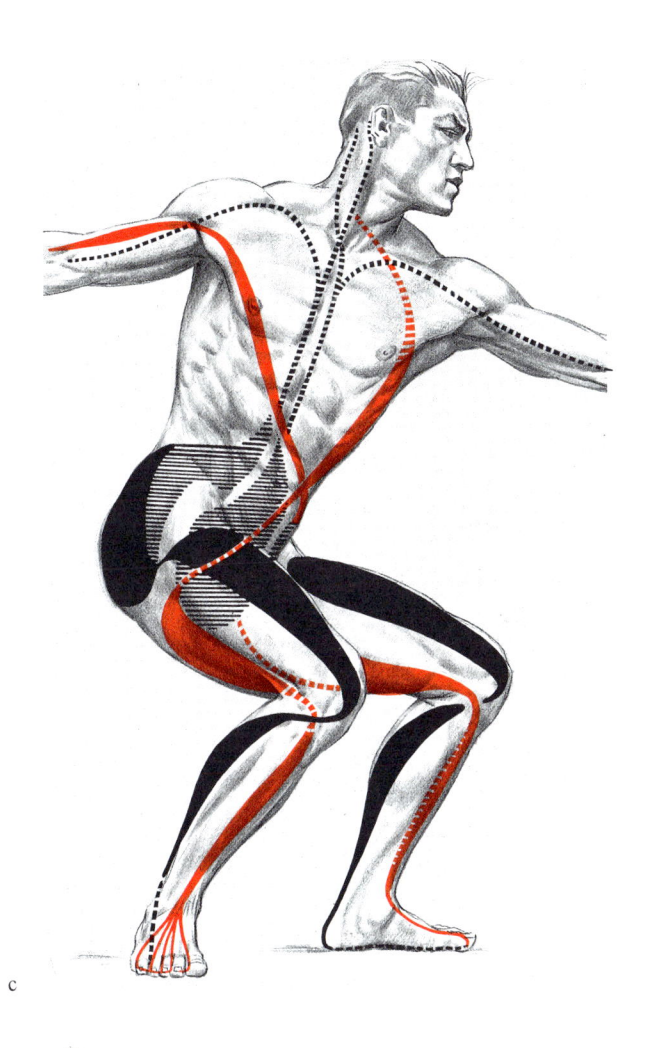

247

Tafel XLIII.
Muskelschlingen bei Seitwärtsneigung und Drehung des Rumpfes am Beispiel eines Diskuswerfers.

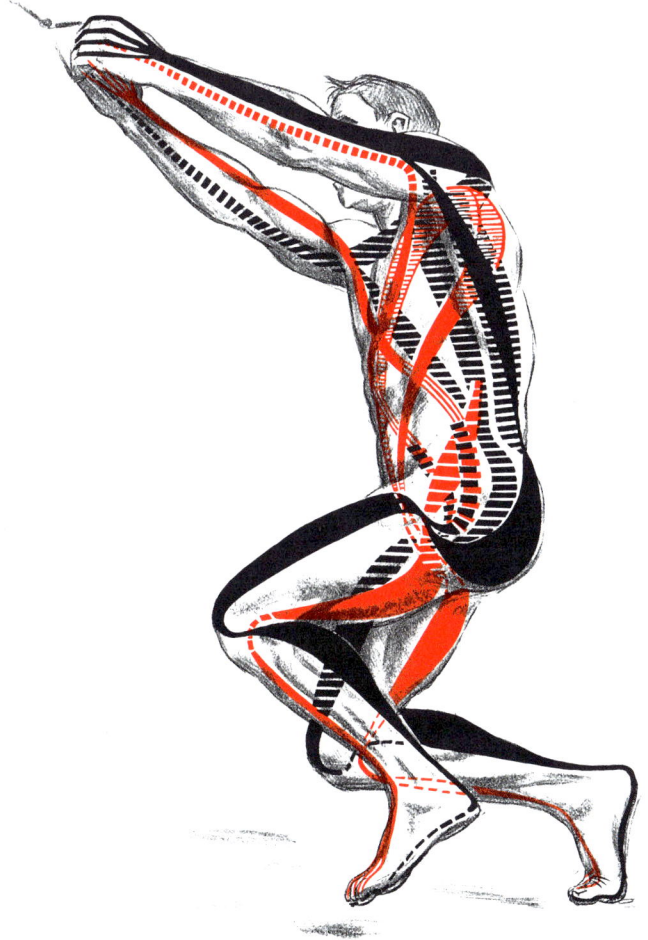

c

Tafel XLIV.
Muskelschlingen bei Drehung des Körpers (Verwringung) am Beispiel eines Hammerwerfers.

c

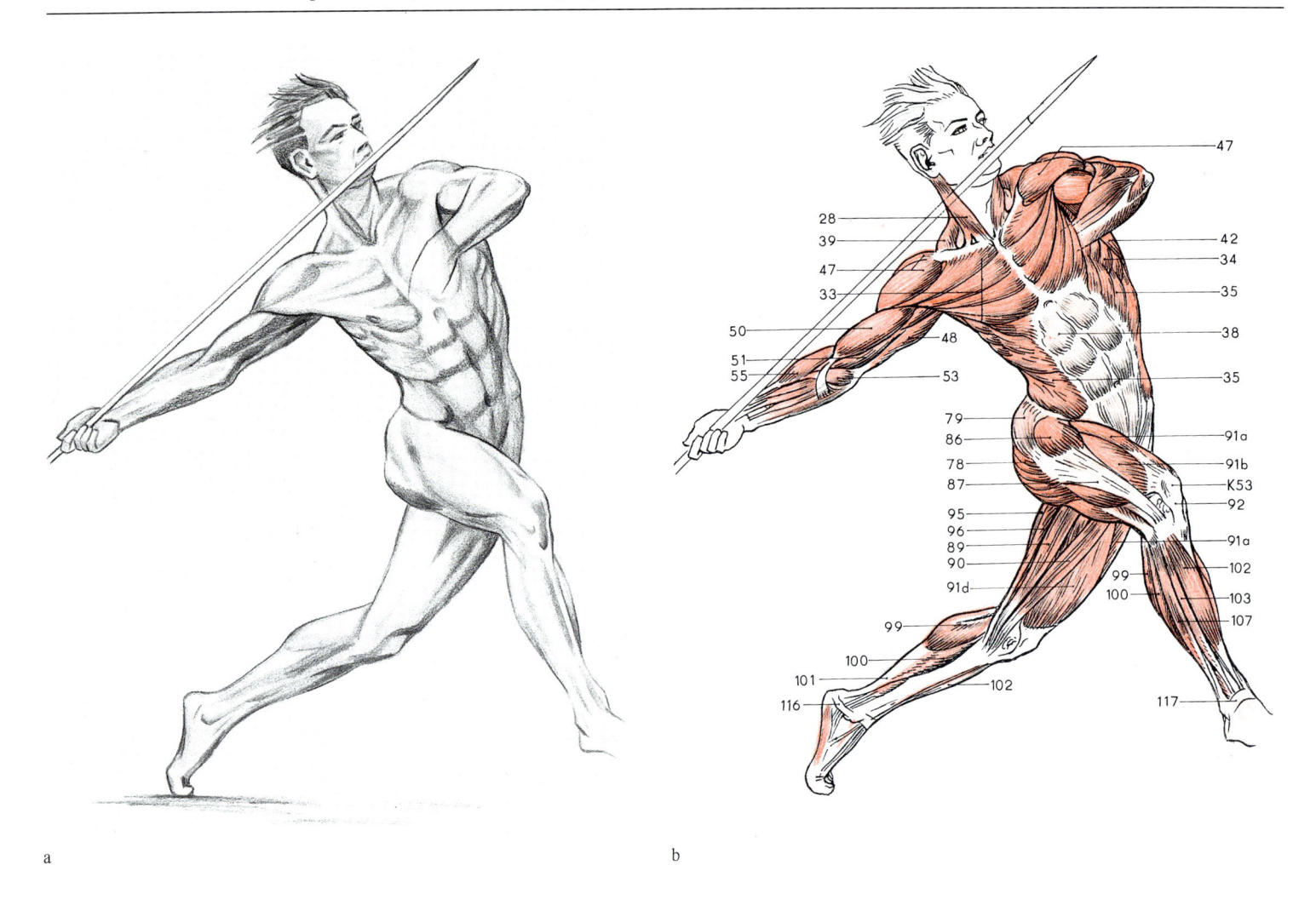

248   12.7. Muskelschlingen bei Körperseitswärtsneigungen bzw. -drehungen

a

b

Tafel XLV.
Muskelschlingen bei Drehung (Verwringung) des Rumpfes am Beispiel eines Speerwerfers.

fische Beweglichkeit der Wirbelsäule und der großen Gelenke in der dargestellten Bewegung eine ausgeprägte *Dehnungsfähigkeit* vor allem der zur Verkürzung ihrer normalen Länge neigenden Muskeln voraus, die zugleich eine wichtige Grundlage für das Krafttraining und eine wichtige prophylaktische Maßnahme zur Vermeidung von Fehlbeanspruchungen der Binde- und Stützgewebe darstellt. Es lohnt sich deshalb, für gezielte Dehnungsübungen zu Beginn und am Ende jeder Trainingsstunde eine entsprechende Zeit zu planen.

Die Spielweise im *Hallen-Handballspiel* ist durch eine hohe Dynamik, Handlungsschnelligkeit und Explosivität, durch (oft aggressive) körperliche Auseinandersetzungen und Zweikampfhärte, durch psychische und technische Wettkampfstabilität, durch Risikobereitschaft und taktische Disziplin sowie durch den zunehmenden Einsatz körperbaulich begünstigter Spieler gekennzeichnet. Es ist deshalb nicht verwunderlich, daß in dieser Sportart Personen leistungsmäßig dominieren, die sich durch hohe physische Fähigkeiten wie *Schnelligkeit* (Sprint-, Bewegungs- und Reaktionsschnelligkeit), *Schnellkraft* (Sprung- und Wurfkraft) und allgemeine sowie spezielle *Ausdauer* (Sprint- und Schnelligkeitsausdauer), sowie durch ausgeprägte *koordinative Fähigkeiten* (nicht zuletzt eine Voraussetzung für Präzisionsleistungen beim Zuspiel und Torwurf) auszeichnen. Diese leistungsbestimmenden Faktoren, zu denen sich noch eine überdurchschnittlich große Körperhöhe (190–195 cm für Aufbauspieler, 185–190 cm für Torhüter und 180–185 cm für Kreisspieler) hinzugesellt, widerspiegeln sich im kraftvollen **Sprungwurf des Handballspielers** (Tafel XLI). Bei dieser torwurfeffektivsten Handlung, der eine starke Dehnung der am Wurf beteiligten Muskeln vorausgeht, treten die bereits ausführlich besprochenen, über den gesamten Körper verlaufenden Muskelschlingen eindrucksvoll in Aktion; sie sind die Voraussetzung für die Sprungkraft und für die Schärfe des Wurfs, womit nochmals unterstrichen wird, daß die kraftvolle *Bewegung des Armes im Schultergelenk* stets das *gesamte System* fordert!

12.7. Muskelschlingen bei Körperseitwärtsneigungen bzw. -drehungen

c

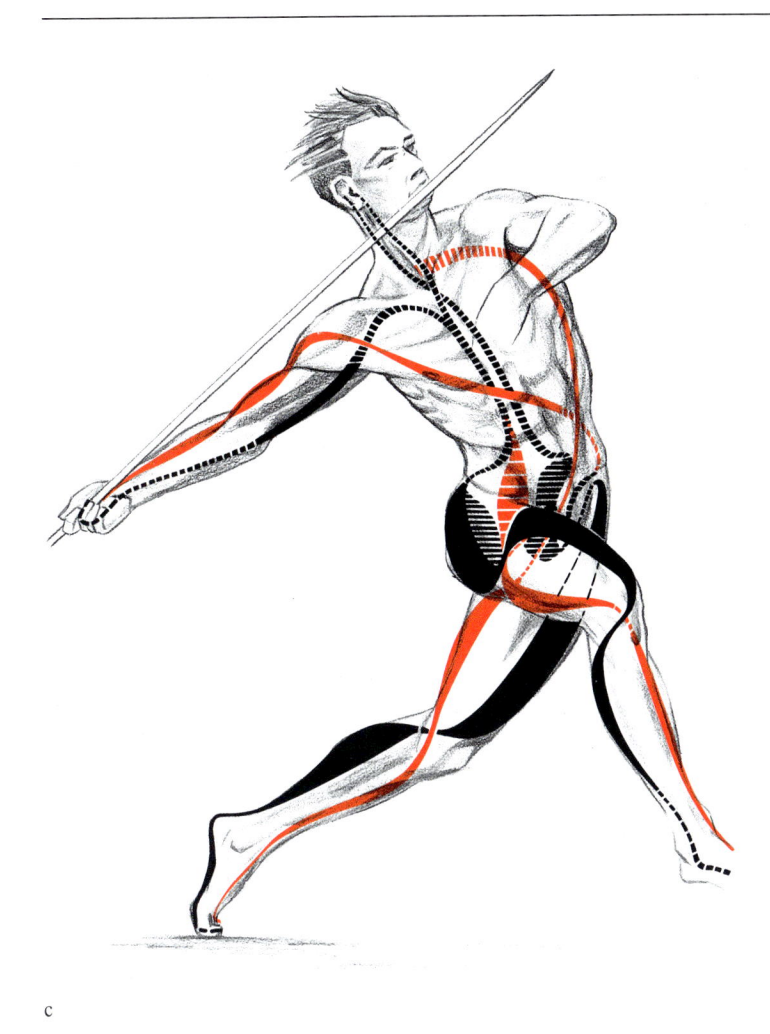

Nach der **Gymnastik mit Rundgewicht** (Tafel XL), die Gelegenheit gibt, das bisher zur Arbeitsweise von Muskelschlingen bei Rumpfseitwärtsneigung und -drehung Gesagte zu wiederholen und zu festigen, nimmt der nächste Bewegungsablauf eines **Fußballspielers** (Tafel XLII) unser besonderes Interesse in Anspruch, zumal beim dargestellten Torschuß die hohe *Druck-, Zug-* und insbesondere *Drehbelastung des Kniegelenks des gebeugten Standbeines*, die durch Muskeln und Bänder abgefangen werden muß, deutlich zu Tage tritt. Das Kniegelenk zeichnet sich gegenüber anderen Gelenken dadurch aus, daß es gegensätzliche Funktionen zu verrichten hat. So sichert es im *gestreckten* Zustand dem Bein seine stabile Stütz- und Tragefunktion, im *gebeugten* Zustand seine Beweglichkeit. Diese für die Statik und Dynamik bedeutungsvollen Aufgaben machen das Kniegelenk zum kompliziertesten und empfindlichsten Gelenk in unserem Körper; es wird dem Leser deshalb empfohlen, noch einmal sich die wichtigsten strukturellen und funktionellen Besonderheiten des Kniegelenks ins Ge-

dächtnis zurückzurufen (s. 11.6.1. bis 11.6.3.). Der komplizierte Bau dieses Gelenks und seiner spezifischen Einrichtungen (Menisken, Seiten- und Kreuzbänder) macht es verständlich, daß Sportarten, bei denen *Drehungen im gebeugten Kniegelenk* besonders stark ausgeprägt sind (wie Fuß- und Handball, Ski-Slalom, Eishockey und Reiten), mit einem erhöhten Unfall-Risiko der C-Knorpel und der Außen- und Binnenbänder rechnen müssen. Daraus leitet sich – nicht zuletzt auch aus prophylaktischer Sicht – die Forderung ab, beim Fußballspieler (um auf die Tafel XLII wieder zurückzukommen) im Bereich der *allgemeinen* und *speziellen konditionellen Fähigkeiten* besonders der Ausprägung des Beschleunigungsvermögens, der Antrittsschnelligkeit, Gewandheit und Sprungkraft sowie der Kontraktionskraft und Dehnungsfähigkeit der in der Schlingenführung zusammengefaßten Muskeln sowie dem gezielten Training für einen *stabilen Bandapparat* erhöhte Aufmerksamkeit zu schenken.

Bei der Analyse des Bewegungsablaufes für den Torschuß ist – dies trifft generell für alle Schläge des Balls zu – zu beachten, daß die Hüfte zunächst weit nach vorn gebracht wird (s. auch Wurfbewegungen), damit sich nach dieser Auftaktbewegung die etwas vorgedehnte Muskulatur für die Streckung des Kniegelenks kräftig kontrahieren kann.

Die Wurfleistungen werden in der Leichtathletik ganz allgemein durch die Fähigkeit des Athleten bestimmt, dem Gerät eine *hohe Endbeschleunigung* zu erteilen; durch die Rumpfverwringung wird, wie der **Diskuswerfer** (Tafel XLIII) anschaulich demonstriert, eine optimale *Vordehnung*, ein *längerer Beschleunigungsweg* erreicht und das Beschleunigungsmaximum näher an den Abwurf gebracht. Die dafür erforderliche *Wurfkraft* wird vor allem durch die Rumpf-Muskulatur und durch die Schultergelenk- sowie Schultergürtel-Muskulatur und durch die Muskeln der unteren Extremität realisiert, wobei insbesondere dem Wechselspiel zwischen der kurzen und langen, tiefen Wirbelsäulen-Muskulatur und der Bauch-Muskulatur, die beide eine vorrangige Bedeutung für das Werfen haben, hervorzuheben ist. Da mit der Zunahme der Muskelmasse (und Muskelkraft) nicht selten eine Einschränkung der Beweglichkeit der großen Gelenke einhergeht, ist (in jeder Trainingsstunde) durch spezielle Übungen die *Dehnungsfähigkeit* besonders der kräftigen Schulter- und Hüftgelenksmuskulatur sowie die Beweglichkeit des Schultergürtels aufrecht zu erhalten. Schließlich vermittelt die Tafel einen Eindruck über die notwendigen technischen Fertigkeiten und koordinativen Fähigkeiten, ohne die der Athlet die Kraft nicht in eine entsprechende Wurfleistung umsetzen kann.

Nachdem der Leser bereits an Hand der Tafel XV den Bewegungsablauf eines **Speerwerfers** im Moment der größten Bogenspannung (2. Teil der Abwurfphase) bis zum Beginn des Einsatzes der „Unterarmschleuder" analysieren konnte, soll in der Tafel XLV der unmittelbar vorhergehende 1. Teil der Abwurfphase mit den für die *Rumpfverwringung* tätigen Muskelschlingen dargestellt werden.

250 12.7. Muskelschlingen bei Körperseitswärtsneigungen bzw. -drehungen

Tafel XLVI.
Kombination von Muskelschlingen am
Beispiel eines Kugelstoßers.

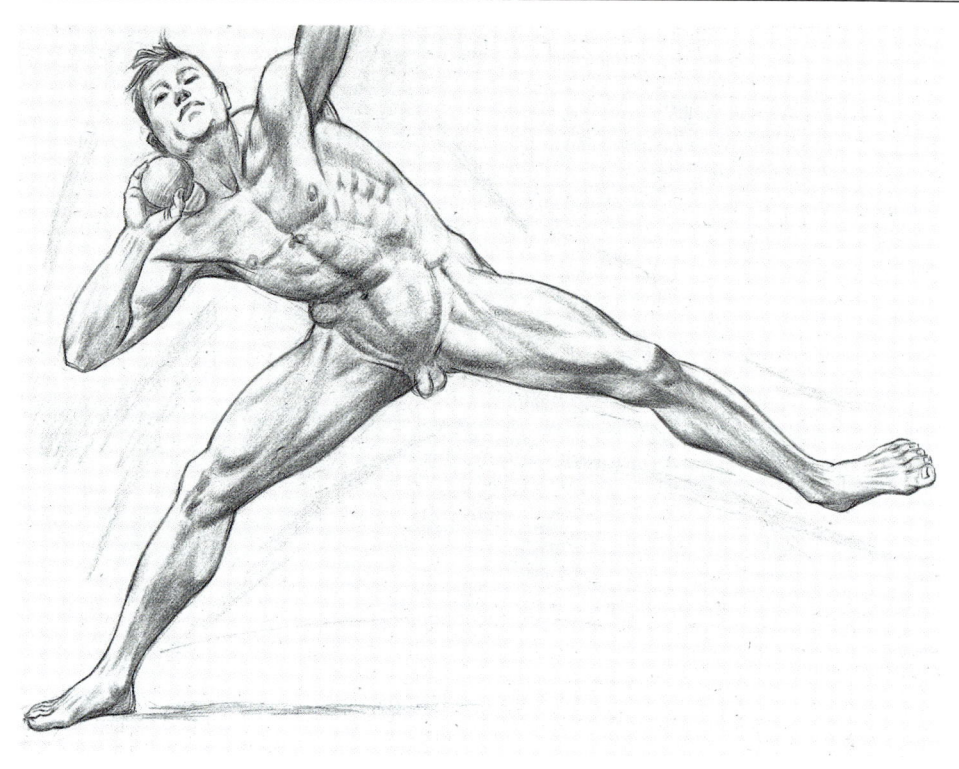

a

b

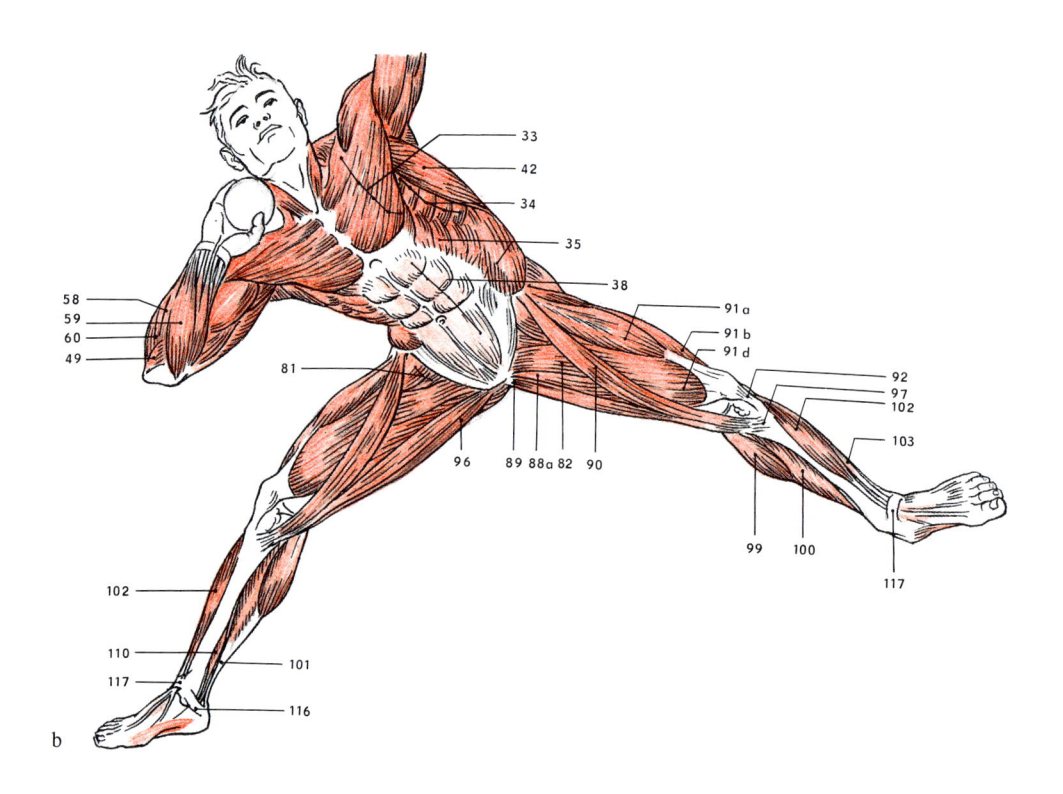

Im Speerwerfen kommt es darauf an, die im zyklischen Teil des Anlaufs erzielte Geschwindigkeit im azyklischen Anlaufabschnitt weiter zu steigern, damit im Moment des kraftvollen, explosiven Abwurfs eine höchstmögliche Beschleunigungskraft auf den Speer übertragen werden kann. Aus dieser Zielstellung leiten sich hohe Anforderungen an die *Kraft-* und *Koordinationsfähigkeiten* des Athleten ab, die vor allem die optimale technische Gestaltung der Abwurfphase betreffen. Letztere beginnt – wie in der Abbildung demonstriert – mit einem kurzen, akzentuierten

c

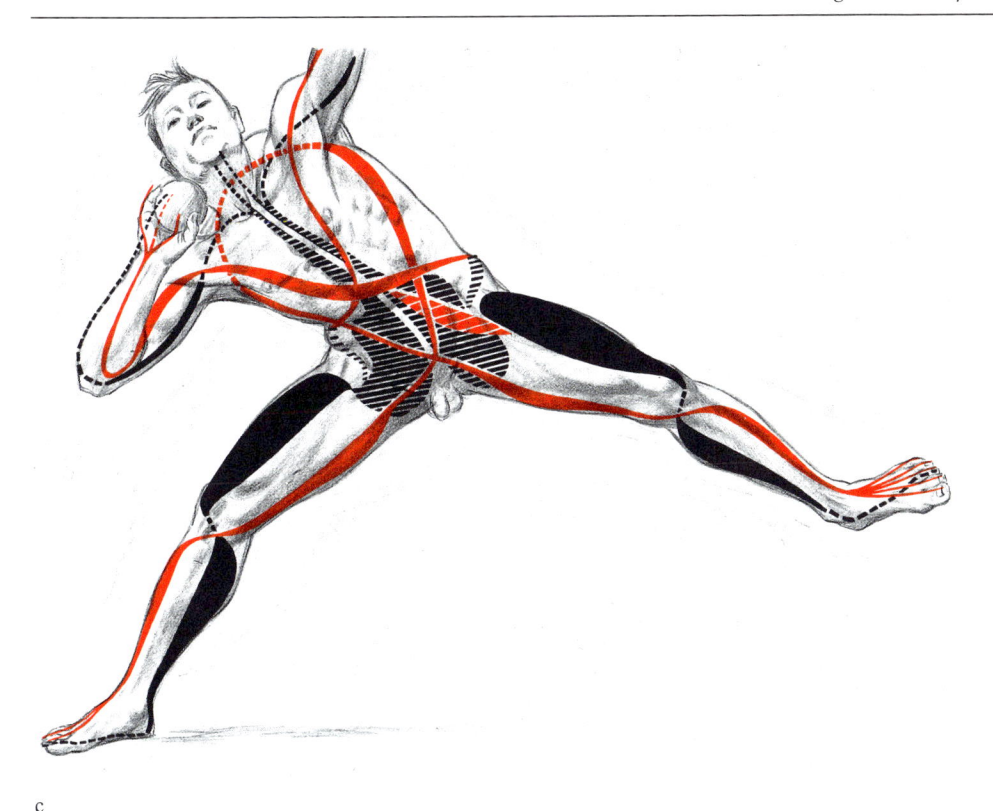

Schritt, wobei das rechte Bein in Wurfrichtung gestreckt wird, während sich das linke Bein von der Anlaufbahn aktiv absetzt. Mit dem Beginn der Abwurfphase beginnt auch die Endbeschleunigung zu dem Zeitpunkt, in dem sich der Körperschwerpunkt über der Unterstützungsfläche des rechten Beins befindet. Das Aufsetzen des inzwischen nach vorn gebrachten linken Beins ist mit einem Nach-vorn-Reißen der rechten Hüfte verbunden, wodurch es zu einem Anstieg der Geschwindigkeitskurve kommt. Bei vollständigem Bodenkontakt des linken Beins beginnt nunmehr die Drehbewegung um den linken Fuß mit Aufrichtung des Oberkörpers („Stemmfunktion" des linken Beins), womit der 2. Teil des Abwurfs, die bereits bekannte „Bogenspannung", erreicht ist. Die detaillierte Darstellung der 1. Phase des Abwurfs unterstreicht nochmals, daß der Speerwurf (wie alle Wurf- und Stoßdisziplinen der Leichtathletik) immer eine *Ganzkörper-Bewegung* ist und nur aus dem funktionellen Zusammenspiel von Agonisten und Antagonisten (unter Berücksichtigung der für „geschlossene" Gliederketten geltenden Gesetzmäßigkeiten), die im Muskel-Schlingenbild dargestellt sind, verstanden und erfolgversprechend durchgeführt werden kann.

Dies trifft auch für das nächste Motiv, einen **Hammerwerfer** (Tafel XLIV), zu, dessen Disziplin sich durch die Kompliziertheit der Wurftechnik (Überlagerungen mehrerer Rotationsbewegungen während der Wurfausführung um sich verändernde Raumachsen, Wechsel von aktiven Beschleunigungsphasen – bezogen auf das Wurfgerät – und reaktiven Phasen, die durch Orts- und Positionsveränderungen des Körpers des Athleten gekennzeichnet sind,

Koordination mehrerer Teilkörperbewegungen, große, vom Werfer zu kompensierende Zentrifugal- und Zentripetalkräfte und durch den Übergang von den Drehbewegungen zur Phase der Endbeschleunigung (die sich auf etwa 21 bis 23 m/s beläuft) auszeichnet. Um sie zu beherrschen bedarf es neben der erforderlichen technischen Fertigkeiten vor allem *hoher Maximal- und Schnellkraftfähigkeiten* aller am Bewegungsablauf beteiligten und im Schlingenbild dargestellten Muskeln. Bei der Tafelabbildung, die die Einbeinstützphase verdeutlicht, ist besonders auf die beginnende (und sich zusehends verstärkende) *Rechtsverwringung des Rumpfes* (mit Hilfe der „Schräggurtung" der Bauch-Muskulatur) zu achten, die vom kraftvollen Einsatz der linken Bein-Muskulatur und durch eine rasche Wendung des Beckens – beides erfolgt jeweils in Drehrichtung – sowie durch ein Senken des linken Kniegelenks (um etwa 5 bis 10 % der Körperhöhe des Athleten) mit Beginn der Drehung auf dem Fußballen aktiv unterstützt wird. Durch diese Körperverwringung, die ihr Maximum am Ende der Einbeinstützphase aufweisen sollte, kommt es – betrachtet man den zeitlichen Ablauf der Bewegung – zu einem „Überholen" des Wurfgeräts.

Die letzten Bewegungsabläufe stellen eine Kombination der bisher kennengelernten Muskelschlingen dar, um nochmals zu veranschaulichen, wie vielfältig und reizvoll das Muskelspiel vor allem unter sportlichen Bedingungen ist. Dies verdeutlichen der **Kugelstoßer** (Tafel XLVI), dessen Leistungsfähigkeit in erster Linie von der Größe des *Beschleunigungskraftstoßes*, der (als Produkt der in den Schlingen syn- und antagonistisch zusammenarbeitenden

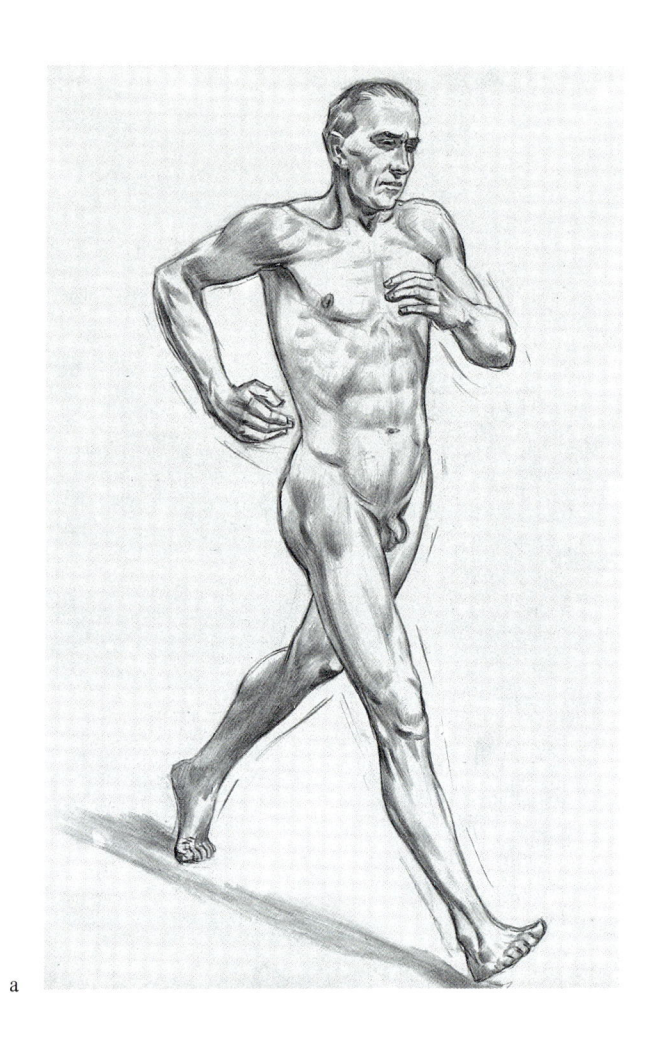

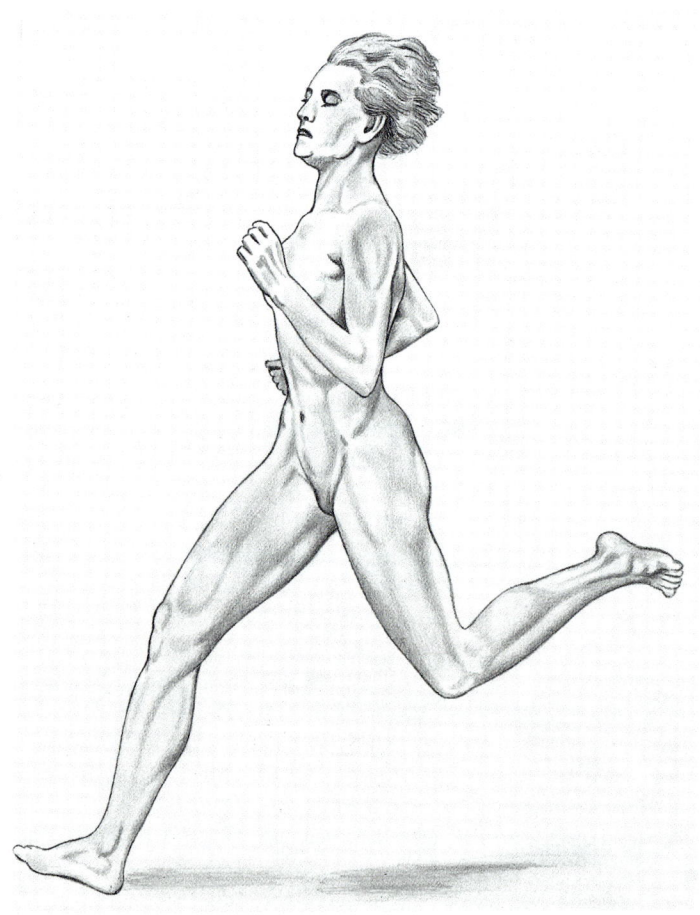

a

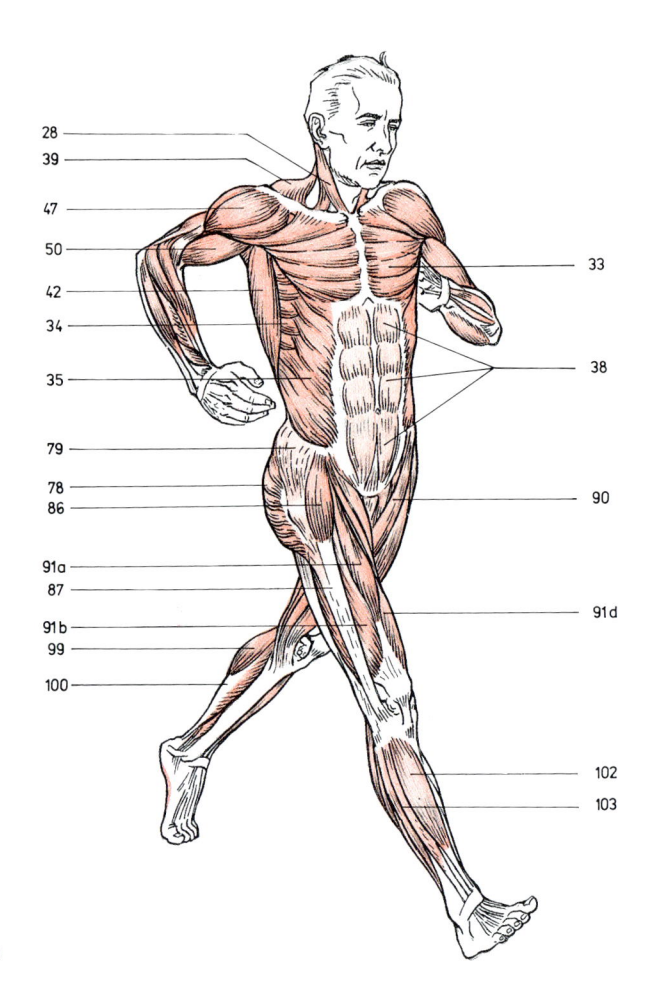

b

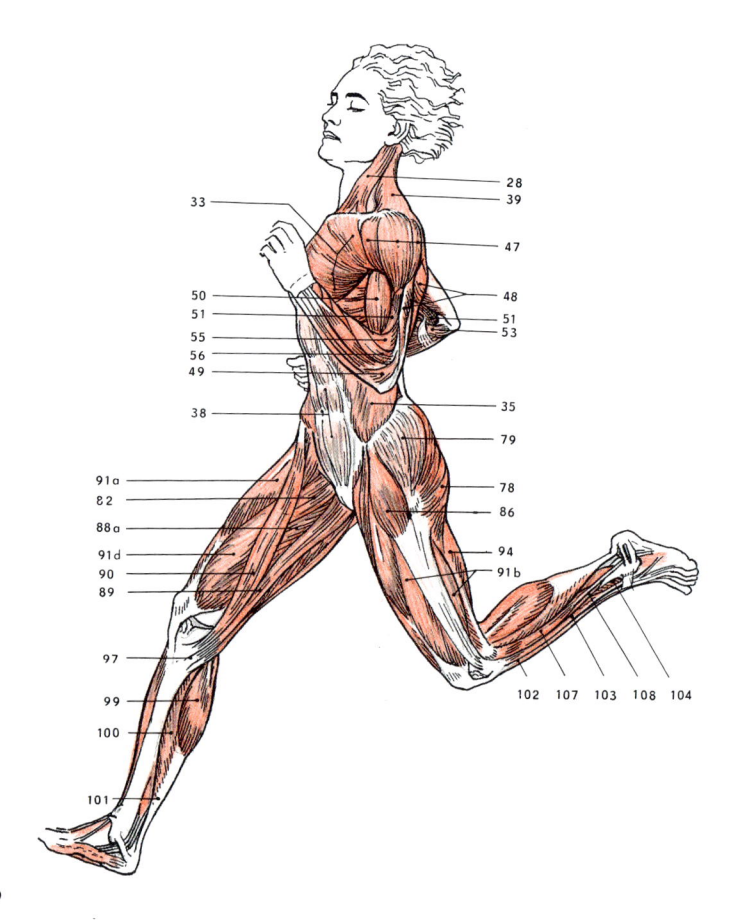

28	
39	
47	33
50	
42	
34	38
35	
79	
78	90
86	
91a	
87	91d
91b	
99	
100	
	102
	103

a

b

	28
33	39
	47
50	48
51	51
55	53
56	
49	
38	35
	79
91a	78
82	86
88a	
91d	94
90	91b
89	
97	
99	
100	102 107 103 108 104
101	

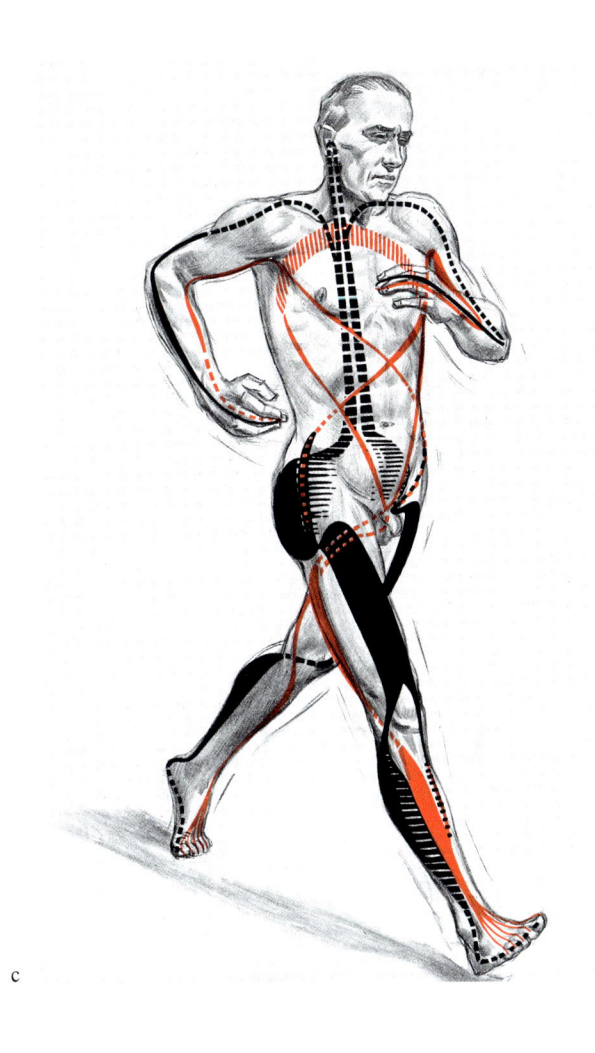

Tafel XLVII.
Kombination von Muskelschlingen am Beispiel eines Gehers.

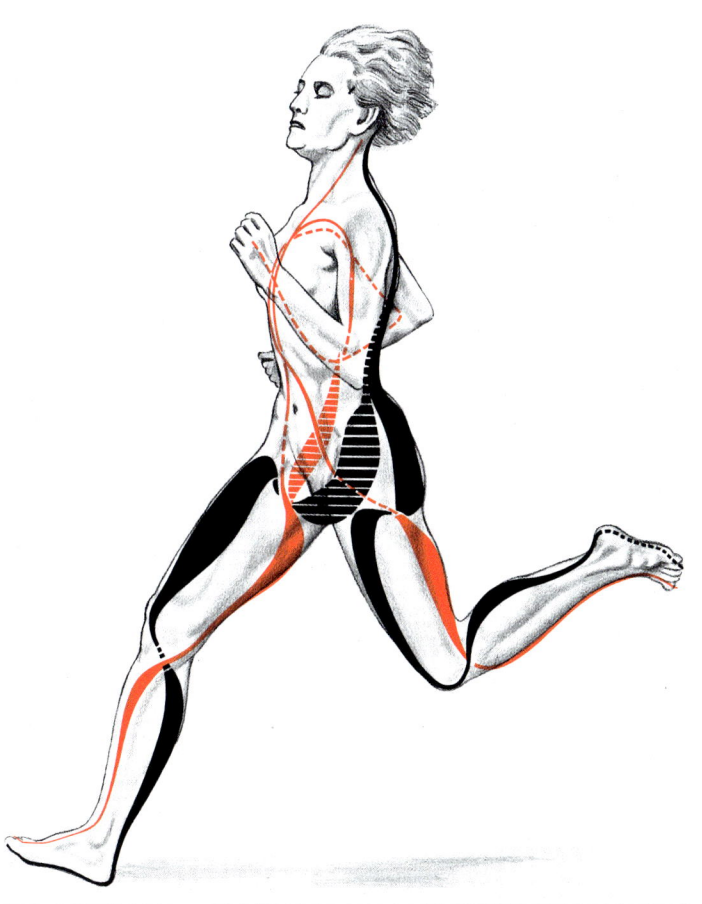

Tafel XLVIII.
Kombination von Muskelschlingen am Beispiel einer Kurzstreckenläuferin.

Muskeln) auf die Kugel übertragen wird, bestimmt wird, wie auch der **Sportgeher** (Tafel XLVII). Bei ihm ist – entsprechend dem Regelwerk – zu beobachten, daß beide Beine stets gleichzeitig Kontakt mit dem Boden haben, was eine *extreme Kniegelenksstreckung* erfordert. Leistungsstarke Geher, die über 20 km eine Schrittfrequenz von 190 Schritten/min und eine Schrittlänge von 117 cm aufweisen (bei 50-km-Gehern reduzieren sich die Schrittfrequenz auf 188 Schritte/min und die Schrittlänge auf 110 cm), wobei die Schrittlänge nicht selten durch körperbauliche Merkmale und durch den Ausprägungsgrad der koordinativen Fähigkeiten begrenzt wird, zeichnen sich durch eine kräftig entwickelte „Ganzkörper-Streckschlinge" aus. Dies betrifft insbesondere – wie in Tafel XLVII c dargestellt – die untere Extremität, wobei der Geher durch die „Schräggurtung" seiner *Bauch-Muskulatur* und durch den *mittleren und kleinen Gesäßmuskel* unterstützt wird; die Kontraktion letzterer auf der Standbeinseite führt zur Anhebung des Beckens und damit des Hüftgelenkes auf der kontralateralen Seite, so daß das Spielbein bequem nach vorn gebracht werden kann. Auffällig sind die entsprechend der hohen Schrittfrequenz schnellen Armbewegungen, auf deren Bedeutung bereits hingewiesen wurde (s. Text zum Tiefstart eines Sprinters [Tafel XIV] sowie zum Hürdenläufer [Tafel XXVIII]).

Die abschließende Darstellung einer **Kurzstreckenläuferin** (Tafel XLVIII) verdeutlicht noch einmal das Zusammenwirken der besprochenen Muskelschlingen für die Strekkung und Verwringung des Körpers; sie läßt erkennen, daß bei aller Kraftanstrengung der Lauf ästhetisch ist.

Die an Hand dieser wenigen Beispiele dargelegten Gedanken stellen selbstverständlich nur eine Möglichkeit von vielen dar, den **anatomischen Unterricht** besonders für den angehenden Sportlehrer **interessanter** und **lebensnaher** zu gestalten, wodurch nicht zuletzt der **Lernprozeß leichter** und **sinnvoller** wird. Es soll darüber hinaus für die spätere Tätigkeit erkannt werden, daß nur eine vielseitige Vorbereitung, die den ganzen Körper in Anspruch nimmt, das Erreichen hoher beruflicher und sportlicher Leistungen ermöglicht.

„So stolz es klingen mag", um mit einem Wort von FICK zu enden, „daß wir die allgemeine Anatomie um ihrer selbst willen als eigene Wissenschaft, als reine Morphologie betreiben und nicht zur dienenden Magd der praktischen Medizin erniedrigen sollen", so irrig scheint mir die einseitige Vertretung dieses Standpunktes zu sein. Ebenso wie wir als medizinische Lehrer den Unterricht in der Anatomie an der Universität bei aller Wissenschaftlichkeit nicht nur auf künftige Anatomen, sondern vielmehr auf die Bedürfnisse der späteren Berufspraxis auf den verschiedenen Gebieten der Human-, Zahn- und Veterinärmedizin zuschneiden, muß auch in unseren anatomischen Vorlesungen und Seminaren – und nicht zuletzt in den Lehrbüchern – für den Sportpädagogen, Trainer, aber auch für den Sportmediziner, Physiotherapeuten und bildenden Künstler den praktischen Belangen Rechnung getragen werden.

„Wer nicht imstande ist, den *lebenden Menschen* als etwas Durchsichtiges zu sehen, sich die innere Form nach den Merkmalen der Oberfläche und den Anschauungsbildern des Gedächtnisses vor Augen zu bringen, dem bleibt die Anatomie wirklich tot und unerweckt als Werkzeug des tätigen Lebens. Wer jedoch lernt, den Lebenden mit anatomisch geschulten Augen zu sehen, wird vieles entdecken, was anderen nur auf schwierigen und nicht immer zuverlässigen technischen Umwegen enthüllt wird" (BRAUS).

Wenn wir auch in den einzelnen Motiven einen mehr oder weniger tiefen Einblick in die Arbeit derjenigen Muskeln, die für die Bewegungsabläufe jeweils führend tätig sind, tun konnten, wenn wir uns auch die großen Zusammenhänge der Ganzkörperbewegungen – das verkettete (*„synaptische"*) Verhalten der einzelnen Teile des Bewegungsapparates – näher gebracht haben, so blieb dennoch manch Interessantes und Wissenswertes verborgen, zumal auch die Anatomie des Menschen unter besonderer Berücksichtigung *funktioneller* Zusammenhänge und des Studiums der lebenden Form noch keine fertige, abgeschlossene Wissenschaft ist. Man muß deshalb am Schluß unserer Betrachtungen eingestehen, daß wir mit dem Versuch, einige wesentliche und interessante sportliche Bewegungsabläufe einem ersten, *zergliedernden Erfassen*, einem *wertenden Ordnen* – mit dem jede naturwissenschaftliche Forschung beginnt und endet – zuzuführen, erst am Anfang einer Entwicklung stehen, die – nach und nach – unter Einschaltung des Experimentes eine immer konkretere Analyse der verschiedensten Bewegungen vom funktionell-anatomischen Standpunkt her unter Nutzung neuerer diagnostischer Verfahren anderer Wissenschaftsdisziplinen (Elektromyographie, Kinematographie oder Video, Computersimulation der Bewegung, 2- oder 3dimensionale Techniken, über die LÈBE-NÉRON und PERRON (1988) publiziert haben) ermöglichen wird.

Anatomie der Eingeweide

13. Das Herz- und Kreislaufsystem

13.1. Kreisläufe des Blutes

Der Blutumlauf als elementare Voraussetzung für den Stoffaustausch mit den Geweben vollzieht sich in Form einer Achtertour, dem großen *Körper-* und dem kleinen *Lungenkreislauf,* in deren Schnittpunkt das Herz liegt (Abb. 173). Durch dieses wird das Blut in ein weitgehend kontraktions- und dehnungsfähiges Röhrensystem rhythmisch gepumpt und durch den gesamten Körper fortbewegt und verteilt, wobei es infolge eines ständig bestehenden Druckgefälles und eingebauter Ventile, den sog. Herzklappen, immer nur in einer Richtung fließt, um am Ende seines langen Weges wieder zum Ausgangspunkt zurückzukehren.

Die Erkenntnis, daß sich das Blut bei den Vögeln und Säugern in Form eines **Körper-** und **Lungenkreislaufes** fortbewegt, ist gar nicht so alt. Nachdem 1553 SERVET bereits den Lungenkreislauf beschrieben hatte, brachte 1628 HARVEY in seiner kleinen, aber so berühmt gewordenen Schrift *„Excercitatio anatomica de motu cordis et sanguinis in animalibus"* experimentelle Untersuchungsergebnisse an die Öffentlichkeit, aus denen hervorging, daß in sog. **Arterien** oder Schlagadern das Blut vom Herzen zu den einzelnen Organen hin und in sog. **Venen** oder Blutadern von den Organen zum Herzen zurückfließt. HARVEY erkannte, daß die beiden erwähnten Kreisläufe eng miteinander verbunden sind; er vermutete sogar schon, daß sich zwischen Arterien und Venen feinste, mit bloßem Auge nicht wahrnehmbare Gefäßnetze ausbreiten müßten, eine Annahme, die durch MALPIGHI (1661) und COWPER (1697) nach der Erfindung des Mikroskops bestätigt werden konnte, indem beide in der Schwimmhaut eines Frosches feinste, zwischen Schlag- und Blutadern eingeschaltete „Haargefäße" – den **Capillarkreislauf** – beschrieben.

Vor HARVEY hatte weit über 1000 Jahre die alte Lehre von GALEN aus Pergamon (131 bis 201), die nur in einigen unbedeutenden Punkten durch den Neubegründer der Anatomie VESAL (1514 bis 1564) eine Abänderung erfuhr, Geltung gehabt, nach der die Leber das Zentrum für die Blutströmung darstellte. Da man zur damaligen Zeit bei Tiersektionen die Arterien fast blutleer fand – der letzte Herzschlag hatte das Blut eben noch durch die Haargefäße in die Venen gepreßt –, glaubte man weniger in diesen „mit Luft (*Pneuma* oder *Aer*) versehenen Röhren" als vielmehr in den prall mit Blut angefüllten Venen den Haupttransportweg des Blutes vor sich zu haben. Dem Herzen wurde nur die Rolle eines gewissen Wärmezentrums zuerkannt.

Soweit die Auffassung GALENS. Es waren demnach schon lange Einzeltatsachen, wie beispielsweise über den grundsätzlichen Bau des Herzens, über die Anordnung der größeren Blutgefäße, bekannt, „aber alle diese Teile waren durch spekulative Verknüpfungen in einen falschen Zusammenhang geraten. Es fehlt der Faden der Funktion, an dem die Teile zu einem funktionellen System aufgereiht werden konnten" (BENNINGHOFF 1954). Diesen entscheidenden Faden gefunden zu haben, bleibt das Verdienst von HARVEY (1578 bis 1657); er sah in dem Herzen, das er als „Sonne des Mikrokosmos" bezeichnete, den alleinigen Motor, der das Blut in Umlauf setzt und zugleich das Schaltwerk für das Kreisen des Blutes durch den Organismus.

Wenden wir unsere Aufmerksamkeit der Abb. 173 zu; aus ihr kann man ersehen, daß der *große* oder **Körperkreislauf** in Gestalt der großen *Körper*-Schlagader *(Aorta)* in der linken Herzkammer seinen Anfang nimmt, das sauerstoffreiche (und kohlensäurearme), *arterielle* Blut auf dem Wege immer kleiner werdender Gefäße kontinuierlich den verschiedenartigsten Organen und Geweben zuleitet. In den „Endstationen" des arteriellen Gefäßsystems, den *Capillaren,* die in ihrer Gesamtheit einen sehr vergrößerten Querschnitt der Blutbahn (2000 cm² gegenüber 4,5 cm² der Aorta) bedeuten und die 50mal feiner als das dünnste Menschenhaar sind, fließt das Blut nur träge dahin. Während in der Aorta (mit einem Durchmesser von 2,5 cm) eine durchschnittliche Strömungsgeschwindigkeit von 20 bis 30 cm/s registriert werden kann, beläuft sich diese in den 7 µm dicken Capillaren in der gleichen Zeit auf nur 0,5 mm. So können Sauerstoff und weitere lebenswichtige Substanzen durch die hauchdünne Capillarwand aus dem Blut ins Gewebe übertreten und andererseits Stoffwechselschlacken (insbesondere CO_2) und Sekrete an den Blutstrom abgegeben werden, zumal auch die Wandstärke der genannten Blutgefäße (Aorta: 2 mm, Capillare 1 µm) kontinuierlich abnimmt. Das für die weitere Ernährung nunmehr unbrauchbar gewordene, durch reduziertes *Hämoglobin* (= Blutfarbstoff) dunkelrot verfärbte *venöse* Blut wird dem rechten Vorhof zugeleitet, womit der Körperkreislauf seinen Abschluß gefunden hat.

Von der rechten Herzkammer gelangt das kohlensäurereiche (und sauerstoffarme) *venöse* Blut in Form des *kleinen* oder **Lungenkreislaufes** bis zu den blinden Endigungen des Atemweges, den *Lungenbläschen (Alveolen),* die von zahlreichen Capillaren umgarnt werden (s. Abb. 194), wobei es durch die zarten Wände der Haargefäße sowie *Alveolen* zur Abgabe von Kohlendioxid (CO_2) und darüber hinaus zur Aufnahme von Sauerstoff (O_2) aus der atmosphärischen Luft kommt. Das jetzt wiederum sauerstoffreiche („arterialisierte") Blut gelangt auf kürzestem Wege (über die Lungenvenen) wieder zum linken Vorhof zurück, womit auch der Lungenkreislauf beendet ist, so daß der Umlauf des Blutes durch die beiden hintereinander geschalteten Teile eines an sich gemeinsamen Kreislaufs aufs neue beginnen kann.

Bei dieser Gelegenheit sei darauf hingewiesen, daß sich die Namensgebung der einzelnen Blutgefäße nicht aus der physiologischen Beschaffenheit (dem O_2-Gehalt) des Blutes, sondern viel-

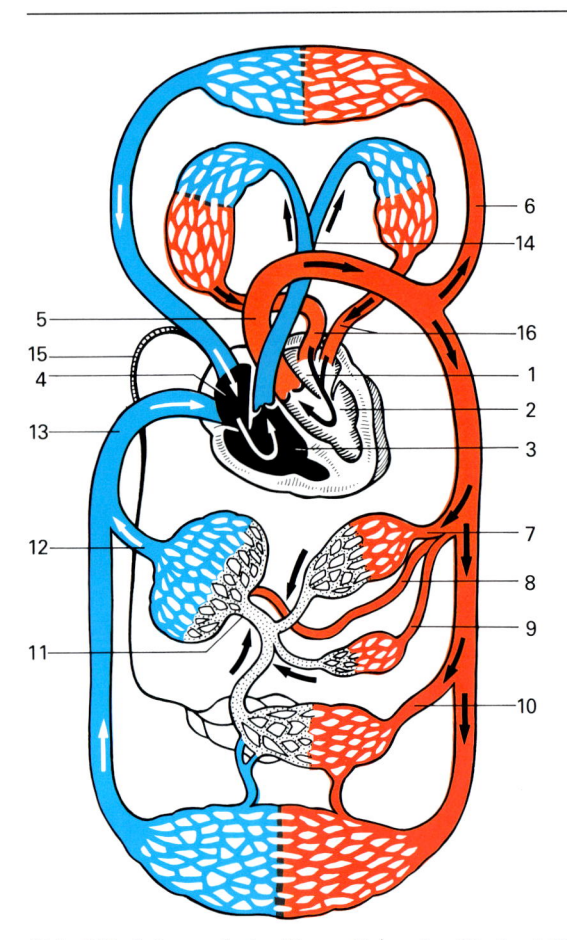

Abb. 173. Schematische Darstellung der Blutkreisläufe.
(Die Pfeile geben jeweils die Richtung der Blutströmung an.)

1 = linker Vorhof *(Atrium sinistrum)*
2 = linke Kammer *(Ventriculus sinister)*
3 = rechte Kammer *(Ventriculus dexter)*
4 = rechter Vorhof *(Atrium dextrum)*
5 = große Körperschlagader *(Aorta)*
6 = Arterien für Arm, Hals und Kopf *(A. brachialis, A. carotis communis)* mit Ästen
7 = Magenarterien *(A. gastrica sinistra et dextra)*
8 = Leberarterie *(A. hepatica propria)*
9 = Milzarterie *(A. lienalis)*
10 = Darmarterien *(A. mesenterica superior et inferior)*
11 = Pfortader *(V. portae)*
12 = Lebervenen *(Vv. hepaticae)*
13 = untere Hohlvene *(V. cava inferior)*
14 = Lungenarterie *(A. pulmonalis)*
15 = Milchbrustgang *(Ductus thoracicus)*
16 = Lungenvenen *(Vv. pulmonales)*

Neben den zwei bisher kennengelernten Kreisläufen besteht bei jedem Menschen noch das sog. **Pfortader**-System, das eine Sonderstellung einnimmt. Nachdem die kleineren Schlagadern *(Arteriolen)* und Haargefäße *(Capillaren)* im Bereich des Magen-Darm-Kanals, der Milz und Bauchspeicheldrüse Sauerstoff und Nährstoffe herangetragen und zugleich Endprodukte der Stoffwechselprozesse in sich aufgenommen haben, ziehen die dünnen Venen nicht sofort zu dem großen Sammelgefäß, der *unteren Hohlvene (V. cava inferior)*, die das verbrauchte Blut der rechten Herzhälfte zuleitet, sondern vereinigen sich zunächst zu einer größeren Vene, der *Pfortader (V. portae)*, die zur Leber zieht, sich hier wiederum in unzählig viele Capillaren aufspaltet, die die einzelnen Leberzellen umfließen und dabei im Darm aufgenommene Aminosäuren und Kohlenhydrate abgeben und in den Zellen speichern und zum anderen Schlacken aus dem Leberstoffwechsel aufnehmen. Erst jetzt – zweifach schwer beladen – sammeln sich die Capillaren aus dem Leberparenchym zu den *Leber-Venen (Vv. hepaticae)*, die direkt in die untere Hohlvene einmünden. Die im Darm aufgenommenen Fette werden über den Lymphweg abtransportiert (s. Milchbrustgang, 17.1. und Abb. 184).

Einen ganz anderen Weg nimmt das Blut, das sei am Schluß noch erwähnt, beim Keimling im Mutterleib; wir sprechen hier vom sog. *fetalen* oder *placentaren* Kreislauf, bei dem als Besonderheit das sauerstoffreiche und -arme Blut nicht streng voneinander geschieden ist.

Nach dem Gesagten ergeben sich für den Blutkreislauf zusammenfassend *Aufgaben* für den *Transport* (Nährstoffe wie Kohlenhydrate, Aminosäuren, Stoffwechselendprodukte, O_2, CO_2, Wasser, Hormone, Vitamine und Mineralien), für den *Stoffaustausch* (durch die Capillaren mit den Zellen bzw. Zellverbänden), für den *Wärmehaushalt* (durch die Verteilung der bei der Muskelarbeit und bei chemischen Vorgängen in der Leber sich entwickelnden Wärme und deren Abgabe über die Körperoberfläche), für die Sicherung einer *stabilen Lage der Arterien* durch den arteriellen Blutdruck, sowie für die Auffüllung der Schwellkörper durch Blutstauung sowie schließlich für die *Abwehr* von *Schadstoffen* durch Phagocyten und Antikörper.

13.2. Herzmuskel und dessen Formwandel

Das sich der Brustwand anschmiegende und etwas nach links verlagerte **Herz** – *Anfang und Ende des Blutumlaufes* – stellt ein abgestumpftes *kegelförmiges Hohlorgan* dar, das von insgesamt *3 Schichten aufgebaut* wird:

a) dem zarten, die Innenräume des Herzens (einschließlich der Klappen, s. u.) auskleidenden **Endocard**, das – aus einem Endothel und einer kontinuierlichen Basalmembran bestehend – die Oberflächen, an de-

mehr aus der *Strömungsrichtung* desselben ergibt; wir werden in einem der nächsten Abschnitte von der Lungen*arterie (A. pulmonalis)* sprechen, obwohl sie – was sonst an einer Arterie in unserem Organismus nicht zu beobachten ist – verbrauchtes, venöses Blut enthält. Alle Blutgefäße, die vom Herzen wegführen, bezeichnet man als *Arterien*, und das trifft auch für die soeben erwähnte Lungenarterie zu, während die zum Herzen hin verlaufenden Gefäße den Ausdruck *Venen* erhalten haben, zu denen auch die Lungen*venen (Vv. pulmonales)* gehören, obwohl diese arterialisiertes Blut führen.

nen das Blut vorbeigleitet, glättet, wobei es im Bereich der linken Herzhälfte auf Grund der größeren Druckbeanspruchung kräftiger als rechts entwickelt ist*);

b) der eigentlichen Herzmuskulatur – auch **Myocard** genannt (s. u.) – und
c) der serösen Umhüllung, dem **Epicard,** das – von Fett- und Bindegewebe unterfüttert, um Unebenheiten an der Herzoberfläche auszugleichen – fest mit der Oberfläche des Herzens verwachsen ist. Im Bereich der *Aorta* und der *Lungenschlagader* schlägt sich das *Epicard* in das fibröse **Pericard** um, in das unser Herz mit dem Anfangsteil der großen Blutgefäße als Ganzes hineingestülpt ist, wobei zwischen *Epi-* und *Pericard* ein schmaler, mit etwas Flüssigkeit (normalerweise: 15 cm³) eben benetzter Spalt, der die Funktion einer Verschiebeschicht oder Gleitschicht ausübt, übrig bleibt. Die *Pericardschicht,* die sich mit ihren kollagenen, überkreuzenden Fasern nicht zuletzt einer gewissen Überdehnung des Herzens widersetzt, wird auch als *Herzbeutel* bezeichnet.

Kommt es zu einer Entzündung des Herzbeutels, dann ergeben die rauh gewordenen Wände bei jeder Kontraktion des Herzens ein Reibegeräusch (trockene Herzbeutelentzündung), wie wir es auch von einer gleichartigen Erkrankung des Rippenfells oder der Sehnenscheiden kennen. Sondert die entzündete seröse Haut des Herzbeutels vermehrt Flüssigkeit ab, dann entsteht eine Verbreiterung des capillaren Spaltes zwischen *Epi-* und *Pericard* (Herzbeutel-Wassersucht), wodurch unser Herz in seiner Tätigkeit nicht unwesentlich behindert wird.

Von allen 3 Schichten des Herzens erfordert die mittlere, das **Myocard,** unser besonderes Interesse; es läßt – rein makroskopisch – speziell an der linken Kammer ein am Herzskelett (s. u.) beginnendes und endendes **dreischichtiges Raumwerk** erkennen, das aus *äußeren Schräg-* und *mittleren Ring*fasern sowie aus *inneren Längs*fasern besteht (Abb. 174). An der dünnwandigen Herzspitze biegen die linksgerichteten äußeren, schraubenförmigen Schrägfasern in die rechtsgerichteten inneren Längszüge in Form eines Wirbels *(Vortex cordis)* um, wodurch ein von lockerem Bindegewebe durchsetztes, sehr gut capillarisiertes, überdurchschnittlich hypoxiefestes, zusammenhängendes Maschenwerk entsteht, das bei Kontraktion der Fasern den Kammern eine kräftige Auspressung ihres Inhalts ermöglicht. Im Bereich der Vorhöfe gibt es nur eine sehr dünne, aus äußeren, queren und inneren, bogenförmigen Faserzügen bestehende Muskulatur**). Bereits dieser spezifische Aufbau der Vorhof- und Kammer-Muskulatur deutet den recht unterschiedlichen Arbeits- und Kraftaufwand der beiden Herzabschnitte für die Fortbewegung des Blutes an.

---

*) *Endocardiale* Bildungen (ausgefaltete *Duplikaturen*) sind zum Beispiel die *Herzklappen,* die sich aus einer festen Bindegewebs-Grundmembran mit allseitigem Endothelüberzug aufbauen.
**) Die Wandungen der beiden Vorhöfe zusammen machen etwa $1/6$ der Masse beider Kammern aus.

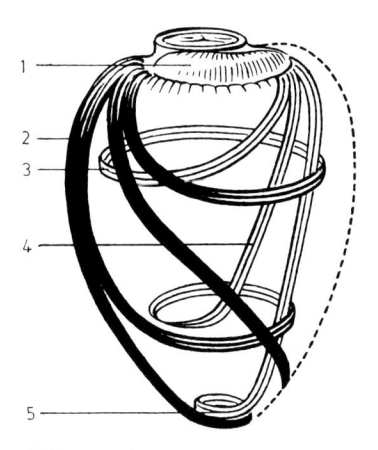

Abb. 174. Schematische Darstellung des Muskelfasersystems im Bereich der linken Herzkammer.
1 = Herzskelett   4 = innere Längsschicht
2 = äußere Schrägschicht   5 = *Vortex cordis*
3 = mittlere Zirkulärschicht

Um einen Überblick über die vom Herzen zu leistende **Arbeit** zu bekommen, seien einige Zahlenangaben gestattet: Das Herz eines *Untrainierten* macht etwa 70 Systolen pro Minute, also rund 100 000 Zusammenziehungen am Tage, was einer geleisteten Druckarbeit von annähernd 18 000 kp = 176 520 J entspricht! Das Herz hebt demnach jeden Tag einen vollbeladenen Eisenbahnwagen 90 cm hoch oder es ist in der Lage, 6 bis 8 Personen im Aufzug bis zum 15. Stock eines Hochhauses zu befördern. Die Arbeit eines untrainierten Herzens kann noch auf eine andere Art veranschaulicht werden: Mit den 70 Systolen/Minute fördert es etwa 5 Liter Blut (wobei sich das Volumen bei jedem Herzschlag auf 70 cm³ beläuft), in einer Stunde demnach 300 Liter Blut oder an einem Tage 7 500 Liter Blut, eine Menge, mit der 15 Badewannen bis zum Rande gefüllt werden könnten. Berücksichtigt man dabei, daß diese 7,5 m³ unter einem Druck von 120 bis 150 Torr gefördert werden, dann muß man sich jede der 15 Badewannen, in die das Blut in Ruhe gepumpt wird, 2 m hoch über dem Herzen stehend vorstellen. Eine Arbeitsleistung, die durch intensive körperliche Tätigkeit noch gesteigert, durch sportliches Ausdauertraining (s. S. 262) jedoch auf wesentlich ökonomischere Weise erreicht werden kann.

In ihrem **feingeweblichen Bau** weist die außerordentlich stark capillarisierte Herzmuskulatur***) *quer*gestreifte Fasern auf, die jedoch wesentlich dünner (25 µm) und kürzer (50 bis 120 µm) sind als die der Skelettmuskeln und so gut wie nur *innen*ständige Kerne – jeweils von einem fibrillenfreien Hof umgeben – besitzen. Die einzelnen Faserzüge lassen untereinander Querverbindungen erkennen, so daß das Bild eines *Netzwerkes* (Abb. 175a und b) entsteht, das die eigentliche Arbeit zu verrichten hat („*Arbeits*muskulatur"). Ihr stehen *spezifische* Muskelfasern gegenüber, die

---

***) Je 1 Capillare versorgt beim Erwachsenen 1 Herzmuskelfaser.

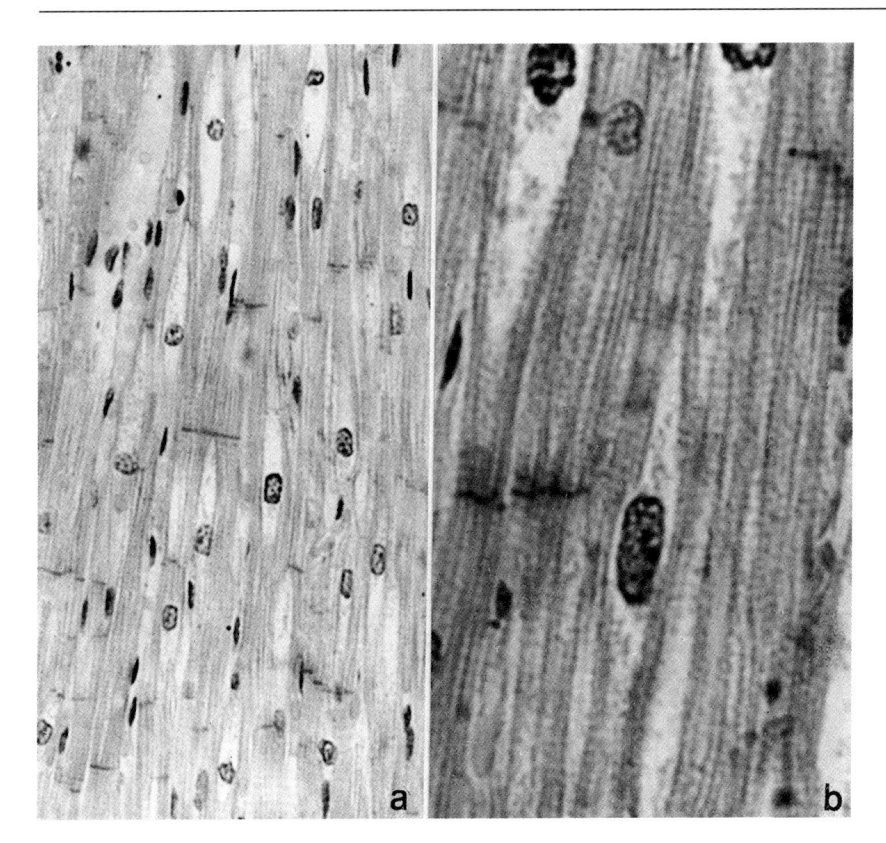

Abb. 175 a und b. Herzmuskel (vom Mensch) mit „Glanzstreifen" und geflechtartigen Verbindungen der Fasern untereinander; Längsschnitt, Haematoxylin-Eosin-Färbung, 300:1 (a) und 1250:1 (b).

ausschließlich der Überleitung von Erregungen von einem Herzabschnitt auf den anderen dienen (s. u.). Die Fasern der Herzmuskulatur zeichnen sich durch einen beachtlichen Reichtum an *Sarcoplasma* aus, das *Lecithin, Glycogen* und einige wenige Fett-Tröpfchen enthält. Des weiteren sind in den Muskelfasern neben zahlreichen *Mitochondrien* (Stoffwechsel-Fermentträger) und *Capillaren* viele querverlaufende und stark lichtbrechende Linien, sog. *„Glanzstreifen"*, anzutreffen. Die Elektronenmikroskopie klärte auf, daß es sich hierbei um die Zellmembranen zweier aneinanderstoßender, eng verzahnter Herzmuskelzellen handelt.

Auch **funktionell** nimmt der Herzmuskel eine Mittelstellung zwischen Skelettmuskulatur und glatter Muskulatur ein. Zwar geht die Kontraktion der einzelnen Herzmuskelfasern sehr intensiv und in kürzester Zeit vor sich, wie wir es auch vom Skelettmuskel her kennen, jedoch untersteht sie nicht unserem Willen und läßt kaum Ermüdungsanzeichen erkennen, was wiederum der glatten Muskulatur (wie beispielsweise der des Darmes) entsprechen würde.

Der Herzmuskel ist in jeweils 2 *Vorhöfe* und *Kammern* unterteilt; die wesentlich dünnere Muskulatur der Vorhöfe wird von der sehr kräftigen Kammermuskulatur durch fibröse, bindegewebige Reifen *(Anuli fibrosi)* vollständig getrennt, die POIRIER als **„Herzskelett"** (Abb. 178) bezeichnet hat; es bietet dem Myocard einen festen Ursprungs- und Ansatzpunkt (s. o.) und dient zum anderen den sog. Segelklappen (s. u.) als Ursprung.

Das die Form eines abgestumpften Kegels und etwas mehr als die Größe einer zur Faust zusammengeballten Hand des jeweiligen Menschen aufweisende Herz ist beim Erwachsenen annähernd 14 bis 16 cm lang, 12 bis 15 cm breit sowie 7 cm dick und wiegt beim Untrainierten rund 300 bis 350 g*). **Größe** und **Masse** werden weitgehend durch das *Alter* (ein Greisen-Herz ist relativ groß, da es eine wesentliche Mehrarbeit zur Überwindung des Widerstandes in den durch Arteriosklerose unelastisch gewordenen Gefäßen aufzubringen hat), durch das *Geschlecht*, durch die *Konstitution* (siehe unten) und vor allem durch den *Grad der körperlichen Arbeit* bzw. durch die *Art der sportlichen Beanspruchung* beeinflußt (s. u.).

Es gibt beispielsweise zwischen der Herzgröße freilebender Tiere und der Haustiere ganz beträchtliche Unterschiede, die in folgender Tabelle festgehalten sind, wobei es sich jeweils um die relative Herzmasse (ausgedrückt in ‰ der Körpermasse, d. h. je kg Körpermasse) handelt.

Können wir derartige, sich durch eine verstärkte körperliche (Ausdauer-) Belastung ausprägende vergrößerte und schwere Herzen auch beim Menschen beobachten? Diese Frage kann auf Grund vielfältiger Untersuchungsbefunde und Langzeitbeobachtungen ausnahmslos bejaht werden. Es konnte u. a. festgestellt

---

*) Das sog. *„kritische Herzgewicht"* (LINZBACH 1948) liegt bei 550 g; bis zu diesem Wert wird jede Herzmuskel-Massezunahme *(Hypertrophie)* von einer verstärkten Durchblutung begleitet, die auf eine verstärkte Eröffnung von Capillaren zurückzuführen ist. Dieser Grenzwert wird auch bei stark ausgeprägten Sportherzen nur unwesentlich überschritten. 600 bis 800 g schwere Herzen weisen keine entsprechend vermehrte Durchblutung und Sauerstoffversorgung der Myocardfasern auf und müssen deshalb als pathologische Werte angesehen werden.

13.2. Herzmuskel und dessen Formwandel

Relative Herzmasse verschiedener Tierarten

Stallkaninchen	2,40	Wildkaninchen	2,76
Hausente	4,40	Wildente	6,98
Haushund	5,00	Windhund	11,05
Brauereipferd	6,03	Rennpferd	11,55

werden, daß das Wachstum eines Muskels erst dann einzusetzen beginnt, wenn er den an ihn gestellten Forderungen nicht mehr ganz gerecht zu werden vermag.

Dieser Zeitpunkt liegt beim Skelettmuskel an einer anderen Stelle als bei der Herzmuskulatur. So begegnen wir einem Wachstum der Skelettmuskeln hauptsächlich bei denjenigen Sportarten, die besonders große Leistungen (d.h. Arbeit in der Zeiteinheit) erfordern, aber gerade deshalb keine Dauerleistungen, sondern Kraft- bzw. Schnelligkeitsleistungen (Sprint, Schwerathletik usw.) darstellen. So begegnet man bei Kurzstreckenläufern zumeist einer kräftigen, voluminösen Ausbildung derjenigen Muskelgruppen, die sie hauptsächlich benutzen; demgegenüber trifft man bei typischen Dauerleistungen (Langstreckenlauf, Rudern, Etappen-Radfahren) keine wesentliche Zunahme der Skelettmuskulatur an; hier ist die Arbeit in der Zeiteinheit eine relativ geringe.

Beim Herzen dagegen scheint das Wachstum dann einzusetzen, wenn es seine Tätigkeit nicht mehr durch eine Frequenzerhöhung, sondern nur noch mit Hilfe einer Vergrößerung des Schlagvolumens bewältigen kann. Wir sehen Herzvergrößerungen (als Ausdruck einer allmählichen Anpassung an erhöhte Trainingsanforderungen) gerade bei solchen Leistungen, die die Skelettmuskulatur auf Ausdauer belasten; Ruderer, Radsportler, Langstreckenläufer, Langstreckenschwimmer, Skilangläufer zeichnen sich durch besonders große und kräftige Herzen aus. Hieraus ergibt sich, daß eine bestimmte Art sportlicher Betätigung die Skelettmuskulatur zum Wachstum reizt und doch das Herz relativ unbeeinflußt läßt und umgekehrt; *der wahre Maßstab für die Beurteilung einer Herzgröße ist demnach die jeweilige Beanspruchung.* Ein anschauliches Beispiel dafür ist das „*Sportherz*", das – von Henschen 1899 an Ski-Langläufern perkutorisch erfaßt und erstmalig beschrieben – eine physiologische, harmonische Anpassung an höhere ausdauerbetonte Trainings- und Wettkampfanforderungen darstellt und dessen *Größenzunahme* sich durch die Bestimmung des *Herzvolumens* objektivieren läßt.

Das Herz liegt der Zentralsehne des Zwerchfelles *(Centrum tendineum diaphragmae)* auf und wird seitlich jeweils von Lungengewebe überlagert, so daß in der Mitte nur ein schmaler Streifen freibleibt, der sich der hinteren Brustbeinfläche unmittelbar anschließt. Die Längsachse des Herzens zieht – um etwa 40° gegen die Sagittal- und gegen die Frontalebene geneigt – in schräger Richtung von rechts oben hinten nach links unten vorn, wobei zwei Drittel des Herzens links von der Median- oder Symmetrieebene und ein Drittel rechts davon liegen. Des weiteren ist das Herz um seine Längsachse so gedreht, daß die rechte Kammer

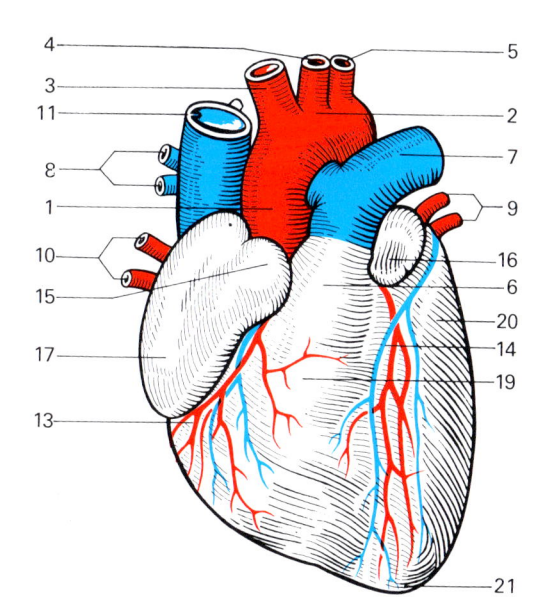

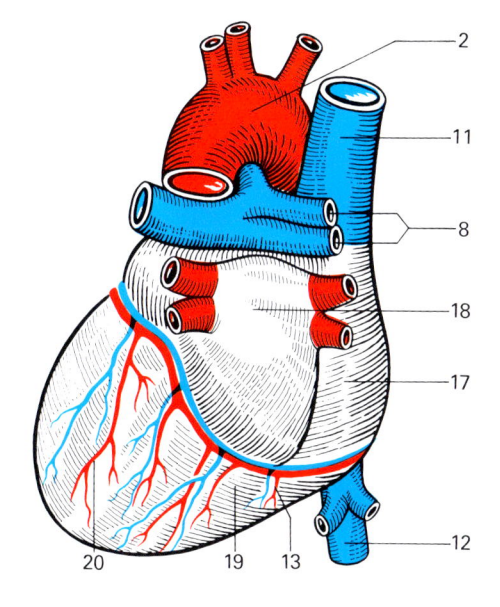

Abb. 176. Ventral- und Dorsalansicht des Herzens (mit Arterien und Venen).

1 = aufsteigende Aorta *(Aorta ascendens)*
2 = Aortenbogen *(Arcus aortae)*
3 = rechte Arm-Kopf-Arterie *(Truncus brachiocephalicus)*
4 = linke Kopfarterie *(A. carotis communis sinistra)*
5 = linke Schlüsselbeinarterie *(A. subclavia sinistra)*
6 = erweiterter Ausströmungsteil der rechten Kammer *(Conus arteriosus)*
7 = linke Lungenarterie *(A. pulmonalis sinistra)*
8 = Äste der rechten Lungenarterie *(Rami a. pulmonalis dextrae)*
9 = linke Lungenvenen ⎫ *(Vv. pulmonales*
10 = rechte Lungenvenen ⎭ *sinistrae et dextrae)*
11 = obere Hohlvene *(V. cava superior)*
12 = untere Hohlvene *(V. cava inferior)*
13 = rechte Kranzarterie *(A. coronaria dextra)*
14 = Ast der linken Kranzarterie (zwischen beiden Kammern herabziehend) *(Ramus interventricularis anterior)*
15 = rechtes Herzohr *(Auricula dextra)*
16 = linkes Herzohr *(Auricula sinistra)*
17 = rechter Vorhof *(Atrium dextrum)*
18 = linker Vorhof *(Atrium sinistrum)*
19 = rechte Kammer *(Ventriculus dexter)*
20 = linke Kammer *(Ventriculus sinister)*
21 = Herzspitze *(Apex cordis)*

ventral, die linke dorsal angetroffen wird. Nach unten zu verjüngt sich der Herzmuskel zur sog. „Herzspitze" *(Apex cordis)*; bei einer Kontraktion des Herzmuskels – man spricht oft auch von einer „Herzrevolution" – wird die Vorderwand der linken Herzkammer gegen die vordere Brustwand gedrückt, es kommt zu einer mehr oder weniger starken Erschütterung etwa des 5. Zwischenrippen- oder *Intercostal*raumes, die man zumindest tasten, in manchen Fällen (bei leptosomen Typen) sogar sehen kann und die als „Herzspitzenstoß" registriert wird.

Die Lage und Form des Herzens werden zu einem großen Teil von den im Brustkorb vorherrschenden Raumverhältnissen bestimmt; so besitzt der Pykniker mit seinem faßförmigen Thorax eine andere Herz-Konfiguration als der Astheniker mit seinem schmalen, engen Brustkorb. Des weiteren übt die tiefe Atmung einen Einfluß auf die jeweilige Lage und Form des Herzens aus; beim Ausatmen liegt es dem relativ hochstehenden Zwerchfell in Gestalt eines Schuhes (oder einer schwimmenden Ente) breit auf, während beim Einatmen das Zwerchfell durch seine Abflachung das Herz mitnimmt, so daß dieses eine steile Form – man spricht in extremen Fällen von der sog. „Tropfen-Figur" des Herzens – aufweist.

13.3. Innenräume des Herzens (Vorhöfe – Kammern – Klappensysteme)

Wenn man das Herz eröffnet (Abb. 177 und 178), dann kann zunächst festgestellt werden, daß eine vor allem in ihrem unteren Anteil kräftige *muskuläre Längsscheidewand* unser Herz in eine *rechte (venöse)* und *linke (arterielle) Hälfte* teilt. Durch eine zweite, *bindegewebige* (s.o.) und auf der ersteren annähernd senkrecht stehende *Trennwand* wird jede der beiden Herzhälften nochmals in sich untergliedert; es entstehen auf diese Art insgesamt 4 unterschiedlich große Höhlen: die beiden dünnwandigen *Vorhöfe* oder *Vorkammern (Atrien)* sowie die zwei dickwandigen *Kammern (Ventrikel)*, von denen die Vorkammern die Aufgabe haben, das Blut zu sammeln und den Kammern zuzuführen, während diese es in die großen Blutgefäße befördern.

Der **rechte Vorhof** *(Atrium dextrum)* läßt eine ovale Gestalt und einen langen, senkrecht stehenden Durchmesser (Fassungsvermögen: 120 cm³) erkennen. Er sammelt das mit Schlackenstoffen beladene Blut. *In ihn münden* zu diesem Zweck
von cranial: die *obere Hohlvene (V. cava superior)*,
von caudal: die *untere Hohlvene (V. cava inferior* und
von dorsal: die *Herzkranzvenen (Sinus coronarius)*,
die das aus dem Eigenstoffwechsel des Herzens stammende venöse Blut aufnehmen.

Nach ventral erfährt der rechte Vorhof seine Begrenzung durch das rechte, zipfelförmige „Herzohr" *(Auricula dextra)*.

Es stellt einen kleinen Nebenraum über dem Herzen dar, der wie ein Ohr über dem Kopf eines Tieres liegt. Das rechte Herzohr ist derjenige Punkt, an dem der Motor unseres Kreislaufes in der Keimesentwicklung zu schlagen beginnt und nach dem Tode als letzter zu pulsieren aufhört. Man hat deshalb diesem kleinen Bezirk die Bezeichnung *„primum oriens – ultimum moriens"* gegeben, was etwa „das Erste im Entstehen – das Letzte im Vergehen" bedeutet.

An der relativ dünnen Trennwand zum Vorhof der anderen Seite *(Septum interatriale)* erkennt man – als Rest einer normalerweise*) nur beim Keimling vorkommenden Öffnung, durch die in der Embryonal- und Fetalzeit das sauerstoffreiche Blut in den linken Vorhof hinüberfließt, da ja die noch nicht in Funktion befindliche Lunge umgangen werden muß – eine länglich-ovale, membranöse Grube *(Fossa ovalis)*, die von einem kräftigen Muskelwulst *(Limbus fossae ovalis* VIEUSSENII*)* umrahmt wird.

Die **rechte**, relativ dünnwandige **Herzkammer** *(Ventriculus dexter)* zeigt etwa die Gestalt einer dreiseitigen Pyramide mit einem Fassungsvermögen von 160 cm³; aus ihr nimmt die *Lungenarterie (A. pulmonalis)* ihren Ursprung, die sich gegen die Kammer durch eine Taschenklappe *(Valva trunci pulmonalis)* abschließt (Abb. 177).

Der **linke Vorhof** *(Atrium sinistrum)* besitzt eine mehr rechteckige, querstehende Form (Fassungsvermögen: 80 cm³), die sich nach ventral zum linken Herzohr *(Auricula sinistra)* entwickelt. In den linken Vorhof, der den größten Teil der Herzbasis ausmacht, münden von lateral her jederseits 2 klappenlose *Lungenvenen (Vv. pulmonales)*, die *arterialisiertes* Blut aus der Lunge dem Herzen, speziell dessen linker Hälfte, zuleiten. Auf Grund ihrer Verlaufsrichtung bilden die Lungenvenen mit den 2 großen Hohlvenen das sog. „Venenkreuz" des Herzens.

Die sehr geräumige, 150 cm³ Blut fassende kegelförmige **linke Herzkammer** *(Ventriculus sinister)* hat sehr muskelkräftige Wandungen, da ihr die entscheidende Aufgabe zukommt, eine bestimmte Blutmenge bei jeder Herzkontraktion – wir sprechen auch vom „*Schlagvolumen*" (das sich beim Untrainierten auf 70 cm³, beim Ausdauertrainierten auf 150 bis 200 cm³ beläuft) – gegen den in der Aorta herrschenden Strömungswiderstand mit einem Druck von etwa 130 Torr**) und mit einer bestimmten Anfangsgeschwindigkeit auszutreiben. Die linke Herzkammer besitzt ebenfalls als sicheren Abschluß gegenüber der großen Körperschlagader eine dreiteilige Taschenklappe *(Valva aortae)*, die im Anfang der Aorta sitzt, die nur noch kräftiger als die der

---

*) Ein offenes *Foramen ovale* stellt eine erhebliche Belastung von Lunge und Herz dar und ist – wenn während der ersten Lebensmonate keine Verwachsung erfolgt – ohne operativen Eingriff eine Ursache für einen frühzeitigen Tod.

**) Die rechte Herzkammer braucht demgegenüber nur eine Druckleistung von 20 bis 30 Torr aufzuwenden, um den in der Lungen-Schlagader vorherrschenden Druck zu überwinden und damit das verbrauchte, sauerstoffarme Blut in den Lungen-Kreislauf auszuwerfen.

Lungenschlagader entwickelt ist, da sie ja einem wesentlich größeren Druck Widerstand leisten muß (Abb. 178).

Das *Gesamtvolumen des Herzens* beträgt beim untrainierten Mann annähernd 750 ml (bei der Frau 550 ml); es kann – speziell unter dem Einfluß eines Ausdauer-Trainings und der damit verbundenen maximalen O_2-Aufnahme während der Belastung – bis auf 1400 bis 1700 ml ansteigen.

Die erwähnten **Taschenklappen** setzen sich aus drei halbmondförmigen, beiderseits mit Endothel überzogenen Bindegewebshäutchen oder „Taschen" zusammen, wodurch sie ihren Namen (*Valvae semilunares, semi* = halb, *luna* = Mond) erhalten haben. Sie hängen – vergleichbar mit Schwalbennestern – an der inneren Wand der großen Herz-Blutgefäße, während ihr freier Rand, der in der Mitte ja ein kleines Knötchen (*Nodulus valvae semilunaris* ARANTII) trägt (um einen noch festeren Schluß der Klappen zu ermöglichen), in den vorbeifließenden Blutstrom hineinragt. Die Taschenklappen, denen eine Ausbuchtung der Wand (ein *Sinus trunci pulmonalis* VALSALVAE) entspricht, die sich ausweitet, wenn die Tasche mit Blut angefüllt wird, haben dafür Sorge zu tragen, daß *während der Erschlaffungszeit der Kammern,* in der diese blutleer sind, *kein Blut aus den Arterien in die großen Hohlräume des Herzens strömt*; deshalb werden sie vom letzten Teil der soeben ausgeworfenen Blutmenge mechanisch – wie durch ein

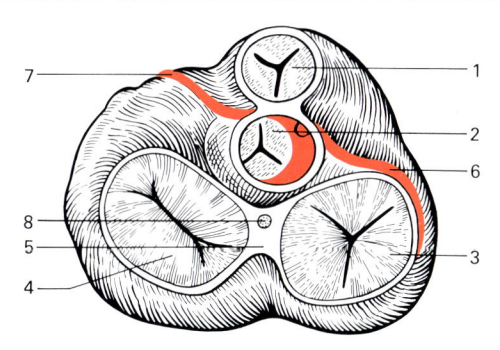

Abb. 178. Kammerbasis (*„Ventilebene"*) des Herzens mit dem „*Herzskelett*".

1 = Taschenklappe des Lungenarterienstammes (*Valva trunci pulmonalis*)
2 = Taschenklappe der Aorta (*Valva aortae*) } mit je einer ringförmigen Verstärkung des Herzskeletts
3 = rechte Segel- oder Zipfelklappe (*Valva tricuspidalis*)
4 = linke Segel- oder Zipfelklappe (*Valva mitralis*)
5 = zwickelförmige Bindegewebsverdichtung innerhalb des Herzskeletts
6 = rechte Herzkranzarterie (*A. coronaria dextra*)
7 = linke Herzkranzarterie (*A. coronaria sinistra*)
8 = Reizleitungssystem (HIS*sches Bündel*)

Ventil – geschlossen, wobei durch die sich eng aneinanderlegenden Klappen ein dreistrahliger Stern entsteht.

Beide Kammern des Herzens weisen eine Verbindung zu den Vorhöfen auf, die durch ein weiteres Klappensystem, die sog. **Segelklappen,** verschlossen werden können. Die *rechte Segelklappe ist dreizipflig,* d. h., sie besitzt 3 häutige, von Endocard überzogene Segel (*Valva tricuspidalis, tres* = drei, *cuspis* = Zipfel), die *linke Segelklappe* ist *zweizipflig* (*Valva bicuspidalis* oder *mitralis,* weil sie die Form einer Bischofsmütze [*mitra*] hat). Die Segel (*Cuspides*) nehmen ihren Ursprung vom Bindegewebsgerüst der Kammerbasis („*Ventilebene*"), dem *Herzskelett* (Abb. 178), und laufen in *sehnigen, runden Strängen* (*Chordae tendineae*) aus, die an größeren zapfen- oder warzenförmigen Muskelvorsprüngen der Kammerwände in Form einer dreieckigen Verbreiterung enden (Abb. 177). Ziehen sich diese sog. *Papillarmuskeln* (*Mm. papillares*) zusammen, dann straffen sich die sehnigen Fäden, wodurch verhindert wird, daß die freien Ränder der Segel- oder Zipfelklappen bei der Kammerkontraktion (durch den auftretenden Druck) in die Vorhöfe durchschlagen.

Die Segelklappen – auch *Atrioventricularklappen* genannt – sind demzufolge, im Gegensatz zu den *passiv* bewegten *Taschen*- oder *Semilunarklappen,* mit *regulierbaren,* durch *Muskelkraft verstellbaren Segeln* zu vergleichen, die ein Zurücktreten des Blutes in die Vorkammer während der Kammerkontraktion verhüten.

Bei den „Herzklappenfehlern", denen zumeist entzündliche Prozesse (Rheuma, Diphtherie, chronisch auftretende Mandelentzündungen) vorausgegangen sind, die mit Narbenbildung, d. h.

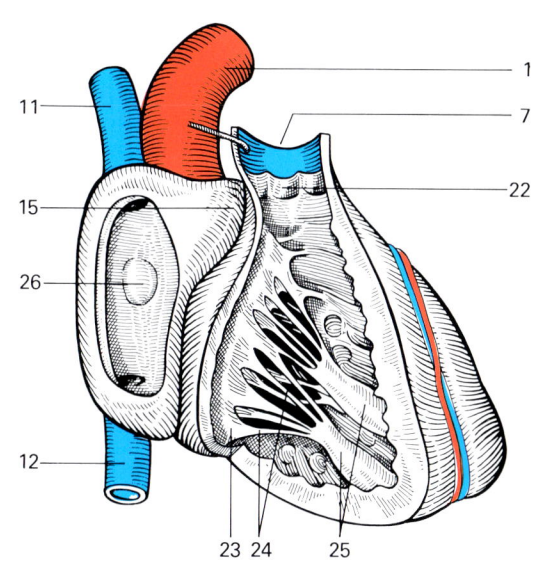

Abb. 177. Rechter Vorhof und rechte Herzkammer (*Atrium dextrum et Ventriculus dexter*).

1 = aufsteigende Aorta (*Aorta ascendens*)
7 = Lungenarterienstamm (*Truncus pulmonalis*)
11 = obere Hohlvene (*V. cava superior*)
12 = untere Hohlvene (*V. cava inferior*)
15 = rechtes Herzohr (*Auricula dextra*)
22 = Taschenklappe im Beginn des Lungenarterienstammes (*Valva trunci pulmonalis*)
23 = Segel
24 = Sehnenfäden } der Segel- oder Zipfelklappe im Bereich der rechten Herzkammer
25 = Papillarmuskel (*Valva tricuspidalis*)
26 = länglich-runde Einsenkung in der Vorhof-Trennwand (*Fossa ovalis*)

mit Schrumpfung eines kleineren Teiles des Klappensystems enden, kommt es – das trifft sowohl für die Taschen- als auch Segelklappen zu – zu einem undichten Verschluß, so daß ein Teil des Blutes aus den Gefäßen in die entsprechende Herzkammer bzw. aus einer Kammer in die Vorkammer zurückfließt, was man beim Abhören der Klappentätigkeit eindeutig feststellen kann.

13.4. Mechanik der Herzaktion

Auf Grund des bisher geschilderten Aufbaues des Herzens kann man feststellen, daß es in seiner **Arbeitsweise** viel Ähnlichkeit mit der einer **Saug-** und **Druckpumpe** hat, in der Ventile (sprich: Klappen) die gleichbleibende Richtung des Blutumlaufes sichern.

Dabei lösen sich während der einzelnen Arbeitsakte die jeweils annähernd gleichzeitig tätigen Vorhöfe bzw. Kammern ab; im *ersten Arbeitsgang kontrahieren* sich die *beiden Vorhöfe* der Länge und Breite nach, wobei sie das angesammelte Blut in die erschlafften Herzkammern transportieren *(Füllungsphase)*. Der *zweite Arbeitsgang* besteht in einer Erschlaffung der Vorhöfe, in einem Anstieg des Kammerdrucks *(Anspannungsphase)* und nachfolgender *Kontraktion der Kammern*, deren muskelkräftige Wände mittels des erhöhten Kammerdrucks (der zur Überwindung der peripheren Widerstände von entscheidender Bedeutung ist) das Blut in die großen Arterien pressen (dritter Arbeitsgang = *Austreibungsphase*). Danach folgt eine zwar kurz bemessene, aber für den unaufhörlich tätigen Herzmuskel außerordentlich wichtige *Pause*, die der *Erholung* dient *(Entspannungsphase)*; in dieser Zeitspanne füllen sich bereits die leeren Vorhöfe wieder aufs neue.

Wie sehr das Herz derartiger Ruhezeiten bedarf, um nicht schon frühzeitig zu ermüden und damit leistungsunfähig zu werden, ist wohl am anschaulichsten den nachfolgenden Zahlenangaben (s. u.) zu entnehmen. Da diese Werte aber ausschließlich für den Untrainierten gelten, darf an dieser Stelle ergänzend hinzugefügt werden, daß beim trainierten Leistungsherzen die erwähnten Ruhepausen länger sind, wodurch die Herzarbeit (vor allem bei Ausdauersportlern) ökonomisiert wird. Diese Feststellung trifft für alle Altersstufen zu: Einem Altersanstieg der Herztätigkeit in 24 Stunden von 10 000 mkp bzw. 98 067 J auf 14 000 mkp bzw. 136 293 J in Körperruhe beim Untrainierten zwischen dem 20. bis 60. Lebensjahr entspricht ein Altersanstieg der Werte der Herzarbeit beim Trainierten von 5 000 mkp bzw. 49 033 J auf 8 000 mkp bzw. 78 453 J. Das bedeutet soviel, daß das trainierte Leistungsherz tgl. in Körperruhe 5 000 mkp bzw. 49 033 J bis 6 000 mkp bzw. 58 840 J an Arbeit einspart. Selbst wenn für den Leistungssportler 3 bis 4 Stunden Training pro Tag (bei sonst gleichbleibender beruflicher Betätigung) einkalkuliert werden, liegt der Gesamtarbeitswert seines Herzens für 24 Stunden noch weit unter dem „Normalwert" eines Untrainierten. *Das ausdauertrainierte Herz wird demzufolge geschont.* Daraus ergibt sich im Verlauf von 50 Jahren (beispielsweise bei Altersturnern) bei gleichbleibend gutem Trainingszustand eine Gesamt-Arbeitsersparnis von 150 bis 200 Millionen mkp.

Wie geht eigentlich die Kontraktion der Herzmuskelfasern, die man auch als *Systole* bezeichnet (während der Vorgang der Erschlaffung mit dem Wort *Diastole* gekennzeichnet wird), im einzelnen vor sich?

Bei der Systole versuchen sich die Muskelfasern zu verkürzen; da die Herzklappen aber alle geschlossen sind, das Blut sich aber nicht zusammendrücken läßt, kann zunächst nur *Spannung* entwickelt werden, der *Druck des Blutes in den Kammern steigt.*[*] Erst dann, wenn dieser Druck in den Kammern etwas höher als der Druck des Blutes in den großen Arterien geworden ist, kann das Blut aus den Kammern getrieben werden. Man unterscheidet demnach in der *Systole* eine *Anspannungs-* und eine *Austreibungszeit*.

Bei der Verkürzung der Myocardfasern entstehen zu Beginn der Systole infolge der plötzlichen Anspannung Schwingungen, die wir mit einem Hörrohr *(Stethoskop)* als systolischen oder 1. Herzton wahrnehmen können, neben dem es noch den sog. diastolischen oder 2. Herzton gibt, der auf den Schluß der Taschenklappen zu Anfang der Diastole zurückzuführen ist.

13.5. Blutgefäße des Herzens

Das *Myocard*, das etwa 0,4 % der Körper-Gesamtmasse ausmacht, benötigt beim Untrainierten 5 % des Herzminutenvolumens; das sind für die Perfusion der Herzmuskulatur unter Ruhebedingungen 80 bis 100 ml pro 100 g/min, ein Wert, der während maximaler Förderleistung um ein vielfaches überboten wird. Diese Durchblutung erfolgt durch eigene Blutgefäße *(Vasa privata)*[**]. Sie werden nach der Lage ihrer Hauptstämme in der Kranzfurche des Herzens als **Kranz-** oder **Coronargefäße** bezeichnet, von denen besonders die rechte und linke *Kranzarterie (A. coronaria dextra et sinistra)*, die als erste Äste vom Anfangsteil der Aorta *(Sinus aortae)* entspringen, herausragen (Abb. 176 und 178). Beide Blutgefäße gehen zahlreiche Verbindungen (Anastomosen) miteinander ein. Sie besitzen ihr spezielles Versorgungsgebiet (das nicht genau den beiden Herzhälften entspricht), in dessen Bereich ein gegenseitiger Ersatz, ein Sich-Austauschen nicht möglich ist. Kommt es zu einem Verschluß eines der feinen Ästchen des Kranzgefäßsystems, wie wir es vom lebensbedrohlichen Krankheitsbild des „Herz- oder Coronarinfarktes" kennen, dann bleibt zumeist die Ausbildung eines Umgehungs- bzw. Kollateralkreislaufes (unter Benutzung mehrerer Anastomosen) für die weitere Ernährung des Herzmuskels aus. Sollte einmal ein größerer Zweig des Cononar-Systems ausfallen, tritt unter dem Erscheinungsbild eines „Herzschlages" unverzüglich der Tod ein.

---

[*] Der Druck des Blutes erhöht sich in der linken Herzkammer in der Anspannungsperiode von 8 auf 80 Torr (bzw. von 1,06 kPa auf 10,6 kPa), in der Austreibungsperiode auf 120 bis 130 Torr (bzw. 16,0 bis 17,3 kPa).

[**] Die Durchblutung des Herzens erfolgt vorwiegend während der Diastole; während der Systole werden die Coronarvenen ausgepreßt.

13.6. Erregungsbildungs- und -leitungssystem und Nerven des Herzens

Das Herz untersteht in seinem *Arbeitsrhythmus* im großen und ganzen nicht unmittelbar unserem Willen. *Es besitzt eine* **eigene Befehlszentrale,** was vor allem durch die Tatsache erklärt wird, daß ein Herz, das durch einen Eingriff aus dem Organismus eines Tieres herausgelöst wurde, noch eine gewisse Zeit weiterschlägt und seine Stoffwechselfunktion tätigt, wenn wir nur für ständige Zufuhr frischer sauerstoffangereicherter Nährlösungen und regelmäßigen Abtransport der entstandenen Schlacken Sorge tragen.

Dieser Eigenrhythmus, diese Selbststeuerung des Herzens ist auf ein *spezifisch differenziertes Muskelsystem* (keine Nerven!) zurückzuführen, das sich aufteilt in ein:

a) **Erregungsbildungszentrum,** das auch *Sinusknoten (Nodus sinu-atrialis)* oder Keith-Flack-*Knoten* (englische Physiologen, die 1907 die knotenförmig verwickelten Muskelfasern entdeckten) genannt wird, und in ein

b) **Erregungsleitungssystem,** zu dem der *Atrio-Ventricularknoten (Nodus atrioventricularis)* oder Aschoff-Tawara-*Knoten* (1906 vom deutschen Pathologen Aschoff und seinem japanischen Schüler Tawara entdeckt), der *Stamm (Truncus atrioventricularis)* oder His-*Bündel* (deutscher Internist, das nach ihm benannte Bündel 1893 beschrieben), die beiden *Schenkel (Crura)* und letzten Endes noch die Endverzweigungen – auch Purkinje-*Fasern* (Physiologe und Histologe in Breslau und Prag, 1787–1869) – gehören.

Der 2 bis 3 cm lange und 1 bis 2 mm dicke, bandförmige *Sinus-* oder Keith-Flack-*Knoten* liegt in der Wand des rechten Vorhofs und umgreift hufeisenähnlich in Form von spindelförmigen, unscharf begrenzten, sarcoplasma- und glycogenreichen, dafür aber fibrillenarmen Muskelfasern (die *subepicardial* liegen) die vordere Begrenzung der Einmündungsstelle der oberen Hohlvene *(Vena cava superior,* Abb. 179). Da in ihm die rhythmische Erregungsbildung („Sinusrhythmus") erfolgt – es werden in der Ruhe 60 bis 80 Erregungen pro Minute, das sind etwa 100 000 in 24 Stunden, gebildet –, bezeichnet man ihn auch als den „Schrittmacher der Herzbewegung".

Von hier aus läuft die Erregung über die spezifische Vorhofsmuskulatur zum 0,5 cm großen Aschoff-Tawara-*Knoten* (Abb. 179), der *(subendocardial)* am Boden des rechten Vorhofes unmittelbar neben der dreizipfligen Segelklappe liegt (deshalb auch als „Vorhof-Kammerknoten" bezeichnet) und in dem es zu einer Verzögerung der Erregungsleitung auf die Kammern um 0,1 s kommt; über das kurze 0,5 bis 0,8 cm lange His-*Bündel, das das zwischen Vorhöfen und Kammern gelegene bindegewebige Herzskelett als einziges Muskelfaserbündel durchbohrt,* gehen die jeweiligen Erregungen auf die beiden *Schenkel,* die rechts und links auf der Kammerscheidewand *(Septum interventriculare)* reiten, um nunmehr zu den *Endverzweigungen* und damit an den Angriffsort (Kammerwände mit Papillarmuskeln) zu gelangen. Ein großer Teil dieser Fäden zieht an den Wänden des Herzmuskels rückläufig wieder zur Basis der Herzkammern hinauf.

Die Zusammenziehungen des Herzens stellen also keine einfachen Verkrampfungen – wie beispielsweise das Zusammenballen einer Hand – dar, sondern sie vermitteln uns mehr das Bild einer annähernd ½ Sekunde andauernden *Zuckungswelle,* die von den Vorhöfen ihren Ursprung nimmt und über die Kammern hinwegzieht, um an der Herzspitze zu enden.

Wenn auch das Herz infolge seiner *myogenen* Erregungsbildung und -leitung ohne unseren Willen ununterbrochen tätig ist, so wissen wir, daß die antagonistische Wirkung des **Sympathicus** *(N. accellerans)* und **Parasympathicus** *(N. vagus)* die Eigentätigkeit des Herzens reguliert, modifiziert und dessen funktionelle Anpassung an die jeweils geforderte Leistung in die Wege leitet und überwacht.

Die *Sympathicus*fasern kommen als *Rami communicantes* aus dem Halsteil des Grenzstranges zum Herzen, bilden hier Geflechte *(Plexus cardiacus superficialis et profundus* und *Plexus coronarius cordis),* von denen Fasern in das Epicard eindringen, sich hier verzweigen und an der Grenze zum Myocard ein Gang-

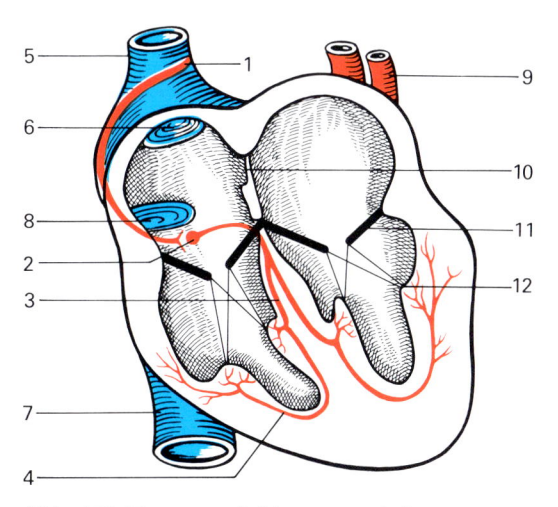

Abb. 179. Erregungsbildungs- und -leitungssystem des Herzens.
1 = Keith-Flack-Sinusknoten
2 = Aschoff-Tawara-Vorhof-Kammerknoten
3 = His-Bündel
4 = Purkinje-Fasern
5 = obere Hohlvene *(V. cava superior)*
6 = Einmündung der oberen Hohlvene im rechten Vorhof
7 = untere Hohlvene *(V. cava inferior)*
8 = Einmündung der unteren Hohlvene im rechten Vorhof
9 = Lungenvenen *(Vv. pulmonales)*
10 = länglich-runde Einsenkung in der Vorhof-Trennwand *(Fossa ovalis)*
11 = linke, zweizipflige Segelklappe *(Valva mitralis)*
12 = Papillarmuskel *(M. papillaris)*

lienzellen aufweisendes Grundgeflecht bilden. Fäserchen dieses Geflechtes dringen in das Myocard ein und lassen hier einen weiteren Plexus entstehen, von dem Ästchen im Inneren des Myocards ein intramuskuläres Geflecht bilden, das Abzweigungen bis in das Endocard abgibt.

Die Sympathicusfasern können auf diese Weise direkt in das Muskelfasergeflecht der Vorhöfe und Kammern ziehen, während die *Parasympathicus*anteile über die Vorhöfe nur bis zum His-Bündel (nicht aber bis in die Kammerwände) verlaufen.

Beide Systeme lassen mit ihren Überträger- oder „Transmitter"-Substanzen – für den Sympathicus: *Noradrenalin* und *Adrenalin*, für den Parasympathicus: *Acetylcholin* – sehr typische *Wechselbeziehungen* erkennen, denen man bei den Fragen der Entwicklung eines Trainingszustandes immer wieder begegnen kann. So wirkt beispielsweise der *Sympathicus erregend, abbauend, dissimilatorisch (ergotrop)*, während der *Parasympathicus (Vagus) hemmend* (besser: *schonend*), *anbauend, assimilatorisch (trophotrop)* tätig ist. Die vegetative Regulierung stellt insbesondere beim Ausdauertrainierten (der sich durch ein Überwiegen des Vagus auszeichnet) Herz und Kreislauf auf einen ökonomischen „Schongang" ein (Reduzierung der Herzbelastung für eine gegebene körperliche Tätigkeit, Verringerung des Sauerstoffbedarfs des Herzens für eine bestimmte Belastungsstufe, Ökonomisierung der Blutverteilung und der intrazellulären und metabolischen Kapazität, Zunahme der maximalen Sauerstoff-Aufnahmen, wodurch insgesamt eine *Abnahme der „Risikofaktoren"* für Gesundheit und Leistungsfähigkeit [Bewegungsmangel, Hypertonie, Hyperlipidämie, Adipositas, Stress] erzielt wird).

14. Allgemeine Gefäßlehre

Den Blutgefäßen unseres Organismus obliegen *zwei Aufgaben;* einmal schaffen sie mit ihrem in sich geschlossenen, kontraktions- und dehnungsfähigen Röhrensystem die Voraussetzung für das Kreisen des Blutes und zum anderen dienen die Capillaren mit ihren zarten, durchlässigen Wänden dem Stoffaustausch.

Am *Aufbau der Gefäßwand* einer Schlagader, Blutader und eines Haargefäßes kann man erneut sehr eindrucksvoll den *Einfluß der Beanspruchung* (Funktion) auf ein Organ und dessen Anpassung an die geforderte Leistung studieren.

Wenn wir den Weg des Blutes vom Herzen bis in die Peripherie verfolgen, dann fallen zuerst die in den einzelnen Abschnitten des Kreislaufes recht *unterschiedlichen Druckverhältnisse* auf; so werden von dem in der Aorta herrschenden Druck rund 120 Torr auf dem Weg bis zu den Capillaren etwa 83 bis 85% verbraucht. Während der Anfang der großen Körperschlagader 60- bis 80mal in der Minute in einem ganz bestimmten Rhythmus das Schlagvolumen der linken Herzkammer zugeführt bekommt und diese stoßweise übernommenen Wellen den weiter distal gelegenen Abschnitten übermittelt, beobachtet man in den Capillaren und auch bereits in den kleinen Arterien *(Arteriolen)* ein gleichmäßiges Strömen des Blutes, das nicht zuletzt die Voraussetzung für einen optimalen Stoffaustausch darstellt.

In diesem Zusammenhang sei mit einigen Worten auf die *hydrodynamischen Gesetze der Strömung einer Flüssigkeit in einem elastischen Rohr* eingegangen. Wird eine Flüssigkeitsmenge stoßweise in ein starrwandiges Rohr getrieben, dann bewahrt die Flüssigkeit die ihr vermittelte rhythmische Bewegung, d. h., sie fließt am Ende des Rohres schubweise heraus. Führt man den gleichen Versuch bei einer elastischen Röhre durch, dann wird am Ende derselben ein gleichmäßiges Fließen der Flüssigkeit zu beobachten sein, was letzten Endes darauf beruht, daß jeder elastische Körper einen *Energiespeicher* darstellt.

Bei der *Systole* der Kammern kommt es in dem den Taschenklappen zu gelegenen Aortenabschnitt durch die stoßweise eingetriebene Flüssigkeit zu einer kurzfristigen Überdehnung der Gefäßwand. Ist der Blutzufluß aus der linken Kammer beendet, dann zieht sich der gedehnte Gefäßabschnitt wieder zusammen, übt dabei einen Druck auf die eingeschlossene Flüssigkeitsmenge aus und preßt diese unter gleichzeitiger Erweiterung des nächsten Rohrabschnittes weiter, wo der soeben beschriebene Vorgang sich wiederholt. Durch den Druck der gedehnten Gefäßwand auf das Blut erfolgt eine *Umwandlung von potentieller Energie* (Energie der Ruhe) in *kinetische Energie* (Energie der Bewegung); letztere wirkt nach Aufhören der äußeren Kraft auf die eingeschlossene Flüssigkeit weiterbewegend, so daß diese auch während der Ruhepause des Herzmuskels, in der *Diastole,* weiterströmt.

Die Funktion einer Arterienwand kann mit der eines *Windkessels in einer alten Feuerspritze* verglichen werden (siehe unten); bei ihr wirken die einzelnen Pumpenstöße zunächst auf die im Windkessel eingeschlossene Luft und erhöhen deren Spannung. Zwischen den einzelnen Pumpenstößen drückt diese Spannkraft das Wasser weiter, so daß es in Form eines kontinuierlichen Strahls aus der Spritze tritt. Bei unseren Blutgefäßen tritt an die Stelle der eingeschlossenen Luft die *Gefäßwand-Elastizität,* die mit der in ihr gespeicherten Kraft *auch während der Diastole weiterwirkt*. Die große Bedeutung dieser Funktion der Gefäßwand der Aorta ist demzufolge darin zu sehen, daß letztere die erheblichen *Druckschwankungen*, die in der linken Herzkammer zwischen der Austreibungszeit (10,6 kPa) und der Erschlaffungszeit (0,27 kPa) auftreten, *ausgleicht* und darüber hinaus das *Herz spürbar entlastet*, da bei jeder Systole im großen und ganzen nur eine Zusatzbeschleunigung zu leisten ist, um ein ständiges Fließen zu gewährleisten. Deshalb wird ein Elastizitätsverlust der Gefäßwände, wie wir ihn unter anderem im höheren Alter bei der Arteriosklerose beobachten können, stets mit einer zunehmenden Herzarbeit und -belastung verbunden sein.

Die Blutgefäße lassen in ihrem grundsätzlichen **Bauplan der Gefäßwand** folgende **Drei-Schichtung** erkennen:

> a) **Tunica intima**; sie *kleidet* als innerste Schicht das *Gefäß aus* und weist als Abdichtung gegenüber dem vorbeifließenden Blut ein sehr flaches einschichtiges

Epithel *(Endothel)*, das infolge seines regelmäßigen Vorkommens die eigentliche Grundlage des Gefäßapparates bildet, auf, unter dem noch einige *elastische Fasern* liegen (da die Intima den Schub des vorüberfließenden Blutes aufnimmt). Dieser lückenlose Belag abgeplatteter Zellen vermittelt die Glätte der Gefäßwand und ermöglicht somit ein annähernd reibungsloses Gleiten des Blutes. Das Endothel (insbesondere der Arterien muskulären Typs) ist vor allem an der Konkavität von Gefäßbiegungen und in der Nähe von Astgabeln und Gefäßabgangsstellen besonders kräftig ausgebildet (sie ist an diesen Stellen zu „Polstern" oder „Sporen" vorgebuckelt), da ja hier die mechanische Beanspruchung durch den Blutstrom besonders groß ist.*)

Durch die elastischen Fasern – man spricht auch von einer *Membrana elastica interna* (Abb. 180) – wird die innere Gefäßschicht deutlich abgegrenzt von der

b) **Tunica media**, die bei den Arterien die am kräftigsten entwickelte, aus *glatten Muskelzellen* aufgebaute Schicht ist. Sie weist nach außen ebenfalls elastische Fasern auf, die sich zur sog. *Membrana elastica externa* verdichten, die die Media von der äußeren, vorwiegend aus Bindegewebe**) aufgebauten Gefäßschicht trennt, der

c) **Tunica externa**, die früher auch als *Adventitia* bezeichnet wurde und die das Blutgefäß mit dem umgebenden Gewebe verbindet. Sie ist vor allem in den Gliedmaßen-Venen kräftig entwickelt und bietet diesen einen wichtigen *Schutz gegen Überdehnungen* des elastischen Gefäßrohres, während sie im Bereich der Gehirnadern außerordentlich dünn ist.

An Hand einiger Beispiele soll nunmehr überprüft werden, welcher der drei Bestandteile der Gefäßwand in den einzelnen Abschnitten des Kreislaufes jeweils überwiegt, wobei stets von der *Beanspruchung* und *Leistung* ausgegangen werden muß.

14.1. Bau der Schlagadern *(Arterien)*

Bei der **Aorta** ist besonders die mittlere Schicht sehr stark entwickelt, während die innere und äußere nur schwach ausgeprägt ist. Die *Media* wird von einem *elastischen Gerüst* aufgebaut, an dem 50 bis 70 *konzentrische gefensterte Lamellen* (zwischen denen sich wiederum feinste elastische Fäserchen ausspannen) unterschieden werden können, deren *schrägverlaufende Fasern* sich in einem Winkel von 30 bis 50 Grad kreuzen. *Nur ganz vereinzelt* werden, die Lücken im elastischen Gerüst zu einem Teil ausfüllend, *dünne, glatte Muskelfasern* angetroffen, die jedoch *keine gefäßverengende Funktion* besitzen, sondern dem ganzen Gerüst eine gewisse Vorspannung vermitteln, was ihnen die Bezeichnung „*Spannmuskeln*" eingebracht hat; sie können den elastischen Widerstand des Windkessels, den Elastizitätsmodul der Gefäßwand, herauf- bzw. herabsetzen***).

Auf Grund der sehr widerstandsfähig gebauten Wand ist die Aorta imstande, einen Druck von 20 Atmosphären auszuhalten! Ihr gleichen im Bau der Wandungen die Lungenarterien mit ihren Aufzweigungen.

Die großen Äste des Aorta-Bogens und der Brust- und Bauchschlagader (*Aorta thoracica* bzw. *abdominalis*) lassen zwar in ihren Anfangsteilen ebenfalls noch ein elastisches Gerüst im Bereich der Media erkennen, das jedoch im Zuge der weiteren Gefäßaufspaltungen *mehr und mehr reduziert und durch glatte, ringförmige Muskelfasers verdrängt* wird.

Nur an zwei Stellen weisen die in der Körperperipherie verlaufenden **Arterien** noch elastische Faserzüge auf; das ist einmal die für den Stoffaustausch gefensterte Trennschicht zwischen der Intima und Media (*Membrana elastica interna*), die im Querschnitt bei entsprechender Vergrößerung (Abb. 180) eine verstärkt lichtbrechende „*Halskrausen*"- oder „*Wellblechform*" erkennen läßt, die auf die Kontraktion der Media-Muskulatur zurückzuführen ist. Diese scharf begrenzte Membran dient zum *Abfangen von Druckspannungen*. Die zweite Stelle, an der noch elastisches Bindegewebe in den Arterien-Wänden angetroffen wird, ist die wesentlich dünnere, sich nur unscharf abgrenzende *Membrana elastica externa*, die (gemeinsam mit z.T. auch längsorientierten Muskelfasern in der innersten und äußersten Mediaschicht) *in der Lage* ist, bei Schlagadern, die über Gelenke hinwegziehen, evtl. auftretende *Längsspannungen*

---

*) Verletzungen des Endothels größerer Blutgefäße (z. B. nach Quetschungen) können die Entwicklung eines der betroffenen Stelle anhaftenden Blutgerinnsels – eines sog. *Thrombus* – auslösen, das sich losreißen kann und – vom Blutstrom erfaßt – bis in kleinste Gefäßbereiche gelangt und hier zu Verstopfungen Anlaß gibt, so daß das betreffende Organ infolge schwerer Ernährungsstörung zugrunde geht; wir sagen: Es ist ein „*Infarkt*" entstanden!

**) Die bindegewebige *Tunica externa* baut sich aus kollagenen und elastischen Fasern auf, die längsgerichtete Scherengitter bilden, wodurch eine unterschiedliche Längen- und Weitenänderung des Gefäßes ermöglicht wird.

***) Das von der linken Herzkammer ausgeworfene Blut dehnt zunächst den ersten Abschnitt der Aorta, der ungefähr die Hälfte des Schlagvolumens aufnimmt. Die dadurch gedehnten elastischen Kräfte der Aortawand drücken während der Erschlaffungsperiode der Kammer-Muskulatur weiter auf die Blutsäule und sichern so auch in dieser Phase einen bestimmten Blutdruck, der das Blut weitertransportiert; das zunächst schubweise vom Herzen ausgeworfene Blut wird in einen zunehmend kontinuierlichen Blutstrom übergeführt (s. o.).

14.1. Bau der Schlagadern

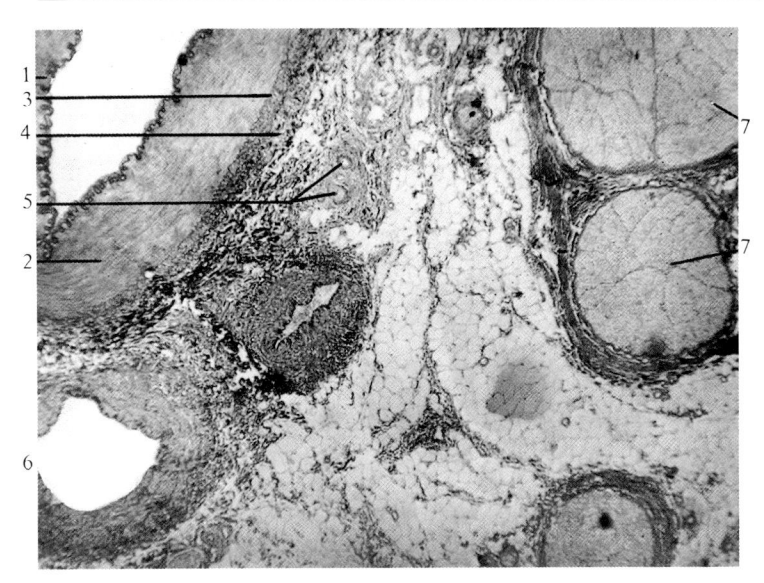

Abb. 180. Schlagader und Blutader des Unterarmes (*A.* und *V. radialis*) mit großen peripheren Nervenanschnitten und kleineren, die Blutgefäßwände versorgenden Blutgefäßen *(Vasa vasorum);* Haematoxylin-Eosin-Färbung, 4:1

1 = „Halskrausen"- oder „Wellblechform" der *Membrana elastica interna* } einer Arterie
2 = kräftige *Tunica media sive muscularis*
3 = Verbindungsschicht der Arterie mit der Umgebung *(Tunica externa)*
4 = Bindegewebe
5 = Blutgefäße für die Versorgung der Arterie *(Vasa vasorum)*
6 = *Tunica media sive muscularis* einer Vene
7 = Nerven-Querschnitte

aufzunehmen (so erfährt beispielsweise die Kniekehlen-Schlagader bei der Streckung des Kniegelenkes eine Dehnung um 50%!).

Die kräftigste Schicht einer Arterien-Wand ist die sich aus glatten Muskelzellen aufbauende *Media* (auch *Tunica muscularis* genannt), die sich – wie das elastische Gerüst der Aorta – durch *Schraubenwindungen* mit niedrigem Steigungswinkel um das Gefäßlumen herum auszeichnet und der *Aufnahme von Ringspannungen* dient. Zwischen der Muskulatur befinden sich zarte, girlandenförmig oder radiär verlaufende elastische und kollagene Fasern, die die Elastizität der Muskelfasern erhöhen, so daß die Gefäßwand bei den pulsatorischen Dehnungen immer wieder in ihre Ausgangslage zurückkehrt!

In den Arterien beherrscht demnach die Schrauben- oder Ringmuskulatur den Aufbau der Gefäßwand; aus dem *elastischen* Typ der *Aorta* und ihrer Äste (s. Abb. 182) ist ein mehr *muskulärer* der *Arterien* und ihrer Abzweigungen geworden. Diese sind demzufolge in der Lage, sich auf Impulse des vegetativen Nervensystems zu verengen oder zu erweitern und damit den Blutstrom in das Versorgungsgebiet des betreffenden Gefäßes zu regulieren; man bezeichnet die Muskelschicht deshalb auch als „*Stell-Muskulatur*", deren funktionelle Bedeutung unter anderem daraus zu ersehen ist, daß sie bei großen, plötzlich auftretenden Blutverlusten versucht, durch Engerstellen des Lumens den Blutdruck der Norm weitgehend anzugleichen.

Bei den kleineren Arterien, den **Arteriolen,** besteht die Tunica media aus bis zu 5 Lagen ringförmig angeordneter, 50 μm dicker glatter Muskulatur, während die *präcapillaren Blutgefäße* lediglich noch 1 dünne Muskellage aufweisen.

Wenn abschließend noch einmal der elastische und muskulöse Arterienwand-Typ miteinander verglichen wird, dann bildet die **Aorta** den wirksamen **Windkessel** (s. o.), während die **Arterien** (vor allem ihre feinen Verzweigungen: die **Arteriolen** und **Präcapillaren**) **Widerstandsregler** darstellen, die über das Ausmaß der Durchblutung eines Organs entscheiden; in den dazwischen liegenden Gefäßstrecken überschneiden sich beide Wirkungen.

Zur *Ernährung* der Arterienwand stehen eigene Capillaren *(Vasa vasorum)* zur Verfügung, die von außen bis weit in die mittlere Schicht vordringen; nur das Endothel entnimmt dem vorbeiströmenden Blut (mittels Diffusion) die erforderlichen Nahrungsstoffe. Bei den Venen, wo dies infolge des erhöhten CO_2-Gehaltes des verbrauchten Blutes nicht möglich ist, versorgen die Blutgefäße auch die innere Schicht mit.

Außer den Blutgefäßnetzen trifft man in der *Adventitia* auch gröbere *Gefäßnervengeflechte,* die sog. „Aderbeweger" oder **Vasomotoren,** an, die mit ihren feinsten Ästchen bis zur Mediaschicht reichen. Sie gehören dem *autonomen Nervensystem* an und lassen sich nach ihrer Funktion in zwei Gruppen unterteilen; die sympathischen *Vasokonstriktoren* verengen vor allem die Gefäße im Bereich der Baucheingeweide; andere Gefäßgebiete (Haut-, Gehirn-, Muskel- und Coronargefäße) werden erweitert. Die parasympathischen *Vasodilatatoren* bewirken im Baucheingeweide- oder Splanchnicusgebiet eine Gefäßerweiterung, während andere Gefäßabschnitte (z. B. die Herz-Kranzgefäße) verengt werden.

Der Antagonismus zwischen den Gefäßen des Splanchnicusgebietes und denen anderer Gebiete (z. B. Haut) hat große physiologische Bedeutung. Bei gleichzeitiger Erweiterung aller Gefäße reicht das Blutvolumen zu ihrer Füllung nicht aus; der Blutdruck sinkt, und infolge der Blutleere im Gehirn tritt Bewußtlosigkeit ein: Kollaps. Dies kann auch schon der Fall sein, wenn eine Lähmung der Eingeweidegefäße auftritt, da diese allein schon eine sehr große Blutmenge aufzunehmen vermögen.

Von den sog. **vasomotorischen Zentren** – im verlängerten Mark und Zwischenhirn gelegen – erhalten die Gefäßnerven ununterbrochen Anweisungen; die Gefäßmuskulatur läßt demzufolge einen Dauertonus erkennen.

Zentral erregend beeinflussen die *Vasomotorenzentren* der Sauerstoffmangel, die Erhöhung des CO_2-Gehaltes im Blut sowie eine Blutdrucksenkung; des weiteren können psychische Reize auf das Gefäßnerven-Zentrum einwirken, wie man es vom Erröten und Erblassen durch Freude bzw. Angst oder Furcht kennt. Auch Erregungen aus der Körperperipherie (Haut- und Schleimhautreize) sowie chemische Produkte wie Campher, Coffein usw. sind in diesem Zusammenhang zu nennen.

In der Gefäßwand liegen unter anderem auch *sensible* baum- und strauchförmige Nervenendapparate, denen vor allem im Bereich des *Aortenbogens* und des *Carotissinus* als sog. „Blutdruckzügler" (*pressoreceptorische* Nerven) in der Registrierung der jeweiligen Gefäßwandungsspannung eine erhöhte Bedeutung zukommt; für diese Nerven mit ihren neurofibrillären Netzen ist der Blutdruck der adäquate Reiz. Wird er erhöht, dann lösen die sensiblen Nervenendigungen über den Vagus eine Dehnung der Gefäßwand und damit eine Senkung des gestiegenen Blutdruckes aus (s. S. 269).

14.2. Bau der Bluthaargefäße *(Capillaren)*

Um den feingeweblichen Aufbau eines im Durchmesser etwa 5 bis 25 µm starken „Haargefäßes", einer **Blutcapillare,** verstehen zu können, ist es empfehlenswert, mit einigen möglichst anschaulichen Beispielen sich einen Überblick über die Größenverhältnisse und Funktionen der Capillaren zu verschaffen.

„Benutzt man eine ziemlich starke Vergrößerung, so daß die Capillarwände deutlich sichtbar sind, so findet man einige Capillaren, durch die die Blutkörperchen in kontinuierlichem Strom hindurchfließen. Diese zeigen im allgemeinen einen deutlichen Achsenstrom mit umgebender Plasmazone, in der hier und da ein weißes Blutkörperchen hinrollt. Andere sind so eng, daß die Blutkörperchen eines hinter dem anderen folgen müssen und dauernd mit der Wand in Berührung kommen. Andere sind noch enger, so daß die Blutkörperchen nur in deformiertem Zustand hindurch können. Die einfachste Deformierung beobachtet man in Capillaren von 4 bis 5 µm Durchmesser (bei Säugetieren), in welchen die flachen, scheibenförmigen Blutkörperchen an den Rändern zusammengerollt werden, während der Längendurchmesser des Blutkörperchens bei seinem Durchtritt derselbe bleibt wie im freien Zustande. In noch engeren Capillaren werden die roten Blutkörperchen stark deformiert und wurstförmig zusammengepreßt, ihr Längendurchmesser kann doppelt so lang werden wie normal. Wenn sie aus derartig engen Capillaren herausschlüpfen, nehmen sie sofort wieder ihre normale Form an; freie deformierte Blutkörperchen werden nie beobachtet. Dabei muß der zum Hervorbringen der Deformation in engen Capillaren erforderliche Druck verhältnismäßig klein sein, da in einer einzelnen engen Capillare die Strömung nicht zum Stillstand kommt, selbst wenn dieselbe Arteriole mehrere andere Capillaren versorgt, durch welche die Blutkörperchen frei hindurch können; eine zahlenmäßige Schätzung läßt sich allerdings so nicht gewinnen" (KROGH).

Die **Capillardichte** unserer Organe ist auf Grund ihres jeweiligen Blutbedarfes sehr unterschiedlich; so findet man eine *starke* Capillarisierung unter anderem in der Netzhaut des Auges, in der grauen Substanz des zentralen Nervensystems, in Drüsen sowie in Muskeln (s. S. 26 und 62/63). Eine wesentlich *schlechtere* Versorgung mit Capillaren lassen Sehnen, Bänder und Fascien erkennen, während die Oberhaut mit ihren Anhangsgebilden (Haare, Nägel usw.),

Schmelz- und Zahnbein, die Herzklappen sowie der hyaline Knorpel und die Hornhaut des Auges überhaupt *keine* Haargefäße besitzen.

Da die verfügbare Blutmenge (4 bis 5 l bei Untrainierten, 6 bis 7 l bei Ausdauertrainierten) nicht ausreicht, um alle noch so kleinen Bezirke unseres Organismus zur gleichen Zeit optimal mit sauerstoffhaltigem Blut zu versorgen, werden – vor allem während der körperlichen Ruhe – zahlreiche Kanäle der Mikrozirkulation geschlossen, eine Sicherheitsmaßnahme (zur Vermeidung eines Kreislaufkollapses), um anderen Geweben eine um so bessere Durchblutung zu ermöglichen.*) Diese *Lumenänderungen* der Haargefäße erfolgen durch *Quellung* bzw. *Entquellung* des Zytoplasmas der Capillarwandzellen, wobei *Noradrenalin* eine Konstriktion, *Histamin* eine Dilatation des Capillarlumens bewirkt. Man bezeichnet diesen Schlüsselmechanismus der Mikrozirkulation als „*Vasomotion*", die sich durch eine Spontanrhythmik (3 bis 14 Konstriktionen bzw. Dilatationen pro Minute) auszeichnet.

Zur **feingeweblichen Beschaffenheit** der außerordentlich dünnen **Capillarwand** ist zu bemerken, daß sie von *Endothel* gebildet wird, das von *einem zarten Grundhäutchen mit Gitterfasern* (*argyrophilen* Fasern), die für die Elastizität des Haargefäßes verantwortlich zeichnen, umgeben wird. Das Endothel weist (insbesondere im Bereich des Magen-Darmkanals) feinste Poren bzw. „Fenster" zur Regulierung des intensiven Flüssigkeitsaustausches auf. Mit jeder Verzweigung einer Arterie nimmt der Gesamtquerschnitt zu, der demzufolge in den Capillaren sein Maximum erreicht.**) Die Geschwindigkeit des Blutstromes, die in den *Arterien* 500 mm in der Sekunde beträgt, beläuft sich in den *Capillaren* (infolge der vielfachen Gefäßverzweigung und der Kalibergröße) auf 0,5 mm pro Sekunde und nimmt in den *Venen* wieder bis auf 333 mm in der gleichen Zeiteinheit zu. Erst durch dieses langsame Strömen des Blutes in den Haargefäßen wird die Voraussetzung für einen intensiven Austausch mit den einzelnen Geweben („Blut-Gewebe-Schranke") geschaffen.

14.3. Bau der Blutadern *(Venen)*

Die **Venen** oder Blutadern, deren Zahl wesentlich größer als die der Arterien oder Schlagadern ist (zumeist gehören zu einer Arterie zwei Venen, so daß sich im venösen Schen-

---

*) Die Gesamtzahl der geöffneten (und damit für den Stoffaustausch zur Verfügung stehenden) Capillaren kann sich im Verlauf der körperlichen Arbeit (insbesondere beim Ausdauer-Training [TITTEL, KNACKE und BRAUER 1966, 1969]) wesentlich vergrößern; sie geht beim Untrainierten relativ rasch mit zunehmendem Alter zurück („Wipfeldürre des Capillarsystems" im Senium).

**) Die Größe der Austauschfläche zwischen Blut und Geweben beträgt etwa 3500 mm² (s. S. 273).

kel des Kreislaufs etwa 60 bis 80% der Gesamtblutmenge befinden), weisen eine dünne Gefäßwand auf; dies ist verständlich, da das zur rechten Herzhälfte zurückgeführte Blut nur noch ⅛ des ursprünglichen Drucks in den Arterien auf die Gefäßwandungen ausübt. Wichtig ist, daß die kleinen und mittelgroßen Venen nicht nur die Funktion von Leitungsrohren ausüben, sondern darüber hinaus imstande sind, das Minutenvolumen zu vergrößern, indem sie sich aktiv verengen können.

„Umgekehrt können sie durch eine Erweiterung viel Blut aufnehmen und es aus der raschen Zirkulation ausschalten. Dadurch füllen sich diese Blutreservoire, es wird dem Herzen weniger Blut angeboten, sein Minutenvolumen sinkt. Diese Venen dosieren also die totale Zirkulationsgröße, ohne dabei den Widerstand im System wesentlich zu ändern. Die herznahen Venen können durch eine Verengung kein Blut herbeischaffen, sie würden umgekehrt den Zufluß zum Herzen drosseln. Sie sind nicht im Besitz solcher regulatorischen Kräfte und unterscheiden sich grundsätzlich von den peripheren Venen. Danach versteht man, daß die kleinen und mittelgroßen Venen mit Ringmuskulatur ausgestattet sind, um den Querschnitt zu ändern, während die herznahen Blutadern muskelarm sein können. Ferner müssen die Venen der Gließmaßen, besonders die der Beine, dickwandiger sein, da sie durch das Hinzutreten der hydrostatischen Belastung einen größeren Druck aushalten als die am Kopf und Hals" (BENNINGHOFF).

Als Besonderheit finden wir in den Venen der Extremitäten, besonders an den Einmündungsstellen kleinerer Venen in größere Gefäße, bindegewebig verstärkte Falten der Gefäßinnenhaut = *Klappen* (Abb. 181), die sich aus 1 bis 3 halbmondförmigen Teilen zusammensetzen und in den gleichen Gefäßen der Körperhöhlen zumeist fehlen; sie verhüten – und darin liegt ihre große Bedeutung für die Kreislaufdynamik – ein Zurückfließen des venösen Blutes in die Peripherie und regulieren somit die Richtung des Blutstromes, da sie sich nur herzwärts öffnen. Der venöse Rückstrom wird auch durch den Druck, den die kontrahierte Muskulatur auf die Blutadern ausübt, gefördert (*„Muskelpumpen"*).

Ein letzter Blick auf den feingeweblichen Aufbau der Blutaderwand zeigt, daß von den drei Schichten in erster Linie die *Adventitia* kräftig entwickelt ist, was darauf zurückzuführen ist, daß der Druck der umgebenden Muskeln auf die Venenwand oft größer ist als der des Blutes. Nur die Pfortader, die Schwellkörper des *Penis,* die Nabelvene und die Venen der Nasenschleimhaut sowie die Blutadern im Nebennierenmark lassen eine kräftige Ringmuskulatur im Bereich der Media erkennen (= *„Drossel"*-Venen, da die ins Gefäßlumen vorspringenden Längs-Muskelwülste oder -polster den Blutstrom absperren oder drosseln können), während im Gegensatz dazu in den Knochen-Venen, in den Venen der weichen und harten Hirnhaut sowie in den Blutadern der Netzhaut die Media völlig fehlt, da in den angeführten Organen, die sich durch einen konstant großen Blutbedarf auszeichnen, eine Regulierung des Abflusses nicht erforderlich ist.

Faßt man das Gesagte aus *funktioneller* Sicht nochmals zusammen, dann lassen die *Arteriolen, Capillaren* und *Venulen* – Hauptbestandteile der „terminalen Strombahn" – den *augenscheinlichsten Wechsel in der Blutfülle**) erkennen, zumal die Gesamtblutmenge niemals ausreichen würde (s. o.), um alle Endverzweigungen des Blutgefäß-Systems gleichzeitig maximal zu füllen. Um so höher ist die Funktion des *Vasomotoren-Systems* einzuschätzen, das dafür Sorge trägt, daß Blutgefäße in untätigen Organen zum Zwecke der Bluteinsparung verengt werden und das sichert, daß diese Blutmengen den tätigen Organen zugeleitet werden. Diese Arbeit wird durch Blutspeicher, insbesondere durch die Milz, die 48% der Gesamtblutmenge speichern kann, sowie durch die Leber und die Haut, die sich im Bedarfsfall entleeren, unterstützt.

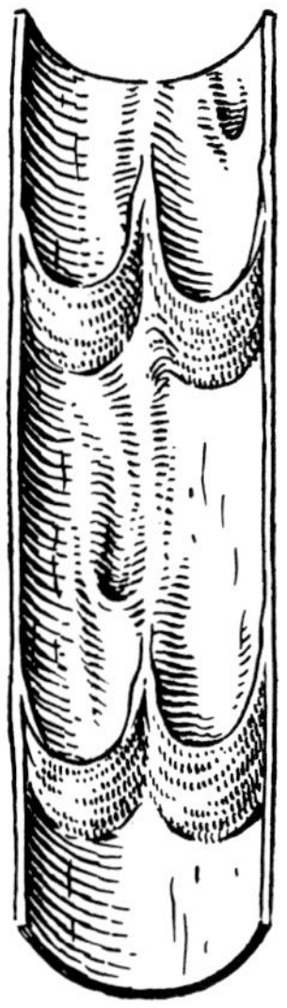

15. Spezielle Gefäßlehre

15.1. Arterien des großen oder Körper-Kreislaufes

Die folgenden Zeilen sind einer kurzen Besprechung der wesentlichsten *Arterien* und deren Aufspaltungen gewidmet; dem Studierenden wird empfohlen, die genannten Gefäße des großen Kreislaufes in der Abb. 182 aufzusuchen.

Abb. 181. Halbmondförmige Taschenklappen in einer eröffneten Vene.

---

*) Dabei kommt den Venen für die Konstanthaltung der Körperkerntemperatur eine besondere Rolle zu; das Blut strömt z. B. in der Speichen-Arterie mit 37 °C, kühlt sich bis zu den Fingerspitzen auf etwa 28 °C ab, um im Venensystem wieder eine Temperatur von 36 °C zu erreichen.

a) **Große Körper-Schlagader** *(Aorta)*. Sie nimmt als größte Arterie (und als zentraler Windkessel, s. o.) aus der linken Herzkammer (in Höhe des 3. Interkostalraumes hinter dem linken Brustbeinrand) in Form einer leichten Anschwellung *(Bulbus aortae)* ihren Ursprung *(Ostium arteriosum)*; nachdem sie unmittelbar oberhalb der Aortenklappe die beiden *Kranz-Schlagadern (Aa. coronariae cordis)* abgegeben hat, verläuft sie zunächst steil nach cranial (= aufsteigende große Körper-Schlagader: *Aorta ascendens*), schwenkt in einem großen Bogen *(Arcus aortae)*, von dessen Konvexität sich größere Gefäßäste für den Hals, Kopf und Arm abzweigen, nach links und zieht – vor der Brust-Wirbelsäule liegend – nach caudal (= absteigende Körper-Schlagader: *Aorta descendens*). Dieser als *Brust-Aorta (Aorta thoracica)* bezeichnete Abschnitt tritt durch die Aortenöffnung des Zwerchfelles *(Hiatus aorticus diaphragmae)* hindurch und nimmt – jetzt als *Bauch-Aorta (Aorta abdominalis)* – seinen weiteren Weg caudalwärts, um sich in Höhe des 4. Lendenwirbels in die beiden Hüftarterien *(Aa. iliacae communes)* aufzuteilen. Die große Körper-Schlagader klingt aus in der schmalen *End-* oder *Schwanz-Arterie (A. sacralis mediana)*, die auf der Vorderfläche des Kreuzbeines liegt.

b) **Äste des Aortenbogens.** Von dem hinter dem Handgriff des Brustbeins gelegenen bogenförmigen Teil der Aorta zweigt zunächst die kurze *Arm-Kopf-Arterie* (der *Truncus brachiocephalicus*) ab, die sich wenig später (noch innerhalb des Brustkorbes) in die rechte *Schlüsselbeinarterie (A. subclavia dextra)* und die rechte *gemeinsame Kopfarterie (A. carotis communis dextra)* aufgabelt; für die Blutversorgung der linken Kopfpartie sowie des Armes der gleichen Seite nimmt jeweils ein getrennt verlaufendes Gefäß vom Aortenbogen seinen Ursprung; es handelt sich um die linke *gemeinsame Kopfarterie (A. carotis communis sinistra)* sowie um die linke *Schlüsselbeinarterie (A. subclavia sinistra)*.

c) **Arterien des Kopfes.** Die *gemeinsame Kopfschlagader* zieht zunächst am vorderen Rand des Kopfwenders *(M. sternocleidomastoideus)* nach cranial, wobei sie lateral von der Luftröhre und des Kehlkopfes gelegen ist, während sie nach dorsal von der Halswirbelsäule begrenzt wird, gegen die sie bei einer Halsschlagaderverletzung als erste Hilfsmaßnahme abgedrückt werden kann. In Höhe des Schildknorpels *(Cartilago thyreoidea)* erfolgt ihre Aufteilung in eine *äußere und innere Kopfarterie (A. carotis externa et interna)*. Während erstere die Oberfläche des Kopfes mit 9 Ästen für die Schilddrüse, Zunge, Ober- und Unterlippe – um nur einige wenige aufzuzählen – versorgt, zieht die innere Kopfarterie zur Schädelbasis und durch einen dünnen Kanal der Schläfenbein-Pyramide *(Canalis caroticus)* in das Innere der Schädelhöhle, um mit der *Wirbelarterie (A. vertebralis)* – die Verbindung beider an der Basis des Gehirns läßt den *Circulus arteriosus cerebri* (WILLISI) entstehen – die einzelnen Gehirnabschnitte mit sauerstoffhaltigem Blut zu versorgen.

Im Bereich der Teilungsstelle der gemeinsamen Kopfarterie kann man eine Gefäßauftreibung (einen *Sinus a. carotidis internae*) und ein sog. *Paraganglion* (auch *Glomus caroticum* genannt) beobachten, wobei letzteres aus kleinen Gefäßschlingen und nichtchromaffinen Zellen besteht, die in ausgiebigem Maße von parasympathischen Fasern des 9. Hirnnerven, dem Zungenschlundnerven *(N. glossopharyngeus)*, versorgt werden (Regelung des Blutdrucks). Die Wand des Carotissinus weist spezifische *Druck- (Presso-) Receptoren* auf, die auf Änderung der Gefäßwandspannung empfindlich reagieren; sie sind vor allem im Boxsport – was einen vorzeitigen Kampfabbruch betrifft – von Bedeutung, zumal ein auf den Carotissinus abgegebener Schlag (über eine kurzzeitige Blutgefäßerweiterung, Blutdrucksenkung und Herzschlagfrequenzverlangsamung) zum „knock out" führt.

d) **Arterien des Armes.** Die *Schlüsselbeinarterie (A. subclavia)* – rechts aus der Kopf-Arm-Arterie, links selbständig aus dem Bogen der Aorta entspringend – zieht beiderseits über die Pleurakuppel und Lungenspitze, schlängelt sich zwischen vorderem und mittlerem Rippenhalter hindurch, verläuft unter dem Schlüsselbein zur Achselhöhle, um hier in die *Achselarterie (A. axillaris)* überzugehen. Unterwegs gibt sie unter anderem noch die *Wirbelarterie (A. vertebralis)* und die *innere Brustarterie (A. thoracica interna)* ab. Die *Achselarterie* – sich vom unteren Rand der 1. Rippe bis zum unteren Rand des großen Brustmuskels (bzw. bis zur Sehne des breiten Rückenmuskels) erstreckend – führt, nachdem sie als wesentlichste Äste die vordere und hintere *Oberarmkranzarterie (A. circumflexa humeri anterior et posterior)* abgegeben hat, in die *Armarterie (A. brachialis)* über, die im Bereich des Oberarmes in der mehr oder weniger deutlich fühl- und sichtbaren Furche zwischen den Beugern und Streckern für den Unterarm *(Sulcus bicipitalis medialis)* verläuft; da sie hier relativ oberflächlich liegt, findet die Armarterie zur Blutdruckmessung und zur Ersten-Hilfe-Leistung (Druck des eröffneten Blutgefäßes gegen das in der Tiefe gelegene Oberarmbein) Verwendung. Die Armarterie spaltet sich, nachdem sie einen *Zweig in die Tiefe* der Muskulatur im Bereich der Streckseite des Oberarmes abgetreten hat *(A. profunda brachii)*, in der Ellenbeuge in je eine *Speichen- und Ellenarterie (A. radialis bzw. ulnaris)*; erstere wird in ihrem distalen Abschnitt zur Bestimmung des Pulses verwendet, wobei sie leicht gegen das verbreiterte untere Speichenende gedrückt wird. Beide Unterarmarterien vereinigen sich mit ihren Ästchen in Form eines oberflächlichen und tiefen *Hohlhandbogens (Arcus palmaris superficialis et profundus)*, von denen sich die Fingerarterien abzweigen.

e) **Äste der Brust-Aorta** *(Aorta thoracica)*. Als wichtigste Abzweigungen sind insgesamt 10 Paar hintere *Zwischenrippenarterien (Aa. intercostales posteriores)* zu nennen, die zwischen der inneren und äußeren Zwischenrippen-Muskulatur geschützt verlaufen.

f) **Äste der Bauch-Aorta** *(Aorta abdominalis)*. Als *paarige* Gefäße handelt es sich hier um die *Nieren-* und *Nebennierenarterie (A. renalis bzw. suprarenalis media)*, die

15.1. Arterien des großen oder Körper-Kreislaufes

Eierstock- bzw. *Hodenarterie (A. ovarica* bzw. *testicularis)* sowie um 4 bis 5 *Lenden-Arterien (Aa. lumbales)*. Neben diesen werden als *unpaare* Äste für die Versorgung der Baucheingeweide noch folgende Blutgefäße angetroffen: die *Bauchhöhlenarterie: Truncus coeliacus* = Tripus HALLERI mit den Aufzweigungen: gemeinsame *Leberarterie (A. hepatica communis)*, linke *Magenarterie (A. gastrica sinistra)* und *Milzarterie (A. lienalis)* sowie die obere und untere *Gekrösearterie (A. mesenterica superior et inferior)*; diese geben zahlreiche Äste für den Dünn- und Dickdarm ab.

Die im Bereich der unteren Lenden-Wirbelsäule aus der Bauch-Aorta hervorgehenden symmetrischen *Hüftarterien (Aa. iliacae communes)* teilen sich etwa in Höhe des Kreuz-Darmbein-Gelenkes in eine *innere* und *äußere Hüftarterie (A. iliaca interna et externa)*. Die *innere Hüftschlagader* zieht in das kleine Becken, um mit ihren zahlreichen Ästen, u. a. der *Hüftlocharterie (A. obturatoria)*, *Gebärmutterarterie (A. uterina)*, *Samenleiterarterie (A. ductus deferentis)* und inneren *Schamarterie (A. pudenda interna)*, die inneren Beckenorgane sowie das äußere Genitale zu versorgen, während die *äußere* Hüftschlagader medial vom großen Lendenmuskel nach caudal unter dem Leistenband hindurchzieht, um sich nunmehr als *Oberschenkelarterie (A. femoralis)* fortzusetzen, die zunächst recht oberflächlich gelegen ist, so

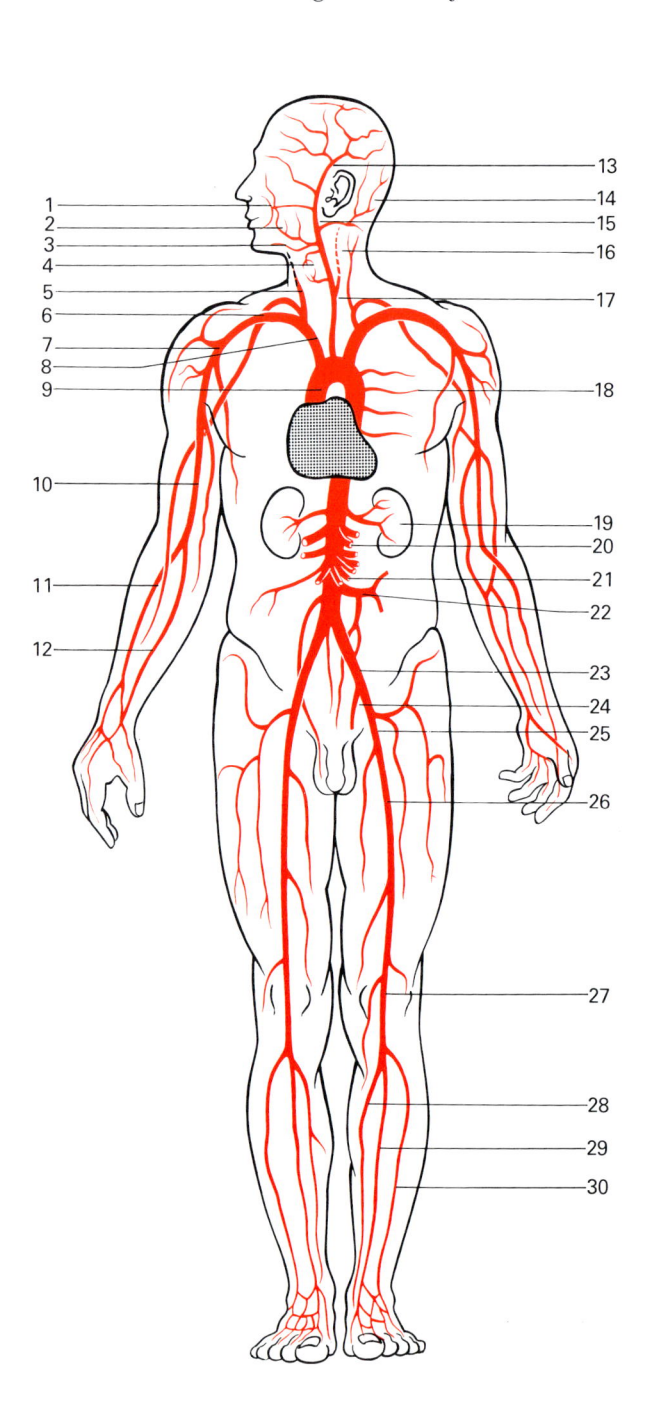

Abb. 182. Schematische Darstellung der wichtigsten Arterien.

1 = Kieferarterie *(A. maxillaris)*
2 = Gesichtsarterie *(A. facialis)*
3 = Zungenarterie *(A. lingualis)*
4 = obere Schilddrüsenarterie *(A. thyreoidea superior)*
5 = rechte Kopfarterie *(A. carotis communis dextra)*
6 = rechte Schlüsselbeinarterie *(A. subclavia dextra)*
7 = Achselarterie *(A. axillaris)*
8 = Arm-Kopf-Arterie *(Truncus brachiocephalicus)*
9 = große Körperschlagader *(Aorta)*
10 = Armarterie *(A. brachialis)*
11 = Speichenarterie *(A. radialis)*
12 = Ellenarterie *(A. ulnaris)*
13 = Schläfenarterie *(A. temporalis superficialis)*
14 = Hinterhauptsarterie *(A. occipitalis)*
15 = äußere Kopfarterie *(A. carotis externa)*
16 = innere Kopfarterie *(A. carotis interna)*
17 = linke Kopfarterie *(A. carotis communis sinistra)*
18 = hintere Zwischenrippenarterien *(Aa. intercostales posteriores)*
19 = Nieren- und Nebennierenarterien *(Aa. renales et suprarenales)*
20 = Bauchhöhlenarterie *(Truncus coeliacus, Tripus HALLERI)*
21 = obere Gekrösearterie *(A. mesenterica superior)*
22 = untere Gekrösearterie *(A. mesenterica inferior)*
23 = Hüftarterie *(A. iliaca communis)*
24 = innere Hüftarterie *(A. iliaca interna)*
25 = äußere Hüftarterie *(A. iliaca externa)*
26 = Schenkelarterie *(A. femoralis)*
27 = Kniekehlenarterie *(A. poplitea)*
28 = hintere Schienbeinarterie *(A. tibialis posterior)*
29 = vordere Schienbeinarterie *(A. tibialis anterior)*
30 = Wadenbeinarterie *(A. peronea)*

daß sie bei Blutungen gegen den Schambeinast gedrückt werden kann. In ihrem weiteren Verlauf geht die Oberschenkelarterie, nachdem sich mehrere Äste (vor allem die *A. profunda femoris* zur Dorsalseite des Oberschenkels) abgezweigt haben, mehr und mehr in die Tiefe, um im unteren (distalen) Drittel des Oberschenkels durch den *Adduktorenschlitz (Hiatus tendineus)* des großen Schenkelanziehers auf die Rückseite des Beines zu ziehen; nunmehr trägt das große Schlagadergefäß die Bezeichnung *Kniekehlenarterie (A. poplitea)*, die sich unterhalb des Kniegelenkes (am Unterrand des Kniekehlenmuskels) in eine *vordere* und *hintere Schienbeinarterie (A. tibialis anterior et posterior)* sowie in eine *Wadenbeinarterie (A. peronea)* aufteilt. Während die vordere Schlagader ihre Fortsetzung in die *Fußrückenarterie (A. dorsalis pedis)* mit zahlreichen Ästen für die Zehen erfährt, klingt die hintere Schienbeinarterie in der *Sohlenarterie (A. plantaris medialis et lateralis)* aus. Diese geht in der Tiefe der Fußsohle eine Verbindung mit einem Teil der Fußrückenarterie ein, wodurch der *Sohlenbogen (Arcus plantaris)* entsteht, von dem ebenfalls kleine Gefäße für die Ernährung der Zehen ihren Ursprung nehmen.

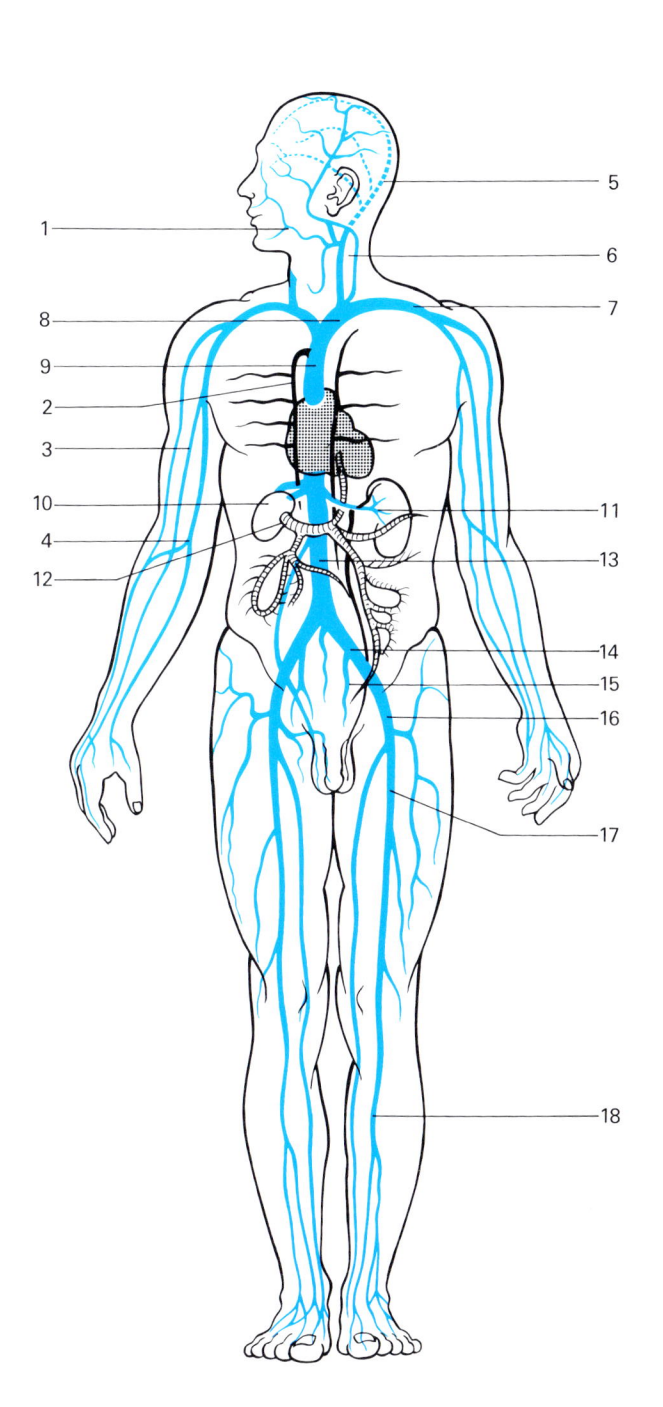

Abb. 183. Schematische Darstellung der wichtigsten Venen (s. n. S.).

1 = Gesichtsvene *(V. facialis)*
2 = lange Brustvene mit Zwischenrippenvenen *(V. azygos et Vv. intercostales)*
3 = Armvenen *(Vv. brachiales)*
4 = Ellenbeugevene *(V. mediana cubiti)*
5 = Hirnblutleiter *(Sinus durae matris)*
6 = linke Drosselvene *(V. jugularis interna sinistra)*
7 = Schlüsselbeinvene *(V. subclavia)*
8 = linke Arm-Kopf-Vene *(V. brachiocephalica sinistra)*
9 = obere Hohlvene *(V. cava superior)*
10 = Levervenen *(Vv. hepaticae)*
11 = Nieren- und Nebennierenvenen *(Vv. renales et Vv. suprarenales)*
12 = Pfortader *(V. portae)*
13 = untere Hohlvene *(V. cava inferior)*
14 = Hüftvene *(V. iliaca communis)*
15 = innere Hüftvene *(V. iliaca interna)*
16 = äußere Hüftvene *(V. iliaca externa)*
17 = Schenkelvene *(V. femoralis)*
18 = Unterschenkelvenen *(Vv. tibiales anteriores)*

15.2. Venen des großen oder Körper-Kreislaufes

Das verbrauchte, sauerstoffarme und mit den Schlacken des Stoffwechsels beladene Blut aus der oberen Körperhälfte (Kopf, Hals, Arm und Brustkorbwand) sammelt die **obere Hohlvene** *(V. cava superior)* und führt es der rechten Vorkammer des Herzens zu. In dieses große Gefäß, das im vorderen Mittelfellraum *(Mediastinum)* – parallel zur rechten Begrenzung des Brustbeines – liegt, münden die beiden *Arm-Kopf-Venen (Vv. brachiocephalicae)* und von dorsal die *lange Brustvene (V. azygos)*, die das Blut aus den *Zwischenrippenvenen* in sich aufnimmt. Die *Arm-Kopf-Vene* entsteht beiderseits durch das Zusammentreten der das Blut aus dem Kopf und Hals transportierenden *Drosselvenen (V. jugularis interna et externa)* und der *Schlüsselbeinvene (V. subclavia)*, wobei beide den sog. *Venenwinkel (Angulus venosus)* bilden, der jeweils hinter dem inneren Schlüsselbeingelenk zu suchen ist und in den die beiden großen Lymphstämme, deren linker, größerer *Milchbrustgang (Ductus thoracicus)* heißt, enden (Abb. 183). Die Venen des Armes tragen die bei den Arterien bereits kennengelernten Bezeichnungen (*Achsel-, Arm-, Ellen-* und *Speichenvene*). Während die Arterien in der Hohlhand verlaufen, treffen wir die Venen im Bereich des Handrückens an, wo sie auf Grund ihrer mehr oder weniger starken Verästelungen eine Art Geflecht bilden. Von den oberflächlich verlaufenden und deshalb durch die Haut zumeist gut sichtbaren Blutadern besitzt vor allem die *Ellenbeugevene* eine praktische Bedeutung, da sie zu intravenösen Injektionen sowie zu Blutentnahmen bzw. -übertragungen benutzt wird.

Die *kräftigste Blutader* unseres Organismus, die mehr als daumendicke, klappenlose **untere Hohlvene** *(V. cava inferior)*, sammelt und transportiert das Blut aus der unteren Körperhälfte (Bauch, Becken, untere Gliedmaßen) und dem Pfortaderkreislauf zum rechten Vorhof zurück. Wenn man – der Richtung des Blutstromes entgegengesetzt – die untere Hohlvene durch das Sehnenzentrum des Zwerchfells hindurch nach caudal verfolgt, dann kommt es etwa in Höhe des vierten Lendenwirbels zu einer Gabelung in die beiden *Hüftvenen (V. iliaca externa et interna)*; auf diesem Wege hat die untere Hohlvene bereits durch kleinere Blutadern Stoffwechselprodukte aus den Nieren, den inneren Geschlechtsorganen und aus der Leber erhalten. Im Bereich der unteren Extremität tragen wiederum die Venen die gleichen Bezeichnungen, die bereits bei der Besprechung der wichtigsten Schlagadern genannt wurden. Für den Fuß gilt das bereits oben bei der Hand Gesagte, das heißt: Das venöse und gut sichtbare Geflecht findet sich auf dem Fußrücken, während die Arterien, von der Fußsohlenmuskulatur und der Plantaraponeurose geschützt, in der Tiefe der Fußsohle verlaufen.

16. Das Blut

Dem Blut obliegt eine Vielzahl von Aufgaben, die zur Erhaltung des Lebens außerordentlich wichtig sind. So dient das im Körper zirkulierende Blut dem *universellen Stofftransport*, das heißt, *Nährsubstanzen* (wie Kohlenhydrate, Aminosäuren, Vitamine sowie Mineralien) und *Sauerstoff* werden den Zellen und Geweben zugeführt und gleichzeitig Stoffwechsel*abbauprodukte* (u. a. Kohlendioxid, Wasser, Harnstoff) durch die Lunge und Haut sowie durch die Leber und Nieren zur Ausscheidung gebracht. Des weiteren kommt dem Blut die Fähigkeit zu, eine *konstante Körpertemperatur* (in der Skelettmuskulatur) und *Wasserstoffionen-Konzentration* (pH) aufrechtzuerhalten und die im Körper*inneren* produzierte *Wärme* kontinuierlich an die Körper*oberfläche* zu transportieren.

Nicht zuletzt werden sämtliche Organe unseres Körpers auf dem Wege des sie durchströmenden Blutes zu einer *funktionellen Einheit* verbunden („Mittler" zwischen den Organsystemen). Auf diese Weise gelangen u. a. die Wirkstoffe der Drüsen mit innerer Sekretion *(Hormone)* sowie die Fermente und Vitamine in die einzelnen Abschnitte unseres Körpers, um so – weit entfernt von der Produktionsstätte – auf die wichtigsten Lebensfunktionen unseres Organismus Einfluß nehmen zu können.

Auf Grund dieser vielseitigen Funktionen, zu denen noch *Schutz-* und *Abwehrleistungen* gegenüber eingedrungenen Mikroorganismen hinzukommen, stellt das *Blut ein Organ* dar; es wird zumeist als ein von den Blutgefäßwänden begrenztes „verflüssigtes" oder „wanderndes" Gewebe bezeichnet, das etwa 7,6% der gesamten Körpermasse bei uns Menschen ausmacht.

Legt man beim Erwachsenen eine durchschnittliche Körpermasse von 60 bis 70 kg zugrunde, so ergibt sich bei Berücksichtigung des prozentualen Anteiles ein Gesamtblutvolumen von 4 bis 5 Liter, von denen gut 50% ständig zirkulieren, da der Rest in Leber, Milz und Haut (auch „Blutspeicher" genannt) verbleibt (s. o.).

Wenn man einen Tropfen Blut unter dem Mikroskop betrachtet (Tafel XLIX und Schema), dann kann man feststellen, daß er keine einheitliche Lösung darstellt, sondern sich aus zwei großen Anteilen, dem **Blutplasma** *(flüssiger, eiweißreicher Bestandteil)* und den **Blutkörperchen** *(geformte, zellige Bestandteile = Corpuscula sanguinis)*, zusammensetzt.*)

---

*) Der prozentuale Anteil der roten Blutkörperchen am Blutvolumen (Hämatokrit) beträgt bei Männern 45 Vol.-%, bei Frauen (durch Blutkörperchen-Verluste während der monatlichen Regelblutung) 42 Vol.-%.

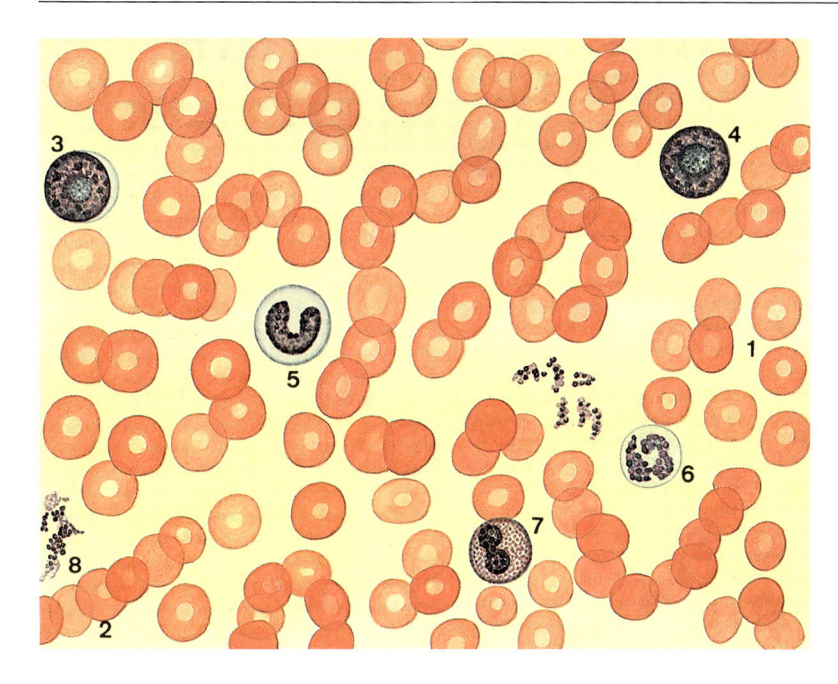

Tafel XLIX.
Blutausstrich (gefärbt nach MAY-GRÜNWALD-GIEMSA).
1 = rote Blutkörperchen *(Erythrocyten)*
2 = Ketten- oder „Geldrollenform" der *Erythrocyten*
3 = großer ⎫
4 = kleiner ⎭ *Lymphocyt*
5 = *Monocyt*
6 = gelappter *(segmentierter)* neutrophiler *Granulocyt*
7 = *eosinophiler Granulocyt*
8 = Blutplättchen *(Thrombocyten)*

Zusammensetzung des Blutes (Normwerte des Erwachsenen)
Blut 4...5 Liter

Blutplasma 56%		*Zelluläre Bestandteile* 44%		
Blutserum	Fibrinogen	*Thrombocyten* 200 000...300 000/mm³	*Leukocyten* 6 000...8 000/mm³	*Erythrocyten* 4,8...5,4 Mill. mm³
		Granulocyten 60%	*Monocyten* 4%	*Lymphocyten* 36%
	eosinophile Gran. 2,5%	*neutrophile Gran.* 57%	*basophile Gran.* 0,5%	

Bei den **Blutkörperchen** nimmt man im gefärbten Blutausstrich eine *Unterteilung* in:

rote Blutkörperchen *(Erythrocyten),*
weiße (besser: *farblose*) Blutkörperchen *(Leuko-, Lympho- und Monocyten)*
und
Blutplättchen (Thrombocyten)
vor.

16.1. Rote Blutkörperchen *(Erythrocyten)*

Die *Erythrocyten (erythros* = rot) stellen beim Menschen (bei normalem osmotischem Druck des Blutplasmas) *runde, bikonkave* (2 µm dicke, im Durchmesser 7,5 µm große und ein Volumen von etwa 80 µm³ aufweisende) *Scheiben* dar, deren Rand gegenüber dem Zentrum dicker ist; im Profil lassen sie Biskuitform erkennen. Da die roten Blutkörperchen bei allen Säugetieren – im Gegensatz zu den übrigen Wirbeltieren – *kernlos* sind (sie verlieren während ihrer Reifung im Knochenmark den Kern), ist ihre **Lebensdauer** von vornherein beschränkt (etwa 120 Tage), ein Abbau, der unter intensiver körperlicher Belastung oder Höheneinwirkung (reduzierter Sauerstoff-Partialdruck) beschleunigt abläuft. Nach dieser Zeit werden die älteren roten Blutkörperchen durch die Milz aus dem Verkehr gezogen („Blutmauserung") und durch neue, im roten Knochenmark gebildete Erythrocyten ersetzt.

Die **Anzahl** der *roten* Blutkörperchen beläuft sich beim erwachsenen Menschen auf rund *25 Billionen,* das heißt, auf 1 Kubikmillimeter Blut entfallen beim Mann 5 Millionen – bei der Frau (auf Grund ihrer geringeren Muskelmasse und -tätigkeit) 4,5 Millionen – rote Blutkörperchen.

„Einzeln aneinandergereiht würde die Gesamtmenge der Erythrocyten einen Faden von ungefähr 200 000 km Länge bilden, den man fünfmal um den Äquator wickeln könnte" (BRAUS 1956).

Die große **Austauschfläche,** die das Blut den Stoffwechselvorgängen (insbesondere dem Transport von O_2 und

CO₂) zur Verfügung stellt, wird anschaulich, wenn man berücksichtigt, daß die Gesamtoberfläche der 25 Billionen Erythrocyten etwa 3500 m² ausmacht, was annähernd dem 1750fachen der Körperoberfläche eines Erwachsenen entspricht.

Die roten Blutkörperchen zeichnen sich durch eine *große Plastizität* aus, so daß sie unter Veränderung ihrer Form durch den Blutdruck durch Capillaren gepreßt werden können, deren Lumen z. T. kleiner als der Erythrocyten-Durchmesser (s. o.) ist.

Während das rote Knochenmark der platten Knochen (Schulterblatt, Brustbein, Hüftbein usw.) sowie der Wirbelkörper die Erythrocyten bildet, erfolgt deren Zerstörung in Milz und Leber.

Jedes dieser Blutkörperchen setzt sich zu 63% aus Wasser und zu 37% aus einer *Trockensubstanz* zusammen, zu der wir in erster Linie den roten *Blutfarbstoff* (das **Hämoglobin**)*) und die *Gerüstsubstanz* (**Stroma**) rechnen; diese besteht vorwiegend aus *Eiweißstoffen**), Cholesterin, Lecithin* und Mineralien. Dem Hämoglobin kommt als physiologisch wichtigstem Bestandteil der roten Blutkörperchen (infolge seiner chemischen Eigenschaft) die Aufgabe des Transportes von Sauerstoff zu den Geweben und von Kohlendioxid zur Lunge zu.

16.2. Farblose Blutkörperchen *(Leukocyten)*

Die annähernd kugeligen, *kernhaltigen, farblosen* Blutkörperchen (ihr Durchmesser schwankt zwischen 7 µm *[Lymphocyten]* und 20 µm *[Monocyten]*) sind in der Blutbahn unseres Organismus in einer wesentlich geringeren **Anzahl** vertreten als die Erythrocyten; so entfallen beim Erwachsenen *auf 1 Kubikmillimeter Blut 6000 bis 8000 Leukocyten* (beim Kind nur 1800); somit kommt auf 700 rote Blutkörperchen jeweils 1 farbloses. Im Gegensatz zu ersteren ist die Zahl der farblosen Blutkörperchen oft beträchtlichen Schwankungen unterworfen; das Lebensalter, der jeweilige Gesundheitszustand sowie vor allem große körperliche Anstrengungen rufen eine deutliche Verschiebung des Verhältnisses der einzelnen Leukocytengruppen hervor.

Infolge ihrer unterschiedlichen Form und Anfärbbarkeit unterscheidet man verschiedene **Leukocytenarten**: *Granulocyten, Lymphocyten* und *Monocyten*.

---

*) Der rote Blutfarbstoff ist eine Komplexverbindung von Eiweiß *(Globin)* und einem eisenhaltigen Farbstoff *(Hämochromogen);* er beträgt in 100 ml Blut bei Männern 16 g, bei Frauen 14,5 g.

**) Das Bluteiweiß (65 bis 70% Albumine, 30% Alpha-, Beta- und Gamma-Globuline, 3 bis 6% Fibrinogen) regelt den kolloid-osmotischen Druck im Blut (wodurch ein Abfließen von Flüssigkeit aus dem Blutkreislauf in die Gewebe verhütet wird) und bindet bzw. überträgt chemische Substanzen.

Die **Granulocyten** (weil sie *intraprotoplasmatische* Körnchen – *Granula* – aufweisen) stellen den *Hauptanteil des weißen Blutbildes* (60 bis 65%) dar; sie sind kernhaltig und zeichnen sich durch amöboide Bewegungen aus. Dadurch sind die 8 bis 14 µm großen Granulocyten in der Lage, aus der Blutbahn aktiv (durch die dünne Gefäßwand), auszutreten (ein Vorgang, den wir als „*Diapedese*" bezeichnen) und in das Gewebe einzudringen, was ihnen die Bezeichnung „*Wanderzellen*" eingebracht hat. Des weiteren kommt ihnen die Aufgabe zu, den Kampf mit eingedrungenen Mikroorganismen (Krankheitserregern) aufzunehmen („*Polizisten", „Straßenfeger", „Samariter des Zellenstaates"*) und diese „*aufzufressen*", da sie körpereigene Gewebe verdauende (proteolytische) Fermente produzieren; man nennt sie deshalb auch „*Freßzellen*" (**Phagocyten**). Eiter ist in erster Linie eine Zusammenballung von neutrophilen Granulocyten, die im Abwehrkampf gegen die eingedrungenen Bakterien zugrunde gegangen sind.

Die Granulocyten werden im roten Knochenmark gebildet und lassen sich *nach ihrer Kerngestalt in mononukleäre* und *polymorphkernige, nach ihrer unterschiedlichen Färbbarkeit* mit spezifischen Farbstoffen in *neutrophile* (sie bilden bei weitem die Mehrzahl aller Granulocyten), *eosinophile* und *basophile* (sie werden nur vereinzelt angetroffen) Zellen einteilen. Die Kerne der neutrophilen Granulocyten weisen in etwa 3% beim weiblichen Geschlecht) geschlechtsspezifische Formunterschiede auf, die durch das sog. *Sexchromatin* entstehen; so lassen die neutrophilen Zellen einen kleinen, gestielten Kernanhang („*drumstick*" = Trommelschlegel) oder dem Kern aufsitzende sog. BARR-*Körperchen* erkennen. Beide sind mit einem der zwei X-Chromosomen des weiblichen Geschlechts identisch.

Die **Lymphocyten** – z. T. im *Thymus* („T-Lymphozyten"), zum Teil im *Knochenmark* („B-Lymphocyten") entstehend und sich im Bereich der Primär- und Sekundärfollikel aller lymphatischen Gewebe ansiedelnd – machen beim Erwachsenen etwa 35 bis 40% aller farblosen Blutkörperchen aus; ihre Gesamtzahl wird weitgehend vom Lebensalter bestimmt. Die Lymphocyten weisen einen verhältnismäßig großen runden bis ovalen Kern ohne gekörntes Protoplasma auf, weshalb sie auch als *Agranulocyten* bezeichnet werden. Sie befinden sich ständig auf Wanderschaft, indem sie nach Ausschwemmung aus dem lymphatischen Gewebe über die Lymphbahnen ins Blut gelangen, um über die postcapillären Venulen schließlich wieder in das lymphatische Gewebe zurückzukehren. Die Lymphocyten haben somit die Möglichkeit, den Organismus ständig nach körperfremden Substanzen abzutasten, Gegenreaktionen (**Antikörper**-Bildung) auszulösen und ihre Verantwortung für die **humorale** und **Zellimmunität** (bei Infekten mit grampositiven Bakterien bzw. mit Pilzen und Viren) wahrzunehmen. Sie gehen entweder in Erfüllung ihrer Funktion oder durch Auswanderung in die Lichtung von Schleimbeuteln oder durch Transformation in Plasmazellen zugrunde; interessant ist, daß ein Teil der Lymphocyten in Lymphoblasten umgebildet werden kann, die wieder ihrerseits Lymphocyten entstehen lassen, so daß ein bestimmter Prozentsatz der Lymphocyten im Prinzip „unsterblich" ist.

Die **Monocyten** – abgekürzte Bezeichnung für *mononukleäre Leukocyten* – sind innerhalb der farblosen Blutkörperchen zu etwa 2 bis 4% vertreten; sie stellen die größten Blutzellen dar (12...20 µm) und zeichnen sich durch ein reichlich vorhandenes, lockeres Protoplasma mit zahlreichen Zellorganellen, insbesondere Mitochondrien und einen vielgestaltigen Kern (rund, hufeisenförmig) aus.

16.3. Blutplättchen *(Thrombocyten)*

Die *Blutplättchen* oder *Thrombocyten* sind außerordentlich kleine (3 µm im Durchmesser), bald kugelige oder ovale, bald platte oder zugespitzte farblose Gebilde, die bei zartester Berührung sehr leicht zerfallen können, wobei ein *Ferment*, die *Thrombokinase*, frei wird, was für den Vorgang der **Blutgerinnung** von großer Bedeutung ist. Die Blutplättchen, von denen in 1 Kubikmillimeter Blut 200 000 bis 300 000 gezählt werden, sind eigentlich keine Zellen, sondern stellen nur Zellkernbruchstücke (sie entstehen durch den Zerfall der Knochenmarkriesenzellen = *Megacaryocyten*) dar, deren Vermehrung auf dem Wege einer Zellteilung nicht möglich ist. Wird ein Blutgefäß verletzt, dann heften sich die *Thrombocyten* an den Wundrändern an und lassen somit einen Pfropf *(Thrombus)* entstehen, der ihnen ihren Namen gegeben hat. Die Blutgerinnung wird durch den Zerfall der Blutplättchen – darin ist deren Hauptaufgabe zu sehen – eingeleitet, indem das im Plasma enthaltene und von der Leber produzierte *Prothrombin* (bei Anwesenheit von Vitamin K und Calciumionen) in *Thrombin* umgewandelt wird, das aus dem löslichen *Fibrinogen* das unlösliche zarte, aber dichte *Fibrin*netz entstehen läßt, in dem sich die festen Blutbestandteile verfangen, was mit der Gerinnung des Blutes gleichbedeutend ist.

16.4. Blutplasma

Zentrifugiert man eine kleinere Menge frisch entnommenen Blutes, nachdem man dieses zuvor mit einem gerinnungshemmenden Stoff versetzt hat, so wird bald eine Trennung desselben in Blut*körperchen* und Blut*plasma* möglich sein. Im **Plasma**, dem universellsten Transportmittel in unserem Organismus, sind *Wasser* (91%), gelöste *Eiweißsubstanzen* (7 bis 8%): Serum-Albumine, Serum-Globuline, Fibrinogen, *Blutzucker* und *Salze* (Kochsalz, Kalium-, Calcium- und Magnesiumsalze)*) enthalten; dabei kommt den Eiweißen unter anderem die Aufgabe zu, einen großen Teil des Wassers im Blut zu binden, so daß dieses nicht ausgeschieden werden kann. Des weiteren obliegen den Eiweißkörpern Schutz- und Abwehrfunktionen (Abwehrfermente, Antikörper). Außerdem tragen sie für die Aufrechterhaltung einer bestimmten chemischen Reaktion des Blutes, die (mit pH = *7,36*) schwach alkalisch ist, Sorge, damit dieses seine Aufgaben erfüllen kann.

Wird dem Plasma sein *Fibrinogen*-Anteil entzogen, dann bleibt das sog. **Serum** zurück, das eine klare, leicht gelbliche Flüssigkeit darstellt. Man kann es leicht gewinnen, wenn man Blut über mehrere Stunden stehenläßt; das abgesonderte *Fibrin* läßt mit den Blutkörperchen eine gallertartige Masse, den **Blutkuchen,** entstehen, über dem sich das Serum schichtet. Außer den bereits genannten Bestandteilen enthält es noch *Fette* und *Lipoide, Fermente, Hormone,* Farbstoffe, Mineralsubstanzen (Natrium, Chlor, Kalium, Phosphor) sowie den gesamten Reststickstoff.

17. Lymphsystem und lymphatische Organe

Die **Lymphe**, eine klare und durchsichtige Flüssigkeit*), wird als sog. *Grund-* oder *Quellwasserstrom* des Körpers in den kleinsten Gewebsspalten zwischen den Zellen angetroffen und hat hier *Ernährungs-* und *Transport-* sowie *Filterfunktionen* zu verrichten.**)

17.1. Lymphgefäße

Die zarten, außerordentlich zahlreichen, zwischen den Maschen der Blutcapillarnetze blind beginnenden, bis zu 100 µm weiten **Lymphcapillaren** *(Vasa lymphocapillaria)* bestehen aus einem *Endothel*, das anscheinend für Eiweiße, Fette, Kohlenhydrate und Elektrolyte noch durchlässiger als das der Blutcapillaren ist; sie vereinigen sich zu den

---

*) Ihre Konzentration im Blut entspricht einer 0,9%igen („physiologischen") Kochsalzlösung. Die Bedeutung von Kalium und Calcium liegt in ihrer Aufgabe bei der Muskelerregbarkeit. Natrium- und Kaliumcarbonate transportieren das im Gewebe entstandene Kohlendioxid zur Lunge.

*) Das Plasma der Lymphe *(lympha* = Wasser) ist ähnlich wie das Blutplasma zusammengesetzt; die Lymphe ist jedoch wesentlich ärmer an Eiweißkörpern und Kohlenhydraten (da diese vom Blut transportiert werden), dafür aber reich an fein emulgierten Fett-Tröpfchen (s. u.).

**) Schon den alexandrinischen Anatomen HEROPHILUS und ERASISTRATOS (300 vor der Zeitenwende) waren die Lymphgefäße bekannt, doch erst 1622 hat der italienische Anatom ASELLIUS bei einem Hund (nach Verabreichung fetthaltiger Nahrung) im Gekröse und in der Darmwand die Chylusgefäße „wiederentdeckt"!

eigentlichen **Lymphgefäßen** *(Vasa lymphatica)*, in deren Lumen – wie bei den Venen – Klappen eingebaut sind, die dafür sorgen, daß sich der Lymphstrom nur in einer Richtung – von der Peripherie zum Zentrum – vorwärtsbewegt. Bei den größeren Lymphgefäßen läßt sich des weiteren in ihren Wandungen eine glatte innere Längs-, mittlere Ring- und äußere Längsmuskulatur ausmachen. Alle Lymphgefäße treffen in zwei großen **Lymphstämmen** zusammen (Abb. 184), dem *rechten Lymphstamm (Truncus lymphaticus dexter)* und dem *Milchbrustgang (Ductus thoracicus)*, die beide in den Venenwinkel *(Angulus venosus)*, der durch die Vereinigung der Drosselvene *(V. jugularis interna)* und Schlüsselbeinvene *(V. subclavia)* entsteht (s. o.), auf der rechten und linken Körperhälfte einmünden.

Das *Lymphgefäßsystem* unterscheidet sich demnach von dem der Blutgefäße, daß es *keine bilaterale Symmetrie* aufweist, und daß es *keinen in sich geschlossenen Kreislauf* darstellt; es ist *keine ins Gewebe führende Strömung*, sondern nur *eine aus der Peripherie abführende „Drainage"* vorhanden, deren langsame Fortbewegung – das Stromzeitvolumen beträgt in den großen Lymphstämmen 1 bis 1,5 ml/min – zum einen durch die Bewegungen der die Lymphbahnen umgebenden Skelettmuskeln sowie zum anderen durch die Saugkraft des einatmenden Brustkorbes und nicht zuletzt – das trifft aber nur für die größeren Lymphgefäße zu – durch die eigene dünne Gefäßwandmuskulatur vonstatten geht.

Normalerweise beläuft sich die in unserem Körper vorhandene Lymphmenge auf etwa 5 Liter; Vermehrung krankhafter Art (bei Kreislaufstörungen oder Stauungen) läßt die sog. „Wassersucht" *(Oedeme)* entstehen.

Einleitend wurde bereits darauf hingewiesen, daß die Lymphe eine klare, zellfreie oder -arme und eiweißreiche Flüssigkeit darstellt; nur im Bereich der Baucheingeweide ist sie – vor allem nach fetthaltigen Mahlzeiten – infolge der zahlreichen, feinen Fett-Tröpfchen, die aufgenommen werden, milchig getrübt, was ihr die Bezeichnung „**Chylus**"-Saft eingetragen hat.

17.2. Regionäre Lymphknoten

Da die Lymphflüssigkeit in den verschiedensten Bezirken unseres Organismus Substanzen aller Art aufsaugt – man sprach früher auch von den „Saugadern" – könnte es vorkommen, daß unter anderem auch schädliche Stoffe, wie Staubpartikel, Bakterien, Krebszellen und Toxine, unkontrolliert dem Blut zugeführt werden. Dem wird jedoch ein Riegel vorgeschoben, indem in den Verlauf der Lymphbahnen etwa 800 rundlich-ovale bis platt-bohnenförmige, 2 bis 20 mm große regionäre **Lymphknoten** *(Lymphonodi)* eingeschaltet sind. Sie haben neben einer Volumenregulation der Körperflüssigkeiten (durch Flüssigkeitsspeicherung im Lymphknotenparenchym) die *Aufgabe*, Lymphocyten zu bilden, zu speichern, sie zu antikörperbildenden Plasmazel-

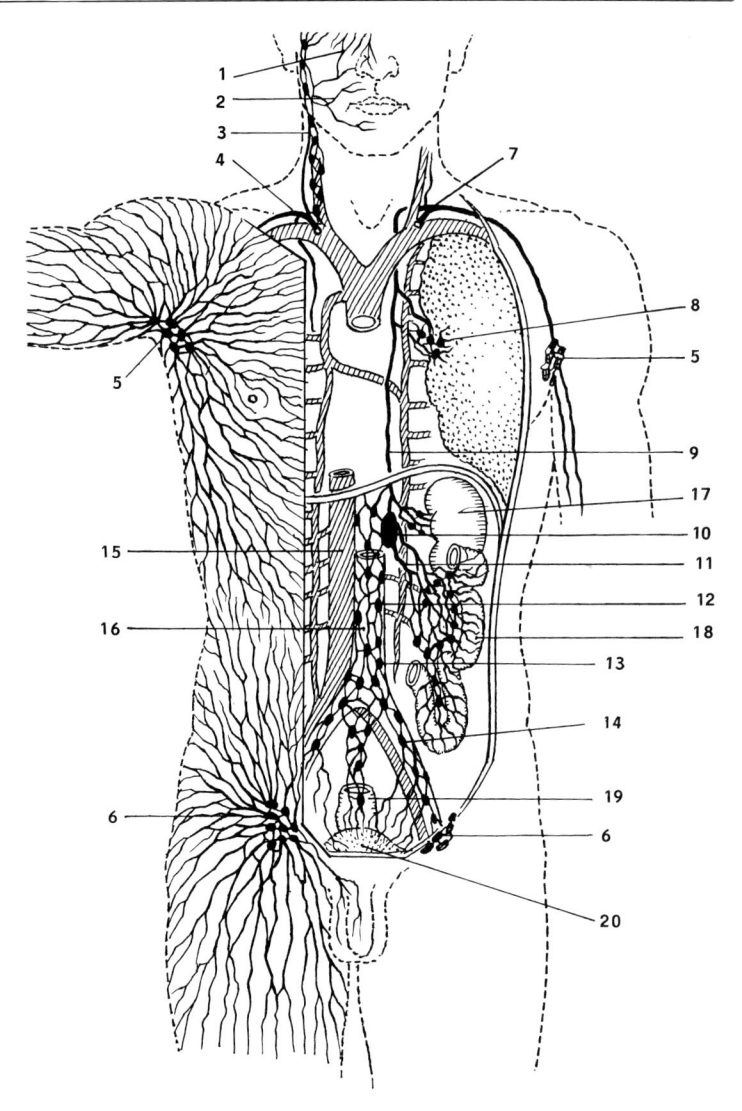

Abb. 184. Schematische Darstellung der Lymphbahnen und Lymphknoten (auf der rechten Seite der Oberfläche, auf der linken Seite der Körperhöhlen).

1 = Verbindung der Lymphbahnen von Oberlippe und Nase zur Hirnhaut
2 = Unterkieferlymphbahnen und -knoten *(Nodi l. submandibulares)*
3 = Halslymphknoten *(Nodi l. cervicales superficiales et profundi)*
4 = rechter Lymphstamm *(Truncus lymphaticus dexter)*
5 = Achsellymphknoten *(Nodi l. axillares superficiales et profundi)*
6 = Leistenlymphknoten *(Nodi l. inguinales et subinguinales)*
7 = Einmündung des Milchbrustganges *(Ductus thoracicus)* in den linken Venenwinkel des Halses *(Angulus venosus sinister)*
8 = Bronchiallymphknoten *(Nodi l. bronchopulmonales)*
9 = Milchbrustgang *(Ductus thoracicus)*
10 = Lendenlymphbläschen *(Cisterna chyli)*
11 = Chylusgefäße
12 = Lymphbahnnetz im Bereich der Aorta
13 = Lendenlymphknoten *(Nodi l. lumbales)*
14 = Hüftlymphknoten *(Nodi l. iliaci interni)*
15 = untere Hohlvene *(V. cava inferior)*
16 = Aorta
17 = linke Niere *(Ren sinister)*
18 = Dünndarmschlinge
19 = Mastdarm *(Rectum)*
20 = Harnblase *(Vesica urinaria)*

len zu differenzieren und darüber hinaus in ihrem Einzugsgebiet als Filter, als "Kläranlagen" des Abwassersystems zu wirken, das heißt, alle körperfremden Stoffe und Stoffwechselabfallprodukte aus dem Lymphstrom herauszufischen und abzubauen, ehe sie ins Blut gelangen.

Der *Lymphknoten* besteht aus einem straffen *Bindegewebsgerüst*, das die bindegewebige Kapsel bildet, von der Balken (oder *Trabekel*) ins Innere des Knotens ausgehen und ein Gerüstwerk bilden; des weiteren münden mehrere zuführende Lymphgefäße *(Vasa lymphatica afferentia)* in einen direkt unter der Kapsel gelegenen *Rand-* oder *Marginalsinus*, von dem sich zahlreiche *Lymphsinus* für die Peripherie ("Rinde" = *Cortex*) sowie für das Zentrum ("Mark" = *Medulla*) des Lymphknotens abzweigen (Abb. 185). Diese *Sinus*, in deren Wänden "Uferzellen" u. a. Bakterien vernichten, *vereinigen sich*, nachdem sie den Knoten durchzogen haben, *am Hilus wieder zu größeren Lymphgefäßen*, die den *Lymphonodus* verlassen *(Vasa lymphatica efferentia)*. Alle Zwischenräume im bindegewebigen Gerüst werden von *lmyphoretikulärem Gewebe* (das in der Rinde sog. „Sekundärknötchen", im Mark sog. „Markstränge" bildet) ausgefüllt, das von der Lymphe langsam durchflossen wird.

Besonders zahlreich sind die Lymphknoten vertreten in der Ellenbeuge, Achselhöhle, Kniekehle, Leistenbeuge, im Bereich des Halses sowie des Unterkiefers; ein gleiches trifft für das Gekröse in der Bauchhöhle sowie für die Lungenwurzeln zu. Interessant ist, daß die Lymphknoten eine streng *regionäre* Verbreitung erkennen lassen: Einem jeden Organ ist eine ganz bestimmte Gruppe von Lymphknoten zugeteilt worden; erkrankt es einmal, dann „schwellen" sofort die entsprechenden Filterstationen druckschmerzhaft an und machen uns auf diese Weise schon frühzeitig auf den Erkrankungsherd aufmerksam.

17.3. Milz *(Lien)*

Das *größte Lymphorgan* unseres Organismus ist die etwa 170 g schwere, 12 cm lange, 7 cm breite und etwa 4 cm dicke *Milz*, die im Gegensatz zur Vielzahl der Lymphknoten *nicht in den Lymph-, sondern in den Blutstrom eingeschaltet ist* und damit ein **Filter des Blutes** darstellt, zumal sie innerhalb von 24 Stunden rund 36mal von der Gesamtblutmenge durchströmt wird. Sie liegt im linken Oberbauch – geschützt vor Verletzungen durch den Rippenbogen – und ist vom benachbarten Magen, Zwerchfell, Dickdarm und von der linken Niere umgeben.

Die weiche, ihre äußere Form infolge des wechselnden Blutgehaltes niemals konstant wahrende Milz besteht aus einer dünnen, straff-bindegewebigen und glatte Muskelfasern aufweisenden **Kapsel** und makroskopisch wahrnehmbaren Balken oder **Trabekeln**, die in Form von bindegewebigen Strängen (begleitet von einigen glatten Muskelfasern) das *lymphoreticuläre* Gewebe – die **rote** und **weiße Pulpa** – durchziehen; erstere erhält ihre Farbe durch die zahlreichen, in den Milzsinus gelegenen Erythrocyten, während letztere von den Milzkörperchen und Lymphscheiden gebildet wird. Beide Pulpen werden von einer Marginalzone getrennt. Obwohl die Milz beim Erwachsenen nur 0,2% der Gesamtkörpermasse ausmacht, fließen annähernd 3% des Herzzeitvolumens (oder 10 l Blut stündlich) durch sie. Dies begründet ihren Stellenwert als bedeutenden, großen *Blutspeicher*, der sich dem Füllungsgrad anpaßt und auf bestimmte Reize (O_2-Mangel, hohe körperliche Beanspruchung) entleeren kann. Des weiteren haben wir die Milz als Organ der *Blutmauserung* (Abbau überalterter Erythrocyten, Zerfall von Thrombocyten) bereits kennengelernt. In der Regel hält sich ein Lymphocyt etwa 30 bis 45 Minuten im Blut auf, verläßt dann die Blutbahn, um nach Stunden wieder ins Blut zurückzukehren („Lymphocytenrezirkulation"); dabei rezirkulieren bis zu 20mal mehr Lymphocyten pro Tag durch die Milz als durch alle Lymphknoten zusammengenommen. Die umfangreichen Aufgaben dieses Organs werden auch noch dadurch deutlich, daß die Milz-Lymphocyten, die zu 55% aus B- und zu 40% aus T-Lymphocyten bestehen – für erstere gelten die Milzfollikel (MALPIGHI-Körperchen), für letztere

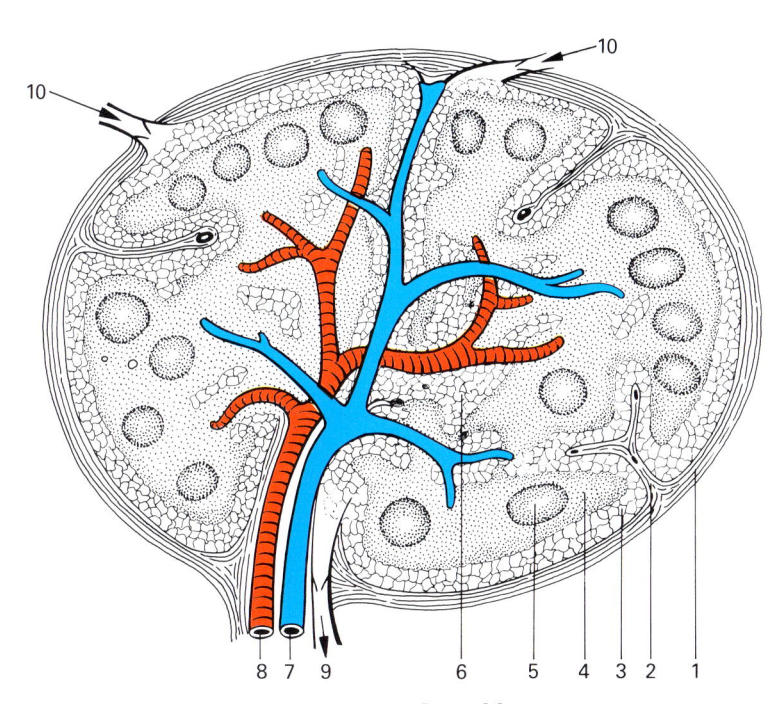

Abb. 185. Schema vom Bau eines Lymphknotens.

1 = kollagen-elastische Kapsel *(Capsula)*
2 = von der Kapsel ins Innere eindringende Balken (= *Trabekel*)
3 = Rand- oder *Marginalsinus*
4 = Rindensubstanz *(Cortex)*
5 = Rinden- oder Sekundärknötchen
6 = Marksubstanz = *Medulla* (mit *Intermediärsinus*)
7 = Vene } des Lymphknotens *(Nodus lymphaticus)*
8 = Arterie
9 = ausführendes Lymphgefäß *(Vas efferens)*
10 = zuführende Lymphgefäße *(Vasa afferentia)*
} mit Trichterklappen

die periarteriolären lymphatischen Begleitscheiden als zuständige Regionen – dem Schutz und der Abwehr unseres Körpers im Sinne einer *immunisierenden Entgiftung* dienen.

17.4. Thymus

Ein lympho-epitheliales Organ ist der **Thymus** (auch **Bries** genannt), der früher zur Gruppe der endokrinen Organe gezählt wurde. Er liegt als schmaler zweilappiger, graurötlicher Körper (mit einer äußeren lymphocytenreichen *Rinden-* und einer inneren lymphocytenarmen *Markschicht*) hinter dem Handgriff des Brustbeins und nimmt bis zum Zeitpunkt der Pubertät ständig an Größe zu, so daß sein Gewicht bei vollständiger Ausprägung 40 g beträgt. Von diesem Zeitpunkt an bildet sich jedoch das spezifische lympho-epitheliale Thymusgewebe mit seinen ausschließlich im Mark vorkommenden 1 bis 2 Millionen HASSALL-Körperchen (Abb. 186) – kugelige, peripher zwiebelschalenartig geschichtete Zellen – nach und nach zurück *(Pubertätsinvolution)*, wobei die zugrunde gehenden HASSALL-Körperchen durch *Fett*gewebe ersetzt werden; es entsteht schließlich ein Fettkörper *(Corpus adiposum retrosternale*, Abb. 187).

Der jugendliche Thymus, der auch als „primäres" lymphatisches Organ bezeichnet wird, hat die Aufgabe der *Immunkörper-Synthese,* da sich in ihm die T-Lymphocyten differenzieren, die die Träger der zellulären Immunabwehr darstellen, und nach Eintritt in die Blutbahn in die „sekundären" lymphatischen Organe (Lymphknoten, Milz, Mandeln) wandern. Der Thymus scheint demnach für die Ausbildung der lebenswichtigen Abwehrvorgänge (was sich auf eindringende Infektionserreger und auf die Toleranz transplantierter Gewebe und Organe bezieht) eine entscheidende Rolle zu spielen. Er stellt im Zusammenwirken mit anderen Teilen des lymphatischen Systems ein *immunologisches Informationszentrum* dar.

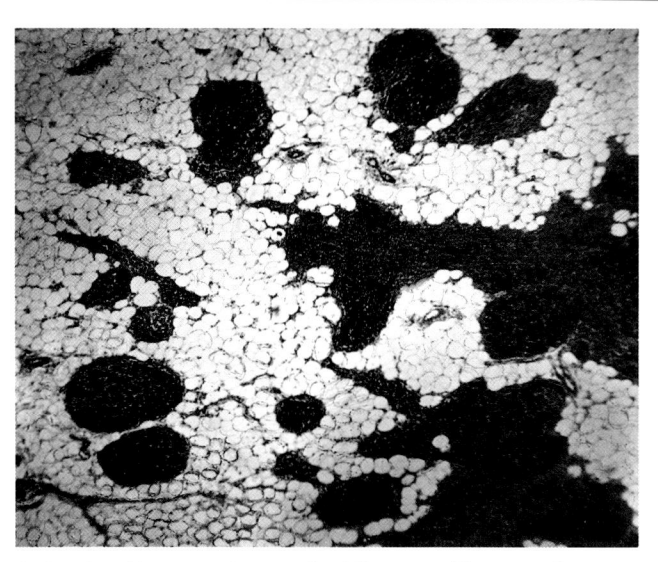

Abb. 187. Altersinvolution des Thymus *(Corpus adiposum retrosternale)*: *Thymus*gewebe wird mehr und mehr durch Fettgewebe ersetzt. Haematoxylin-Eosin-Färbung, 75:1.

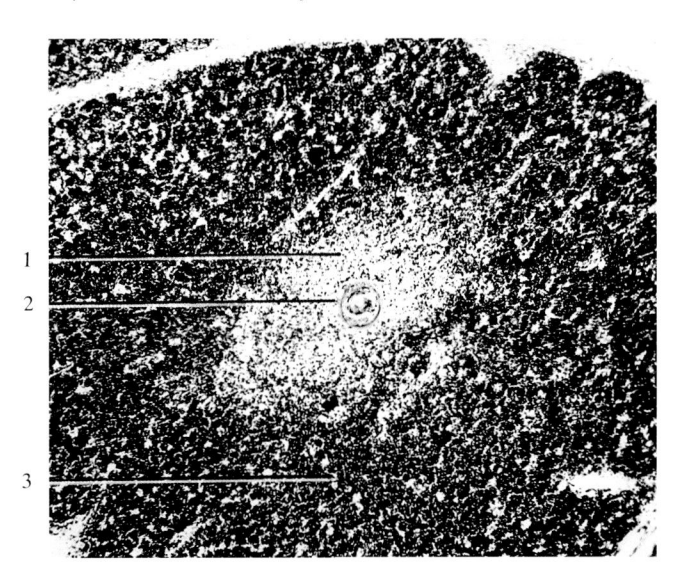

Abb. 186. Jugendlicher *Thymus* mit einem im Mark sichtbaren HASSALL-Körperchen. Haematoxylin-Eosin-Färbung, 75:1.
1 = Mark
2 = HASSALL-Körperchen
3 = Rinde

18. Das Atmungssystem *(Respirationstrakt)*

Die atmosphärische Luft wird – ehe sie in die Lungen gelangt – einer *mehrfachen Kontrolle* unterzogen; so erfolgt zunächst in der Nase eine *Grob-* und *Feinreinigung,* eine *Erwärmung* und *Anfeuchtung* der Luft – die Nase als Klima-Anlage für die tiefen Atemwege – sowie eine *Prüfung* derselben *auf Geruchssubstanzen* (siehe unten). Aber nicht nur die *Ein*atmungsluft, sondern auch die *Aus*atmungsluft wird, wie es das *Anblasen der Stimmbänder* zeigt (wobei Gaumen und Nasenhöhle die Funktion eines Resonanzbodens ausüben), durch die oberen Luftwege beeinflußt.

Die Atemwege lassen demzufolge an zwei Stellen eine Ausgestaltung zu besonderen Organen erkennen; während die *Nasenhöhle* in erster Linie dem *Schutz der Lunge* dient, ist der *Kehlkopf* in der Lage, durch einen reflektorischen Verschluß *Eindringlinge abzuwehren* und darüber hinaus die Ausatmungsluft für die *Tonbildung* zu verwenden. Damit ist zugleich gesagt, daß die *Nasen*atmung die physiologische Atemform darstellt; dem Mund fehlen effektiv erforderliche Einrichtungen, die notwendig sind, um gegebenenfalls bei einer *Mund*atmung die Atemluft richtig vorzubereiten (ganz davon abgesehen, daß eine Austrocknung der Mundschleimhaut als unangenehm empfunden wird und zur Entwicklung chronischer Rachenkatarrhe Anlaß gibt).

Bevor die Luft an die blind endigenden Aufzweigungen der Luftröhrenäste *(Bronchioli)* herantreten kann, muß sie einen mehr oder weniger langen Weg zurücklegen, der in der Nasenhöhle seinen Anfang nimmt und sich in **zwei** größere **Abschnitte** unterteilen läßt:
a) in die *oberen* Luftwege: *Nase (Nasus)* und *Rachen (Pharynx)* sowie
b) in die *unteren* Luftwege: *Kehlkopf (Larynx), Luftröhre (Trachea)* mit ihren *Verästelungen* und *Lungen (Pulmones).*

18.1 Die oberen Luftwege (Nase, Rachen)

Die **Nase** besitzt ein *knöchernes* Gerüst, das durch einen *knorpeligen* und *häutigen* Teil eine Ergänzung erfährt. Ersteres wird von den beiden *Nasenbeinen (Ossa nasalia),* von *Fortsätzen* der beiden *Oberkieferbeine (Processus frontales maxillae)* und von der *Nasenscheidewand (Septum nasi)* aufgebaut, während die Nasenflügel, die Nasenspitze sowie der vordere Abschnitt der Nasenscheidewand aus Knorpelgewebe *(Cartilagines nasi)* bestehen.

Die Nase weist die Form einer dreiseitigen Pyramide auf, die nach unten breit ist, um zum Nasenrücken hin immer schmaler zu werden; während der Nasenrücken nach vorn zur Nasenspitze ausläuft, läßt er nach oben die Nasenwurzel entstehen. Nach lateral läuft er jeweils in einen Nasenflügel aus. Dieser gestaltet zusammen mit dem knorpeligen Anteil der Nasenscheidewand die beiden verstellbaren Nasen*löcher (Nares),* die in ihrem Inneren borstenartige Haare *(Vibrissae)* zur groben Entstaubung der eingeatmeten Luft erkennen lassen. Die oberflächliche Haut ist im Bereich der Nase gestrafft und mehr oder weniger verschieblich; sie weist große Talgdrüsen auf – die bei entsprechender Erweiterung uns allen unter der Bezeichnung „Mitesser" bekannt sind – und geht am Nasenloch in den Nasen*vorhof (Vestibulum nasi)* über.

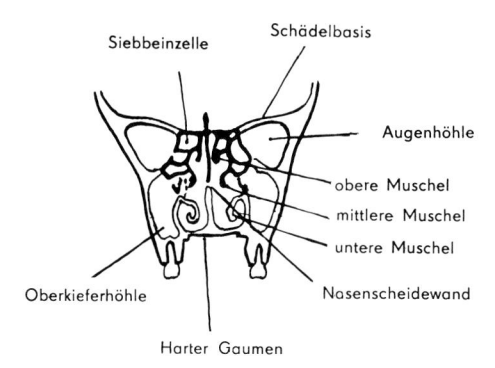

Abb. 188. Querschnitt durch die Nasenhöhle.

Das Innere der Nase – die **Nasenhöhle** *(Cavum nasi)* – wird durch die Nasen*scheidewand (Septum nasi)* in zwei, nicht immer gleiche Hälften unterteilt*), deren Boden vom harten Gaumen gebildet wird, während die Seitenwand vom Oberkiefer, Tränenbein und Siebbeinlabyrinth und das Dach vom Sieb- und Keilbein aufgebaut wird. Zum Rachen hin endet die Nasenhöhle mit zwei Öffnungen, den *Choanen.*

Im Aufbau der Nasenhöhle fallen vor allem die in der seitlichen Wandung liegenden, von einer derben, gefäßreichen Schleimhaut überzogenen und in das Lumen der Höhle hineinragenden und damit die Oberfläche der Nasenhöhle vergrößernden langen Knochenleisten oder „Muscheln" *(Concha nasalis superior, media et inferior)* auf, die – übereinanderliegend – zwischen sich den oberen, mittleren und unteren Nasengang *(Meatus nasi superior, medius et inferior)* einschließen (Abb. 188), so daß die Luft wie an einer Reihe von Verkehrsinseln, in die Bluträume (s. u.) eingebaut sind, vorbeistreicht.

Durch zarte Gänge stehen die beiden **Nasenhöhlen** – speziell der mittlere Nasengang – in Verbindung mit folgenden **Nasennebenhöhlen**:

a) der *Stirnhöhle (Sinus frontalis),*
b) der *Keilbeinhöhle (Sinus sphenoidalis),*
c) den *Oberkieferhöhlen (Sinus maxillares)* (HIGHMOREsche Höhlen) und
d) den vorderen und hinteren *Siebbeinzellen (Cellulae et Sinus ethmoidales).*

Außerdem ist der untere Nasengang durch den *Tränen-Nasengang (Ductus nasolacrimalis)* der jeweiligen Gesichtshälfte mit dem Bindehautsack des Auges verbunden, so daß beim Weinen ein Teil der Tränen in die Nase abläuft und „ausgeschneuzt" wird.

Die gesamte **Innenfläche der Nase** wird von einem mehrreihigen hochprismatischen *Flimmerepithel* ausgekleidet, dessen Flimmerstrom rachenwärts gerichtet ist, um Staubpartikel und andere feinste Fremdkörper – unterstützt durch Hüsteln oder Räuspern – zu den Choanen hin möglichst rasch wieder zu entfernen. Darüber hinaus trifft man in der stark durchbluteten Nasenschleimhaut zahlreiche schleimabsondernde *Becherzellen* an, die vor allem während des „Schnupfens" reichlich Sekret absondern. In der Schleimhaut befinden sich – vor allem in der unteren Muschel – große *venöse Schwellkörper (Plexus cavernosi concharum),* die bei Verletzungen (z. B. Schlag auf die Nase) zum Teil recht erhebliche Blutungen verursachen können und beim Schnupfen in den ersten Tagen infolge starker Blutfüllung die „zugeschwollene Nase" bedingen. Des weiteren verrichtet die Nasenschleimhaut die Funktion einer „Leimtüte", indem auf ihrer feuchtklebrigen Oberfläche au-

---

*) Verletzungen der Nasenscheidewand durch Schlageinwirkung (z. B. im Boxen, Hand- oder Wasserball) erfordern eine exakte Wiederaufrichtung des Septums, um Behinderungen der Nasenatmung (verbunden mit einer Reduzierung wesentlicher Kontrollfunktionen der Nase, s. o.) zu vermeiden.

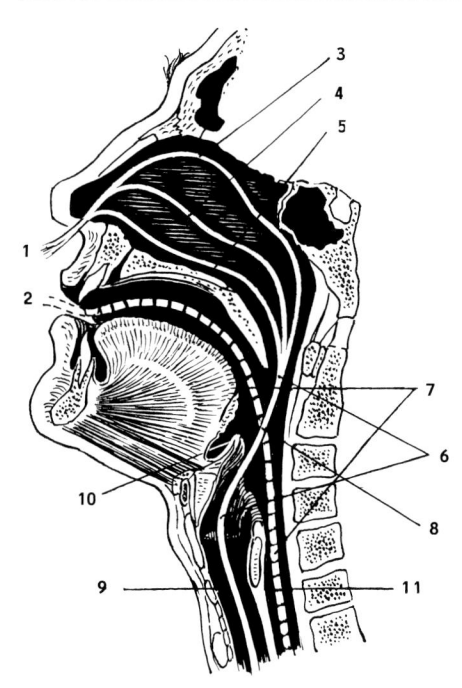

Abb. 189. Medianschnitt durch Kopf und Hals.
1 = Beginn des Atemweges
2 = Beginn des Verdauungsweges
3, 4, 5 = oberer, mittlerer und unterer Nasengang *(Meatus nasi superior, medius et inferior)*
6, 7, 8 = Überkreuzung des Atem- und Verdauungsweges im Rachen *(Pharynx)*
9 = Luftröhre *(Trachea)*
10 = Kehldeckel *(Epiglottis)*
11 = Speiseröhre *(Oesophagus)*

ßer Staub- und Rußteilchen auch Mikroorganismen haften bleiben.

Während der Bereich der *unteren* und *mittleren Nasenmuschel* (einschließlich der entsprechenden Nasengänge) der *Reinigung, Anwärmung und Anfeuchtung der Atemluft dient* (= „**Atmungsregion**": *Regio respiratoria*), finden sich unter dem *Dach der Nasenhöhle* innerhalb eines etwa 5 cm² großen Flimmer- und Becherzellenfreien Schleimhautbezirks 5 bis 7 Millionen kleinste *Geruchs-Receptoren* („*Riechzellen*" = Auffangstationen des Riechnerven), um an dieser Stelle eine feindifferenzierte Prüfung der Luftzusammensetzung vornehmen zu können (= „**Riechregion**": *Regio olfactoria**)).

Beim Menschen hat sich der Geruchssinn in ganz anderer Weise differenziert als bei anderen Säugern, wenn auch keine Rede davon sein kann, daß er der Verkümmerung anheimgefallen ist. Zwar ermüdet der menschliche Riechsinn gegenüber dem der Tiere nur allzu rasch, eine Tatsache, die jedoch durch ein entsprechendes Training, auf das unter anderem Erblindete angewiesen sind, weitgehend verändert werden kann. Beste Hunde der Zollfahndung lernen maximal 6 Geruchsqualitäten zu unterscheiden, während Chemiker, Kaffee-, Tee- und Weingutachter Hunderte zu unterscheiden vermögen.

---

*) Zum Vergleich: Hunde besitzen eine 150 cm² große „Riechregion" mit nahezu 220 Millionen Geruchs-Receptoren!

In dem sich der Nase anschließenden **Rachen** oder **Schlund** *(Pharynx)*, der sich von der Unterseite der Schädelbasis in einer Länge von 12 cm bis zum Kehlkopfeingang erstreckt, überkreuzen sich – wie der Abb. 189 zu entnehmen ist – der Luft- und Speiseweg, wobei der anfangs dorsal gelegene Atemweg nach ventral, der zunächst ventral verlaufende Speiseweg dorsalwärts zieht.

Im Rachen können ohne scharfe Grenzen *3 Stockwerke* mit insgesamt 7 Öffnungen voneinander geschieden werden; es handelt sich im einzelnen um den

a) *oberen* Rachenraum *(Epipharynx* oder *Nasen-Rachenraum = Pars nasalis pharyngis)*, der sich von den *Choanen bis* zum *weichen Gaumen* erstreckt; in die Seitenwand dieses Stockwerkes mündet rechts und links die sog. „Ohrtrompete" *(Tuba auditiva)* ein, die eine *Verbindung zur Paukenhöhle* darstellt und dem *Luftausgleich* zwischen dieser und der Rachenhöhle dient. Am Rachendach erkennt man beim Spiegeln zwischen beiden Tubenmündungen die *Rachenmandel (Tonsilla pharyngea)***); sie informiert als Bestandteil des lymphatischen Rachenrings über eindringende Bakterien und löst Abwehrmaßnahmen durch Bildung spezifischen *Antikörper* aus.

b) Der *mittlere* Rachenraum *(Mesopharynx* oder *Mund-Rachenraum = Pars oralis pharyngis)* erstreckt sich *vom weichen Gaumen bis* zum *Kehlkopfeingang*, während der

c) *untere* Rachenraum *(Hypopharynx* oder *Kehlkopf-Rachenraum = Pars laryngea pharyngis)* den *Vorraum* der *Speiseröhre* bildet. Rechts und links liegt je eine spitz zulaufende Nische *(Recessus piriformis)*, in der hin und wieder verschluckte Gegenstände (wie beispielsweise Fischgräten) steckenbleiben.

18.2. Die unteren Luftwege (Kehlkopf, Luftröhre, Lungen)

Über den Rachen gelangt die eingeatmete Luft zum **Kehlkopf** *(Larynx; laryngizein* = schreien; *laryngion* = Gurgel, Kehle), der den Luftweg beim Schlucken und Husten verschließt und der Lautbildung (mittels der Stimmlippen) dient; er baut sich aus 5 mehr oder weniger großen *knorpeligen Platten* auf, die sich durch Bänder und kleine, für die Tonbildung jedoch wichtige Muskeln zu einem Ganzen zusammenfügen.

Wenn man sich einzelnen Teilen des Kehlkopfes zuwendet (Abb. 190), dann fällt zunächst auf Grund seiner Größe

---

**) Die Rachenmandel stellt nicht selten die Eintrittspforte für Erreger dar; sie kann zum Herd („Fokus") und infolge ständiger *Toxin*ausschwemmung zum Ausgangspunkt von ernsten Krankheiten (wie Gelenkrheumatismus, Herzklappenfehler, *Endo-* und *Myocarditis*) werden.

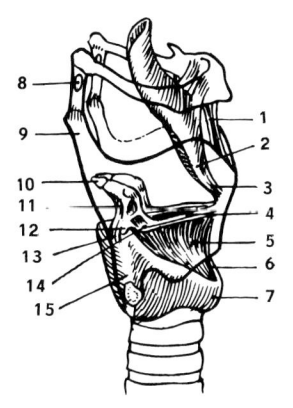

Abb. 190. Knorpelgerüst des Kehlkopfes (einschließlich Zungenbein und Bandapparat), von rechts gesehen.

 1 = Band zwischen Zungenbein und Schildknorpel *(Membrana thyreohyoidea)*
 2 = Kehldeckelknorpel *(Cartilago epiglottica)*
 3 = Band zwischen der Innenseite des Schildknorpels und der Spitze des Kehldeckelknorpels *(Lig. thyreoepiglotticum)*
 4 = Stimmbänder *(Ligg. vocalia)*
 5 = Bindegewebiger Anteil des Kehlkopfes *(Conus elasticus)*
 6 = Band zwischen oberem Ringknorpel und unterem Rand des Schildknorpels *(Lig. cricothyroideum)*
 7 = Ringknorpel *(Cartilago cricoidea)*
 8 = kleine Knorpelplatte *(Cartilago triticea)* im Band zwischen dem oberen Horn des Schildknorpels und dem Zungenbein *(Os hyoideum)*
 9 = Oberes Horn des Schildknorpels *(Cornu superius)*
10 = Knorpelhörnchen der Stellknorpel *(Cartilago corniculata* SANTORINI*)*
11 = Stellknorpel *(Cartilagines arytaenoideae)*
12 = Muskelansatzpunkt
13 = Band zwischen Stell- und Ringknorpel *(Lig. cricoarytaenoideum)*
14 = Ansatzpunkt des Stimmbandes am Stellknorpel
15 = Unteres Horn des Schildknorpels *(Cornu inferius)*

der **Schildknorpel** *(Cartilago thyreoidea)* auf, der aus zwei fünfeckigen hyalinen Knorpelplatten besteht, die ventral in einem Winkel, der beim Mann rund 90°, beim Kind und bei der Frau 160 bis 170° beträgt, kielartig zusammentreffen.

Bei der *Frau* und beim *Kind* ist der Schildknorpel (wie auch der gesamte Kehlkopf) kleiner als beim Mann; das bedingt kürzere Stimmbänder und demzufolge eine höhere Stimmlage. Das raschere, von der inneren Sekretion der Hoden abhängige Wachstum des *männlichen* Kehlkopfes ruft eine Verlängerung der Stimmbänder und damit während der Pubertätszeit das *Mutieren der Stimme („Stimmbruch")* hervor.

Das obere Ende des Schildknorpels ist leicht nach ventral gebogen und wölbt damit zugleich die Vorderfläche des Halses – speziell beim männlichen Geschlecht – in Gestalt des „Adamsapfels"*) *(Pomum Adami* oder *Prominentia laryngea)* vor. Von der Innenfläche nehmen die beiden *Stimmbänder (Ligg. vocalia)* ihren Ursprung, während im Bereich der hinteren Begrenzung des Schildknorpels zwei lange, obere und zwei kurze, untere Fortsätze oder „Hörner" *(Cornua superiora et inferiora)* vorhanden sind.

Unter dem Schildknorpel liegt der ebenfalls hyalinknorpelige **Ringknorpel** *(Cartilago cricoidea)*, der die Form eines Siegelringes hat, dessen Platte *(Lamina)* nach dorsal sieht, während der schmale Bogen *(Arcus)* ventralwärts gelegen ist. Der Ringknorpel-Platte liegen kleine Sesam-Knorpel, die paarigen **Stell-** oder (nach ihrer Form) **Gießbeckenknorpel** *(Cartilagines arytaenoideae)* auf, die die Gestalt einer steilen, dreiseitigen gekrümmten Pyramide erkennen lassen, wobei sich auf der nach hinten oben zeigenden Pyramidenspitze noch ein weiterer kleiner elastischer (SANTORINI-)Knorpel *(Cartilago corniculata)* befindet. Die „Aryknorpel" sind sehr beweglich, was notwendig ist, *um die Stellung der Stimmbänder*, die an ihnen ansetzen, *ständig zu regulieren.* Zwischen den beiden Stimmbändern breitet sich die beim Atmen, Sprechen oder Singen unterschiedlich weit geöffnete *Stimmritze (Rima glottidis)* aus; während sie bei der normalen Atmung zumeist weitgestellt ist, bildet sie bei der Stimmgebung im Gegensatz dazu nur einen schmalen, schlitzförmigen Spalt. Bei der „Pressung" kommt es kurz zuvor zu einem festen Verschluß der Stimmritze.

Die grau-weißen **Stimmbänder** *(Ligg. vocalia)* zeigen einen *Plattenepithel*-Überzug; das unter diesem gelegene zarte Bindegewebe kann bei Entzündungen – vor allem bei der Diphtherie – zu sehr erheblichen Schwellungen *(Glottis-Oedem)* führen, die Erstickungsanfälle auslösen.

Das Kehlkopf-Gerüst wird nach oben durch den aus elastischem Knorpel bestehenden **Kehldeckel** *(Cartilago epiglottica)* abgeschlossen, der die Form eines Fahrradsattels besitzt, dessen Spitze *(Petiolus)* durch einen Bandzug mit der Innenseite des Schildknorpels *(Lig. thyreoepiglotticum)* verbunden ist, während der obere Rand frei in den Rachen ragt.

Weitere Bänder zwischen dem Schildknorpel und Zungenbein sowie zwischen Ring- und Schildknorpel und zwischen ersterem und der ersten Luftröhrenspange vervollständigen den Aufbau des Kehlkopfgerüstes (Abb. 190).

Auf einem Frontalschnitt weist der **Innenraum des Kehlkopfes** *(Cavum laryngis)* eine *Sanduhrform* auf (Abb. 191), an der man *drei Etagen* unterscheidet:

a) den *Vorhof (Vestibulum laryngis)*, der sich vom freien Rand des Kehldeckels bis zu den *Taschenfalten* (= „falsche Stimmbänder" [*Plicae ventriculares*], die mit der Stimmbildung nichts zu tun haben) erstreckt;

b) die *mittlere Kehlkopfetage (Ventriculus laryngis)*, die sich zwischen Taschen- und Stimmfalten ausbreitet; sie läßt einen jeweils seitlich von den beiden Einschnürungen des Kehlkopfinneren (die die beiden Falten hervorrufen) liegenden schmalen Hohlraum (den *Sacculus laryngis* oder die MORGAGNIsche Tasche) erkennen;

---

*) Der Wiener Anatom HYRTL wies nach, daß die Legende vom Adamsapfel als dem verschluckten Apfel des biblischen Sündenfalls auf mangelnder Kenntnis der orientalischen Sprachen beruht. Mönche hielten *adam* (arabisch: Mann) für den biblischen Adam, der eigentlich auch nur „ein Mann" sein soll. „*Pomum Adami*" heißt also *Mannesapfel*, wobei sich zeigt, daß die Ärzte des alten Orients recht gute Beobachter waren.

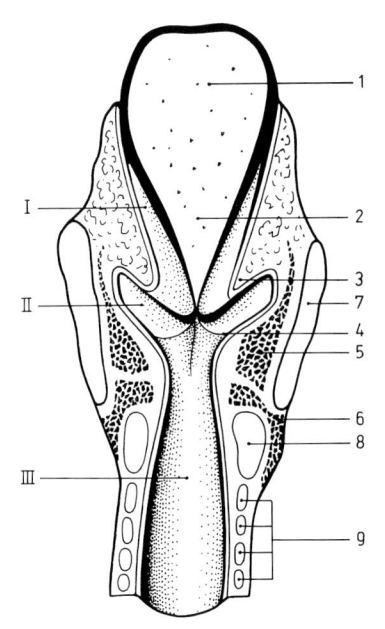

Abb. 191. Frontalschnitt durch die vordere Kehlkopf-Hälfte (Schema).

I = Vorhof oder epiglottischer Raum *(Vestibulum laryngis)*
II = mittlere (zwischen den Taschen- und Stimmfalten gelegene) Kehlkopfetage *(Ventriculus laryngis)*
III = untere Kehlkopfetage oder subglottischer Raum *(Cavum infraglotticum)*
1 = Kehldeckel *(Epiglottis)*
2 = Spitze des Kehldeckels, durch ein Band
(Lig. thyreoepiglotticum) mit der Innenseite des Schildknorpels befestigt
3 = Taschenfalte *(Plica ventricularis)*
4 = Stimmfalte *(Plica vocalis)*
5 = Kehlkopfmuskulatur *(Pars lateralis [Externus]* und *Pars vocalis [Internus]* des *M. thyreoarytaenoideus)*
6 = Kehlkopfmuskulatur *(M. cricothyreoideus)*
7 = Schildknorpel *(Cartilago thyreoidea)*
8 = Ringknorpel *(Cartilago cricoidea)*
9 = Luftröhren-Knorpelspangen *(Cartilagines tracheales)*

c) die *untere* Kehlkopfetage *(Cavum infraglotticum)*, die von der Stimmritze bis zum Unterrand des Ringknorpels reicht.

Der nächste Abschnitt der unteren Luftwege, die 10 bis 12 cm lange und 1,5 cm weite, in Höhe des 6. Halswirbels beginnende **Luftröhre** *(Trachea)* setzt sich aus 16 bis 20 *hufeisenförmig gekrümmten hyalinen Knorpelspangen (Cartilagines tracheales)* zusammen, deren Öffnungen nach dorsal zeigen und hier bindegewebig und muskulär zum Rohr verschlossen werden; die einzelnen Spangen sind durch kurze, elastische Bänder *(Ligg. anularia)* miteinander verbunden. Durch diese Knorpelspangen ist die Luftröhre quer- und längselastisch versteift; ihr Lumen wird dadurch ständig offengehalten. *In Höhe des 4. Brustwirbels teilt sich* in einem Winkel von 60 bis 70° *die Luftröhre (Bifurcatio tracheae)*, und zwar in den rechten und linken **Haupt-Bronchus** *(Bronchus principalis dexter et sinister)*, von denen der rechte, kürzere und weite, steil nach unten zieht, während der linke, längere und engere Bronchus mit der Luftröhre

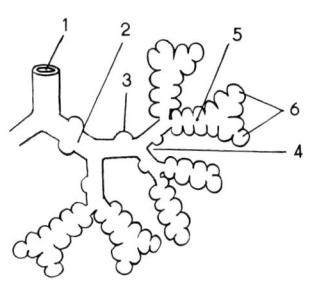

Abb. 192. Dichotome Aufteilung eines kleinen Luftröhrenzweiges (Schema).

1 = kleiner Luftröhrenzweig *(Bronchiolus terminalis)*
2 = Atmungszweig *(Bronchiolus alveolaris)* 1. Ordnung
3 = Atmungszweig 2. Ordnung
4 = Atmungszweig 3. Ordnung
5 = Lungenbläschengang *(Ductus alveolaris)*
6 = Lungenbläschensäckchen *(Sacculus alveolaris)*

einen Winkel von 100 bis 110° bildet und vom Aortenbogen überkreuzt wird („die Aorta reitet auf dem linken Bronchus"). Die *weitere* **Aufzweigung** *der Stamm-Bronchien* (Abb. 192) erfolgt auf der jeweiligen Seite unter entsprechender Abnahme des Lumens in:

a) einen *Luftröhrenzweig (Bronchus)*,
b) einen *kleinen Luftröhrenzweig (Bronchiolus terminalis)*,
c) einen *Atmungszweig (Bronchiolus alveolaris)*,
d) einen *Lungenbläschengang (Ductus alveolaris)*,
e) ein *Lungenbläschensäckchen (Sacculus alveolaris)* und in die
f) *Lungenbläschen (Alveoli pulmones)*.

Der sich vom Bronchus bis zur Alveole erstreckende Bereich der Luftwege liegt bereits innerhalb der **Lunge** *(Pulmo)*, die rechts 3 Lappen, den *Ober-, Mittel-* und *Unter*lappen, links dagegen nur 2 Lappen, einen *Ober-* und *Unterlappen*, aufweist (Abb. 193). Die Lungen haben die Gestalt eines Kegels, der oben als Lungen*spitze (Apex pulmonis)* aus der oberen Brustkorböffnung herausragt, während er unten als konkave Lungen*basis (Basis pulmonis)* der jeweiligen Zwerchfellkuppel aufliegt.*)

Im Zentrum der zur Medianebene hinweisenden Lungenfläche liegt die sog. „**Lungenwurzel**" *(Radix pulmonis)*, über die die Bronchien, Arterien und Venen, Lymphgefäße und Nerven ein- bzw. austreten; besondere Beachtung verdienen die an dieser Stelle sich zu größeren Paketen zusammenfindenden Bronchial-Lymphknoten („*Hilus*"-Lymphknoten = *Nodi l. bronchopulmonales*), deren Vergrößerung, besonders bei der Lungentuberkulose, im Röntgenbild sich nachweisen läßt.

---

*) Damit wird die Form der Lunge weitgehend von den Raumverhältnissen zwischen der Innenfläche des Brustkorbes, dem Zwerchfell sowie dem Mittelfellraum (Herz, Speiseröhre, große Blutgefäße, Thymus) bestimmt.

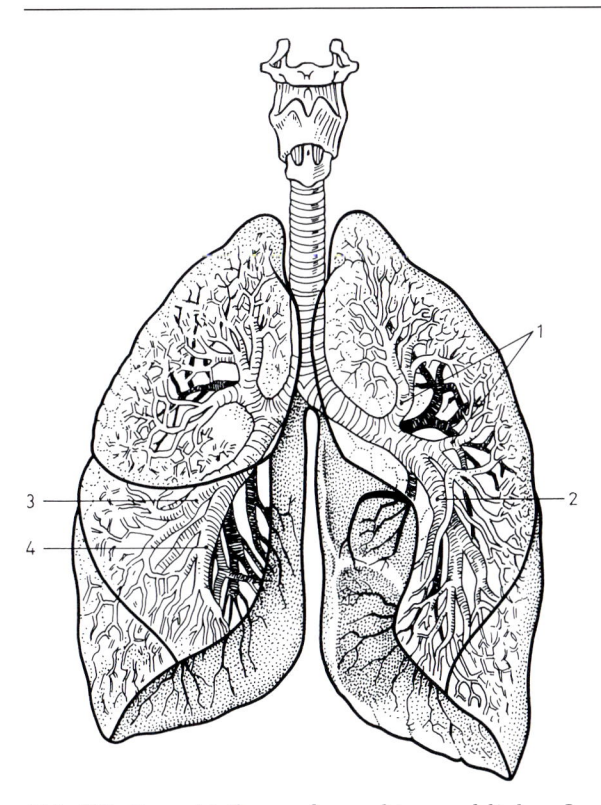

Abb. 193. Bronchialbaum der rechten und linken Lunge.
1 = vordere Äste des Stammbronchus im linken Oberlappen
2 = Stammbronchus im linken Unterlappen
3 = vordere Äste des Stammbronchus im rechten Mittellappen
4 = Stammbronchus im rechten Unterlappen

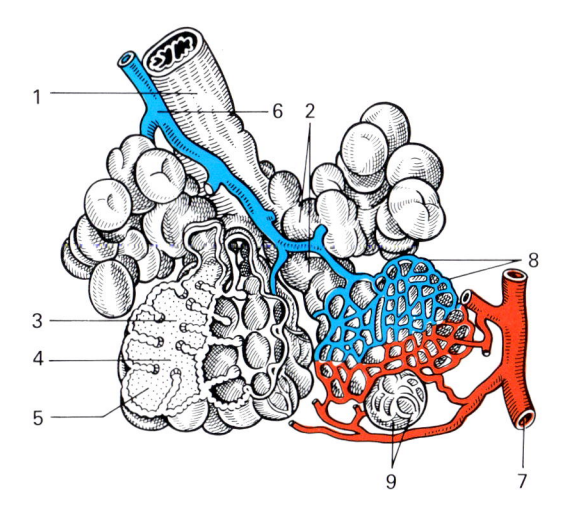

Abb. 194. Halbschematische Darstellung des respiratorischen Capillarnetzes im Bereich einiger Lungenbläschen (nach BENNINGHOFF 1980).
(Zur Veranschaulichung kommen außerdem das elastische Fasergerüst zweier Alveolen sowie an einem aufgeschnittenen Lungenbläschengang mehrere Lungenbläschenscheidewände.)
1 = kleiner Luftröhrenzweig *(Brochiolus terminalis)*
2 = Atmungszweig *(Bronchiolus alveolaris)*
3 = Lungenbläschengang *(Ductus alveolaris)*
4 = Lungenbläschensäckchen *(Sacculus alveolaris)*
5 = Lungenbläschen *(Alveole)*
6 = Ast der Lungenschlagader
7 = Ast der Lungenblutader
8 = Capillarnetz
9 = Elastischer Faserkorb einer Alveole

Luftröhre, Stamm-Bronchien mit ihren *dichotomen**) Aufteilungen bis zu den Luftröhrenzweigen besitzen in ihren Wandungen *hyalines Knorpel*-Gewebe. An Stelle der Knorpeleinlagerungen tritt in den weiteren Aufzweigungen glattes, zirkulär angeordnetes *Muskel*gewebe, so daß nunmehr der Querschnitt der kleineren Äste des Atmungssystems, die insgesamt den Hauptanteil beim Aufbau des Lungengewebes ausmachen, aktiv reguliert werden kann. Dies besitzt vor allem für die Klinik eine recht erhebliche Bedeutung, als durch einen Krampfzustand der glatten Muskulatur – hervorgerufen durch eine Übererregung der glatten Muskulatur durch Histamin – ein Bronchial-Asthma-Anfall (mit außerordentlich erschwerter Ausatmung) ausgelöst werden kann.

Das bereits in der Nasenschleimhaut kennengelernte, auf seiner Oberfläche eine dünnflüssige Sekretschicht aufweisende mehrreihige **Flimmerepithel** wird auch im Kehlkopf, in der Luftröhre und in den großen Aufzweigungen derselben unter fortschreitender Abflachung des Epithels angetroffen, wobei der Schlag der zahlreichen feinen Flimmerhärchen (oder Geißeln) rachenwärts gerichtet ist, um eingedrungene Fremdkörper umgehend nach außen befördern zu können. Die *Stimmfalten (Plicae vocales)* jedoch besitzen auf ihrem freien Rand *Platten*epithel; deshalb kann der Schleim über diese Schwelle nur durch Räuspern oder Husten weiterbefördert werden.

Durch die ununterbrochene Einwirkung scharfen Staubes, wie er beispielsweise in Diamantschleifereien, bei Bohrungen im Steinbruch usw. auftritt, wird das Flimmerepithel im Bereich der Atemwege nach und nach geschädigt und damit das Deckgewebe seiner Schutzfunktion beraubt, so daß nunmehr Schmutzteilchen und Bakterien ungehindert in das Innere der Lungen gelangen können; manche im Beruf zugezogene Lungenerkrankung (wie beispielsweise die „Staublunge" = *Silikose*) hat auf diese Art ihren Anfang genommen.

Die sackförmigen, blinden Endigungen des Atemapparates, die bei Einatmung 0,3 bis 0,5 mm großen **Lungenbläschen** oder **Alveolen** (Abb. 194), beanspruchen unser besonderes Interesse, da sie in ihrer Gesamtheit – es werden insgesamt etwa 500 bis 600 Millionen Alveolen angegeben – die *funktionelle Oberfläche für den Gasaustausch des Blutes* (Aufnahme von O_2 und Abgabe von CO_2) darstellen und beim Erwachsenen rund 100 bis 120 m^2 ausmachen, eine Fläche, die 60mal so groß wie die Körperoberfläche ist und die täglich mit 7000 bis 8000 Liter Blut in engstem Kontakt steht. Die sehr dünne, 1 µm messende Alveolarwand besteht neben argyrophilen und lockeren Bindegewebsfasern aus einem korbartigen *elastischen Fasernetz* (so daß jede Alveole mit der Atmung vergrößert bzw. verkleinert

---

*) *dichotom* = in zwei gleiche Teile oder Äste untergliedert.

werden kann), das von zahlreichen Capillaren umgarnt wird, so daß nunmehr auf Grund des engen Kontaktes zwischen Blut und Alveolarluft ein *ungehinderter Gasaustausch* in optimaler Weise durch *Diffusion* vor sich gehen kann.*)

Im Alveolargebiet, das kein Flimmerepithel besitzt, erfolgen die Aufnahme und der Abtransport der Staubpartikelchen durch die *Alveolar-Phagocyten* („Freßzellen"). Somit kommt den Lungenbläschen neben ihrer Hauptfunktion noch eine gewisse Schutzfunktion zu.

Die beiden Lungen stecken in einer serösen Haut, die auch **Pleura** genannt wird. Sie sind unterteilt in *zwei Blätter*, von denen das innere der Oberfläche der Lungen unmittelbar aufliegt und auch in die Lappenspalten hineinzieht („*Lungen*fell" = *Pleura pulmonalis*), während das äußere Blatt die Innenfläche des Brustkorbes auskleidet („*Brust*fell" = *Pleura parietalis*) und auch die zwischen den beiden Lungen gelegenen Organe sowie das Zwerchfell überzieht. Der den Rippen aufliegende Teil des Brustfells wird „*Rippen*fell" (*Pleura costalis*) genannt, eine Bezeichnung, die sich im klinischen Sprachgebrauch auf das ganze Brustfell erstreckt.

Der zwischen beiden Pleurablättern vorhandene capillare Spalt**) wird normalerweise von einem äußerst feinen Flüssigkeitsfilm benetzt, so daß die auf ihrer Oberfläche nunmehr schlüpfrigen Blätter bei der Brustkorbformänderung beim Atmen ohne Reibung aneinander vorbeigleiten können. Erkrankt das Rippenfell, dann kommt es entweder zu einer Vermehrung der Flüssigkeit (= *feuchte* Rippenfellentzündung [*Pleuritis exsudativa*]) oder zu einer Reduzierung derselben (= *trockene* Rippenfellentzündung [*Pleuritis sicca*]), ein Zustand, der mit heftigen Schmerzen verbunden ist, da die sehr nervenreichen Pleurablätter bei der Ein- und Ausatmung sich nunmehr aneinander reiben, was vom Arzt während des „Abhorchens der Lunge" deutlich in Form eines knarrenden Geräusches („Lederknarren") diagnostiziert werden kann.

Bringt der Arzt von außen eine gewisse Luftmenge in den Pleuraspalt, wie es bei der künstlichen Anlegung eines *Pneumothorax* geschieht, dann fällt die jeweilige Lunge auf Grund ihrer Elastizität weitgehend in sich zusammen, da die Adhäsionswirkung des Flüssigkeitsspaltes beseitigt worden ist.

---

*) Die *maximale Diffusionskapazität für Sauerstoff* weist eine enge Beziehung zur körperlichen Leistungsfähigkeit auf; während untrainierte erwachsene Männer mit etwa 3 l O_2-Aufnahme/min die Grenze ihrer allgemeinen aeroben Leistungsfähigkeit erreichen (was eine Diffusionskapazität von 40 ml/min/Torr voraussetzt), zeichnen sich ausdauertrainierte Sportler durch eine maximale O_2-Aufnahme von 4 bis 6 l/min aus (was eine Diffusionskapazität von 60 bzw. 100 ml/min/Torr bedingt).

**) Im capillaren Spalt besteht ständig ein *Unterdruck*, der dafür Sorge trägt, daß die Lunge sich während des gesamten Lebens in einem *passiv gedehnten Zustand* befindet (der bei tiefster Inspiration 30 Torr, bei stärkster Exspiration 3 bis 4 Torr beträgt). Auf Grund der Adhäsionswirkung des Flüssigkeitsspaltes müssen die Lungen allen Exkursionen des Brustkorbes passiv folgen.

19. Das Verdauungssystem (Digestionstrakt)

So wie die äußere Körperoberfläche von einer Hülle, einem mehrschichtigen, verhornten Plattenepithel (*Epidermis*) gebildet wird, so wird auch die *Innenfläche des Darmes* und seine Anhangsgebilde von einer allerdings wesentlich dünneren Deckschicht, dem *Epithel*, ausgekleidet, das am Mund und After ohne Unterbrechung in die Epidermis übergeht. So wie die Epidermis der Lederhaut (*Corium*) aufsitzt, liegt auch das Epithel einer bindegewebigen Schicht auf (*Lamina propria mucosae*), so daß Epithel und *Lamina propria* die *Schleimhaut (Tunica mucosa)* bilden. Der Vergleich zwischen der Körperoberfläche und der inneren Oberfläche des Verdauungssystems ist durchaus angebracht, da – genaugenommen – der Speisebrei während seiner Wanderung durch den Magen-Darm-Kanal (wie etwa die Luft in den Lungen oder der Harn in der Harnblase) *stets außerhalb* unseres Organismus bleibt.

Die Schleimhautoberfläche wird in ihrer Struktur *von den im jeweiligen Verdauungsabschnitt zu verrichtenden Funktionen bestimmt*. So weist z. B. die Schleimhaut, die den Bereich vom Mund bis zum Mageneingang überzieht und der keine resorbierende Tätigkeit zukommt, die *Schutz*form des Epithels, das *geschichtete Pflaster-* oder *Plattenepithel*, auf, das mit dem darunter liegenden Bindegewebe eine *zapfenförmige Verzahnung* eingeht, um dem Tangentialschub der mechanisch vom Gebiß zerkleinerten Bissen Widerstand leisten zu können. In den übrigen Verdauungsabschnitten, wo die Schleimhaut die Aufgabe der *Sekretion* (Magen) und *Resorption* (Dünndarm) von verwertbaren Speiseanteilen bzw. von Wasser (Dickdarm) verrichtet, wird das mehrschichtige, unverhornte Plattenepithel mit deutlichen Papillen von einem hohen *einschichtigen prismatischen Epithel* abgelöst, das im Magen ohne Cutikularsaum, im Dünn- und Dickdarm mit einem gestriften Cutikular- oder Bürstensaum auftritt.

Der **Schleimhaut** (*Tunica mucosa*) folgt in der Tiefe eine lockere, bindegewebige „*Verschiebeschicht*" (*Tela submucosa*), die eine Verlagerung der ersteren auf der nachfolgenden Unterlage ermöglicht, und eine aus glatten Muskelfasern bestehende „**Muskelhaut**" (*Tunica muscularis*) mit einer zumeist stärkeren inneren zirkulären und einer schwächeren äußeren Längsschicht. Zwischen beiden Schichten liegt lockeres Bindegewebe mit *Blutgefäßen* und *Nervenansammlungen des vegetativen Nervensystems*, in deren Knotenpunkte Ganglienzellen eingestreut sind*). Den

---

*) Zu den bekanntesten *vegetativen Nervengeflechten* gehören der zwischen Ring- und Längsmuskulatur gelegene *Plexus myentericus* (AUERBACHI) sowie der in der *Tela submucosa* anzutreffende *Plexus submucosus* (MEISSNERI), wobei der AUERBACH Plexus die Darmbewegung *(Peristaltik)* automatisch in Gang setzen und regulieren kann!

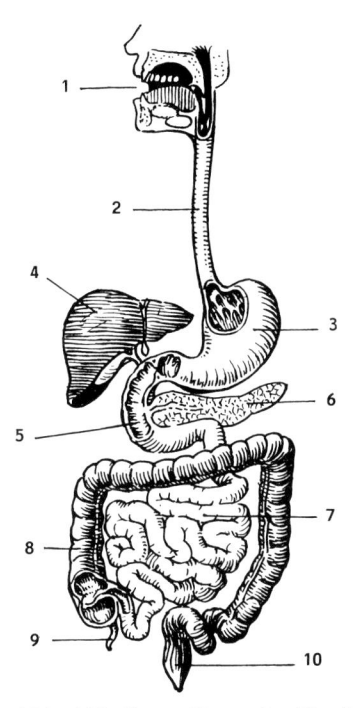

Abb. 195. Darstellung des Verdauungsweges (Schema).
1 = Mundhöhle *(Cavum oris)*
2 = Speiseröhre *(Oesophagus)*
3 = Magen *(Ventriculus)*
4 = Leber *(Hepar)* mit Gallenblase *(Vesica fellea)*
5 = Zwölffingerdarm *(Duodenum)*
6 = Bauchspeicheldrüse *(Pancreas)*
7 = Leer- und Krummdarm *(Jejunum et Ileum)*
8 = Grimmdarm *(Colon)*
9 = Wurmfortsatz *(Appendix vermiformis)*
10 = Mastdarm *(Rectum)*

Abschluß der Darmwand nach außen bildet das **viscerale Blatt des Bauchfells**, die *Tunica serosa*, die sich aus lockerem Bindegewebe, Fettzellen und flachen Serosaendothelzellen zusammensetzt.

Im Verdauungssystem werden demnach zahlreiche, in ihrem grob- und feingeweblichen Bau recht unterschiedlich gestaltete Organe zu einem *funktionellen Ganzen* zusammengefaßt, die alle dem gemeinsamen Ziel dienen, *die aufgenommenen Nahrungssubstanzen schrittweise in resorptionsfähige Spaltprodukte zu zerlegen*, die vom Körper enzymatisch aufgeschlossen (verdaut) und verwertet werden, während der nicht verwertbare Rest wieder zur Ausscheidung gelangt.

Der Verdauungskanal weist mit seinen einzelnen Abschnitten eine beträchtliche Länge auf, um genügend Zeit zu haben, den für die Erhaltung und die Arbeitsverrichtung unseres Körpers erforderlichen umfangreichen „*Stoff-Wechsel*" (Metabolismus) optimal absichern zu können*). Dabei wird die Länge des Darmes von der *Zusammensetzung der* aufzunehmenden und weiterzubefördernden *Nahrung* bestimmt. So haben beispielsweise Fleischverzehrer – die keine allzugroße Verdauungsarbeit zu leisten haben, weil die von ihnen verspeisten Pflanzenfresser bereits die schwere Hälfte der Verdauung, die Umwandlung von pflanzlichen in tierische Substanzen, durchgeführt haben – stets einen relativ kurzen Darm.

Das **Verdauungssystem** wird in **drei** unterschiedlich lange **Teile** (Abb. 195) aufgegliedert:

a) *oberer* Verdauungsabschnitt = *Mundhöhle (Cavum oris)* mit ihren Bestandteilen, *Rachen (Pharynx)* und *Speiseröhre (Oesophagus)*;
b) *mittlerer* Verdauungsabschnitt = *Magen (Ventriculus)* und *Dünndarm (Intestinum tenue)* und
c) *unterer* Verdauungsabschnitt = *Dickdarm (Intestinum crassum)* und *Mastdarm (Rectum)*.

Zum Magen-Darm-Kanal gehören des weiteren die großen *Drüsen* des Bauchraumes: die *Leber (Hepar)* und *Bauchspeicheldrüse (Pancreas)*.

19.1. Oberer Verdauungsabschnitt (Mundhöhle, Rachen, Speiseröhre)

19.1.1. Mundhöhle

Der *Vorhof* der **Mundhöhle** = *Vestibulum oris* (halbkreisförmiger schmaler Spalt zwischen den Lippen und Wangen, dem Zahnfleisch und den Zahnreihen) und die *eigentliche Höhle des Mundes* = *Cavitas oris propria* (begrenzt von der Zahnreihe, von den Wangen, Lippen, dem harten sowie weichen Gaumen und von der Zungen- und Mundbodenmuskulatur) bilden den *Anfang*steil des Verdauungsweges. Der Vorhof ergreift (mit den Lippen) die Nahrung, während die eigentliche Mundhöhle letztere zerkleinert sowie einspeichelt und dadurch den Bissen formt.

Bei einer Inspektion der Mundhöhle nimmt die aus Skelettmuskulatur aufgebaute, 5 cm lange und 4 cm breite **Zunge** *(Lingua)* unsere besondere Aufmerksamkeit in Anspruch; sie stellt ein *sehr verformbares „Mehrzweckorgan"* dar und kann deshalb beim *Schmecken, Tasten, Kauen, Schlucken, Saugen**)* und *Sprechen* in entscheidendem Maße mitwirken.

---
*) Nach RAPOPORT setzt jeder Mensch im Verlauf seines Lebens ungefähr 56 t Wasser, 14 t Kohlenhydrate und je 2,5 t Eiweiße und Fette um, so daß sich die Gesamtmenge der aufgenommenen Stoffe auf das 1000fache seiner Körpermasse beläuft.

**) Bei den Säugern kann durch die Tätigkeit der Zunge wie etwa bei einem beweglichen Pumpenstempel in der nach allen Seiten verschlossenen Mundhöhle ein luftverdünnter Raum gebildet werden, wobei ein Unterdruck von 10–20 kPa entstehen kann, was einer Wassersäule von 1,5 m Höhe entspräche. Auf diesem Mechanismus beruht der Vorgang des „Saugens", wonach die gesamte Klasse der „Säugetiere" ihre Bezeichnung bekommen hat.

Ihre beträchtliche aktive Deformierbarkeit erhält die Zungen-*Binnenmuskulatur* (von der zunächst gesprochen werden soll) durch eine *dreidimensionale Anordnung longitudinaler, transversaler* und *vertikaler Muskelbündel* und die zugehörigen Bindegewebselemente (Abb. 197).*)

Während die aboral von der Zungen-Aponeurose entspringenden und weiter zungenspitzenwärts wieder an ihr ansetzenden oberen und unteren *longitudinalen* Fasern eine Art „Muskelmantel" um den zentralen Zungenkörper bilden, lassen die *transversalen* Muskelzüge im Bereich der Medianebene ein kunstvolles Verzweigungs- und Kreuzungssystem entstehen, das sich aus zahlreichen quadratischen bis rhombischen Scherengittern aufbaut, durch deren Lücken die vertikalen und longitudinalen Fasern hindurchziehen. Die *vertikalen* Muskelfasern spalten sich dicht unter der Zungen-Aponeurose wie ein spätgotisches Säulenbündel pinselartig auf, wobei diese feinen Endaufzweigungen Verbindungen mit benachbarten Säulenbündeln eingehen, wodurch „Netzgewölbe" bzw. „Spitzbogengitter" entstehen. Damit verkörpert die Zunge mit ihrer dreidimensional ausgerichteten Binnenmuskulatur in idealer Weise das Grundprinzip eines fein durchgegliederten *skelettfreien Muskelkörpers*, einer Architektur, der sie ihre große Beweglichkeit verdankt (TITTEL und PIEPER 1968).

Die Zunge wird als Ganzes durch Muskelzüge noch zusätzlich bewegt, die *von außen* an sie herantreten; es handelt sich dabei um den *Kinn-Zungenbeinmuskel (M. genioglossus)*, den *Zungenbein-Zungenmuskel (M. hyoglossus)* und den *Griffelfortsatz-Zungenbeinmuskel (M. styloglossus)*, die vom Unterkiefer, Zungenbein und Griffelfortsatz des Schläfenbeins ihren Ursprung nehmen und in die einzelnen Abschnitte der Zunge einstrahlen.

Überzogen werden die Binnen-Muskeln von einer *derben Schleimhaut* (mechanische Beanspruchung!), die gegenüber ihrer Unterlage *(Aponeurosis lingualis)* nicht verschiebbar ist und ein charakteristisches Relief erkennen läßt: die bindegewebigen **Zungen-Papillen****) (Abb. 196), die die Schleimhautoberfläche vergrößern. Auf Grund ihres spezifischen Baues werden *faden-* und *pilz*förmige *(Papillae filiformes et fungiformes)*, blätterartige *(Papillae foliatae)* sowie *umwallte Papillen (Papillae vallatae)* unterschieden. Die genannten Papillen (ihre Gesamtzahl wird auf etwa 2000 geschätzt) tragen, was insbesondere auf die beiden letztgenannten Gruppen zutrifft, zahlreiche *Geschmacksknospen*, kleine Sinnesorgane, die uns die verschiedenen Geschmacksqualitäten *sauer* (am Zungenrand), *süß*, *salzig* (beides an der Zungenspitze) und *bitter* (im Bereich der umwallten Papillen) vermitteln, wobei die Geschmacks-

---

*) Damit ist die Zungen-*Binnenmuskulatur* – und das ist innerhalb der Skelett-Muskulatur eine Einmaligkeit – in der Lage, *sich aktiv zu verlängern* („Zungeherausstrecken"); kontrahieren sich die vertikalen und transversalen Muskelzüge, dann kommt es zu einer Verschmälerung und Verlängerung der Zunge.

**) In Wirklichkeit handelt es sich um Papillen*stöcke*, um *Kolonien*, die – mit Ausnahme der Wall-Papillen – von vielen kleinen Einzelpapillen, die sehr lang und miteinander zu einem Bündel vereinigt sind, gebildet werden.

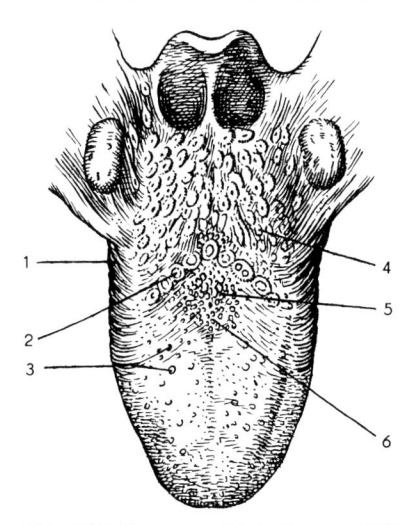

Abb. 196. Zungenschleimhaut mit Papillen (von oben gesehen).

1 = blattförmige Papillen *(Papillae foliatae)*
2 = umwallte Papillen *(Papillae vallatae)*
3 = pilzförmige Papillen *(Papillae fungiformes)*
4 = linsenförmige Papillen *(Papillae lenticulares)*
5 = kegelförmige Papillen *(Papillae conicae)*
6 = fadenförmige Papillen *(Papillae filiformes)*

empfindungen bei sehr heißen, aber auch bei stark ab- bzw. unterkühlten Speisen (Eis!) reduziert sind; sie sind zum anderen wichtige *Tastsinnesorgane*, wobei die Zungenspitze besonders berührungsempfindlich ist.

Die **faden**förmigen Papillen, die vorrangig *mechanische* Funktionen haben, sind am zahlreichsten vertreten (etwa 500 pro cm^2) und geben, da sie wie die Halme eines kurzgeschorenen Rasens dicht nebeneinanderstehen, der Zungenoberfläche ihre *samtartige* Beschaffenheit. Sie sind besonders in der Mitte des Zungenrückens sehr hoch. Ihre Gesamtheit bedingt die *graurötliche* Farbe der Zungenoberfläche. Abgestoßene Epithelien und die für die Mundhöhle charakteristische Pilz- und Bakterienflora können bei gewissen Erkrankungen auf der Zunge einen Belag bilden, der dem Arzt als diagnostisches Zeichen dient*). Die **pilz**förmig und konisch gestalteten Papillen sind weniger zahlreich vorhanden (40 bis 50 pro cm^2) und besitzen gegenüber den ersteren einen viel zarteren Epithelüberzug; sie drängen sich an der Spitze und an den Seitenrändern der Zunge zusammen**). In den Graben der 7 bis 12 **umwallten** Papil-

---

*) Bei Raubtieren sind die *faden*förmigen Wärzchen *stark verhornt* und bilden eine *Raspel*, deren Spitzen schlundwärts gerichtet sind, die man deutlich fühlt, wenn man von einer Katze geleckt wird.

**) Während die der Übertragung des Schmeckreizes auf den Geschmacksnerven dienenden und nur auf der Oberfläche des Pilzhutes sitzenden mikroskopisch kleinen Knospen sehr flüchtig erregt werden (da die zu schmeckenden Substanzen sehr rasch über die Zungenoberfläche hinweggleiten), erfahren die Geschmacksknospen der *Wall*papillen eine *sehr nachhaltige Erregung*, da sie nicht auf der Kuppe der Geschmacksknospe, sondern zu beiden Seiten des Wallgrabens auf den einander zugewendeten Seiten der Papille und des Außenwalles lokalisiert sind.

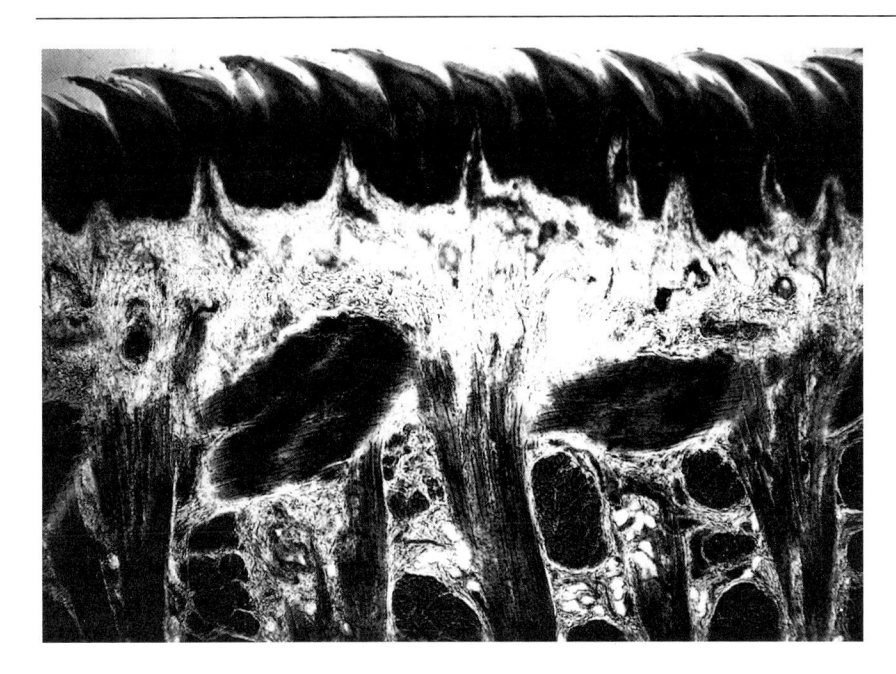

Abb. 197. Querschnitt durch den Zungenrücken mit dreidimensionaler Anordnung der longitudinalen, transversalen und vertikalen Muskelzüge des Muskelbinnenkörpers.
Gefrierschnitt, 100 µm, Haemalaun-Eosin; 22:1.

len, die V-förmig angeordnet an der Grenze zwischen Zungenrücken und -wurzel liegen, einen Durchmesser von 1 bis 3 mm aufweisen und 150–200 Geschmacksknospen besitzen, münden große, rein seröse Drüsenkomplexe – die v. EBNER-*Spüldrüsen* (Abb. 198) – die mit ihrem dünnflüssigen Sekret die Lösung der zu schmeckenden Stoffe herbeiführen und den Wallgraben wieder reinigen sowie die Geschmacksknospen zu einer neuen Reizverarbeitung befähigen. Die **blatt**förmigen Papillen werden im Bereich des seitlichen Zungenrandes und der Zungenwurzel angetroffen; sie sind – wie die umwallten Papillen – mit ihren zahlreichen Geschmacksknospen an der Geschmacksprüfung beteiligt.

19.1.2. Mundspeicheldrüsen

In den Wandungen der Mundhöhle liegen zahlreiche drüsige Organe (Abb. 199), die bei den Kaubewegungen ihr Sekret (Speichel = *Saliva*) – sei es in Gestalt eines Verdünnungs-, Spül- oder Schmier- bzw. Gleitspeichels, der unter dem Einfluß des vegetativen Nervensystems getrennt entsteht, um in der Mundhöhle zu einem einheitlichen Gemenge zusammenzufließen – in das Innere unseres Mundes entleeren.*) Aus der Vielzahl ragen infolge ihrer Größe *drei* paarig angeordnete **Speicheldrüsen** (*Glandulae salivariae*) hervor:

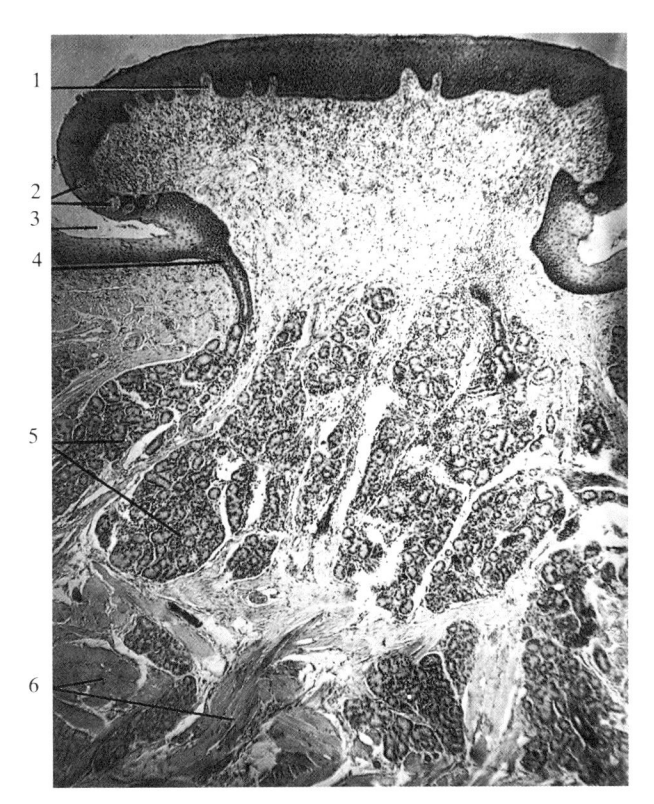

Abb. 198. Wall-Papille *(Papilla vallata)* der Zungenschleimhaut. Eisen-Haematoxylin-Färbung; 40:1.
1 = sekundäre (mikroskopische) Papillen
2 = Geschmacksknospen in der dem Graben zugekehrten Wand
3 = Graben
4 = Ausführungsgang einer serösen Drüse
5 = seröse v. EBNER-„*Spüldrüsen*"
6 = Zungen-Muskulatur

---

*) Die täglich produzierte Speichelmenge beläuft sich beim Menschen auf 1–1,5 l, beim Rind auf 40–60 l; sie wird zumeist im Darm wieder rückresorbiert.

19.1. Oberer Verdauungsabschnitt

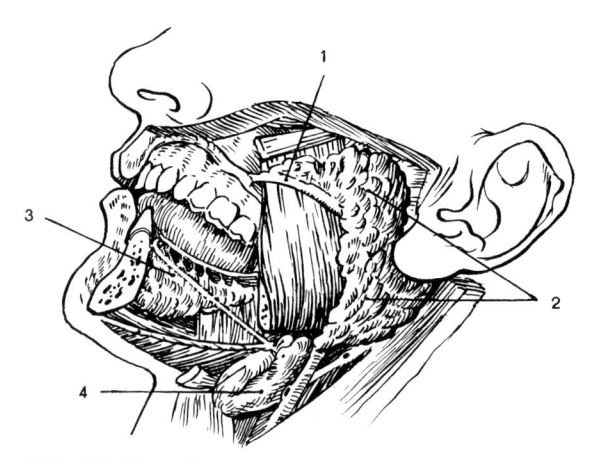

Abb. 199. Die Mundspeicheldrüsen.
1 = Gang der Ohrspeicheldrüse (*Ductus parotideus* STENONIS)
2 = Ohrspeicheldrüse *(Glandula parotidea)*
3 = Unterzungendrüse *(Glandula sublingualis)*
4 = Unterkieferdrüse *(Glandula submandibularis)*

a) die *Ohrspeichel*drüse *(Glandula parotidea),*
b) die *Unterkiefer*drüse *(Glandula submandibularis)* und
c) die *Unterzungen*drüse *(Glandula sublingualis).*

Die rein seröse, 20–30 g schwere **Ohrspeicheldrüse** = *Gl. parotidea* (Abb. 199 und 200), ist die *größte* und *wichtigste* sämtlicher *Mundspeicheldrüsen*; sie liegt vor und unter dem äußeren Gehörgang (vor dem Ohrläppchen), reicht nach caudal bis zum Kieferwinkel abwärts und überdeckt den Jochbogen und den *Kaumuskel der Wange (M. masseter).* Das Kauen stellt für die *Parotis* durch die Arbeit des Unterkiefers gewissermaßen eine Massage dar; sie sondert je nach den mechanischen und chemischen Reizen der aufgenommenen Nahrung, aber auch schon durch den Anblick oder Geruch von Speisen (wodurch ein bedingter Reflex [PAWLOW] ausgelöst wird) ihren *ferment*haltigen Saft (*Ptyalin* zur Aufspaltung der *Kohlenhydrate*!) in einen 4 bis

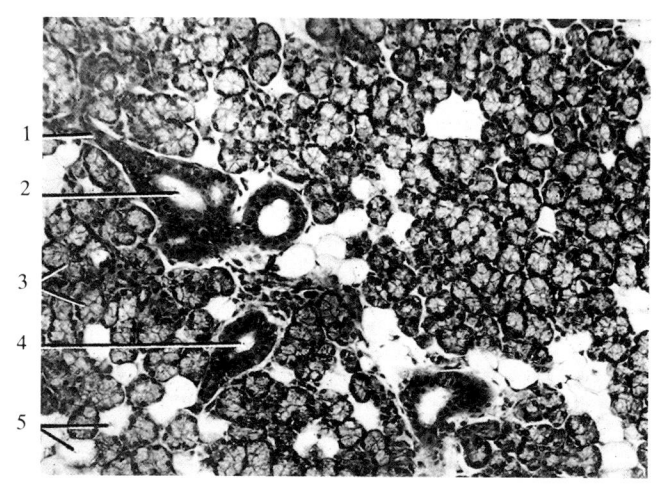

Abb. 200. Ohrspeicheldrüse *(Glandula parotidea).* Haematoxylin-Eosin-Färbung, 130:1.
1 = Schaltstück   4 = Streifenstück
2 = Sekretrohr   5 = Fettzellen
3 = seröse Drüsen-Endstücke

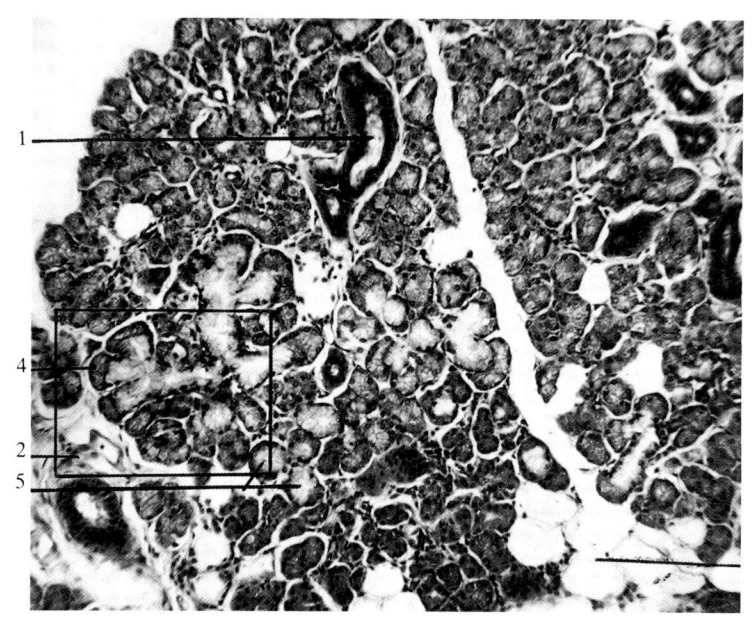

Abb. 201. Unterkieferdrüse *(Glandula submandibularis).* Haematoxylin-Eosin-Färbung, 240:1.
1 = Sekretrohr   4 = muköse verzweigte Drüsen-Endstücke mit kappenförmig aufsitzenden serösen GIANUZZI-Halbmonden
2 = Bindegewebe
3 = Fettzellen
5 = vereinzelte muköse Drüsen-Endstücke, zwischen serösen Drüsen-Endstücken gelegen

5 cm langen Gang (*Ductus parotideus* STENONIS) ab, der in die Tiefe zieht, den *Wangen-* oder *Backenmuskel (M. buccinator)* durchbohrt und gegenüber dem 2. oberen Mahlzahn *(Molaren)* in den Vorhof der Mundhöhle mündet.

Die sero-muköse, 10–15 g schwere **Unterkieferdrüse** = *Gl. submandibularis* (Abb. 199, 201 und 202) weist annähernd die Größe einer Olive auf und liegt an der Außenseite der Mundbodenmuskulatur. Der 5 bis 6 cm lange Ausführungsgang (*Ductus submandibularis* WHARTONIS) verläßt die Drüse an ihrem hinteren Rand und vereinigt sich in der Tiefe mit kleinen Gängen der etwa 5 g schweren muko-serösen **Unterzungendrüse** *(Ductuli sublinguales minores),* die als kleinste der drei großen Speicheldrüsen zwischen der Muskulatur des vorderen Mundboden liegt. Die gemeinsame Mündungsstelle *(Caruncula sublingualis)* trifft man im Bereich des Mundbodens unterhalb der Zunge – neben dem Zungenbändchen *(Frenulum linguae)* – an.

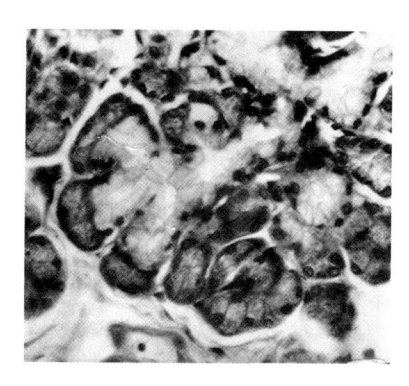

Abb. 202. Ausschnitt aus Abb. 201; 550:1.

19.1.3. Gebiß

Die *härtesten Gebilde* in unserem Organismus stellen die **Zähne** *(Dentes)* dar, die – das zeigen vorgeschichtliche Funde – den Fäulnisprozeß am längsten überdauern. An jedem Zahn werden drei Teile unterschieden: *Krone (Corona dentis), Hals (Cervix dentis)* und *Wurzel (Radix dentis)* (Abb. 203). Unter der Zahn*krone* versteht man den frei aus dem Zahnfleisch *(Gingiva)* hervorragenden Teil, der die Beiß- und Mahlflächen bildet und bis zum Zahnhals von *Schmelz (Enamelum)*, in dem ein 99%iger *Hydroxylapatit*anteil seine außerordentliche Härte bedingt, überzogen ist. Der *Hals* entspricht dem vom Zahnfleisch umgebenen Teil des Zahnes; an die Stelle des Schmelzüberzuges tritt bei ihm eine dünne Deckschicht von geflechtartigem Knochengewebe, der *Zahnzement (Cementum)*, der die Grundsubstanz des Zahnes, das harte, aus 72% *Hydroxylapatit* bestehende *Zahnbein (Dentin)*, überlagert. Die *Wurzel* ist – durch die Fasern der *Wurzelhaut (Periodontium)* – jeweils in einem der Fächer *(Alveoli dentales)* des Ober- bzw. Unterkiefers auf*gehängt* und ebenfalls von einer dünnen Zementschicht überzogen. Im Bereich der Wurzelspitze läßt der Zahn eine *kleine Öffnung (Foramen apicis dentis)* erkennen, durch die Blutcapillaren und Nerven in das Innere des Zahnes, die *Zahnhöhle (Cavitas dentis)*, ein- und austreten.

Jeder Zahn wird im knöchernen Zahnfach von einem straffen Bindegewebe, der *Wurzelhaut (Periodontium)*, umgeben, die eine sehr feste Verbindung (spiralig um die Wurzel verlaufende, sowohl in das Zement als auch in den Alveolenknochen eindringende SHARPEY*sche Fasern*, die einen *zugfesten, abfedernden Halte-* und *Aufhängeapparat* zum elastischen Auffangen des starken Kaudrucks bilden) zwischen Zahn und Alveole gewährleistet, so fest, daß hin und wieder bei einer Zahnextraktion ein kleines Knochenstückchen des Zahnfaches am Zahn hängenbleibt. Den funktionellen Zusammenhang zwischen einzelnen Organen haben wir bereits an Hand vielfältiger Beispiele versucht zu veranschaulichen. Die Wechselbeziehungen zwischen Zahn und Zahnfach stellen deshalb nur eine weitere Ergänzung dar, als beim Verlust eines Zahnes sich das Zahnfach und Zahnfleisch weitgehend zurückbilden, ja völlig verschwinden, wie man es an den Kiefern alter Menschen beobachten kann.

Das gesamte Kauorgan, dessen 2 bogenförmige Zahnreihen seitlich etwas gegeneinander verschoben sind, so daß die Zähne „auf Lücke stehen", läßt – was seine Entwicklung betrifft – insgesamt 5 Entwicklungsperioden*) erkennen, die sich aufteilen in:

a) Periode des *zahnlosen* Kindermundes = von der Geburt bis zum 5. Lebensmonat;
b) Periode des *Durchbruchs der Milchzähne* = vom 6. bis 30. Monat;
c) Periode des *Milchzahngebisses (Dentes decidui; deciduus* = hinfällig) = von 2½ bis 6 Jahren; es setzt sich aus 20 Zähnen zusammen, die sich im einzelnen auf die jeweilige Kieferhälfte wie folgt verteilen:
2 Schneidezähne *(Dentes incisivi decidui)*,
1 Eckzahn *(Dens caninus)* und
2 Backenzähne *(Dentes molares decidui)*;
d) Periode des *Wechselgebisses* = dem Schulkindalter entsprechend;
e) Periode des *bleibenden* Gebisses *(Dentes permanentes)*, das sich aus 32 Zähnen zusammensetzt, die sich im einzelnen auf eine Kieferhälfte wie folgt aufgliedern:
2 Schneidezähne *(Dentes incisivi)*,
1 Eckzahn *(Dens caninus)*,
2 vordere kleine Mahl- oder Backenzähne
(Dens praemolaris I und *II)*,
3 hintere große Mahl- oder Backenzähne
(Dens molaris I, II und *III)*.

Der letzte der großen Mahlzähne („Weisheitszahn") erscheint zumeist sehr spät, hin und wieder bricht er durch

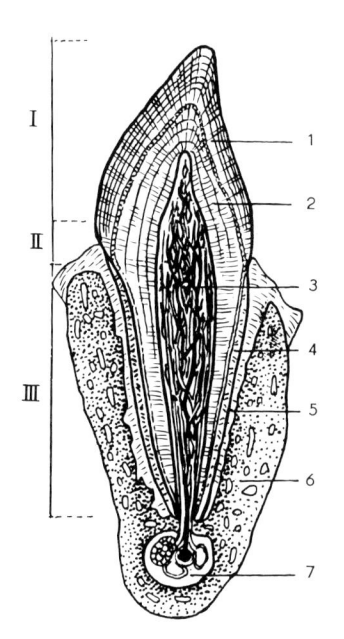

Abb. 203. Längsschnitt durch einen Schneidezahn (Schema).
I = Krone *(Corona dentis)*
II = Hals *(Cervix dentis)*
III = Wurzel *(Radix dentis)*
1 = Schmelz *(Enamelum)*
2 = Zahnbein *(Dentinum)*
3 = Zahnhöhle *(Cavitas dentis)* mit Zahnmark = *(Pulpa dentis)*, Nerven und Blutgefäßen
4 = Zement *(Cementum)*
5 = Zahnwurzelhaut *(Periodontium)*
6 = Kiefer-Knochensubstanz
7 = Kiefer-Kanal mit Nerven und Blutgefäßen

---

*) Die angegebenen Durchbruchzeiten stellen Mittelwerte dar, auf die die allgemeine Wachstumsbeschleunigung *(Akzeleration)* in den zurückliegenden Jahrzehnten dahingehend Einfluß genommen hat, daß – insbesondere die bleibenden Zähne – früher durchbrechen.

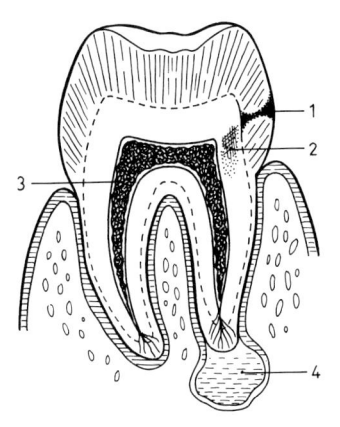

Abb. 204. Verstecktliegende *Caries* (1) mit Zerstörung des Zahnbeines (2), fauligem Zerfall der *Pulpa* (3) und Ausbildung eines Eitersäckchens *(Granulom)* an einer der Wurzelspitzen (4).

das ihn überziehende Zahnfleisch überhaupt nicht durch, bei manchen Menschen wird er überhaupt nicht mehr gebildet.

Eine der bekanntesten Zahnerkrankungen (Abb. 204) ist die „Zahnfäule" *(Caries)*; sie beginnt mit einer Zerstörung des Schmelzes durch Säureeinwirkung, die durch Zersetzung von Speiseresten durch Bakterien entsteht, wobei im ersten Stadium Zahnbein und -pulpa noch unbeteiligt bleiben. Setzt keine Behandlung ein, dann greift die Caries auf das Dentin über und breitet sich, wenn noch kein Zahnarzt konsultiert wird, auch auf die Zahnhöhle aus. Es kommt jetzt zu einer Eiterung in der Pulpahöhle, wobei die Bakterien durch die Öffnung im Bereich der Wurzelspitze ungehindert in das umgebende Gewebe gelangen können („dicke Backe"). Es kann hin und wieder auch zur Ausbildung eines kleinen Eitersäckchens an der Spitze kommen (Wurzelspitzen-*Granulom*), das als Herd *(Focus)* Giftstoffe *(Toxine)* ununterbrochen in den gesamten Körper auf dem Blut- und Lymphweg ausstreut. Im Gefolge einer derartigen *Fokalinfektion* kann es zur Entwicklung eines schmerzhaften *Muskel*rheumatismus (Endstadium: schollige Entartung der Muskelfasern), einer rheumatischen *Gelenk*entzündung, einer rheumatischen Veränderung an den *Herzklappen* („Herzklappenfehler") kommen; auch der *Magen*, die *Nieren*, ja selbst die *Wirbelsäule* (rheumatische Spangenbildungen) bleiben von den *Fern*wirkungen des Zahn*granuloms* nicht verschont. Die Forderung nach einem sanierten Gebiß, das den Sportler vor körperlichen Schäden bewahren wird, ist deshalb auch an dieser Stelle mit Nachdruck zu stellen.

19.1.4. Gaumen *(Palatum)* und Rachen *(Pharynx)*

Das *Dach* der Mundhöhle wird vom **harten** (knöchernen) **Gaumen** *(Palatum durum)*, der ein Widerlager für die Zunge bei der Kautätigkeit darstellt, gebildet, der sich nach hinten in den bindegewebig-muskulösen **weichen Gaumen** *(Palatum molle)* fortsetzt. Dieser hängt in Form des „*Gaumensegels*" *(Velum palatinum)* am hinteren Rand des harten Gaumens, wobei aus seiner Mitte das bewegliche *Zäpf-*

chen (Uvula) herausragt. Das Segel ermöglicht mit zwei hintereinanderliegenden, durch den vorderen und hinteren Gaumenbogenmuskel aufgeworfenen Schleimhautfalten (vorderer und hinterer Gaumenbogen = *Arcus palatoglossus* bzw. *palatopharyngeus*), den zeitweiligen Abschluß der Mundhöhle gegenüber dem nachfolgenden Teil des Verdauungsweges, dem **Rachen** *(Pharynx)*, beim Schluckakt. Zwischen beiden Bögen liegt rechts und links je eine Gaumen*mandel (Tonsilla palatina)*, die sich relativ häufig entzünden kann *(Angina, Tonsillitis)* und bei chronisch recidivierendem Auftreten auch andere Organe (Herz, Nieren usw.) in Mitleidenschaft zieht. Gaumen-, Zungen- und Rachenmandeln werden als „**lymphatischer Rachenring**" zusammengefaßt, dem im wesentlichen Abwehraufgaben zukommen (Lymphocyten- oder Abwehrwall).

Der *Rachen* oder *Schlund (Pharynx)*, gemeinsamer Teil des Atem- und Speiseweges, wurde bereits beim Kapitel „Atmungssystem" eingehend besprochen, so daß wir uns gleich dem nächsten Abschnitt, der **Speiseröhre** *(Oesophagus; phagein = essen, oisai = tragen)*, zuwenden können.

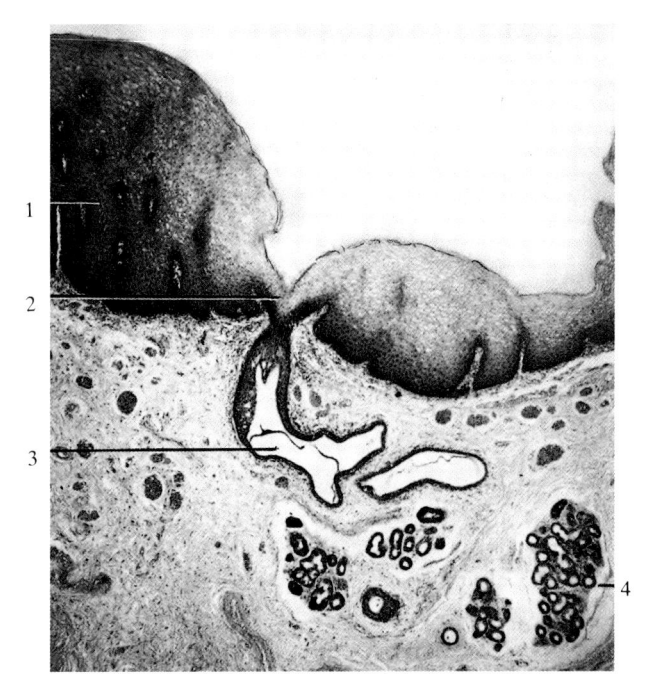

Abb. 205. Querschnitt durch die Speiseröhre *(Oesophagus)* mit Einmündung eines ampullenförmig erweiterten Schleimdrüsenausführungsganges. Haematoxylin-Eosin-Färbung 4:1.
1 = mehrschichtiges unverhorntes Plattenephithel mit Papillen
2 = Mündung eines
3 = Ausführungsganges einer
4 = in der Submucosa gelegenen Schleimdrüse *(Gl. oesophagea)*

---

*) Im tiefen Schlaf erschlaffen die Gaumen-Muskeln, sodaß das Gaumensegel beim geöffnetem Mund und Rückenlage im Atemstrom stoßweise schwingt („Schnarchen").

19.1.5. Speiseröhre *(Oesophagus)*

Sie stellt einen 23 bis 28 cm langen, leicht S-förmig gebogenen dehnbaren, im oberen Drittel noch aus quergestreifter, dann aber nur noch aus glatter *Muskulatur* bestehenden Schlauch dar, der durch das Zwerchfell hindurch bis zum „*Magenmund*" *(Cardia ventriculi)* zieht. Die innen von einem mehrschichtigen und unverhornten *Plattenepithel* sowie *zahlreichen Schleimdrüsen* = *Gll. oesophageae* (die die Schleimhaut schlüpfrig halten) ausgekleidete Speiseröhre weist drei *physiologische Engen*: die *Ringknorpel*-Enge (15 cm von der Zahnreihe entfernt), die *Aorten*-Enge (24 cm von der Zahnreihe entfernt) und die *Zwerchfell*-Enge auf. Die Wandung der Speiseröhre (Abb. 205) besteht neben der Schleimhaut und dem darunter gelegenen Bindegewebe aus einer schraubenförmigen, auf- und absteigenden, sich überkreuzenden *Ring-* und *Längs*muskulatur, die durch peristaltische Kontraktionswellen den Bissen in den Magen vorwärtstreibt; für die Passage der gesamten Speiseröhre benötigt der Bissen etwa 20 bis 28 Sekunden, während der Transport von Flüssigkeiten nur einige Zehntelsekunden in Anspruch nimmt.

19.2. Mittlerer Verdauungsabschnitt (Magen, Dünndarm)

19.2.1. Magen *(Ventriculus)*

Im Anschluß an die Speiseröhre erfährt der Verdauungskanal eine sackartige Erweiterung zum **Magen** *(Ventriculus)*, der mit seinem Volumen von 1,5 bis 2 l*) der Aufnahme, Vorbereitung**) und zeitweiligen Speicherung des Speisebreies dient. Eine Resorption findet in diesem Abschnitt kaum statt.***) Die Form des Magens wird weitgehend durch den jeweiligen Füllungszustand, durch die Körperhaltung, durch Alter, Geschlecht und Konstitution bestimmt. Trotz aller möglichen Veränderungen ist allen Bildern (beispielsweise bei Röntgen-Aufnahmen) eine gewisse Grundform eigen, an der man folgende Teile unterscheiden kann (Abb. 207):

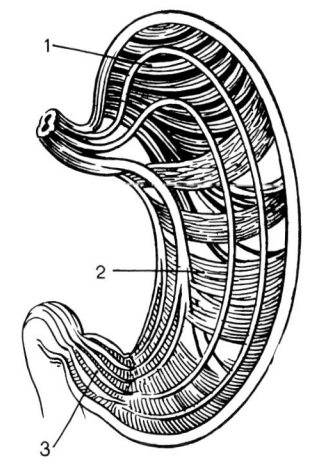

Abb. 206. Dreischichtiger Muskelfaserverlauf in der Magenwandung.
1 = zirkulär verlaufende glatte Muskulatur im Magengrund
2 = schräg verlaufende glatte Muskulatur im Magenkörper
3 = längs verlaufende glatte Muskulatur im Bereich der großen und kleinen Magenrundung und im Übergangsstück zum Magenpförtner

a) den Magen*mund (Cardia)* = Übergang der Speiseröhre in den Magen *(Schließmuskel)*,
b) den Magen*grund (Fundus)* = Blindsack oder Kuppel des Magens, in der sich zumeist die mitverschluckte Luft ansammelt,
c) den Magen*körper (Corpus)* mit der *kleinen* Magen*rundung (Curvatura minor)* = kürzerer, konkaver Rand des Magens, an dem das kleine Netz Ansatz findet, sowie der *großen* Magen*rundung (Curvatura major)* = längerer, konvexer Rand des Magens, von dem das große Netz entspringt, und
d) den Magen*pförtner (Pylorus)* = Übergang des Magens in den Zwölffingerdarm (kräftiger *Schließmuskel* = *Sphincter pylori*).

Die kräftige glatte **Muskulatur** des Magens *(Tunica muscularis)* läßt (mit Aufnahme des Pylorusabschnitts) eine *Drei-Schichtung* in *Längs-, Ring-* und *Schräg*muskulatur (Abb. 206) erkennen, die sich in gewissen Zeitabständen zu-

---

*) Der Magen stellt gewissermaßen einen Nahrungsbehälter für einen kurzen Zeitraum dar, der die Aufgabe hat, die im Verlauf einer Mahlzeit aufgenommenen Speisen vorübergehend zu speichern, sie durch die von der Magenschleimhaut produzierte Salzsäure zu desinfizieren und sie nach entsprechender Vorbereitung (Einleitung der chemischen Aufspaltung der Nahrungsstoffe und Vorbereitung der Resorption ihrer Spaltprodukte) schubweise dem Dünndarm zuzuleiten; dadurch wird letzterer vor plötzlichen Überlastungen bewahrt und darüber hinaus die Verarbeitung der zu verschiedenen Tageszeiten aufgenommenen Nahrung rhythmisiert.
**) Die durch das Gebiß grobmechanisch zerkleinerte Nahrung wird vom Magensaft übergossen und durch dessen (Eiweiß)-Verdauungsferment *(Pepsin)* aufbereitet, so daß mit Unterstützung der Magenwand-Muskulatur (Abb. 206) ein „Speisebrei" = *Chymus* (täglich 600 bis 800 ml) entsteht. Die chemisch wirksame Magen-Schleimhaut bildet auch Labferment und Salzsäure; letztere

aktiviert das Pepsin und *wirkt* darüber hinaus *bakterizid*, so daß für die meisten mit der Nahrung verschluckten Keime eine „Sperre" entsteht. Diese Abwehrfunktion der Salzsäure ist bei Erkrankungen der Magenschleimhaut geschwächt!
***) Nur Wasser, Alkohol, Coffein sowie giftige Substanzen werden von der Magenschleimhaut resorbiert und über die Pfortader der Leber (zur Entgiftung) zugeleitet.

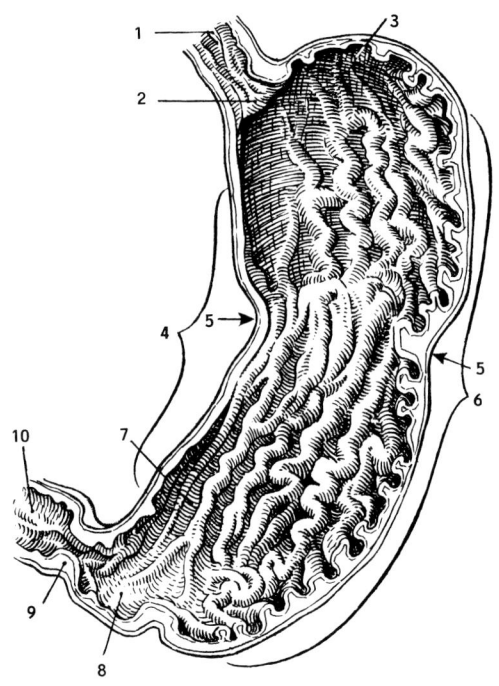

Abb. 207. Die Schleimhaut des Magens.

1 = Speiseröhre *(Oesophagus)*
2 = Magenmund *(Cardia)*
3 = Magengrund *(Fundus)*
4 = kleine Kurvatur *(Curvatura minor)*
5 = peristaltische Welle
6 = große Kurvatur *(Curvatura major)*
7 = Magenstraße
8 = Pförtner-Vorhof *(Antrum pyloricum)*
9 = Pförtner *(Pylorus)*
10 = Zwölffingerdarm *(Duodenum)*

sammenzieht; dabei nimmt die alle 15 bis 20 Sekunden zu registrierende *Kontraktionswelle* jeweils ihren Anfang im Bereich des Magenmundes, um über den gesamten Magen bis zum Pförtner zu ziehen und dabei den Mageninhalt vor allem im Bereich des Magenpförtners tief einzuschnüren („peristaltische Wellen"). Die Magen-**Schleimhaut** *(Tunica mucosa)* weist bereits makroskopisch *grobe, längsverlaufende* und *geschlängelte Falten* (Abb. 207) auf, die im Zustand der Magenfüllung verschwinden. Im Bereich der kleinen Kurvatur liegen diese Falten parallel nebeneinander und lassen so die „Magen-Straße" entstehen, die vor allem als Transportweg für Flüssigkeiten dient. *Mikroskopisch* können in der Magen-Schleimhaut unzählig viele kleine rinnenförmige Vertiefungen, die sog. Magen*grübchen (Foveolae gastricae)*, festgestellt werden, in die die langen schlauchförmigen *Magendrüsen* (die spezifischen *Haupt-* oder *Fundusdrüsen [Gll. gastricae propriae]* und die unspezifischen *Cardia-* und *Pylorusdrüsen [Gll. cardiacae et pyloricae]*) münden, die den Magensaft absondern.*)

Die Haupt- oder Fundusdrüsen produzieren das eiweiß-

---

*) Auf 1 mm² Schleimhautoberfläche kommen etwa 100 Magengrübchen mit Drüsenschläuchen.

spaltende *Proferment Pepsinogen* und tragen durch Chlorabscheidung zur Bildung der *Magen-Salzsäure* bei. Die Cardiadrüsen sowie die Magenschleimhaut-Epithelzellen bilden den *Magenschleim*, der durch die Magen-Salzsäure nicht aufgelöst wird. Der *Magenschleim schützt* demzufolge die *Magenwand vor* einer *Selbstverdauung*, die sofort nach dem Tode einsetzt. Die Pylorusdrüsen produzieren außer Schleim das Hormon *Gastrin*, das die Zellen der Hauptdrüsen zur Sekretion stimuliert.

Neben dieser *äußeren* Sekretion verfügt die Magenschleimhaut, in der inkretorisch tätige Zellen – die Bildner des *Gastrins*, des *Serotonins* sowie des *Enteroglucagons* – nachgewiesen wurden, auch über eine *innere* Sekretion.

19.2.2. Dünndarm *(Intestinum tenue)*

Über den Magen*pförtner* gelangt der Speisebrei (der noch zum großen Teil unverdaute Kohlenhydrate und Fette sowie nur bis zu den ersten Abbaustufen gespaltenes Eiweiß enthält) in den beim Lebenden etwa 325 cm langen, eine Resorptionsoberfläche von 5 m² aufweisenden **Dünndarm** *(Intestinum tenue)*, der in 3 fließend ineinander übergehende Abschnitte aufgeteilt wird:

a) *Zwölffinger*darm *(Duodenum)*,
b) *Leer*darm   *(Jejunum)* und
c) *Krumm*darm   *(Ileum)*.

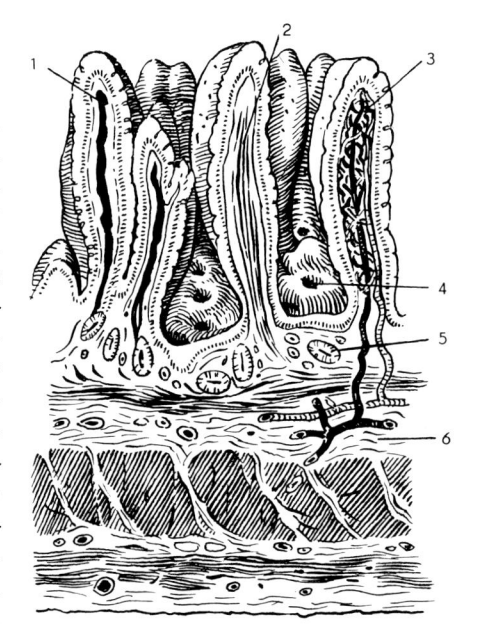

Abb. 208. Halbschematische Veranschaulichung der Dünndarmschleimhaut; Oberfläche und Schnitt

1 = zentrales Chylusgefäß einer Zotte
2 = glatte Muskelfasern einer Zotte
3 = Blutcapillarnetz einer Zotte
4 = Eingang zu einer schlauchförmigen Darmdrüse (LIEBERKÜHN Krypte)
5 = LIEBERKÜHN Krypte
6 = Schleimhaut (darunter Ring- und Längsmuskulatur gelegen)

Der in Höhe der ersten 3 Lendenwirbel gelegene 25 bis 30 cm lange ("zwölf Querfingerbreiten" messende) **Zwölffingerdarm** kann in seiner Form mit einem großen, nach medial offenen C verglichen werden, in dessen Konkavität die *Bauchspeicheldrüse (Pancreas)* mit ihrem Kopf eingelagert ist. In das mittlere Drittel münden im Bereich der sog. Zwölffingerdarm*papille (Papilla duodeni* VATERI*)* der Ausführungsgang der Bauchspeicheldrüse *(Ductus pancreaticus)* sowie der Gallengang *(Ductus choledochus)*.

Der im Unterbauch gelegene **Leer-** und **Krummdarm** sind – im Gegensatz zu dem vorhergehenden Zwölffingerdarm – durch das halskrausenartig gestaltete Dünndarm*gekröse (Mesenterium* oder *Mesostenium)*, das an der rückwärtigen Bauchwand in Form der Gekrösewurzel fixiert ist *(Radix mesenterii)*, relativ frei beweglich. In dem Gekröse verlaufen Blut- und Lymphgefäße sowie Nerven; des weiteren liegen in ihm zahlreiche Lymphknoten. Während auf den Leerdarm etwa $2/5$ der Gesamtlänge des Dünndarmes fallen, erstreckt sich der Krummdarm auf die übrigen $3/5$.

Die einzelnen Darmabschnitte unterscheiden sich in erster Linie im Aufbau ihrer **Schleimhaut.** Diese läßt zunächst eine Vielzahl von **Zotten** *(Villi intestinales)* erkennen, die bis zu 1 mm hohe und 0,1 mm dicke fingerähnliche Ausstülpungen der Schleimhaut mit zahlreichen Becherzellen darstellen und zwischen denen Vertiefungen, die zylindrischen schlauchförmigen **Dünndarmdrüsen** (LIEBERKÜHN *Drüsen* oder *Krypten = Gll. intestinales)*, liegen. Durch die annähernd 4 bis 5 Millionen Zotten, die den Härchen eines Samtes gleichen, wird die innere Ober- (oder Resorptions-)fläche des Dünndarmes „schätzungsweise um 600% vergrößert; dadurch erhöht sich die Gesamtoberfläche auf etwa 5–8 m². Ohne Zotten müßte der Darm bei gleicher innerer Oberfläche 30 bis 40 m lang sein" (BENNINGHOFF). Diese große Resorptionsfläche erfährt schließlich noch durch viele, nur elektronenmikroskopisch nachweisbare Cytoplasmafortsätze *(Mikrovilli)*, die bürstenartig dem Zottenepithel aufsitzen, eine zusätzliche Vergrößerung auf etwa 100 m².

Im *Inneren* einer Dünndarmzotte (Abb. 208) verlaufen Blut- und Lymphgefäße (hier *Chylus*gefäße genannt) sowie glatte Muskelfasern, die es dem handschuhfingerförmigen Gebilde ermöglichen, sich während des Verdauungsaktes ständig (drei- bis viermal in der Minute) rhythmisch zu verkürzen und wieder zu strecken (wobei ein Sog auf den Darminhalt ausgeübt wird); man spricht deshalb in diesem Zusammenhang auch oft von der „*Zottenpumpe*", die durch den vegetativen, in der *Lamina muscularis mucosae* gelegenen *Plexus submucosus* betätigt wird und durch direkte mechanische bzw. chemische Wirkungen oder durch das in der Dünndarmschleimhaut freigesetzte Hormon *Villikinin* ausgelöst wird.

Neben den Zotten läßt die Dünndarmschleimhaut des weiteren dichtangeordnete, *spiralig verlaufende auch bei maximaler Füllung nicht verstreichbare* **Ringfalten** *(Plicae circulares)* – früher auch als KERCKRING *Falten* bezeichnet – erkennen, die mit einer Höhe bis zu 1 cm in das Darmlumen hineinragen können. Auch ihre Bedeutung liegt in einer Oberflächenvergrößerung der resorbierenden Schleimhaut, die nach enzymatischer Aufspaltung der aufgenommenen Nahrung Eiweiße zu Aminosäuren, Kohlenhydrate zu Monosacchariden und Neutralfette zu freien Fettsäuren und Monoglyceriden aufspaltet.

Im **Krummdarm** – und damit unterscheidet er sich von den beiden anderen Dünndarmabschnitten – sind weniger Zotten und KERCKRING-Falten nachweisbar; zum anderen treten in zottenfreien Bereichen *Lymphocyten-Ansammlungen* auf, die auf oder zwischen den KERCKRING-Falten liegen und die sich im Dickdarm zu mehrere Zentimeter großen beetartigen Anhäufungen *(Nodi lymphatici aggregati)* oder zu PEYER-Platten *(Plaques)* verstärken; ihnen obliegen wichtige immunologische Abwehraufgaben (s. S. 295).

19.3. Unterer Verdauungsabschnitt

Dickdarm *(Intestinum crassum)*

Im rechten Unterbauch tritt der Krummdarm seitlich an den ersten Abschnitt des 120 bis 150 cm langen **Dickdarmes** *(Intestinum crassum)* heran (Abb. 209), wobei die Übergangsstelle durch einen von zwei Schleimhautlippen gebildeten Mechanismus, die Krummdarm-Blinddarm-*Klappe (Valva ileocaecalis* BAUHINI*)* verschlossen ist, die den Speisebrei nur ein-, aber nicht wieder heraustreten läßt. Am Dickdarm werden im einzelnen folgende Anteile unterschieden:

a) *Blind*darm *(Caecum)* mit *Wurmfortsatz (Appendix vermiformis),*
b) *Grimm*darm, *(Colon)* mit einem aufsteigenden, querverlaufenden und absteigenden Abschnitt,
c) *S-förmige Schlinge (Colon sigmoideum)* und
d) *End-(Mast-)Darm (Rectum).*

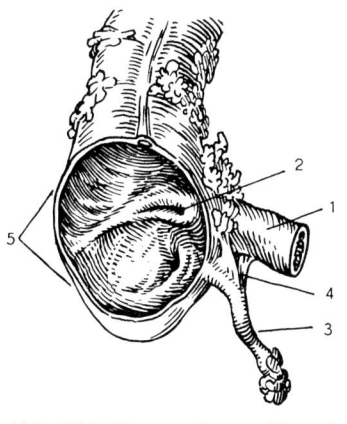

Abb. 209. Krummdarm *(Ileum)*, Blinddarm *(Caecum)* und Wurmfortsatz *(Appendix vermiformis).*

1 = Dünndarm (Krummdarm)
2 = BAUHIN-Klappe
3 = Wurmfortsatz (mit Fettanhängsel)
4 = zartes Gekröse zwischen Wurmfortsatz und Krummdarm
5 = Dickdarm (Blinddarm und aufsteigender Ast des Grimmdarms) mit freiem Dickdarmband und Fettanhängseln

Der **Blinddarm** *(Caecum)* stellt den weitesten Dickdarmanteil dar, der in der rechten Darmbeinschaufel *(Fossa iliaca dextra)* dem Darmbeinmuskel *(M. iliacus)* aufliegt; er ist etwa 7 cm lang und ebenso breit und gibt nach distal ein *rudimentäres* Darmstück, den *Wurmfortsatz (Appendix vermiformis)* ab, der ein eigenes *Gekröse (Mesenteriolum)* aufweist. Der Fortsatz – oft auch abgekürzt als *„Appendix"* bekannt – zeichnet sich durch seinen Reichtum an *lymphoreticulärem* Gewebe aus, das sich wie in jedem lymphatischen Organ rasch entzünden und – berücksichtigt man die dünne Wand – in die freie Bauchhöhle durchbrechen kann.

Der an der BAUHIN-Klappe beginnende **auf**steigende Teil des **Grimmdarmes** *(Colon ascendens)* ist mit der hinteren Bauchwand breitflächig verwachsen und biegt unter der Leber rechtwinklig in das *Querkolon (Colon transversum)* um, das mit dem von der großen Kurvatur des Magens kommenden *großen Netz (Omentum majus)* in Verbindung steht; dieser Abschnitt ist relativ frei beweglich, um spitzwinklig im Bereich der *Milz (Lien)* in den, wiederum mit der rückwärtigen Begrenzung der Bauchhöhle verwachsenen, *absteigenden Grimmdarm (Colon descendens)* überzugehen, dem sich etwa in Höhe der linken Darmbeinschaufel die **S-förmige Schlinge** *(Colon sigmoideum)* anschließt. In diesem, ein Gekröse aufweisenden Teil, der dadurch wieder etwas beweglicher wird, sammelt sich der Kot bis zu seiner Entleerung durch den letzten Abschnitt des langen Verdauungsweges, den in Höhe des 2. Kreuzwirbels gelegenen **Mastdarm** *(Rectum)*.

Dieser etwa 12 bis 20 cm lange Teil wird nach caudal durch einen unwillkürlichen inneren und einen willkürlichen äußeren kräftigen Ringmuskel *(M. sphincter ani internus et externus)* abgeschlossen, während in der inneren Wand des Afters mehr oder weniger große venöse Gefäße (die 8 bis 10 Längsfalten der Schleimhaut = *Columnae anales* MORGAGNI hervorrufen) verlaufen, die sich im Zuge einer allgemeinen bindegewebigen Erschlaffung erweitern können und so die außerordentlich beschwerlichen *Hämorrhoiden* entstehen lassen.

Die **Schleimhaut** des *Dick*darmes weist gegenüber der des vorhergegangenen Abschnittes wesentliche *Unterschiede* auf, die auf die ganz anders geartete Funktion zurückzuführen sind. Da der Vorgang der Nährstoff-Resorption zum Abschluß gebracht worden ist, ehe der Speisebrei den Dickdarm betritt, wird man in diesem *keine Zotten mehr* antreffen; *dafür* weist die Schleimhautoberfläche zahlreiche tiefe Einsenkungen, sog. *„Krypten"*, und viele **Becherzellen** für die Schleimproduktion *sowie viele* **Lymphknötchen** (siehe oben) auf. Besonderes Interesse verdient die *physiologische* **Bakterienflora,** die die unverdauten Nahrungsreste in Gärungs- und Fäulnisprozesse überführt.

Auch rein **äußerlich** unterscheidet sich der Dickdarm von den bisher besprochenen Teilen des Verdauungskanales; so fällt einmal auf, daß die **Längsmuskulatur** sich auf drei längsverlaufende Stränge, die *Dickdarmbänder (Taeniae coli),* konzentriert. Des weiteren kann man an der Leiche deutliche *puffärmelähnliche Ausbuchtungen* der dünnen Dickdarmwand *zwischen den Taenien* beobachten – sog. „Haustren" = *haustra coli (haustrum* = Schöpfeimer), zwischen denen jeweils *halbmondartige Falten (Plicae semilunares),* die in das Lumen des Darmes vorspringen und tiefe Einschnürungen der **Ringmuskulatur** darstellen, liegen. Diese beiden Einrichtungen dienen der Vergrößerung der Oberfläche, um somit optimale Bedingungen für den Wasserentzug aus den Nahrungsresten zu schaffen. Zum Schluß weist der Dickdarm – mit Ausnahme des Blinddarmes – noch kleine *Fettanhängsel (Appendices epiploicae)* auf, deren Zahl und Stärke weitgehend vom Ernährungszustand des betreffenden Menschen abhängen.

19.4. Mechanik der Verdauung

Die *Mechanik der Verdauung* besteht in der **Nahrungsaufnahme**, im **Zerkleinern, Vermengen** (mit Speichel, Magen- und Darmsaft, Bauchspeicheldrüsensaft, Galle), **Fortbewegen** der Speisen und **Entleeren** nicht verwertbarer Ballaststoffe. Nachdem durch die Zahnreihen ein Bissen abgetrennt worden ist, wird dieser zunächst durch die Mahlbewegungen des Unterkiefers gegen den feststehenden Oberkiefer (nach vorn, hinten und nach der Seite) unter zum Teil erheblichem Druck (der sich im Frontalbereich auf 10 bis 20 kp/cm^2, im Molarbereich sogar auf über 70 kp/cm^2 belaufen kann) zerkleinert und unter Zuhilfenahme der Wangen-Muskulatur und der Zunge und deren vielfältige Bewegungen mit den Sekreten der Mundspeicheldrüsen vermengt, wobei erstmalig eine Fermenteinwirkung durch das im Mundspeichel enthaltene *Ptyalin* erfolgt, das die Polysaccharide bis zu Disacchariden aufspaltet. Ist dieser Vorgang abgeschlossen, dann wandert der vorbereitete Bissen in Richtung Gaumensegel; in dem Augenblick, wo er dieses passiert hat, kommt es reflektorisch zur Auslösung des *Schluckaktes,* dem der Abschluß der Mund- gegen die Nasenhöhle (durch Anhebung des Gaumensegels) sowie gegen den Kehlkopf (wobei das Zungenbein mit Kehlkopf und oberen Luftröhrenabschnitt durch Kontraktion der Mundbodenmuskulatur schräg nach vorn-oben gezogen wird) vorausgegangen sein muß. Ist der Bissen nunmehr durch die Kontraktion der Rachenmuskulatur hinuntergeschluckt worden, so haben wir damit die Möglichkeit irgendeiner Einflußnahme auf die Weiterbeförderung desselben verloren. Durch *peristaltische* Bewegungen der Speiseröhrenmuskulatur gelangt der Bissen in den Magen, wo er sich – wie auch die nachfolgenden Nahrungsteile – der Wandung anlegt; die zuletzt kommenden Bissen gelangen somit in die Mitte des Speisebreies. Bei einer derartigen Schichtung der zugeführten Nahrung tritt verständlicherweise der Magensaft immer zuerst mit den randständigen Teilen in Berührung, so daß in den inneren Partien das mitverschluckte, aus der Ohrspeicheldrüse stammende Ferment *Ptyalin* im Sinne einer Kohlenhydratspaltung weiter einwirken kann und erst später durch die Salzsäure des Magensaftes zerstört wird.

Durch kräftige, durch Ganglienzellen des *Plexus myentericus* ausgelöste *peristaltische Wellen*, werden – nachdem die Speise ausreichend mit dem Magensaft durchmengt worden ist – kleine Nahrungsbreiportionen abgeschnürt, die auf ihren Abtransport in den Zwölffingerdarm warten. Wie geht dieser vonstatten? Gastroskopische Untersuchungen am Lebenden haben in jüngster Zeit ergeben, daß der Magenausgang normalerweise leicht geöffnet ist und sich durch den *M. sphincter pylori* erst dann verschließt, wenn ihn die peristaltische Welle erreicht. Damit hat die bislang dominierende Funktion des Pylorus als selbständiger Regulator der Entleerung des Magens viel an Glaubwürdigkeit eingebüßt; der Abtransport des Speisebreies aus dem Magen in den Zwölffingerdarm wird nach heutigen Auffassungen vorrangig durch die Druckunterschiede zwischen beiden Abschnitten (weniger durch die chemische Reaktion [saures Milieu im Magen, alkalisches Milieu im Zwölffingerdarm]) realisiert.

Bemerkenswert ist vielleicht noch, daß auch am leeren Magen Knetbewegungen zu beobachten sind, die mit einem gewissen Unbehagen verbunden sind; der Volksmund hat hier, wenn er davon spricht, daß „der Magen vor Hunger knurrt" oder „Klimmzüge macht", zweifellos eine recht gediegene Formulierung geprägt. Die Aufenthaltsdauer der Speisen im Magen wird von ihrer Zusammensetzung bestimmt; fettige Nahrung verweilt im Durchschnitt für 4 bis 5 Stunden und ruft ein Sättigungsgefühl hervor, während Flüssigkeiten auf kürzestem Wege – der Magenstraße – zum Zwölffingerdarm gelangen.

Im Dünndarm, in dem alle drei Hauptnahrungsgruppen bis zu den letzten Bausteinen durch die Sekrete der Bauchspeicheldrüse und Leber (s. u.) sowie der Drüsen der Darmwand aufgespalten werden, kann man vorrangig *zwei Arten* von Fortbewegungsformen des Speisebreies in der muskulären Darmwand unterscheiden; zum einen handelt es sich um die bereits hinlänglich bekannte wellenförmige *peristaltische* Bewegungsform, unter deren Einfluß der Speisebrei mit einer Geschwindigkeit von 2 bis 15 cm/s kontinuierlich vorwärts befördert wird; sie erfolgt vorwiegend durch die *Ring*muskulatur und stellt eine langsame Bewegung dar. Zum anderen kann man eine *Pendel*bewegung registrieren, die dem Mischen und Sichten des Darminhaltes dient und in erster Linie von der Längsmuskulatur der Darmwand ausgeführt wird und eine außerordentlich rasche Hin- und Her-Bewegung ist. Sie verschwindet, nachdem der Brei den Dünndarm verlassen hat, wieder, so daß im Dickdarm nur langsame oberflächliche *peristaltische* Bewegungen zu beobachten sind.

Im Dickdarm stößt man auf eine *physiologische Bakterienflora* (insbesondere *Coli*-Bazillen), die die unverdauten Speisereste (vor allem Zellulosebestandteile) durch Gärungs- und Fäulnisvorgänge aufschließen, wobei teilweise giftige Produkte entstehen, die von der Blutbahn aufgenommen, in der Leber entgiftet und durch den Harn ausgeschieden werden. Der durch Wasser- und Salzresorption – sie beläuft sich täglich auf 400 bis 700 ml – immer mehr eingedickte und zu Kot *(Fäces)* geformte Dickdarminhalt gelangt auf seinem Wege allmählich in die sog. S-förmige Schlinge; am Übergang derselben in den Mastdarm befinden sich in der Schleimhaut feine sensible Nervenendorgane, die, werden sie durch Dehnung mechanisch gereizt (Berührung durch Kot), sofort das Gefühl des Stuhldranges auslösen. In diesem Augenblick schaltet sich erstmalig wieder unser Zentralnervensystem ein, das unter Öffnung des äußeren Schließmuskels und kräftiger Kontraktion der Bauch- und Beckenbodenmuskulatur die Entleerung der Nahrungsreste durchführt.

Schließlich darf nicht die *immunologische Funktion* des Magen-Darm-Systems, das ständig Kontakt mit einer Vielzahl von Viren, Bakterien und Parasiten hat, übersehen werden. Dafür steht ersterem ein ausgeprägtes lymphatisches Gewebe in Form der Gaumenmandeln und der PEYER-Plaques (im Krumm- und Dickdarm) zur Verfügung.

20. Die großen Drüsen des Verdauungssystems

20.1. Leber *(Hepar)*

Nachdem die Speise den Magen-Pförtner *(Pylorus)* passiert hat, kommt sie innerhalb des Zwölffingerdarmes mit den Sekreten der beiden größten Drüsen des menschlichen Körpers (Leber und Bauchspeicheldrüse) in Berührung.

Die **Leber**, das größte Stoffwechselorgan und „Zentrallaboratorium" unseres Körpers, ist mit ihrer Masse von 1,5 kg annähernd so schwer wie das Gehirn. Sie nimmt den breiten Raum unter der rechten Zwerchfellkuppel ein und ragt noch über die Mittellinie hinaus in den Raum unter der linken Zwerchfellkuppel.

Das dunkelrotbraune Organ weist im Körper sowie am fixierten Präparat die Gestalt eines schräg zur Längsachse durchgeschnittenen Eies auf, während eine frisch herausgelöste *Leber*, die neben der Lunge *das blutreichste Organ* ist, auf einem Teller infolge ihrer weichen Konsistenz zu einem platten Kuchen in sich zusammensackt.

An der Leber **unterscheidet man makroskopisch** einen größeren *rechten* von einem kleineren *linken Lappen* (*Lobus hepatis dexter* bzw. *sinister*); der rechte Lappen wird noch einmal in einen *viereckigen* und einen *unteren Abschnitt (Lobus quadratus et caudatus)* unterteilt (Abb. 210). Während die obere, vordere und hintere, der rechten Zwerchfellkuppel zugewandte und zum Teil mit dieser *breitbasig verwachsenen Fläche (Pars affixa der Facies diaphragmatica)* konvex gestaltet ist, weist die Unterfläche der Leber *(Facies visceralis)* eine leicht konkave Form sowie mehrere *Eindrücke (Impressiones) der angrenzenden Organe* (Dickdarm, Niere, Magen) auf. Im Bereich des scharf begrenzten *vorderen* Leberrandes *(Margo inferior)*, der *bis zur Medioclavicularlinie mit dem Rippenbogen zusammenfällt* (und nur bei Entzündungsprozessen diesen überragt), *gehen die beiden* unterschiedlich gestalteten *Leberflächen ineinander über;* der vordere Leberrand läßt einen tieferen Einschnitt *(Incisura lig. teretis)* erkennen, durch den einmal die grobe Aufteilung der Leber in einen rechten und linken Lappen erfolgt und von dem zum anderen ein bindegewebiger Strang *(Lig. teres hepatis)* bei uns Erwachsenen seinen Ursprung nimmt, um von hier aus zum Nabel zu ziehen. Dieser stellt die *verödete Nabelvene* dar, in der beim *Foet* das *Blut vom Mutterkuchen (Placenta) durch den Nabelstrang zum Herzen und zur Leber* seinen Weg nahm und deshalb heute auch noch *Nabelvenenstrang* genannt wird, der sich nach oben in den ebenfalls nach der Geburt verödeten sog. *venösen Strang (Lig. venosum* ARANTII*)* fortsetzt.

Auf der *Unter*fläche der Leber nimmt vor allem die **Leberpforte** *(Porta hepatis)* unser besonderes Interesse in Anspruch, an der die *Leberschlagader (A. hepatica propria)*, die dem Organ sauerstoffreiches Blut zuführt und die 1,5 cm weite *Pfortader (V. portae)*, die venöses, mit Eiweiß-

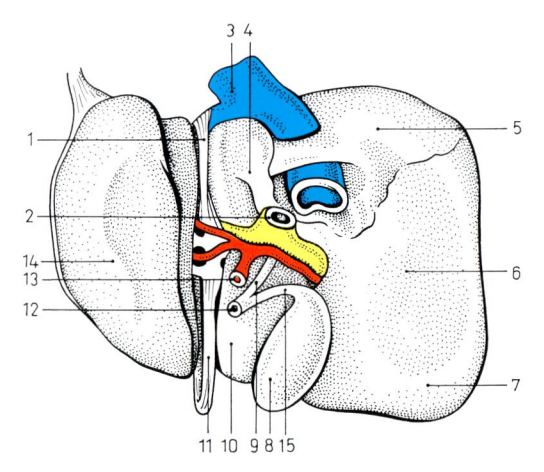

Abb. 210. Leber (von unten gesehen).

1 = venöser Strang *(Lig. venosum)*
2 = Pfortader *(V. portae)*
3 = untere Hohlvene *(V. cava inferior)*
4 = geschwänzter Lappen *(Lobus caudatus)*
5 = mit Zwerchfell verwachsener hinterer Teil der Leber *(Pars affixa der Facies diaphragmatica)*
6 = Vertiefung durch die Niere *(Impressio renalis)*
7 = rechter Leberlappen *(Lobus dexter)*
8 = Gallenblase *(Vesica fellea)*
9 = Lebergang *(Ductus hepaticus)*
10 = viereckiger Lappen *(Lobus quadratus)*
11 = verödeter Nabelvenenstrang *(Lig. teres hepatis)*
12 = Gallengang *(Ductus choledochus)*
13 = Leberarterie *(A. hepatica)*
14 = linker Leberlappen *(Lobus sinister)*
15 = Gallenblasengang *(Ductus cysticus)*

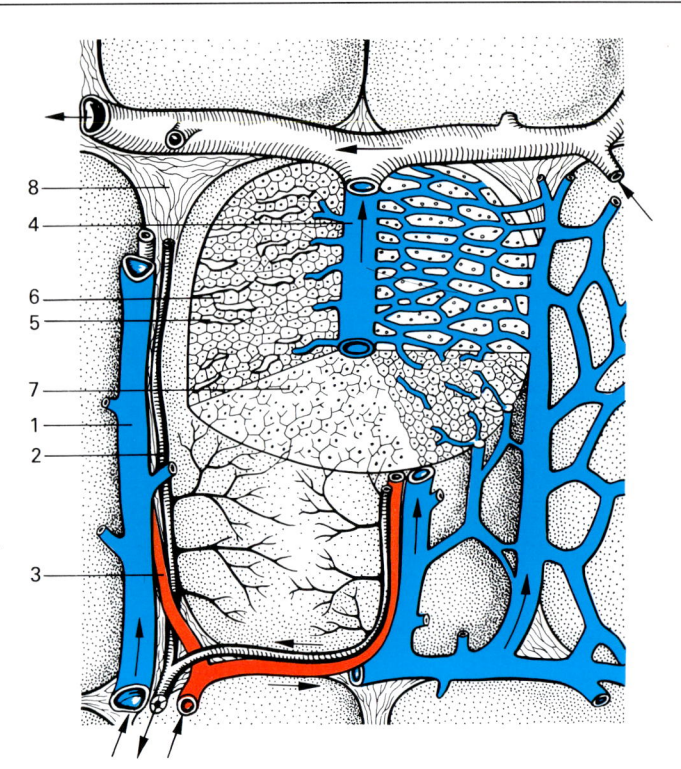

Abb. 211. Schema eines Leberläppchens.

1 = Ast der Pfortader
2 = Gallengang
3 = Ast der Leber-Arterie
4 = Zentral-Vene
5 = Venen, innerhalb des Leberläppchens gelegen
6 = Leberzellplatten
7 = Gallencapillaren
8 = kollagene Bindegewebshülle

und Kohlenhydratprodukten beladenes, aus dem Stoffwechsel des Magen-Darm-Kanales entstammendes Blut den Leberzellen zuleitet, *Eingang* finden. Die *Leber verlassen* an gleicher Stelle der *Leber-Gang (Ductus hepaticus)*, *Lymphgefäße* sowie *Nerven*. Außer der Leberpforte fällt besonders die birnförmige *Gallenblase (Vesica fellea)*, die *untere Hohlvene (V. cava inferior)* mit den in sie einmündenden *zwei Lebervenen (Vv. hepaticae)* beim Hochheben des vorderen Leberrandes auf der Unterfläche des großen drüsigen Organes auf. Auf dem Wege der Lebervenen verlassen die Stoffwechselschlacken des Verdauungskanals sowie der Leber selbst diese, um durch die untere Hohlvene der rechten Vorkammer des Herzens zugeführt zu werden.

Wesentlich komplizierter als die Oberflächengestaltung ist, entsprechend der Vielzahl der *lebenswichtigen Funktionen* (Kohlenhydrataufnahme, -speicherung und -freisetzung; Um- und Abbau von Fetten und Eiweißen einschließlich der Ketonkörperbildung und Harnstoffsynthese; Synthese und Abbau von Plasmaproteinen und Gerinnungsfaktoren; Abbau von Hämoglobin und Erythrocyten; Alkoholabbau; Inaktivierung von Medikamenten und Giften) der **innere Feinbau der Leber,** die sich aus $\frac{1}{2}$ Million, 1–2 mm großer *Leberläppchen (Lobuli hepatis)* zusammensetzt (Abb. 211). Sie bilden die *kleinste Funktionseinheit der Leber*. Diese um ein zentrales Blutgefäß *(V. centralis)* radiär angeordneten, aus den Leberzellen *(Hepatocyten)* zusammengesetzten Leberzellplatten (Abb. 212) entstehenden Le-

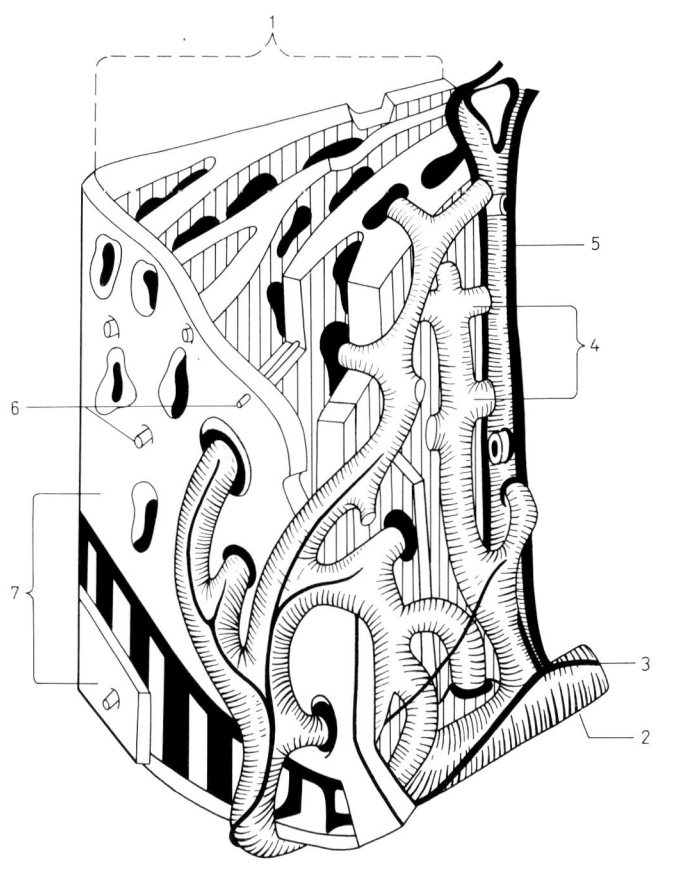

Abb. 212. Schema von den radiär angeordneten Leberzell-Platten.
1 = radiär verlaufende Leberplatte
2 = Endast der Pfortaderaufzweigung *(V. interlobularis)*
3 = Endast der Leberschlagaderaufzweigung *(A. interlobularis)*
4 = Äste der *V. interlobularis (Vv. intralobulares)*
5 = im Innern eines Leberläppchens gelegene Vene *(V. centralis)*
6 = Gallencapillaren
7 = äußere Wand eines Leberläppchens

berläppchen, zeichnen sich zur Erfüllung der o. a. Aufgaben durch einen außerordentlich engen Kontakt mit dem Blut aus. So zweigen sich die *zuführenden* Blutgefäße – die Leber-Arterie und Pfortader – in unzählige, kleinste Blutgefäße auf, die als Zwischenläppchen-Arterien und -Venen enden (Abb. 212), die die Leberläppchen von außen nach innen durchbluten und während der innigen Berührung Sauerstoff, Eiweiß- und Kohlenhydratprodukte abgeben und Stoffwechselschlacken der Leber aufnehmen. Nach vollzogenem Stoffaustausch vereinigen sich die *abführenden* Blutgefäße, die Zentralvenen mehrerer benachbarter Leberläppchen, zu den Sammelvenen, die in die größeren Lebervenen und endlich in die untere Hohlvene einmünden. Demnach ist das **Capillarnetz der Leber** – und damit unterscheidet es sich grundsätzlich von dem anderer Organe – *zwischen zwei Venen eingeschaltet;* ältere Anatomen haben diese Besonderheit als „venöses Wundernetz der Leber" bezeichnet.*) Eine weitere Eigenart ist das relativ große Lumen der Leber-Capillaren; man nennt sie deshalb auch „*Leber-Sinusoide*".

An die Leber werden speziell während hoher Ausdauer-Belastungen große Anforderungen gestellt; so müssen beispielsweise bei einem Straßen-Radrennen in einem Zeitraum von 4–5 Stunden etwa 4500 Cal umgesetzt werden. Athleten, die sich einem mehrjährigen Ausdauertraining unterziehen, reagieren sehr oft mit einer deutlichen *Lebervergrößerung* (ISRAEL), die nach dem Abtrainieren nicht mehr fühlbar ist, wobei auf dem Höhepunkt der Leistungsfähigkeit eine feste Korrelation zwischen Herzgröße und Lebergewicht besteht.

Die an den Flächen benachbarter Leberzellen verlaufenden und von ersteren gebildeten *Gallenröhrchen* oder *-capillaren* vereinigen sich an der Oberfläche eines Leberläppchens zu den nunmehr mit selbständiger Wand versehenen *Gallengängen (Ductuli biliferi)*, die in den *Lebergang = Ductus hepaticus* (siehe oben) einmünden; dieser bildet, nachdem er die Leber im Bereich der Leberpforte verlassen hat, gemeinsam mit dem *Gallenblasengang (Ductus cysticus)*, der im spitzen Winkel von der Gallenblase kommend an ihn herantritt, den *Gallengang (Ductus choledochus)*, der zur Papille des Zwölffingerdarmes *(Papilla duodeni major;* VATERsche Papille) zieht. Die an *Cholesterol* reiche und durch den Gehalt an gallertsauren Salzen sehr bitter schmeckende alkalische **Galle** stellt auf Grund des Muzingehaltes eine fadenziehende, schleimige Flüssigkeit dar, die in der Gallenblase gesammelt und eingedickt wird, um für die Verdauung (insbesondere der Fette) in ausreichender Menge zur Verfügung zu stehen.*)

Die **Gallenblase** *(Vesica fellea; fel* = Galle) ist in ihrer Gestalt mit einer langgestreckten Birne zu vergleichen, die etwa 8–10 cm lang und 3–4 cm breit ist und ein Volumen von 40–50 cm³ aufweist. Es werden an ihr 3 Abschnitte, ein Hals *(Cervix)*, ein Körper *(Corpus)* und ein Grund *(Fundus)* unterschieden; letzterer überragt normalerweise etwas den vorderen Leberrand und ist hier (insbesondere bei Gallenblasen-Entzündungen) als druckschmerzhafte Vorwölbung deutlich zu tasten.

Die in einer muldenförmigen Vertiefung im Bereich der unteren Leberfläche ruhende Gallenblase besitzt in ihrem Inneren ein *einschichtiges hochprismatisches Epithel*, das wie das des Dickdarms Wasser resorbiert, sodaß die dünnflüssige, gelbliche *Leber*galle, die täglich in einer Menge von 800–1000 ml gebildet wird, um das 8- bis 10fache zur dunkelgrünen, zähflüssigen (muzinhaltigen) *Blasen*galle eingedickt werden kann (s. o.). Nach außen weist die Gallenblasenwand eine *glatte Muskulatur* auf, deren Fasern ein Netz aus sich kreuzenden, teils schräg-, teils längsverlaufenden Schraubentouren bilden (Abb. 213), um die Dehnung der Gallenblasenwand bei starker Füllung sichern und durch kräftige Kontraktion der Muskulatur die Entleerung vornehmen zu können.

---

*) Vergleiche hierzu das „arterielle Wundernetz" der Niere (S. 304).

*) Die Blasengalle enthält u. a. Gallensäuren, die Fette im Dünndarm emulgieren (und nach Rückresorption im Krummdarm über die Pfortader zur Leber zurückzugelangen), Gallenfarbstoffe, Cholesterin, Salze und Schleim.

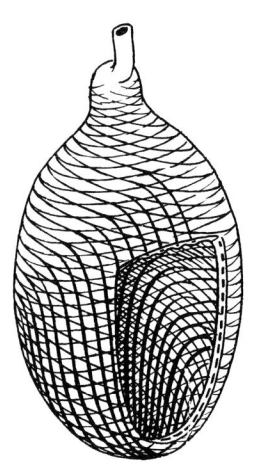

Abb. 213. Schraubenförmige Schräg- und Längsfaserung (und deren innige Verbindung miteinander) der glatten Muskulatur im Bereich der Gallenblasenwand

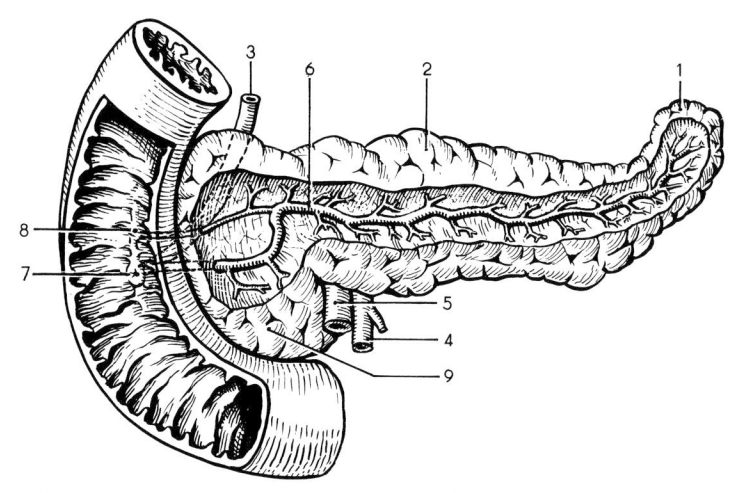

Abb. 214. Zwölffingerdarm *(Duodenum)* und Bauchspeicheldrüse *(Pancreas).*

1 = Schwanz der Bauchspeicheldrüse *(Cauda pancreatis)*
2 = Körper der Bauchspeicheldrüse *(Corpus pancreatis)*
3 = Gallengang *(Ductus choledochus)*
4 = obere Gekröse-Arterie *(A. mesenterica superior)*
5 = obere Gekröse-Vene *(V. mesenterica superior)*
6 = Bauchspeicheldrüsengang *(Ductus pancreaticus)*
7 = große ⎫ Zwölffingerdarmpapille
8 = kleine ⎭ *(Papilla duodeni major et minor)*
9 = Kopf der Bauchspeicheldrüse *(Caput pancreatis)*

Der Entleerungsvorgang wird beim Übertritt von Mageninhalt in den Zwölffingerdarm reflektorisch ausgelöst, wobei für die Stärke der Kontraktion der Blasenmuskulatur die Zusammensetzung der Speise sehr entscheidend ist; Eigelb, Eiweißabbauprodukte und vor allem Fette stellen für eine maximale Entleerung der Gallenblase einen spezifischen Reizfaktor dar.

20.2. Bauchspeicheldrüse *(Pancreas)*

Von einem Großteil des Magens verdeckt liegt in der hufeisenförmigen Schlinge des ersten Dünndarmabschnittes ein schmales, etwa 15 cm langes, 4 cm breites und 2 bis 3 cm dickes, wie die serösen Speicheldrüsen aufgebautes Organ: die *Bauchspeicheldrüse.* An diesem unscheinbar grau aussehenden, 80 bis 100 g wiegenden Organ unterscheidet man 4 Teile: einen Kopf *(Caput),* der sich in die C-förmige Duodenalschlinge einfügt, einen vom Kopf ausgehenden, spitz zulaufenden hakenähnlichen Fortsatz *(Processus uncinatus),* einen quer über den 1. und 2. Lendenwirbel verlaufenden Körper *(Corpus),* der schließlich in den Pancreas-Schwanz *(Cauda)* ausläuft, der bis zur linken Niere und zum Milzhilus reicht. Die Bauchspeicheldrüse wird in ihrer gesamten Länge von dem Ausführungsgang *(Ductus pancreaticus),* der etwa in der Mitte des Organes verläuft, durchzogen; in ihn münden (Abb. 214) von allen Seiten herantretende kleinere Gänge der Pancreasläppchen, um so ihren Inhalt – Stärkeferment *(Diastase* und *Maltase)* zur Aufspaltung der Stärke in Traubenzucker, Eiweißfermente *(Trypsin, Chymotrypsin, Carboxypeptidase* und *Elastase)* zur Zerlegung der Eiweiß-Stoffwechsel-Zwischenprodukte in die Aminosäuren und die Fettfermente *(Pancreaslipase, Phosphorlipase A* und *Cholinesterase)* zur weiteren Verarbeitung der von der Galle vorbereiteten, feinverteilten *(emulgierten)* Fett-Tröpfchen in Fettsäuren und Glycerol – über den etwa 2 mm dicken Ausführungsgang, der ebenfalls im Bereich der „VATERschen Papille" endet, in den Zwölffingerdarm zu entleeren.

In der Bauchspeicheldrüse lernen wir ein Organ kennen, das nicht nur eine **äußere** *(exokrine),* sondern auch eine **innere** *(endokrine)* **Sekretion** hat, in dem inselartig in das exokrine Drüsengewebe eingelagerte, gut durchblutete Zellhaufen (die sog. **Langerhans-Inseln**) zu beobachten sind, an denen (mittels spezifischer Färbemethoden) 2 Hauptzell-Typen unterschieden werden können: die das Hormon *Glucagon* bildenden *A-Zellen* und die das Hormon *Insulin* produzierenden *B-Zellen* (die die Hauptmasse der Inselzellen ausmachen). Das Glucagon fördert die Glycogenolyse in der Leber, *erhöht* damit kurzfristig den Blutzuckerspiegel und regt dadurch zugleich die Abgabe des Insulins aus den B-Zellen an, das seinerseits über die Förderung des Kohlenhydratstoffwechsels und den Aufbau von Glykogen in der Skelettmuskulatur den Blutzuckerspiegel *senkt.* Die LANGERHANS-Inseln- etwa 0,5 Millionen an der Zahl und jeweils 50 bis 400 µm groß – geben damit ihre Hormone direkt in die Blutbahn ab; wir sprechen in diesem Zusammenhang deshalb auch von „Blutdrüsen" oder **endokrinen** Organen, auf die im folgenden Abschnitt im einzelnen eingegangen wird (s. auch S. 302 und Abb. 217).

21. Die Organe der inneren Sekretion *(Inkretsystem)*

21.1. Stellung und Einteilung der Hormondrüsen

Die Stoffwechselprozesse laufen unter der Steuerung lebensnotwendiger, körpereigener Substanzen – sog. Wirkstoffe oder **Hormone** (*hormáein* = erregen, antreiben) – ab, die von spezifischen Drüsen an das Blut (oder die Lymphe) abgegeben und im Organismus verbreitet werden, so daß diese auch auf entfernter gelegene Teile unseres Körpers als *Biokatalysatoren* einwirken können. Wir sprechen von einer „hormonalen Fernsteuerung", wobei die gut durchbluteten **endokrinen** (oder **Hormon-**) **Drüsen** eng mit dem *vegetativen Nervensystem* im Sinne einer „Systemkopplung" (s. u.) zusammenarbeiten, indem die Ausscheidung der *Hormone* oder *Inkrete* auf vegetativnervöse Reize hin erfolgt (z. B. sog. *neurohormonale Regulation* der Stoffwechselvorgänge). Diese Erkenntnis ist noch gar nicht so alt. Wohl kannte man bereits länger Drüsen, die keinen Ausführungsgang aufwiesen, doch blieb deren Bedeutung zunächst noch ungeklärt. Erst das Studium auftretender Ausfallerscheinungen bei zufälliger (später bewußter experimenteller) Entfernung von Drüsen mit innerer Sekretion ermöglichte seit Beginn dieses Jahrhunderts – wie bei den Vitaminen – einen Einblick in die wichtigen Funktionen dieser Drüsen, zumal die Wiedereinpflanzung des Drüsenmaterials (beziehungsweise die Verabreichung des auf synthetischem Wege hergestellten Hormons) sehr bald die Ausfallerscheinungen wieder verschwinden ließen; hierzu genügen oft – und damit begegnen wir einer zweiten Parallele zu den Vitaminen (und Fermenten) – minimale Mengen bzw. sehr niedrige Konzentrationen von Hormonen.*)

Die Hormone sind im allgemeinen nicht artspezifisch**); ihre chemische Konstitutionsformel stimmt bei verschiedenen Tierarten überein; deshalb verwendet man für die Hormongewinnung entsprechende Drüsen von Tieren.

Die Untersuchungen der letzten Jahrzehnte haben ergeben, daß sich die einzelnen Hormondrüsen in ihrer Wirkung untereinander unterstützen, indem sie gewissermaßen „Arbeitsgemeinschaften" bzw. „Regelkreise" mit spezi-

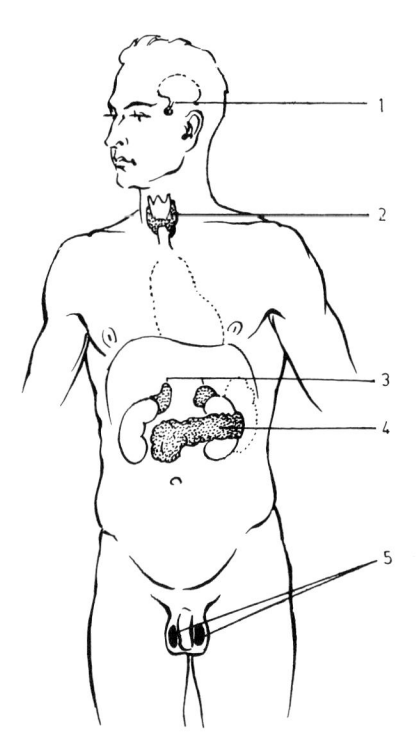

Abb. 215. Drüsen mit innerer Sekretion
1 = Hirnanhangdrüse *(Hypophysis cerebri)* und Zirbeldrüse *(Epiphysis cerebri)*
2 = Schilddrüse = *Glandula thyroidea* (mit Epithelkörperchen = *Glandulae parathyoideae*)
3 = Nebennieren *(Glandulae suprarenales)*
4 = Langerhans-Inseln der Bauchspeicheldrüse
5 = Hoden *(Testes)*

fischen Rückkopplungsmechanismen bilden; so arbeiten z. B. Schilddrüse und Geschlechtsdrüsen zusammen, wobei die erstere dem Aufbau des jugendlichen Organismus dient, während letztere als „Pubertätsdrüsen" die Geschlechtsreife gestalten. Bei solchen Arbeitsbeziehungen hat jeweils der Hirnanhang, die *Hypophyse*, als oberstes Steuerungszentrum der endokrinen Drüsen eine vorrangige Bedeutung, wobei es unter dem Einfluß eines regelmäßigen Trainings zu einer Stimulierung des Regelkreises Hypothalamus – Hypophyse – Schilddrüse – Bauchspeicheldrüse – Nebennieren – Keimdrüsen kommt (s. S. 300).

Im einzelnen sind folgende innersekretorische Drüsen (Abb. 215) bekannt:

> *Schilddrüse (Glandula thyroidea), Beischilddrüsen* oder *Epithelkörperchen (Glandulae parathyoideae), Nebennieren (Glandulae suprarenales), Hirnanhangdrüse (Hypophysis cerebri),* Langerhans-*Inseln der Bauchspeicheldrüse, Keim-* oder *Geschlechtsdrüsen (Gonaden)* und die *Zirbeldrüse (Epiphysis cerebri).*

---
*) Die Langerhans-Inseln der Bauchspeicheldrüse benötigen beispielsweise täglich nur $1/1000$ g Insulin zur Steuerung des Zuckerstoffwechsels.
**) Eine Ausnahme bildet das Hypophysen-Wachstumshormon *Somatotropin.*

21.2. Schilddrüse *(Gl. thyroidea)*

Die wie ein Hufeisen unterhalb des Kehlkopfes in Höhe der 2. bis 4. knorpeligen Luftröhrenspange gelegene, ziemlich große, 30 bis 50 g schwere, aus zwei Seitenlappen (die durch eine schmale Gewebsbrücke *(Isthmus)* miteinander verbunden sind) bestehende **Schilddrüse** = *Glandula thyroidea* (sie hat ihren Namen nach der Lage unterhalb des Schildknorpels erhalten) ist mit ihrem Parenchym, das aus großen, bläschenartigen *Follikeln* (die unter dem Einfluß des Hypophysenvorderlappen-Hormons *Thyreotropin* das Schilddrüsenhormon *Trijodthyronin* und *Tetrajodthyronin* oder *Thyroxin* und das an der Steuerung des Calciumstoffwechsels beteiligte *Calcitonin* produzieren) besteht, in erster Linie für die Verbrennungsprozesse im Körper tätig, indem sie den Umsatz der Eiweiße, Kohlenhydrate und Fette steuert und damit den Umfang des Grundumsatzes*) reguliert**). Die Struktur- und Funktionsanpassung der Schilddrüse, die von Um- und Innenweltfaktoren (Licht und Wärme wirken inaktivierend, Dunkelheit und Kälte dagegen aktivierend) abhängt, wird entscheidend durch das *thyreotrope Hormon des Hypophysenvorderlappens* (s. S. 302) beeinflußt; es besteht zwischen beiden ein *Reglermechanismus,* indem ein Absinken des Schilddrüsen-Hormonspiegels die thyreotrope Sekretion des Hypophysenvorderlappens stimuliert, während ein Anstieg des ersteren die Tätigkeit des letzteren bremst.

Besonders interessieren in diesem Zusammenhang gewisse Fehlleistungen bzw. Ausfallerscheinungen, die bei einer *Unter-* oder *Über*produktion von Schilddrüsen-Hormon auftreten. Im ersterem Fall (*Hypo*funktion der Schilddrüse) beobachtet man bei *angeborener* Fehlfunktion beim Jugendlichen und Erwachsenen eine schwere Wachstums- und Entwicklungshemmung (Zwergwuchs) und ein Nachlassen der körperlichen und geistigen Regsamkeit, in schweren Fällen: Schwachsinn und Idiotie, sowie eine deutliche Herabsetzung des Grundumsatzes und der Körperkerntemperatur.

Entwickelt sich die *Unter*funktion der Schilddrüse erst im Verlauf des Lebens, dann entstehen erhebliche Störungen im Wasserhaushalt des Unterhautgewebes: die Haut wird trocken, verdickt sich und quillt teigig auf, die Haare werden struppig und fallen aus, was man allgemein als „*Myxoedem*" bezeichnet.

Eine erheblich verminderte (oder tierexperimentell blockierte) Schilddrüsen-Hormonausschüttung, die innerhalb des Regelkreises Hypothalamus – Hypophyse – Schilddrüse eine entscheidende Rolle spielt, schränkt (durch das Ausbleiben der mitochondrialen Energieproduktion und des fehlenden Abbaus der Kohlenhydrate) jegliche Trainingsanpassung (insbesondere im Ausdauerbereich) ein! Mit anderen Worten: Die metabolen und strukturellen *Anpassungen des oxidativen Stoffwechsels* (oxidative Enzyme, Mitochondrienvolumen und -anzahl) sind ohne eine Aktivitätserhöhung der Schilddrüsen-Hormone unmöglich.

Als Folge einer *Über*funktion (*Hyper*funktion) der Schilddrüse ist neben einer oft recht beträchtlichen Steigerung des Ruhe-Stoffwechsels (Erhöhung des Grundumsatzes) eine verstärkte Schlaflosigkeit und speziell beim Krankheitsbild der BASEDOWschen Erkrankung eine Kropfbildung, ein Hervortreten des Augapfels („Glotzauge" oder *Exophthalmus*) sowie eine beschleunigte Herztätigkeit zu beobachten, zu der zumeist noch eine erhöhte Erregbarkeit des Nervensystems (starkes Überwiegen des *N. sympathicus*) kommt.

21.3. Nebenschilddrüsen *(Gll. parathyroideae)*

Die **Bei-** bzw. **Nebenschilddrüsen** oder „**Epithelkörperchen**" *(Glandulae parathyroideae)* sind vier kleine, erbsen- oder linsengroße ovale Gebilde, die an der Hinterfläche der Schilddrüse liegen und denen mit ihrem Inkret, dem *Parathormon,* die wichtige Aufgabe zukommt, den Calcium- und Phosphatstoffwechsel zu regulieren. Bei einer *Über*funktion der Epithelkörperchen kommt es zu erheblichen Veränderungen am Skelett: zum Abbau von Knochensubstanz, Demineralisation und Erweichungsprozessen. Bei einer *Unter*funktion beobachtet man ein Absinken vor allem des Calciumspiegels im Blut, womit gleichzeitig eine erhöhte neuromuskuläre Erregbarkeit verbunden ist, die – sinkt der Calciumspiegel weiter – sogar zur *Tetanie,* das heißt zu schweren Krämpfen der Muskulatur, führen kann. Bei der operativen Entfernung der Schilddrüse läßt man deshalb den rückwärtigen Anteil derselben (mit den Epithelkörperchen) stehen, um somit den Körper vor einer Kalk- und Phosphatverarmung zu bewahren.

21.4. Nebennieren *(Gll. suprarenales)*

Die 10 bis 12 g schweren *Nebennieren (Glandulae suprarenales)* sitzen in Gestalt je einer kleinen Kappe dem oberen Nierenpol auf, ohne daß eine gemeinsame Aufgabe Nebennieren und Nieren miteinander verbinden. Man unterscheidet an jeder Nebenniere eine *Rinden-* und *Mark*substanz unterschiedlicher Entwicklung und Bedeutung, wobei das Mark nur 15 bis 20% der Gesamtmasse ausmacht. Aus dem Hormongemisch der **Rinde** (aus 50 ver-

---

*) Unter „Grundumsatz" versteht man diejenige Calorienmenge, die der Körper innerhalb von 24 Stunden bei völliger körperlicher Ruhe und normaler Umgebungstemperatur benötigt.
**) Dabei beeinflussen Änderungen der Außentemperatur sowie Lebensalter, Geschlecht und die Art der Ernährung die Schilddrüsenfunktion.

schiedenen *Steroiden* bestehend) lassen sich unter Steuerung des Hypophysen-Vorderlappens mit dem Hormon *Corticotropin* (ACTH = *adrenocorticotropes Hormon*) zahlreiche Hormone (z. B. die *Glucocorticoide* mit dem Hauptvertreter *Cortisol* sowie die *Mineralocorticoide* mit dem Hauptvertreter *Aldosteron*) für die Regulierung des Kohlenhydratstoffwechsels (Glycogenablagerung in der Leber), der Phosphorylierungsvorgänge und des Salzhaushalts (Mineralstoffhaushalt: Aufrechterhaltung des Natrium-Kalium-Gleichgewichts, Einflußnahme auf das zirkulierende Flüssigkeitsvolumen) sowie die *Corticoide* mit *androgener* Wirkung (die die Geschlechtsdrüsen regulieren) isolieren. Das Nebennieren-**Mark** liefert das *Adrenalin* (und in geringem Umfang *Noradrenalin*) mit einer erregenden Wirkung auf den Sympathicus und raschen Mobilisierung des Glycogens in Leber und Skelettmuskulatur (*Glycogenolyse* = Erhöhung des Blutzuckerspiegels). Eine *Unter*funktion der Nebennierenrinde ist mit einem zeitweise sehr starken Absinken des Blutzuckers (leichte Ermüdbarkeit, Muskelschwäche, Gedankenträgheit usw.) verbunden; das ausgeprägte Krankheitsbild bezeichnet man als ADDISON-*Erkrankung* („Bronzekrankheit" = wegen der verstärkten Pigmentation der Haut). Eine *verstärkte* Funktion der Nebennieren infolge einer Hypertrophie ihrer Rinde, wie man sie im Verlauf eines regelmäßigen, intensiven sportlichen Trainings beobachten kann, stimuliert die körperliche Leistungsfähigkeit. Welche Bedeutung ein ordnungsgemäßes Funktionieren der Nebenniere für unser Leben besitzt, kann daraus entnommen werden, daß eine operative Entfernung beider Nebennieren (insbesondere Nebennierenrinde!) innerhalb weniger Tage, eine Nebennierenblutung manchmal augenblicklich (Verbot eines „Nierenschlages" beim Boxen!), unrettbar zum Tode führt.

21.5. Hirnanhangdrüse *(Hypophyse)*

Die **Hirnanhangdrüse** oder **Hypophyse** liegt in Form eines bohnengroßen, etwa 0,6 g schweren Gebildes im Türkensattel (genauer: in der Grube desselben) des Keilbeinkörpers. Sie läßt einen aus Epithelsträngen und weiten Capillaren (Sinusoide) bestehenden *Vorder*lappen *(Adenohypophyse)*, eine vor allem mit Kolloid gefüllte Zysten ausgestattete *Zwischenzone (Zona intermedia)* und einen sich vorrangig aus markarmen Nervenfasern und Gliazellen aufbauenden *Hinter*lappen *(Neurohypophyse)* sowie einen *Stiel (Infundibulum)* erkennen, durch den sie direkt mit dem Boden des Zwischenhirns (besonders mit dem *Hypothalamus*) verbunden ist. Hypophyse und Zwischenhirn bilden einen geschlossenen Funktionskreis (s. u.). So kann der Hormontransport nicht nur auf dem Blutwege, sondern darüber hinaus durch Diffusion auch auf dem Wege der Gehirn-Rückenmarksflüssigkeit *(Liquor cerebrospinalis)* erfolgen. Die *Hypophyse* stellt, worauf bereits eingangs hingewiesen wurde, ein **hormonales Zentralorgan** dar, das alle

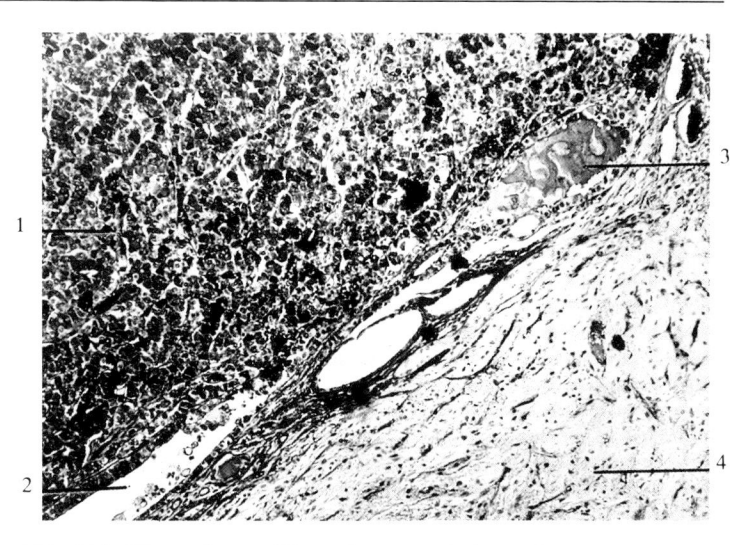

Abb. 216. Hirnanhang *(Hypophysis cerebri)* mit Vorderlappen *(Adenohypophyse)*, Hinterlappen *(Neurohypophyse)* und Zwischenzone *(Zona intermedia)* mit von Kolloid angefüllten Zysten. Azan-Färbung, 75:1.
1 = Vorderlappen *(Adenohypophyse)*
2 = Zwischenzone *(Zona intermedia)*
3 = Kolloid, einen Teil der Zwischenzone ausfüllend
4 = Hinterlappen *(Neurohypophyse)*

anderen innersekretorischen Drüsen steuert; sie wird oft auch als „Dirigent des hormonalen Orchesters" bezeichnet, von dessen geschickter Regie das fehlerlose Zusammenspielen und -wirken der Hormondrüsen abhängt. Die Hypophyse ist aber nicht „Alleinregent", sondern sie steht mit dem Hypothalamus in engstem Kontakt, so daß wir heute von einem „*Zwischenhirn-Hypophysen-System*" zu Recht sprechen. Die seitens der Adenohypophyse produzierten Hormone fördern (als „*releasing factors*") oder hemmen (als „*inhibiting factors*") die in den Kerngebieten des Hypothalamus gebildeten *Neurohormone*, die auf speziellen Blutbahnen der Adenohypophyse und (auf dem Wege kommunizierender Blutgefäße) Neurohypophyse zugeleitet werden.

Die einzelnen Abschnitte des Hirnanhangs (Abb. 216) geben ihr jeweiliges *Inkret* an das Blut bzw. durch Diffusion an die Gehirn-Rückenmarksflüssigkeit ab, das seinen Einfluß auf das Wachstum, auf die Fortpflanzung, auf die anabole und katabole Steuerung des Proteinstoffwechsels, auf den Blutdruck und auf den Mineral- und Wasserhaushalt auf diesen Wegen geltend macht, wobei die Hypophyse nur den *zeitlichen Ablauf* sowie das *Ausmaß* der genannten Prozesse steuert! Fehlt beispielsweise das vom Hypophysen**vorderlappen** produzierte **Wachstumshormon** (*somatotropes* Hormon = STH), das anabol auf den Proteinstoffwechsel wirkt und damit die Voraussetzung für den Eiweißanbau während des Wachstums ist, dann kommt es im jugendlichen Alter zum Wachstums*stillstand*, es entwickelt sich ein proportionierter hypophysärer *Zwergwuchs (Liliputaner)*, der nicht mit dem Schilddrüsen-Kretin verwechselt werden darf. Bei *Hyperfunktion* der Hypophyse entsteht als Gegenstück beim wachsenden Organismus (also noch vor der Epiphysenfugen-Verknöcherung) der hypophysäre *Riesen*wuchs (Gigantismus); ist jedoch das Längenwachstum bereits abgeschlossen, dann wird ein eigenartig gesteigertes *Spitzen*-Wachstum *(Akromegalie)* im Bereich der besonders hervorspringenden Körperpunkte (Kinn, Nase, Hände und Füße) beobachtet*). Des weiteren sondert der Hypophysen*vorderlappen* noch sog. **glandotrope**, andere Hormondrüsen stimulierende **Hormone** ab; zu ihnen gehören beispielsweise das *Thyreotropin* (TSH = *Thyroid stimulating hormone*) zur Stimulation der Schilddrüse (s. S. 300), das *Corticotropin* (ACTH) zur Stimulierung der Nebennierenrinde, das *Follikelstimulierende* Hormon (FSH) zur Anregung der *Östradiol*bildung in den Ovarien und Reifung der Keimzellen, das *Luteinisierungshormon* (LH) zur Förderung der Ausbildung des *Corpus luteum*, das *Zwischenzellenstimulierende* Hormon (ICSH), das beim Mann die Leydigschen Zellen des Hodens zur *Testosteron*bildung anregt sowie das *luteotrope* Hormon (LTH). das die *Progesteron*sekretion sowie die Milchsekretion in Gang bringt (deshalb auch als „*Prolaktin*" bezeichnet).

Die Wirkstoffe des Hypophysen**hinterlappens,** die Neurohormone *Oxytocin* und *Adiuretin* (oder *Vasopressin*), die in neurosekretorischen Kerngebieten des Hypothalamus entstehen und über den Hypophysenstiel dem Hypophysenhinterlappen zugeführt und hier gestapelt werden, um auf Abruf an das Blut abgegeben zu werden, lösen unter anderem Kontraktionen der Gebärmutter-Muskulatur („Wehen") zur Austreibung der Frucht aus; sie steigern den Blutdruck und fördern die *peristaltischen* Bewegungen des Magen-Darm-Kanals sowie des Harnleiters und steuern nicht zuletzt den gesamten Wasserhaushalt unseres Organismus. *Fehlt* beispielsweise das Hypophysen-Hinterlappen-Hormon *Vasopressin*, dann kann in der Niere der **Harn nicht mehr konzentriert** werden, was bedeuten würde, daß Mengen von 20 l und mehr pro Tag zur Ausscheidung kämen! Alles in allem ein eindrucksvolles Beispiel dafür, daß man aus der rein anatomischen Größe einer Hormondrüse niemals auf deren Leistungsvermögen Rückschlüsse ziehen darf, zumal völliger Verlust der Hypophysenwirkstoffe gleichbedeutend mit dem Versiegen des Lebens ist!

21.6. Langerhans-Inseln

Da die etwa 0,5 Millionen **Langerhans-Inseln** (Abb. 217) mit ihren Hormonen *Insulin* und *Glucagon* bereits im Rahmen der Bauchspeicheldrüse näher besprochen worden sind, sei an dieser Stelle nur ihr Zusammenhang mit der Zuckerkrankheit *(Diabetes mellitus)* erwähnt, zu der es kommt, wenn der Blutzuckerspiegel infolge einer Unterfunktion des Inselorgans – es gelangt zu wenig Insulin in das Blut – so hoch ansteigt *(Hyperglykämie),* daß durch die Nieren der überschüssige Zuckeranteil mit dem Urin ausgeschieden werden muß *(Glycosurie).*

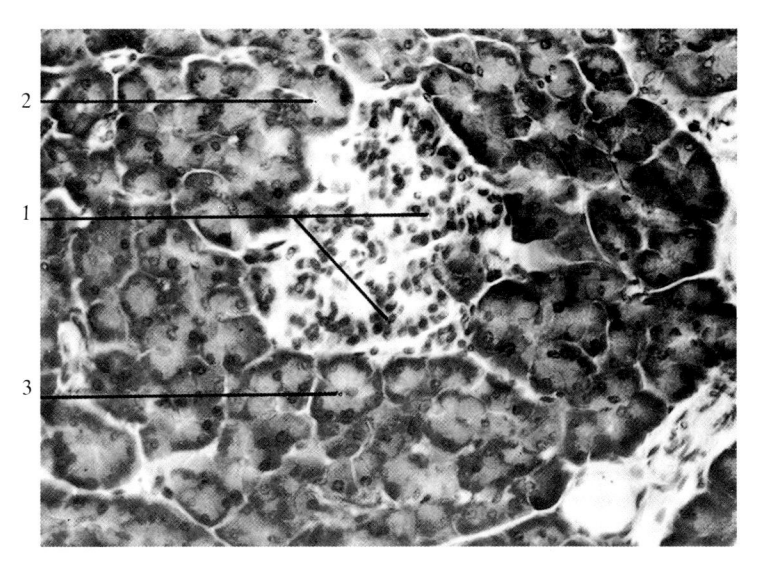

Abb. 217. Bauchspeicheldrüse *(Pancreas)* mit Langerhans-Insel. Eisen-Haematoxylin-Pikrofuchsin-Färbung, 240:1.
1 = Langerhans-Insel; 2 = Drüsenendstück; 3 = Zentroacinäre Zelle

21.7. Keimdrüsen (Hoden, Eierstock)

Die **Keimdrüsen** (*Hoden = Testis* und *Eierstock = Ovarium*) lassen eine Parallele zur Bauchspeicheldrüse erkennen: Sie sind *Drüsen mit äußerer und innerer Sekretion,* indem sie die Keim- oder Geschlechtszellen (Samenfäden bzw. Eizellen) erzeugen und zum anderen unter dem stimulierenden Einfluß der *Hypophyse* (s. o.) die Sexualhormone (*Testosteron* bzw. *Follikelhormon [Östradiol]* und *Corpus-luteum-Hormon [Progesteron]*) produzieren. Nach der operativen Entfernung der männlichen Keimdrüsen vor der Geschlechtsreife – man spricht von einer *Frühkastration* – oder beim Fehlen der männlichen Sexualhormone bleibt die Ausbildung der sog. *sekundären Geschlechtsmerkmale* (Kinn-, Achsel- und Schambehaarung) sowie die Umformung des Kehlkopfes aus, wodurch es zur hohen Kastratenstimme kommt; darüber hinaus verzögert sich die nor-

---

*) Bei Hypophysen-Hyperfunktion treten bei abgeschlossenem Längenwachstum auch noch an anderen Geweben typische Veränderungen auf; so werden die Gesichtszüge, Lippen und Nase gröber, die Haut verdickt sich im Bereich des gesamten Körpers, Umfang und Aktivität der Talg- und Schweißdrüsen nehmen zu, die Zunge wird voluminöser, es kommt zu einer erheblichen Vergrößerung der Nasennebenhöhlen, die Funktion der Keimdrüsen geht zurück, die Menstruation verschwindet.

male Verknöcherung der Epiphysenfugen, so daß ein ganz beträchtliches Längenwachstum – *eunuchoider* Riesenwuchs – vor allem der Extremitäten zu verzeichnen ist. Erfolgt die Entfernung der männlichen Keimdrüsen erst nach der Geschlechtsreife *(Spätkastration),* dann tritt eine nur teilweise Rückbildung der sekundären Geschlechtsmerkmale unter gleichzeitig zunehmendem Fettansatz *(Kastratenfettsucht)* ein, der beispielsweise in der Viehzucht zur Mästung ausgenutzt wird. In gleicher Form begegnen wir auch bei der Frau derartigen Reaktionen bei *Früh-* bzw. *Spätkastration* der weiblichen Keimdrüsen, wobei es in letzterem Fall zum Ausbleiben der *Menstruation* kommt. Bei vielen Spätkastraten bleibt der Sexualdrang erhalten, da auch die Nebennierenrinde Geschlechtshormone bildet. Selbstverständlich sind auch solche Kastraten völlig steril. Frühe Kastration hingegen verhindert das Erwachen des sexuellen Verlangens.

Für die körperliche Leistungsfähigkeit haben die Sexualhormone (vor allem das von den LEYDIG-Hodenzwischenzellen gebildete *Testosteron,* das für die Differenzierung der äußeren Geschlechtsorgane verantwortlich ist) eine erhebliche Bedeutung; das Testosteron steigert als anabolisierendes Hormon die Eiweißsynthese und beeinflußt dadurch in starkem Maße das Muskelwachstum und die Muskelkraft.

Außer diesen Wirkstoffen innersekretorischer Drüsen gibt es in unserem Körper noch sog. „Gewebshormone", die gewissermaßen als Mittler (Transmitter) bei der Übertragung von Reizen zwischen Nerv und Erfolgsorgan tätig sind und die im Zellstoffwechsel gebildet werden; so sind das *Acetylcholin* bei *Vagus*reizung, das *Sympathin* bei *Sympathicus-* (bzw. *Accelerans-*) Reizung und das *Cholin,* das einen Einfluß auf die Darm*peristaltik* auszuüben in der Lage ist, frei geworden. In diese Gruppe der Gewebshormone gehören des weiteren *Gastrin* und *Secretin,* die für die Fernsteuerung der Verdauungsdrüsen tätig sind.

21.8. Zirbeldrüse *(Corpus pineale)*

Die **Zirbeldrüse** oder **Epiphyse** *(Corpus pineale),* ein zwischen den beiden Großhirnhälften im Bereich des oberen Sehhügelpaars gelegenes, zungen- bis herzförmiges, in seiner Größe im Gegensatz zur Hypophyse sehr wechselndes Organ, das zahlreiche sympathische Nervenfasern (die mit dem Auge in Verbindung stehen) aufweist, produziert das Hormon *Melatonin,* das sehr wahrscheinlich (unter dem Einfluß der Helligkeitsunterschiede zwischen Tag und Nacht) die Reifung der Geschlechtsdrüsen hemmt.

22. Das Harn- und Geschlechtssystem *(Urogenitalsystem)*

Harn- und Geschlechtsorgane erfahren zumeist eine gemeinsame Besprechung, da sie *entwicklungsgeschichtlich* aus einer *gemeinsamen Anlage* (dem mittleren Keimblatt) entstehen und auch auf Grund ihrer räumlichen, engen Beziehungen (gemeinsamer Ausführungsgang beim männlichen Geschlecht!) zusammengehören.

22.1. Harnsystem

Die Harnorgane *(Organa urinaria)* setzen sich, um einleitend eine grobe Übersicht zu vermitteln, aus harnbereitenden Organen, den beiden *Nieren (Renes),* und harnableitenden Organen, dem *Nierenbecken (Pelvis renalis),* den *Harnleitern (Ureteres),* der *Harnblase (Vesica urinaria)* und der *Harnröhre (Urethra)* zusammen.

22.1.1. Nieren *(Renes)*

Die **Niere** *(Ren),* ein bohnenförmiges, etwa 12 cm langes, 6 cm breites und 4 cm dickes, dunkelbraun-rot gefärbtes und 150 bis 200 g schweres Organ, liegt zu beiden Seiten der Lenden-Wirbelsäule (in Höhe des 12. Brust- bis 3. Lendenwirbels) hinter der eigentlichen Bauchhöhle *(retroperitoneal)* auf der Fascie des großen Lendenmuskels *(M. psoas major),* auf dem vierseitigen Lendenmuskel *(M. quadratus lumborum)* und zum Teil (mit dem seitlichen Rand) auf dem queren Bauchmuskel *(M. transversus abdominis).* Wir unterscheiden **makroskopisch** an ihr eine stärker gewölbte Vorderfläche *(Facies anterior)* von einer mehr abgeplatteten Hinterpartie *(Facies posterior),* einen oberen von einem unteren Nierenpol *(Extremitas superior et inferior).* Im Bereich des medialen konkaven Randes liegt die Nieren*pforte (Hilum renale),* wo die *Nierenschlagader (A. renalis)* eintritt und die Nieren*blutader (V. renalis)* mit dem *Harnleiter (Ureter)* das Organ verlassen. Die gesamte Niere wird nach außen von einer derben bindegewebigen Kapsel *(Capsula fibrosa)* abgeschlossen, die – als Schutzmaßnahme gegenüber stumpfen Verletzungen – noch eine Fettpolsterung *(Capsula adiposa)* aufweist. Damit sich die Niere nicht aus ihrem „Lager" entfernt, ist ihre Fascie *(Fascia renalis pro-*

pria) nach cranial mit dem Zwerchfell, nach medial und caudal mit der bereits oben erwähnten Fascie des großen Lendenmuskels *(Fascia iliopsoica)* verwachsen, wodurch eine gewisse Anheftung an die Rückwand der Bauchhöhle erfolgt. Geben diese bandartigen Verbindungen nach, dann verlagern sich die Nieren mehr oder weniger stark, sie „wandern".

Ein *Längs-* bzw. *Frontalschnitt* durch eine Niere (Abb. 218) macht uns mit dem Aufbau des **Nierenparenchyms** vertraut, das *makroskopisch* zwei Schichten: die *Rinde (Cortex renalis)* und das *Mark (Medulla renalis)* erkennen läßt. Dieses ist in Form von 10 bis 15 kegelförmigen Gebilden (den sog. Nieren*pyramiden = Pyramides renales*) angeordnet, die auf ihren Kuppen je eine Nieren*papille (Papilla renalis)* mit etwa 20–30 feinen Öffnungen zur Harnentleerung tragen, die ihrerseits in die Anfangsstücke des Nieren*beckens (Pelvis renalis)*, die Nieren*kelche (Calices renales)*, hineinragen. Das Mark wird allseitig von der (6 bis 10 mm breiten) Rindensubstanz umhüllt, die in Form sog. BERTIN-*Säulen (Columnae renales)* sogar zwischen die einzelnen Pyramiden eindringt und somit an einzelnen Stellen die Nierenpforte erreicht. Während die Marksubstanz mit den der Basis der jeweiligen Nierenpyramide aufsitzenden *Markstrahlen (Striae medullares corticis)* eine mehr blaurote Färbung aufweist, erscheint die Rinde gelbrot, wobei man mit bloßem Auge noch unzählige kleine rote Pünktchen erkennen kann, die bei entsprechender Vergrößerung unter dem Mikroskop den Nieren*körperchen (Corpuscula renales* oder MALPIGHI-*Körperchen)* entsprechen, deren Anzahl sich in einer menschlichen Niere auf 1,5 bis 2 Millionen beläuft.

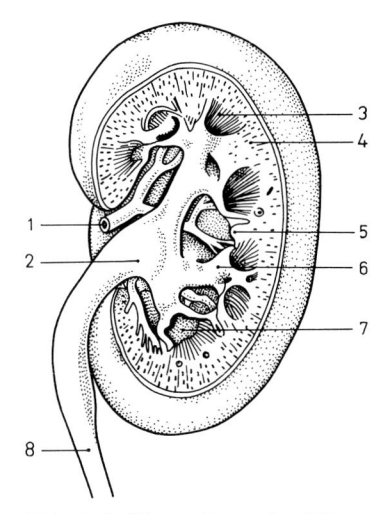

Abb. 218. Darstellung des Nierenparenchyms, Nierenbeckens und Harnleiters.

1 = Nieren-Arterie *(A. renalis)*
2 = Nierenbecken *(Pelvis renalis)*
3 = pyramidenartige Anordnung des Markes *(Pyramis renalis)*
4 = Rindensubstanz *(Cortex renalis)*
5 = Begrenzung der Markpyramiden durch Rindensubstanz (BERTIN-Säule = *Columna renalis)*
6 = Nierenkelch *(Calyx renalis)*
7 = Nierenpapille *(Papilla renalis)*
8 = Harnleiter *(Ureter)*

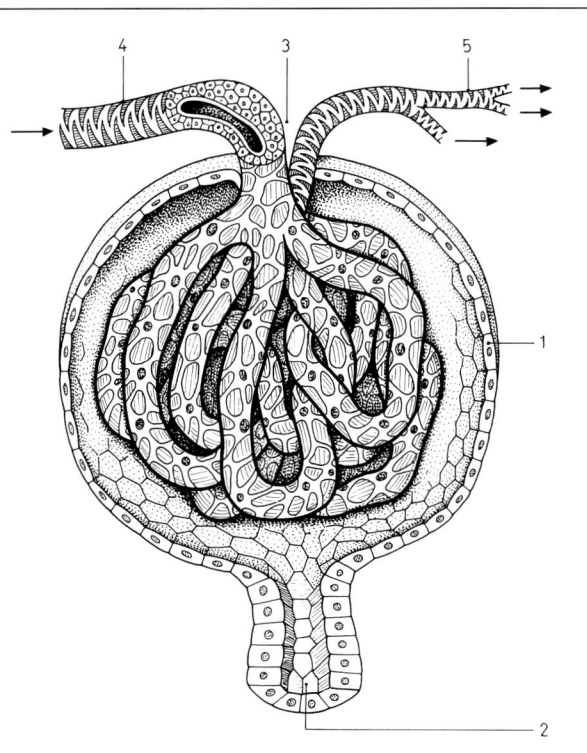

Abb. 219. Halbschematische Darstellung eines *Glomerulum*

1 = BOWMAN-Kapsel
2 = Übergang des Harnpols in das Hauptstück
3 = Gefäßpol
4 = zuführende *Arteriola afferens*
5 = ableitende *Arteriola efferens*

Ein Blick auf das Schema vom **feingeweblichen Bau** der Niere (Abb. 220), die wie eine Filteranlage eines Schwimmbades arbeitet, wobei ihre Leistung vom Blutdruck abhängig ist, macht uns mit zwei in der Rinde liegenden, im Durchmesser 0,2 bis 0,3 mm großen **Nierenkörperchen**, die sich jeweils aus einem *Gefäßknäuel (Glomerulum)**) und einer diesen umschließenden BOWMAN-*Kapsel* zusammensetzen (Abb. 219) vertraut. In diesen Filtrationsorganen beginnt der harn*bereitende* Teil der Niere, indem durch das dünne einschichtige *Plattenepithel* der Kapsel dem Strauß von feinsten Capillarschlingen, die ein „arterielles Wundernetz" bilden, ständig eiweißarmes Wasser entzogen**) und dem am sog. *Harnpol* des Nierenkörperchens seinen Ur-

---

*) Die Gesamtlänge der Blutkanälchen aller Glomerula beläuft sich beim Erwachsenen auf 25 km, die Filtrationsfläche beträgt 0,75 m².

**) In dem *Glomerulum* werden vom durchströmenden Blut (tägl. 1500 l) 10% zur Bildung eines provisorischen (Primär-) Harns abgefiltert. Von 150 Liter abgesondertem *Glomerulum-Ultrafiltrat* werden 147,8 Liter Wasser wieder rückresorbiert und für den Körper eingespart. Gleichzeitig werden die geringen ausgeschiedenen Eiweißmengen und wertvollen Salze rückresorbiert und der Organismus durch die kontinuierliche Ausscheidung stickstoffhaltiger Endprodukte vor einer Vergiftung *(Uraemie)* geschützt.

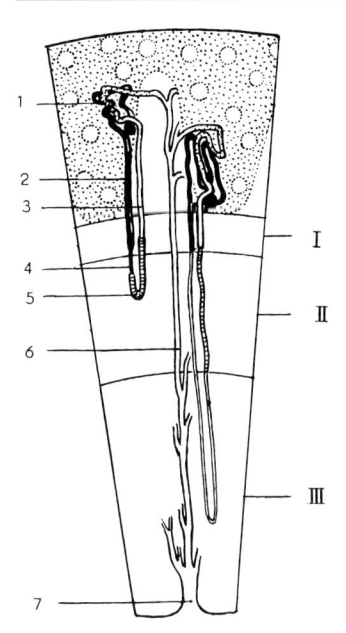

Abb. 220. Der feingewebliche Bau der Niere mit Darstellung der Harnbereitung (Schema).

I = Außenstreifen
II = Innenstreifen } des Markes
III = Innenzone
1 = Schaltstück
2 = Hauptstück
3 = dicker aufsteigender Teil der HENLE-Schleife
4 = dünner absteigender Teil der HENLE-Schleife
5 = Umbiegungsstelle der HENLE-Schleife
6 = Sammelrohr
7 = Mündung des Sammelrohres auf einer Papille

sprung nehmenden *Nieren-* oder *Harnkanälchen* zugeleitet wird. Dieses windet sich zunächst stark auf und bildet ein dichtes, längliches Knäuel *(Hauptstück)* in unmittelbarer Umgebung des Nierenkörperchens. Dann verläßt das Nieren- oder Harnkanälchen die Rindensubstanz und zieht in Form einer langen Schlinge zur nächstgelegenen Pyramidenkuppe, um jedoch in der Innenzone des Markes im scharfen Bogen noch einmal umzuwenden *(dünner absteigender* und *dicker aufsteigender Teil der HENLE-Schleife)* und in die Nähe der BOWMAN-Kapsel zurückzukehren, dort erneut einige Windungen *(Zwischen-* und *Schaltstück)* zu beschreiben und schließlich in das System der *Sammelröhrchen* einzumünden, die sich zu kleinen Gängen *(Ductus papillares)* vereinigen, die auf der der Pyramidenkuppe jeweils aufsitzenden *Papille* münden.*) Hier wird der inzwischen fertiggestellte Harn von den Nieren*kelchen* aufgefangen, die sich zum Nieren*becken* vereinigen, und somit dem *Harnleiter*, der durch eine konische Verjüngung aus dem Nierenbecken hervorgeht, zugeleitet.**)

22.1.2. Harnleiter *(Ureteres)*

Über den 30 bis 35 cm langen und 5 bis 7 mm weiten **Harnleiter** *(Ureter)*, der wie die Niere außerhalb der eigentlichen Bauchhöhle *(retroperitoneal)* liegt, gelangen die Harntröpfchen durch *peristaltische* Bewegungen (in regelmäßigen Zeitabständen von $\frac{1}{4}$ bis 1 min) der glatten, spiralig verlaufenden äußeren Längs-, mittleren Ring- sowie inneren Längsmuskulatur des *Ureter* nach und nach zu der hinter der *Symphyse* liegenden *Harnblase*, wobei die rückwärtige Wandung derselben vom *Ureter* rechts und links in schräger Richtung schlitzartig durchbohrt wird, um bei stark angefüllter Blase eine Rückstauung in den Harnleiter oder sogar in das Nierenbecken zu verhüten (Abb. 221).

22.1.3. Harnblase *(Vesica urinaria)* und Harnröhre *(Urethra)*

Im leeren Zustand wird man die im kleinen Becken hinter der Symphyse gelegene, durch die auf ihr ruhenden Darmschlingen schüsselförmig eingedellte **Harnblase** *(Vesica urinaria*; Abb. 222) bei der Untersuchung von der Bauchdecke her vergebens zu tasten versuchen; füllt sie sich jedoch allmählich, dann nimmt sie mehr und mehr eine Kugelform an und kann nunmehr bequem oberhalb der Schoßfuge gefühlt werden. Das normalerweise bis zu 1 200 ml Flüssigkeit aufnehmende Organ läßt eine in drei Schichten netzförmig angeordnete glatte Muskulatur (innere Längs-, mittlere Ring- und äußere Längsmuskulatur) erkennen, in die in sinnvoller Weise elastische Fasern eingelagert sind, um hin und wieder auch größeren Überdehnungen Rechnung tragen zu können.***) Der *Verschluß* der Harnblase und Harnröhre geschieht durch das erwähnte elastische Fasernetz sowie durch Muskelzüge, die – vom Schambein entspringend – den inneren Harnröhrenmund umgeben *(M. pubovesicalis)* und willkürlich durch den *M. sphincter urethrae*. Das willkürliche *Entleeren* der Harnblase ist Angelegenheit der Bauchpresse.

---

*) Nierenkörperchen und Nierenkanälchen (bis zur Einmündung desselben in das Sammelrohr) bilden die architektonische und funktionelle Baueinheit der Niere, die als „*Nephron*" bezeichnet wird.

**) Dicht neben dem Gefäßpol des Nierenkörperchens liegt der endokrine Teil der Niere, der sog. *juxtaglomeruläre Apparat*, dessen Zellen bei absinkendem Blutdruck in der zuführenden Arteriole das Hormon *Renin* bilden, das über die Produktion von Angiotensin I und II (im Blutplasma) zur Verengung der peripheren Blutgefäße und damit zum Wideranstieg des Blutdrucks führt.

***) Bei einer Harnblasenfüllung von 200 ml tritt ein „Harndrang" auf, der ab 400 ml stark wird.

Beim Mann wird die Harnblase umgeben (von unten) von der *Vorsteherdrüse (Prostata)* und (von hinten) von den *Bläschendrüsen* oder *Samenbläschen (Vesiculae seminales)* und dem *Mastdarm (Rectum)*; bei der Frau grenzt von dorsal an die Harnblase die *Scheide (Vagina)* mit der sich anschließenden *Gebärmutter (Uterus)*, die sich normalerweise leicht nach vorn über den Scheitel der Blase neigt. Die beim weiblichen Geschlecht in den Vorhof der Scheide mündende *Harnröhre (Urethra)* ist außerordentlich kurz (so daß das Einführen von Kathetern bzw. Instrumenten in die Harnblase relativ leicht möglich ist), während sie beim Manne wesentlich länger ist, wobei drei Abschnitte unterschieden werden können. Während in den hinteren Teil der männlichen Harnröhre *(Pars prostatica)* die inneren Geschlechtsorgane mit ihren Ausführungsgängen einmünden, zeichnet sich der enge, kurze, mittlere Teil *(Pars membranacea)* durch einen Schließmuskel *(M. spincter urethrae)* aus, der die Harnröhre nach außen begrenzen kann; der letzte und vorderste Abschnitt *(Pars spongiosa)* liegt im Harnröhren-Schwellkörper des Glieds *(Corpus spongiosum penis)*, so daß der Harn, nachdem er diesen harnableitenden Teil auch noch passiert hat, nunmehr durch die Harn-

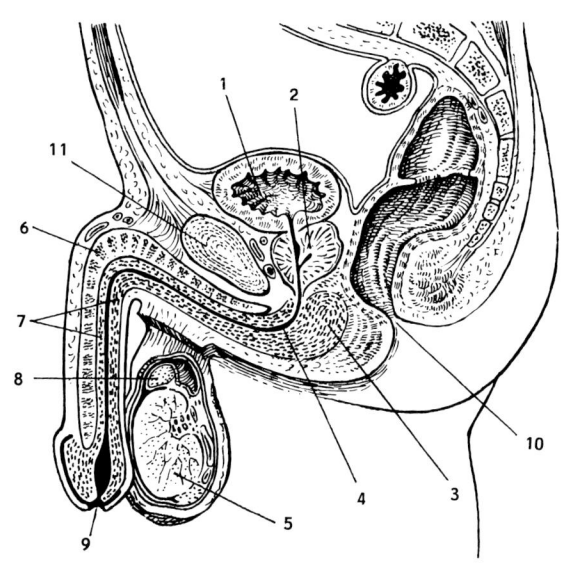

Abb. 222. Medianschnitt durch das männliche Becken.
1 = Harnblase *(Vesica urinaria)*
2 = Vorsteherdrüse *(Prostata)*
3 = Harnröhrenwurzel *(Bulbus penis)*
4 = Harnröhre *(Urethra)*
5 = Hoden *(Testis)*
6 = Schwellkörper des Gliedes *(Corpus cavernosum penis)*
7 = Schwellkörper der Harnröhre *(Corpus spongiosum penis)*
8 = Nebenhoden *(Epididymis)*
9 = äußere Harnröhrenöffnung *(Ostium urethrae externum)*
10 = After *(Anus)*
11 = Schamfuge *(Symphysis pubica)*

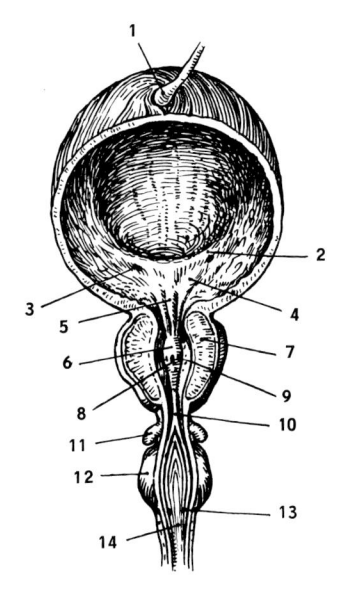

Abb. 221. Männliche Harnblase (Schleimhautfläche), Vorsteherdrüse und hinterer Harnröhrenabschnitt.
1 = Rest des verödeten fetalen Allantoisganges *(Lig. umbilicale medianum)*
2 = Querwulst beiderseits des Blasendreiecks *(Plica ureterica)*
3 = Harnleitermündung *(Ostium ureteris)*
4 = Blasendreieck *(Trigonum vesicae)*
5 = Blasenzapfen *(Uvula vesicae)*
6 = Samenhügel *(Colliculus seminalis)*
7 = Vorsteherdrüse *(Prostata)*
8 = kurzer Blindsack *(Utriculus prostaticus)*
9 = Mündung der Spritzkanals *(Ductus ejaculatorius)*
10 = Schleimhautlängsfalte im hinteren Harnröhrenabschnitt *(Crista urethralis)*
11 = COWPER-Drüse *(Gl. bulbo-urethralis)*
12 = Harnröhrenzwiebel *(Bulbus penis)*
13 = Mündung der COWPER-Drüse *(Ostium der Gl. bulbo-urethralis)*
14 = Erweiterung der Harnröhre *(Ampulla urethrae)*

röhrenöffnung im Bereich der Eichel *(Ostium urethrae externum)* unseren Körper verlassen kann.

22.2 Geschlechtssystem

Das *Geschlechtssystem* setzt sich aus den (im kleinen Becken liegenden) *inneren* und den (der Begattung dienenden) *äußeren* männlichen und weiblichen Geschlechtsorganen zusammen; im einzelnen handelt es sich um folgende Gebilde (Abb. 222 und 225):

A. beim *Mann*:
1. Die *äußeren* Geschlechtsorgane = *Glied (Penis)* und *Hodensack (Scrotum)*;
2. Die *inneren* Geschlechtsorgane = *Hoden (Testes)*, *Nebenhoden (Epididymides)*, *Samenleiter (Ductus deferentes)*, *Samenbläschen (Vesiculae seminales)* und *Vorsteherdrüse (Prostata)*.

B. bei der *Frau*:
1. Die *äußeren* Geschlechtsorgane = *große Schamlippen (Labia majora pudendi), kleine Schamlippen (Labia minora pudendi),* BARTHOLIN-*Drüsen* und *Scheidenvorhof (Vestibulum vaginae)*;
2. Die *inneren* Geschlechtsorgane = *Eierstöcke (Ovaria), Eileiter (Tubae uterinae), Gebärmutter (Uterus)* und *Scheide (Vagina)*.

22.2.1 Männliche Geschlechtsorgane

Die männliche Keimdrüse, der 25 bis 30 g schwere **Hoden** (*Testis* = „der Zeuge"), wird *in der Embryonalzeit in der Leibeshöhle* (*retroperitoneal* an der dorsalen Bauchwand) angelegt und wandert von hier aus durch den Leistenkanal in den Hodensack *(Scrotum)*, ein Vorgang *(Descensus testis)*, der normalerweise zum Zeitpunkt der Geburt abgeschlossen ist. Der die Gestalt eines von den Seiten leicht abgeplatteten Eies aufweisende Hoden, der von einer festen bindegewebigen Kapsel *(Tunica albuginea)* und mehreren *Hüllen* (zu denen auch die Faserzüge eines Skelettmuskels *[M. cremaster]* gehören) umgeben wird, läßt in seinem *Inneren* (Abb. 223) zahlreiche von der Kapsel *radiär verlaufende bindegewebige Scheidewände (Septula testis)* erkennen, die das *Hodenparenchym* in annähernd 250 bis 300 *Läppchen (Lobuli testis)* aufteilen, in denen jeweils 2–4 aufgeknäuelte, bis 80 cm lange und 0,3 mm dicke Kanälchen – die *Hoden-* oder *Samenkanälchen (Tubuli seminiferi contorti)* – angetroffen werden, in denen die **Keimzellen**, die *Samenfäden (Spermien)*, gebildet werden. Diese Kanäle, zwischen denen besondere (aus Mesenchym hervorgegangene) Zellen, die LEYDIG-*Zwischenzellen*, die das männliche Geschlechtshormon *Testosteron* produzieren (s. o.), das für eine Ausbildung der primären und sekundären Geschlechtsmerkmale verantwortlich zeichnet, liegen, vereinigen sich, nachdem sie sich gestreckt haben, d. h. weitgehend gerade geworden sind *(Tubuli seminiferi recti)*, untereinander zum *Hoden-Netz (Rete testis)*, mit dem gleichzeitig die samen*ableitenden* Wege ihren Anfang nehmen, die sich in die zum Nebenhoden abführenden kleinen Hodenkanälchen *(Ductuli efferentes testis)* fortsetzen.

Die Abb. 224 zeigt den im Jahre 1677 von dem Studenten JOHANN HAM entdeckten **Samenfaden**, dessen Morphologie

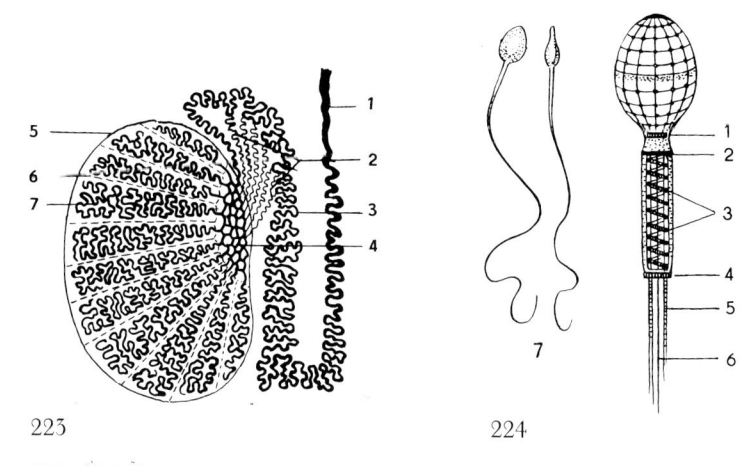

Abb. 223. Sagittalschnitt durch Hoden, Nebenhoden und Anfangsteil des Samenleiters (Schema).

1 = Samenleiter *(Ductus deferens)*
2 = vom Hodennetz zum Nebenhodenkopf verlaufende Kanälchen *(Ductuli efferentes)*
3 = Nebenhoden *(Epididymis)*
4 = Hodennetz *(Rete testis)*
5 = bindegewebige Hodenkapsel *(Tunica albuginea)*
6 = Hodenscheidewand *(Septulum testis)*
7 = Hodenläppchen mit aufgeknäuelten, die Keimzellen bildenden Hodenkanälchen *(Tubuli seminiferi contorti)*

Abb. 224. Schema eines menschlichen Samenfadens.

1 = Hals mit vorderem und hinterem Zentriol
2 = Querscheibe
3 = Spiralfaden im Mittelstück
4 = Schlußring
5 = Schwanzhülle
6 = Achsenfaden
7 = Kopf von der Fläche = oval
 Kopf von der Kante = birnenförmig

von dem anatomischen Lehrer HAMS, dem Erfinder des Mikroskops: VAN LEUWENHOEK, bearbeitet wurde. An dem etwa 60 μm langen Samenfaden werden insgesamt 4 Teile, der *Kopf*, der *Hals*, das *Mittel-* oder *Verbindungsstück* und der *Schwanz*, unterschieden.

Der abgeplattete von der Fläche ovale, von der Kante gesehen, birnenförmige *Kopf* entspricht dem Zellkern; er enthält *Chromatin*, das auf engstem Raum sich gegen chemophysikalische Einflüsse sehr stabil verhält.

Um dem Kopf das Eindringen durch die Eihülle zu erleichtern, besitzt der Samenfaden an seiner Spitze eine skalpellartige Verdichtung seiner Plasmahülle *(„Perforatorium")*. Während der *Hals* die beiden *Zentriolen* enthält, läßt das *Verbindungsstück*, das sich nach vorn und hinten durch je eine kleine Platte oder Querscheibe abschließt, als Charakteristikum eine dünne, protoplasmatische Umhüllung, den sog. *„Spiralfaden"*, erkennen, der zahlreiche *Mitochondrien* (die offenbar die für die Bewegung des Samenfadens notwendige Energie bereitstellen) enthält und mit etwa 9 bis 11 Windungen den Achsenfaden umgibt. Dieser setzt sich in den längsten Teil des Samenfadens, in den *Schwanz* fort, der sich in Form peitschender, schlängelnder Bewegungen in der weißlichen, klebrigen, schwach alkalischen **Samenflüssigkeit** *(Sperma)* sehr rasch fortbewegt (3,0 bis 3,6 mm pro Minute), die von den beiden Bläschendrüsen und der Vorsteherdrüse abgesondert wird.

„Gemessen an ihrer Größe entwickeln die Samenfäden eine große Schnelligkeit bei ihrer Fortbewegung. In der Minute legen sie einen Weg zurück, der ihrer 75fachen Länge entspricht. Die Strecke, welche die Samenfäden – sind es doch bei einer einzigen Samenentleerung etwa 200 bis 300 Millionen(!) – vom Hoden durch die äußeren Geschlechtsorgane bis zum Eileiter zurückzulegen haben, beträgt ungefähr einen Meter. Das bedeutet für den Samenfaden das 20000fache seiner eigenen Länge. Für die Durchwanderung der weiblichen Geschlechtsorgane bis zum Ort der Befruchtung braucht er ungefähr eine Stunde" (Vogel).

Dem oberen hinteren Teil des Hodens liegt in der Form eines großen Kommas der **Nebenhoden** *(Epididymis)* an, der mit diesem verwachsen ist und einen *Kopf, Körper* sowie *Schweif (Caput, Corpus et Cauda epididymidis)*, der in den Samenleiter übergeht, aufweist. Er besteht in seinem Inneren in erster Linie aus dem überaus stark geschlängelten *Nebenhodengang (Ductus epididymidis)* (der geradegestreckt eine Länge von 4 bis 5 m erreichen würde!), der den vom Hoden gebildeten Samenfäden gewissermaßen als Sammelbecken, als Samenspeicher, dient. In ihm kommen die Samenzellen zur völligen Ausreifung. Über den 50 bis 60 cm langen **Samenleiter** *(Ductus deferens)* gelangen die Samenfäden zur kastanienförmigen und -großen, den Anfangsteil der Harnröhre ringförmig umgreifende **Vorsteherdrüse** *(Prostata)*, die sie – nachdem zuvor noch die Ausführungsgänge der Samenbläschen *(Ductus excretorii* der *Versiculae seminales)* in den Samenleiter eingemündet sind – durchbohren (wobei das dünnflüssig-milchige und schwach alkalische, die Spermienbeweglichkeit aktivierende Sekret der Vorsteherdrüse mit aufgenommen wird), um nunmehr in den *hinteren Teil der* **Harnröhre** zu kommen.

Bei der Befruchtung, die normalerweise etwa in der Mitte des **Eileiters** *(Tuba uterina)* erfolgt, dringen nur Kopf, Hals und Verbindungsstück in das Ei ein, während der Schwanz, das „Fortbewegungsorgan", seine Aufgabe erfüllt hat und sich außerhalb der Eizelle auflöst.

22.2.2. Weibliche Geschlechtsorgane

Von den inneren *weiblichen* Geschlechtsorganen sei zunächst der Ort der Reifung der Keimzelle, der platt-elliptische, während der Geschlechtsreife 3 bis 5 cm lange und 2 cm breite **Eierstock** *(Ovarium)* genannt, dessen Bedeutung für die Entwicklung des spezifisch „Fraulichen" Virchow einmal mit den Worten „das Weib ist Weib wegen seines Eierstockes" gekennzeichnet hat. Während der hintere Rand der im Gegensatz zum Hoden allseitig geschlossenen weiblichen Keimdrüse frei im kleinen Becken jederseits vor dem Kreuz-Darmbeingelenk *(Articulatio sacro-*

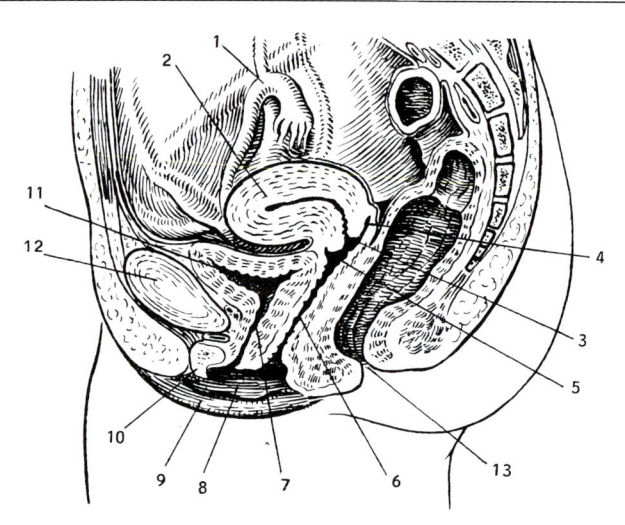

Abb. 225. Medianschnitt durch das weibliche Becken

1 = Eileiter *(Tuba uterina)*
2 = Gebärmutter *(Uterus)*
3 = äußerer Muttermund *(Orificium externum uteri)*
4 = hinteres ⎫ Scheidengewölbe
5 = vorderes ⎭
6 = Scheide *(Vagina)*
7 = Harnröhre *(Urethra)*
8 = kleine ⎫ Schamlippe
9 = große ⎭ *(Labium minus et majus)*
10 = Kitzler *(Clitoris)*
11 = Harnblase *(Vesica urinaria)*
12 = Schamfuge *(Symphysis pubica)*
13 = After *(Anus)*

iliaca) liegt, weist der vordere eine Verbindung mit dem runden Mutterband *(Lig. teres uteri)* auf; das untere Ende nimmt über das Eierstock-Band *(Lig. ovarii proprium)* mit der oberen seitlichen Begrenzung der Gebärmutter Kontakt auf.

Wie ein Großteil der bisher bereits kennengelernten Organe zeichnet sich auch das *Eierstockparenchym* durch eine deutliche Zweiteilung in eine *Mark-* und *Rinden*schicht aus. Während das *Eierstocksmark* aus lockerem Bindegewebe, Blut- und Lymphgefäßen sowie feinen Nervenfasern besteht, liegen in der *Rinden*schicht die verschiedenen Reifestadien der weiblichen **Keimzellen**, die sog. **Primär-,**[*] **Sekundär- und Tertiärfollikel** *(Folliculus* = das Bläschen). Diese wurden 1672 von Regnier de Graaf im Mikroskop entdeckt (und werden deshalb auch als Graaf-*Follikel* bezeichnet), der damit glaubte, das weibliche Ei gefunden zu haben, eine Feststellung, die 1827 ihre Widerlegung durch v. Baer fand, der den Nachweis erbrachte, daß sich erst im Inneren des Graaf-Follikels die eigentliche, mit normalem Auge eben noch wahrnehmbare Eizelle befindet. In jedem *Zyklus* – normalerweise aller 28 Tage – gelangt ein

___

[*] In jedem Eierstock liegen bei der Geburt etwa 200000 *Primär*follikel vor, von denen sich rund 400–500 vor Beginn der Pubertät zu *Sekundär*follikeln und von denen wiederum ein Teil zu *Tertiär*- oder Graaf-Follikeln entwickeln.

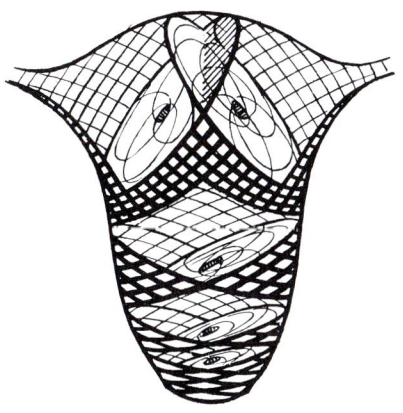

Abb. 226. Muskelfaserverlauf in der Gebärmutterwand; die kräftig gezeichneten Fasern liegen in der Vorderwand, die gefenstert ist, um den spiraligen Verlauf in den Schnittebenen deutlich zu machen.

derartiges (im Durchmesser 15 bis 20 mm großes) GRAAF-(tertiäres) Bläschen zur Reifung; es gelangt an die Oberfläche des Eierstocks, platzt etwa am 13. bis 16. Tag nach der letzten Menstruation *(Eisprung = Ovulation),* so daß nunmehr die nach außen tretende Flüssigkeit das reife Ei *(Ovum)* mit seinem umgebenden Epithel *(Corona radiata)* in die freie Bauchhöhle hinausschwemmen könnte*), wenn nicht der 12 bis 15 cm lange, stark gefaltete **Eileiter** *(Tuba uterina)* bereits seine Fangarme, die vom lateralen und trichterförmig aufgetriebenen Teil *(Infundibulum tubae uterinae)* ausgehen, schützend über den Eierstock (und speziell über die Durchtrittsstelle des GRAAF-Follikels) gelegt hätte. Diese Fangarme – auch *Fimbrien* genannt – bewegen sich wie die Arme eines Polypen, wobei sie durch rhythmische Verengungen und Erweiterungen des Infundibulums einen schwachen ansaugenden Flüssigkeitsstrom erzeugen, der jedoch ausreicht, um das Ei in das Innere des Eileiters einzustrudeln. Da das Ei im Gegensatz zum Samenfaden keine Eigenbeweglichkeit besitzt, ist es auf fremde Hilfe angewiesen; diese wird ihm weniger durch das sekretabscheidende *Flimmerepithel* der Tube (dessen Strom gebärmutterwärts gerichtet ist) als vielmehr durch *peristaltische* Bewegungen der glatten Eileitermuskulatur zuteil. Hat das Ei – gleich, ob befruchtet oder nicht – den Eileiter durchwandert, dann gelangt es (4 Tage nach erfolgtem Follikelsprung) in den Fruchthalter, die *Gebärmutter,* die für die Einnistung und weitere Ernährung und für das Wachstum des (befruchteten) Eies Sorge trägt.

Die **Gebärmutter** *(Uterus)* stellt ein außerordentlich muskelkräftiges Hohlorgan dar, dessen im Normalzustand etwa 1 cm dicke glatte **Muskulatur** (die in ihrer Gesamtheit das *Myometrium* bildet) in Gestalt sich symmetrisch *kreuzender und verflechtender Spiraltouren* (Abb. 226) angeordnet ist, die sich (wie man es bei der ständig fortschreitenden Größenentwicklung während der Schwangerschaft beobachten kann) unter Erweiterung der Zwischenräume entfaltet, wobei sich die *einzelnen Fasern bis auf das 12- bis 15fache ihrer ursprünglichen Länge* (von 50 bis 90 μm im nichtschwangeren Uterus bis zu 800 μm in der Gravidität) *vergrößern.* Zum Zeitpunkt der Niederkunft schieben sich diese Spiral-Systeme aktiv zusammen, wodurch ein Druck auf die Frucht in Gestalt der „Wehen" ausgeübt wird.

Im *Inneren (Cavum uteri)* läßt die 7 bis 10 cm lange, 4 bis 5 cm breite und 3 cm dicke Gebärmutter, die die Gestalt einer *auf den Kopf gestellten,* etwa 50 bis 60 g schweren, dorsoventral *abgeplatteten Birne* aufweist**) und an der man einen *Körper* mit der aufgetriebenen *Kuppel,* ein *Verbindungsstück* sowie einen *Hals* (der zapfenförmig in die Scheide hineinragt) unterscheidet, eine von einem einschichtigen prismatischen Epithel gebildete **Schleimhaut** (auch als *Endometrium* bezeichnet) erkennen, die – mit Ausnahme einer schmalen Basalzone – einem regelmäßigen monatlichen Wandel (mensueller Zyklus) unterworfen ist. Immer wieder bereitet sich diese 2 mm dicke Schleimhaut vor, indem sie bis auf das Vierfache ihrer ursprünglichen Dicke unter Steuerung des ovariellen Follikelhormons heranwächst, um das eventuell befruchtete Ei unter optimalen Ernährungsbedingungen aufnehmen zu können (**Proliferations**phase). Während dieses 14 Tage andauernden Vorganges vermehren sich mitotisch die Drüsen- und Bindegewebszellen; in den Drüsenzellen erhöht sich der Ferment- und Glycogengehalt. Des weiteren entstehen auf den oberflächlich gelegenen Schleimhautepithelzellen Flimmerhärchen, deren Flimmerstrom zum Gebärmutterausgang gerichtet ist. Das gesamte Schleimhautbindegewebe wird schließlich sehr locker. Am Ende dieser Phase verlieren die Oberflächenzellen wieder ihren Flimmerbesatz, und die inzwischen stark geschlängelten Drüsenzellen beginnen reichlich schleimiges Sekret zu bilden (**Sekretions**phase), womit das „Bett zur Einnistung und Ernährung eines befruchteten Eies" (*Nidation* oder *Implantation*) fertig ist.

Ist jedoch keine Befruchtung eingetreten, dann kommt es unter einer 3 bis 5 Tage anhaltenden, mehr oder weniger starken Blutung (Regel, Periode, Menstruation) zum Abbau und Ausstoßen des Eibettes (**Desquamations-** oder **Men-**struationsphase), so daß nach wenigen Tagen mit dem Neuaufbau der Gebärmutterschleimhaut von der Basalzone (s. o.) aus wieder begonnen werden kann (**Regenerations**phase).

Der Übergang von der Gebärmutter zum letzten Abschnitt der inneren Geschlechtsorgane, der **Scheide** *(Vagina),* läßt *äußerlich* eine zweifache Abknickung erkennen;

---

*) Der im Eierstock verbliebene Rest des gesprungenen Follikels wandelt sich zu einem „Gelbkörper" *(Corpus luteum)* um, dessen Hormone (Östrogene und Gestagene) die Sekretionsphase der Gebärmutterschleimhaut steuern und über die gonadotropen Hormone der Hypophyse das Wachstum neuer Follikel hemmen.

**) Am Ende einer Schwangerschaft beläuft sich das Gewicht der Gebärmutter auf über 6 kg, wobei 3,5–4 kg auf das Neugeborene, 1 kg auf die Gebärmutter, 1 kg auf das Fruchtwasser und 0,5 kg auf die *Placenta* („Mutterkuchen"), die die Ernährung der Frucht sicherte, entfallen.

zum einen bildet die Längsachse der Gebärmutter mit der der Scheide (im nichtschwangeren Zustand) einen Winkel von 90 bis 100° *(Anteversio)*. Zum anderen ist der Uterus zwischen Körper und Halsabschnitt etwas nach ventral abgeknickt *(Anteflexio)*. Im *Inneren* wird der Übergang gebildet durch den äußeren „Muttermund", der sich aus zwei quergestellten, eng aneinanderliegenden Wülsten zusammensetzt und „wie der Kork im Flaschenhals im oberen Teil der Scheide sitzt" (VOGEL). Die Scheide als Begattungsorgan und Geburtskanal stellt einen etwa 8 bis 10 cm langen, elastischen, bindegewebig-muskulären und schleimhautausgekleideten Schlauch dar, der sich im Bereich des oberen Endes zum Scheiden*gewölbe (Fornix vaginae)* erweitert, während er nach unten im Scheiden*vorhof (Vestibulum vaginae)* endet.

23. Die Sinnesorgane

23.1 Allgemeine Übersicht

Die Verbindung unseres Organismus mit der ihn umgebenden Außenwelt erfolgt auf dem Wege spezifischer Einrichtungen, der Sinneswerkzeuge oder *Sinnesorgane (Organa sensuum)*, die durch Reize aus dem äußeren Milieu in Erregung versetzt werden und diese über spezifische Bahnen dem Gehirn zuleiten. *Jedes Sinnesorgan besteht* deshalb *aus einem spezifisch empfindlichen* **Aufnahmeapparat** *(Receptor oder Resonator)* und einer **Leitungsbahn,** *die uns die übermittelte Wahrnehmung in einem ganz bestimmten Bezirk des Großhirns (psychosensorielles Zentrum) zum Bewußtsein bringt.* Die *Resonatoren* des Menschen sind so ausgestattet, daß sie nur solche Reize vermitteln, die für den betreffenden Sinn jeweils *adäquat* sind.*)

---

*) Den Vorgang des Mitschwingens (der „Resonanz") kann man sich relativ leicht vor Augen führen, indem man eine Reihe von Stimmgabeln aufstellt und nun durch ein Musikinstrument einen Ton erklingen läßt; es schwingt von den Gabeln nur diejenige mit, die als Eigenschwingung in der gleichen Schwingungszahl zittert wie das tönende Instrument, wobei die mitschwingende Stimmgabel den „Resonator" darstellt. Der Mensch kann demzufolge nur die Außenwelteinflüsse registrieren, für die er über Resonatoren (= *Sinnesorgane*) gleicher Schwingungsart verfügt.

Die fünf, dem Menschen innewohnenden hochspezialisierten Sinne sind: der *Gesichts*sinn, der *Gehör*sinn, der *Haut-* (oder *Tast-*)Sinn, der *Geruchs*sinn sowie der *Geschmacks*sinn; als gewissermaßen 6. Sinn könnte der *Gleichgewichts*sinn – das *statische Organ* – aufgefaßt werden; Gleichgewichtsorgan und Hörorgan sind morphologisch jedoch so eng miteinander verbunden, daß sie beide zusammen als *statoakustisches* Sinnesorgan bezeichnet werden.

Diese Sinne haben sich im Laufe der Zeit zu außerordentlich empfindlichen Organen spezialisiert, wobei die Reizaufnahme jeweils durch **Sinneszellen** vermittelt wird, die sich durch eine besonders hohe Reizempfindlichkeit auszeichnen. Derartige Sinneszellen arbeiten wie Transformatoren, indem sie die auf unseren Körper einwirkenden Reize in Nerven-Erregungen umwandeln. Ihre Erregbarkeit ist nur für eine Reizart – nämlich den *adäquaten Reiz* (siehe oben) – besonders gesteigert. Dabei muß ein Reiz, um überhaupt aufgenommen zu werden, eine bestimmte „*Reizschwelle*" übersteigen; überschwellige Reize, wie grelles Licht, Schall einer Explosion, werden aber von jedem Sinnesorgan über die zugehörigen Nervenfasern als Schmerz empfunden.

An *Dauerreize* können sich die Receptoren allmählich anpassen, so daß erstere nur noch in abgeschwächter Form oder überhaupt nicht mehr weitergeleitet werden (was z. B. für den Berührungsreiz zutrifft, da wir ja den Druck unserer Kleidung auf die Körperoberfläche nicht mehr empfinden). Nur *Dauerschmerzen* werden *nicht adaptiert (adaptare* = anpassen); sie werden im Gegenteil nach und nach stärker, was anscheinend mit einer Sensibilisierung des *Thalamus* auf Grund der Dauererregung im Zusammenhang steht.

23.2 Haut- (oder Tast-) Sinnesorgane *(Cutis)*

Der **Haut** *(Integumentum commune* oder *Cutis)* wird – obwohl sie das *größte Sinnesorgan des Körpers* ist – in der persönlichen Hygiene noch nicht immer die ihr gebührende Aufmerksamkeit geschenkt; das mag zu einem Teil darauf zurückzuführen sein, daß man sich der vielfältigen **Funktionen** einer gesunden Haut für einen geregelten Ablauf der Stoffwechselprozesse *(Ausscheidung* von Wasser, Kochsalz, Fettsäuren und Harnstoff durch den Schweiß; mechanischer *Schutz* gegenüber Druck, Zug und Stoß, Schutz vor Austrocknung, Abkühlung und Eindringen von Bakterien; *Bildung* von Substanzen *gegen* Krankheiten: zum Beispiel Umwandlung des Ergosterins der Haut durch ultraviolette Strahlen in Vitamin D; *Temperaturregulation* durch Verengung oder Erweiterung der Hautblutgefäße und durch die Schweißdrüsen und nicht zuletzt als Träger

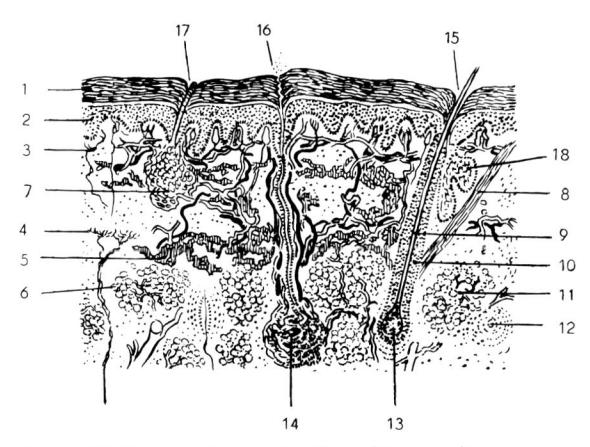

Abb. 227. Schnitt durch die Haut (Schema).

1 = Hornschicht der Oberhaut *(Stratum corneum)*
2 = Keimschicht der Oberhaut *(Stratum germinativum)*
3 = MEISSNER-Tastkörperchen
4 = Teil des kutanen Gefäßnetzes
5 = Lymphgefäße
6 = Fettzellen
7 = Talgdrüse *(Gl. sebacea)*
8 = Haarbalgmuskel *(M. arrector pili)*
9 = Haar *(Pilus)*
10 = Haarwurzelscheide *(Folliculus pili)*
11 = Fett-Trauben
12 = Lamellenkörperchen in der Unterhaut (VATER-PACINI-Körperchen)
13 = Haarpapille *(Papilla pili)*
14 = Schweißdrüsenknäuel *(Gl. sudorifera)*
15 = Ausführungsgang einer Haarbalgdrüse
16 = Ausführungsgang einer Schweißdrüse
17 = Ausführungsgang einer Talgdrüse
18 = Haarbalgdrüse

von unzählig vielen kleinen *Tastorganen* für Druck-, Berührungs-, Kälte-, Wärme- und Schmerzempfindungen) nicht genügend gegenwärtig ist.

Welch **fein differenziertes** lebenswichtiges Gebilde ist aber unsere Haut! Kommen doch auf 1 cm² derselben durchschnittlich: 2 Registrierapparate für Wärme- und 13 gleiche Einrichtungen für Kälteempfindungen, 3 Millionen Zellen, im Durchschnitt 10 Haare, 15 Talgdrüsen, 100 Schweißdrüsen, 3000 Fühlzellen an den Enden der Nervenfasern, 25 Druckapparate für die Wahrnehmung von Tastreizen, 200 Schmerzspitzen, Aderschlingen in der Länge von 1 m und 4 m Nervenfäserchen*).

An der eine Ausdehnung von etwa 1,6 bis 2,0 m² aufweisenden Haut des Menschen (Abb. 227), die von unterschiedlicher Dicke an den einzelnen Körperpartien (sehr dick am Rücken, sehr dünn am Augenlid) ist,**) werden von außen nach innen insgesamt 3 größere Schichten, die *Oberhaut (Epidermis)*, die *Lederhaut (Dermis oder Corium)* und die *Unterhaut (Tela subcutanea*, kurz: *Subcutis)*, unterschieden.

23.2.1. Oberhaut *(Epidermis)*

Die **Oberhaut** (*Epidermis; epi* = auf, *dérma* = die Haut) besteht im wesentlichen aus zwei Schichten: Die an der Oberfläche gelegene *Horn*schicht *(Stratum corneum)* weist ein mehrschichtiges *Plattenepithel* mit intensiv basophilen Körnchen (*Keratohyalin-Granula* als Vorläufer der eigentlichen Hornsubstanz) auf, aus dem ständig unter Steuerung des in der Hornschicht enthaltenen Mitoseinhibitors *Chalon* (der dafür sorgt, daß basal so viele neue Zellen gebildet werden, wie oberflächlich zugrunde gehen) abgestorbene, kernlose, verhornte „Zellmumien" abschilfern (z. B. beim Abtrocknen der nassen Körperoberfläche). Die Dicke der Hornschicht richtet sich nach der mechanischen Beanspruchung (besonders kräftig z. B. im Bereich der Hohlhand und Fußsohle). Die tiefere und weichere Partie der Oberhaut wird als *Keim*schicht *(Stratum germinativum)* bezeichnet, weil hier fortlaufend neue Epithelzellen auf dem Wege der indirekten Kernteilung zur Regeneration der Haut gebildet werden, die in der Regel innerhalb von 30 Tagen zur Oberfläche hinwandern und dabei einen Verhornungsprozeß (nachdem sie kernlos und damit nicht mehr teilungsfähig geworden sind) durchmachen; des weiteren werden in dieser Schicht der Oberhaut Zellen angetroffen, die ein gelbes bis schwarzbraunes *Pigment*, das *Melanin*,*), enthalten; sie bedingen im Zusammenhang mit der Durchblutung, die vorrangig in der Unterhaut erfolgt, die jeweilige Farbtönung der Haut.

23.2.2. Lederhaut *(Dermis oder Corium)*

Während bei den Kaltblütlern die Oberhaut der **Lederhaut** *(Corium)* glatt aufliegt, buckelt sich letztere bei den Säugern mit sehr vielen Bindegewebszapfen *(Coriumpapillen)* gegen die Epidermis vor und heftet sie von innen her fest (Papillarschicht = *Stratum papillare*).**) Eine Trennung

---

*) Auf die volle Funktionsfähigkeit der Hautreceptoren hat die Außentemperatur erheblich Einfluß. Bei Temperaturen um 5 °C reagieren die Druck- und Tastreceptoren nicht mehr auf einen Reiz, bei 20 °C nur mit 15 % ihrer normalen Empfindsamkeit (Rückschlüsse auf das „Aufwärmen" vor Training und Wettkampf!).
**) Beim älteren Menschen ist die Epidermis dünn und faltig („Altershaut"), sodaß man die Blutgefäße durchschimmern sieht.

*) Fehlt das *Melanin* in der Haut (was auf einen Mangel an *Tyrosinase*, dem Ferment der Melanocyten, zurückzuführen ist), dann kommt es zum sog. *Albinismus*.
**) Im Bereich der Hand- und Fußfläche rufen die Papillen flache leistenförmige Erhebungen, die *Papillarlinien*, hervor, denen die Epidermis folgt und die selbst nach Verletzungen der Haut über das ganze Leben hinweg unverändert bleiben; da sie ausgesprochen individuell angelegt sind, werden die Papillarlinien (in Form der „Fingerabdrücke") zu daktyloskopischen Untersuchungen (zur Identifizierung einer Person) herangezogen.

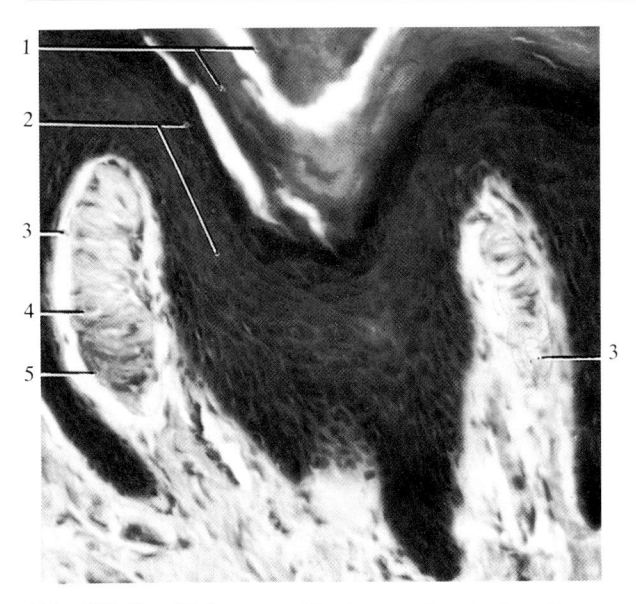

Abb. 228. Zwei MEISSNER-*Tastkörperchen* in den *Coriumpapillen* der Fingerkuppe. Haematoxylin-Eosin-Färbung, 240:1.

1 = oberflächliche Hornschicht (*Stratum corneum*)
2 = unverhornte Keimschicht (*Stratum germinativum*)
3 = MEISSNER-Tastkörperchen
4 = Tastzelle
5 = bindegewebige Kapsel

dieser beiden großen Hautabschnitte erfolgt beispielsweise bei Verbrühungen oder Erfrierungen 2. Grades, indem sich zwischen Ober- und Lederhaut Interzellularflüssigkeit ansammelt, die erstere in Gestalt einer „Blase" abhebt. Das gleiche trifft für Blasen, die man sich an den Fußsohlen nach längeren Wanderungen oder an den Innenhandflächen beim Turnen, Rudern usw. geholt hat, zu. Die Lederhaut besteht insbesondere in ihrer mittleren und unteren Schicht (Netzschicht = *Stratum reticulare*) aus einem festen, scherengitterartig angeordneten Bindegewebe (das bei Tieren durch Gerben zu Leder verarbeitet wird), in das elastische Fasern eingelagert sind.*) Außerdem ist sie – die Farbtönung der Haut bestimmend – sehr stark durchblutet (wobei ausgedehnte Capillarnetze bereits beim Neugeborenen hin und wieder als „Feuermal" auftreten können) und enthält in den schon erwähnten Bindegewebszapfen sog. MEISSNER-*Tastkörperchen* (*Corpuscula tactus;* Abb.228), die *zarte ovale Tastorgane* für feinste *Druckempfindungen* darstellen und über Nervenbahnen die jeweilige Empfindung dem Zentralnervensystem übermitteln. Der beim Eröffnen einer Blase auftretende brennende Schmerz ist auf die unmittelbare Berührung der Tastkörperchen mit der kühlen atmosphärischen Luft zurückzuführen. Als *Kälte*receptoren sind sog. KRAUSE-*Endkolben* (in der Nähe der Tastkörperchen gelegen) und als *Wärme*receptoren die tiefer in der Lederhaut liegende RUFFINI-*Körperchen* (langgestreckte Knäuel von Nervenendigungen, von einer Bindegewebshülle umgeben) tätig. In den unteren Partien der Lederhaut liegen zahlreiche schlauchförmige, aufgeknäuelte ekkrine *Schweißdrüsen (Glandulae sudoriferae)*, die ihre Absonderungen durch lange Ausführungsgänge, die sich korkenzieherartig durch die Leder- und Oberhaut hindurchwinden, an die Oberfläche entleeren (Abb. 227). Der physiologische Wert des von den rund 2 Millionen Drüsen abgesonderten Schweißes liegt darin, daß er rasch verdunstet und somit eine Verdunstungskälte, eine Abkühlung der Oberfläche unseres Körpers bewirkt.**) Zum anderen bildet das schwach saure Sekret der Schweißdrüsen einen *Säureschutzmantel*, der Bakterien (die in einem sauren Milieu bald zugrunde gehen) den Zutritt in tiefere Hautschichten verwehrt. Eine andersgeartete Funktion verrichten die ebenfalls in der Tiefe der Lederhaut gelegenen holokrinen, zumeist an Haare gebundenen und wasserabstoßenden *Talgdrüsen (Glandulae sebaceae)*, indem ihre Absonderungen die Hautoberfläche nicht nur geschmeidig machen, sondern darüber hinaus ein Isoliermaterial darstellen, das die Haut vor einem Wärmeverlust bewahrt. Mit zunehmendem Altern kommt es zu einer kontinuierlichen Abnahme der Talgdrüsensekretion, die „Altershaut" (s. o.) erscheint rauh und trocken.

23.2.3. Unterhaut *(Subcutis)*

Die **Unterhaut** *(Subcutis)* weist neben *lockerem Bindegewebe*, das die Verschiebung der Haut auf ihrer Unterlage und die Aufnahme relativ großer Flüssigkeitsmengen (subkutane Injektionen) ermöglicht, ein unterschiedlich stark entwickeltes, die Lücken des Bindegewebes ausfüllendes *Fettgewebe****) (bei kräftiger Ausprägung als *Panniculus adiposus* bezeichnet) auf, das als Energie- und Wasserspeicher sowie als wichtige Wärmehülle (Schutz vor einem zu raschen Temperaturausgleich zwischen Körper und Umwelt) dient und dem besonders im Bereich der Hohlhand und Fußsohle eine zusätzliche mechanische Funktion im Sinne eines Druck- und Stoßpolsters zum Schutz der darunter gelegenen Muskeln, Blutgefäße und Nerven zukommt. Des weiteren findet man hier (vor allem am Handteller, an der Fußsohle, an der Brustwarze) 1 bis 4 mm lange *Lamellen-* oder VATER-PACINI-*Körperchen* (Abb. 229), die aus vielen

---

*) Die elastischen Fasern sorgen bei einer Dehnung der Haut dafür, daß diese wieder in ihre Ausgangslage zurückkehrt, eine Funktion, die mit zunehmendem Altern – aber auch bei größeren Wasserverlusten und starker UV-Bestrahlung – verlorengeht (Faltenbildungen im Gesicht = „Krähenfüße").

**) Je Liter völlig verdunsteten Schweißes werden dem Körper etwa 580 kcal (= 2400 kJ) Wärme-Menge entzogen. Bei hohen Ausdauerbelastungen sind Schweiß- (und NaCl-, K-, Bicarbonat-) Verluste von mehr als 5 Litern möglich, wovon aber nur rund 30% wärmeregulatorisch wirksam werden.

***) Die Ausprägung des Fettgewebes in der Unterhaut ist hormonalen Einflüssen (vor allem durch die Keimdrüsen) sowie individuellen, konstitutions-, geschlechts- und rassenbedingten Schwankungen unterworfen.

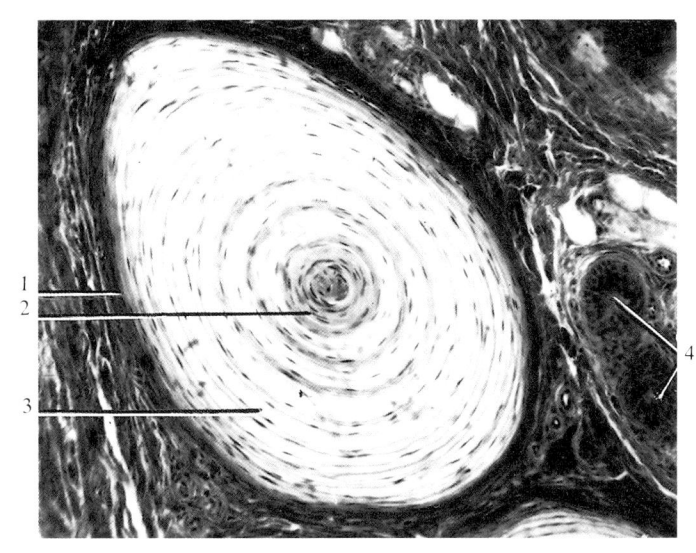

Abb. 229. *Lamellenkörperchen* (VATER-PACINI-Körperchen) in der Unterhaut *(Subcutis)* der Fingerkuppe mit kleinen *(ekkrinen)* Schweißdrüsen. Haematoxylin-Eosin-Färbung, 130:1.

1 = bindegewebige Hülle
2 = innere, um den Innenkolben eng verlaufende Lamellen
3 = äußere Lamellen
4 = Drüsenanschnitte

zwiebelschalenartig um einen Innenkolben angeordneten bindegewebigen Lamellen bestehen, zwischen denen sich eine geringe Flüssigkeitsmenge befindet. Den VATER-PA-CINI-Körperchen (oder: *Corpuscula lamellosa*) obliegen vermutlich die Funktionen von Receptoren und Regulatoren für den osmotischen Druck in den Geweben.

23.2.4. Anhangsgebilde der Haut

Von den sog. **Anhangsgebilden der Haut** verdienen neben den Finger- und Zehen**nägeln** *(Ungues)* vor allem die **Haare** *(Pili)* – ein typisches Merkmal der Säuger – besondere Erwähnung, sei es, daß sie als Langhaare (auf dem Kopf [Abb. 230], im Bereich des Kinns oder in der Achselhöhle), als Schamhaare (die beim Man eine rautenförmige, bei der Frau eine dreieckige Fläche bekleiden), in Gestalt der Kurz- oder Borstenhaare (Wimpern, Augenbraue, Haare im Nasenvorhof sowie im äußeren Gehörgang) oder als Wollhaar bzw. Flaum *(Lanugo)* die Körperoberfläche bekleiden. Jedes dieser der Oberhaut entstammenden elastischen Horngebilde besteht aus dem frei hervorragenden zylindrischen Haar*schaft (Scapus pili)*, der bis tief in die Unterhaut reichenden Haar*wurzel (Radix pili*, Abb. 231) und dem kolbig aufgetriebenen Ende derselben, der *Haarzwiebel (Bulbus pili)*.

Ein Flachschnitt durch die Kopfhaut (Abb. 230) verdeutlicht, daß das Haar von einem zarten *Oberhäutchen* (der *Epidermicula*) überzogen ist, das sich aus der Haar- und Scheidencuticula zusammensetzt; es folgt nach außen eine

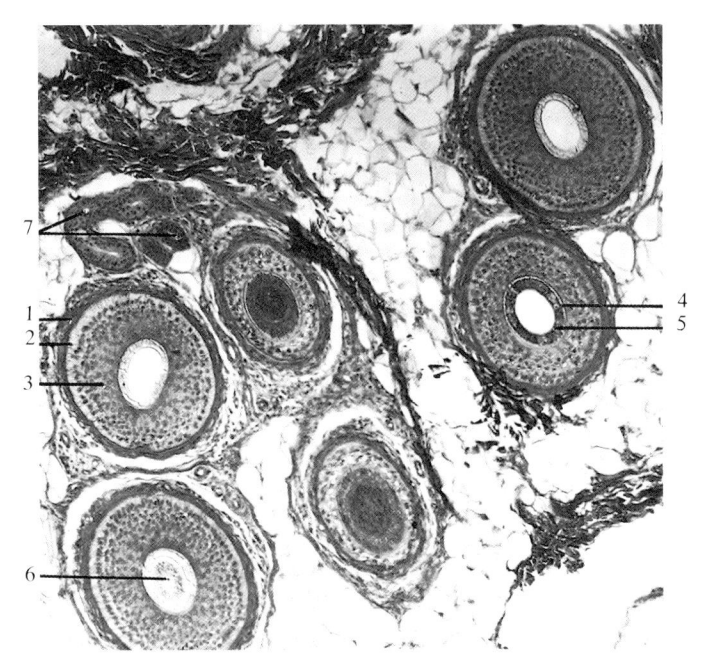

Abb. 230. Flachschnitt durch die menschliche Kopfhaut; Haare in verschiedenen Entwicklungsstadien. Haematoxylin-Eosin-Färbung, 130:1.

1 = bindegewebiger Haarbalg
2 = Glashaut
3 = äußere Wurzelscheide
4 = Scheidencuticula
5 = Haarcuticula
6 = Markzellen
7 = Talgdrüsenanschnitte

zweischichtige epitheliale Hülle, die *innere* und *äußere Wurzelscheide*, von denen sich die innere durch eine beträchtliche metabolische und (während des Haarwachstums, das sich täglich auf 0,3 bis 0,5 mm beläuft) hohe mitotische Aktivität auszeichnet und das zugehörige Haar bei dessen Wachstum begleitet. Den Abschluß bildet – von der äußeren Wurzelscheide durch die sog. *Glashaut* getrennt – der bindegewebige *Haarbalg (Folliculus pili)*, der sich aus inneren Ring- und äußeren Längsfasern aufbaut. An ihn tritt ein kleiner, glatter Muskel *(M. arrector pili)* heran, der von der Lederhaut kommt und durch die Kontraktion seiner Fasern das Haar aufrichtet*) und durch den dabei entstehenden Druck das Sekret der Talgdrüsen ausspreßt.

Die Bedeutung des menschlichen Haarkleids wird durch dessen vielfältige *Funktionen* abschließend nochmals unterstrichen; es fördert die Trocknung der Hautoberfläche, beschleunigt die Verteilung von Hautdrüsensekreten und Duftstoffen und bietet Schutz gegenüber Ultraviolett- und Wärmestrahlungen sowie gegenüber eindringenden Fremdkörpern, wofür die Augenwimpern und die Behaarung der Nasen- und Ohröffnungen ein anschauliches Beispiel sind.

---

*) Die Kontraktion der „Haaraufrichter" zieht kleine Hautabschnitte herab und läßt so die sog. „Gänsehaut" *(Cutis anserina)* entstehen.

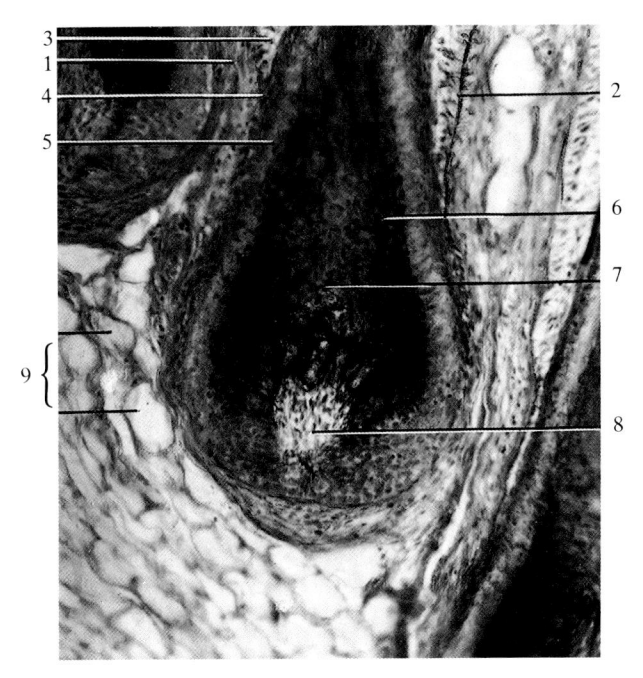

Abb. 231. Haarwurzel im Längsschnitt. Indigocarmin-Färbung, 130:1.

1 = bindegewebiger Haarbalg
2 = Glashaut
3 = äußere Wurzelscheide
4 = äußere Schicht ⎱ der inneren Wurzelscheide
5 = innere Schicht ⎰
6 = Rindenzellen ⎱ des Haares
7 = Markzellen ⎰
8 = Haar-Papille
9 = subkutanes Fett-Gewebe

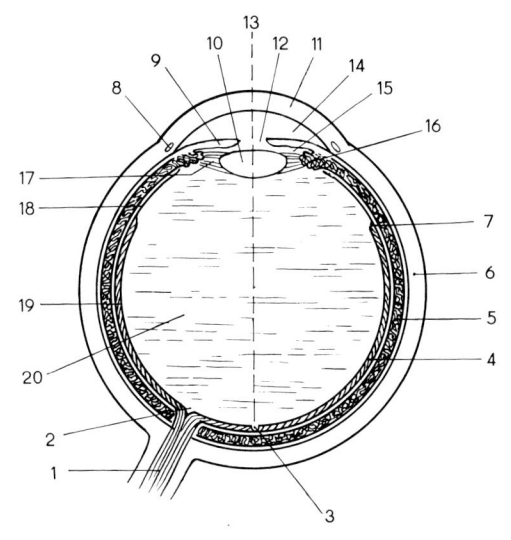

Abb. 232. Sagittalschnitt durch das Auge (Schema).

1 = Sehnerv *(N. opticus)*
2 = blinder Fleck *(Papilla n. optici)*
3 = gelber Fleck *(Macula lutea)*
4 = Netzhaut *(Retina)*
5 = Aderhaut *(Chorioidea)*
6 = Lederhaut *(Sclera)*
7 = Gezackter Rand der Netzhaut *(Ora serrata)*
8 = Schlemm-Kanal *(Sinus venosus sclerae)*
9 = Regenbogenhaut *(Iris)*
10 = Linse *(Lens)*
11 = Hornhaut *(Cornea)*
12 = Sehloch *(Pupilla)*
13 = Sehachse
14 = vordere ⎱ Augenkammer *(Camera bulbi anterior et posterior)*
15 = hintere ⎰
16 = Strahlenkörper *(Corpus ciliare)*
17 = Strahlenbändchen *(Zonulafasern)*
18 = Strahlenkörperzone der Netzhaut *(Pars caeca retinae)*
19 = Sehzone der Netzhaut *(Pars optica retinae)*
20 = Glaskörper *(Corpus vitreum)*

23.3. Sehorgan *(Organum visus)*

Das in reichlich Fettgewebe eingebettete und in der knöchernen Augenhöhle *(Orbita)* liegende Sehorgan besteht – vergleichbar mit den Hauptbestandteilen eines Foto-Apparates – aus einem Linsen-System, einer Blende (Regenbogenhaut), einem Bildträger (Netzhaut), einem Verschluß-System (Augenlider) sowie einem Gehäuse (Lederhaut des Augapfels und Augenhöhle).

23.3.1. Augenhäute

Der annähernd die Form einer Kugel aufweisende, im sagittalen Durchmesser 22–24 mm große **Augapfel** (Abb. 232) setzt sich aus den sog. Augen*häuten* und den *lichtbrechenden* Organen zusammen. Bei ersteren handelt es sich im einzelnen von außen nach innen um die harte, dehnungsresistente, weiße und undurchsichtige 0,5 mm dicke **Lederhaut** *(Sclera; sklerós = hart)* die – aus einem Filz kollagener, sich durchflechtender straffer Bindegewebsfasern (die dem Auge seine Eigenform und Größe garantieren) bestehend – nach vorn in die stärker gewölbte, klare, gefäßlose*) und durchsichtige**) 1 mm dicke **Horn-**

---

*) Im Hornhautbindegewebe liegen zahlreiche *Nervenfäserchen* (die die *Cornea* gegen Berührung und Austrocknung schützen), aber *keine Blutgefäße* (da diese das Sehvermögen stören würden). Die Hornhaut, die nur von einem ringsum liegenden Gefäßnetz ernährt wird, hat deshalb einen geringen Stoffwechsel und gehört demzufolge zu den „*bradytrophen*" Gebilden.
**) Die Bezeichnung „Hornhaut" ist irreführend, da das fünfschichtige Plattenepithel der *Cornea* unverhornt und auf Grund des spezifischen Mucopolysaccharidgehalts durchsichtig ist. Der Name ist offensichtlich darauf zurückzuführen, daß die Hornhaut nach dem Tode schnell quillt und dabei ihre Transparenz verliert und damit Hornsubstanzgebilden (wie beispielsweise den Finger- und Zehennägeln) mehr und mehr ähnelt. Hervorzuheben ist noch die 40 Dioptrien messende *Hornhautbrechkraft*, die unter Wasser weitgehend aufgehoben ist; bei Verwendung von Taucherbrillen bleibt jedoch die Luftschicht vor den Augen und somit die Hornhautbrechkraft erhalten, wodurch ein klares Erkennen der Unterwasserwelt gesichert wird.

haut *(Cornea)* übergeht. *Sclera* und *Cornea* bilden gemeinsam die äußere, derbe Augenhaut *(Tunica externa* oder *fibrosa)*.

Die mittlere Augenhaut *(Tunica media* oder *vasculosa)* enthält zahlreiche Blutgefäße, die ihr den Namen „**Aderhaut**" *(Chorioidea)* eingebracht haben; sie geht – sich verschiebbar an die Innenseite der Lederhaut anschmiegend – vorn in den **Strahlenkörper** *(Corpus ciliare)* – der u.a. einen Muskel *(M. ciliaris)* für die *Akkommodation* (Naheinstellung) der Augen-Linse aufweist sowie mit seinen zahlreichen Ciliarfortsätzen das Kammerwasser (s. u.) produziert – und in dessen Fortsetzung, die **Regenbogenhaut** *(Iris)* über, die in ihrer Mitte das Sehloch, die *Pupille*, aufweist. Die *Iris* kann man durch die Hornhaut hindurch deutlich sehen; sie bedingt auf Grund ihres Pigmentgehaltes die typische Farbe des Auges. Darüber hinaus kann die Regenbogenhaut je nach Bedarf (unterschiedlich starker Lichteinfall) – wie die Blende eines Fotoapparates – mittels zarter glatter ringförmiger Muskelfäserchen das Sehloch erweitern *(M. dilatator pupillae)* oder verengen *(M. sphincter pupillae)*.

Die innerste Schicht des Augapfels *(Tunica interna* oder *nervosa)* wird von der licht- und farbenempfindlichen **Netzhaut** *(Retina)* gebildet, die in ihrem hinteren Abschnitt, der von den einfallenden Lichtstrahlen getroffen wird (der sog. *Sehzone* der Netzhaut), rund 120 Millionen nur helligkeitsempfindliche **stab-** und 6 bis 7 Millionen farbenempfindliche **zapfenförmige Receptoren** (Abb. 233) enthält, die als *Neuroepithel* den Reiz der Lichtstrahlen den feinen Aufzweigungen des von hinten an den Augapfel herantretenden und die Lederhaut durchbohrenden **Sehnerven** *(N. opticus)* zuleiten; dieser vermittelt schließlich die Erregung an die Hinterhauptsrinde des Gehirns *(Sehzentrum* oder **Sehrinde** = *Area striata)*, wo nunmehr der bewußte Sehakt vor sich geht, indem die übertragenen Erregungen exakt unterschieden und je nach Wellenlänge des Lichtes als Farben zum Bewußtsein gelangen.*) Die Netzhaut kleidet mit ihren 10 Schichten, von denen das Licht 8 durchdringen muß, um auf die licht- und farbenempfindliche Schicht treffen zu können (Abb. 233, Nr. 2), die Innenwand des Augapfels mit Ausnahme der Verbindungsstelle des Sehnerven mit der Netzhaut vollständig aus. Diese Stelle ist, da sich in ihrem Bereich keinerlei *Receptoren* befinden, lichtunempfindlich und wird deshalb als „blinder" Fleck *(Papilla nervi optici)* bezeichnet. Lateral von diesem liegt auf der Sehachse die zentrale Netzhautgrube *(Fovea centralis)*, deren mittleres Drittel einen schwachgelben Farbstoff aufweist, der ihr den Namen „gelber" Fleck *(Macula lutea)* eingebracht hat; da in diesem Bereich die farbempfindlichen

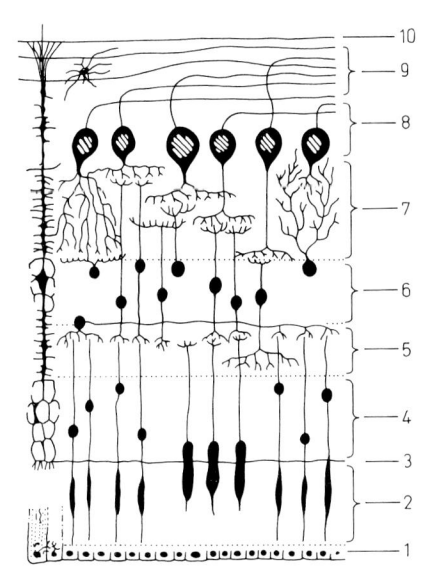

Abb. 233. Schema vom feingeweblichen Bau der Netzhaut *(Retina)*.

1 = Pigmentepithel	6 = innere Körnerschicht
2 = Stäbchen- und Zapfenschicht	7 = innere retikuläre Schicht
3 = äußere Grenz-Membran	8 = Ganglienzellen-Schicht
4 = äußere Körnerschicht	9 = Nervenfaser-Schicht
5 = äußere retikuläre Schicht	10 = innere Grenz-Membran

Zapfen besonders gehäuft angetroffen werden, stellt der „gelbe" Fleck den Ort des schärfsten Sehens dar.

Die *lichtbrechenden* Teile des Sehorgans setzen sich in Richtung des einfallenden Lichtes aus der *Hornhaut*, der *vorderen Augenkammer*, der Pupille = „Sehloch" (davon seitlich die *Regenbogenhaut* mit der *hinteren Augenkammer*), der bikonvexen (hinten stärker als vorn gekrümmten) *Linse* und dem *Glaskörper* zusammen.

23.3.2. Augenkammern

Die **vordere Augenkammer** *(Camera oculi anterior)* stellt einen mit 150 bis 190 ml *Kammerwasser (Humor aquosus)* angefüllten Gewebsspalt dar, der sich zwischen der Hornhauthinterfläche und der *Iris-* und *Linsen*vorderfläche erstreckt. Der Abfluß der von den blutgefäßreichen Ciliarfortsätzen (s. o.) ununterbrochen gebildeten klaren, wäßrigen Flüssigkeit erfolgt nach vorn (aus dem Auge) durch ein in die Hornhaut eingelagertes, mit dem äußeren Rand der Regenbogenhaut konzentrisch verlaufendes Ringgefäß (den sog. SCHLEMMschen Kanal). Es handelt sich bei diesem Blutgefäß um eine *Vene (Sinus venosus sclerae)*, die in der Lederhaut (in der Nähe der Ansatzlinie der Hornhaut) liegt, und welche die Aufgabe hat, das Kammerwasser am Winkel zwischen Regenbogenhaut und Hornhaut durch ein Maschengewebe (FONTANAsche Räume) wieder rückzuresorbieren. Nach hinten steht die vordere Augenkammer durch eine feine Öffnung mit der **hinteren Kammer** *(Ca-*

---

*) Dem Sehvorgang liegen chemische Umwandlungen des in den Stäbchen vorhandenen Photopigments, des *Sehpurpurs (Rhodopsin)* zugrunde; letzterer setzt sich aus einem Eiweiß *(Opsin)* und einer dem Vitamin A nahestehenden Substanz *(Retinin)* zusammen. Während die Stäbchen Hell-Dunkel-Eindrücke vermitteln, dienen die Zapfen dem Farbsehen.

mera oculi posterior) in Verbindung. Diese wird von der *Iris*hinterfläche, den Fortsätzen des *Ciliar*körpers sowie von der Linsenvorderfläche begrenzt; sie bekommt das Kammerwasser aus dem Strahlenkörper und leitet dieses durch den soeben erwähnten feinen Spalt in die vordere Augenkammer.

23.3.3. Glaskörper *(Corpus vitreum)*

Den hinter der bikonvexen Linse und dem Strahlenkörper gelegenen Raum des Auges nimmt der von einer zähflüssigen, gallertartigen und ebenfalls völlig durchsichtigen Masse angefüllte, sagittal abgeplattete, zu 99% aus Wasser und Mucopolysacchariden (insbesondere Hyaluronsäure) bestehende **Glaskörper** *(Corpus vitreum)* ein. Wird das Auge in Form einer Schuß- oder Stichverletzung schwer geschädigt, dann fließt der Glaskörper zumeist aus, die Netzhaut hebt sich von ihrer Unterlage ab, so daß Erblindung eintritt.*)

Wenn man abschließend die *lichtbrechenden* Teile des Auges im Hinblick auf ihre Wertigkeit noch einmal überprüft, dann muß festgehalten werden, daß Hornhaut und Linse in ihrer lichtbrechenden Wirkung weit an der Spitze stehen, während Kammerwasser und Glaskörper eine mehr raumausfüllende Aufgabe zuteil wird.

23.3.4. Hilfs- und Schutzorgane des Auges (Augenmuskeln, Augenlider, Tränenorgane)

Zu den **Hilfsorganen des Auges** gehören 4 „gerade" und 2 „schräge" äußere, in ihren Bewegungen sehr fein gegeneinander abgestimmte **Augenmuskeln** (Abb. 234), die – mit Ausnahme des schrägen unteren Augenmuskels *(M. obliquus bulbi inferior)* – gemeinsam mit dem Heber des Oberlides *(M. levator palpebrae superioris)* vom sog. „Sehnenring" *(Anulus tendineus communis)*, der um den Sehnervenkanal herumzieht, ihren Ursprung nehmen und mit kurzen abgeplatteten Sehnen am oberen, unteren, äußeren und in-

---

*) Schon durch die Einwirkung starker Zentrifugalkräfte (Riesenwellen am Reck, Abfangen eines Flugzeuges beim Sturzflug) kann auf Grund des Abdrängens des Glaskörpers eine örtlich begrenzte Netzhautablösung eintreten, zumal die bindegewebsfreie Retina nur wenig zugfest ist. Luftgefüllte, elastisch-verformbare Hohlbälle (Fuß-, Hand-, Volley- und Wasserball, Tennisball) können während der Kontusionsphase den Augapfel in frontaler Ebene kurzfristig (0,4 ms) deformieren, während es in der Rückprallphase, die mit einer Sogwirkung (Gefahr der Subluxation der Linse, Abriß der Netzhautperipherie) verbunden ist, zu einer deutlichen Längenzunahme der sagittalen Augapfelachse kommt.

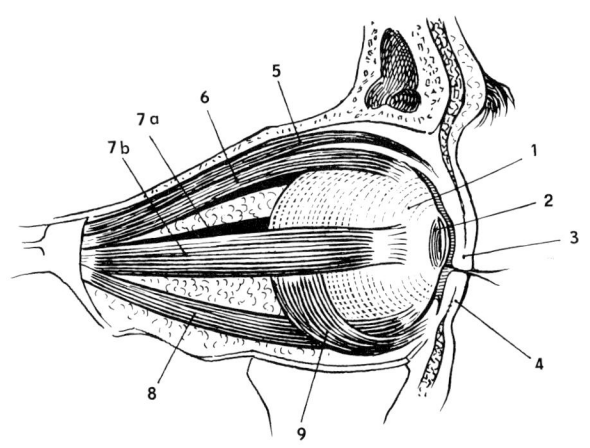

Abb. 234. Die Muskeln des Augapfels (von der Seite gesehen; der obere Schrägmuskel ist durch den oberen Gradmuskel verdeckt).

1 = Augapfel *(Bulbus oculi)*
2 = Linse *(Lens)*
3 = Oberlid *(Palpebra superior)*
4 = Unterlid *(Palpebra inferior)*
5 = Lidheber *(M. levator palpebrae superioris)*
6 = oberer Gradmuskel *(M. rectus bulbi superior)*
7a = innerer Gradmuskel *(M. rectus bulbi medialis)*
7b = äußerer Gradmuskel *(M. rectus bulbi lateralis)*
8 = unterer Gradmuskel *(M. rectus bulbi inferior)*
9 = unterer Schrägmuskel *(M. obliquus bulbi inferior)*

neren Augenpol – die geraden Muskeln vor, die schrägen hinter dem Augenäquator – in der Lederhaut ansetzen, so daß *unser Auge* bei seinen Bewegungen *wie in einem Kugelgelenk* nach allen Seiten *hin und her gleiten kann*. Dabei werden beide Augen immer gleichsinnig in der Weise bewegt, daß es zu einer Kreuzung der Sehachsen im Fixpunkt kommt.

Einem weiteren Hilfsorgan, den 3 bis 4 mm breiten bindegewebig-muskulären **Augenlidern** *(Palpebrae)*, kommt vorzugsweise eine *Schutzfunktion* für die Hornhaut zu; die beiden Lider bewachen mit ihrem Bewegungsapparat *(M. levator palpebrae superioris* und *Mm. tarsales)* sowie mit ihren Wimperhaaren *(Cilien)* die Augapfeloberfläche, um sich bei der geringsten Gefahr reflektorisch zu schließen (*Lidschluß-* oder *Hornhaut-Reflex*"). In der straffen bindegewebigen, flach-elliptischen Grundplatte *(Tarsus)* der Augenlider – fälschlich als *Lidknorpel bezeichnet – liegen die großen, sich baumartig verzweigenden holokrinen* MEIBOM*-Drüsen (Glandulae tarsales)*. Sie stellen modifizierte freie Talgdrüsen dar (Abb. 234), deren Sekret die Lidränder einfettet, wodurch unter anderem ein Überfließen der Tränenflüssigkeit verhütet wird.*) Neben dieser Drüsenart werden im Augenlid des weiteren noch apokrine Schweißdrüsen, die MOLLschen Drüsen *(Glandulae ciliares)* angetroffen, die in die Haarbälge der Wimpern einmünden.

---

*) Entzündliche Anschwellungen der MEIBOM-Drüsen mit Einengung des Ausführungsganges lassen ein kleines, schmerzloses Knötchen im Lid, das sog. „Hagelkorn" *(Chalazion)* entstehen. Eine Entzündung und Eiterung der MOLL-Schweißdrüsen rufen das sehr schmerzhafte „Gerstenkorn" *(Hordeolum)* hervor.

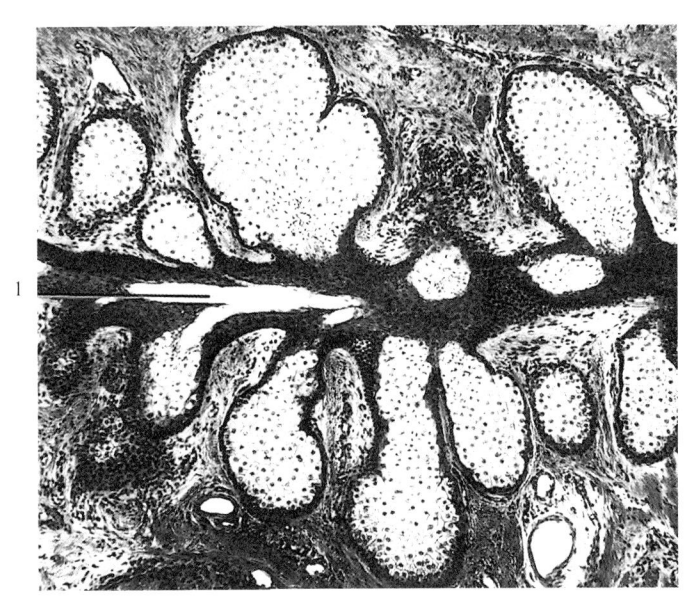

Abb. 235. MEIBOMsche Drüse *(Glandula tarsalis)* mit Drüsenausführungsgang (1), in der derben, bindegewebigen Lidplatte *(Tarsus)* gelegen. Haematoxylin-Eosin-Färbung, 75:1.

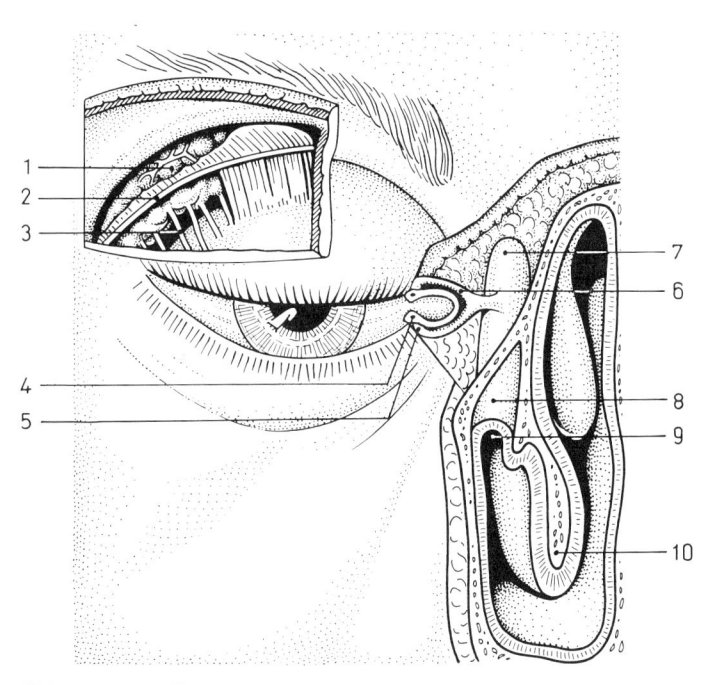

Abb. 236. Der Tränenapparat.
1 = größerer Teil der Tränendrüse *(Pars orbitalis glandulae lacrimalis)*
2 = Sehne des Oberlidhebers *(M. levator palpebrae superioris)*
3 = Ausführungsgänge der Tränendrüse *(Ductuli excretorii)*
4 = Tränenpunkt *(Punctum lacrimale)*
5 = Tränenwärzchen *(Caruncula lacrimalis)*
6 = Tränenkanälchen *(Canaliculus lacrimalis)*
7 = Tränensack *(Saccus lacrimalis)*
8 = Tränennasengang *(Ductus nasolacrimalis)*
9 = Einmündung des Tränennasenganges in den unteren Nasengang *(Meatus nasi inferior)*
10 = unter Nasenmuschel *(Concha nasalis inferior)*

Besondere Beachtung verdienen aus der Gruppe derjenigen Organe, die eine reibungslose Tätigkeit gewährleisten, vor allem noch die **Tränenorgane** (Abb. 236). Die von außen nicht sichtbare, etwa bohnengroße, verzweigt tubulöse, ekkrin absondernde **Tränendrüse** *(Glandula lacrimalis)* liegt am oberen äußeren Rand des knöchernen Augenhöhlendaches; ihre etwa 10 Ausführungsgänge *(Ductuli excretorii)* münden in den oberen äußeren Teil der Bindehaut *(Conjunctiva)*. Mit jedem Lidschlag wird die Tränenflüssigkeit über die Hornhaut verteilt, so daß diese der Luft ständig ausgesetzte Vorderfläche des Augapfels vor einer Austrocknung bewahrt und sauber gehalten wird (zumal sie antibakteriell wirkende Enzyme, sog. *Lysosyme*, enthält).*) Die Tränenableitung erfolgt von dem im medialen Augenwinkel gelegenen Tränensee *(Lacus lacrimalis)* aus durch zarte Kanäle *(Canaliculi lacrimales)*, deren Öffnungen man mit bloßem Auge in der Nähe des inneren Augenwinkels am oberen und unteren Lidrand als feine „Tränenpunkte" *(Puncta lacrimalia)* auf einer sichtbaren Papille wahrnehmen kann; diese Tränen*kanälchen* münden in den Tränensack *(Saccus lacrimalis)*, von dem die überschüssige Tränenflüssigkeit durch den Tränen*nasengang (Ductus nasolacrimalis)* in die vordere Hälfte des unteren Nasengangs gelangt (und zwar unter die untere Muschel).

23.4. Hör- und Gleichgewichtsorgan *(Organum vestibulo-cochleare)*

Das **stato-akustische Organ** (Abb. 237) unterteilt man für gewöhnlich in 3 Abschnitte:

a) *äußeres Ohr (Ohrmuschel, äußerer Gehörgang, Trommelfell)*;

b) *Mittelohr (Paukenhöhle, 3 Gehörknöchelchen, Ohrtrompete, Nebenhöhlen)* und

c) *inneres Ohr (Labyrinth mit Vorhof, 3 Bogengänge, Schnecke* und *innerer Gehörgang).*

Diese Gliederung ist unter dem Gesichtspunkt der verschiedenen Aufgaben und Leistungen der einzelnen Teile des Gehörorgans zu verstehen. Während das *äußere Ohr für die Aufnahme* und *Zuleitung des Schalles* Sorge trägt (= Schalltrichter), *leiten ihn das Trommelfell und die Gehörknöchelchen weiter zum inneren Ohr* (= Verstärker), wo die *Schallerregung – durch Receptoren aufgenommen – dem Hörnerven übermittelt* wird (= Analysator), um über diesen zum Gehirn zu gelangen.

---

*) Von der Tränendrüse wird täglich 0,5 Liter Tränenflüssigkeit abgesondert.

23.4.1. Äußeres Ohr (Ohrmuschel, äußerer Gehörgang, Trommelfell)

Die trichterförmige **Ohrmuschel** *(Auricula)* ist eine von der äußeren Haut faltenlos und fest überzogene elastische *Knorpelplatte**) (nur dem Ohrläppchen fehlt die knorpelige Stütze, an deren Stelle Fettgewebe tritt), die bei uns Menschen – obwohl einige mimische, jedoch rudimentäre Muskeln an die Ohrmuschel herantreten – als Schallempfänger nicht die Bedeutung besitzt, wie sie beispielweise für die Pferde zutrifft, die ihre Ohrmuscheln durch entsprechende „Stell"-Muskeln jederzeit aufrichten können. Diese mangelhafte Schallfängerwirkung versuchen wir dadurch auszugleichen, daß wir von Fall zu Fall die gekrümmte Hohlhand hinter die Ohrmuschel legen. Von dieser zieht ein etwa 2,5 bis 3 cm langer und etwa 0,5 cm weiter, in sich schraubenförmig gedrehter Kanal – der **äußere Gehörgang** *(Meatus acusticus externus)* – in die Tiefe, der in seinem äußeren Abschnitt knorpelig, im Inneren jedoch knöchern ist. Im Knorpelteil, der eine Fortsetzung des elastischen Ohrmuschelknorpels darstellt, sind zahlreiche großlumige apokrine Duft-, Schweiß- und Talgdrüsen (die sog. *Ohrschmalzdrüsen: Glandulae ceruminosae*) eingebettet. Neben dem hellgelben Drüsensekret, dem Ohrschmalz *(Cerumen)*, stellen auch noch mehr oder weniger lange kräftige *Haare (Tragi)* am Eingang des Ganges Schutzvorrichtungen dar, die das Eindringen von Staubteilchen oder kleineren Insekten verhüten sollen. Nach innen wird der Gehörgang gegen die Paukenhöhle durch eine zarte, ovale, schrägstehende (nach unten-vorn geneigte) bindegewebige Membran von glänzend-grauer Tönung, dem **Trommelfell** *(Membrana tympanica)* abgeschlossen; es läßt eine leicht trichterförmige Einziehung zum Mittelohr hin erkennen. Während das 0,1 mm dicke, im Durchmesser 1 cm große Trommelfell außen von einer Fortsetzung der äußeren Haut überzogen ist, weist es innen eine Schleimhautauskleidung auf.

Durch Schallwellen, die unsere Ohrmuschel auffängt und dem Gehörgang zuleitet, wird das Trommelfell in Schwingungen versetzt, die über die Gehörknöchelchen (die wie ein Hebelsystem arbeiten und den Druck der über das Trommelfell vermittelten Schallwellen wesentlich verstärken) dem Innenohr weitervermittelt werden. Trommelfellrisse oder -durchlöcherungen (vor allem nach Mittelohrvereiterungen) sowie Verknöcherungen der Gehörknöchelchen reduzieren das Schwingungsvermögen ganz erheblich, womit gleichzeitig der Hörvorgang erschwert wird.

---

*) Durch abscherende, tangentiale Gewalteinwirkungen (u. a. beim Boxen und Ringen) kommt es zur Ausprägung eines blutigserösen Ergusses zwischen der Knorpelhaut und dem Knorpel der Ohrmuschel, wodurch die Haut kissenartig abgehoben wird („*Othämatom*"); bei nicht rechtzeitigem operativen Eingriff kann es durch bakterielle Infektion der Knorpelhaut im Endergebnis zu starken Verunstaltungen der Ohrmuschel („*Blumenkohlohr*") kommen.

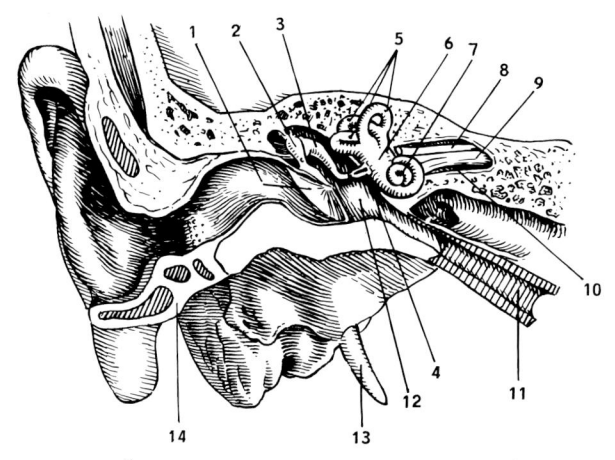

Abb. 237. Äußeres Ohr, Mittel- und Innenohr (halbschematisch).

1 = äußerer Gehörgang *(Meatus acusticus externus)*, nach innen durch das Trommelfell *(Membrana tympanica)* begrenzt
2 = Hammer *(Malleus)*
3 = Amboß *(Incus)*
4 = Steigbügel *(Stapes)*
5 = drei Bogengänge *(Canales semicirculares ossei)* ⎫
6 = Vorhof *(Vestibulum)* ⎬ des knöchernen Labyrinths
7 = Schnecke *(Cochlea)* ⎭
8 = Gesichtsnerv *(N. facialis)*
9 = Gehörnerv *(N. cochleae)*
10 = innerer Gehörgang *(Meatus acusticus internus)*
11 = Ohrtrompete *(Tuba auditiva)*
12 = Paukenhöhle *(Cavum tympani)*
13 = Griffelfortsatz *(Proc. styloideus)*
14 = knorpeliger Anteil des äußeren Gehörganges *(Pars cartilaginea meati acustici externi)*

23.4.2. Mittelohr (Paukenhöhle, Gehörknöchelchen, Ohrtrompete, Nebenhöhlen)

Das *Mittelohr* wird von der mit einer drüsenfreien Schleimhaut ausgestatteten lufthaltigen **Paukenhöhle** *(Cavitas tympanica)*, die im Inneren der Schläfenbein-Pyramide gelegen ist, dargestellt; von ihr zweigt nach vorn ein 3,5 cm langer, teils knorpeliger, teils knöcherner Kanal ab: die sog. *Ohrtrompete* oder EUSTACHI-*Röhre (Tuba auditiva)*, durch die die Paukenhöhle mit dem Nasenrachenraum (und dadurch mittelbar mit der Außenwelt) in Verbindung steht; dadurch wird erstere regelmäßig belüftet. Darüberhinaus ist insbesondere bei weit geöffnetem Mund ein Druckausgleich zwischen der Luft der Paukenhöhle und der Atmosphäre – z. B. bei Überwindung großer Höhendifferenzen – möglich. Der wichtigste Teil des Mittelohres sind die schalleitenden **Gehörknöchelchen** *(Ossicula auditoria)*: *Hammer (Malleus)*, *Amboß (Incus)* und *Steigbügel (Stapes)*, die gelenkig miteinander verbunden sind. Während der Hammerhandgriff *(Manubrium mallei)* mit der Innenseite des Trommelfelles verwachsen ist (und demzufolge alle Bewegungen derselben mitmacht), sitzt die

Steigbügelplatte *(Basis stapedis)* dem ovalen Fenster des inneren Ohres – durch ein Ringband beweglich fixiert – bindegewebig auf, um somit die Schwingungen auf die das Innenohr anfüllende Flüssigkeit *(Perilymphe)* übertragen und den Schalldruck durch die Kleinheit des ovalen Fensters nochmals (und zwar um das 20- bis 25fache) verstärken zu können.

23.4.3. Inneres Ohr (Labyrinth, Bogengänge, Schnecke, innerer Gehörgang)

Das innerhalb des Felsenbeins gelegene *Innenohr* läßt einen außerordentlich komplizierten Bau erkennen, der sehr viel Ähnlichkeit mit einem Irrgang, mit einem **Labyrinth**, verrät; wir sprechen deshalb auch von einem in sich abgeschlossenen, eine hochviskose Flüssigkeit (= *Endolymphe*) enthaltenden *häutigen* Labyrinth, das von einem *knöchernen* Labyrinth umschlossen wird. Zwischen häutigem und knöchernem Labyrinth breitet sich ein feiner Spaltraum aus, der mit einer etwas geringer viskösen Flüssigkeit (= *Perilymphe*) angefüllt ist. Beide Labyrinthe setzen sich aus einem zentral gelegenen **Vorhof** *(Vestibulum)*, aus 3 rechtwinklig aufeinander stehenden, direkt am Vorhof jeweils eine ampullenförmige Erweiterung aufweisenden **Bogengängen** *(Canales semicirculares)* und aus der vom Vorhof nach vorn einwärts abgehenden **Schnecke** *(Cochlea)*, die mit ihren 2½ Windungen mit einer Weinbergschnecke zu vergleichen ist, zusammen. Im Vorhof des knöchernen Labyrinths liegen zwei kleine Säckchen (die zum häutigen Labyrinth gehören): der den Bogengängen zugewandte *Utriculus* (= „Schläuchlein"), von dem die häutigen Bogengänge ausgehen und der der Schnecke zugelegene *Sacculus* (= „Säckchen"); beide sind durch einen dünnen Gang *(Ductus utriculosaccularis)* miteinander verbunden.

Im *Vorhof* und in den *Bogengängen* liegen die **Receptoren des Gleichgewichtsorgans**, die der *Orientierung im*

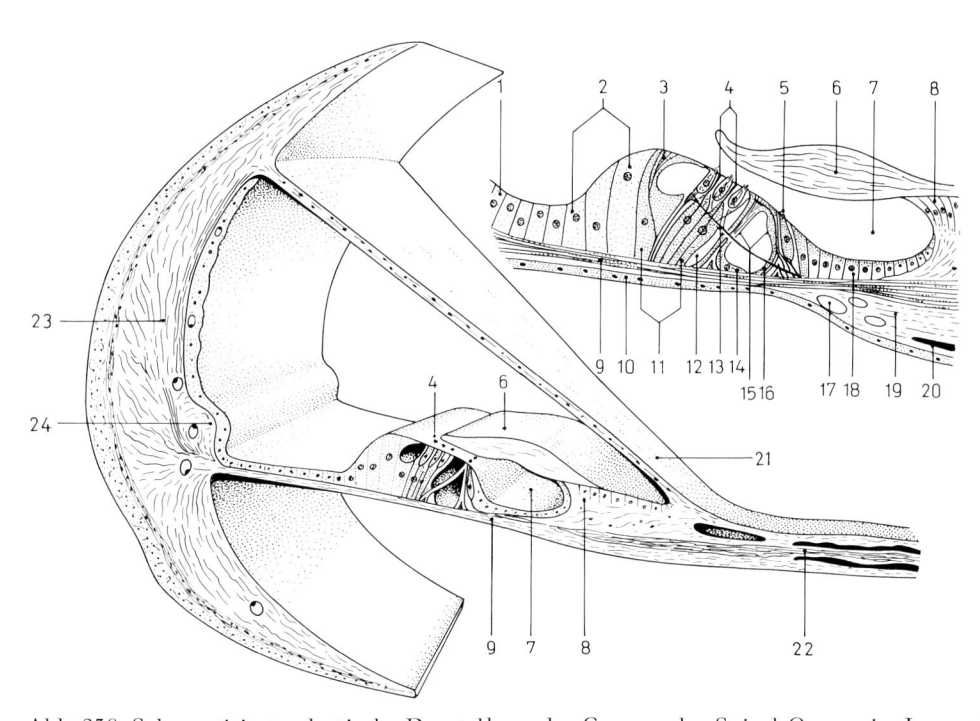

Abb. 238. Schematisierte plastische Darstellung des Corti- oder Spiral-Organs im Innenohr.

1 = Claudius-Zellen (allmählich in die epitheliale Schicht der Außenwand des Gehörganges übergehend)
2 = Hensen-Stützzellen (nur wenige Körner und Fäden enthaltend)
3 = äußerer Tragbogen
4 = Phalangenfortsätze der Deiters-Zellen (zwischen den äußeren Haarzellen gelegen)
5 = innere Haarzelle
6 = Deckmembran
7 = Spiralkanal
8 = von Zylinderzellen bedeckter Wulst
9 = Basilarmembran
10 = tympanale Belegschicht
11 = Deiters-Zellen
12 = Nuel-Raum
13 = Nervenfaser
14 = äußere Pfeilerzelle
15 = Tunnelraum
16 = innere Pfeilerzelle
17 = Blutgefäßanschnitte
18 = Epithel der Spiralfurche
19 = spiraliger Bindegewebsstreifen (in das Periost des Schneckenkanals übergehend)
20 = spiralige Knochenplatte (angeschnitten)
21 = Reissner-Membran
22 = weitere Anschnitte der knöchernen spiraligen Lamelle oder Platte
23 = Spiralbändchen
24 = Vorwölbung der Gehörgangswand

Raum sowie der *Aufrechterhaltung* des *Körpergleichgewichtes* dienen, während die *Schnecke* nur Aufnahmeapparate für die *Schallerregungen* besitzt und demzufolge nur für die *Gehörs*empfindung tätig ist. Die Receptoren des Gleichgewichtsorgans, die sich an zwei Stellen im *Utriculus* und *Sacculus* (= den *Maculae staticae*) nachweisen lassen, tragen an ihren freien Enden feine Härchen, die in eine Gallertschicht (die „**Statolithenmembran**") hineinragen. Die Haarschöpfe registrieren alle noch so unbedeutenden Bewegungen, indem die *Statolithen* entweder sich in die Gallertmembran *eindrücken oder* an dieser *ziehen*. Die bei allen Lageveränderungen unseres Körpers (speziell bei *Drehbewegungen*) von den Nervenzellen aufgenommenen Erregungen werden durch den im **inneren Gehörgang** verlaufenden *N. vestibulocochlearis* vor allem dem *Kleinhirn* zugeleitet, das daraufhin – evtl. reflektorisch – Stellungsänderungen des Kopfes oder sogar des gesamten Körpers veranlaßt.

In diesem Zusammenhang sei auch auf den für die sportliche Tätigkeit sehr wichtigen Tiefensinn (Muskel- und Sehenspindeln) hingewiesen, der uns fein abgestufte Bewegungen sowie Korrekturen derselben ermöglicht (s. o.).

Ganz ähnlich sind die **Sinneszellen des Gehörorgans** gebaut. Von der Schnecken*spindel* (*Modiolus*; Längsachse der Schnecke), um die sich in 2½ Windungen das im Vorhof seinen Anfang nehmende Schnecken*rohr* (*Canalis spiralis*) herumwindet, springt eine zarte Knochenlamelle bis in die Mitte des knöchernen Schneckenganges vor (die *Spirallamelle: Lamina spiralis ossea*), von deren freiem Rand eine zur Seitenwand des Schneckenkanals ziehende Haut *(Membrana spiralis)* verläuft. Dadurch wird der Schneckenkanal in zwei Gänge unterteilt, die auf Grund ihres wendeltreppenähnlichen Verlaufs um die Schneckenspindel als „*Treppen*" (*Scalae*) bezeichnet werden. Bei der einen Treppe handelt es sich um die perilympherfüllte *Vorhofstreppe (Scala vestibuli)*, bei der anderen um die ebenfalls mit Perilymphe angefüllte *Paukentreppe (Scala tympani)*. Im Bereich der Schnecken*spitze* oder *-kuppel* (*Cupula cochleae*) gehen beide Treppen ineinander über, eine Verbindung, die Schneckenloch oder *Helicotrema* (*hélix* = Schnecke, *tréma* = Loch) genannt wird.

Die Wände des häutigen Schneckenganges sind unterschiedlich gestaltet: Während die der Außenwand der knöchernen Schnecke anliegende, gut durchblutete Schleimhaut die *Endolymphe bildet* bzw. *resorbiert*, ist die Trennwand gegen die Vorhofstreppe außerordentlich dünn (REISSNER-Membran: *Membrana vestibularis*); die Trennwand zur Paukentreppe hin ist zwischen der Spirallamelle und dem verdickten äußeren Bindegewebe (dem *Spiralbändchen*) in Form der sog. *Basilarmembran (Membrana basilaris)* aufgehängt. Auf dieser etwa 3 cm langen, in der Basis der Schnecke 50 µm, in der Kuppel 500 µm breiten Membran liegt das eigentlich reizaufnehmende Hörorgan, das CORTI- **oder Spiral-Organ** (*Organum spirale*; Abb. 238). Wie der Abbildung entnommen werden kann, werden etwa in der Mitte der Basilarmembran die Epithelzellen sehr groß, so daß insgesamt ein *spiraliger Wall* entsteht, der sich aus Stützzellen zusammensetzt, die in ihrer Mitte zwei mit Endolymphe gefüllte Räume bzw. Gänge aussparen (den *Tunnel* sowie den NUEL-*Raum*), die durch besonders stabile Stützzellen (sog. *Pfeilerzellen*) gesichert werden. Außerhalb dieser Gänge liegen die *Sinneszellen* (Hör- oder Haarzellen)*), die durch ein Loch der von den Pfeilerzellen gebildeten Siebplatte hervorragen und so durch die Endolymphe bewegt werden können. Die Erregungen werden von dünnen Nervenfasern durch Tunnel und NUEL-Raum in die Schneckenspindel geleitet, wo bipolare Ganglienzellen liegen *(Spiralganglion)*.

Ein Schlußwort noch zur **Hörtheorie**: Nachdem tonfrequente Luftdruckschwankungen das Trommelfell zum Schwingen gebracht haben, werden diese Schallwellen über die Gehörknöchelchen als Druckwellen auf die Perilymphe des Vorhofs übertragen, die mit der Vorhofstreppe in Verbindung steht, so daß die Perilymph-Schwingungen dem häutigen Schneckengang und damit der Endolymphe zugeleitet werden. Die auf diesem Wege ausgelöste Erregung der Sinneszellen wird durch den N. cochlearis dem Gehirn übermittelt. Während HELMHOLTZ annahm, daß die radiären Fasern der Basilarmembran – entsprechend der jeweiligen Tonfrequenz – *isoliert* schwingen würden, hat man heute diese *Resonanztheorie* wieder *verlassen*, da wir wissen, daß die *Basilarmembran nicht straff gespannt* ist, *sondern* ein *spannungsfreies, gallertiges Häutchen* darstellt, und daß der gesamte häutige Schneckengang zwischen den beiden Treppen in der Lage ist, in der jeweiligen Tonfrequenz mitzuschwingen, wobei das *Maximum* der Schwingung an der Oberfläche des CORTIschen Organs auftritt. Dabei bringen die hochfrequenten Schwingungen die Basilarmembran in der Nähe des ovalen Fensters, die niedriger frequenten in weiterer Entfernung vom ovalen Fenster zur Eigenschwingung (so daß bei einem Klanggemisch verschiedene Teile des Basilarmembran zum Schwingen gebracht werden).

Bemerkungen zum *Geruchs*- und *Geschmackssinn* s. S. 280 bzw. S. 286.

---

*) Die Gesamtzahl der Sinneszellen schwankt beim Menschen zwischen 16 000 und 23 000.

24. Das Nervensystem

24.1. Allgemeine Nervenlehre

Nachdem wir bereits bei den innersekretorischen Drüsen am Beispiel der Hormone einen Regulationsmechanismus kennengelernt haben, der für die chemische Fernsteuerung im Organismus tätig ist, wenden wir uns nunmehr dem am weitesten differenzierten Organsystem, dem *Nervensystem*, zu; ihm obliegt die Aufgabe, alle Teile unseres Körpers zu verbinden, aufeinander abzustimmen und gemeinsam mit dem endokrinen System zu einem *funktionellen Ganzen* zusammenzuführen und ununterbrochen innige Beziehungen zur Außen- und Innenwelt herzustellen. So erhält z. B. das Nervensystem durch Sinneszellen und Sinnesorgane Informationen aus der Umwelt (in Form *exteroceptiver* Erregungen wie Licht, Temperatur oder Berührung) und durch das vegetative Nervensystem Mitteilungen aus der Innenwelt des Organismus (in Gestalt *enteroceptiver* Erregungen); des weiteren informiert das Nervensystem (auf dem Wege *proprioceptiver* Erregungen) über den *Lage-* und *Haltungszustand* des Körpers und seiner Teile. Schließlich übermitteln effektorische *somatomotorische* Nerven zumeist auf chemischem Wege mit Hilfe von Transmittern (u. a. Acetylcholin, Noradrenalin) Befehle des Zentral-Nervensystems für die *Willkürmotorik*, während die inneren Organe ihre Weisungen aus vegetativen Zentren über *viscero-* bzw. *sekretomotorische* Neurone erhalten.

Das Nervensystem wird – um eine grobe Übersicht der spezielleren Behandlung einzelner Teile vorauszuschicken – in *drei sich funktionell ergänzende Hauptabschnitte* unterteilt:

1. das *zentrale* Nervensystem:
   a) *Gehirn*,
   b) *Rückenmark*;
2. das *periphere* Nervensystem:
   a) *Nervenfasern*,
   b) *Nerven-* oder *Ganglienzellen*;
3. das *vegetative* Nervensystem:
   a) *Sympathicus*,
   b) *Parasympathicus (Vagus)*.

24.1.1. Nerven- (Ganglien-) Zellen

Werfen wir zunächst einen kurzen Blick auf die *Grundeinheit* des Nervengewebes, auf die **Nervenzelle**, die in der grauen Substanz des Gehirns und Rückenmarks, in den

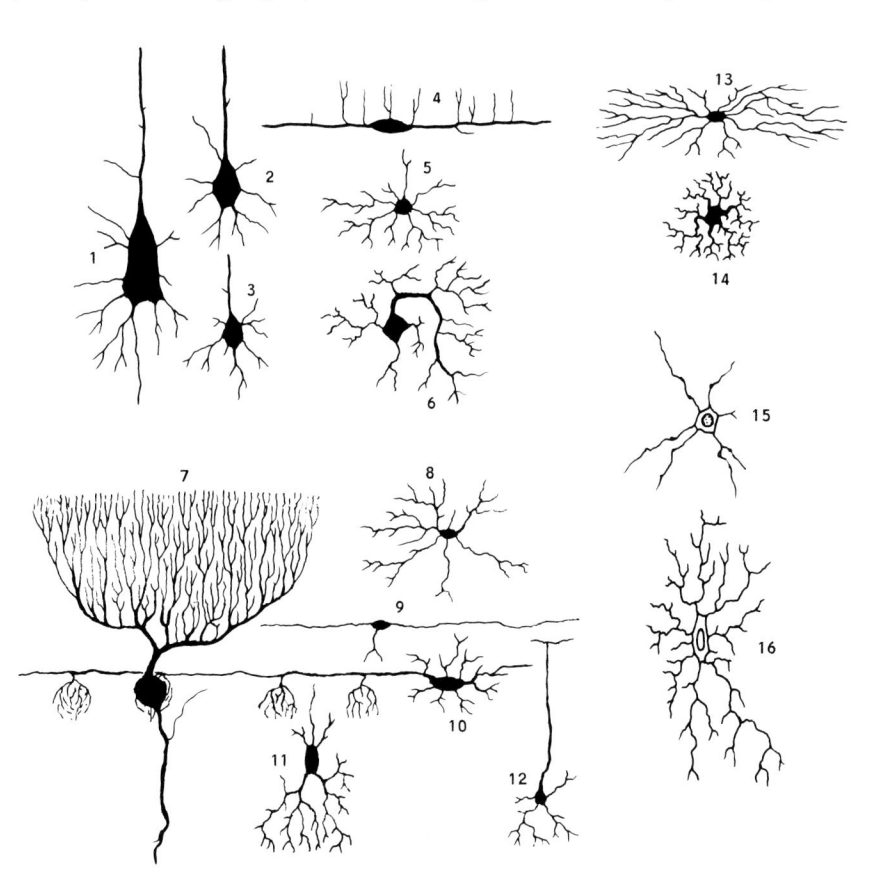

Abb. 239. Schema der Nervenzelltypen des Groß- und Kleinhirns sowie Formen der Gliazellen.

1 = Riesenpyramidenzelle	
2 = mittelgroße Pyramidenzelle	
3 = kleine Pyramidenzelle	Zelltypen des *Großhirns*
4 = Cajal-Zelle	
5 = Körnerzelle	
6 = polymorphe Zelle	
7 = Purkinje-Zelle	
8 = Sternzelle	
9 = Horizontalzelle	Zelltypen des *Kleinhirns*
10 = Korbzelle	
11 = große Körnerzelle	
12 = kleine Körnerzelle	
13 = Langstrahler	
14 = Kurzstrahler	Formen der *Gliazellen*
15 = *Oligodendrocyt*	
16 = Hortega-Gliazelle	

Kopf- und Spinalganglien, in den Ganglien des vegetativen Nervensystems und in den Sinnesorganen in einer außerordentlich großen Zahl – allein in der Großhirnrinde sollen 10 bis 14 Milliarden Nervenzellen vorhanden sein – vorkommen. Da diese runden oder sternförmigen, großen Zellen zumeist in Form von Gruppen oder Knoten *(Ganglien)* beieinanderliegen, bezeichnet man sie auch als **Ganglienzellen.***) Ihre Sonderstellung ergibt sich vor allem daraus, daß die Gesamtheit aller Nervenzellen bereits zum Zeitpunkt des 4. Lebensjahres vorliegt.

Jede Ganglienzelle ist dadurch gekennzeichnet, daß von ihr ein oder mehrere die Erregung leitende, z. T. sehr lange Fortsätze **(Neuriten)** abgehen; diese Ursprungsstelle des Neuriten nennt man auch den „*Pol*" einer Nervenzelle. Demzufolge kann man **verschiedene Nervenzelltypen** (Abb. 239) unterscheiden:

a) **Unipolare** Ganglienzellen, die sich durch *einen* Neuriten auszeichnen und die in erster Linie in der Augen-Netzhaut sowie in der Riechschleimhaut – hier als Sinneszellen arbeitend – auftreten.

b) **Bipolare** Ganglienzellen, die *zwei* erregungsleitende Fortsätze aufweisen, die an jeweils gegenüberliegenden „Polen" der Nervenzelle entspringen; man findet derartige Ganglienzellen wiederum in der Netzhaut des Auges und in den Ganglien des Gleichgewichts- und Hörnerven.

c) **Multipolare** Ganglienzellen, die sich durch *mehr als zwei Fortsätze* auszeichnen, von denen jedoch nur einer als erregungsleitender *Neurit* angesprochen werden kann, da sich die übrigen Fortsätze in der unmittelbaren Umgebung der Zelle baumartig aufzweigen und deshalb als *Dendriten (dendron* = Baum) bezeichnet werden, die in der Regel Erregungen zur Nervenzelle leiten. Diese sich bäumchenartig verästelnden Protoplasmafortsätze *(Telodendrien)* der besonders in der grauen Substanz von Gehirn und Rückenmark auftretenden *multipolaren* Ganglienzellen nehmen Verbindung mit benachbarten Dendriten auf, wodurch ein feines dreidimensionales Nervengeflecht entsteht. Mit Hilfe dieser Kontaktstellen *(„Synapsen")* können Erregungen von einer Ganglienzelle auf die benachbarte überspringen.

d) **Pseudounipolare** Ganglienzellen, die zwar nur *einen* Neuriten zu haben scheinen, der sich jedoch sehr bald T-förmig in *zwei* erregungsleitende Fortsätze teilt; sie kommen vor allem in den Kopf- und Spinalganglien vor.

Die 4 bis 130 µm großen **Ganglienzellen***) – deren Gestalt weitgehend von der zu verrichtenden Funktion und vom Ort ihres Vorkommens (Abb. 239) bestimmt wird – lassen im Inneren ihres Zelleibes *(Pericaryon)* einen zumeist chromatinarmen, großen, runden *Kern* mit einem *Kernkörperchen* und im Cytoplasma neben konstanten Zellorganellen (zahlreiche Mitochondrien, großer GOLGI-Apparat) noch *Schollen* oder *Körner* erkennen (Abb. 240), die sich auf Grund ihres hohen Ribonucleinsäuregehalts mit basischen Anilinfarbstoffen sehr gut darstellen lassen; sie werden nach ihrem Erstbeschreiber als NISSL-*Schollen* oder „*Tigroid-Substanz*" benannt (da die gefärbte Ganglienzelle durch sie ein geflecktes, getigertes Aussehen erhält). Sie dienen der Proteinsynthese (vor allem für die molekulare Regeneration der nicht mehr teilungsfähigen Ganglienzellen).

Außer den der Erregungsbildung dienenden Ganglienzellen gibt es noch Nervenzellen, die *Hormone sezernieren*; man trifft derartige Zellen des Nervensystems vor allem im Zwischenhirn *(Hypothalamus)* an, die – zu großen Ganglien-Gruppen oder Kernen angeordnet – ein „*Neurosekret*" bilden.

Ganglienzelle, Neurit und Dendriten bilden nach RAMON Y CAJAL eine anatomische, genetische, funktionelle, regenerative, trophische und pathologisch reagierende *Nerveneinheit*, die als **Neuron** (Mehrzahl: *Neurone*) bezeichnet wird; letzteres ist für die Reizbildung, -leitung (immer nur in einer Richtung: afferent [*sensibles* Neuron] oder efferent [*motorisches* Neuron]), -umschaltung, -sammlung und -verarbeitung verantwortlich, wobei die Oberfläche des Pericaryons und der Dendriten mit ihren Synapsen**) die *Receptorzone* eines Neurons bildet und der Neurit den *Leitungsapparat* darstellt.

24.1.2. Nervenfasern

Der hauptsächliche Bestandteil einer *Nervenfaser* ist der erregungsleitende Fortsatz einer Ganglienzelle: der **Neurit**, der auch als *Achsenzylinder* oder *Axon* bezeichnet wird; er kann im Gegensatz zur Nervenzelle im Fall einer Verletzung regeneriert werden. Feingeweblich besteht der 0,3 bis 20 µm dicke *Neurit*, der bis über 1 m lang werden kann, aus einem sehr labilen Gel *(Axoplasma* = Fortsetzung des Cytoplasma), das sich vorwiegend aus Proteinen und Lipo-

---

*) Der Begriff „Ganglion" wurde zuerst von HIPPOKRATES für ein Überbein verwendet, während GALEN diese Bezeichnung für Anschwellungen der Grenzstränge gebrauchte. Nachdem COITER (1572) das Spinalganglion als erster beschrieben hatte, tauchte in der Literatur in zunehmendem Maße der Terminus „Nervenknoten" auf, für den sich in jüngster Zeit die Bezeichnung „Ganglion" mehr und mehr durchgesetzt hat.

*) 4 µm große Ganglienzellen trifft man vor allem in der Kleinhirnrinde an, während zu den größten Nervenzellen die BETZschen Riesen-Pyramidenzellen in der vorderen Zentralwindung (Beginn der Pyramidenbahn) gehören (Abb. 239); die Volumina ersterer betragen 100 µm^3, die letzterer 30000 µm^3.

**) An einem Neuron können 100 bis 10 000 diskontinuierliche Kontaktstellen (Synapsen) auftreten, die das Aktionspotential von einem Neuron auf ein anderes erregend oder hemmend übertragen.

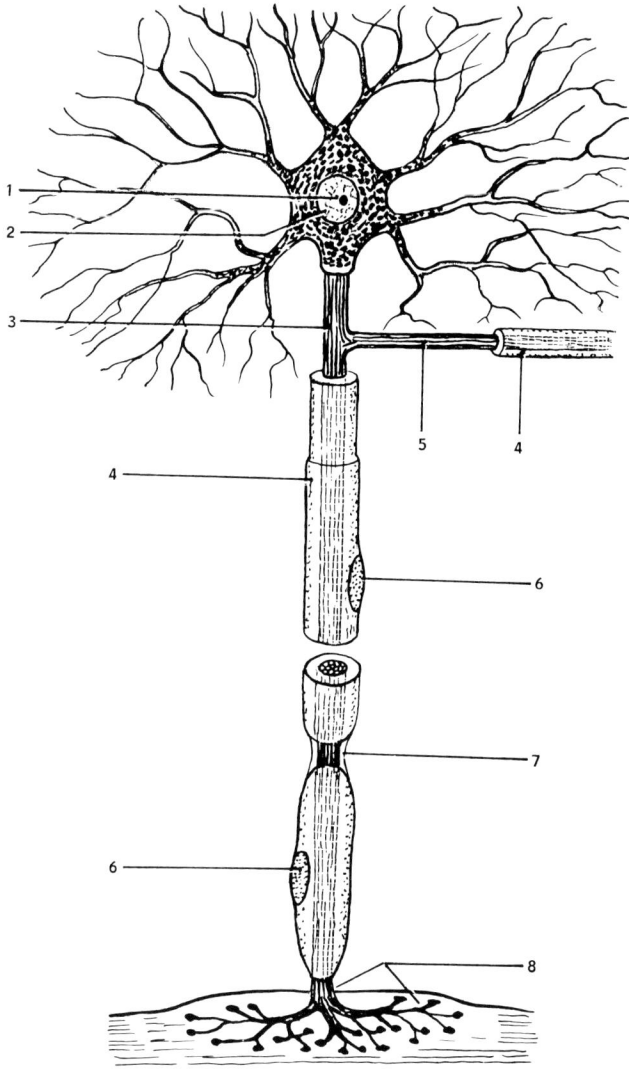

Abb. 240. Schema eines motorischen Neuron.

1 = Kernkörperchen
2 = Kern (von Neuroplasma mit Nissl-Schollen umgeben)
3 = Neurit
4 = Markscheide
5 = Kollaterale
6 = Schwann-Kern
7 = Ranvier-Schnürring
8 = motorische Endplatte

iden zusammensetzt und das Neurofilamente und Neurotubuli sowie Mitochondrien – aber keine Nissl-Schollen – enthält, sowie aus dem *Axolemm* (= Fortsetzung der Zellmembran).

24.1.3. Nervenstützgewebe *(Neuroglia)*

Gemeinsam mit den Nervenzellen bilden sich während der Entwicklung des Nervensystems auch vielgestaltige **Stütz-** oder *Gliazellen* und **-fasern** (*glia* = Kitt, Leim), aus denen sich ein Gerüst aufbaut, das sowohl im Gehirn als auch im Rückenmark Nervenzellen und -fasern die notwendige Stütze, Ernährungsbasis und (im Zusammenhang mit der Erregungsbildung und -ausbreitung) Isolierung verleiht (Abb. 239). So umgibt sich der Achsenzylinder mit einer Hülle von Glia- (oder Schwann-)Zellen, in der Lipoide und Eiweiße auftreten. Bislang wurden beide Bestandteile der Gliascheide als selbständige Schichten angesehen; so bezeichnete man die innere (Lipoid)-Schicht als *Mark (Myelin)* der Nervenfaser, während die äußere (Eiweiß-) Hülle Schwann-*Scheide (Neurolemm)* genannt wurde.*) In gleichmäßigen Abständen (von etwa 1 mm) – sog. „*Internodien*" – läßt die periphere Nervenfaser Einschnürungen (sog. Ranvier-*Schnürringe*) erkennen, die auf das Fehlen der Markscheiden-Lamellen an diesen Stellen zurückzuführen sind. Die Bedeutung derartiger Einschnürungen, die nicht mit den schräg durch die Gliascheide ziehenden Schmidt-Lantermann-*Einkerbungen* zu verwechseln sind, ist darin zu sehen, daß im Bereich der markscheidenfreien Ranvier-Schnürringe alle für die Ernährung und Atmung des Achsenzylinders erforderlichen Substanzen ohne größere Schwierigkeiten eindringen (Abb. 240).

Für die sprunghafte *(saltatorische)*, von Schnürring zu Schnürring sich weiterpflanzende, immer nur in einer Richtung erfolgende Erregungsleitung spielt die aus Cerebrosiden, Phosphatiden und Lecithin bestehende Lipoidhülle des Axon, die sog. **Mark-** oder **Myelinscheide**, eine vorrangige Rolle, wobei die Dicke der Markscheide (neben der Länge der Internodien) in einem direkten Zusammenhang mit der *Geschwindigkeit der Erregungsfortpflanzung* steht; so leiten markscheidenarme**), sehr dünne vegetative Nervenfasern Erregungen mit einer Geschwindigkeit von 0,5 bis 2 m/Sekunde, während die dickeren Fasern der Schmerz- und Temperaturempfindung eine Leitungsgeschwindigkeit von 15 bis 40 m/Sekunde aufweisen. Besonders hohe Leitgeschwindigkeiten besitzen motorische Nerven; Kamen et al. (1984) fanden bei Gewichthebern (im Ellen- und im hinteren Schienbein-Nerv) Werte von 64,9 bzw. 52,9 m/Sekunde, bei Marathonläufern dagegen nur Leitgeschwindigkeiten von 59,8 bzw. 45,2 m/Sekunde.

---

*) In den peripheren Nerven besitzt jede Nervenfaser noch eine aus zarten Gitterfasern aufgebaute bindegewebige Hülle, eine sog. *Endoneuralscheide*, die jedoch den markhaltigen Nervenfasern der weißen Substanz von Gehirn und Rückenmark fehlt.

**) Nach neueren Untersuchungen gibt es zwar mark*scheidenlose* Nervenfasern (2 μm Kaliber), aber kaum wirklich mark*lose* Fasern, da selbst dünnste Nervenfäserchen von 0,1 μm Stärke noch eine lipoidhaltige Axon-Hülle *(Axolemm)* und intraaxonale Lipoide aufweisen; es ist deshalb die althergebrachte Einteilung in „markhaltige" und „marklose" Nervenfasern überholt. Da aber ein qualitativer Unterschied zwischen Nervenfasern mit und ohne Ranvier-Schnürringen besteht, wäre es angebrachter, von „segmentierten" und „unsegmentierten" Nervenfasern zu sprechen.

24.2. Zentrales Nervensystem

24.2.1. Einteilung

Der erste Abschnitt des *zentralen Nervensystems*, das **Gehirn** *(Encephalon; en* = in, *kephale* = Kopf), läßt entsprechend seiner Entwicklung und Form mehrere Teile erkennen, wie das

> *Groß-* bzw. *End*hirn *(Telencephalon, Cerebrum),*
> *Zwischen*hirn *(Diencephalon),*
> *Mittel*hirn *(Mesencephalon),*
> *Klein*hirn *(Cerebellum)* sowie das
> *verlängerte Mark* oder *Nach*hirn *(Myelencephalon).*

Entwicklungsgeschichtlich unterscheidet man am nervösen Zentralorgan zwei Anteile: das *Urhirn (Palaeencephalon),* das bei den niederen Wirbeltieren (Fischen und Amphibien) den alleinigen zentralnervösen Abschnitt darstellt, von dem phylogenetisch jungen Hirn-Anteil, dem *Neuhirn (Neencephalon),* das sich im Verlauf der Entwicklung bei den höheren Wirbeltieren und beim Menschen von außen über den stammesgeschichtlich älteren Teil legt. Stellt das Urhirn eine in sich geschlossene Arbeitsgemeinschaft dar, das demzufolge auch ohne Mithilfe des Neuhirns seine Arbeit verrichten kann, so kann letzteres nur durch das Zutun des Urhirns, in das alle sensiblen und sensorischen Wahrnehmungen zuerst gelangen, um auf Systeme umgeschaltet zu werden, die für die Durchführung zielgerichteter Bewegungen verantwortlich zeichnen, tätig sein (Abb. 241).

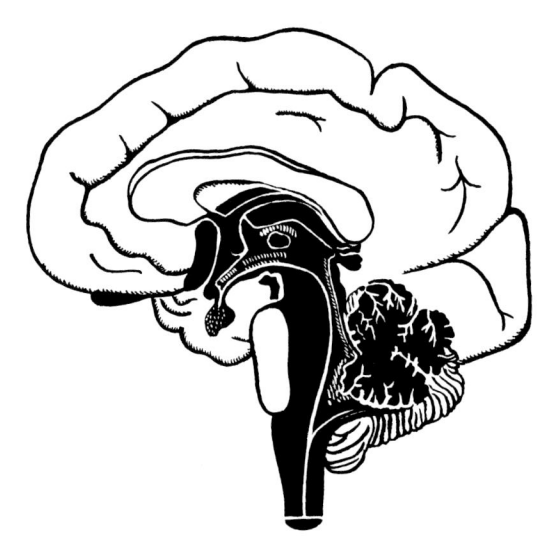

Abb. 241. Verteilung von Urhirn (schwarz) und Neuhirn (weiß) an Hand eines Medianschnittes durch das Gehirn eines erwachsenen Menschen.

24.2.2. End- oder Großhirn mit Hirnhäuten *(Telencephalon, Cerebrum)*

Während beim Fisch kaum von einem eigentlichen *Großhirn* gesprochen werden kann, zeichnet sich dieses bei Reptilien und Vögeln von den übrigen Abschnitten des Zentralnervensystems bereits deutlich ab, um bei den Säugern und ganz speziell *beim Menschen seine größte Entwicklung* zu erreichen. Dem Großhirn kommt die **Aufgabe** zu, *die tiefergelegenen Abschnitte des Nervensystems zu einem Ganzen zu verbinden;* erst durch das Zusammenwirken aller Abschnitte des zentralen Nervensystems werden Qualitäten wie Fühlen, Denken und Wollen gewonnen. Die Ausfallerscheinungen (nach Verletzungen eines Teiles des Großhirns) machen sich demzufolge um so deutlicher bemerkbar, je höher das jeweilige Individuum entwickelt ist, da *alle Bewußtseinsvorgänge* in ihrem Ablauf *an ein intaktes Großhirn gebunden* sind.

Dieses füllt in Form der beiden Großhirnhälften (-hemisphären) die Wölbung des Schädeldaches und die vordere sowie mittlere Schädelgrube im Bereich der Schädelbasis aus, wobei das Großhirn von drei bindegewebigen **Hirnhäuten** *(Meninges cerebri)* (Abb. 242) umgeben wird; es handelt sich bei ihnen *von außen nach innen* um:

a) die **harte** (aus scherengitterartig verflochtenem, straffem kollagenem Bindegewebe mit einigen elastischen Fasern bestehende), sehnig glänzende, *fibröse* **Hirnhaut** *(Dura mater)* (*dura* = hart, *mater* = Mutter, eigentlich: Umhüllende, Ernährende); sie stellt einerseits infolge ihrer mechanischen Festigkeit eine wichtige *Schutzhülle* für das Gehirn, andererseits als Periost die *Ernährungsbasis* für die Innenfläche der Schädelhöhle dar. Darüber hinaus bildet sie derbe bindegewebige unvollständige Trennwände; so unter anderem die *Großhirnsichel (Falx cerebri)* und die *Kleinhirnsichel (Falx cerebelli),* die als median gestellte Platten die beiden Groß- bzw. Kleinhirnhälften trennen (sie gleichzeitig aber auch vor gröberen Verschiebungen bewahren), und das *Kleinhirnzelt (Tentorium cerebelli),* das ein Dach über der hinteren Schädelgrube darstellt, ohne jedoch diese von der mittleren Grube vollständig zu trennen. Nicht zuletzt gewinnen die Septen der harten Hirnhaut dadurch an Bedeutung, als in ihnen ein Teil der muskelfreien *venösen Blutleiter (Sinus durae matris)* eingebettet ist, die das venöse Blut aus dem Gehirn, der Augenhöhle und dem Innenohr ableiten;

b) die (aus locker angeordneten zarten Bindegewebsfasern bestehende) **Spinnwebenhaut** *(Arachnoidea)* (*aráchne* = die Spinne), die sich der harten Hirnhaut überall eng anlegt*) (so daß nur ein feiner kapillärer

---

*) An einigen Stellen wuchert (Abb. 242) die Spinnwebenhaut zottenähnlich *(Arachnoidalzotten* oder PACCHIONI-*Granulationen)* in die harte Hirnhaut (ja teilweise sogar bis in den Schädeldachknochen); die Zotten sollen die Aufgabe haben, die Gehirn-Rückenmarksflüssigkeit in das Blutgefäßsystem *(Sinus durae matris)* abzuleiten.

Spalt, das *Spatium subdurale,* freibleibt), von der weichen Hirnhaut aber durch einen großen, *Gehirn-Rückenmarksflüssigkeit (Liquor cerebrospinalis)* enthaltenden Raum *(Cavum subarachnoidale)* getrennt wird, ist selbst blutgefäß- und nervenlos. Da sie den Verlauf der weichen Hirnhaut nicht mitmacht, sondern sich vielmehr als dünne Haut über alle Unebenheiten der Gehirnoberfläche hinweg ausspannt, entstehen an der Hirnbasis mehrere mit *Liquor cerebrospinalis* angefüllte Hohlräume („Zisternen"), die für die Gehirn-Rückenmarksflüssigkeit *druck-* und *temperaturausgleichende* Funktionen haben;

c) die **weiche** (aus längs- und ringsverlaufenden lockeren Bindegewebsbündeln sich aufbauende) **Hirnhaut** *(Pia mater)* *(pius, pia* = weich, zart; auch: fromm); sie liegt der gesamten Gehirnoberfläche unmittelbar auf, indem sie sämtliche Windungen überzieht und alle Furchen bis zu deren Grund auskleidet. Sie leitet dem Gehirn die Blutgefäße zu und bildet bindegewebige Zotten, die zahlreiche lange, aufgeknäuelte Capillarnetze *(Plexus chorioidei)* für die *Hirnkammern* enthalten.

Das **Groß-** oder **Endhirn** *(Telencephalon),* das beim Erwachsenen im Mittel bis 1 375 g schwer wird*), setzt sich aus den beiden *Großhirnhemisphären* zusammen. Gegen das Kleinhirn grenzt sich das Großhirn durch eine tiefe Querfurche ab, in der die Durafalte des Kleinhirnzeltes *(Tentorium cerebelli)* liegt (s. o.). Zwischen beiden Hemisphären breitet sich bis auf den Balken die tiefeinschneidende *Fissura longitudinalis cerebri* aus, die von einer in der Medianlinie verlaufenden straffen bindegewebigen Membran, der *Großhirnsichel (Falx cerebri),* ausgefüllt wird s. o.).

Die 1,5 bis 4,5 mm dicke Oberfläche des Großhirns, die *graue* Substanz enthält und als **Rinde** *(Cortex)* bezeichnet wird (während das Innere, die *weiße* **Mark**substanz, von den zu- und ableitenden Nervenfaserbahnen gebildet wird), ist durch zahlreiche immer wiederkehrende *Furchen (Sulci) und Windungen (Gyri)* recht kompliziert gestaltet**); der tiefere Sinn dieser Struktur liegt in der Vergrößerung der Berührungsflächen zwischen grauer und weißer Substanz und somit in einer Vermehrung des in sechs Schichten (Abb. 247) angeordneten Hirnrinden-Zellmaterials.

Durch mehr oder weniger tiefe Primär-Furchen wird die **Oberfläche** jeder **Großhirnhälfte** in 5 *Lappen (Lobi)* unterteilt (die nach ihrer Lage zu den jeweiligen Schädelknochen benannt werden), wodurch ein *Stirn*lappen *(Lobus frontalis),* ein *Scheitel*lappen *(Lobus parietalis),* ein *Schläfen*lappen *(Lobus temporalis),* ein *Hinterhaupts*lappen *(Lobus occipitalis)* und ein in die Tiefe versenkter Großhirnlappen, die *Insel (Insula* REILI), *entsteht.* Die Grenze zwischen Stirn- und Schläfenlappen wird von der großen, tief zwischen die beiden Lappen eindringenden SYLVIUS-*Furche (Sulcus lateralis),* zwischen Stirn- und Scheitellappen von der an der Mantelkante in der Mitte der Hemisphäre beginnenden und auf die SYLVIUS-Furche zulaufende *Zentralfurche (Sulcus centralis)* gebildet. Vor und hinter der Zentralfurche zieht je eine weitere Furche *(Sulcus prae-* bzw. *postcentralis),* durch die zwei wichtige Windungen (der *Gyrus prae-* und *postcentralis)* abgegrenzt werden; im vorderen Gyrus liegen die *motorischen* Zentren (mit der von hier ausgehenden *Pyramidenbahn),* während in der hinteren

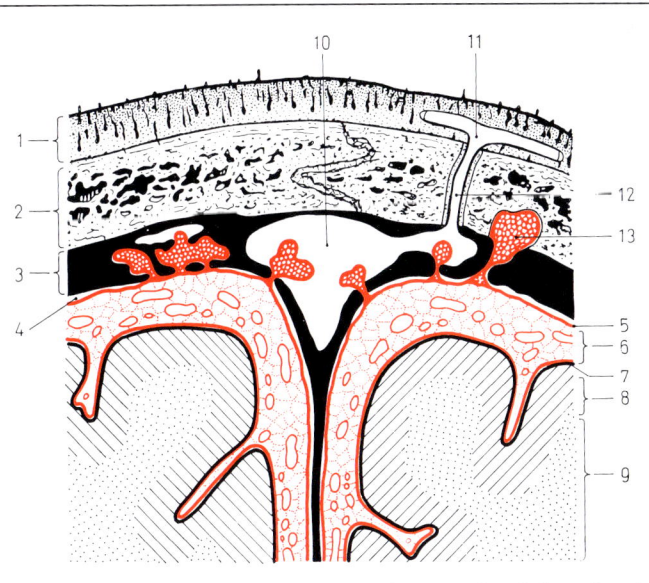

Abb. 242. Schematisierter Frontalschnitt in der Scheitelregion durch Schädel, Hirnhäute und Gehirn.

1 = Kopfhaut
2 = knöchernes Schädeldach
3 = harte Hirnhaut *(Dura mater encephali)*
4 = dünner Spaltraum zwischen harter Hirnhaut und Spinnwebenhaut *(Spatium subdurale)*
5 = Spinnwebenhaut *(Arachnoidea encephali)*
6 = Raum zwischen Spinnwebenhaut und weicher Hirnhaut *(Cavum subarachnoidale)*
7 = weiche Hirnhaut *(Pia mater encephali)*
8 = Großhirnrinde *(Cortex cerebri)*
9 = Großhirnmark *(Substantia alba)*
10 = unpaarer, an der Innenfläche des Schädeldaches entlang dem Ansatz der Großhirnsichel *(Falx cerebri)* verlaufender Blutleiter *(Sinus sagittalis superior)*
11 = oberflächliche Vene in der Kopfschwarte; letztere entsteht durch Verwachsung der Kopfhaut mit der darunter gelegenen Sehnenhaube *(Galea aponeurotica)*
12 = kurze Verbindung zwischen äußeren und inneren Venen des Schädels, in erster Linie als Abfluß („Überlaufvorrichtung") der Blutleiter dienend *(Vena emissaria)*
13 = Arachnoidalzotten (PACCHIONIsche Granulationen), in die venösen Blutleiter bzw. in die mit diesen zusammenhängenden Blutlakunen hineinragend

---

*) Die mittlere Masse des Gehirns vergrößert sich von 400 g beim Neugeborenen bis 1 375 g beim Erwachsenen (während es im Greisenalter wiederum um 10% zurückgeht und sich nunmehr nur noch auf 1 285 g beläuft); das Verhältnis zur Körpermasse verändert sich demzufolge von 1:10 beim Neugeborenen auf 1:50 beim Erwachsenen.

**) Ein besonderer Windungsreichtum ist – im Gegensatz zu früher nicht selten geäußerten Meinungen – kein Gradmesser für die Leistungsfähigkeit des Gehirns (zumal Esel und Schaf windungsreichere Gehirne als der Mensch aufweisen).

Windung die *sensiblen* Zentren *(Körperfühlsphäre)* lokalisiert sind (siehe *Hirnrindenzentren,* S. 327).

Im Gegensatz zu den aufgeführten Grenzfurchen zwischen Stirn- und Scheitellappen bzw. zwischen Stirn- und Schläfenlappen treten die Grenzen zwischen Scheitel- und Hinterhauptslappen an der konvexen Hemisphärenfläche – nur an der medialen Hirnfläche ist eine bis zur Mantelkante einschneidende, vertikale Furche *(Sulcus parietooccipitalis)* sichtbar – und die Abtrennung des Hinterhauptslappens vom Schläfenlappen nur sehr undeutlich hervor.

Infolge der überaus mächtigen Entwicklung der beiden Großhirnhälften nach vorn *(rostral)* und hinten *(occipital)* kommt es zur Ausprägung eines Stirn-, Schläfen- und Hinterhaupts*poles,* wobei der nach innen (an die basalen Ganglien) angrenzende Teil des Hirnmantels im Wachstum deutlich zurückbleibt und durch die sich rasch ausbreitenden Stirn- und Schläfenlappen als *Insel* (Abb. 244 und 245) in die Tiefe versenkt wird.

Die Verbindung der *gleichen* (homologen) Abschnitte der beiden Großhirnhälften miteinander – man spricht auch von den „**Kommissurensystemen**" (oder „Querverbindungen") – erfolgt durch den **Balken** *(Corpus callosum* [Abb. 251]), der mit seinen Teilen, dem etwas zugespitzten Schnabel *(Rostrum),* dem Knie *(Genu),* Stamm *(Truncus)* und dem verdickten Wulst *(Splenium)* die größte Kommissurenbahn darstellt, die (auf einem Horizontalschnitt durch das Großhirn im Niveau der Stammganglien [Abb. 244 und 245]) letztere vorn (durch das Balkenknie) und hinten (durch den Balkenwulst) begrenzt. Mit dem lateralen Teil des Balkens bilden dessen markhaltige Nervenfasern eine querverlaufende, fächerförmige sog. „*Balkenstrahlung*" (Abb. 244 und 245), die bis weit in die Marksubstanz beider Großhirnhemisphären unter fortschreitender Aufsplitterung verfolgt werden kann und in deren vorderen und mittleren Abschnitten Verbindungen zwischen den beiderseitigen motorischen Rindenfeldern (s. u.) verlaufen. Verletzungen des Balkens lösen deshalb Störungen der Bewegungskoordination zwischen beiden Körperhälften *(Dyspraxien)* aus.

Weitere Kommissurensysteme des Großhirns sind die stammesgeschichtlich ältere **Commissura anterior**, die die Verbindung zwischen den basalen Anteilen der beiden Schläfenlappen und Riechregionen herstellt, sowie das unter dem Balken liegende **Gewölbe** *(Fornix)*, das ein aus dem Riechhirn kommendes markhaltiges Faserbündel (Abb. 244 und 245) darstellt.

Innerhalb *einer* Großhirnhemisphäre bestehen zwischen den einzelnen Abschnitten kurze und lange **Assoziationsbahnen** (oder „Längsverbindungen"), wobei erstere benachbarte Windungen miteinander verbinden, während letztere eine oder mehrere Windungen überspringen; sie stellen einen doppelläufigen Kontakt zwischen den mehr entfernt voneinander liegenden Teilen der Großhirnrinde her.

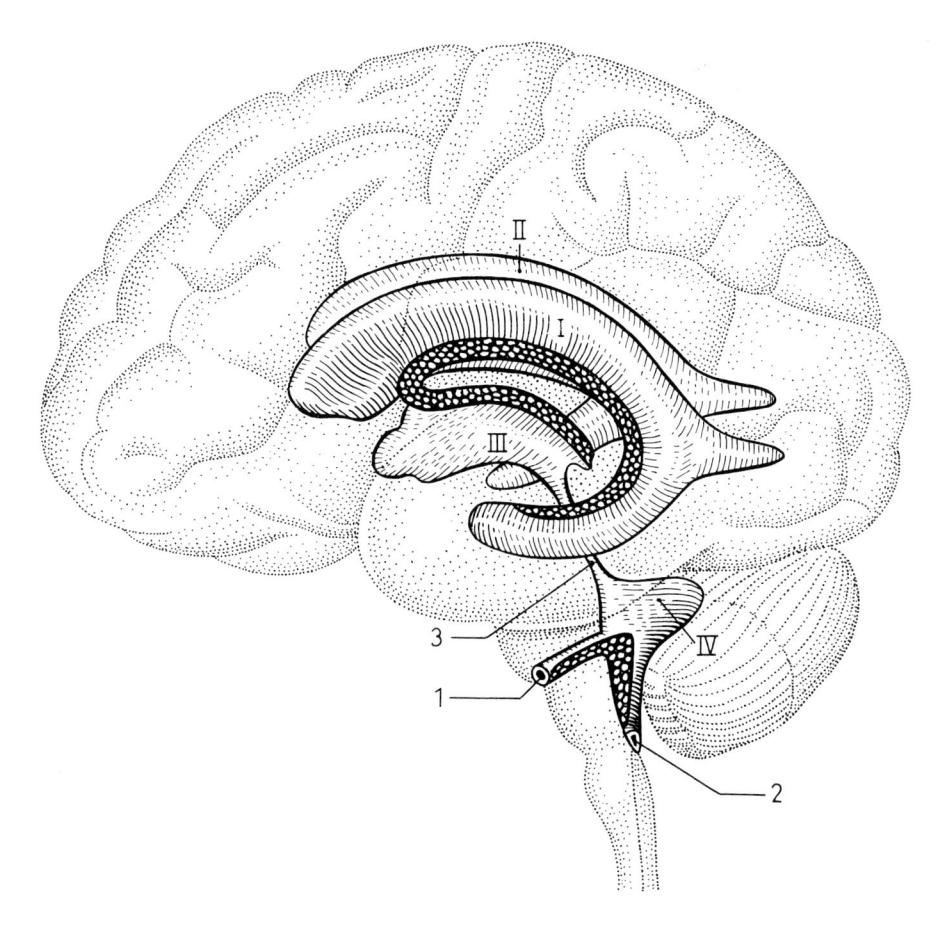

Abb. 243. Lage der Hirnkammern (Ventrikel) und Adergeflechte.

I u. II = Seiten-Ventrikel = *Ventriculi laterales telencephali* (mit Vorderhorn *[Cornu anterius]*, zentralem Teil *[Pars centralis]*, Hinterhorn *[Cornu posterius]* und Unterhorn *[Cornu inferius]*)
III = 3. Ventrikel = *Ventriculus tertius* (Übergang zum Seiten-Ventrikel durch Adergeflecht *[Plexus chorioideus]* verdeckt)
IV = 4. Ventrikel = *Ventriculus quartus*
1 = seitliche, paarige Öffnung im Deckblatt des 4. Ventrikels *(Apertura lateralis rhombencephali* = Luschka-Loch)
2 = mediane, unpaare Öffnung im Deckblatt des 4. Ventrikels *(Apertura mediana rhombencephali* = Magendi-Loch)
3 = „Wasserleitung" des Mittelhirns *(Aquaeductus cerebri* Sylvii = kanalähnliche Verbindung zwischen 3. und 4. Ventrikel)

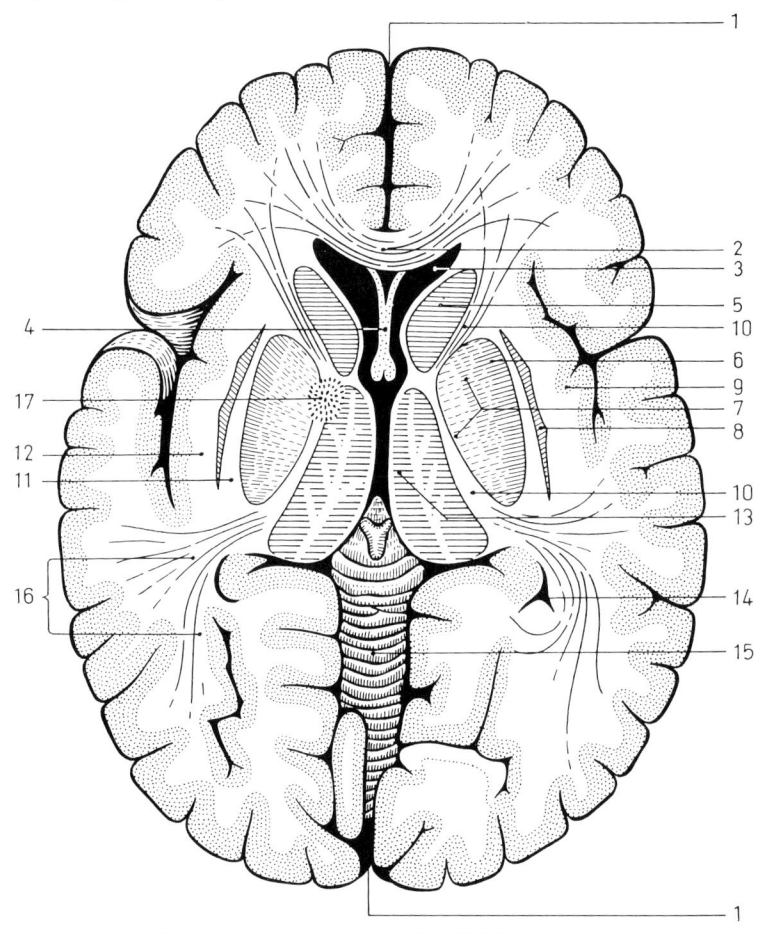

Abb. 244. Horizontalschnitt durch das Gehirn.

1 = lange, sagittal verlaufende Spalte (durch die das Großhirn in zwei Hemisphären unterteilt wird *[Fissura longitudinalis cerebri]*)
2 = Balken *(Corpus callosum)* mit Balkenstrahlung
3 = Vorderhorn des Seiten-Ventrikels *(Cornu anterius ventriculi lateralis)*
4 = Gewölbe *(Fornix)*
5 = Kopf des Schweifkernes *(Caput nuclei caudati)*
6 = Schale des Linsenkernes *(Putamen nuclei lentiformis)*
7 = die beiden inneren Glieder des Linsenkernes *(Globus pallidus nuclei lentiformis)*
8 = Vormauer *(Claustrum)*
9 = Insel *(Insula)*
10 = innere Kapsel = *Capsula interna* (zwischen Sehhügel, Schweif- und Linsenkern gelegen)
11 = äußere Kapsel = *Capsula externa* (zwischen Linsenkern und Vormauer gelegen)
12 = äußerste Kapsel = *Capsula extrema* (zwischen Vormauer und Insel gelegen)
13 = Sehhügel = *Thalamus* (durch Faserschichten unvollständig in einen vorderen, medialen und lateralen Hauptkern aufgegliedert)
14 = Unterhorn des Seitenventrikels *(Cornu inferius ventriculi lateralis)*
15 = Kleinhirn-Wurm *(Vermis cerebelli)*
16 = Sehstrahlung *(Radiatio optica)*
17 = Blutungsherd (im Knie der inneren Kapsel gelegen)

24.2.3. Hirnkammern *(Ventrikel)*

Die Hirn*höhlen* oder -*kammern (Ventrikel)* werden im Bereich des Großhirns von den beiden langgezogenen, U-förmig gebogenen *Seitenventrikeln* (1. und 2. Ventrikel; Abb. 243) gebildet, die – entsprechend der Lappeneinteilung der Hemisphäre – *vier Abschnitte* aufweisen:

> a) das *Vorder*horn *(Cornu frontale)* im Stirnlappen,
> b) den *Zentral*teil *(Pars centralis)* im Scheitellappen,
> c) das *Hinter*horn *(Cornu occipitale)* im Hinterhauptslappen und
> d) das *Unter*horn *(Cornu temporale)* im Schläfenlappen.

Dicht hinter dem Gewölbe und hinter sowie über der vorderen Kommissur stehen die beiden Seitenventrikel (durch ihren Zentralteil) untereinander und darüber hinaus auch mit dem 3. *Ventrikel* des Zwischenhirns in Verbindung *(Foramen interventriculare)*, der seinerseits durch einen schmalen Gang (den *Aquaeductus mesencephali*) in den 4. *Ventrikel* übergeht, der eine Fortsetzung des Zentralkanals des Rückenmarks in das verlängerte Mark hinein darstellt. Alle aufgeführten Ventrikel enthalten zottenähnliche **Adergeflechte** *(Plexus chorioidei)*, deren kubisches einschichtiges Epithel ständig aus dem Blut eine eiweiß- und lymphocytenarme, wäßrige Flüssigkeit, die **Hirnrückenmarksflüssigkeit** *(Liquor cerebrospinalis)*, abgibt.

Da die Hirnkammern untereinander in Verbindung stehen, kann der Liquor in dem gesamten Hohlraumsystem kreisen, um schließlich durch mehrere Löcher in der Deckmembran des 4. Ventrikels in den *Subarachnoidalraum des Rückenmarks* (Abb. 255) zu gelangen.

Durch den *Liquor cerebrospinalis*, von dem täglich 650 ml gebildet werden, von denen mehr als $2/3$ durch die Zotten der Spinnwebenhaut (PACCHIONI-Granulationen, s. Abb. 242) zur Resorption kommen, um die Menge der Hirn-Rückenmarksflüssigkeit in den Liquorräumen mit 100–200 ml konstant zu halten, werden Gehirn und Rückenmark gegenüber mechanischen Einwirkungen (Flüssigkeitskissen, das Volumenschwankungen des Gehirns ausgleichen kann) geschützt, was insbesondere auf die Abbremsung beim Aufprall des Schädels beim Sturz zutrifft. Darüber hinaus besitzt die Hirn-Rückenmarksflüssigkeit Abwehrfunktionen (Auftreten von Gamma-Globulinen (Träger der Antikörper) im Elektrophoresediagramm des Liquor beispielsweise bei einer Hirnhautentzündung *[Meningitis]*).

24.2.4. Motorische und sensorische Hirnrindenzentren

Die **graue** (weil vorrangig aus Ganglienzellen bestehende), 1,5–4 mm dicke **Großhirnrinde** ergibt mit ihren etwa 10 Milliarden Neuronen ausgebreitet eine Fläche von

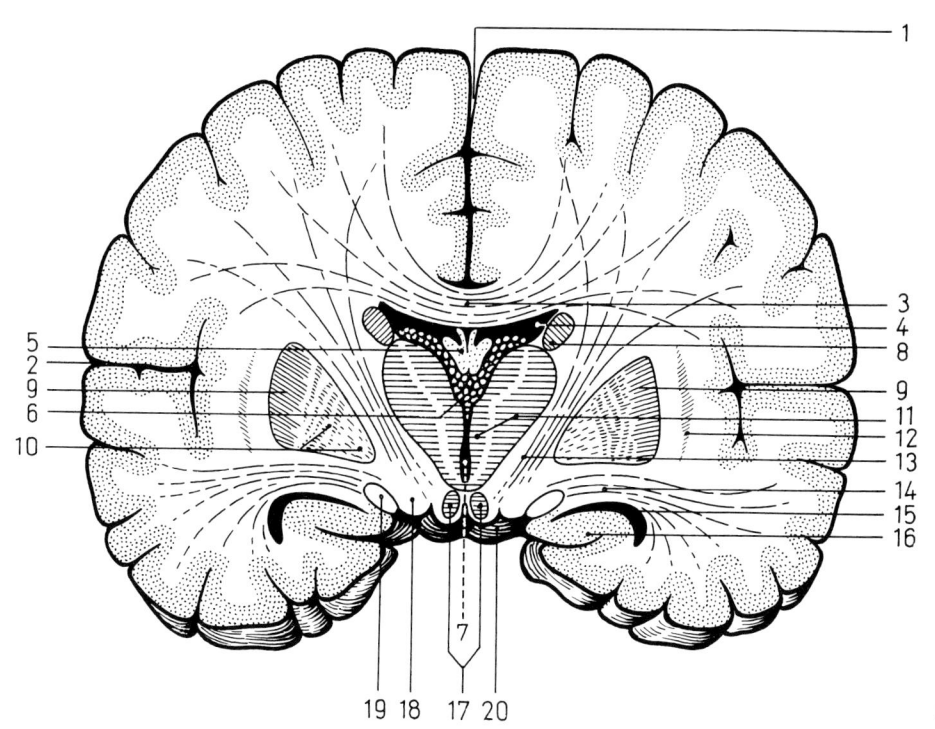

Abb. 245. Frontalschnitt durch das Gehirn.

1 = lange, sagittal verlaufende Spalte *(Fissura longitudinalis cerebri)*
2 = SYLVIUS-Furche = *Sulcus cerebri lateralis* (in der Tiefe: Insel = *Insula*)
3 = Balken *(Corpus callosum)*
4 = Seiten-Ventrikel *(Ventriculus lateralis)*
5 = Gewölbe *(Fornix)*
6 = Adergeflecht des 3. Ventrikels *(Plexus chorioideus)*
7 = 3. Ventrikel *(Ventriculus tertius)*
8 = Schwanz des Schweifkernes *(Cauda nuclei caudati)*
9 = Schale des Linsenkernes *(Putamen nuclei lentiformis)*
10 = die beiden inneren Glieder des Linsenkernes *(Globus pallidus nuclei lentiformis)*
11 = Sehhügel = *Thalamus* (durch Faserschichten unvollständig in einen vorderen, medialen und lateralen Hauptkern unterteilt)
12 = Vormauer *(Claustrum)*
13 = innere Kapsel = *Capsula interna* (zwischen Sehhügel, Schweif- und Linsenkern gelegen)
14 = Sehstrahlung *(Radiatio optica)*
15 = Unterhorn des Seitenventrikels *(Cornu inferius ventriculi lateralis)*
16 = Fuß des Hippocampus *(Pes hippocampi)*
17 = halbkugelige, weiße Erhebungen = *Corpora mamillaria* (durch eine mediane Spalte getrennt)
18 = Schnittfläche der inneren Kapsel
19 = Sehstrang *(Tractus opticus)*
20 = Brücke *(Pons)*

2 200 bis 2 500 cm². In ihr sind die Sinnesempfindungen lokalisiert (Denken, Fühlen, Sehen, Hören und Erinnerung), so daß man allgemein von *Seh-, Gefühls-, Sprach-* und *Bewegungsfeldern* oder *-zentren* sprechen kann, die untereinander sowie mit tiefer (subcortical) gelegenen Hirnstrukturen zusammenarbeiten. Wenn auch die spezifischen Leistungen der **Hirnrindenfelder** oder *-zentren* nicht zu bezweifeln sind, so erhalten sie jedoch erst im Rahmen der Großhirnrinden-Gesamtfunktion ihren Stellenwert, da die Großhirnrinde ihre vielfältigen assoziativen sowie integrativen Aufgaben nur durch die *Zusammenschaltung der Hirnrindenfelder***)** erfüllen kann. Einige von ihnen, deren neurophysiologische Bedeutung klinisch (u. a. mittels der Elektroencephalographie) sowie tierexperimentell eindeutig bewiesen werden konnte, seien im folgenden genannt (Abb. 246), wobei man sich immer deren Einordnung in das gesamte System von Gehirnleistungen vor Augen führen muß:

1. Die **motorischen Zentren**, die in der vor der Zentralfurche gelegenen Windung des *Stirn*lappens *(Gyrus praecentralis)* – etwas auf die Medianfläche der Hemisphäre übergreifend *(Lobus paracentralis)* – anzutreffen sind; dabei erfolgt die *Lokalisierung* der einzelnen *Körperregionen* so, daß die *fußwärts gelegenen Körperabschnitte* im Zentrum der Willkürmotorik ihre Repräsentation *am weitesten nach dorsal* haben. So liegen im *Gyrus praecentralis* die motorischen Zentren von Fuß, Bein, Rumpf, Hand, Arm usw. in der Reihenfolge von oben nach unten angeordnet.**) Die motorischen Zentren für Schreiben und Lesen befinden sich weiter vorn im Stirnlappen.

2. Die **sensiblen Zentren** (Zentren für die *kinästhetische* Sensibilität) – auch *Körperfühlsphäre* genannt – liegen in den vorderen Abschnitten des *Scheitel*lappens *(Gyrus postcentralis, Lobulus parietalis superior, Praecuneus)*.

3. Die **Sprachzentren**, bei denen man ein *motorisches* Zentrum (BROCA) für den Bewegungsentwurf der verbalen Artikulation für die Muskeln des Kehlkopfes, der Zunge, des Gaumens, der Lippen und der Wange, das beim angeborenen Rechtshänder jeweils an der linken, beim Linkshänder an der rechten unteren *Stirn*windung lokalisiert ist, von einem *sensorischen* oder *akustischen* Zentrum (WERNICKE) unterscheidet; letzteres liegt beim Rechtshänder in der linken oberen *Schläfen*lappenwindung hinter dem Zentrum für die *akustische Wahrnehmung*, den HESCHL-Querwin-

---

*) Das Studium der Ausfallerscheinungen, die mit der Zerstörung bestimmter Hirnrindenbereiche verbunden sind, hat ergeben, daß sich im menschlichen Cortex annähernd 200 Zentren lokalisieren, von denen im nachfolgenden nur die wichtigsten aufgeführt werden.

**) Bemerkenswert ist, daß sich die Repräsentation der einzelnen Körperabschnitte in der vorderen Zentralwindung nicht nach deren anatomischer Größe, sondern nach ihrer funktionellen Bedeutung, nach der Zahl der motorischen Einheiten, die bei Muskelgruppen mit feindifferenziertem Bewegungsspiel (Finger, Hand, Mund) besonders groß ist, richtet.

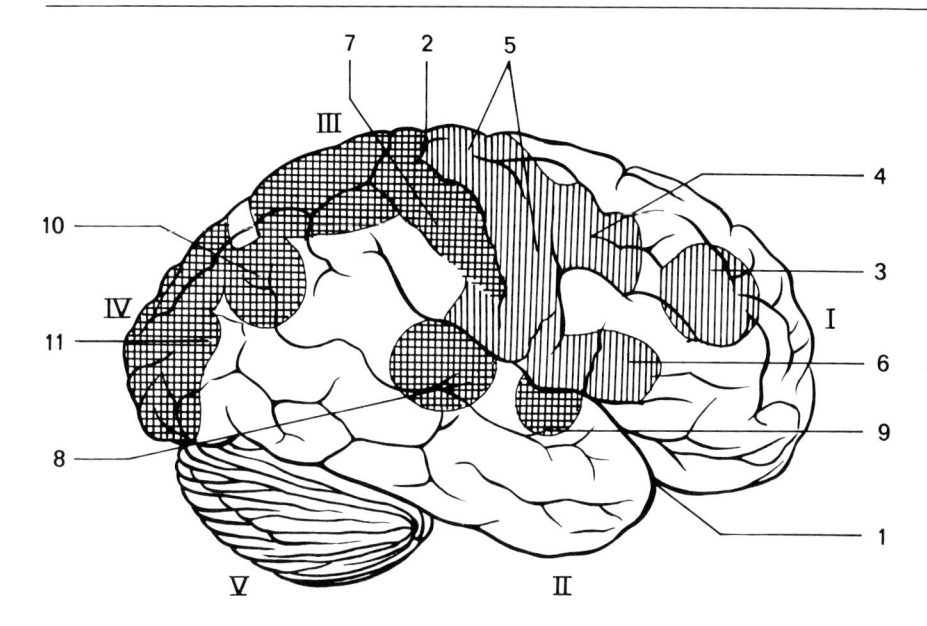

Abb. 246. Rechte Großhirnhemisphäre (von der Außenfläche gesehen) mit Lokalisation der motorischen (längsgestrichelte Areale) und sensiblen bzw. sensorischen (gekreuzte Areale) Rindenfelder.

I = Stirn-, II = Schläfen-, III = Scheitel-, IV = Hinterhauptslappen, V = Kleinhirn;
1 = Sylvius-Furche *(Sulcus cerebri lateralis)*
2 = Zentralfurche *(Sulcus centralis)*
3 = Zentrum für Augenmuskeln
4 = Schreibzentrum
5 = Felder für Willkürmotorik
6 = motorisches Sprachzentrum (Broca)
7 = Felder der Körperfühlsphäre
8 = akustisches Sprachzentrum (Wernicke)
9 = akustische Wahrnehmung (Heschl)
10 = optisches Sprachzentrum
11 = optisches Erinnerungszentrum

dungen, die sich auf der der Sylvius-Furche zugekehrten Seite befinden.
4. Das **Sehzentrum,** das auf der medialen Fläche des *Hinterhaupts*lappens (im Gebiet des *Cuneus*) liegt, und in dessen unmittelbarer Nachbarschaft sich ein übergeordnetes Zentrum für die „Speicherung" *optischer Erinnerungsbilder* befindet.

Die *Rindenfelder*, die – wie wir gesehen haben – *funktionell sehr verschiedenwertig* sind, lassen auch in ihrem **Zell- und Faseraufbau** zum Teil erhebliche Unterschiede erkennen, was sich in einer unterschiedlichen Rindendicke und in einer verschiedenen Größe, Form und Schichtung der Nervenzellen-Typen (Abb. 239) ausdrückt. Trotz des unterschiedlichen Baues der Rindenregionen – wir sprechen heutzutage von der *Cytoarchitektonik und* (da auch die im Innern der Hemisphäre verlaufenden markscheidenhaltigen Fasern regionäre Unterschiede in Dichte, Verlauf sowie Anordnung erkennen lassen) *Myeloarchitektonik* der Hirnoberfläche (zu der sogar noch eine *Angioarchitektonik* auf Grund der sehr variierenden Anordnung der Blutgefäße in den jeweiligen Rindenabschnitten sowie eine *Chemoarchitektonik* infolge cytochemischer Unterschiede hinzukommen) – können alle Großhirnrindenbilder auf eine **sechs-** bis **siebenschichtige Rinde** zurückgeführt werden (Abb. 247). Ganz außen – direkt unter der weichen Hirnhaut sowie einer Gliaschicht – liegt die ganglienzellarme *Molekular*schicht (1), in der in erster Linie neben zahlreichen Gliazellen Ausläufer von Zellen aus tieferen Schichten angetroffen werden. Als 2. Schicht folgt die *äußere Körnerschicht* mit vielen, eng aneinanderliegenden kleinen Pyramidenzellen mit relativ großen Kernen, der sich die breite *äußere Pyramidenschicht* (3) mit kleinen bis mittelgroßen, kegelförmigen Pyramidenzellen anschließt. Es folgen dann die *innere Körnerschicht* (4) sowie die *innere Pyramiden*schicht (5), in der besonders große, bis zu 100 μm lange Pyramidenzellen zu beobachten sind. Unter dieser Schicht

liegen vielfältig geformte Zellen (= *polymorphe* Zellschicht [6]), unter denen wiederum *spindel*ähnlich gestaltete Zellen (7) sich befinden, die sich relativ häufig mit den polymorphen Zellen vereinen.

Die Arbeitsfähigkeit des Endhirns ist aber nicht nur abhängig von der Menge und Beschaffenheit der Nervenzellen, sondern auch von der Ausbildung der *Bahnen*, die die

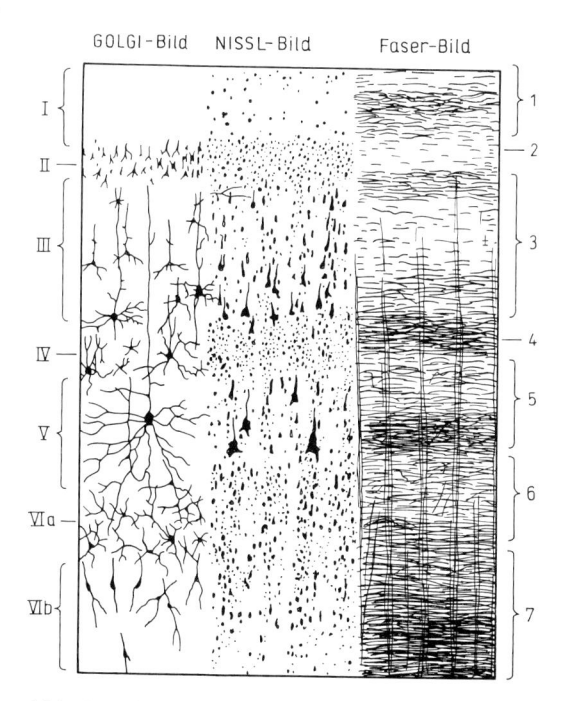

Abb. 247. Schema der cyto- und myeloarchitektonischen Gliederung der Großhirnrinde des Menschen (nach Chromsilber-Imprägnation = Golgi-Bild; Zellenfärbung = Nissl-Bild und nach Markscheidenfärbung = Faserbild); die Schichten des Markfaserbildes sind zum Unterschied von den Zellschichten des Nissl-Bildes (Einzelheiten siehe Text!) nicht mit römischen, sondern mit arabischen Ziffern bezeichnet worden.

Neurone miteinander verbinden, wobei diese Fasersysteme teilweise *innerhalb*, teilweise *unterhalb* der Hirnrinde verlaufen, wo sie in entscheidendem Maße am Aufbau der weißen *Mark*substanz beteiligt sind.

24.2.5. Assoziations-, Kommissuren- und Projektionssysteme

Der Differenzierung und Vervollkommnung der Großhirnrinde läuft in der aufsteigenden Säugetierreihe ein ständig fortschreitender *Aufbau der Fasersysteme**) parallel, die die *einzelnen Abschnitte des Endhirns untereinander verknüpfen*. Erst die mächtige Entwicklung dieser Leitungssysteme bildet die Voraussetzung für die vielen Leistungen des menschlichen Gehirns; wir lernen *gehen* und *stehen* durch die Arbeit des *Rückenmarks*, wir sind in der Lage, die *Statik* durch das *Kleinhirn* und durch andere Abschnitte des zentralen Nervensystems zu sichern, aber erst der Besitz der Großhirn*rinde* und des Großhirn*marks* ermöglicht es uns, längere *Gedankenreihen, Erwägungen* und sich daraus ergebende *Beschlüsse* durchzuführen.

Für diese Tätigkeiten finden sich im Großhirn*mark* 3 *verschiedene Faserstrahlungsarten*:

a) **Assoziations**-Systeme = welche die einzelnen Bereiche ein und derselben Großhirn-Hemisphäre untereinander doppelläufig verbinden (s. S. 326),

b) **Kommissuren**-Systeme = welche gleiche Abschnitte der beiden Hemisphären miteinander verknüpfen (s. vordere Kommissur, Balken und Gewölbe; s. S. 326) und

c) **Projektions**-Systeme**) = die die Großhirn-Hemisphäre mit den übrigen, tiefer gelegenen Hirnteilen (Hirnstamm, Kleinhirn) und mit dem Rückenmark verbinden.

---

*) Will man sich eine annähernde Vorstellung von der *Ausdehnung des nervösen Leitungsnetzes* machen, dann muß man davon ausgehen, daß jede der 12 bis 14 Milliarden Nervenzellen des menschlichen Gehirns mit ihren Ausläufern eine Gesamtlänge von etwa 4 cm hat, woraus sich bei einer Aneinanderreihung der Neurone eine *Gesamtlänge aller Nervenleitungen* von gut 480 000 km (Entfernung Erde–Mond = 384 000 km!) ergibt (wobei nicht einmal die Zellen des Rückenmarks mit ihren langen Neuriten sowie Dendriten berücksichtigt sind).

**) Die Bezeichnung „*Projektions-Systeme*" geht auf MEYNERT zurück, der mit diesem Wort ausdrücken wollte, daß die in der Umwelt und Innenwelt des Menschen ausgelösten Erregungen durch aufsteigende Bahnen auf die Großhirnrinde (*corticopetale* Fasern) und umgekehrt durch absteigende Bahnen die erlassenen Befehle nach der Peripherie (*corticofugale* Fasern) „projiziert" werden!

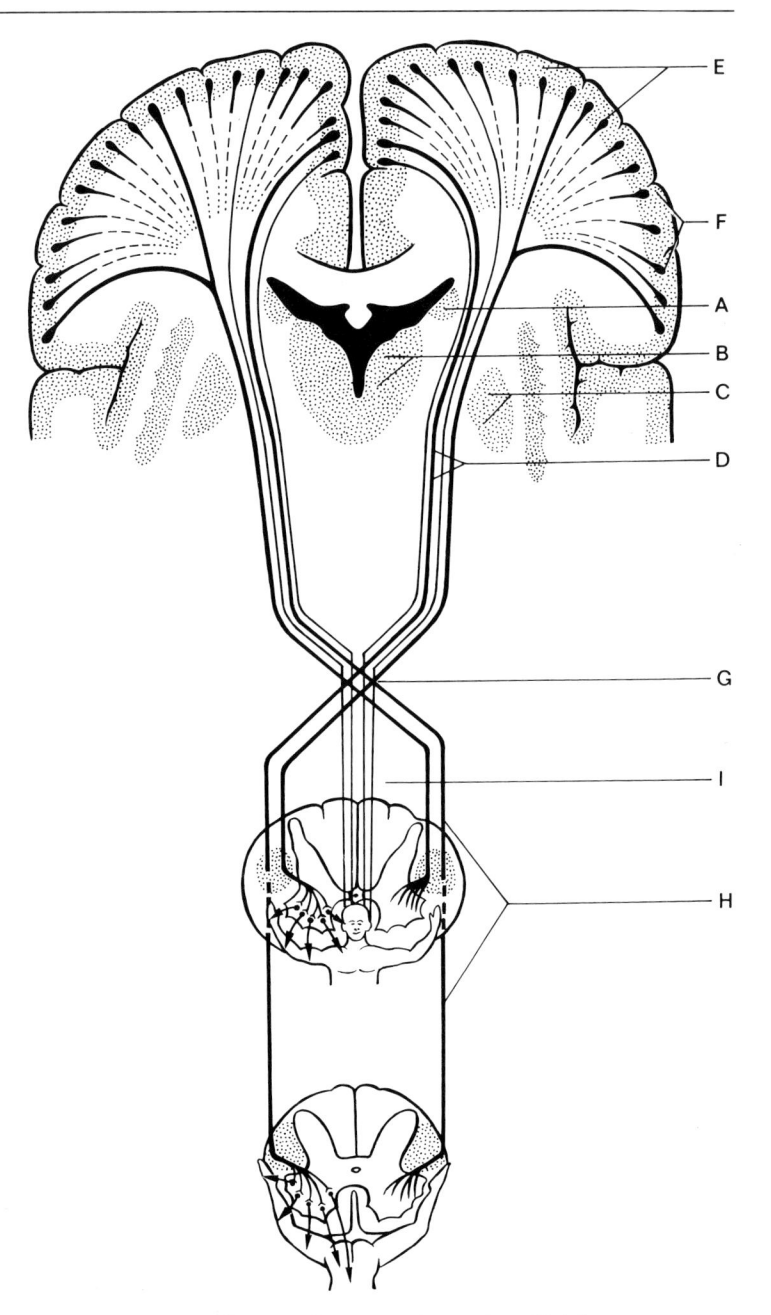

Abb. 248. Schema (unter Mitverwendung einer Zeichnung von DELMAS) von der Pyramidenbahn *(Tractus corticospinalis)*

A = Schweifkern *(Nucleus caudatus)*
B = Sehhügel *(Thalamus)*
C = Linsenkern *(Nucleus lentiformis)*
D = innere Kapsel *(Capsula interna)*
E = oberer ⎫ Teil des
F = unterer ⎭ *Gyrus praecentralis*
G = Kreuzung der Pyramidenbahnen *(Decussatio pyramidum)*
H = Pyramidenseitenstrangbahn *(Tr. corticospinalis lateralis)*
I = Pyramidenvorderstrangbahn *(Tr. corticospinalis anterior)*

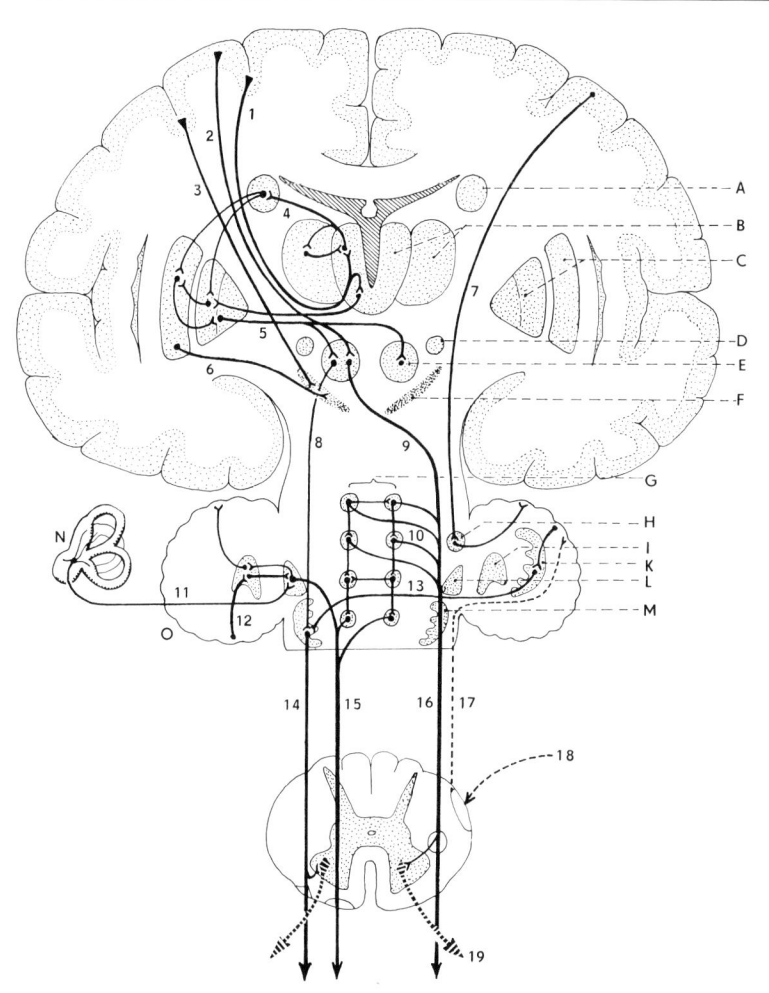

Abb. 249. Lage der Leitungsbahnen und Verbindungen des extrapyramidalen Systems.

1 = *Tractus frontothalamicus*
2 = *Tractus frontorubralis*
3 = *Tractus corticonigralis*
4 = *Tractus thalamostriatus*
5 = *Tractus striatorubralis*
6 = *Tractus striatonigralis*
7 = Großhirn-Brücken-Kleinhirnbahn
8 = *Tractus rubroolivaris*
9 = Anteil des *Nucleus ruber*
10 = Anteil der *Formatio reticularis* des *Tractus rubroreticulospinalis*
11 = Gleichgewichtsbahn
12 = *Tractus cerebellovestibularis*
13 = *Tractus cerebelloolivaris*
14 = *Tractus olivospinalis*
15 = *Tractus vestibuloreticulospinalis*
16 = *Tractus rubroreticulospinalis*
17 = Bahn der Tiefensensibilität
18 = sensible Wurzel des Spinalnerven mit Anteil für Tiefensensibilität
19 = motorische Wurzel des Spinalnerven

A = Schweifkern *(Nucleus caudatus)*
B = Sehhügel *(Thalamus)*
C = Linsenkern *(Nucleus lentiformis)*
D = *Nucleus subthalamicus*
E = *Nucleus ruber*
F = *Substantia nigra*
G = *Formatio reticularis*
H = Brückenkern
I = *Nucleus fastigii*
K = *Nucleus dentatus*
L = Vestibulariskern
M = *Nucleus olivaris*
N = Gleichgewichtsorgan
O = Kleinhirn

Die Straße, die die Bündel dieser Projektionsfasern beim Verlassen der jeweiligen Hemisphäre benutzen, ist die „innere Kapsel" (Capsula interna), die zwischen dem „Linsenkern" (Nucleus lentiformis), dem „Schweifkern" (Nucleus caudatus) – beide im Innern des Endhirns gelegenen Kerngebiete (Abb. 244 und 245) werden zu den *Basalganglien des Großhirns* gerechnet – und dem „Sehhügel" (Thalamus) hindurchführt. Die sehr enge Aneinanderlagerung wichtiger Bahnen – von denen die **Pyramidenbahn** (Abb. 248) eine besondere Bedeutung hat, da sie *Erregungen von der Großhirnrinde* auf dem Wege *durch die innere Kapsel*, durch die *Hirnschenkel* und *Brücke* nach *Kreuzung von 80 bis 85% aller Fasern* (Abb. 252) in die hintere Hälfte des *Rückenmark-Seitenstranges* und von dort zu den *motorischen Vorderhornzellen* des Rückenmarks leiten – auf einem kleinen Raum macht die innere Kapsel zu einer außerordentlich wichtigen Stelle des Gehirns, indem beispielsweise Blutungsherde (Schlaganfall, reaktionsloses Aufschlagen des Hinterkopfs beim K. o. im Boxring, Schädelbasisbrüche beim Motor-Rennsport oder beim Bob- oder Schlittenrennen) schwerste Ausfallerscheinungen auslösen können, wobei eine Schädigung in der linken inneren Kapsel (Abb. 244) eine Lähmung im Bereich der rechten Körperhälfte infolge der Kreuzung fast aller Fasern der Pyramidenbahn bedingt.

Dabei darf nicht übersehen werden, daß jede zweckgerichtete, treffsichere Bewegung erforderlich macht, daß zwei in ihren Aufgaben unterschiedliche Innervationssysteme zusammenarbeiten; das eine System „*mobilisiert*" die dem angezielten Erfolg zuführende *Kräftekombinationen*, das andere System aktiviert *automatisch* diejenigen *Kräfte*, die den *dynamischen Unterbau* für die Ziel- und Zweckbewegungen *liefern*. Dieses Organisationsprinzip findet eine weitgehende Entsprechung in der morphologischen Unterscheidung eines *pyramidalen* (corticalen) und eines *extrapyramidalen**) (subcorticalen) Systems, die funktionell aufeinander angewiesen sind. Das **pyramidale** System vermittelt die Impulse für *isolierte* Bewegungen einzelner Muskelgruppen der gekreuzten und z. T. auch gleichen

---

*) Mit der Bezeichnung „*extrapyramidal*" will man zum Ausdruck bringen, daß dieses System *außer* der Pyramidenbahn als zweiter größter motorischer Zell- sowie Faserkomplex vorhanden ist und lenkend in die motorischen Abläufe eingreift, wobei das extrapyramidale System receptorische Zuleitungen aus dem Zwischenhirn (vor allem aus dem Sehhügel) bekommt.

weist, zeichnet bei der Ausführung willkürlicher Bewegungen für die *Koordination* verantwortlich, regelt unbewußte, affektbetonte Reaktions- und Ausdrucksbewegungen und stuft den Muskeltonus sowie unwillkürliche Hilfs- und Mitbewegungen (wie das Pendeln der Arme beim Gehen) ab. Auf einen kurzen Nenner gebracht: *Inhalt und Begrenzung eines Bewegungsablaufes* werden vom *pyramidalen System, Form und Qualität* der Ausführungen vom *extrapyramidalen* System bestimmt! „Die Pyramidenbahn schreibt nur die Noten der Bewegung, das extrapyramidale System bestimmt die Melodie derselben, die Vorzeichen Dur und Moll, die Besonderheit der Rhythmik, die motorische Stimmung" (CLARA).

Zur **Zusammenarbeit beider Systeme** der Endhirnmotorik ein Beispiel. Ein Skifahrer oder eine Turnerin auf dem Schwebebalken wollen die labile Gleichgewichtssicherung in ihrer Sportart erlernen, wozu es notwendig ist, im Anfang zur Ausführung jeder Teilbewegung den Muskeln bzw. Muskelgruppen Befehle aus der vorderen Zentralwindung über die Pyramidenbahn und die motorischen Vorderhornzellen des Rückenmarks zu übermitteln. Die sich daraus ergebenden *Willkürbewegungen* sind zunächst noch nicht flüssig, noch nicht sicher, sondern noch mit vielen *Nebenbewegungen* beladen, in die sogar hin und wieder die mimischen Gesichtsmuskeln sowie die Muskeln der Zunge miteinbezogen sind. Der erfahrene Skifahrer, die routinierte Turnerin zeichnen sich in ihren Bewegungsabläufen dadurch aus, daß sie nicht mehr (wie der Anfänger) vor jeder Bewegung erst *überlegen* müssen, sondern in der Lage sind, die notwendigen Bewegungsabläufe ohne Überlegung – „wie von selbst" – *flüssig aneinanderzureihen*. Wenn also die Einzelbewegungen lange genug geübt, „eingeschliffen" und in Form **kinästhetischer Erinnerungsbilder** niedergelegt worden sind, dann wird die Bewegungskurve ständig ausgeglichener, weil die für die Haltung und Gleichgewichtssicherung erforderlichen Muskel-Innervationen nunmehr „eingeschliffen", unbewußt und *automatisch* vonstatten gehen; d. h., der geübte Sportler benutzt nicht mehr ausschließlich das pyramidale System, sondern jetzt in erster Linie das *unbewußtmotorische (extrapyramidale)* System (Abb. 249).

Diese Übernahme der Leistungen durch das **extrapyramidale System** bedeutet eine entscheidende *Entlastung* für die *Großhirnrinde*, die dadurch frei wird, um neue Bewegungsformen und -kombinationen – zunächst wiederum auf pyramidaler Basis – einstudieren zu können. „*Routine*" heißt demzufolge *Automatisierung, Rationalisierung, Anpassung der Bewegungsmechanismen* an die geforderte Leistung, heißt *Übernahme* der Bewegungen durch das *extrapyramidale System* oder – wie man auch sagen kann – durch das *„System der basalen Stammganglien"*. Dabei nimmt die Zahl der automatisierten Abläufe während unseres Lebens zunächst bis zu einem bestimmten Zeitpunkt ständig zu, um *im höheren Alter* nach und nach *wieder verlorenzugehen*; junge Menschen achten kaum auf Unebenheiten im Weg (sie verlassen sich vollends auf die bei ihnen ausgeprägten Automatismen), während der gealterte

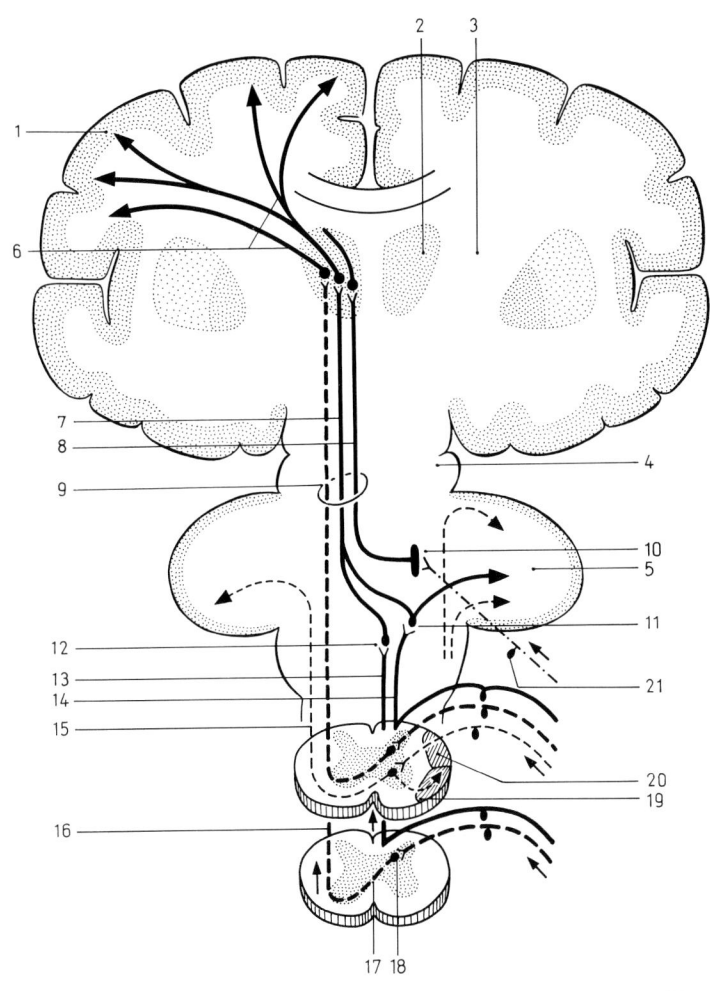

Abb. 250. Schematisierte Darstellung der aufsteigenden, sensiblen Leitungsbahnen

1 = hintere Zentralwindung *(Gyrus postcentralis)*
2 = Sehhügel *(Thalamus)*
3 = innere Kapsel *(Capsula interna)*
4 = hinteres Paar der Vierhügelplatte *(Colliculi inferiores laminae tecti)*
5 = Kleinhirn *(Cerebellum)*
6 = im Sehhügel umgeschaltete, zu sensiblen Rindenfeldern ziehende Bahnen
7 = mediale Schleife der Hinterstrangbahn
8 = Großhirn-Brücken-Kleinhirnbahn
9 = Schleifenbahn
10 = Kleinhirnkern
11 = Umschaltung des BURDACH-Stranges
12 = Umschaltung des GOLL-Stranges
13 = GOLL-Strang der Hinterstrangbahn
14 = BURDACH-Strang der Hinterstrangbahn
15 = Kleinhirnseitenstrangbahn
16 = Vorderseitenstrangbahn
17 = ⎫ Überkreuzung der Mittellinie durch die aus den großen Hinter-
18 = ⎭ hornzellen entspringenden Vorderseitenstrangbahnen
19 = vordere ⎫ Kleinhirnseitenstrangbahn
20 = hintere ⎭ (im Rückenmark)
21 = sensibler Hirnnerv

Körperhälfte. Das **extrapyramidale** System (Abb. 249), das seinen Ausgangspunkt vornehmlich in den sog. *Stamm-* oder *Basalganglien* hat, und im Gegensatz zum pyramidalen System (Abb. 248) relativ kurze Neuronenstrecken auf-

Mensch jede Gefahrenstelle behutsam und zaghaft umgeht, d. h., er versucht, das Gefahrenmoment des Sturzes *durch Wiedereinschaltung der Pyramidenbahn* zu mindern!

24.2.6. Zwischenhirn *(Diencephalon)*

Das *Zwischenhirn*, das beim Menschen in frühen Entwicklungsstadien noch den Charakter eines selbständigen Nervenrohr-Abschnittes mit freien seitlichen Oberflächen aufweist, wird durch das rasche Wachstum des Großhirns mehr und mehr überlagert, so daß es – *ursprünglich hinter* dem *Endhirn* gelegen – bei Abschluß der Hirn-Entwicklung *zwischen* den *beiden Hemisphären* des *Großhirns* eingeschoben erscheint.

Wie man den Abb. 244 und 245 entnehmen kann, setzt sich das Zwischenhirn, das durch den schmalen 3. Ventrikel in zwei symmetrische Hälften geteilt wird, in erster Linie aus einem eiförmigen, flach konvexen Gebilde, dem „Sehhügel" (**Thalamus**), einem unter diesem liegenden kleineren Anteil (**Hypothalamus**) und dem unter der Hirnrinde gelegenen **extrapyramidalen System** zusammen. Während letzterem vor allem Aufgaben der Motorik (Unterstützung der Willkürbewegungen, Aufrechterhaltung des Muskeltonus) zukommen, *dient* der *Sehhügel*, der die Hauptmasse des Zwischenhirns ausmacht, mit zahlreichen Kernen der *Umschaltung und Kontrolle sämtlicher sensibler Bahnen* (Abb. 249 und 250), die aus der Peripherie (Um- und Innenwelt) über das Rückenmark an den Sehhügel herantreten, um von hier aus zu den sensiblen Rindenfeldern der Großhirnrinde zu gelangen. Der **Sehhügel** stellt aber nicht nur eine **Sammelstelle** für die *auf*steigenden Bahnen dar, sondern er ist auch ein **selbständiges Koordinationszentrum** der in ihn eintretenden Bahnen. Im Thalamus, dem „Vorzimmer der Großhirnrinde", werden Lust- und Unlustgefühle, Schmerz und Angst ausgelöst und der Großhirnrinde zugeleitet; letztere ist jedoch in der Lage, derartige Gefühle einzuengen.

Der unter dem Sehhügel gelegene Teil des Zwischenhirns, der *Hypothalamus*, ist der Sitz zahlreicher *vegetativer Regelzentren* (z. B. für die Konstanthaltung der Körperkerntemperatur durch Änderung der jeweiligen Durchblutung*), für die Aufrechterhaltung des Wasserhaushaltes und Mineralstoffwechsels**) für die Regulierung des Zuckerhaushaltes sowie des Fett- und Eiweißstoffwechsels***) und die Steuerung des Wach- und Schlafzustandes). Der **Hypothalamus** stellt demnach ein **Regulierungs- und Steuerungszentrum** – auch als „Nahtstelle zwischen animalischem und vegetativem Nervensystem" bezeichnet – dar, das *durch Neurosekrete (z. B. Vasopressin, Oxytocin) sehr enge Wechselbeziehungen mit dem Hypophysen-Vorderlappen aufweist*; man spricht deshalb heute von einem *Zwischenhirn-Hypophysen-System* (s. S. 301).

24.2.7. Mittelhirn *(Mesencephalon)*

Der kleinste Hirnabschnitt, das nur 1,5 cm lange *Mittelhirn*, in dem sich wichtige Gebilde für die *Regulierung* der normalen *Stellung* und *Haltung* des Menschen befinden, ist wie das Zwischenhirn beim menschlichen Keimling zunächst ein deutlich abgegrenzter Teil des Nervenrohres mit allseits freier Oberfläche, der jedoch bald in seinem Wachstum zurückbleibt, so daß das *Mittelhirn* beim Erwachsenen einen kurzen, *zwischen Rauten- und Zwischenhirn* eingekeilten, vom Großhirn völlig überzogenen Hirnabschnitt darstellt.

Das Mittelhirn besteht aus drei *übereinanderliegenden Stockwerken*; der dorsal gelegene Teil umfaßt das Mittelhirn-**Dach** *(Tectum mesencephalicum)*, der mittlere Abschnitt den Bereich der „**Haube**" *(Tegmentum mesencephalicum)* und der ventrale Teil die kräftigen **Großhirnstiele** *(Pedunculi cerebri)*. Das Mittelhirn-Dach weist 4 halbkugelige Erhebungen auf und wird demzufolge auch als *Vierhügel-Platte (Lamina quadrigemina)* bezeichnet.

In der Haube liegen für den automatisierten Ablauf von Bewegungsfolgen wichtige Kerne, von denen der paarige **rote Kern** *(Nucleus ruber)* der größte ist (Abb. 249); er stellt einen im vorderen Teil der Mittelhirnhaube gelegenen rundlichen, in dorsomedialer Richtung leicht abgeplatteten Kern dar, der sich gegen seine Umgebung bereits am ungefärbten Schnitt durch den Gehalt an *kolloidalem Eisen* abgrenzt. Die Mehrzahl der zum roten Haubenkern hinziehenden Faserzüge kommt von der Kleinhirn-Hemisphäre, doch gelangen auch Bahnen aus dem Kerngebiet des Gleichgewichtsnerven zum *Nucleus ruber*, um diesem die Labyrinth-Haltungs- und Stellreflexe zu vermitteln. Der rote Kern nimmt darüber hinaus noch Verbindungen mit dem Sehhügel und mit der Rinde des Stirnhirns auf. Da alle diese außerordentlich vielfältigen, *vom roten Kern aufgenommenen sowie kombinierten Erregungen dem Bewegungsapparat zugeleitet* werden, stellt der *Nucleus ruber*

---

*) Durch Anstieg der Blut-Temperatur kommt es zur Freisetzung von *Noradrenalin*, das das im vorderen Hypothalamus gelegene „Abkühlungszentrum" aktiviert, während bei sinkender Körperkerntemperatur über das *Serotonin* das im hinteren Hypothalamus vorhandene „Erwärmungszentrum" erregt wird; beide Vorgänge werden von Thermoreceptoren gesteuert (Erweiterung bzw. Verengung der Hautgefäße).

**) Durch das Hormon *Adiuretin* wird die Wasser-Rückresorption in der Niere stimuliert. Bei Adiuretinmangel kommt es zu z. T. erheblichen Wasserverlusten in der Niere, die das im lateralen Hypothalamus vorhandene „Trink"- oder „Durstzentrum" zur verstärkten Flüssigkeitsaufnahme erregen.

***) Das im lateralen Hypothalamus gelegene „Eß"- oder „Hungerzentrum" erfährt durch den Geruch, Anblick (oder Vorstellung) von Speisen eine Stimulation (siehe verstärkte Magensaftproduktion bereits beim Anblick von Speisen), jedoch durch die Magenfüllung, erhöhten Blutzuckerspiegel, Fieber eine Hemmung.

eine *wesentliche* **Schaltzentrale des extrapyramidalen motorischen Systems** dar. Zum gleichen System gehört auch der *schwarze Kern* (*Nucleus niger* oder *Substantia nigra*, Abb. 249), der *mit* der *Großhirnrinde in doppelläufiger Bahnverbindung* steht, aber auch Impulse durch seine Verbindungen mit den einzelnen Mittelhirnstationen des Sehnerven, des Riech- und Hörnerven erhält.

Wenn sich auch rein anatomisch das Mittelhirn gut abgrenzen läßt, so ist es *funktionell nur ein Glied* eines übergeordneten *Ganzen*. Eine *Eigen*tätigkeit des Mittelhirns gibt es ebensowenig wie eine Eigenfunktion des Rückenmarks, wenn man einmal von primitiven Mechanismen absieht. Das Mittelhirn ist beim Menschen auf die ständige Anleitung von seiten höherer Zentren angewiesen.

24.2.8. Rautenhirn *(Rhombencephalon)*

Das in der hinteren Schädelgrube gelegene **Rautenhirn** *(Rhombencephalon)* setzt sich zusammen aus dem *Kleinhirn* (*Cerebellum*, s. 24.2.9, Abb. 251–253), der *Brücke* (*Pons*, s. Abb. 251–252) und dem *verlängerten Mark* (*Medulla oblongata*, s. 24.2.10, Abb. 251–252); es schließt darüberhinaus den *4. Ventrikel* (Abb. 243) ein, dessen rautenartiger Boden „Rautengrube" genannt wird. Da die Behandlung des Kleinhirns sowie des verlängerten Markes nachfolgend in speziellen Abschnitten erfolgt, beschränke sich der Leser auf das Studium der Abb. 251 und 252 und suche vor allem die *Pyramide* (sie enthält die Pyramidenbahn) mit der Pyramidenkreuzung, die *Olive* (in ihr befindet sich ein extrapyramidalmotorisches Kerngebiet) und die *Brücke* auf, deren querverlaufenden Fasern Groß- und Kleinhirn miteinander verbinden, während in der Tiefe der Brücke die motorischen und sensiblen Bahnen zwischen Großhirn und Rückenmark hindurchziehen. Im Bereich des Rautenhirns treten (s. Abb. 252) der 5.–12. Hirnnerv aus dem Hirnstamm heraus. In der Abb. 243 suche man den 4. Ventrikel mit seinen 3 Öffnungen (*Apertura mediana ventriculi quarti* und *Aperturae laterales ventriculi quarti*), die der Druckregulierung des in den Hirnkammern befindlichen *Liquor cerebrospinalis* dienen.

24.2.9. Kleinhirn *(Cerebellum)*

Das ellipsoide, dorso-ventral abgeplattete, 130 bis 150 g schwere *Kleinhirn* liegt – vom Hinterhauptslappen des Großhirns bedeckt und durch das *Tentorium cerebelli* der harten Hirnhaut in seiner Lage fixiert – in der *hinteren Schädelgrube*. Es besteht wie das Großhirn aus *zwei Seitenteilen* (**Hemisphären**) – die durch die *Kleinhirnsichel* (*Falx cerebelli*) getrennt sind – und dem in der Mitte liegenden schmalen **Wurm** (*Vermis*). Dieser die beiden Hemisphären verbindende Teil weist zahlreiche querverlaufende Blätter auf, die ihre Fortsetzung in die Seitenteile erfahren.

An der Ober- und Unterfläche des Kleinhirns werden neben vielen zarten, querverlaufenden Furchen (*Fissurae cerebelli*), zwischen denen sich kleine Windungen (*Folia cerebelli*) erheben, mehrere durch besonders tiefe Furchen voneinander getrennte Abschnitte unterschieden; so erkennt man an der **Oberfläche des Wurmes** (Abb. 251 und 252) das dem *vorderen Marksegel* (*Velum medullare anterius*) aufliegende *Züngelchen* (*Lingula*), den sich diesem anschließenden *Zentrallappen* (*Lobulus centralis*), den *Berg* (*Monticulus*), an dem als längsten und stärksten sich erhebenden Teil des oberen Wurmes ein vorderer *Gipfel* (*Culmen*) von einem hinteren *Abhang* (*Declive*) unterschieden wird, und schließlich das schmale *Wipfelblatt* (*Folium*). An der **Unterfläche des Wurmes** liegt in der Tiefe von hinten nach vorn: der *Klappenwulst* (*Tuber*), die *Pyramide* (*Pyramis*), der mit beiden Kleinhirn-Mandeln in Verbindung stehende *Zapfen* (*Uvula*) und das plattrunde *Knötchen* (*Nodulus*), das sich unmittelbar vor dem *hinteren Marksegel* (*Velum medullare posterius*) befindet.

Die **Hemisphären** werden durch eine deutlich ausgeprägte Horizontalfurche in eine fast *plane obere* und in eine *gewölbte untere Fläche* unterteilt. Die **obere Fläche** beginnt vorn mit einer dünnen dreiseitigen *Marklamelle* (*Vinculum lingulae*), der sich ein schmaler Seitenteil oder *Flügel* des Zentralläppchens (*Ala lobuli centralis*) anschließt; es folgt – dem Gipfel des Berges am Wurm entsprechend – ein relativ *einfach* gestalteter *Lappen* (*Lobulus*

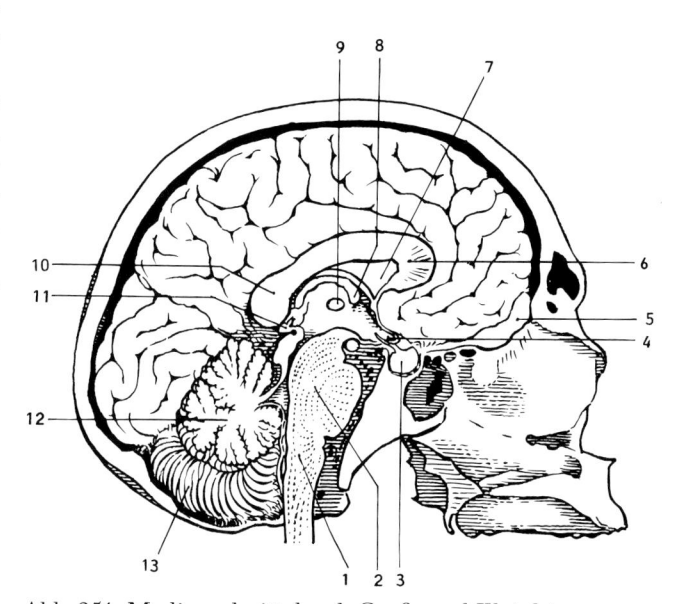

Abb. 251. Medianschnitt durch Groß- und Kleinhirn.

1 = verlängertes Mark (*Medulla oblongata*)
2 = Brücke (*Pons*)
3 = Hirnanhang (*Hypophysis cerebri*)
4 = Sehnervenkreuzung (*Chiasma opticum*)
5 = untere Windung des Stirnlappens (*Gyrus frontalis inferior*)
6 = Balkenknie (*Genu corporis callosi*)
7 = durchscheinende Scheidewand zwischen den Vorderhörnern beider Seitenventrikel (*Septum pellucidum*)
8 = Gewölbe (*Fornix*)
9 = quere Brücke zwischen beiden Sehhügeln (*Adhaesio interthalamica*)
10 = Balkenwulst (*Splenium corporis callosi*)
11 = Zirbeldrüse (*Epiphysis cerebri*)
12 = Schnittfläche des Kleinhirns („Lebensbaum" = *Arbor vitae*)
13 = Kleinhirnhemisphäre (*Hemispheria cerebelli*)

simplex) und – dem Abhang des Berges entsprechend – ein größerer *vierseitiger Lappen (Lobulus quadrangularis).* Den Abschluß an der Oberfläche der Kleinhirnhälfte bildet ein *halbmondförmiger Lappen (Lobulus semilunaris superior),* der die Fortsetzung des Wipfelblattes – eines einfachen, nicht in Windungen zerlegten Blattes – darstellt. Auf der **Unterfläche** der Kleinhirnseitenteile erkennt man von hinten nach vorn einen weiteren *halbmondförmigen Lappen (Lobulus semilunaris inferior),* dem Wulst des Wurmes entsprechend und einen *zweibäuchigen Lappen (Lobulus biventer),* der die Verbindung zur Pyramide des Wurmes bildet. Es folgen auf der Unterfläche der Kleinhirnhemisphäre dann die ovale *Mandel (Tonsilla),* die dadurch entsteht, daß sich der Zapfen in hufeisenförmig angeordneten Windungen auf die Seitenteile fortsetzt, und die *Flocke (Flocculus)* mit einem dünnen, platten Markstreifen, dem *Flockenstiel (Pedunculus flocculi),* der zur Basis der Kleinhirnhemisphäre zieht und sich mit dem hinteren Marksegel verbindet.

Die gesamte, durch zahlreiche kleine Furchen und Windungen zerklüftete Oberfläche des Kleinhirns, von der etwa 85% in der Tiefe verborgen und nur 15% frei sichtbar ist, wird von einer 0,5 bis 1 mm dicken **grauen Rindenschicht** *(Cortex cerebellaris)* gebildet, wobei nur der Flockenstiel sowie die Rinnen der Kleinhirn-Mandel ohne diese Rinde sind. Die vom *Cortex cerebellaris* umschlossene, aus den auf- und absteigenden Projektionsfasern der Kleinhirnrinde bestehende **weiße Substanz** bildet das sog. „**Marklager**" des Kleinhirns *(Corpus medullare),* das im Inneren des Wurmes und der Hemisphären eine zusammenhängende Masse bildet. Vom Marklager zweigen sich feine, fächerförmig transversal gestellte „*Markblätter*" *(Laminae albae)* ab, die sich in noch zartere Lamellen unterteilen, die letztlich den Unterbau für die feineren Windungen des Kleinhirns zur Verfügung stellen. Diese eigenartige Verästelung der Markblätter, die man vor allem an Sagittalschnitten gut erkennen kann (Abb. 251), wird seit alters her auf Grund der großen Ähnlichkeit mit den gezackten Blättern des immergrünenden Lebensbaumes als „**Lebensbaum**" *(Arbor vitae cerebelli)* bezeichnet.

Schon makroskopisch erkennt man an der **Kleinhirnrinde 2 Schichten:** *Eine äußere, graue, feingekörnte* oder *molekulare Schicht (Stratum moleculare)* mit kleinen und großen *Rinden-* oder *Korbzellen* (Abb. 239) und eine *innere, gelbrostbraune, grobgekörnte Schicht (Stratum granulosum)* mit kleinen und großen *Körnerzellen* (Abb. 239); beide Schichten werden von einer dritten, außerordentlich zarten, nur mikroskopisch wahrnehmbaren Schicht *(Stratum gangliosum)* voneinander getrennt. Diese Trennschicht enthält in einer Reihe nebeneinanderliegende, regelmäßig verteilte PURKINJE-*Zellen* (Abb. 253), die große, pyramiden- oder birnenförmige Gebilde darstellen, die mit ihrer Basis

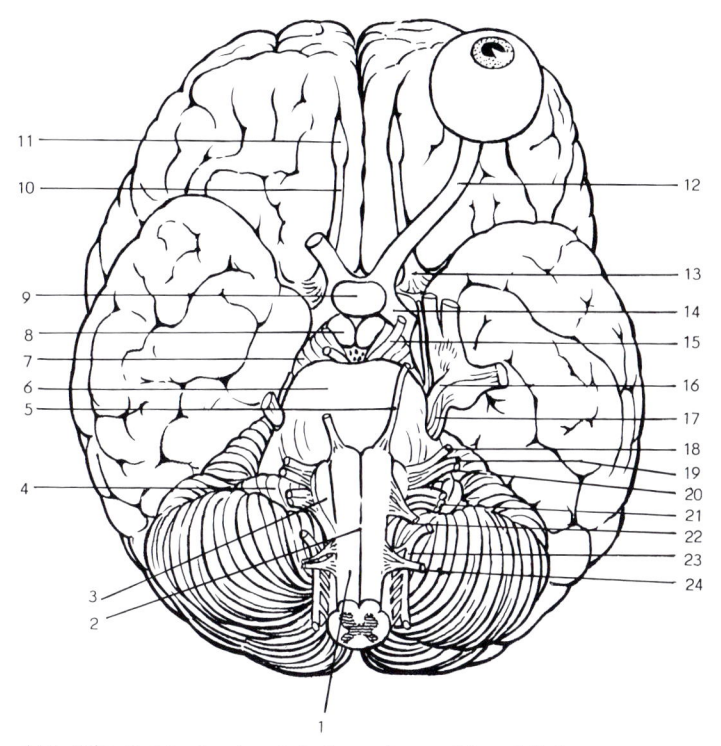

Abb. 252. Gehirnbasis mit linkem Augapfel und Sehnerven.

1 = verlängertes Mark *(Medulla oblongata)*
2 = Pyramidenkreuzung *(Decussatio pyramidum)*
3 = Olive *(Oliva)*
4 = Flocke des Kleinhirns *(Flocculus)*
5 = 6. Hirnnerv *(N. abducens)*
6 = Brücke *(Pons)*
7 = Großhirnschenkel *(Crus cerebri)*
8 = halbkugelige Vorwölbung *(Corpus mamillare)*
9 = Hirnanhang *(Hypophysis cerebri)*
10 = Strang des Riechhirns *(Tractus olfactorius)*
11 = ampullenförmige Auftreibung *(Bulbus olfactorius)* des Stranges
12 = Sehnerv *(N. opticus)*
13 = Riechdreieck *(Trigonum olfactorium)*
14 = Sehstrang *(Tractus opticus)*
15 = 3. Hirnnerv *(N. oculomotorius)*
16 = 4. Hirnnerv *(N. trochlearis)*
17 = 5. Hirnnerv *(N. trigeminus)*
18 = 7. Hirnnerv *(N. facialis)*
19 = 8. Hirnnerv *(N. statoacusticus)*
20 = 9. Hirnnerv *(N. glossopharyngeus)*
21 = 10. Hirnnerv *(N. vagus)*
22 = 12. Hirnnerv *(N. hypoglossus)*
23 = 11. Hirnnerv *(N. accessorius)*
24 = 1. Hirnnerv *(N. cervicalis I)*

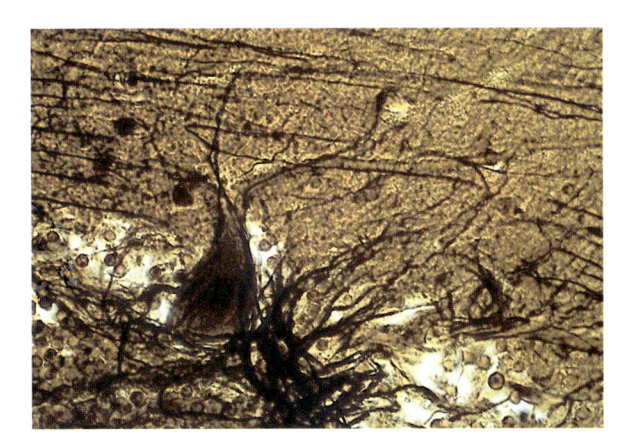

Abb. 253. PURKINJE-Kleinhirnzelle vom Menschen (mit Silber imprägniert nach RAMÓN Y CAJAL); die kräftigsten Dendriten weisen eine braune, die synaptischen Nervenfasern („Parallelkontakte") eine tiefschwarze Farbe auf. 650:1

senkrecht auf der Körnerschicht stehen und nach der entgegengesetzten Seite vielfach sich aufzweigende Dendritenfortsätze in die Molekularschicht abgeben.

Während im Wurm die *weiße* Substanz völlig markig ist, weist sie im Bereich der Hemisphären 4 Paare von *Kleinhirnkernen* auf und zwar im vorderen, lateralen Abschnitt je einen länglichen, plattovalen *gezahnten* Kern *(Nucleus dentatus)*, der von einer unregelmäßig gefalteten dünnen Lamelle umgeben wird. Ihm sind *pfropfenartig* ein länglicher Kern *(Nucleus emboliformis)*, zwei bis drei *kugelige* Kerne *(Nuclei globosi)* und ein sog. *Dach*-Kern *(Nucleus fastigii)* – weil am Dach des 4. Ventrikels neben der Medianebene gelegen – vorgelagert. Welche Bedeutung die **Kleinhirn-Kerne** haben, zeigt schon die Tatsache, daß die PURKINJE-Zellen – von denen die *efferenten* Bahnen ihren Ursprung nehmen – mit ihren Neuriten bereits an den Kleinhirn-Kernen endigen, wobei eine genaue topographische Ordnung zu den einzelnen Kleinhirn-Kernen gewahrt wird; so ziehen die *Wurm*anteile zum *Dach*-Kern, die wurm*nahen Hemisphärenabschnitte* zum *kugeligen* und *pfropfenähnlichen* Kern und die *seitlichen Haupt*teile der Hemisphäre zu dem am weitesten lateral gelegenen *Zahn*-Kern.

Der Faserverlauf innerhalb der Markmasse steht mit den **Kleinhirnstielen** *(Pedunculi cerebellares)* in Zusammenhang, die als paarige Markstränge die Verbindung zum *Großhirn* (enthalten Fasern aus dem Zahn-Kern), zur *Brücke* (enthalten Bogenfasern sowie die Großhirnrinden-Brückenbahnen) und zum *verlängerten Mark* (führen als unmittelbare Fortsetzung der Strickkörper des verlängerten Markes die Kleinhirnseitenstrangbahn [Abb. 250], die Oliven-Kleinhirnbahn sowie Fasern von Nervenkernen) herstellen.

Das Kleinhirn ist in der Lage, alle ihm von peripheren Receptoren über die *Lage* und *Haltung* des *Körpers* und über die *Stellung* der *Glieder* übermittelten Informationen *mit den von der Großhirnrinde und den extrapyramidalen Zentren* abgegebenen *Impulsen zu vergleichen, zu integrieren und zu koordinieren*. Das Kleinhirn gibt *Empfehlungen* an das *motorische Rindenfeld* und an das *extrapyramidalmotorische System*. Es gibt demnach keine Erregung, von der nicht das Kleinhirn eine Mitteilung (in Form eines „Durchschlages") erhält. Es ist ein **beigeordnetes Reglerorgan der ganzen Motorik** und bestimmt als solches relativ selbständig das Ausmaß der *tonischen, dynamischen und kinetischen* Innervationsimpulse, die den motorischen Wurzelzellen zugeleitet werden; *ohne die Mitwirkung des Kleinhirns gibt es keine gezielte, zeitlich koordinierte Motorik*. Die große Rolle, die das Kleinhirn beim Menschen für die motorische Koordination und damit für den harmonischen und geordneten Ablauf aller Bewegungen spielt, tritt dann besonders anschaulich zutage, wenn dieser Hirnabschnitt durch eine Verletzung oder Erkrankung urplötzlich ausfällt; es können dann schwerste Störungen bei der *Erhaltung des Gleichgewichtes* und bei der *Ausführung willkürlicher Bewegungen* auftreten. Im Vordergrund der Erscheinungen steht dabei ein völliges Versagen der *Muskulatur* bei *statischen* Leistungen (Sitzen, Stehen) sowie eine erstaunliche *Unsicherheit (Ataxie)* während der Ausführung zielgerichteter *Willkür*bewegungen (Torkeln beim Gehen, Rennen), die sich insbesondere bei sehr schnell aufeinanderfolgenden Bewegungsabläufen bemerkbar macht. Daraus resultiert, daß die Bedeutung des Kleinhirns in der kontinuierlichen Regulierung des Muskeltonus, der Haltung, des Körpergleichgewichtes („Stützmotorik") und nicht zuletzt in der Mitarbeit bei der Koordinierung von Teilbewegungsabläufen („Zielmotorik") liegt.

24.2.10. Verlängertes Mark *(Medulla oblongata)*

Das auf dem Körper des Hinterhauptsbeines ruhende birnenförmig aufgetriebene *verlängerte Mark* (Abb. 252) – hin und wieder auch *Nachhirn (Myelencephalon)* genannt – schließt sich mit seinem dickeren Ende an die Brücke an und geht kontinuierlich in das Rückenmark über. Es gehört rein baulich gesehen zu den kompliziertesten Abschnitten des Zentralnervensystems, da sich die grauen und weißen Anteile in vielfältiger Art **netzwerkartig** umlagern *(Formatio reticularis* = Steuerungszentrum für alle Wachfunktionen des Organismus)*). Auch funktionell gesehen stellt dieser Abschnitt (in funktioneller Zusammenarbeit mit dem Mittelhirn und der Brücke) den Sitz **lebenswichtiger**, weitgehend reflektorisch arbeitender **Zentren** dar (so trifft man hier u. a. das sog. Atemzentrum, das Herzsteuerungszentrum sowie das Vasomotorenzentrum an). Des weiteren liegen hier die **Kerne** der sog. **Hirnnerven** (Abb. 252) deren es insgesamt 12 gibt und die bereits innerhalb der Schädelhöhle das Gehirn verlassen; es handelt sich dabei um den *Riechnerv (Fila olfactoria)*, *Sehnerv (Fasciculus opticus)*, *gemeinsamen Augenmuskelnerv (N. oculomotorius)*, *oberen Augenmuskelnerv (N. trochlearis)*, *dreiteiligen* Nerv *(N. trigeminus)*, *äußeren Augenmuskelnerv (N. abducens)*, *Gesichts*nerv *(N. facialis)*, *Hör-Gleichgewichts*nerv *(N. stato-acusticus)*, *Zungenschlundkopf*nerv *(N. glossopharyngicus)*, *Lungen-Magen*nerv *(N. vagus)*, *Bein*erv *(N. accessorius)* und *Zungenmuskel*nerv *(N. hypoglossus)*. Der unteren Oberfläche des verlängerten Markes liegen die sog. **Pyramiden** *(Pyramides)* an. Im Grenzbezirk zwischen Rückenmark und verlängertem Mark erfolgt eine *Kreuzung der in den Pyramiden enthaltenen Bahnen und Leitungswege* (Abb. 248). Ein oberhalb dieser Kreuzungsstelle gelegener Herd verursacht demnach eine Lähmung (beispielsweise beim Schlaganfall) auf der entgegengesetzten Körperhälfte. Auf den beiden Pyramiden liegen zahlreich gefaltete graue Bänder, die sog. *Oliven* (de-

---

*) Bei Funktionsstörungen der Formatio reticularis kommt es zu einer Reizüberflutung der vegetativen subcorticalen sowie corticalen Zentren mit unwichtigen und z. T. schädlichen Reizen.

nen jeweils ein sackförmig gestalteter grauer Oliven-Kern *[Nucleus olivaris]* zugrunde liegt). Nach oben *(rostral)* sitzt dem verlängerten Mark die *Brücke (Pons)* auf, in der Zellen angetroffen werden, die den Großhirnbahnen den Eintritt ins Kleinhirn ermöglichen.

24.2.11. Rückenmark *(Medulla spinalis)*

Im Bereich des großen Hinterhauptsloches *(Foramen occipitale magnum)* geht das verlängerte Mark ohne sichtbare Trennlinie in das etwa 45 cm lange, im Querschnitt 1 cm dicke, rundlich bis quer-ovale *Rückenmark* über, das geschützt im knöchernen Wirbelkanal – sich den jeweiligen Krümmungen desselben anpassend – in der unmittelbar mit der Gehirnflüssigkeit in Verbindung stehenden *Rückenmarksflüssigkeit (Liquor cerebrospinalis)* liegt und sich nach unten unter ständiger Abnahme seines Querschnitts *(Conus medullaris)* bis zum 2. Lendenwirbel erstreckt.*) Das Rückenmark ist wie das Gehirn von 3 Hüllen oder Häuten umgeben: die am großen Hinterhauptsloch beginnende *harte* Rückenmarkshaut *(Dura mater spinalis)*, die durch ausgedehnte Venengeflechte von der Wirbelkanal-Innenfläche getrennt ist, die aus lockerem Bindegewebe bestehende, blutgefäßlose *Spinnwebenhaut (Arachnoidea spinalis)* sowie die dünne, blutgefäßreiche *weiche* Rückenmarkshaut *(Pia mater spinalis)*, die mit ihren in Längsrichtung angeordneten lockeren Bindegewebsfasern eine Art „äußeres bindegewebiges Skelett" für das Rückenmark darstellt, dessen weiche Masse sonst zerfließen würde.

Vom Rückenmark nehmen durch Vereinigung der vorderen *(Bewegungs*fasern) und hinteren *(Empfindungs*fasern) Wurzel entstandene **31–32 Spinalnervenpaare** (8 Hals-**), 12 Brust-, 5 Lenden-, 5 Kreuzbein- und 1 bis 2 Steißbeinnervenpaare) ihren Ursprung, die den Wirbelkanal – nachdem noch in jeden Rückenmarksnerv eine dritte *(sympathische)* Wurzel hineingetreten ist (die mit dem entsprechenden Ganglion des sympathischen Grenzstranges in Kontakt steht) – durch die Zwischenwirbellöcher und durch die auf der Vorderseite des Kreuzbeines sichtbaren Öffnungen *(Foramina sacralia pelvina)* verlassen. Dort, wo die kräftigen Gliedmaßennerven sich abzweigen, weist das Rückenmark in Höhe der unteren 5 Hals- und oberen 2 Brustwirbel sowie im Bereich der unteren 3 Brust- und des 1. Lendenwirbels je eine besondere spindelförmige Dicke, eine sog. *Hals- und Lendenanschwellung (Intumescentia cervicalis et lumbosacralis)*, auf.

An der Oberfläche des Rückenmarks erkennt man mehrere **Längsfurchen**. Durch eine tiefe, einschneidende, vorn in der Mitte gelegene *Längsspalte (Fissura mediana anterior)* und durch eine wesentlich *seichtere hintere Längsrinne (Sulcus medianus posterior)* wird das Rückenmark in zwei völlig gleiche Hälften unterteilt, wobei jede dieser Hälften wiederum eine *vordere* und *hintere Seitenfurche (Sulcus lateralis anterior et posterior)* aufweist, die mit dem Abgang der entsprechenden Rückenmarksnerven-Wurzeln im Zusammenhang stehen. In Höhe des *Hals-* und *oberen Brustmarkes* ist im Bereich der hinteren Rückenmarksanteile noch eine *zusätzliche* Furche *(Sulcus intermedius posterior)* zu beobachten, die als Grenze zwischen dem GOLL- und BURDACH-Strang anzusehen ist (Abb. 250). Durch die

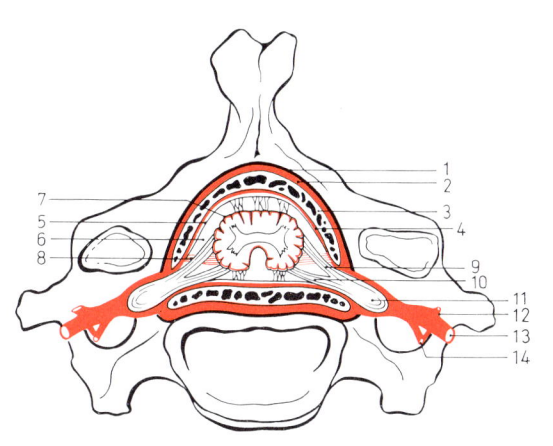

Abb. 254. Querschnitt und Hüllen des Rückenmarks im Bereich der Hals-Wirbelsäule.

1 = innere knöcherne Begrenzung des Wirbelkanals
2 = äußeres Blatt *(Lamina externa)* der harten Rückenmarkshaut (= Periostauskleidung des Wirbelkanals)
3 = Raum zwischen *Lamina externa* und *interna* der harten Rückenmarkshaut *(Spatium epidurale)*, mit Venengeflechten, Lymphspalten und Fettgewebe ausgefüllt
4 = inneres Blatt *(Lamina interna)* der harten Rückenmarkshaut, die eigentliche *Dura mater spinalis* bildend
5 = Spinnwebenhaut des Rückenmarks *(Arachnoidea spinalis)*, von der harten Rückenmarkshaut durch einen capillaren Spalt *(Spatium subdurale)* getrennt
6 = Raum zwischen Spinnwebenhaut und weicher Rückenmarkshaut *(Spatium subarachnoidale)*, zahlreiche mit Gehirn-Rückenmarksflüssigkeit *(Liquor cerebrospinalis)* angefüllte Gewebsspalten umschließend
7 = weiche Rückenmarkshaut *(Pia mater spinalis)*
8 = Aufhängeapparat des Rückenmarks *(Lig. denticulatum)*
9 = hintere Wurzel *(Radix posterior)* ⎤ des Rückenmarksnerven
10 = vordere Wurzel *(Radix anterior)* ⎦
11 = Anschwellung der *Radix posterior* des Rückenmarksnerven *(Ganglion spinale)*
12 = Rückenast des Rückenmarksnerven *(Ramus dorsalis)*
13 = Rückenmarksnerv *(Nervus spinalis)*
14 = Verbindungsast des Rückenmarksnerven mit dem Grenzstrang *(Truncus sympathicus): Ramus communicans*

---

*) Der untere Rückenmarksabschnitt erfährt im Zusammenhang mit der Rückbildung des ursprünglich angelegten Schwanzes beim Menschen eine weitgehende Verkümmerung, so daß das Rückenmark in den untersten Bezirken des Wirbelkanals nur noch einen etwa 1 mm dicken und 25 cm langen Faden *(Filum terminale)* darstellt, der den Kreuzbeinkanal durchzieht.

**) Da der zwischen dem Hinterhauptsbein und 1. Halswirbel heraustretende Nerv als „*1. Halsnerv*" – richtiger wäre die Benennung „*Hinterhauptsnerv*" – bezeichnet wird, sind nicht, wie es der Anzahl der Halswirbel entsprechen würde, 7, sondern 8 *Halsnerven* vorhanden.

aufgeführten Längsfurchen wird das Rückenmark auf jeder Seite in *zwei große Stränge*, in den **Vorderseitenstrang** *(Funiculus anterolateralis)* und in den **Hinterstrang** *(Funiculus posterior)*, getrennt (Abb. 255).

Die **Rückenmarks-** oder **Spinalnerven** treten nicht als einheitliche Nervenstämme aus, sondern setzen sich stets aus *zwei*, sowohl *anatomisch* als auch *funktionell* unterschiedlichen *Wurzeln*, einer **vorderen** und **hinteren Wurzel** *(Radix anterior et posterior)* zusammen, wobei jede dieser Wurzeln aus zahlreichen feinen Wurzel*fäden (Fila radicularia)* besteht, die kleine, zum Zwischenwirbelloch zusammenlaufende Fächer bilden. Die Rückenmarksnerven enthalten *zuleitende (afferente, zentripetale, sensible)* und auch *ableitende (efferente, zentrifugale, motorische)* Fasern; während der Verbindung des Spinalnerven mit dem Rückenmark trennen sich beide Faserarten, indem die *vordere* Wurzel nur noch die *motorischen*, die *hintere* Wurzel die *sensiblen* Faserzüge aufweist. Kurz vor der Verschmelzung beider Wurzeln zum Stamm des Rückenmarksnerven läßt die hintere Wurzel eine *spindelförmige Anschwellung* (Abb. 255), das **Spinalganglion** *(Ganglion spinale)* erkennen.

Ursprünglich lagen die Abgangsstellen der Nervenwurzeln in der gleichen Höhe wie die zugehörigen Zwischenwirbellöcher,

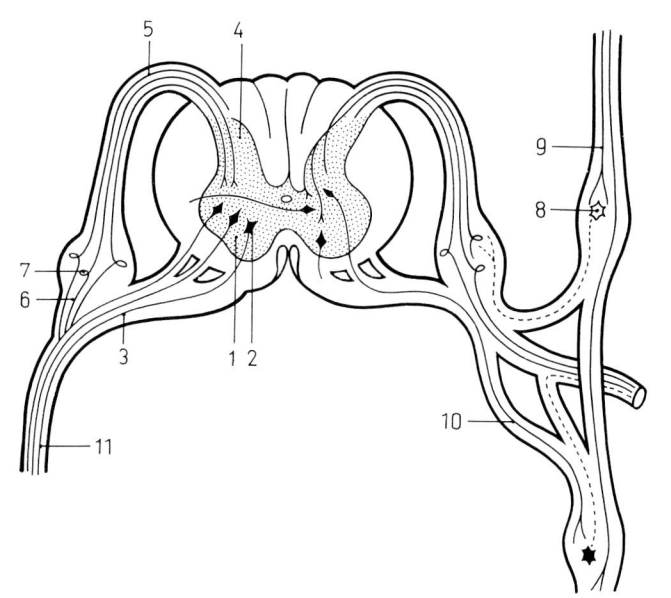

Abb. 255. Schema eines Querschnitts durch das Rückenmark und Darstellung der Entstehung eines peripheren Rückenmarksnerven.

1 = Vordersäule
2 = motorische Vordersäulenzellen
3 = ventrale (motorische) Wurzel
4 = Hintersäule
5 = dorsale (sensile) Wurzel
6 = Fasern des peripheren sensiblen Neuron
7 = Spinalganglion
8 = Ganglion des Sympathicus
9 = Grenzstrang des Sympathicus
10 = die sympathischen Verbindungen zwischen Rückenmark und Grenzstrang
11 = Spinalnerv

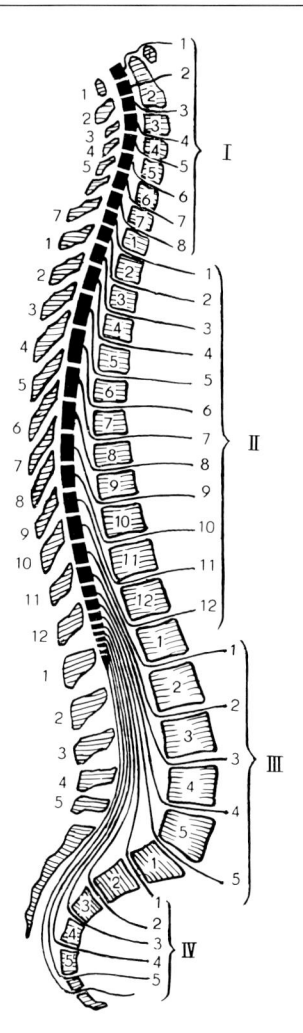

Abb. 256. Schematisierte Darstellung der Rückenmarkssegmente und ihrer topographischen Lage zu den einzelnen Bestandteilen der Wirbelsäule.

I = Halsnerven *(Nn. cervicales)*
II = Brustnerven *(Nn. thoracici)*
III = Lendennerven *(Nn. lumbales)*
IV = Kreuz- und Steißnerven *(Nn. sacrales et N. coccygeus)*

durch die sie den Wirbelkanal in fast *horizontaler* Richtung verlassen. Da jedoch die Wirbelsäule bedeutend schneller als das Rückenmark nach unten wächst, kommt es zu einer von cranial nach caudal ständig zunehmenden *Verschiebung der Austrittsstellen der Spinalnerven* aus dem Wirbelkanal gegenüber ihren Abgangsstellen am Rückenmark (Abb. 254 und 255), so daß der Verlauf der Spinalnerven in den unteren Abschnitten des Rückenmarks immer *schräger* und *länger* wird; so verlassen zum Beispiel die in Höhe der obersten Lendenwirbel ihren Ursprung nehmenden Nervenwurzeln den Wirbelkanal erst im unteren Abschnitt des Kreuzbeinkanals (wodurch diese Spinalnerven eine Länge bis zu 14 cm erreichen können).

Auf einem *frischen, unfixierten* **Querschnitt des Rückenmarks** erkennt man wiederum die *graue* und *weiße* Substanz, nur mit dem Unterschied, daß sich diesmal die *graue*, vorrangig aus Ganglienzellen bestehende Masse im Zentrum in *H-* oder *Schmetterlingsform* (wegen der Ähnlich-

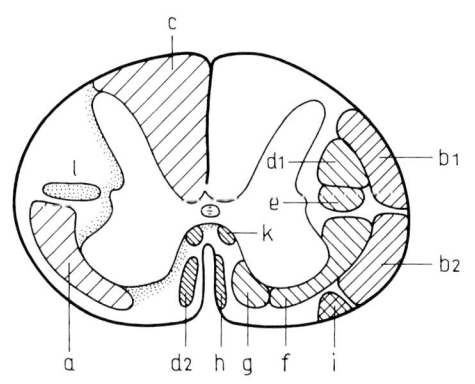

Abb. 257. Lage der Leitungsbahnen im Rückenmark.
a = Vorderseitenstrangbahn
b_1 = hintere ⎫ Kleinhirnseitenstrangbahn
b_2 = vordere ⎭
c = Hinterstrangbahn
d_1 = Pyramidenseitenstrangbahn
d_2 = Pyramidenvorderstrangbahn
e = der vom roten Kern stammende *Tractus rubrospinalis*
f = der von den Haubenkernen stammende *Tractus reticulospinalis*
g = der vom DEITERS-Kern kommende *Tractus vestibulospinalis*
h = der von den Vierhügeln *(Tectum)* stammende *Tractus tectospinalis*
i = der von den Oliven kommende *Tractus olivospinalis*
k = inneres Längsbündel (nur im Halsmark vorhanden)
l = vegetative Vasokonstriktorenbahn
Aufsteigende Bahnen:
 Schraffur von latero-caudal nach medio-cranial
Absteigende Bahnen:
 Schraffur von medio-cranial nach latero-caudal

keit mit einem aufgespannten Schmetterling) anordnet (Abb. 255) und die gesamte Länge des Rückenmarks säulenartig durchzieht, während die *weiße* Substanz – der Leitungsapparat des Rückenmarks – erstere wie ein Mantel vollends umhüllt. Die **graue Substanz** *(Substantia grisea)*, die im ventralen Bereich des Rückenmarks auf jeder Seite eine plumpe Anschwellung, das *Vorderhorn (Cornu anterius)* oder – wenn man die räumliche Anordnung der grauen Masse berücksichtigt – die *Vordersäule (Columna anterior)* und ein wesentlich schmächtigeres, nicht ganz bis an die freie Oberfläche des Rückenmarks reichendes *Hinterhorn (Cornu posterius)* bzw. eine *Hintersäule (Columna posterior)* erkennen läßt (Abb. 255), wird vorwiegend von multipolaren Ganglienzellen (mit ihren Neuriten und Dendriten) und den an sie herantretenden markscheidenarmen Fasern anderer Nervenzellen gebildet. Im Halsbereich dringt graue Substanz netzförmig in die weiße Substanz ein (Bildung der *Formatio reticularis*). Des weiteren läßt die graue Substanz zahlreiche Gliazellen und entsprechend dem hohen Sauerstoffbedarf der Nervenzellen vielfältige Blutgefäßaufzweigungen erkennen. Diese Nervenzellen bilden in ihrer Gesamtheit den „Schaltapparat" des Rückenmarks für die auf- sowie absteigenden Bahnen; dabei enthält das Vorderhorn diejenigen Ganglienzellen, deren Fortsätze als periphere Nerven zur Skelettmuskulatur verlaufen („*Motoneurone*").

Die **weiße Substanz** *(Substantia alba)*, der Markmantel des Rückenmarkes, setzt sich in erster Linie aus längsverlaufenden vorwiegend markscheidenhaltigen Nervenfasern zusammen, die als „**Leitapparat**" fungieren. Dabei werden Nervenfasern gleicher Herkunft (die auch das gleiche Ziel anstreben) zu *Bündeln* oder *Bahnen (Tractus)* zusammengeschlossen, so daß sie auf einem Querschnittsbild des Rückenmarks (Abb. 257) immer bestimmte Felder einnehmen; so enthalten die *Vorder*stränge die Pyramidenvorderstrangbahn und die Vorderstrang-Grundbündel, die *Seiten*stränge die Kleinhirn-Seitenstrangbahn, den ventrolateralen Strang (GOWERSsches Bündel), die Pyramidenseitenstrangbahn und die Seitenstrangreste und die *Hinter*stränge eine laterale und mediale zentripetale lange Bahn.

Das Rückenmark stellt in seiner **Funktion** einmal ein Organ dar, durch das die höhergelegenen Abschnitte des Zentralnervensystems mit den weiter unten gelegenen verbunden werden. Diese Tätigkeit als „*Leitungsorgan*" nimmt mit der Entwicklung der höheren Zentren zu. Darüber hinaus ist das Rückenmark aber auch ein Zentralapparat, da hier außerordentlich viele *Reflexzentren* ihren Sitz haben; wir bezeichnen deshalb das Rückenmark auch als „*Reflexorgan*", das die aus allen Abschnitten des Körpers sowie aus der Umgebung auf dem Wege der afferenten Bahnen zugeleiteten Erregungen *ohne Inanspruchnahme höherer Stellen* verarbeitet und umschaltet und durch efferente Bahnen

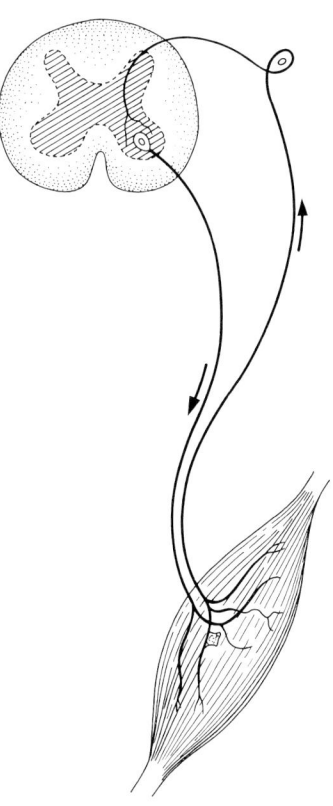

Abb. 258. Schema eines Eigenreflexbogens der Skelettmuskulatur. (Von den Muskelspindeln gelangen Erregungen auf zentripetalen Bahnen über die Hinterhörner direkt zu den motorischen Vorderhörnern, die [durch die motorischen Vorderhornzellen] über zentrifugale Bahnen den Muskel schnell zur Verkürzung bringen [Reflexionszeit: 0,01 s!].)

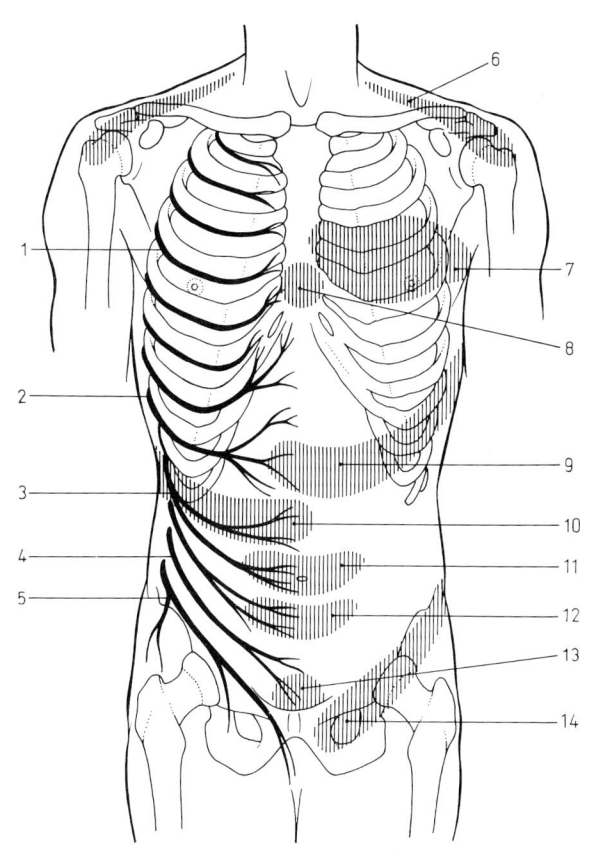

Abb. 259. Die segmentale Versorgung der inneren Organe und die Projektion derselben auf die jeweiligen Hautsegmente der Rumpfvorderfläche (HEAD-Zonen), Schema.

1 = Th_4
2 = Th_8
3 = Th_{10}
4 = Th_{12}
5 = L_1
6 = Zwerchfell (C_4)
7 = Herz ($Th_3 + Th_4$)
8 = Speiseröhre ($Th_4 + Th_5$)
9 = Magen (Th_8)
10 = Leber und Gallenblase ($Th_8 - Th_{11}$)
11 = Dünndarm (Th_{10})
12 = Dickdarm ($Th_{11} - L_1$)
13 = Harnblase ($Th_{11} - L_1$)
14 = Niere und Hoden ($Th_{10} - L_1$)

dem Erfolgsorgan (Skelettmuskelfaser, glatte Muskelfaser, Drüse usw.) zuführt. Diesen unwillkürlich vor sich gehenden, einfachsten Erregungsablauf bezeichnet man als einen „Reflexbogen" (Abb. 258).*) Das Rückenmark kann also in Form eines in sich abgeschlossenen, autonomen Organs tätig sein, dessen Bahnen den *phylogenetisch ältesten Teil* (der bei Fischen, Amphibien, Reptilien und zahlreichen Vogelarten den Hauptteil des Rückenmarks darstellt), den „*Eigenapparat*" bilden; dessen Ausprägung wird weitgehend von der Masse der vorhandenen Körper- und Gliedmaßen*muskulatur* – je größer die zu versorgende Muskelmasse ist, um so stärker ist der Eigenapparat – bestimmt.

Eine derartige Einteilung des Rückenmarks in „**Leitungsapparat**" und „**Eigenapparat**" hat natürlich nur didaktischen Wert: Es sollen recht übersichtliche Verhältnisse geschaffen werden, um die außerordentlich zahlreichen

---

*) Über derartig einfache Reflexbögen laufen z. B. Dehnungs- oder Eigenreflexe (Abb. 258) ab.

Leistungen und Schaltungen auch nur annähernd überblicken zu können. In Wirklichkeit *arbeiten Eigen- und Leitungsapparat immer zusammen*, da beide aufeinander angewiesen, ineinander verzahnt sind, „indem der Leitungsapparat die Mannigfaltigkeit der Abläufe, der Eigenapparat die einzelnen Reaktionen bestimmt bzw. beherrscht" (CLARA).

Die von den einzelnen Reflexzentren ihren Ursprung nehmenden Nerven versorgen einen festumrissenen Abschnitt der Körperoberfläche. Die Abb. 259 vermittelt in diesem Zusammenhang einen in Form eines Schemas gehaltenen Überblick über die abschnittsweise Versorgung einiger Organe und deren Projektion auf bestimmte *Hautsegmente* (HEAD-Zonen), die schraffiert wurden.

24.3. Vegetatives (autonomes) Nervensystem

Dieser Abschnitt des Nervensystems hat seinen Namen erhalten, weil er die relativ **weitgehend ohne unseren Willen** vor sich gehenden lebenswichtigen Funktionen der Atmung, Verdauung, des Stoffwechsels, der Sekretion, des Wasserhaushalts sowie der Wärmeregulation und Fortpflanzung selbständig reguliert und koordiniert, indem das vegetative Nervensystem die glatte Muskulatur aller Eingeweide unwillkürlich innerviert. Dabei handelt es sich – wie das Beispiel der Harnblasenentleerung verdeutlichen soll – zum Teil um recht kompliziert aufgebaute Regelsysteme.

In der Harnblasenwandung befinden sich Receptoren, die den vegetativen Steuerungszentren im unteren Teil des Rückenmarks fortlaufend Informationen über den jeweiligen Dehnungszustand der Blasenwand (und damit des Füllungsgrades der Harnblase) übermitteln. Wird eine bestimmte Füllung erreicht, dann löst das Steuerungszentrum auf Grund der letzten Mitteilung eine Kontraktion der Wandmuskulatur sowie eine Öffnung des muskulös verschlossenen Harnblasenausgangs aus, so daß nunmehr die Harnblase entleert werden kann (wie wir es sehr anschaulich beim Säugling beobachten können, während in den späteren Jahren sich eine zentrale Hemmungswirkung entwickelt).

Naturgemäß arbeitet das vegetative Nervensystem nicht völlig unabhängig vom Zentralnervensystem, das das ordnungsgemäße Zusammenspiel der inneren Organe mehr oder weniger deutlich sichtbar beeinflußt; so vermögen Aufregung, Angst, Freude oder Trauer die normale Tätigkeit der inneren Organe oft recht erheblich zu beeinträchtigen. Auch der „Vorstartzustand", bei dem bereits der Gedanke an den bevorstehenden Wettkampf die vegetative Einstellung auf die vom *N. sympathicus* bestimmte ergotrope Leistungsphase umstellt, ist ein Beispiel für die enge funktionelle Verbindung zwischen vegetativem und animalischem Nervensystem, wobei auch die Beziehungen zum endokrinen System hervorzuheben sind.

Das **Zentrum** des vegetativen Nervensystems liegt vorrangig im *Zwischenhirn* und im *verlängerten Mark*; auch das *Kleinhirn* ist in die vegetativen Bahnen eingeschaltet. Neben diesem Zentrum gehören zur funktionellen Einheit des vegetativen Nervensystems noch **peripher liegende Ganglien**, die sich in erster Linie zusammensetzen aus:

> a) dem *N. sympathicus* (bestehend aus dem Grenzstrang *[Truncus sympathicus]* und *praevertebralen Ganglien*) und
>
> b) dem *N. parasympathicus* (oder *N. vagus*).

Beide stehen in einem „funktionellen Antagonismus" zueinander, weisen eine sinnvolle Arbeitsteilung auf und halten sich normalerweise etwa die Waage. Dieser „Antagonismus" ist so zu verstehen, daß nicht nur ein Teil, sondern stets beide Abschnitte des vegetativen Nervensystems zur gleichen Zeit erregt werden, wobei die Erregung des *einen Teiles* (unter weitgehender Kontrolle des Zwischenhirns) stets mit einer Zustandsänderung des *Partners* verknüpft ist. Damit hängen alle diesem System unterstehenden Organe gleichsam an zwei Nervenzügeln, von denen, je nach den funktionellen Erfordernissen, bald der eine, bald der andere straffer angezogen wird. Der **Sympathicus** erzeugt eine Steigerung der Leistungsbereitschaft und der Leistung *(„sympathicotone Leistungsphase")*; er bestimmt die **„ergotrope"** Reaktion des Körpers, die ihren Ausdruck in einer Aktivierung von Herz und Kreislauf (Erhöhung der Herzschlagfrequenz, Anstieg des systolischen Blutdrucks) sowie in einer Mobilisation des Stoffwechsels (insbesondere des Glycogens) findet. Der **Parasympathicus** dagegen dämpft die Leistungsbereitschaft, verbessert aber andererseits alle Vorgänge, die der Erholung und Wiederherstellung der Körperreserven dienen *(„parasympathicotone Erholungsphase")*; beim Überwiegen des *Vagus* laufen alle Lebensvorgänge – wie wir es vor allem bei Ausdauertrainierten immer wieder beobachten können – „im Schongang" *(Vagotonie)*, was sich in einer Ökonomisierung der Herzarbeit (durch Verminderung der Herzschlagfrequenz- und Blutdruckwerte bei gleichzeitiger Vergrößerung des Herzschlagvolumens) widerspiegelt. Diese **„trophotrope"** Reaktion des Körpers schlägt sich des weiteren in der Speicherung von Nahrungsstoffen (durch die verstärkte Tätigkeit der Verdauungsdrüsen und Darmwandmuskulatur) nieder. Der Parasympathicus plant gewissermaßen voraus und bewahrt die einzelnen Organe vor Übertreibungen. So gesehen sind *Sympathicus* und *Parasympathicus* in ihrer sinnvollen Zusammenarbeit *mehr Synergisten als Antagonisten*, da sie gemeinsam durch ihre Überträgerstoffe (Transmitter) eine ordnungsgemäße Regulation sämtlicher unwillkürlicher Funktionen sichern.*)

Der **Sympathicus** verläuft in Gestalt des sog. **Grenzstranges** (Kette von 22 bis 25 Ganglien) zu beiden Seiten der Wirbelsäule (vor den Querfortsätzen) von der Schädelbasis

---

*) Wesentliche Transmitter sind das *Acetylcholin* = cholinerge Receptoren (z. B. in den parasympathischen Synapsen, in den motorischen Endplatten) und das *Noradrenalin* = adrenerge Receptoren (z. B. in den meisten sympathischen Synapsen).

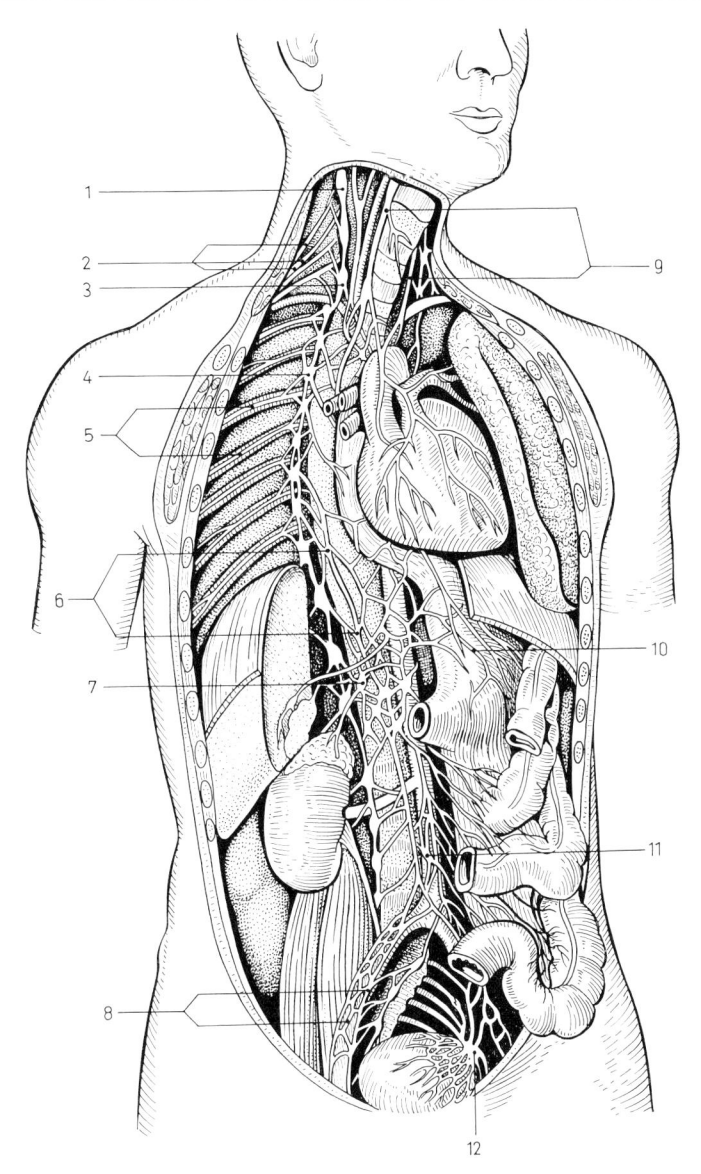

Abb. 260. Lage des Sympathicus und Parasympathicus in Hals, Brust und Bauch.

1 = oberes Ganglion des Hals-Grenzstranges
2 = Arm-Nervengeflecht
3 = sternförmiges Ganglion (Verbindung des unteren Halsganglion mit dem obersten Brustganglion)
4 = Ganglien (10–11) des Brust-Grenzstranges
5 = Verlauf der Spinalnerven in der Rumpfwand
6 = Eingeweide-Nerven des Grenzstranges
7 = Sonnengeflecht (strahlenähnliche Verknüpfung der an der Bauchhinterwand um die Aorta und deren abgehende Gefäße gelegenen Bauch-Grenzstrangganglien durch zahlreiche Nervenfasern)
8 = vegetative Begleitgeflechte der Becken- und Beinarterien
9 = Parasympathicus
10 = parasympathische Fasern auf dem Magen
11 = unteres Gekröse-Ganglion auf der Aorta
12 = parasympathisches Becken-Ganglion

bis zur Basis des Steißbeines (Abb. 260), wobei er mit seinen Ganglien durch feine Äste mit den Rückenmarksnerven Verbindung aufnimmt. Er vermittelt Äste an alle inneren Organe und an deren Muskulatur (wobei Ganglien, die die

Erfolgsorgan:	Erregung des Sympathicus	Erregung des Parasympathicus
Herz	(Energieentladung, Abbau) Beschleunigung der Herzschlagfrequenz Erweiterung der Herzkranzgefäße	(Energieeinsparung, Aufbau) Verlangsamung der Herzschlagfrequenz Verengung der Herzkranzgefäße
Blutgefäße	Verengung (vor allem in den Bauchgefäßen, weniger in den Muskeln, den Nieren und dem Gehirn)	Erweiterung, außer Herzkranzgefäße
Bronchien	Erweiterung	Verengung
Speiseröhre	Erschlaffung	Krampf
Magen	Hemmung der Peristaltik und der Drüsentätigkeit	Anregung der Peristaltik und der Drüsentätigkeit
Darm	Hemmung der Peristaltik und Drüsentätigkeit	Anregung der Peristaltik und der Drüsentätigkeit, Verstärkung der Pendelbewegungen
Harnblase	Harnverhaltung durch Kontraktion des Schließmuskels	Harnentleerung durch Dilatation des Schließmuskels
Genitalien	Gefäßverengung (Ejakulation)	Gefäßerweiterung (Erektion)
Pupillen	Erweiterung	Verengung
Lidspalten	Erweiterung	Verengung
Speicheldrüsen	wenig zähflüssiger Speichel	viel dünnflüssiger Speichel
Schweißdrüsen	wenig klebriger (kalter) Schweiß (Angst- und Todesschweiß)	viel dünner (warmer) Schweiß
Skelettmuskulatur	Herabsetzung des Muskeltonus	Verstärkung des Muskeltonus

Aufgabe von Umschaltstationen zu verrichten haben, jeweils zwischengelagert sind); das bekannteste und größte sympathische Geflecht ist das sog. „Sonnengeflecht" („Plexus solaris") in der Magenregion, von dem fast alle Organe der Bauchhöhle versorgt werden.

Der **Parasympathicus** bildet dagegen im großen und ganzen keinen einheitlichen, präparatorisch darstellbaren Nervenstrang; seine Fasern nehmen zwar von eigenen Kernen im Mittelhirn, im verlängerten Mark und im Sakralmark (s. o.) ihren Ursprung, benutzen aber die Hirn- und Rückenmarksnerven (vor allem den 3., 7., 8., 9. und ganz besonders den 10. Hirn-Nerv [den *Vagus*] als Leitungsbahn. Die besondere Bedeutung des Parasympathicus liegt darin, daß unter seiner Vorherrschaft die Glycogenreserven in Leber und Skelettmuskulatur aufgebaut werden, daß es zu einer Ökonomisierung der Herzmuskeltätigkeit und nicht zuletzt zu einer raschen Ausscheidung der Stoffwechselschlacken kommt. Ein Überwiegen des Parasympathicus spielt bekanntlich gerade für den Sporttreibenden in Ausdauerdisziplinen eine große Rolle, werden doch die wichtigsten Funktionsabläufe im „Schongang" (s. o.) durchgeführt, was mit einer erhöhten Leistungsreserve verbunden ist.

Dieses **Zusammenwirken** der beiden Partner für verschiedene Organe und deren Funktionen soll abschließend noch an Hand einer tabellarischen Übersicht veranschaulicht werden.

Verengen sich also auf einen Sympathicusreiz hin die Blutgefäße, dann bedeutet das einen Blutdruckanstieg und eine Erhöhung der Anforderungen an die Leistungsfähigkeit des Herzens; dem wird durch den gleichen Reiz (!) durch eine Erweiterung der Herzkranzgefäße Rechnung getragen, um eine verbesserte Durchblutung der Herzmuskulatur zu sichern.

25. Literatur

Albu, I., Georgia, R., Sicoe, M., Netea, O., and Georoceanu, M.: Investigations on the canal system in the diaphysary compact bone of the femur. Verh. Anat. Ges. **77**, 627–630 (1983).

Amtmann, E.: Mechanical stress, functional adaptation and the variation structure of the human femur diaphysis. Ergebn. Anat. Entwickl.-Gesch. **44/3**, 1–89 (1971).

Andersen, P., and Saltin, B.: Maximalperfusion of skeletal muscle in man. J. Physiol. **366**, 223–249 (1985).

Aniansson, A., Hedberg, M., Henning, G. B., and Grimby, G.: Muscle morphology, enzymatic activity, and muscle strength in elderly men: a follow-up study. Muscle Nerve **9**, 585–591 (1986).

Appell, H.-J.: Skeletal muscle atrophy during immobilization. Int. J. Sports Med. **7**, 1–5 (1986).

Arnold, G.: Biomechanische und rheologische Eigenschaften menschlicher Sehnen. Z. Anat. Entw.-Gesch. **143**, 236–300 (1974).

–, Gross, F., und Fessel, H.: In-vitro-Versuche zum mechanischen Verhalten des hyalinen Knorpels unter statischer und dynamischer Belastung. Z. Orthop. **116**, 428–429 (1978).

–, Clahsen, H., Schwinger, G., und Zanger, K.: Das mechanische Widerstandskraftverhalten von Sehnenfaserbündeln gegen impulsförmige Dehnungsvorgänge bei verschiedenen Temperaturen. Verh. Anat. Ges. **87**, 237 (1992).

Badtke, G., und Ackermann, K. J.: Der Einfluß des Iliosakralgelenks auf die Muskelfunktion und die Belastbarkeit des Achsenorgans. Med. Sport **30**, 43–44 (1990).

Barnert, S., Götz, W., Bertagnoli, R., und Herken, R.: Altersabhängige Zell- und Matrixveränderungen in menschlichen nuclei pulposi. Verh. Anat. Ges. **87**, 299 (1992).

Berthold, F., und Thierbach, P.: Zur Belastbarkeit des Halte- und Bewegungsapparats aus sportmedizinischer Sicht. Med. Sport **21**, 165–171 (1981).

Bartonicek, J., und Slavik, M.: Neue anatomische Erkenntnisse im Bereich der tibiofibularen Syndesmose. Med. Sport **23**, 14–15 (1983).

Benninghoff, A., und Goerttler, K.: Lehrbuch der Anatomie des Menschen. Bd. 1, 11. Aufl. Hrsg. u. neubearb. von J. Staubesand. Urban & Schwarzenberg, München–Berlin–Wien 1975.

Biedert, R., und Meyer, St.: Berücksichtigung der funktionellen Anatomie bei Tape-Verbänden am OSG/Fuß. Schweiz. Zschr. Sportmed. **39**, 151–159 (1991).

Brzank, K. D., und Pieper, K.-S.: Die Fasertypen im menschlichen Skelettmuskel – Basis für funktionelle Variabilität und energetische Effektivität in der Arbeitsweise des Muskels. Med. Sport **25**, 129–133 (1985).

–: Die Wirkung intensiver, kraftbetonter Trainingsbelastungen auf die Feinstruktur der menschlichen Skelettmuskelkapillare. Anat. Anz. **161**, 243–248 (1986).

–: Mitochondrienverteilung, Austauschstrecken und O_2-Versorgungsbedingungen im Skelettmuskel von Ausdauer-, Kraftausdauer- sowie Schnellkrafttrainierten. Med. Sport **27**, 25–27 (1987).

Cerretelli, P., Pendergast, D., Marconi, C., and Piiper, J.: Blood flow in exercising muscles. Int. J. Sports Med. **7**, 29–33 (1986).

Costill, D. L., Fink, W. J., Hargreaves, M., King, D. S., and Thomas, R.: Metabolic characteristics of skeletal muscle during detraining from competitive swimming. Med. Sci. Sport Exer. **17**, 339–343 (1985).

Cotta, H., Krahl, H., und Steinbrück, K.: Die Belastungstoleranz des Bewegungsapparates. Thieme, Stuttgart 1980.

Dalen, H., Saetersdal, T., and Ødegården, S.: Some ultrastructural features of the myocardial cells in the hypertrophied human papillary muscle. Virchows Arch. **410**, 281–294 (1987).

Deigentesch, N., Zink, W., und Bernett, P.: Die Belastung des Lumbo-Sakralsegments beim Gewichtheben. In: Heck, H. et al. (Hrsg.): Sport: Leistung und Gesundheit. Dtsch. Arzte-Verlag, Köln 1983.

Dombrowski, F., und Uhlmann, K.: Wie funktioniert der M. rectus abdominis? Ergebnisse einer elektromyographischen Studie. Verh. Anat. Ges. **83**, 88. Fischer, Jena–Stuttgart–New York 1992.

Dul, J., Townsend, M. A., Shiavi, R., and Johnson, G. E.: Muscular synergism – one criteria for load sharing between synergistic muscles. J. Biomechanics **17**, 663–673 (1984).

Edström, L. and Grimby, L.: Effect of exercise on the motor unit. Muscle Nerve **9**, 104–126 (1986).

Fischer, N., und Staubesand, J.: Zur Ultrastruktur kollagener Fibrillen in normalen und veränderten Blutgefäßen. Acta Anat. **114**, 125–145 (1982).

Fredenhagen, H.: Statik und Dynamik der Wirbelsäule. Schweiz. Zschr. Sportmed. **31**, 109–113 (1983).

Friden, J.: Muscle soreness after exercise: Implications of morphological changes. Int. J. Sports Med. **5**, 57–66 (1984).

–, Sjöström, M., and Ekblom, M.: Muscle type fibre characteristics in endurance trained and untrained individuals. Eur. J. appl. Physiol. **52**, 266–271 (1984).

Fuhkawa, K., Seedhom, B. B., and Weight, V.: Biomechanics of the patello-femoral joint. Eng. Med. **12**, 3–21 (1983).

Gamble, J. G., Edwards, C. C., and Max, S. R.: Enzymatic adaptation in ligaments during immobilization. Am. J. Sports Med. **12**, 221–228 (1984).

Goymann, V.: Die Biomechanik des patello-femoralen Gleitweges. Orthop. Praxis **16**, 451–460 (1980).

Gregoire, L., Veeger, H. E., Huijing, P. A., and Van Schenau, I.: Role of mono- and biarticular muscles in explosive movements. Int. J. Sports Med. **5**, 301–305 (1984).

Groher, W.: Lendenwirbelsäule und lumbosakraler Übergang als funktionelle Einheit. In: Rieckert, H. (Hrsg.): Sportmedizin – Kursbestimmung. Springer, Berlin–Heidelberg–New York 1987.

Güssbacher, A., und Rompe, G.: Die dynamische und statische Beanspruchung der Wirbelsäule und ihre möglichen Auswirkungen bei verschiedenen Sportarten. Schweiz. Zschr. Sportmed. **31**, 119–124 (1983).

Gutberlett, I.: Einfluß des sportartspezifischen Trainings auf die arthromuskulären Beziehungen und die Belastbarkeit des Stütz- und Bewegungssystems. In: Tittel, K., Arndt, K.-H., und Hollmann, W. (Hrsg.): Sportmedizin gestern – heute – morgen. Sportmed. Schriftenreihe Bd. 28. Barth, Leipzig–Berlin–Heidelberg 1993.

Häkkinen, K., and Komi, P. V.: Alterations of mechanical characteristics of human skeletal muscle during strength training. Eur. J. appl. Physiol. **50**, 161–172 (1983).

Heilmann, H. H.: Aufbau und Umbau des normalen und pathologisch veränderten Gelenkknorpels. Med. Sport **20**, 358–367 (1980).

Hennig, E. M., und Milani, Th. L.: Die Dreipunktunterstützung des Fußes. Z. Orthop. **131**, 279–284 (1993).

Hoepke, H., und Landsberger, A.: Das Muskelspiel des Menschen. 7. Aufl. Fischer, Stuttgart 1979.

Hollmann, W., Rost, R., und Liesen, H.: Die Bedeutung des Sports für das Herz des älteren Menschen. Z. Kardiol. **74**, 39–48 (1985).

Holloszy, J. O., and Coyle, E. F.: Adaptations of skeletal muscle in endurance exercise and their metabolic consequences. J. appl. Physiol. **56**, 831–838 (1984).

Hoppeler, H.: Morphometrische Deskriptoren zur Beschreibung von Struktur – Funktionsbeziehungen in der Skelettmuskulatur. Verh. Anat. Ges. **77**, 219–226 (1983).

–: Exercise-induced ultrastructural changes in skeletal muscle. Int. J. Sports Med. **7**, 187–204 (1986).

– and Kayar, S. R.: Capillarity and oxidative capacity of muscles. Am. Physiol. Soc. **3**, 113–116 (1988).

Howald, H., Hoppeler, H., Claassen, H., Mathieu, O., und Straub, R.: Einflüsse des Ausdauertrainings auf die ultrastrukturelle Zusammensetzung der unterschiedlichen Muskelfasertypen im Menschen. Pflügers Arch. **403**, 369–376 (1985).

Israel, S.: Integrität des Fußes durch sachgerechte Belastung. TW Sport + Medizin 4, 437–440 (1992).

Jurvelin, J., Kiviranta, I., Tammi, M., and Helminen, H. J.: Effect of physical exercise on indentation stiffnes of articular cartilage in the canine knee. Int. J. Sports Med. **7**, 106–110 (1986).

Kamen, G., Taylor, P., and Beehler, P. J.: Ulnar and posterior tibial nerve conduction velocity in athletes. Int. J. Sports Med. **5**, 26–30 (1984).

Kayar, S. R., Hoppeler, H., Howald, H., Claassen, H., and Oberholzer, F.: Acute effects of endurance exercise on mitochondrial distribution and skeletal muscle morphology. Eur. J. appl. Physiol. **54**, 578–584 (1986).

Komi, P. V., and Häkkinen, K.: Strength and power. In: Dirix, A., Knuttgen, H. G., and Tittel, K. (Eds.): The Olympic Book of Sports Medicine, pp. 181–193. Blackwell Scient. Publications, Oxford 1989.

Krämer, J.: Praktische Konsequenzen zur Belastbarkeit der Wirbelsäule beim Sport. Prakt. Orthop. Bd. 7, 41–44 (1977).

Krahl, H.: Zur Belastbarkeit menschlichen Sehnengewebes. Z. Orthop. **113**, 731–734 (1975).

Kummer, B.: Regulationen und Repairmechanismen des Stützapparates. Abstractband vom 33. Dtsch. Sportärzte-Kongr., Paderborn 1993.

Lanz, T. v., und Wachsmuth, W.: Praktische Anatomie, Bd. 1. Springer, Berlin–Heidelberg–New York 1972.

Larsson, L.: Morphological muscle characteristics in rowers. Can. J. Appl. Sports Sci. **5**, 239–244 (1980).

–: Histochemical characteristics of human skeletal muscle during aging. Acta Physiol. Scand. **117**, 469–471 (1983).

– and Ansved, T.: Effects of long-term physical training and detraining on enzyme histochemical and functional skeletal muscle characteristics in man. Muscle Nerve **8**, 714–722 (1985).

– and Tesch, P. A.: Motor unit fibre density in extremely hypertrophied skeletal muscles in man. Eur. J. appl. Physiol. **55**, 133–136 (1986).

Lexell, J., Downham, D., and Sjöström, M.: Distribution of different fibre types in human skeletal muscles. J. Neurol. Sci. **65**, 353–365 (1984).

Lippert, H.: Lehrbuch Anatomie. 2. Aufl. Urban & Schwarzenberg, München–Wien–Baltimore 1990.

Lüthi, J.-M., Gerber, Ch., Claassen, H., und Hoppeler, H.: Die verletzte und die immobilisierte Muskelzelle. Ultrastrukturelle Betrachtungen. Sportverletzung – Sportschaden **3**, 58–61 (1989).

Macdougall, J. D., Elder, G. C. B., Sale, D. G., Moroz, J. R., and Sutton, J. R.: Effects of strength training and immobilization on human muscle fibres. Eur. J. appl. Physiol. **43**, 25–34 (1980).

Mann, R.: Biomechanik der Sprunggelenkbänder. Med. Sport **23**, 18–19 (1983).

Michna, H.: Über experimentell induzierte Strukturveränderungen an der Sehne. Verh. Anat. Ges. **77**, 615–616 (1983).

Milz, St.: Darstellung der Trabekelarchitektur im Bereich der Kreuzbandinsertionsstellen des Tibiakopfes. Verh. Anat. Ges. **87**, 302 (1992).

Müller-Gerbl, M., Kenn, R., Beyer, W., Hirschfelder, H., und Putz, R.: Anpassungsreaktionen des subchondralen Knochens im Tibiaplateau auf geänderte mechanische Bedingungen. Verh. Anat. Ges. **87**, 89 (1992).

Nigg, B. M.: Biomechanische Überlegungen zur Belastung des Bewegungsapparates. In: Cotta, H., Krahl, H., und Steinbrück, K. (Hrsg.): Die Belastungstoleranz des Bewegungsapparates. Thieme, Stuttgart–New York 1980.

Noack, W., und Groher, W.: Skelettmuskulatur und ihre Adaptationsfähigkeit durch Leistungstraining. In: Cotta, H., Krahl, H. und Steinbrück, K. (Hrsg.): Die Belastungstoleranz des Bewegungsapparates. Thieme, Stuttgart–New York 1980.

Ogata, T., and Yamasaki, Y.: Scanning electron-microscopic studies on the three-dimensional structure of mitochondria in the mammalian red, white and intermediate muscle fibers. Cell Tissue Res. **241**, 251–256 (1985).

–: The three-dimensional structure of motor endplates in different fiber types of rat intercostal muscle. Cell Tissue Res. **241**, 465–472 (1985).

Ogawa, Y.: On the fine structural changes of the micro-vascular beds in the skeletal muscle. J. Yokohama City Univ., Ser. of Sport Sci. Med. **6**, 1–19 (1977).

Pieper, H.-G.: Sportspezifische Belastungsfolgen an der Schulter. Abstractband vom 33. Deutschen Sportärztekongr., Paderborn 1993.

Pieper, K.-S., Radon, M., Paul, I., und Förster, E.: Die Adaptation der Skelettmuskelfasertypen, der Deck- und Epiphysenknorpel postpuberaler, bipeder männlicher Wistar-Ratten an langzeitige statisch-dynamische Belastungen. Med. Sport **21**, 70–74 (1981).

Putz, R., Ennemoser, O., und Huber, Ch.: Schwingungsverhalten der menschlichen Wirbelsäule. Verh. Anat. Ges. **77**, 309–311 (1983).

Radon, M., Typlt, E., Kässner, A., Paul, I., und Pieper, K.-S.: Histochemische und biochemische Untersuchungen an Menisken zur Charakterisierung des Energiestoffwechsels in Abhängigkeit von der Vaskularisation. Med. Sport **25**, 162–165 (1985).

Reichert, M., und Häcker, R.: Zur metabolischen Adaptation von Skelettmuskelmitochondrien an Belastung und sportliches Training. Med. Sport **27**, 2–7 (1987).

Riedel, H., Zapf, J., und Zeidler, J.: Cytokine und Knochenstoffwechsel – Betrachtungen zum Einfluß belastungsinduzierter immunologischer Veränderungen auf den Knochenumbau. Abstractband vom 33. Deutschen Sportärztekongr., Paderborn 1993.

– – –, Allolio, B., Klein, K., Lehmann, R., Kemmler, W., und Kull, S.: Referenzwerte der lumbalen Knochendichte (LWK 2–4) bei Ausdauersportlerinnen im Vergleich zu einer Kontrollgruppe. Abstractband vom 33. Deutschen Sportärztekongr., Paderborn 1993.

Riederer, A., Trudrung, P., Grevers, G. und Günther, E.: Immunhistochemischer Nachweis neuronaler Strukturen in der Nasenmuschel des Menschen. Verh. Anat. Ges. 87, 243 (1992).

SCHWINGER, G., HOMANN, B., und ZANGER, K.: Biomechanische und feinstrukturelle Untersuchungen an der menschlichen Dura mater. Verh. Anat. Ges. 87, 194 (1992).

SJÖSTRÖM, M., DOWNHAM, D. Y., and LEXELL, J.: Distribution of different fiber types in human skeletal muscles: why is there a difference within a fascicle? Muscle Nerve 9, 30–36 (1986).

STAUBESAND, J., HEISTERKAMP, Th., und STEGE, H.: Ultraschall-Doppler-Messungen zur Effektivität aktiver und passiver Bewegungen im oberen Sprunggelenk für die Förderung der venösen Hämodynamik. Verh. Anat. Ges. 88, 380 (1992).

STEHLE, P.: Biomechanische Belastungsuntersuchungen an mehrbelasteten Röhrenknochen. In: TITTEL, K., ARNDT, K.-H., und HOLLMANN, W. (Hrsg.): Sportmedizin gestern – heute – morgen. Sportmed. Schriftenreihe Bd. 28. Barth, Leipzig–Berlin–Heidelberg 1993.

STEINBRÜCK, K.: Wirbelsäule und Sport. In: HECK, H. (Hrsg.): Sport: Leistung und Gesundheit. Dtsch. Ärzte-Verlag, Köln 1983.

TESCH, P. A., THORSTENSSON, A., and KAISER, P.: Muscle capillary supply and fiber type characteristics in weight and power lifters. J. appl. Physiol. 56, 33–38 (1984).

TIPTON, C. M., VAILAS, A. C., and MATTHES, R.: Experimental studies on the influence of physical activity on ligaments, tendons and joints. Acta Med. Scand. Suppl. 711, 157–168 (1986).

TITTEL, K.: The influence of work load of different duration and intensity on hypertrophy, pulling stability and extension capacity of dense collagen connective tissue. Sond. H. Brit. J. Sportsmed. 78–84 (1973).

–: Die Belastbarkeit der Wirbelsäule unter Berücksichtigung funktionell-anatomischer und biomechanischer Gesichtspunkte. Med. Sport 21, 3–10 (1981).

–: Die Belastbarkeit der Sprunggelenke aus funktionell-anatomischer Sicht. Med. Sport 23, 5–9 (1983).

–: Funktionell-anatomische und biomechanische Grundlagen für die Sicherung des „arthro-muskulären Gleichgewichts" im Sport – ein Beitrag zur Erhöhung der Belastbarkeit bindegewebiger Strukturen. Med. Sport 26, 2–4 (1986).

– und KNACKE, W., BRAUER, B., OTTO, H.: Der Einfluß körperlicher Belastung unterschiedlicher Dauer und Intensität auf die Kapillarisierung der Herz- und Skelettmuskulatur bei Albinoratten. Dtsch. Ärzte-Verlag, Berlin–Köln 1967.

– and PIEPER, K.-S.: The three-dimensional structure of skeletal-free muscles as a basic principle of movement (considering genetic, functional and structural relations). In: Biomechanics 1, 245–250. Karger, Zürich–New York 1968.

– und SCHMIDT, H.: Die funktionelle Anpassungsfähigkeit des passiven Bewegungsapparates an sportliche Belastungen. Med. u. Sport 14, 129–136 (1974).

– und HERM, K.-P.: Biologisches Alter und Adaptation der Skelettmuskelkraft. TW Sport + Medizin 4, 460–468 (1992).

– and WUTSCHERK, H.: Anthropometric factors in strength training. In: KOMI, P. V. (Ed.): Strength and Power in Sports. Blackwell Sci. Publications, Oxford 1993.

WEHN, L., BRASSOW, F., and KOANZ, R.: Computertomographische Messung der Belastbarkeit von Wirbelkörpern. In: HACKENBROCH, M. H., REFIOR, H.-J., und JÄGER, M.: Biomechanik der Wirbelsäule. Thieme, Stuttgart – New York 1983.

WIRHED, R: Sport-Anatomie und Bewegungslehre. Schattauer, Stuttgart – New York 1984.

ZAPF, J., KEMMLER, W., KULL, S., WEYLAND, J., und RIEDEL, H.: Objektivierung von quantitativen und qualitativen Eigenschaften des Knochens mittels Ultraschall bei Ausdauersportlern. Abstractband vom 33. Deutschen Sportärztekongr., Paderborn 1993.

ZUMSTEIN, A., MATHIEU, O., HOWALD, H., und HOPPELER, H.: Morphometric analysis of the capillary supply in skeletal muscles of trained and untrained subjects. Pflügers Arch. 397, 277–283 (1983).

Bildnachweis

Abbildungen (auch in modifizierter Form), die nicht auf den Autor dieses Buches zurückgehen, entstammen nachfolgend aufgeführten Quellen:

12   VOSS, H., und GEYER, G.: Grundriß der normalen Histologie und mikroskopischen Anatomie. 14. Aufl. Thieme, Leipzig 1977.

21, 24   SCHARF, J. H.: Bau und Funktion des Knochens. Zbl. Chir. 85, 809–828 (1960).

26   KUMMER, B.: Photoelastic studies on the functional structure of bone. Folia bootheret. 6, 31–40 (1966).

28   BENNINGHOFF, A., und GOERTTLER, K.: Lehrbuch der Anatomie des Menschen, Bd. 1, 11. Aufl. Hrsg. u. neubearb. von J. STAUBESAND. Urban & Schwarzenberg, München–Berlin–Wien 1975.

29, 30, 31, 32   SCHARF, J. H.: Bau und Funktion des Knochens. Zbl. Chir. 85, 809–828 (1960).

33   PAUWELS, F.: Gesammelte Abhandlungen zur funktionellen Anatomie des Bewegungsapparates. Springer, Berlin–Heidelberg–New York 1965.

34   KNESE, K. H.: Knochenstruktur als Verbundbau. Thieme, Stuttgart 1958.

39   VOSS, H., und HERRLINGER, R.: Taschenbuch der Anatomie. Bd. 1, 16. Aufl. Fischer, Jena 1979.

41   SCHARF, J. H.: Aufbau des extrapyramidalen Systems. Ärztl. Fortb. 48, 468–471 (1959).

42   ORCI, I., FORSSMANN, W. G., MATTER, A., PICTET, R., und ROUILLER, Ch.: Phasenkontrastoptische und ultrastrukturelle Untersuchungen über Degenerationsformen der Skelettmuskelfaser von Laboratoriumstieren und vom Menschen. Z. Zellforsch. 84, 24–43 (1968).

43   BUCHTHAL, F., SVENSMARK, O., and ROSENFALCK, P.: Mechanical and chemical events in muscle contraction. Physiol. Rev. 36, 503–538 (1956).

49   OGAWA, Y.: On the fine structural changes of the microvascular beds in the skeletal muscle. Yokohama City Univ., Ser. of Sport Science Med. 6, 1–19 (1977).

52, 53   BENNINGHOFF, A., und GOERTTLER, K.: Lehrbuch der Anatomie des Menschen, Bd. 1, 11. Aufl. Hrsg. u. neubearb. von J. STAUBESAND. Urban & Schwarzenberg, München–Berlin–Wien 1975.

54   RAUBER, A., und KOPSCH, F.: Anatomie des Menschen, Bd. 1: Bewegungsapparat. Hrsg. von B. TILLMANN und G. TÖNDURY. Thieme, Stuttgart 1987.

57   MÖRIKE, F., und MERGENTHALER, W.: Biologie des Menschen. Quelle & Meyer, Heidelberg 1959.

67   KRÄMER, J.: Praktische Konsequenzen zur Belastbarkeit der Wirbelsäule beim Sport. Prakt. Orthop. Bd. 7, 41–44 (1977).

76 Benninghoff, A., und Goerttler, K.: Lehrbuch der Anatomie des Menschen, Bd. 1, 11. Aufl. Hrsg. u. neubearb. von J. Staubesand. Urban & Schwarzenberg, München–Berlin–Wien 1975.

88 Benninghoff, A., und Goerttler, K.: Lehrbuch der Anatomie des Menschen, Bd. 1, 11. Aufl. Hrsg. u. neubearb. von J. Staubesand. Urban & Schwarzenberg, München–Berlin–Wien 1975.

89 Mollier, G.: Plastische Anatomie. 2. Aufl. Bergmann, München 1938.

104, 118, 120 Lanz, T. v., und Wachsmuth, W.: Praktische Anatomie, Bd. 1. Springer, Berlin–Heidelberg–New York 1972.

121 Voss, H., und Herrlinger, R.: Taschenbuch der Anatomie, Bd. 1, 16. Aufl. Fischer, Jena 1979.

124 Lanz, T. v., und Wachsmuth, W.: Praktische Anatomie, Bd. 1. Springer, Berlin–Heidelberg–New York 1972.

128 Waldeyer, A.: Anatomie des Menschen, Bd. 1 u. 2, 6. Aufl. De Gruyter & Co., Berlin 1969.

131 Lanz, T. v., und Wachsmuth, W.: Praktische Anatomie, Bd. 1. Springer, Berlin–Heidelberg–New York 1972.

137, 140 Benninghoff, A., und Goerttler, K.: Lehrbuch der Anatomie des Menschen, Bd. 1, 11. Aufl. Hrsg. u. neubearb., von J. Staubesand. Urban & Schwarzenberg, München–Berlin–Wien 1975.

141, 142, 151, 152 Lanz, T. v., und Wachsmuth, W.: Praktische Anatomie, Bd. 1. Springer, Berlin–Heidelberg–New York 1972.

158 Hennig, E. M., und Milani, Th. L.: Die Dreipunktunterstützung des Fußes. Z. Orthop. **131**, 279–284 (1993).

159 Kummer, B.: Bauprinzipien des Säugerskeletts. Thieme, Stuttgart 1959.

194, 206, 208 Benninghoff, A., und Wachsmuth, W.: Lehrbuch der Anatomie des Menschen, Bd. 1, 11. Aufl. Hrsg. u. neubearb. von J. Staubesand. Urban & Schwarzenberg, München–Berlin–Wien 1975.

207 Voss, H., und Herrlinger, R.: Taschenbuch der Anatomie, Bd. 1, 16. Aufl. Fischer, Jena 1979.

211, 219 Mörike, F., und Mergenthaler, W.: Biologie des Menschen. Quelle & Meyer, Heidelberg 1959.

213, 226 Benninghoff, A., und Wachsmuth, W.: Lehrbuch der Anatomie des Menschen, Bd. 1, 11. Aufl. Hrsg. u. neubearb. von J. Staubesand. Urban & Schwarzenberg, München–Berlin–Wien 1975.

241, 242 Clara, M.: Das Nervensystem des Menschen. 3. Aufl. Barth, Leipzig 1959.

250 Mörike, F. und Mergenthaler, W.: Biologie des Menschen. Quelle & Meyer, Heidelberg 1959.

253 Scharf, J. H.: Neuronenlehre und Reticulumtheorie als mögliche Bauprinzipien des Nervensystems. Wiss. Z. Univ. Halle, math.-naturwiss. Kl. IX/1, 81–98 (1960).

254 Clara, M.: Das Nervensystem des Menschen. 3. Aufl. Barth, Leipzig 1959.

257 Mörike, F. und Mergenthaler, W.: Biologie des Menschen. Quelle & Meyer, Heidelberg 1959.

259 Clara, M.: Das Nervensystem des Menschen. 3. Aufl. Barth, Leipzig 1959.

26. Sachregister

Seitenzahlen, die durch **Fettdruck** hervorgehoben sind, kennzeichnen eine eingehendere textliche oder abbildungsgemäße Erklärung eines Sachwortes.
Die Knochen- und Muskelangaben in den Tafeln I bis XLVIII sind den Innenseiten des Bucheinbandes zu entnehmen.

Abduktion des Armes im Schultergelenk 125, 127, 128, **130**, **131**, 132, 195, 235
Abduktion des Beines im Hüftgelenk 158, 159, **161**, 162, 164
Abduktion des Fußes 181
Abkürzung gebräuchlicher Begriffe 13
Abrollen des Fußes 187
Abwehrgewebe 50, 278, 290, 299
Abwehrvorgänge, immunologische 278
Abweichungen der physiologischen Wirbelsäulenkrümmungen 85, 86, 87
Abwinkelung der Hand, ellen- und speichenwärts 143
Acetabulum 152, 157
Acetylcholin, Überträgersubstanz (Transmitter) 68, 264, 320, 341
Achillessehne 183, 184, **185**, 186, 196, 203
Achillodynie 184, 196
achromatisches Kerngerüst der Zelle 15, **18**
Achselhöhle 116, 119, 124, 127, 129, 277, 313
Achsellücke, mediale und laterale 130
Achselschlagader 269
Achsen des Körpers 11, **12**
Achsenfaden des Spermiums 307
Achsenzylinder 68, 322, **323**
Acromio-Clavicular-Gelenk 118, **119**
Acromion 116, 117, 119, 121, 123, 127, 130, 137, 139, 228
Actin 54, 56, 60
Actomyosin-Komplex 54
Adamsapfel 281
Adaptabilität, bewegungsinduzierte der Binde- und Stützgewebe 32, 34, 35, 67
Adaptabilität, bewegungsinduzierte des Knochengewebes 45, 46, 47, 48
Adaptabilität, bewegungsinduzierte der Skelettmuskulatur 60, 61, 62, 63, 64, 65, 192
Adduktion des Armes im Schultergelenk 127, 128, 129, **130**, **131**, 132, 137, 231
Adduktion des Beines im Hüftgelenk 157, 158, 159, **161**, 163, 164
Adduktion des Fußes 181, 186, 187
Adduktoren des Oberschenkels 162, 163, 164, 201
Adduktorenschlitz (-kanal) 163
Adenohypophyse 62, **301**, 302
Adergeflechte 326, 327, 328
Aderhaut des Auges 314, **315**
Adiuretin 333
Adrenalin, Überträgersubstanz (Transmitter) 264
Adventitia 265, 266, 268
A-Fasern des Muskelfaserspektrums 57, 59
Agonist, Rolle beim Bewegungsablauf 73, 192, 195, 215

Agranulocyten 274
Akkomodationsapparat der Augenlinse 315
Akromegalie 302
Aktivitätshyperplasie der Zelle 19
Aktivitätshypertrophie der Zelle 19
alpha-Motoneuron 68
Alterationen im Z-Streifen nach exzentrischer Belastung 62
altersabhängige Rippenneigung 91
Altershaut 311, **312**
Altersosteoporose 37, 48
Alveolarepithelien 27, 283
Alveoli dentales 108, 289
Alveoli pulmonales 31, 255, 282, **283**
Amboß 195, **318**
Amboß-Steigbügel-Gelenk 318
Amitose **19**
Amphiarthrosen 53, 147
Analyse von Bewegungsabläufen 191 bis 254
Anaphase 20, **21**
Angioarchitektonik der Großhirnrinde 329
Angulus venosus 276
Anhangsgebilde der Haut 313, **314**
anisotrope, doppellichtbrechende (A-)Streifen des Skelettmuskels 56
Anpassung (funktionell-strukturelle) der faser- und interzellularsubstanzreichen Stützgewebe an Belastungen 32, 33, 34, 35, 36, 67, 192
Anpassung (funktionell-strukturelle) des Knochengewebes an Belastungen 39, 40, 41, 42, 43, 44, 45, 46, 47, 48, 192
Anpassung (funktionell-strukturelle) des Knochengewebes an sportartspezifische, langjährige Belastungen 48, 192
Anpassung (funktionell-strukturelle) der Skelettmuskulatur an Belastungen 60, 61, 62, 63, 64, 65, 192
Anpassung (funktionell-strukturelle) der Zelle 19
Anspannungsphase im Herzzyklus 262
Ansteuerung, nervale 68
Antagonist, Rolle beim Bewegungsablauf 192, 195, 215
Antagonismus, funktioneller (Sympathicus-Parasympathicus) 341
Anteversion des Armes im Schultergelenk 127, 128, **130**, **131**, 132
Anteversion des Beines im Hüftgelenk 158, 159, **161**, 162, 163, 164, 237
Anteversion des Beines im Kniegelenk 169
Anteversion des Rumpfes 195
Antikörper 256, 274, 280
Anuli fibrosi der Zwischenwirbelscheibe 79, 80, 82
Anulus fibrosus cordis 258
Anzieher des Beines, großer 151, 162, 163, 164
Anzieher des Beines, kurzer 162, 163, 164, 174, 221
Anzieher des Beines, langer 120, 162, 163, 164, 174, 221
Aorta 31, 93, 255, 256, 257, 259, 260, 261, 262, 264, 265, 269, 270, 276, 341
Aorta, Astfolge 269
Aortenbogen 259, 265, 266, 267, 269
Aortenklappe 269
Aortenschlitz im Zwerchfell 93, 269
Apex pulmonis 282
apokrine Drüsen 27
Aponeurosen 31, 94, **95**, 96, 97, 121, 135, 145, 149, 190
Aponeurosis linguae 286
Aponeurosis lumbalis 95
Aponeurosis palmaris 145
Aponeurosis plantaris 190
Appendix vermiformis 285, 293, 294

appositionelles Knochenwachstum 37, 38, 39
Arbeit, dynamische 214
Arbeit, exzentrische 227
Arbeit, statische (isometrische) 214
Aquaeductus mesencephali Sylvii 326, 327
Äquatorialebene bei Zellteilung 20, 21
Arachnoidalzotten 324, 325
Arachnoidea encephali 324, 325
Arachnoidea spinalis 337
Arbeitsleistung des Skelettmuskels 70, 71, 72
Arbeitsteilung in der Zelle 14
Arbeitsteilung in den Geweben 21
Arbeitsweise von Streckschlingen 197 bis 217
Arbeitsweise von Beugeschlingen 217 bis 228
Arbor vitae des Kleinhirns 334, 335
Architektur des Röhrenknochens 42, 43, 75, 156
Arcus aortae 269
Arcus vertebrae 74
Area striata 315
argyrophile Fasern 30, 267
Armbeuger 134, 135, 136, 138, 139
Armblutadern 271
Arm-Kopf-Arterie 259, 269, 270
Arm-Kopf-Venen 271
Armmuskel, zweiköpfiger 64, 65, 117, 119, 126, 127, 131, 132, 133, 134, 135, 136, 137, 138, 139, 140, 141, 208, 231, 235
Armschlagader 126, 138, 269, 270
Armstrecker, dreiköpfiger 64, 117, 119, 127, 130, 131, 134, 136, 137, 138, 139, 251, 235
Arterien (Schlagadern), allgemeines 255, 256, 265, 266, 267
Arterien (Schlagadern), spezielles 256, 268, 269, 270, 271
Arterien des Körperkreislaufes 268, 269, 270, 271
Arteriolen 256, 264, 268
Arthrologie, allgemeine 49, 50, 51
Arthrologie, spezielle 51, 52, 53
arthromuskuläre Dysbalancen 73, 195
arthromuskuläres Gleichgewicht 73, 196
Aryknorpel 281
Aschoff-Tawara-Knoten 263
Assoziationssysteme im Großhirn 326, 330
A-Streifen des Skelettmuskels 55, 56
Astrosphäre 16
Atemepithel 283, 284
Atemfläche 283, 284
Atemhilfsmuskeln 94, 99, 115, 124, 128
Atemmechanik 98, 99
Atemmuskeln 89
Atemzentrum 76, 336
Atlas 76, 83, 121
Atlas-Querband 76
Atmungsregion, mittlere und untere Nasenmuschel 280
Atmungssystem 92, 278 bis 284
Atmungstyp und Brustkorbform 89, 91, 98, 99
Atrioventrikular-(Segel-)Klappen 261, 262
Atrioventrikular-Knoten 263
Atrium dextrum cordis 255, 256, 258, 259, 260, 261, 262
Atrium sinistrum cordis 255, 256, 258, 259, 260, 261, 262
Auerbach-Plexus(-Geflecht) 284
Augapfel 113, 314, 315, 316, 317, 335
Auge, Bestandteile 314
Augenhäute 314, 315
Augenhöhle 104, 105, 106, 107, 108, 114, 279, 314, 317
Augenkammer, vordere und hintere 314, 315, 316

Augenlider 113, 314, 316
Augenmuskeln, gerade und schräge 316
Augenmuskel-Nerv 336
Augenmuskelzentrum 329
Augenringmuskel 64, 112, 113, 115
Außenrotation des Armes im Schultergelenk 127, 130, 131, 132
Außenrotation des Beines im Hüftgelenk 157, 158, 159, 161, 162, 164
Außenrotation des Beines im Kniegelenk 169, 171
Austreibungsphase im Herzzyklus 262
Auswärtsdreher der Hand 140, 146
Automatisierung der Bewegung 332
autonomes (vegetatives) Nervensystem 340, 341, 342
AV-Knoten 263
Axis 76, 83
Axolemm 323
Axon, Bau 322
Axoplasma 322

Backen-(Wangen-)Muskel 112, 113, 115, 288
Backenzähne 289
Bahnen, extrapyramidal-motorische 331, 332
Bakterienflora, physiologische 294, 295
Bälkchenspongiosa 42, 43, 75, 156
Balken (Kommissurensystem der Hirnhemisphären) 325, 326, 327, 328, 330, 334
Balkenstrahlung 326, 327
Bänder des Beckengürtels 153, 154
Bänder des Brustbeins 91
Bänder des Ellbogengelenks 134
Bänder der Fingergelenke 148
Bänder des Handgelenks 143, 144
Bänder des Hüftgelenks 157, 158
Bänder des Kniegelenks 169, 170, 171, 172, 249
Bänder des Kreuz-Darmbein-Gelenks 153, 154
Bänder des oberen Sprunggelenks 180, 181
Bänder der Wirbelsäule, lange und kurze 79, 82
Bandhaften 49, 109, 110, 153, 166, 179
Bandsicherung von Gelenken 134, 148
Barr-Körperchen 274
Bartholin-Drüsen 307
Basalganglien des Großhirns 331, 332
Basalmembran 22, 68, 256
Basilarmembran 319, 320
Basis cranii 105
basophile Granulocyten 273, 274
Bauch-*Aorta*, Äste 269
Bauchatmung 99
Baucheingeweide 98
Bauchhöhle 91, 98, 217, 303, 304, 309
Bauchhöhlen-Schlagader 270
Bauchfell 22, 35, 285
Bauchmuskel, äußerer schräger 92, 94, 95, 96, 97, 98, 103, 119, 151, 198, 199, 239, 240
Bauchmuskel, gerader 64, 65, 94, 95, 96, 97, 98, 104, 119, 195, 197, 198, 199, 201, 212, 220, 231, 239
Bauchmuskel, innerer schräger 92, 94, 95, 96, 97, 98, 151, 198, 199, 228, 240
Bauchmuskel, querer 92, 94, 95, 96, 97, 151, 239, 303
Bauchmuskulatur 94, 95, 96, 97, 98, 99, 100, 195, 196, 198, 199, 217, 228, 249, 254
Bauchpresse 94, 98, 99, 128, 215, 237
Bauchschlagader 265

Bauchspeicheldrüse 285, 293, 294, 295, 298, 302
Bauchspeicheldrüse, Ausführungsgang 298
Bauchspeicheldrüsengang 298
Bauchwand, muskuläre (Quer-, Längs- und Schräggurtung) 97, 237, 239, 240, 251, 254
BAUHIN-Klappe 293, 294
Bauschmuskel des Halses 121
Bauschmuskel des Kopfes 115
Baustoffwechsel der Zelle 19
Becherzellen 22, 25, 26, 27, 279, 293, 294
Becken als Ganzes 150, 154, 155
Becken, Geschlechtsunterschiede 155
Becken, großes und kleines 154, 155, 308
Beckenausgang 154
Beckenbänder 153, 154
Beckenboden-Muskulatur 98, 154
Becken-Durchmesser 154
Beckeneingang 154
Beckengürtel 99, 150, 151, 152, 222
Beckengürtel-Bänder 153, 154
Beckengürtel-Verbindungen 152, 153
Beckenmaße 154
Beckenneigung 83, 84, 86, 155, 158, 216, 228
Bei- (Neben-) Schilddrüsen 300
Bein, tragende Stütze beim Gehen 193
Belastbarkeit des Binde- und Stützsystems 196, 215, 216
Belastung – Beanspruchung, Wechselbeziehungen 41
BERTIN-Band 79, 87, 155, 157, 158, 159, 161, 173
BERTIN-Säulen der Nierenrinde 304
Beschleunigungskraftstoß 192, 227, 251
Betriebsstoffwechsel der Zelle 19
BETZ-Riesenpyramidenzellen 68, 322
B-Fasern des Muskelfaserspektrums 57, 58
Bewegung, azyklische 227, 250
Bewegung, zyklische 227, 250
Bewegungsausmaß der Gelenke 110, 118, 119, 120, 158, 159, 169, 179, 181, 182, 217, 226
Bewegungskombinationen 181
Bewegungsmöglichkeiten der Gliedmaßen 13, 73
Bewegungssegment der Wirbelsäule 74
Biegefestigkeit des Knochens 44, 162, 191
Bifurcatio tracheae 282
Bikuspidalklappe 261, 262
Binde- und Stützgewebe 21, 29, 30, 31, 32, 33, 34, 35, 36
Binde- und Stützgewebe, Reifungs- und Alternsprozeß 52
Bindegewebe, elastisches 29, 31, 35, 265
Bindegewebe, embryonales 29, 35, 37
Bindegewebe, lockeres 29, 30, 35, 312
Bindegewebe, netzförmiges (retikuläres) 29, 30, 35
Bindegewebe, straffes 29, 31, 32, 33, 35
Bindegewebsknochen 37, 116
Bindegewebsknorpel 31, 32, 36, 79, 80, 81, 82
Bindehaut 279, 317
Binnenbänder der Gelenke 50, 90
bipolare Ganglienzellen 322
birnförmiger Muskel 159, 161, 164, 199, 215, 229
Blasengalle 297
Bläschendrüsen 24, 306, 308
Bläschenfollikel 300
Blinddarm 293, 294
blinder Fleck der Netzhaut 314, 315
Blut 30, 255, 272, 273, 274, 275
Blut, Aufgaben 272

Blutadern (Venen), allgemein 255, 256, 267, 268
Blutaderklappen 268
Blutadern des Körperkreislaufes 272
Blutaustauschfläche 273
Blutbild 272
Blutdruck 264, 265, 266, 267, 269, 304, 342
Blutdruckregler (-zügler) 267
Bluteiweiß 274
Blutfarbstoff 255, 274
Blutgefäßlehre, allgemeine 69, 70, 264, 265, 266, 267, 268, 342
Blutgefäßlehre, spezielle 53, 54, 268, 269, 270, 271, 272
Blutgerinnung 275
Blutgesamtvolumen 266, 267, 268, 272
Blut-Gewebe-Schranke 63, 267
Blut-Haargefäße (Capillaren) 62, 63, 69, 70, 255, 258, 264, 267
Blut, kolloid-osmotischer Druck 274
Blutkörperchen, Bildung 273
Blutkörperchen, farblose 272, 273, 274, 275
Blutkörperchen, rote 272, 273
Blutkreislauf, großer, kleiner, fetaler 255, 256
Blutkuchen 275
Blutleiter der harten Hirnhaut 324, 325
Blutmauserung 273, 277
Blutplasma 272, 273, 275
Blutplättchen 273, 275
Blutserum 273, 275
Blutspeicher 268, 272, 277
Blutströmungsgeschwindigkeit 255, 264, 267
Blutverteilung 264, 268
Bodenreaktionskräfte 192, 197
Bogenband der Symphyse des Beckens 152
Bogengänge, häutige und knöcherne 317, 318, 319
BOWMAN-Kapsel 304, 305
Breccienknochen 45
BRECHET-Kanäle 105
Bremsphase in der Bewegung 214, 227
Bries 278
BROCA-Sprachzentrum (motorisches) 328, 329
Bronchialbaum 282, 283
Bronchien 32, 342
Bronchiolen 24, 279, 282
Bronchiolus alveolaris 282, 283
Bronchiolus terminalis 282, 283
Bronchus 282
Bronchus principalis 282
Brücke des Rautenhirns 108, 328, 334, 335, 336, 337
Brückenarme des Kleinhirns 336
Brust-*Aorta*, Äste 269
Brustatmung 91, 92, 99
Brustbein 88, 89, 91, 93, 96, 99, 115, 117, 278
Brustbeinkörper 89, 91, 119, 123
Brustbein-Rippenbänder 91
Brustbein-Rippen-Verbindungen 90, 91
Brustbein-Schildknorpelmuskel 115
Brustbein-Schlüsselbeinband 91
Brustbein-Symphyse 36, 91, 123
Brustbein-Zungenbeinmuskel 115
Brustdrüse 24, 27
Brustfell 22, 284
Brustkorb 88, 89, 90, 91, 92, 93, 94, 98, 99, 103, 119, 123, 124, 127
Brustkorb-Muskulatur 92, 93, 94
Brustkorböffnung, obere und untere 91, 92, 94, 99
Brustkyphose 83, 84, 85, 86

Brustmuskel, großer 94, 99, 119, 127, 128, 129, 130, 131, 132, 136, 138, 139, 195, 198, 199, 201, 207, 208, 228, 231, 237, 240
Brustmuskel, kleiner 94, 99, 119, 120, 122, 123, 125
Brustmuskel, querer 92
Brustnerven 338
Brustschlagader 265, 269
Brustwirbel 48, 74, 76, 85, 88, 89, 90, 102, 121
Brustwirbelsäule 76, 80, 87, 101, 104, 121
Bulbus aortae 269
Bulbus oculi 314, 316
Bulbus penis 306
Burdach-Strang 332, 337
Bursae synoviales 50, 68, 127, 141, 170, 171, 184
Bürstensaum der Endothelzelle 22

Caecum 293, 294
Cajal-Zelle 321
Calcaneus 176, 177, 178
Calices renales 304
Calvaria 105
Camera bulbi anterius et posterius 314, 315, 316
Canales diploici 105
Canales semicirculares 319
Canaliculi lacrimales 317
Canalis adductorius 163
Canalis nasolacrimalis 25, 279, 317
Canalis sacralis 78
Canalis spiralis cochleae 320
Canalis vertebralis 74, 105
Capillare, Bau 62, 255, 256, 267
Capillarbett, funktionelle Erweiterung 34, 60, 61, 62, 63, 69, 70, 267
Capillardichte 69, 255, 267, 283
Capillargefäße 62, 63, 69, 70, 255, 258, 264, 267, 268, 274, 283, 284
Capillarisierung der Skelettmuskelfasertypen 57, 58, 59, 60, 61, 62, 63
Capillarkreislauf 255
Capillarnetz der Haut 312
Capillarnetz der Leber 297
Capillarnetz, respiratorisches 283
Capillarnetz der weichen Hirnhaut 325
Capillarpermeabilität und Altern 63
Capillarvolumen 70
Capillarwand 22, 62, 255
Capsula adiposa der Niere 303, 304
Capsula articularis 49, 50
Capsula externa 327
Capsula extrema 327
Capsula fibrosa der Niere 303, 304
Capsula interna 327, 328, 330, 332
Cardia ventriculi 291, 292
Carotissinus 267, 269
Carpus 133, 141, 142
Cartilagines arytaenoideae 281
Cartilagines nasi 278
Cartilagines tracheales 282
Cartilago articularis 34, 38, 39, 40, 41, 48, 49, 196
Cartilago corniculata Santorini 281
Cartilago costalis 31, 32, 88, 92
Cartilago cricoidea 281, 282
Cartilago epiglottica 281, 282
Cartilago thyreoidea 115, 269, 281, 282
Caruncula lacrimalis 317

Caruncula sublingualis 288
Cavitas glenoidalis 117, 126
Cavitas oris propria 285
Cavum cranii 105
Cavum epidurale 337
Cavum infraglotticum 282
Cavum laryngis 281
Cavum medullare 42
Cavum nasi 106, 107, 279
Cavum subarachnoidale 325
Cavum tympani 317, 318
Cellulae ethmoidales 279
Cementum dentis 289
Centriolen 16, 19, 20, 21, 307
Centrosphäre 19, 20
Centrum tendineum des Zwerchfells 93, 259
Cerebellum 106, 108, 324, 329, 331, 332, 334, 335, 336
Cerebrum 324, 325, 326, 327, 328, 329, 330, 331, 332
C-Fasern des Muskelfaserspektrums 57, 58
Chemoarchitektur der Großhirnrinde 329
Chiasma crurale 186
Chiasma opticum 106, 334
Chiasma plantare 186
Choanen 106, 279
chondrale Knochenentwicklung 37, 38, 39
Chondrocyten 32, 34, 35, 36, 38
Chondrocyten, Reaktion auf Belastungen 34
Chondroklasten 38
Chondron 32, 34
Chondropathia retropatellaris 196
Chopart-Gelenklinie 182
Chordae tendineae 260, 261
Choroidea 314, 315
Chromatin 18, 20, 307
chromatische Substanzen 18
Chromosomen 18, 19, 20, 21, 274
Chylussaft 275, 276
Chylusgefäße der Darmzotten 275, 292, 293
Chymus 291
Cingulum extremitatis superior 116, 117, 118, 119, 120
Cinocilien 25
Circulus arteriosus cerebri 269
Cisterna chyli 276
C-Knorpel (im Kniegelenk) 32, 168, 169, 170, 249
Claudius-Zellen 319
Claustrum 327, 328
Clavicula 116, 119, 121, 123, 137, 139
Clitoris 308
Cochlea 319
Cohnheim-Felderstruktur 57
Collodiaphysenwinkel 156
Collum anatomicum humeri 126
Collum chirurgicum humeri 126
Collum femoris 155, 156
Colon 285, 293, 294
Colon sigmoideum 293, 294
Columna anterior spinalis 339
Columna posterior spinalis 339
Columna renalis 304
Columna vertebralis 74, 75, 76, 77, 78, 79, 88, 99
Commissura rostralis 326
Commissurensysteme im Großhirn 326
Compacta des Knochens 176

Conchae nasales 105, 107, 279, 280
Condylus lateralis femoris 155, 156, 168
Condylus medialis femoris 155, 156, 168
Condylus lateralis tibiae 165, 166, 182, 183, 184
Condylus medialis tibiae 165, 166, 175
Condylus occipitalis 105, 106
Conjunctiva 317
Conus elasticus 281
Conus medullaris 337
Cor (s. Herz)
Corium 311, 312
Cornea 23, 314, 315
Cornu anterius (im Stirnlappen) 326, 327
Cornu anterius spinalis 339
Cornu inferius (im Schläfenlappen) 326, 327, 328
Cornu posterius (im Hinterhauptslappen) 326, 327
Corpus adiposum infrapatellare 171
Corpus adiposum retrosternale 278
Corpus callosum 325, 326, 327, 328
Corpus cavernosum penis 306
Corpus ciliare 314, 315, 316
Corpus luteum 309
Corpus medullare 395
Corpus spongiosum penis 306
Corpus vertebrae 74
Corpus vitreum 314, 316
Corpuscula renalis 304
Corpuscula lamellosa 311, 313
Corpuscula tactus 314
Cortex cerebellaris 335
Cortex cerebri 325, 326, 327, 328, 329, 330
Cortex renalis 304
CORTI-Organ 319, 320
Costae 88, 89, 90, 91
COWPER-Drüse 306
Cristae-Typ der Mitochondrien 16, 17, 61
Crura cerebri 333, 335
Culmen 334
Cuneus 329
Curvatura major et minor 291, 292
Cuticularsaum der Endothelzelle 22
Cutis 310, 311, 312
Cytaster 16
Cytoarchitektonik der Großhirnrinde 329
Cytocentrum 16, 19
Cytologie 14, 15, 16, 17, 18, 19, 20, 21
Cytoplasma 14 bis 21, 25, 26, 27, 29, 30, 35, 37
Cytoplasmamembran 15, 16

Dach des Mittelhirns 333
DALTON-Komplex 16, 17, 19
Darm, Abschnitte 292, 293, 294
Darm-Arterien 256
Darmbeinkamm 94, 95, 97, 102, 119, 121, 151, 152, 154
Darmbein-Lenden-Band 153, 217
Darmbeinmuskel 151, 159, 294
Darmbein-Rippen-Muskel 101, 102, 215
Darmbeinschaufel 119, 121, 151, 152, 160, 161, 294
Darmbein-Schenkel-Band 79, 151, 157, 158, 216
Darmbeinstachel, hinterer oberer 152
Darmbeinstachel, hinterer unterer 152
Darmbeinstachel, vorderer oberer 95, 119, 121, 151, 152, 154, 162, 174
Darmbeinstachel, vorderer unterer 119, 151, 152, 157, 173
Darmepithel 293
Darmgekröse 35
Darmschleimhaut 24, 284
Darmwand, Schichtenbau 284, 285
Darmzotten, Bau und Funktion 292, 293
Daumenballen, Muskulatur 136, 139, 144, 146, 149, 150
Deckepithel 22
Deckgewebe, Formen 21, 22, 23, 24, 25, 26, 27, 28, 29
Deckknochen 37, 110
Deckplatten des Wirbelkörpers 79, 80, 81
Decussatio pyramidum 330, 335
Dehnungsfähigkeit der Muskeln 195, 196, 223, 227, 237, 248, 249
Dehnungsfähigkeit der Sehnen 35, 66
DEITERS-Kern 339
DEITERS-Zellen 319
Deltaband 180, 181
Deltamuskel 65, 119, 124, 125, 126, 127, 128, 129, 131, 132, 135, 136, 138, 139, 207, 208, 216, 231, 235
Dendriten der Nervenzelle 322, 335, 336
Dens (des 2. Halswirbels) 76
Dentes 289, 290
Dentin 289, 290
Dermis 311
desmale Knochenentwicklung 37
Desquamationsphase der Gebärmutter-Schleimhaut 309
Diameter mediana 154
Diameter obliqua prima 154
Diameter transversa 154
Diapedese der Granulocyten 274
Diaphragma 93, 94, 98, 99
Diaphragma oris 114
Diaphyse der Röhrenknochen 39
Diarthrosen 49, 50, 51, 52, 53
Diaster 20, 21
Dickdarm 27, 285, 293, 294
Dickdarm-Muskulatur 294
Dickdarm-Schleimhaut 27, 294
Dickenwachstum des Knochens 37, 39
Diencephalon 324, 333
Differenzierung der Zellverbände, funktionell-strukturelle 21
Diffusionsbarrieren im Zellstoffwechsel 17, 22
Diffusionskapazität für Sauerstoff, maximale 284
Digestionstrakt 284 bis 295
Digiti manus 137, 139, 141, 142, 144, 148, 149
Digiti pedis 176, 177, 178, 186, 187, 188
Diploe des Schädels 41, 105
Diplosomen 19
Discus articularis 32, 36, 110, 117, 118, 139, 149
Discus interpubicus 152
Discus intervertebralis 32, 49, 74, 79, 80, 81, 82
Disken 32, 36, 49, 50, 52, 110, 117, 118, 139, 143, 152
Distantia cristarum 154
Distantia spinarum 154
Distantia trochanterum 154
Dornfortsatz des Wirbels 74, 75, 76, 77, 83, 101
Dornmuskel 100, 102
Dornspitzenband 82, 153
Dorsalaponeurose der Hand 149
Dorsalaponeurose des Fußes 179, 183, 184, 187, 188
Dorsalflexion der Hand 143, 145, 146, 147
Dorsalflexion des Fußes 180, 181, 182, 183, 185, 187, 194
Dorsalflexorengruppe des Unterschenkels 182, 183, 221

Drehfestigkeit des Knochens 44
Drehgelenk 51, 52
Drehmomente an den Achsen 71, 72
Drehmuskeln der Wirbelsäule 101
Drehwinkelgelenk 134
Dreieckbein 137, 139, 141, 142, 144
Dreiecksmuskel des Mundes 112, 113, 115
Dreizipfelklappe 261, 262
Drillingsmuskel der Wade 172, 179, 181, 186, 195
Drosselgrube 91
Drosselvenen 268, 271, 276
Druckfestigkeit der Zwischenwirbelscheibe 81
Druck-, Scher- und Zugspannungen, Symphyse 152
Druck-, Scher- und Zugspannungen, Sprunggelenke 181
Druckverhältnisse im Blutgefäßsystem 264
Drüsen, große des Verdauungssystems 295, 296, 297, 298
Drüsenformen 27
Drüsen, inkretorische 299, 300, 301, 302, 303
Drüsenzellen 18, 19
Ductuli biliferi 297
Ductuli efferentes testis 307
Ductuli excretorii 317
Ductus alveolaris 282, 283
Ductus choledochus 293, 296, 297, 298
Ductus cochlearis 318
Ductus cysticus 296, 297
Ductus deferens 306, 307, 308
Ductus epididymidis 308
Ductus hepaticus 296, 297
Ductus nasolacrimalis 317
Ductus pancreaticus 293, 298
Ductus parotideus 288
Ductus submandibularis 288
Ductus thoracicus 256, 276
Duftdrüsen 27
Dünndarm 285, 292, 293
Dünndarm-Schleimhaut 292, 293
Duodenaldrüsen 292, 293
Duodenum 285, 292, 293, 298
Dura mater encephali 105, 324
Dura mater spinalis 337
Durchbruch des Milchzahngebisses 289
Dysbalancen, arthromuskuläre 195
Dysbalancen, muskuläre 195, 223

Ebenen des Körpers 12
v. EBNER-Spüldrüsen 287
Eckzähne 289
Eckzahnmuskel 112, 113, 115
Ei-(Ellipsoid-)Gelenk 51, 52, 143
Eierstock 24, 302, 303, 307, 308, 309
Eierstockparenchym 308
Eigenapparat des Rückenmarks 339
Eileiter 25, 26, 307, 308, 309
Einheit, Form und Funktion 19
Einheit, funktionelle zwischen Muskel und Sehne 66
Einheit, motorische 68, 214
Einwärtsdreher der Hand, runder 135, 136, 137, 140, 145, 146
Einwärtsdreher der Hand, viereckiger 133, 140
Eisprung 309
Eizelle 18, 19, 302, 309
ekkrine Drüsen 27
Ektoderm 21

Elastica externa der Arterienwand 266, 267
Elastica interna der Arterienwand 266, 267
elastischer Knorpel 31, 32, 36, 318
elastisches Bindegewebe 29, 31, 35, 265
Ellbogengelenk 126, 133, 134, 135, 136, 137, 138, 139, 141
Ellbogengelenk-Muskulatur 134, 135, 136, 137, 138, 139, 140, 141
Elle 48, 125, 132, 133, 134, 137, 139, 140, 143
Ellenbeuge 134, 135
Ellenhaken 126, 132, 133, 134, 137, 139, 145
Ellenhakensporn 48
Ellenhandbeuger 136, 139, 146
Ellenhandstrecker 136, 139, 146
Ellenköpfchen 132, 139
Ellenschlagader 269, 270
Elle-Speichen-Gelenk, oberes und unteres 134
Ellipsoid-(Ei-)Gelenk 51, 52, 143
embryonales Bindegewebe 29, 35, 37
Enamelum 289
Encephalon, Einteilung 324
enchondrale Knochenentwicklung 37, 38, 39
endesmale Knochenentwicklung 37
End-(Mast-)Darm 285, 293, 294
Endhirn 324, 325, 326, 327, 328, 329, 330, 331
Endocard 256, 257
endokrine Organe 298, 299, 300, 301, 302, 303
Endolymphe 319, 320
Endometrium 309
Endomysium 55
Endoneuralscheide 323
endoplasmatisches Reticulum 15, 16, 17
Endothel 22, 256, 257, 265, 267
Endplatte, motorische 68, 323, 341
Energie, potentielle und kinetische 264
Entoderm 21
Entspannungsfähigkeit des Skelettmuskels 73
Entspannungsphase im Herzzyklus 262
Entwicklung des Knochens 37, 38, 39
eosinophile Granulocyten 273, 274
Epicard 257
Epicondylus lateralis femoris 155, 156, 184
Epicondylus medialis femoris 155, 156, 184
Epicondylus lateralis humeri 126, 127, 129, 130, 131, 134, 137, 144, 145, 146, 149
Epicondylus medialis humeri 126, 127, 129, 130, 131, 134, 137, 140, 144, 145, 148
Epidermis 23, 311
Epididymis 306, 307, 308
Epiglottis 31, 280, 281, 282
Epipharynx 280
Epiphyse 38, 39, 41
Epiphysenfugen 32, 34, 36, 38, 39, 40, 49, 303
Epiphysis cerebri 299, 334
Epithelgewebe 21, 22, 23, 24, 25, 26, 27, 28, 29, 284, 327
Epithelkörperchen 299, 300
Epithelzellen, Differenzierung 22, 24
Erbeigenschaften (Gene) 20, 21
Erbsenbein 137, 139, 141, 142, 144, 145, 150
Ergastoplasma 16, 17, 37
ergotrope Körperreaktion 341
Erinnerungszentrum, optisches 329
Erneuerung des Epithels 23
Erregung, enteroceptive 321
Erregung, exteroceptive 321

Erregung, proprioceptive 321
Erregungsbildungszentrum des Herzens 263, 264
Erregungsfortpflanzung, Geschwindigkeit 323
Erregungsleitung, saltatorische 323
Erregungsleitungssystem des Herzens 261, 263, 264
Erregungsübertragung in motorischer Endplatte 68
Ersatzknochenbildung 37, 38, 39
Erschlaffungsphase des Herzzyklus 262
Erythroblasten 14, 18
Erythrocyten 14, 16, 41, 273, 274
EUSTACH-Röhre 318
extrapyramidales (subcorticales) System 331, 332, 333, 334, 336
exzentrische Arbeit 72

Falx cerebelli 324, 334
Falx cerebri 324, 325
Fascia antebrachii 135, 144
Fascia cruris 182, 184
Fascia lata 67, 95, 160, 162, 173
Fascia lumbalis 97
Fascia thoracolumbalis 95, 103, 129, 160
Fascie *(Fascia)* 31, 32, 35, 55, 66, 67, 127, 136, 138
Faser-(Geflecht-)Knochen 43, 44
Faserknorpel 31, 32, 35, 79, 152
Faserknorpelscheibe 32, 36, 49, 50, 52, 79, 80, 81, 82
faserreiches Binde- und Stützgewebe 29, 31, 32, 33, 35, 79
fast-twitch-(Typ II-)Fasern 59, 60, 68, 71
Fehlhaltungen der Wirbelsäule 85, 86, 87
feingeweblicher Bau glattes Muskelgewebe 54
feingeweblicher Bau Skelettmuskel 54, 55, 56, 57
Feinstruktur graue Hirnsubstanz 329, 330
Feinstruktur weiße Hirnsubstanz 329, 330
Felder- und Fibrillenstruktur der Skelettmuskelfaser 57
Felsenbein 319
Femoro-Patellargelenk 168, 169, 196
Femur 114, 121, 123, 155, 156
Fersenbein 176, 177, 178, 179, 180, 184, 186
Fersenbeinbalkon 176, 177, 178, 180, 181, 186, 187
Fersenbeinhöcker 178, 184, 187
Fersenbeinsporn 48
Fetalkreislauf 256
Fettgewebe 29, 30, 35, 41, 312, 314
Fettkörper des Kniegelenks 170, 171
Fettmark 35, 40, 41
Fettpolster 30, 49
Fettverteilung, alters- und geschlechtsspezifische 30
Fettzellen 19, 29, 31, 35, 278, 311
fibrilläres Binde- und Stützgewebe 31, 32, 33, 34
Fibrillenperiode 56
Fibrin 275
Fibrinogen 273, 275
Fibroblasten 30
Fibrocyten 31, 35
Fibula 156, 164, 165, 166, 170, 183
Fila olfactoria 336
Filtrationsfläche der Nierenkörperchen 304
Filum terminale 337
Fimbriae ovaricae 309
Fingerbeuger, oberflächlicher 136, 144, 146, 148
Fingerbeuger, tiefer 136, 144, 146, 148, 149
Fingergelenke 147, 148, 149
Fingergelenk-Bänder 144, 148
Fingergelenk-Muskulatur 148, 149, 150

Fingerknochen 125, 141, 142, 144
Fingerstrecker, gemeinsamer 136, 139, 146, 148, 149
Fissura longitudinalis cerebri 325, 327, 328
Fissura mediana anterior 337
Flächen- und Randbewegungen der Hand 143
Flachrücken 85, 86
Fleischfaser 29
Fleischhaut 55, 57
Fließgleichgewicht im Skelettsystem 41, 48
Fließgleichgewicht im Zellstoffwechsel 14, 19
Flimmerepithel 21, 22, 25, 26, 279, 309
Flimmerhaare 25
Flocculus cerebelli 335
Flügelfalten des Kniegelenkfettkörpers 170, 171
Flügelmuskel, äußerer und innerer 108, 110, 111
Folliculus pili 313
Follikel der Eierstock-Rindenschicht 308, 309
Follikel-stimulierendes Hormon 309
Follikelsprung 309
Follikelzellen 308
FONTANA-Räume 315
Fontanellen 109, 110
Fonticulus anterior 109
Fonticulus mastoideus 109
Fonticulus posterior 109
Fonticulus sphenoidalis 109
Foramen intervertebrale 74, 75, 76, 78, 82, 89
Foramen ischiadicum majus 153, 161
Foramen ischiadicum minus 153
Foramen obturatum 152, 153, 155, 161
Foramen occipitale magnum 74, 83, 105, 337
Foramen vertebrale 74, 76
Foramina costotransversaria 76
Foramina sacralia dorsalia 78
Foramina sacralia pelvina 78, 337
Form und Funktion, ihre Wechselbeziehungen 191, 192
Formatio reticularis 331, 336, 339
Fornix cerebri 326, 327, 328, 334
Fornix vaginae 310
Fossae cranii 108
Foveolae gastricae 292
„Freßzellen" 274, 284
Frontalebene 12
Fugen (Haften) 49, 152
Führungsbänder der Gelenke 50, 51, 52, 157, 158, 170, 171, 172
Füllungsphase des Herzzyklus 262
Funiculus anterolateralis des Rückenmarks 338
Funiculus posterior des Rückenmarks 338
Funiculus spermaticus 95
Funktion, Einfluß auf Knochenwachstum 39, 40
Funktionsbereiche der Skelettmuskulatur 53, 54
Funktionsprinzipien bei Bewegungsabläufen 194, 195, 196, 197
Fuß als Ganzes 188, 189, 190
Fuß, Bandapparat 189, 190
Fußgelenke 179, 180, 181
Fußgewölbe 176, 177, 178, 182, 187, 189
Fußknochen 176, 177, 178
Fußrücken-Muskulatur 187
Fußskelett 176, 177, 178
Fußsohle 184, 186, 187, 221
Fußsohle, Druckverteilung beim Stehen und Gehen 189, 190
Fußsohlen-Sehnenplatte 189
Fußsohlen-Muskulatur 187, 189, 190

Fußwurzelknochen 40, 53, **176, 177, 178,** 189
Fußwurzel-Mittelfußgelenke 178
Fußwurzel-Zwischengelenke 178

Galea aponeurotica 112, **325**
Galle 297
Gallenblase 24, 285, 296, **297**
Gallenblasengang 297
Gallenblasen-Muskulatur 297, **298**
Gallencapillaren 297
Gallengänge 293, 297, **298**
gallertiges (embryonales) Gewebe 39
Gallertkern der Zwischenwirbelscheibe 79, **80**
Gang 83, 84, 150
Ganglien 322, **341**
Ganglienzellen 19, 68, 295, 315, 321, **322,** 327, 339
Ganglienzelltypen **321,** 322
Ganglion spinale 322, **338**
„Gänsefuß" 163, 174
Gaumen, harter 107, 279, **290**
Gaumen, weicher 107, 280, **290**
Gaumenbein 105, 106, **107,** 108
Gaumenbogen, vorderer und hinterer 290
Gaumenbogen-Muskeln 290
Gaumenmandeln 290
Gaumensegel 107, **290**
Gebärmutter 24, 25, 54, 306, 307, 308, **309,** 310
Gebärmutter-Muskulatur 309
Gebärmutter-Schleimhaut, Schichten und Funktionen 309
Gebiß **289,** 290
Gefäße des Herzens 259, 261, **262**
Gefäßknäuel des Nierenkörperchens 304
Gefäßlehre, allgemeine 264, 265, 266, 267, **268**
Gefäßlehre, spezielle 268, 269, 270, 271, **272**
Gefäß-Muskulatur 265
Gefäß-Nerven 266, **267**
Gefäßverschluß 265
Gefäßwand, Aufbau 264, 265, 266, **267,** 268, 274
Gefäßwand-Elastizität 264, 265, 266, **267**
gefiederter Muskel 111
Geflechtknochen 43, **44**
Gehirnbasis 335
Gehirn, Einteilung 324
Gehirn-Rückenmarks-Flüssigkeit 77, 301, **325,** 327, 337
Gehörgang, äußerer 32, 36, 107, 110, 114, 288, 313, **317,** 318
Gehörgang, innerer 317, **318,** 320
Gehörknöchelchen 105, **317,** 318
Gehörorgan 317, 318, 319, **320**
Gehörsinn 310
Gekröse-Arterie, obere und untere **270,** 298
Gekröse des Darmes 277, **293,** 294
gelber Fleck der Netzhaut 314, **315**
gelbes Knochenmark 35, 40, **41**
Gelbkörper 309
Gelenk, Bestandteile 49, **50**
Gelenk, Bewegungsausmaß 50, 51, 83, 110, 116, **118,** 119
Gelenke, einachsige **51,** 52
Gelenke, drei- oder vielachsige 51, **52**
Gelenke, straffe **53,** 147, 152, 166
Gelenke, zweiachsige 51, 52, **117**
Gelenkflächen, Zusammenhalt derselben 50, 51, **135**
Gelenkflächenüberzug 32, **36**
Gelenkfortsätze der Wirbel 74, **75**

Gelenkkapsel 32, 35, 40, 49, **50,** 51, 110, 127, 134, 135, **157**
Gelenkknorpel 34, 38, 39, 40, 41, 48, 49, **196**
Gelenkknorpel, Belastbarkeit 54, **217**
Gelenkkopf 49, 50, 51, **126**
Gelenkmechanik 51, **181, 182**
Gelenkpfanne 49, 50, 51, 126, **135**
Gelenkpfannenlippe 32, 36, 49, 52, 126, **157**
Gelenklehre, allgemeine 49, 50, **51**
Gelenklehre, spezielle 51, 52, **53**
Gelenkscheiben 32, 36, 49, 50, **52,** 110, 117
Gelenkschmiere 49, **50**
Gelenksicherung durch Bänder 169, 170, 171, 172, **181**
Gelenksicherung durch Muskeln 127, **181**
Gelenkspalt 50
gemischtes Epithel 21, 22, 25, 28, **29**
Generallamellen der Knochen-*Compacta* 43
genetische Information durch Zellkern 18, **20**
Genitalien, männliche **307,** 308, 342
Genitalien, weibliche **308, 309, 310,** 342
Gerinnung des Blutes 275
Geruchsreceptoren 280, **310**
Gerüstsubstanz der roten Blutkörperchen 274
Gesäßmuskel, großer 103, 158, **159,** 160, **161,** 163, 164, 172, 175, 193, **195,** 196, 201, 203, 205, 209, 210, 212, 215, 220, 222, 228
Gesäßmuskel, kleiner 159, **161,** 162, **163,** 164, 215, 221, 222, 237, **254**
Gesäßmuskel, mittlerer 119, 159, **161,** 162, **163,** 164, 193, 215, 222, 223, 237, 240, **254**
Geschlechtschromosom 20
Geschlechtshormone 39, **302**
Geschlechtsmerkmale, sekundäre 302, **303**
Geschlechtsorgane, äußere 306, **307,** 308
Geschlechtsorgane, innere 306, **307**
Geschlechtsorgane, männliche **307,** 308
Geschlechtsorgane, weibliche **308, 309, 310**
Geschlechtssystem 306, 307, 308, 309, **310**
Geschlechtsunterschiede am Skelett 40, **155**
Geschlechtszellen 21
Geschmacksknospen 286, **287**
Geschmacksqualitäten 286
Geschmackssinn 310
Gesetze, hydrodynamische der Flüssigkeitsströmung 264
Gesichtsmuskulatur, mimische 111, 112, **113**
Gesichtsnerv 318, **336**
Gesichtsschädel 104, 105, **107,** 108
Gesichtssinn 310
Gewebe, bradytrophe 54, **314**
Gewebelehre 21 bis **36**
Gewebshormone (Transmitter) 303
Gewölbe des Gehirns 326, 327, 328, 330, **334**
Gewölbe des Fußes 176, 177, 178, 182, 187, **189**
Gießbeckenknorpel 32, **281**
Gingiva 289
Ginglymus 51
Gitterfasern 22, 31, 35, 55, **267**
glandotrope Hormone 302
Glandula lacrimalis **317**
Glandula parotis 288, **294**
Glandula sebacea 26, 279, 311, 312, 313, **314**
Glandula sublingualis 108, **288**
Glandula submandibularis 288
Glandula sudorifera 27, 311, **313**

Glandula suprarenalis 299, 300, 301
Glandula thyreoidea 299, 300
Glandulae cardiacae 292
Glandulae gastricae 292
Glandulae intestinales 293
Glandulae oesophageae 290, 291
Glandulae parathyreoideae 299, 300
Glandulae pyloricae 292
Glandulae salivares 287, 288
Glanzstreifen der Herzmuskulatur 258
Glas-Knorpel 32
Glaskörper des Auges 315, 316
glatte Muskulatur 54
Gleichgewicht, arthromuskuläres 73
Gleichgewichtsbahn 331
Gleichgewichtsorgan 106, 319, 320, 331
Gleichgewichtssinn 310
Gleit-Rollbewegungen im oberen Sprunggelenk 179
Gliafasern 323
Gliascheide 323
Gliazellen 321, 323, 339
Glied, männliches 306
Gliederketten, offene und geschlossene 75, 191, 192
Gliederung des Körpers 11
Gliedmaßen, obere 125 bis 150
Gliedmaßen, obere, freier Teil 125, 126
Gliedmaßen, untere 155 bis 190
Gliedmaßen, untere, freier Teil 155, 156
Glomerulum renis 304
Glomus caroticum 269
Glottis-Ödem 281
GOLGI-Apparat 15, 16, 17, 19, 66, 69, 322
GOLGI-Vakuolen 17
GOLL-Strang 332, 337
GOWER-Bündel 339
GRAAF-Follikel 308, 309
Granulocyten 273, 274
Grenzflächengewebe 21, 22, 23, 24, 25, 26, 27, 28, 29
Grenzstrang des Sympathicus 337, 338, 341
Griffelfortsatz der Elle 132, 133, 137, 139, 143
Griffelfortsatz der Speiche 132, 137, 139
Griffelfortsatz des Schläfenbeines 106, 114
Griffel-Zungenbein-Muskel 114, 115, 286
Grimmdarm 285, 293, 294
Großhirn 324, 325, 326, 327, 328, 329, 330, 331, 332
Großhirn, Aufgaben 324
Großhirn-Hemisphären 106, 324, 325, 326, 327, 329, 330
Großhirn-Lappen 325, 326
Großhirn-Mark 325, 326
Großhirn-Rinde 310, 322, 325, 326, 327, 328, 329, 330, 331, 334, 336
Großhirn-Rindenzentren, motorische und sensorische 327, 328, 329, 330
Großhirn-Sichel 324, 325
Großhirn-Stiele 333, 335
Großzehenballen, Muskulatur 187, 189
Großzehenbeuger, kurzer 187, 189
Großzehenbeuger, langer 178, 183, 184, 185, 186, 187, 189, 216
Großzehenstrecker, kurzer 187
Großzehenstrecker, langer 182, 183, 185, 197, 221
Grundform eines Wirbels 74, 75
Grundformen der Muskeltätigkeit 70, 71, 72, 73
Grundplasma, Ultrastruktur 15, 16, 17

Grundplasma, Wassergehalt 15
Gyri cerebri 325, 328, 334
Gyrus postcentralis 325, 328, 332
Gyrus praecentralis 325, 328, 330

Haare 279, 311, 313, 314
Haare, Funktionen 315
Haarbalg 311, 313, 314, 316
Haarbalgdrüsen 26, 311, 313
Haarbalgmuskel 26, 311, 313
Haarcuticula 311, 313
Haargefäße (Capillaren) 255
Haarpapille 311, 314
Haarschaft 311, 313
Haarwachstum 311
Haarwurzel 311, 313, 314
Haarzellen des CORTI-Organs 319
Haarzwiebel 313
Haften (Fugen) 49
Hakenarmmuskel 127, 131, 132, 134, 135, 137, 138, 139, 208, 231, 235
Hakenbein 137, 139, 142, 144, 145, 147, 150
Halbdornmuskel 101, 103
Halbsehnenmuskel 163, 172, 173, 174, 175, 176, 193, 197, 211, 215, 222
Halshautmuskel 110, 112, 113, 119
Halslordose 83, 84, 85, 116
Halsmuskel, langer 115, 116
Halsnerven 338
Halsnervengeflecht 341
Halsschlagader (-arterie) 115
Halswirbel 74, 76, 83, 121
Halswirbelsäule 76, 77, 80, 83, 87, 101, 102, 115, 116, 121, 125
Haltemuskeln 70
Hämatokrit 272
Hammer 105, 318
Hammer-Amboß-Gelenk 318
Hämoglobin 17, 255, 274
Hand 125, 133, 136, 137, 138, 139, 140, 141, 142, 143
Hand, Umwendebewegungen 134, 139, 140, 141
Handbeugemuskel, radialer 65, 136, 144, 145, 146, 147, 148
Handbeugemuskel, ulnarer 136, 139, 144, 145, 146, 147, 148
Handgelenke 51, 52, 142, 143
Handgelenke, Bewegungsausmaß 143
Handgelenks-Bänder 143, 144, 150
Handgelenks-Muskulatur 144, 145, 146, 147
Handgriff des Brustbeins 89, 91, 115, 116, 117, 119
Handskelett 141, 142
Handstand auf Barrenholmen 138, 231
Handstreckmuskel, kurzer radialer 144, 145, 146, 147, 149
Handstreckmuskel, langer radialer 144, 145, 146, 147
Handstreckmuskel, ulnarer 144, 145, 146, 147
Handwurzel 133, 141, 142
Handwurzelband, queres 142, 144
Handwurzelknochen 48, 125, 139, 141, 142, 143, 176
Handwurzel-Mittelhand-Gelenke 147
Harn- und Geschlechtssystem 303, 304, 305, 306, 307, 308, 309, 310
Harnblase 25, 64, 276, 303, 305, 306, 308, 340, 342
Harnblasen-Muskulatur 305, 340
Harnkanälchen 305
Harnleiter 25, 303, 304, 305, 306
Harnpol 304

Harnröhre, männliche 24, 303, **305, 306**
Harnröhre, weibliche 303, 305, **306**, 308
Harnröhrenzwiebel 306
Harnsystem **303, 304, 305, 306**
HASSAL-Körperchen 278
Haube des Mittelhirns 333
Hauptbronchus, rechts und links 282
Hauptstück im Nierenparenchym 305
Haut 54, 268, 272, **310, 311, 312**
Haut, Anhangsgebilde **313, 314**
Haut, Aufgaben **310, 311**
Haut, Ausdehnung 311
Hautsegmente 340
Hautsinn **310, 311, 312**
HAVERS-Kanäle 36, 44, **45**, 47
HAVERS-Lamellen 44, **45**
HEAD-Zonen **340**
Hemisphären des Großhirns 106, **324, 325, 326, 327, 329**, 330
Hemisphären des Kleinhirns **333, 334**
Hemmung der Bewegung, „absolute" (knöcherne) 53
Hemmung der Bewegung, „relative" (muskuläre) 53
Hemmung der Bewegung durch Bänder 53
Hemmungsbänder der Gelenke 50, 51, 117, 118, 133
HENLE-Schleife 305
HENSEN-Stützzellen 319
HENSEN-Zone 56
Hepar 256, 268, 272, 274, 285, **295, 296, 297, 298**
Hepatocyten 296
Herz- und Kreislaufsystem **255 bis 264**
Herz **255 bis 264**, 342
Herzaktions-Mechanik 262
Herzarbeit 257, **262, 263**
Herz, Blutgefäße 262
Herz bei Sportlern 257, 258, 259, 260, 262
Herz, feingeweblicher Bau **256, 257, 258**
Herz-Beutel 22, 93, **257**
Herz, Erregungsbildungssystem **263, 264**
Herz, Erregungsleitungssystem 261, **263, 264**
Herz-Form **258**, 260
Herz-Größe **258**
Herz-Infarkt 262
Herz-Innenräume 255, 256, 260, 261
Herz-Kammern 255, 257, 258, 260, 261, 262
Herz-Klappen 255, 257, 260, 261, 262
Herz-Kranzgefäße 259, 261, 262, 342
Herz-Kranzschlagadern (-arterien) 259, 261, 262, 269
Herz-Kranzblutadern (-venen) 262
Herz-Lage 256, **259, 260**
Herz-Masse, „kritische" 258
Herz-Masse bei unterschiedlichen Belastungen 258, 259
Herz-Masse verschiedener Tierarten 258, 259
Herz-Muskulatur, Struktur und Formwandel **256, 257, 258, 259, 260**, 342
Herz-Minutenvolumen 262
Herz-Nerven 263
Herz-Ohr, rechtes und linkes 259, 260, 261
Herz-Sattel des Zwerchfells 93, 259
Herz-Scheidewände 260
Herz-Schlagvolumen 257, 260, 265
Herz-Skelett, bindegewebiges 257, 258, **261**, 263
Herz-Spitze 257, 259, 260
Herz-Steuerungszentrum 336

Herz-Volumen 259, 260, **261**
Herz-Vorhöfe 255, 256, 258, 259, 260, **261**, 262
Herz-Wand 256, 257
Herz-Wirbel 257
Herz-Zyklus-Phasen 262
HESCHL-Querwindungen 328, 329
Hiatus aorticus 93, 269
Hiatus oesophageus 93
Hiatus tendineus 148, 271
HIGHMORE-Höhle 108, 279
Hilfsatemmuskeln 128, 129
Hilfs- und Schutzorgane des Auges **116, 117**
Hilfsorgane der Muskeln **66, 67, 68, 69, 70**
Hinterhauptsbein 76, 102, **105, 106**, 109, 114, 336
Hinterhaupts-Fontanelle 109
Hinterhauptslappen **325, 326, 329**, 334
Hinterhauptsloch 74, **105, 106**, 109, 337
Hinterhauptsmuskel 112, 115
Hinterhauptsschuppe 105, **107**, 121
Hinterhorn des Rückenmarks 339
Hintersäule des Rückenmarks **338, 339**
Hinterstrang des Rückenmarks **338, 339**
Hippocampus 328
Hirnanhangsdrüse 106, 108, 299, 301, 302, 334, **335**
Hirnblutleiter 271
Hirnfurchen **325, 326**
Hirnhaut, harte 31, 105, 268, 324, **325**, 334
Hirnhaut, weiche 268, **325**
Hirnkammern **325, 326**, 334
Hirnmantel 324
Hirnnerven 105, 109, 334, **335**
Hirnnervenkerne 336
Hirnrinden-Zentren, motorische und sensorische **327, 328, 329**, 330, 336
Hirn-Rückenmarks-Flüssigkeit 77, 301, **325**, 327
Hirnschädel **104, 105, 106, 107**
Hirnschenkel 331
Hirnsichel 324, **325**
Hirnstamm 108, **330**
Hirnventrikel **326, 327, 328**
Hirnwindungen 108, **325**
HIS-Bündel 261, **263**
Histiocyten 31, 35
Hoden 299, 302, 303, 306, **307**, 308
Hodenheber 95, **307**
Hodenhüllen 307
Hodenkanälchen 307
Hodenkapsel 307
Hodenläppchen 307
Hodennetz 307
Hodenparenchym 307
Hodensack 306, **307**
Hör-Gleichgewichts-Organ 104, 106, **317, 318, 319, 320**
Hör-Gleichgewichts-Nerv 336
Hörnerv 317, **318**
Hörtheorie 320
Hörzelle 320
Hörzentrum 320
hohler Rücken 85, **86**
Hohlhandfascie **136**, 145
Hohlhandmuskel, kurzer **136**, 150
Hohlhandmuskel, langer 65, **136**, 144, 145, 146, 147, 148, 150
hohlrunder Rücken 85, **86**

Hohlvene, obere 259, 260, 261, 263, 271
Hohlvene, untere 93, 256, 259, 260, 261, 271, 276, 296, 297
holokrine Drüsen 27
hormonelle Steuerung Knochen-Längenwachstum 39
Hormon- (oder endokrine) Drüsen, Stellung und Einteilung 299
Hornhaut des Auges 22, 23, 314, 315, 316, 317
Hornhaut des Auges, Brechkraft 314
Hornhautreflex 316
Hornschicht der Haut 23, 311, 312
HOWSHIP-Lakune 37
Hüftbein 59, 77, 151, 152
Hüftblutadern (-venen) 271
Hüftgelenk 119, 152, 157
Hüftgelenk-Bandapparat 157, 158
Hüftgelenk-Kapsel 157, 158
Hüftgelenk-Mechanik 158, 159
Hüftgelenk-Muskulatur 159, 160, 161, 162
Hüftgelenk-Pfanne 152, 157, 158, 173
Hüftlochmuskel, äußerer 159, 162, 164, 193, 222
Hüftlochmuskel, innerer 159, 161, 162, 164, 193, 222
Hüftmuskeln, äußere 160, 161, 162
Hüftmuskeln, innere 159, 160
Hüftschlagader (-arterie) 269, 270
Humerus 119, 121, 125, 126, 133
hyaliner Knorpel 31, 32, 49
Hyaloplasma 15
Hyperplasie des Skelettmuskels 60
Hypertrophie des Gelenkknorpels 34
Hypertrophie des Sehnengewebes 33
Hypertrophie des Skelettmuskels 60
Hypopharynx 280
Hypophyse 38
Hypophysis cerebri 106, 107, 108, 299, 301, 302, 334, 335
Hypophysen-Hinterlappen 301, 302
Hypophysen-Vorderlappen 300, 301, 302
Hypothalamus 33, 62, 299, 301, 302, 322, 333
Hypothenar 150
H-Zone des A-Streifens des Skelettmuskels 56

Ileocaecalklappe 293, 294
Ileum 285, 292, 293
Immobilisierung von Gelenken 41, 48
Immobilisierung, Wirkung auf Skelettmuskulatur 63
immunologische Abwehrvorgänge 278, 295
immunologisches Informationszentrum 278
Inaktivitätsatrophie des Skelettmuskels 63
Inaktivitätsatrophie der Zelle 19
Inclinatio pelvis 154
Incus 105, 318
indirekte Knochenbildung 37
Inkongruenz der Gelenkflächen 34, 41, 168
Inkretorische Drüsen 299, 300, 301, 302, 303
Innenohr 317, 318, 319, 320
Innenrotation des Armes im Schultergelenk 127, 128, 129, 130, 131, 132
Innenrotation des Beines im Hüftgelenk 158, 159, 164
Innenrotation des Beines im Kniegelenk 169, 171
innere Organe, segmentale Versorgung 340
Inselorgan der Bauchspeicheldrüse 298, 299, 302
Insula REILII (Insel) 325, 326, 327, 328
Interkostal-Muskulatur 92, 93, 94, 95, 98
Intermicellarsubstanz im straffen Bindegewebe 33
interstitielle Knochenlamellen 45

Integumentum commune 310, 311, 312
Intersectiones tendineae 64, 96
Interzellularsubstanz 29, 31, 32, 36
Intestinum crassum 285, 293, 294
Intestinum tenue 285, 292, 293
Intima der Blutgefäßwand 264, 265, 266
intraabdominaler Druck 98, 217
intrafusale Muskelfasern 69
intrazelluläre Verdauung 17
Intumescentia cervicalis 337
Intumescentia lumbo-sacralis 337
Involutionsosteoporose 48
Iris 314, 315, 316
Ischias 87
Ischias-Nerv 173
isometrische Arbeit 70, 71, 214
isotonische Arbeit 70
ischiocrurale Muskulatur 195, 218, 226
isotrope, einfachlichtbrechende (I-)Streifen, Skelettmuskel 56, 58, 62

Jejunum 285, 292, 293
Jochbein 105, 106, 107, 108, 111, 114
Jochbeinmuskel, großer und kleiner 112, 113, 115
Jochbogen 107
Jochfortsatz des Oberkieferbeins 106, 107
Jochfortsatz des Schläfenbeins 106, 107, 114
juvenile Kyphose 85
juxtaglomerulärer Apparat der Niere 305

Kältereceptoren der Haut 312
Kahnbein der Fußwurzel 176, 177, 178, 179, 180
Kahnbein der Handwurzel 133, 137, 139, 141, 142, 144
Kamm-Muskel 119, 162, 164, 174, 222, 237
Kammern des Herzens 255, 256, 257, 258, 259, 260, 261, 262
Kammerscheidewand des Herzens 260
Kammerwasser des Auges 315, 316
Kapillare s. Capillare
Kappen-(Kapuzen-)Muskel 100, 119, 120, 121, 122, 123, 125, 128, 129, 211, 215, 228, 232
Kapsel, äußere (der Projektionssysteme) 327
Kapsel, innere (der Projektionssysteme) 327, 328, 330, 331, 332
Karpaltunnel 142
Karyokinese 18
Karyoplasma 18
Kauakt 110, 287, 288
Kaumuskeln 107, 108, 110, 111, 115, 288
Kehlkopf 25, 32, 108, 115, 278, 279, 280, 281, 294, 300, 302
Kehlkopf, Geschlechtsunterschiede 281
Kehlkopfdeckel 31, 36, 280, 281, 282
Kehlkopf-Rachen-Raum 280, 281
Kehlkopf-Muskeln 282
Keilbein des Schädels 105, 106, 109, 111
Keilbeine des Fußes 176, 177, 178
Keilbein-Fontanelle 109
Keilbein-Höhle 106, 279
Keimblätter 21
Keimdrüsen 299, 302, 303
Keimfleck 18
Keimschicht der Haut 311, 312
Keinzellen 307
KEITH-FLACK-Knoten 263
KERCKRING-Falten 293

Kerngerüst, achromatisches der Zelle 15, **18**
Kernhülle der Zelle 16, **18**
Kernkörperchen der Zelle 15, 16, **18**
Kern-Plasma-Relation 18
Kern-Plasma-Relation, Einfluß von Ausdauertraining 18
Kernporen 16, **18**
Kern, roter 333
Kernsaft der Zelle 18
Kernschleifen 20
Kernschwellung, funktionelle 18
Kernteilung, direkte und indirekte **19, 20, 21**
Kieferbewegungen 110, 111
Kiefergelenk 106, **110**
Kieferhöhle 108
Kiefermuskel, zweibäuchiger 64, 108, 114, **115**
Kieferwinkel 108, 111, **114**
Kiefer-Zungenbein-Muskel 108, **115**
kinästhetische Erinnerungsbilder 332
kinematisches Gelenksystem 191, **192**
Kinndreieck 108, **114**
Kinn-Muskel 112, **113**, 115
Kinn-Zungenbein-Muskel 114, 286
Kittsubstanz des Knorpels, druckelastische 32
Kitzler 308
Kleinfingerballen-Muskeln 139, 144, 146, 148, 149, **150**
Kleinhirn 106, 108, 324, 329, 331, 332, 334, 335, 336, 341
Kleinhirn, Funktionen 336
Kleinhirn-Hemisphären 333, **334**, 335, 336
Kleinhirn-Kerne 332, **336**
Kleinhirn-Marklager 335
Kleinhirn-Rinde 335, **336**
Kleinhirn-Seitenstrangbahn, hintere und vordere 332, **336**
Kleinhirn-Sichel 324, **334**
Kleinhirn-Stiele **336**
Kleinhirn-Wurm 327, **334**
Kleinhirn-Zellen 335, **336**
Kleinhirn-Zelt 324, **325**
Kleinzehenballen-Muskeln 187, **189**
Kniegelenk 160, 166, 167, 168, 169, **170, 171**, 172, 181, 191, 227, 249
Kniegelenk-Bänder **170, 171**, 172
Kniegelenk-Mechanik 172, **249**
Kniegelenk-Menisken, Teilgelenke 169
Kniegelenk-Muskeln 172, **173, 174, 175**, 176
Kniekehle 156, **163**
Kniekehlen-Muskel 170, 172, 175, 176, 183, 184, **185**, 186, 211
Kniekehlen-Schlagader (-Arterie) **271**
Kniescheibe 156, 168, 169, **170**, 173, 196
Kniescheiben-Band 168, **170, 171, 173**
Kniescheiben-Schenkelbein-Gelenk 156, 165, 196
Knöchel, äußerer und innerer **165**, 166, 177, 181, 184, 186, 188
Knochen, Abbau 36, 37, 39, 43, 48, 75, 86, 108
Knochen, Anbau 37, 39, 40, 43, 75
Knochen, Aufgaben 36
Knochen, Belastbarkeit 45, 46, 47, 48, 75, 85, 191, 196
Knochen, Blutgefäße 38, 44
Knochen, breite und platte 39, 41
Knochen, chemischer Aufbau 36, **37**
Knochen, Dickenwachstum 39
Knochen, Entlastbarkeit 46, 81, 191
Knochen, kurze 40, 74, 75
Knochen, Längenwachstum 39
Knochen, mechanische Eigenschaften 42, 45, 46, 47, 48

Knochen, pneumatischer 105
Knochen, trajektorieller Bau 42, 75, **156**
Knochen, Verbundbau 37, 46
Knochen, Zug-, Druck-, Biege- und Drehfestigkeit 42, 43, 44, 45, 46, 47, 48, 85, 191
Knochenarchitektur 42, 43, 75, **156**
Knochenasche 37
Knochenatrophie 48
Knochenbälkchen (-platten) 41, 42, 43, 75
Knochenbiegefestigkeit 37, 46, 47, 191
knochenbildende Zellen 37, 40
Knochenbildung 37, **38, 39**
Knochen-*Compacta* 37, 42, 43, 44, 48, 75
Knochen des Fußes **176, 177, 178**
Knochenentwicklung 37, **38, 39**
Knochenerde 37
Knochenernährung 41, 44
Knochenerneuerung 36
Knochenerweichung 37
Knochenfestigkeit 37, 45
Knochenformen 39
Knochenführung von Gelenken 133, 134, 148
Knochenfunktionalis 43
Knochengewebe 36, 42, 75
Knochenhaften 49, **114**
Knochenhaut 40, 41, 45, 90
Knochenhypertrophie 48
Knochenknorpel 37
Knochenlakunen 36, 45
Knochenlamellen 43, 44
Knochenlamellen-Dicke, „kritische" 44
Knochenlehre, allgemeine **36 bis 48**
Knochenmanschette 38
Knochenmark, gelatinöses 41
Knochenmark, gelbes 35, 40, 41
Knochenmark, rotes 30, 35, 38, 40, 41, 273, 274
Knochenplastizität 40, 191
Knochenregeneration 40
Knochenrinde 40, 42, 43, 75, **156**
Knochen-Spongiosa 42, 43, 75, **156**
Knochenstruktur und -funktion 42, 43, 44, 45, 46, 47, 48, 156, 191
Knochenverbindungen **49, 50, 51**
Knochenwachstum 37, **38, 39**
Knochenweichteile 40, 41
Knochenzellen 36, 37, 38, 43
Knorpel, chemische Zusammensetzung 32
Knorpel, elastischer 31, 32, 36, 318
Knorpel, faseriger (bindegewebiger) 31, 32, 36, 79, 80, 81, 82, 168
Knorpel, funktionell-strukturelle Anpassung 34
Knorpel, hyaliner 31, 32, 34, 35, 36, 40, 49, 90, 168, 281, 282, 283
Knorpel, hyaliner, Verschleiß 196
Knorpelgewebe 31, 32, 34, 35
Knorpelgewebe, Anpassung und Belastbarkeit 34, 35, 80, 81, 82
Knorpelgrundsubstanz 31, 32, 36, 38
Knorpelhaften 49
Knorpelhaut 37, 41, 90
Knorpelhypertrophie 34
Knorpelkittsubstanz 31, 32
Knorpelplatte der Ohrmuschel 318
Knorpelzellen 31, 32, 37, 38
Knorrenmuskel 134, **136, 138, 139**, 146
kollagenes, straffes Bindegewebe 30, 32, 33, 34, 36, 44, 47, 66
Kollateralbänder 50, 51, 52, 134, 148, 249

Kollateralkreisläufe 262
Kollodiaphysenwinkel 156, 162
Kolloid (Grundplasma) 15
Kommissurensysteme im Großhirn 326, 330
Kompartimente im Cytoplasma 17
konzentrische Arbeit 72
koordinative Fähigkeiten, intermuskuläre 194, 209, 223, 248, 332
koordinative Fähigkeiten, intramuskuläre 194
Kopfarterie, gemeinsame 259, 269, 270
Kopfarterie, innere und äußere 269, 270
Kopfband des Schenkelbeins 156, 158, 171
Kopfbein 137, 139, 142, 144, 147
Kopfgelenk, oberes 83, 87
Kopfgelenk, unteres 52, 83
Kopfschwarte 105, 112, 325
Kopfskelett 104 bis 116
Kopfwender, dorsaler 101, 102, 121
Kopfwender, zweiköpfiger 94, 99, 104, 106, 107, 115, 119, 124, 198, 269
Körnerschicht, äußere und innere der Großhirnrinde 329
Körnerschicht, äußere und innere der Netzhaut 315
Körperachsen 11, 12
Körper des Brustbeins 89, 91, 119, 125
Körperebenen 11, 12
Körperfühlsphäre 326, 328, 329
Körpergleichgewicht, Aufrechterhaltung 196, 214, 320
Körperkreislauf 255, 256
Körpermasse, fettlose 15
Körperschlagader, große (Aorta) 255, 256, 269, 270
Körperschwerpunkt beim Stehen und Gehen 86, 89, 150, 160, 161, 196, 217, 223, 227
Kraftpotential der Skelettmuskulatur 203, 207
Kraft-Lastarmlänge 217
Kranzschlagadern (-arterien) des Herzens 259, 261, 262, 269
Kranzblutadern (-venen) des Herzens 262
Kranznaht 107, 109, 110
Krause-Endkolben (-körperchen) 312
Krause-Grundmembran 56
Kreislauf des Blutes, fetaler (placentarer) 256
Kreislauf des Blutes, großer 255, 256
Kreislauf des Blutes, kleiner 255, 256
Kreislaufzentrum 266, 336
Kreuzband des Fußes 182, 183
Kreuzband, hinteres (des Kniegelenks) 169, 170, 171, 172, 249
Kreuzband, vorderes (des Kniegelenks) 169, 170, 171, 172, 249
Kreuzbein 77, 78, 79, 84, 99, 119, 121, 125, 151, 160, 216, 337
Kreuzbein, Geschlechtsmerkmale 77
Kreuzbein-Darmbein-Bänder, hintere 153, 154
Kreuzbein-Darmbein-Bänder, vordere 153, 154
Kreuzbein-Darmbein-Gelenk 78, 151, 153, 154, 308
Kreuzbein-Nerven 338
Kreuzbein-Sitzbeinhöcker-Band 153, 154, 160, 174
Kreuzbein-Sitzbeinstachel-Band 153, 154, 217
Kreuzbein-Wirbel 74, 77
Kreuzstütz an den Ringen 251
Kreuzstütz mit Vorhalte der Beine 237
Kronenfortsatz der Elle 126, 132, 133, 134, 136, 137, 139, 140
Krummdarm 285, 292, 293
Krummdarm-Blinddarm-Klappe 293
Krümmungen der Wirbelsäule, physiologische 80
Krypten der Dünndarm-Schleimhaut 292, 293
kubisches Epithel 21, 22, 24, 28

Kugelgelenke 51, 52, 117, 127, 157, 158
Kyphose, juvenile 85

Labrum glenoidale 52, 49, 126, 157
Labyrinth, häutiges 317, 319
Labyrinth, knöchernes 43, 44, 317, 318, 319
Lachmuskel 112, 113
Lagebezeichnungen 11
Lambda-Naht 106, 107, 109, 110, 114
Lamellen, Haversche 44, 45
Lamellenkörperchen, Vater-Pacinische 311, 313
Lamina quadrigemina 333
Längenwachstum des Röhrenknochens 32, 39
Langerhans-Inseln der Bauchspeicheldrüse 298, 299, 302
Langmuskel des Rückens 101, 102
Längsband der Wirbelsäule, hinteres 82
Längsband der Wirbelsäule, vorderes 82, 153
Längsgewölbe des Fußes 177, 182, 189, 190
Larynx 25, 279, 280, 281
Lastenbeuger eines Gelenkes 137
Lebensbaum des Kleinhirns 334, 335
Lebensdauer roter Blutkörperchen 273
Leber 256, 268, 272, 274, 285, 295, 296, 297, 298
Leber-Blutadern (-venen) 256, 271, 296, 297
Leber-Capillaren 296, 297
Leber, Feinbau 296, 297
Leber-Funktionen 296
Lebergalle 297
Lebergang, gemeinsamer 296, 297
Leberhypertrophie, physiologische 297
Leber-Läppchen 296, 297
Leber-Lappen, rechter und linker 295, 296
Leber-Pforte 256, 296
Leber-Schlagader (-Arterie) 256, 270, 296, 297
Leber-Sinusoide 297
Leber-Zellen 19, 256, 296, 297
Leber-Zellplatten 296, 297
Lederhaut des Auges 51, 314
Lederhaut der Haut 25, 31, 311
Leerdarm 285, 292, 293
Leichtbau-Prinzip beim Knochen 45, 46, 47
Leistenband 95, 160, 270
Leistenbeuge 277
Leistenkanal 307
Leistenring 95
Leitungsapparat des Rückenmarks 339
Leitungsbahnen 310, 322, 330, 331, 339
Leitungsgeschwindigkeit im Nerven 323
Lenden-Darmbein-Band 154
Lenden-Darmbein-Muskel 96, 119, 151, 156, 159, 160, 161, 162, 163, 164, 193, 195, 196, 212, 220, 221, 222, 228, 237
Lendendreieck 94, 228
Lenden-Kreuzbein-Winkel 154
Lendenlordose 83, 84, 85, 86
Lendenmuskel, großer und kleiner 100, 159, 160, 270, 303, 304
Lendenmuskel, viereckiger 94, 97, 99, 151, 160, 303
Lenden-Nerven 338
Lenden-Rücken-Binde 95, 103, 160, 201, 205, 228
Lendenwirbel 48, 74, 77, 83, 97, 216, 217
Lendenwirbelsäule 77, 80, 87, 94, 97, 101, 104, 119, 121, 125, 160, 216, 217, 222, 303
Lens crystallina 314
Leukocyten 18, 272, 273, 274, 275

Levator-Trapezius-Schlinge 125, 231
LEYDIG-Zwischenzellen des Hodens 302, 303, 307
Lidheber 316
Lidplatte 316, 317
Lidspalte 342
Lidschluß-Reflex 316
LIEBERKÜHN-Krypten der Dünndarm-Schleimhaut 292, 293
Lien 268, 272, 273, 274, 277, 278
Lig. anulare radii 133, 134, 140
Lig. capitis femoris 156, 171
Ligg. collateralia des Kniegelenks 169, 170, 171, 172
Lig. cruciatum anterius 169, 170, 171, 172
Lig. cruciatum posterius 169, 170, 171, 172
Lig. iliofemorale (BERTINI) 79, 87, 151, 157, 158, 216
Lig. iliolumbale 153, 154, 247
Lig. inguinale (POUPARTI) 95, 160
Ligg. interarcualia (flava) 31, 82
Lig. ischiofemorale 157, 158
Lig. longitudinale anterius 79, 82, 93, 153
Lig. longitudinale posterius 79, 82
Lig. patellae 165, 169, 173
Lig. pubofemorale 157, 158
Ligg. sacroiliaca dorsalia 78, 153
Ligg. sacroiliaca interossea 78, 153
Ligg. sacroiliaca ventralia 78, 153
Lig. sacrospinale 153, 154
Lig. sacrotuberale 79, 151, 153, 160, 174, 217
Lig. supraspinale 153, 217
Lig. teres hepatis 296
Lig. teres uteri 308
Lig. transversum acetabuli 157
Lig. transversum genus 169, 170
Lig. transversum atlantis 76
Lig. venosum ARANTII 296
Ligg. vocalia 281
Linea alba abdominalis 94, 96
Linea arcuata des Darmbeins 97
Linea intertrochanterica 157
Linea semilunaris 95, 96
Lineae transversae des Kreuzbeins 77, 78
Lingua 60, 285, 286, 287
Lingula des Kleinhirns 335, 336
Linin-Gerüst des Zellkerns 18
Linse des Auges 314, 316
Linsenkern 327, 328, 330, 331
Lipofuscin-Granula 17
Lippe 113
Lippen- (Mundring-) Muskel 113
Liquor cerebrospinalis 77, 301, 325, 327, 334, 337
LISFRANC-Gelenklinie 182
Lobulus biventer 335
Lobulus centralis des Kleinhirns 334
Lobulus hepatis 296
Lobulus parietalis superior 328
Lobulus quadrangularis 335
Lobulus semilunaris superior et inferior 335
Lobulus simplex 335
Lobulus testis 307
Lobus caudatus der Leber 295, 296
Lobus frontalis cerebri 108, 325
Lobus hepatis dexter et sinister 295, 296
Lobus occipitalis cerebri 325
Lobus paracentralis 328

Lobus parietalis cerebri 325
Lobus quadratus der Leber 295, 296
Lobus temporalis cerebri 325
Loch, verstopftes des Hüftbeins 152, 153, 155, 161
Luftröhre 25, 32, 36, 279, 280, 282, 283
Luftwege, obere 279, 280
Luftwege, untere 280, 281, 282, 283, 284
Lumbo-Sacral-Übergang 79, 215, 216, 217, 228
Lumbo-Sacral-Übergang, Be- und Entlastbarkeit 215, 216, 217
Lumbo-Sacral-Übergang und Beckenneigung 79
Lumbo-Sacral-Winkel 78, 83
Lunge 255, 278, 282, 283, 284
Lungen-Basis 282
Lungen-Bläschen (-Alveolen) 31, 35, 255, 282, 283, 284
Lungen-Bläschengang 282
Lungen-Blutadern (-Venen) 255, 256, 259, 260, 283
Lungenfell 284
Lungen-Kreislauf 255, 256
Lungen-Lappen (Gliederung) 282, 283
Lungenrinne 89, 100
Lungen-Schlagader (-Arterie) 256, 257, 259, 260, 261
Lungenspitze 282
Lungenwurzel 277, 282
LUSCHKA-Loch 326
lymphatischer Rachenring 277, 280, 290
Lymphbahnen 274, 276
Lymphcapillaren 275, 276
Lymphe 30, 275, 276
Lymphgefäße 275, 276, 277, 293, 296, 311
Lymphknoten 30, 276, 277, 278, 293, 294
Lymphstämme 276
Lymphsystem und lymphatische Organe 30, 35, 274, 275, 276, 277, 278
Lymphocyten 18, 273, 274, 276, 277, 278, 290, 293
Lymphonodi 30, 276, 277, 293, 294
lymphoepitheliale Gewebe 278
lymphoretikuläre Gewebe 277, 294
Lysosome 15, 16, 17, 317

Macula lutea der Netzhaut 314, 315
Magen 285, 291, 292, 342
Magen-Arterie (-Schlagader) 256
MAGENDI-Loch 326
Magen-Drüsen 292
Magen-Form 291
Magen-Funktionen 291
Magen-Grübchen 292
Magen-Grund 291, 292
Magen-Körper 291
Magen-Mund, oberer und unterer 291, 292
Magen-Pförtner 291, 292, 295
Magen-Rundung, große und kleine 291, 292
Magen-Saft 291, 292, 294, 295
Magen-Schlagader (-Arterie) 270
Magen-Schleimhaut 24, 284, 285, 291, 292
Magen-Straße 292, 295
Magenwand-Muskulatur 291, 292
Mahlbewegungen 111
Mahlzähne 113, 288, 289
MAISSIAT-Streifen 160, 162, 196, 198, 203, 205
Makrogliazellen 321, 323
Malleolus lateralis et medialis 165, 166
Malleus 105, 318

MALPIGHI-Körperchen der Milz 277, 278, 304
MALPIGHI-Körperchen der Niere 304, 305
Mammae 24, 27
Mandeln 30, 278
Mandibula 105, 108, 114
Manubrium sterni 89, 91
Mark, verlängertes 74, 76, 105, 266, 324, 327, 334, 335, 336, 337, 341
Markhöhle des Knochens 34, 38, 39, 42
Mark-(Myelin-)Scheide der Nervenfaser 323
Marksegel, vorderes des Kleinhirns 334
Markstrahlen der Niere 304
Massae laterales atlantis 76
Mastdarm 64, 276, 285, 293, 294, 295, 306
Matrix, knorpelige 32
Maxilla 105, 107, 108, 109, 114
Maximum-Minimum-Prinzip im Knochenbau 45
Meatus acusticus externus 114, 318
Meatus acusticus internus 317, 318, 320
Meatus nasi, superior, medius, inferior 278, 280
Mechanik des Hüftgelenks 158, 159
Mechanik des Kniegelenks 172
Mechanik des oberen und unteren Sprunggelenks 181, 182
Mechanik der Rippen- und Zwerchfellatmung 98, 99
Mechanik der Verdauung 294, 295
Mechanoreceptoren 311, 312
Medulla oblongata 74, 76, 105, 324, 335, 336, 337
Medulla ossium 39, 41, 42
Medulla renalis 304
Medulla spinalis 74, 108, 324, 337, 338, 339, 340
MEIBOM-Drüsen 316, 317
Meiose 21
MEISSNER-Plexus 284
MEISSNER-Tastkörperchen 311, 312
Melanin 17, 311
Membrana elastica externa et interna 265, 266
Membrana fibrosa der Gelenkkapsel 49, 50
Membrana interossea antebrachii 49, 133, 139, 144, 148, 149
Membrana interossea cruris 49, 165, 166, 170, 182, 183
Membrana synovialis der Gelenkkapsel 50
Membrana spiralis 320
Membrana tympani 318
Meninges cerebri 324, 325
Menisken 32, 36, 49, 50, 168, 169, 170, 249
Menisko-Femoral-Gelenk, äußeres und inneres 169
Menisko-Tibial-Gelenk, äußeres und inneres 169
Menstruationszyklus 303, 308, 309
Mesencephalon 324, 333, 334
Mesenchym 29, 37
Mesenterium 293
Mesoderm 21, 35
Mesopharynx 280
Mesotenon 67
Mesothel 22, 23
Metacarpus 137, 139, 141, 142
Metaphase 20
Metaplasma 16, 17
Metatarsus 176, 177, 178
Micellen 32, 33
Microvilli 293
Mikrogliazellen 18
Mikrozirkulation und Muskelfaserspektrum 62, 63
Milchbrustgang 256, 276

Milchdrüse 27
Milz 30, 268, 272, 273, 274, 277, 178
Milz-Arterie (-Schlagader) 256
Milz-Follikel 277
mimische Gesichtsmuskulatur 111, 112, 113
Misch-(Mixo-)Plasma 20
Mitochondrien im Skelettmuskel 15, 16, 17, 37, 57, 58, 60, 61, 62
Mitochondrienvolumen und -zahl im Skelettmuskel, Ausdauerbelastung 61
Mitose 19, 20, 21
Mittelfußknochen 156, 176, 177, 178, 187, 188
Mittelhandknochen 52, 125, 137, 139, 141, 142, 144, 147, 148, 149
Mittel- und Endgelenke der Finger 137, 144, 148, 149
Mittel- und Endgelenke der Zehen 137, 187, 188
Mittelhirn 333, 334
Mittelhirn-Dach 333
Mittelohr 317, 318, 319
MOHRENHEIM-Grube 128
Molekularschicht der Großhirnrinde 329
Molekularschicht des Kleinhirns 335, 336
MOLL-Schweißdrüsen 316
Monaster 20, 21
Mondbein 133, 137, 139, 141, 142, 144
Monocyten 273, 274, 275
morphokinetische Reaktionen bei Knochen-Belastung 47
Motoneuron 339
motorische Einheit 68
motorische Endplatte 68, 325, 341
motorische Endplatte und Muskelfaserspektrum 68
motorische und sensorische Zentren der Großhirnrinde 327, 328, 329, 330
motorische Vorderhornzellen 68, 70, 339
multiple Ganglienzellen 322
Mundhöhle 23, 108, 114, 285, 286, 287, 290, 294
Mund-Rachenraum 107, 280
Mundringmuskel 115
Mund-Schleimhaut 288, 289
Mundspeicheldrüsen 108, 287, 288, 294
M. adductor brevis femoris 162, 163, 164, 174, 221
M. adductor longus femoris 120, 162, 163, 164, 174, 221
M. adductor magnus femoris 151, 162, 163, 164
M. anconeus 134, 136, 138, 139, 146
M. biceps brachii 59, 64, 65, 117, 120, 126, 127, 131, 132, 134, 135, 136, 137, 138, 139, 140, 141
M. biceps femoris 87, 163, 172, 173, 174, 175, 176, 218, 240
M. bipennatus 65
M. brachialis 134, 135, 136, 138, 139
M. brachioradialis 134, 135, 136, 137, 138, 139, 145, 146
M. buccinator 112, 113, 115
M. coracobrachialis 127, 131, 132, 134, 135, 137, 138, 139, 235
M. deltoideus 59, 65, 120, 122, 124, 127, 128, 129, 131, 132, 136, 138, 139, 195, 216, 235
M. digastricus 64, 108, 114, 115
M. epicranius temporoparietalis 112, 113
M. erector spinae 82, 94, 96, 97, 100, 101, 102, 103, 104, 121, 195, 197, 198, 201, 203, 210
M. extensor carpi radialis brevis 136, 139, 144, 145, 146, 147, 149
M. extensor carpi radialis longus 135, 136, 139, 144, 145, 146, 147
M. extensor carpi ulnaris 136, 139, 147
M. extensor digitorum brevis 187
M. extensor digitorum communis 136, 139, 147, 148, 149, 221
M. extensor digitorum longus 65, 146, 184, 186
M. extensor hallucis brevis 187

M. extensor hallucis longus 65, 182, 183, 221
M. extensor pollicis brevis 139, 149
M. extensor pollicis longus 139, 149
M. flexor carpi radialis 65, 136, 144, 145, 146, 147, 148
M. flexor carpi ulnaris 136, 139, 144, 145, 146, 147, 148
M. flexor digitorum brevis 187, 189
M. flexor digitorum longus 184, 185, 186, 189
M. flexor digitorum profundus 136, 144, 145, 147, 148
M. flexor digitorum superficialis 136, 139, 144, 147, 148
M. flexor hallucis brevis 187
M. flexor hallucis longus 178, 184, 185, 186, 189
M. frontalis 112, 113, 114, 115
M. fusiformis 65
M. gastrocnemius 59, 170, 176, 184, 185, 203, 209, 215
M. gemellus inferior 159, 162, 164
M. gemellus superior 159, 162, 164
M. geniohyoideus 114
M. glutaeus maximus 122, 158, 159, 160, 163, 164, 172, 195, 201, 203, 209, 210, 212, 220, 227, 228
M. glutaeus medius 120, 122, 159, 161, 163, 164, 215, 222, 240
M. glutaeus minimus 159, 161, 163, 164, 221, 222
M. gracilis 162, 163, 164, 173, 175, 176
M. iliacus 159, 294
M. iliocostalis 101, 102, 215
M. iliopsoas 120, 151, 156, 159, 160, 162, 163, 164, 194, 195, 212, 220, 221, 228
M. infraspinatus 116, 122, 127, 130
Mm. intercostales externi 92, 93, 94, 98
Mm. intercostales interni 92, 93, 94, 98
Mm. interossei dorsales manus 148, 149
Mm. interossei palmares manus 148, 149
Mm. interossei pedis 187, 189
Mm. interspinales 101
Mm. intertransversarii 101
M. latissimus dorsi 94, 99, 100, 120, 121, 122, 127, 128, 129, 130, 131, 132, 151, 201, 209, 211, 228, 237
M. levator scapulae 94, 100, 115, 119, 120, 122, 123, 231
M. longissimus 101, 102
M. longus capitis 115, 116
M. longus colli 115, 116
Mm. lumbricales manus 145, 148, 149
Mm. lumbricales pedis 187, 189
M. masseter 107, 108, 110, 111, 115, 288
M. mentalis 112, 113, 115
M. multifidus 101, 201
M. mylohyoideus 114
M. nasalis 112, 113, 115
M. obliquus externus abdominis 94, 95, 96, 97, 103, 120, 122, 151, 198, 231, 232, 240
M. obliquus internus abdominis 94, 95, 96, 97, 151, 198, 228, 240
M. obturatorius externus 159, 162, 164
M. obturatorius internus 159, 161, 164
M. occipito-frontalis 112, 113, 115
M. omohyoideus 64, 65, 115, 122
M. orbicularis oculi 112, 113, 115
M. orbicularis oris 112, 113, 115
M. palmaris brevis 136
M. palmaris longus 65, 136, 139, 144, 145, 146, 147, 148
M. pectineus 120, 162, 164, 174
M. pectoralis major 94, 99, 120, 121, 122, 127, 128, 129, 131, 132, 136, 138, 195, 196, 228, 235, 237, 240
M. pectoralis minor 94, 99, 117, 119, 120, 122, 123, 125, 231
M. peroneus brevis 65, 178, 183, 184, 185, 186, 189

M. peroneus longus 178, 183, 184, 185, 186, 189, 240
M. piriformis 159, 161, 164
M. plantaris 184, 185
M. popliteus 87, 170, 172, 175, 176, 184, 185
M. pronator quadratus 133, 140
M. pronator teres 135, 136, 139, 140, 145, 146
M. psoas major et minor 93, 100, 159, 160, 303
M. pterygoideus medialis et lateralis 108, 110, 111
M. pyramidalis 94, 96, 97
M. quadratus femoris 151, 159, 162, 303
M. quadratus lumborum 94, 97, 99, 151, 160
M. quadriceps femoris 64, 170, 172, 173, 174, 175, 181, 194, 203, 210, 215, 218, 227
M. rectus abdominis 64, 65, 90, 94, 96, 97, 104, 120, 122, 195, 198
M. rectus capitis anterior 115
M. rectus femoris 65, 120, 122, 151, 160, 163, 164, 172, 173, 174, 175, 176, 195, 216, 221, 237
M. rhomboideus major 100, 119, 120, 121, 122, 123, 125, 195, 228, 231, 232, 240
M. rhomboideus minor 100, 119, 120, 121, 122, 123, 125, 195, 228, 231, 232, 240
Mm. rotatores 101
M. sacrospinalis 102
M. sartorius 120, 122, 160, 163, 164, 172, 173, 174, 175, 176, 221
Mm. scaleni 93, 103, 104, 115, 116, 122, 198
M. semimembranosus 87, 163, 170, 172, 173, 174, 175, 176, 218
M. semispinalis 101
M. semispinalis capitis 101, 102, 121
M. semitendinosus 87, 163, 172, 173, 174, 175, 176, 218
M. serratus anterior 65, 94, 99, 119, 120, 124, 125, 194, 195, 228, 231, 232, 240
M. serratus posterior superior et inferior 94, 100, 103, 121, 128
M. soleus 59, 184, 185, 203, 209, 215
M. spinalis 101, 102
M. splenius 102, 103, 121, 122
M. sternocleidomastoideus 94, 99, 104, 106, 107, 115, 120, 122, 124, 198
M. sternohyoideus 115, 122
M. stylohyoideus 114
M. subclavius 94, 120, 123, 124
M. subscapularis 116, 124, 127, 130, 132, 235
M. supinator 140
M. supraspinatus 116, 119, 121, 124, 127, 130, 132, 136
Mm. supra- et infrahyoidei 114
M. temporalis 106, 107, 110, 111, 115
M. temporo-parietalis 113, 115
M. tensor fasciae latae 120, 122, 159, 160, 162, 163, 164, 175, 176, 196, 203, 221, 237, 240
M. teres major 122, 127, 129, 130, 131, 132, 138, 209, 211, 235
M. teres minor 122, 127, 130, 132
M. thyreohyoideus 115, 122
M. tibialis anterior 65, 178, 182, 183, 184, 186, 221, 240
M. tibialis posterior 184, 185, 186
M. transversus abdominis 93, 94, 95, 96, 97, 151, 303
M. transversus thoracis 92
M. trapezius 100, 119, 120, 121, 122, 123, 125, 128, 129, 194, 211, 216, 228, 231, 232
M. triceps brachii 64, 117, 120, 127, 131, 134, 136, 137, 138, 139, 235
M. triceps surae 172, 180, 186, 194, 195, 223, 227
M. unipennatus 65
M. vastus intermedius 172, 173, 174, 175, 176
M. vastus lateralis 172, 173, 174, 175, 176

M. vastus medialis 59, 172, 173, 174, 175, 176
M. zygomaticus 112, 113, 115
Muskel, doppeltgefiederter 65, 130, 136, 173, 184, 186
Muskel, einfachgefiederter 65, 145, 183, 186
Muskel, Hilfsorgane 66, 67, 68, 69, 70
Muskel, mehrbäuchiger 64, 65, 114
Muskel, mehrgelenkiger 64, 138, 144
Muskel, mehrköpfiger 64, 65, 137
Muskel, mehrschwänziger 64, 65
Muskel, Nervenversorgung 68
Muskel, phasischer 195, 196
Muskel, physiologischer Querschnitt 65, 71, 233
Muskel, ringförmiger 294
Muskel, roter und weißer 57
Muskel, schlanker 162, 163, 164, 173, 175, 176, 211, 215
Muskel, spindelförmiger 65
Muskel, tonischer 195, 196
Muskel, vielgelenkiger 160, 173, 174, 215
Muskel, vielgeteilter 101
Muskel-Anpassung an Belastungen 60, 61, 62, 63, 64, 65
Muskel-Arbeit, Nutzeffekt 54
Muskel-Arbeit, Wärmeabgabe 54
Muskel-Arbeit, Formen 70
Muskel-Arbeitsstruktur, funktionelle 60
Muskel-Bauch 65
Muskelbinde 51, 52, 55, 66, 67, 129, 160, 162, 173
Muskelblutgefäße 53, 60, 61, 62, 63, 66, 69, 70
Muskelbündel 55, 56, 57
Muskeleigenspannung (Tonus) 50, 69, 70, 100, 129, 134
Muskelfarbstoff 56
Muskelfasern, glatte 54, 265
Muskelfasern, intrafusale 69
Muskelfasern, langsame, Sportart- und Alternsbezogenheit 59
Muskelfasern, quergestreifte 54 bis 73
Muskelfasern, schnelle, Sportart- und Alternsbezogenheit 59
Muskelfaserspektrum 57, 58, 59, 60, 71
Muskelfasertypen 57, 58, 59, 60
Muskelformen 63, 64
Muskelfunktionen 53, 72
Muskel-Gelenk-Beziehungen 196
Muskelgewebe, glattes 54
Muskelgewebe, quergestreiftes 54, 55, 56, 57, 58, 59, 60
Muskelhüllen 55, 56
Muskelkontraktion, ultrastrukturelle Grundlagen 56
Muskelkontraktions-Geschwindigkeit 57
Muskelkoordination, intermuskuläre 194, 195, 196, 209, 218, 228
Muskelhyperplasie 60
Muskelhypertrophie 60
Muskelkörper, skelettfreier, dreidimensionaler 60, 286, 287
Muskelkraftentfaltung 51, 65, 71, 72
Muskelkraftabschwächung 195, 196, 223, 248
Muskellängenverkürzung 195, 196, 223, 248
Muskelmantel (der Zunge) 286
Muskellehre, allgemeine 53 bis 73
Muskelpumpe 268
Muskeltätigkeit, Grundformen 70, 71, 72, 73
Muskelsicherung von Gelenken 127
Muskeln, Adduktorengruppe des Beines 162, 163, 164
Muskeln des Augapfels 316
Muskeln des Daumenballens 136, 139, 144, 146, 149
Muskeln des Fußrückens 187
Muskeln der Fußsohle 187
Muskeln des Großzehenballens 187, 188, 189

Muskeln der Hüfte 159, 160, 161, 162, 163, 164
Muskeln des Kleinfingerballens 139, 144, 146, 149, 150
Muskeln des Kleinzehenballens 187, 189
Muskeln des Kniegelenks 172, 173, 174, 175, 176
Muskeln des Oberschenkels 162, 163, 164
Muskeln des Schultergelenks 127, 128, 129, 130, 131, 132, 249
Muskeln des Schultergürtels 120, 121, 122, 123, 124, 125, 249
Muskeln des Unterschenkels 162, 182, 183, 184, 185, 186, 187
Muskeln ohne und mit bestimmtem Ursprung und Ansatz 64
Muskel-Sehnen-Verbindungen 65, 66
Muskelschlingen, allgemein 125, 192, 193, 194, 195, 196, 197
Muskelschlingen beim Boxer 209, 210, 211
Muskelschlingen beim Diskuswerfer 246, 247, 249
Muskelschlingen bei Ganzkörperstreckung 197, 200, 201
Muskelschlingen bei Beugung der unteren Extremität 218, 219, 220
Muskelschlingen bei Streckung der unteren Extremität 196, 197, 198, 199
Muskelschlingen beim Fußballspieler 244, 245, 249
Muskelschlingen beim Geher 252, 253, 254
Muskelschlingen beim Gewichtheber 81, 213, 214, 215, 216, 217
Muskelschlingen bei Gymnastik mit Rundgewicht 242, 243, 249
Muskelschlingen bei Seitwärtsneigung und Rumpfdrehung in der rhythmischen Sportgymnastik 242, 243
Muskelschlingen beim Hammerwerfer 246, 247, 251
Muskelschlingen beim Handballspieler (Sprungwurf) 244, 245, 248
Muskelschlingen beim Handstand in den Ringen 138, 231, 233
Muskelschlingen beim Hang am Reck 236, 237
Muskelschlingen beim Hochreißen des Beines 218, 219, 220, 221
Muskelschlingen beim Hochspringer 225, 227, 228
Muskelschlingen beim Hürdenläufer 222, 223, 226, 227
Muskelschlingen bei Körperseitwärtsneigungen bzw. -drehungen 237 bis 254
Muskelschlingen beim Kreuzstütz (von oben gesehen) 129, 231, 232, 234
Muskelschlingen beim Kreuzstütz (von vorn gesehen) 129, 231, 232, 234, 235
Muskelschlingen beim Kugelstoßer 250, 251
Muskelschlingen bei Kurzstreckenläuferin 252, 253, 254
Muskelschlingen beim Langstreckenläufer 197, 202
Muskelschlingen beim Medizinballwerfer 204, 205
Muskelschlingen beim Ringer (Standphase) 205, 206, 207
Muskelschlingen beim Ringer (Bodenphase) 206, 207
Muskelschlingen beim Ruderer (Rückenansicht) 209, 211, 212, 213
Muskelschlingen beim Ruderer (Seitenansicht) 209, 211, 212, 213
Muskelschlingen bei Rumpfdrehung und Seitwärtsneigung 238, 239, 240
Muskelschlingen beim Speerwerfer (Bogenspannungsphase) 203, 204, 205
Muskelschlingen beim Speerwerfer (Verwringungsphase) 248, 249, 250, 251
Muskelschlingen bei startender Schwimmerin 196, 197, 198, 199
Muskelschlingen beim startenden Sprinter 200, 201, 203
Muskelschlingen bei statischen Bewegungsabläufen 228 bis 237
Muskelschlingen beim Stütz auf Barrenholmen 129, 138, 228, 230
Muskelschlingen bei tänzerischer Studie 220, 221, 223
Muskelschlingen beim Tauklettern 128, 226, 227, 228
Muskelschlingen bei Turnerin (Hemmfunktion der Streckschlinge) 216, 217
Muskelschlingen bei Überstreckung des Körpers 208, 209
Muskelschlingen beim Weitspringer 224, 227

364   26. Sachregister

Muskelspindeln 53, 69, 320, 339
Muskel-Sehnen-Verhältnis 65
Muskelstoffwechsel 60
Muskeltonus 50, 69, 70, 100, 129, 134, 332
Muskelvordehnung 70, 96, 210, 227, 228, 249
Muskelwachstumsstruktur, funktionsabhängige 259
Muskelzug und Schwerkraft 53, 73, 103, 104
muskuläre Dysbalancen, Auswirkungen 195, 223, 248
muskuläre Verspannung der Wirbelsäule 79, 98, 99, 100, 101, 102, 103, 104
Muskulatur, Bedeutung für Dynamik und Statik 53
Mutterband, rundes 95, 308
Mutterkuchen 296, 309
Muttermund, äußerer und innerer 308, 310
Mutterstern 20, 21
Myelencephalon 324, 336
Myocard 257, 258
Myeloarchitektonik der Großhirnrinde 329
Myofibrillen 54, 56, 57, 58, 61, 66
Myofilamente 17, 56, 57, 58, 61
Myoglobin 56
Myologie, allgemeine 53 bis 73
Myometrium 309
myo-neuraler Block 68
Myosin 54, 56, 60
Myosin und *Actin*, Wechselwirkungen 54
Myxoedem 300

Nabelschnur 35
Nabelvenenstrang 296
Nachhirn 324, 336
Nackenband 31, 35, 82, 106
Nackenfeld der Schädelbasis 106
Nacken-Muskeln, tiefe kurze 84, 115
Nägel 183, 313
Nähte des Schädels 40, 114
Nase 278, 279
Nase, Flimmerstrom 279, 283
Nasenbeine 105, 107, 114, 279
Nasenflügel 279
Nasengang, mittlerer, oberer, unterer 108, 279, 280
Nasenhöhle 105, 106, 107, 278, 279, 294
Nasenknorpel 279
Nasenlöcher 279
Nasenmuschel, mittlere, obere, untere 105, 107, 279, 280, 317
Nasenmuskel 112, 113, 115
Nasennebenhöhlen 279, 317
Nasen-Rachenraum 280, 318
Nasenscheidewand 105, 107, 279
Nasenschleimhaut 107, 279, 283
Nasenschwellkörper 107, 279
Nasenspitze 279
Nasenvorhof 279, 319
Nasenwurzel 279
Nebenhoden 25, 306, 307, 308
Nebenhodengang 308
Nebennieren 299, 300, 301
Nebennieren-Blutadern (-Venen) 271
Nebennierenmark 300, 301
Nebennierenrinde 300, 301
Nebennieren-Schlagader (-Arterie) 269, 270
Nebenschilddrüsen 300
Neencephalon 324

Nephron 305
Nerv 266
Nerveneintrittsstelle im Muskel 303
Nervenfasern 55, 66, 310, 322, 323, 326
Nervenfortsatz 322, 323, 336
Nervengeflechte, vegetative 284
Nervenlehre, allgemeine 321, 322, 323
Nervenleitgeschwindigkeit 323
Nervenstützgewebe 21, 323
Nervensystem, Aufgaben 321
Nervensystem, cerebro-spinales 321
Nervensystem, peripheres 321
Nervensystem, vegetatives (autonomes) 266, 299, 324, 340, 341, 342
Nervensystem, vegetatives, Aufgaben 340
Nervenzellen 18, 68, 321, 322, 330
Nervenzelltypen 321, 322, 330
N. *abducens* 335, 336
N. *accessorius* 335, 336
N. *cervicalis* 335
N. *facialis* 335, 336
N. *glossopharyngeus* 335, 336
N. *hypoglossus* 335, 336
N. *ischiadicus* 173
N. *oculomotorius* 335, 336
N. *opticus* 314, 315, 335, 336
N. *parasympathicus (Vagus)* 341
N. *spinalis* 74, 75
N. *statoacusticus* 335, 336
N. *sympathicus* 300, 340, 341
N. *trigeminus* 335, 336
N. *trochlearis* 335, 336
N. *vagus* 335, 336
netzförmiges (retikuläres) Bindegewebe 29, 30, 35
Netz, großes und kleines 23, 291
Netzhaut 314, 315, 316, 322
Netzhautablösung 316
Netzhaut, feingeweblicher Bau 315
Neuhirn 324
Neurit 322, 323, 336
Neurocranium 104, 105, 106, 107
Neuroepithel 315
Neurofibrillen 322, 323
Neurofilamente 17
Neuroglia 323
neuro-hormonale Regulation der Stoffwechselvorgänge 299
Neurohormone 301, 302
Neurohypophyse 301, 302
Neurolemm 323
neuro-muskuläre Einheit 68
Neuron, afferentes und efferentes 322, 323, 327
Neuroplasma 323
neuro-sekretorische Kerngebiete des Hypothalamus 302, 322, 333
neutrophile Granulocyten 273, 274
Nieren 276, 303, 304, 305
Nieren-Becken 25, 303, 304, 305
Nieren-Blutadern (-Venen) 271, 305
Nieren-Kanälchen 305
Nieren-Kapsel 303, 304
Nieren-Kelche 304, 305
Nieren-Körperchen 304, 305
Nieren-Lager 35
Nieren-Mark 304, 305

Nieren-Papillen 24, 304, 305
Nieren-Parenchym 304, 305
Nieren-Pol 303
Nieren-Pforte 303, 304
Nieren-Pyramiden 304
Nieren-Rinde 304, 305
Nieren-Schlagader (-Arterie) 269, 270, 303, 304
NISSL-Schollen 322, 323
Nodi lymphatici 276, 277, 278, 293, 294
Nodulus cerebelli 334
Nodulus valvulae semilunaris ARANTII 268
Nodus atrio-ventricularis 263
Nodus sinu-atrialis 263
Noradrenalin (Transmitter) 264, 267, 321, 333, 341
Nucleolus (der Zelle) 15, 16, 18
Nucleus (der Zelle) 14, 15, 16, 17, 18
Nucleus caudatus 327, 328, 330, 331
Nucleus dentatus 331, 336
Nucleus emboliformis 336
Nucleus fastigii 331, 336
Nucleus globosus 336
Nucleus lentiformis 327, 328, 330, 331
Nucleus niger 331, 334
Nucleus olivaris 331, 337
Nucleus pulposus der Zwischenwirbelscheibe 79, 80, 81
Nucleus ruber 331, 333
Nucleus subthalamicus 331
NUEL-Raum 319, 320
Nußgelenk 52, 157

Oberarmbein 119, 121, 125, 126, 133, 136, 137, 139
Oberarmbein-Ellen-Gelenk 51, 133
Oberarmbein-Gelenkknorren 126, 137, 139, 144, 145, 148, 149
Oberarmbein-Höcker, großer und kleiner 126, 127, 129, 130, 131, 134, 137, 139, 140
Oberarmbein-Köpfchen 126, 140
Oberarmbein-Kopf 117, 125, 126, 137
Oberarmbein-Rolle 126, 133, 140
Oberarmbein-Speichen-Gelenk 133, 134, 140
Oberarmbein-Speichen-Muskel 134, 136, 137, 138, 139, 145, 146
obere Gliedmaßen, freier Teil 125, 126
Oberarm-Kranzarterie 269
Obergrätengrube 116, 130
Obergrätenmuskel 119, 121, 124, 125, 127, 129, 130, 132, 136, 208, 255
Oberhaut 23, 311
Oberkieferbein 105, 107, 108, 111, 114
Oberkieferhöhle 108, 279
Oberschenkel 40
Oberschenkelbinde 95, 160, 162, 175
Oesophagus 23, 280, 285, 292
Ohr, äußeres 317, 318
Ohr, inneres 317, 318, 319, 320
Ohr, mittleres 317, 318, 319
Ohrknorpel 113, 318
Ohrläppchen 288, 318
Ohrmuschel 32, 56, 317, 318
Ohrmuskel, hinterer, oberer, vorderer 115, 318
Ohrschmalzdrüsen 318
Ohrspeicheldrüse 288, 294
Ohrtrompete 36, 280, 317, 318
Olecranon 132, 133, 134, 137, 145
Oligodendrocyten 321

Olive 334, 335, 336
Omentum majus et minus 23, 291
Orbita 114, 279, 314
Organa sensuum 310 bis 320
Organa urinaria 303, 304, 305, 306
Organe der inneren Sekretion 299, 300, 301, 302, 303
Organellen des Zell-Leibes 15, 16, 62
Organum spirale 319, 320
Organum vestibulo-cochleare 310, 317, 318, 319, 320
Organum visus 314
Orts- und Lagebezeichnungen 11, 12
Os capitatum 136, 139, 142, 147
Os coccygis 79, 119, 121, 125
Os costale 88
Os coxae 77, 151, 152
Os cuboideum 176, 177, 178
Os ethmoidale 105, 107, 109
Os frontale 105, 106, 109, 114
Os hamatum 137, 139, 142, 145, 147
Os hyoideum 105, 108
Os ilii 119, 121, 151, 152
Os ischii 119, 123, 151, 152
Os lacrimale 105, 107
Os lunatum 137, 139, 141, 142
Os nasale 105, 107, 114, 279
Os naviculare manus 137, 139, 141, 142, 144
Os naviculare pedis 176, 177, 178
Os occipitale 105, 106, 109, 114
Os palatinum 105, 106, 107, 108
Os parietale 105, 107, 108
Os pisiforme 137, 139, 141, 142, 144, 145
Os pubis 94, 119, 121, 125, 151, 152
Os sacrum 77, 78, 79, 99, 119, 121, 125, 151
Os scaphoideum 137, 139, 141, 142
Os sphenoidale 105, 106, 109, 111
Os temporale 105, 106, 107, 109, 114
Os trapezium 137, 139, 141, 142, 147
Os trapezoideum 137, 139, 141, 142, 147
Os triquetrum 137, 139, 141, 142
Os zygomaticum 105, 106, 107, 108, 114
Ossa carpi 125
Ossa cuneiformia 176, 177, 178
Ossa digitorum manus 125, 136, 139
Ossa digitorum pedis 156
Ossa metacarpi 125, 137, 139
Ossa metatarsalia 156, 176, 177, 178
Ossa sesamoidea 67, 142, 173
Ossa tarsi 156, 176, 177, 178
Ossein 37
Ossicula auditoria 105, 318
Ossifikation, enchondrale 38
Ossifikation, perichondrale 38
Osteoblasten 37, 40, 43, 48
Osteocyten 36, 37, 38, 43, 44
Osteoklasten 37, 38, 43, 44, 48, 75
Osteologie **36 bis 48**
Osteomalazie 37
Osteomyelitis 41
Osteon 36, 43, 44, 45, 47
Osteon-Knochen 44, 45
Osteoporose 48, 75
Othaematom 318
Ovar 24, 302, 303, 307, 308, 509

Ovulation 309
Oxydationsprozesse, biologische in der Zelle 17
Oxytocin 333

PACCHIONI-Granulationen 324, 325, 327
Palaeencephalon 324
Palatum durum 107, 279, 290
Palatum molle 107, 280, 290
Palmaraponeurose 145, 150
Palmarflexion der Hand 143, 145, 146, 147
Palpebrae 314, 315, 316
Pancreas 285, 293, 298, 302
Papilla duodeni major VATERI 293, 297, 298
Papilla N. optici 314, 315
Papilla renalis 24, 304
Papillae filiformes 286
Papillae foliatae 286, 287
Papillae fungiformes 286
Papillae lenticulares 286
Papillae vallatae 286, 287
Papillarlinien 311
Papillarmuskeln 261, 263
Papillen, blattförmige 286, 287
Papillen, fadenförmige 286
Papillen, linsenförmige 286
Papillen, pilzförmige 286
Papillen, umwallte 286, 287
Papillenstöcke 286
Paraganglion 269
Paramysium 56
Paraplasma 16, 17
Parasympathicus (Vagus) 263, 264, 341, 342
parasympathicotone Erholungsphase 341
Pars centralis des Seitenventrikels 327
Pars costalis des Zwerchfells 93, 94
Pars lumbalis des Zwerchfells 93, 94
Pars sternalis des Zwerchfells 93, 94
Patella 156, 168, 170
Patellarsehnenreflex 69
Paukenhöhle 107, 317, 318
Pecten ossis pubis 119, 121, 152, 162
Pedunculi cerebellares 335, 336
Pedunculi cerebri 335
Pedunculus flocculi 335
Pelvis, major et minor 150, 154, 155
Pelvis renalis 303, 304
Pendelbewegungen der Darmwand-Muskulatur 295
Penis 306
Pericard 257
perichondrale Knochenentwicklung 37, 38, 39
Perichondrium 37, 38, 39, 41, 90, 91
Perilymphe 319
Perimysium 55, 69
Periodontium 289
Periost 40, 41, 43, 90
Peristaltik (Magen-Darm- und Urogenitalkanal) 54, 64, 284, 292, 294, 295, 302, 303, 305
Peritoneum 22, 35, 285
Peroneusgruppe des Unterschenkels 182, 183, 184
Pes anserinus 163, 174
PEYER-Haufen *(Plaques)* 293
Pfannenband des Sprunggelenks 177, 180
Pfannenlippe des Gelenks 32, 36, 49, 52

Pfeilnaht 107
Pflugscharbein 105, 106, 107
Pfortader 256, 268, 271, 296, 297
Pfortader-Kreislauf 256
Pförtner des Magens 292
Phagocyten 256, 284
Phagocytose 17, 30, 31, 35, 274
Phalanges manus 137, 139, 141, 142, 144, 148, 149
Phalanges pedis 176, 177, 178, 187, 188
Pharynx 23, 25, 279, 280, 285, 290
phasische Muskeln 195, 196
Pia mater encephali 325
Pia mater spinalis 337
Pigment der Haut 17, 22, 311
Pigmentepithel der Netzhaut 17, 22, 315
Pili 279, 311, 312
Pinocytose 17
Placenta 296, 309
Plantaraponeurose 178, 184, 187, 190
Plantarflexion des Fußes 179, 180, 181, 184, 185, 186, 187, 215, 223
Plantarflexorengruppe des Unterschenkels 182, 184, 185, 186, 187, 215
Platten- oder Röhrenbau, trajektorieller des Knochens 42, 43
Plasmalemm 15, 16
Plastosomen 17
Plattenepithel 21, 22, 23, 28, 281, 284, 291, 304, 311
Plattsehnenmuskel 163, 170, 193, 197, 211, 215, 221, 222
Platysma, Gesichtsteil 110, 112, 115, 120
Pleura costalis 284
Pleura parietalis 284
Pleura pulmonalis 284
Pleuraspalt 284
Plexus cardiacus 263, 264
Plexus cavernosi concharum 279
Plexus chorioidei 325, 326, 327, 328
Plexus coronarius cordis 263, 264
Plexus myentericus 284, 295
Plexus solaris 341, 342
Plexus submucosus 284, 295
Plicae alares 170, 171
Plicae circulares 293
Plicae synoviales 49
Plicae ventriculares 281, 282
Plicae vocales 25, 282, 283
Pneumothorax 284
polymorphe Zellschicht der Großhirnrinde 329
Pons cerebri 108, 328, 334, 335
Porta hepatis 296
Praecapillaren 268
Praecuneus 328
Pressoreceptoren 267, 269
Primär-, Sekundär- und Tertiärfollikel des Eierstocks 308
prismatisches Epithel 21, 22, 24, 25, 28
Proc. coracoideus 116, 117, 119, 127, 130, 135, 137
Proc. mastoideus des Schläfenbeins 102, 106, 107, 114, 119
Proc. spinosus des Wirbels 74, 75, 76, 77, 83, 101
Proc. transversus des Wirbels 74, 75, 76, 77, 83, 90
Proc. xiphoideus des Brustbeins 89
Projektionssysteme im Großhirn 326, 330
Proliferationsphase der Gebärmutterschleimhaut 309
Prominens (7. Halswirbel) 76, 77
Promitochondrien 16

Promontorium 79, 154
Pronation des Fußes 172, 174, 180, **181, 182**, 183, 184, 187
Pronation der Hand 130, 131, 137, 139, **140, 141**, 143, 144, 145
Prophase 19, 20
Proprioceptor 69
Prostata **306, 308**
Proteingerüst des Zellkerns 18
Prothrombin 275
Protoplasma 14 bis 21
pseudounipolare Nervenzellen 322
Pulmones 255, 278, **282, 283, 284**
Pulpa, rote und weiße der Milz 277
Pulpahöhle des Zahnes 289, 290
Pump-Saugmechanismus beim hyalinen Gelenkknorpel 32, 41
Pupille **314, 315**, 342
Purkinje-Fasern 263
Purkinje-Kleinhirnzellen 321, **335, 336**
Putamen des Linsenkerns 327, 328, **330, 331**
Pylorus 291, 295
pyramidales (kortikales) System 331
Pyramidenbahn 322, 325, **330, 331, 332**, 336
Pyramidenbahn-Kreuzung 330, 335
Pyramidenmuskel **95, 96, 97**
Pyramidenschicht, innere und äußere der Großhirnrinde 329
Pyramidenzellen 321, 322
Pyramide **334, 336**
Pyramides renales 304

Querband des Atlas 76
Querband der Hand 136, 144
Querband der Hüftgelenkspfanne 157
Querband der Menisken **169, 170**
Quer-Colon 294
Querfortsätze des Wirbels 74, **75, 76, 77**, 83, 90
Quergewölbe des Fußes 177, **182, 189**
Querschnitt (Skelettmuskel), anatomischer 71
Querschnitt (Skelettmuskel), physiologischer 71
Querstreifung der Skelettmuskelfasern 56

Rabenschnabelfortsatz 115, **116**, 119, 124, 127, **130, 135, 137, 139**
Rabenschnabel-Schlüsselbein-Band 117, 118
Rachen 279, 280, 285, 290
Rachenmandel 280
Rachenraum, mittlerer, oberer, unterer 280
Rachenring, lymphatischer 277, 280, 290
Radgelenk 51, **52**, 134, 140
Radialabduktion 146
Radiatio optica **327, 328**
Radius 125, 132, **133, 139**
Radix dentis 289
Radix mesenterii 293
Radix posterior spinalis **337, 338**
Radix pulmonis 282
Radix anterior spinalis **337, 338**
Rahmenkonstruktion von Schulterblatt und Hüftbein 39, **117, 152**
Ranvier-Schnürringe 323
Rautengrube 334
Rautenhirn **324, 334**
Rautenmuskel, großer 100, 119, 120, **121, 122**, 124, 125, 195, 228, 231, 232, 240
Rautenmuskel, kleiner 100, 119, 120, **121, 122**, 124, 125, 195, 228, 231, 232, 240
Rectum 285, **293, 294**, 306

Rectusscheide 95, **96, 97**, 127, 239
Receptoren 69, 310, 313, 315, 317, 320, 336, 340
Receptoren der Netzhaut, stabförmige 315
Receptoren der Netzhaut, zapfenförmige 315
Receptorzone eines Neurons 322
Reduktions- und Reifeteilung 21
Reflexbogen **339, 340**
Regenbogenhaut **314, 315**
Regenerationsfähigkeit von Sehnen und Bändern 31
Regenerationsphase der Gebärmutter-Schleimhaut 309
Regenwurmmuskeln 145, 148, 149
Regio olfactoria 280
Regio respiratoria 280
Reglersystem, technisches 47, 48
Reil-Insel 325, **326, 327, 328**
Reissner-Membran 319, 320
Reizleitungssystem des Herzens 261
Reizschwelle, allgemein 310
Reizschwelle der motorischen Einheit 68
Ren **303, 304, 305**
Resonator 310
Respirationstrakt 278 bis 284
Rete testis 307
Reticulum, endoplasmatisches 15, 16, **17**
Reticulum-Zellen 30
retikuläres Bindegewebe 30, 35
Retina **314, 315**
Retinaculum Mm. extensorum superius et inferius 188
Retinaculum der Mm. peronei, oberes und unteres 184
Retroperitonealraum 303, **305**, 307
Retroversion des Armes im Schultergelenk 127, 128, 129, 131, 132
Retroversion des Beines im Hüftgelenk 158, 159, 162, 163, 164
Retroversion des Beines im Kniegelenk 169
Retroversion des Rumpfes 193
Rhombencephalon **324, 334**
*Rhomboideus-Serratus-*Schlinge 125, 228, 229
Ribosomen 15, 16, **17**
Richtungen im Körper 12
Riechepithel 280
Riechhirn 326
Riechnerven 107, 280, 336
Riechregion der Nase 280
Riechschleimhaut 322
Riemenmuskel 102, **103**, 121
Riesenwuchs (Gigantismus) 39, 302, 303
Ringband der Speiche 133, **134**, 140
Ringband des Schenkelbeins 157, 158
Ringknorpel **281, 282**
Ringmuskeln 54, 64, 112, 113, **115**, 294, 295
Rippen 36, 88, 89, 90, 91, 94, 95, 96, 116, 121, 125, 129
Rippen-(Brustkorb-)Atmung 89, 91, 92, 98, 99
Rippen-Binnenband 90
Rippen-Bogen 90, 99, 296
Rippen-Brustbein-Verbindungen 89, **90, 91**
Rippenfell 284
Rippen-Flächenkrümmung 89
Rippen-Grundformen 89, **90, 91**
Rippen-Hals 90
Rippen-Halsband 90
Rippen-Halter, hinterer, mittlerer, vorderer **103**, 198, 201
Rippen-Höckerchen 77, 90
Rippen-Höckerchenband 90
Rippen-Kantenkrümmung 89

Rippen-Knorpel 31, 32, **90**, 99, 127
Rippen-Kopf 77, **89**, **90**
Rippen-Körper **90**
Rippen-Neigung 89, **91**
Rippenpaare, falsche **88**
Rippenpaare, wahre **88**
Rippen-Querfortsatzband **90**
Rippen-Schlüsselbeinband **90**
Rippen-Strahlenband **90**
Rippen-Torsionskrümmung **89**
Rippen-Winkel 89, **90**, 91, 99, 100, 102
Rippen-Wirbel-Gelenke **90**
Röhrenknochen 38, 39, **42**, 48, 125, 132
Rollhügel, großer **119**, 121, 123, **154**, 156, 160, 161, 162, 173, 222
Rollhügel, kleiner **156**, 160, 162
Rotatoren-Manschette **131**
Rücken, flacher 85, **86**, 217
Rücken, hohler 85, **86**
Rücken, hohlrunder 85, **86**
Rücken, runder **85**
Rückenmark 74, 108, 324, 330, 336, **337**, **338**, **339**, **340**
Rückenmark, ab- und aufsteigende Bahnen **338**
Rückenmark, Eigen-(Leit-)Apparat **339**, **340**
Rückenmarksflüssigkeit **337**
Rückenmark, Funktionen **339**
Rückenmark, graue Substanz **338**, **339**
Rückenmarkshüllen **337**
Rückenmarksnerven 74, 75, **337**, **338**
Rückenmarksquerschnitt **337**, **338**
Rückenmarkssegmente **338**
Rückenmarkswurzel, hintere **337**
Rückenmarkswurzel, vordere **337**
Rückenmuskel, breiter 94, 100, **120**, 121, 127, 128, **129**, 130, **131**, **132**, 151, 201, 205, 207, 209, 211, 228, 231, 235, 237
Rückenmuskeln, tiefe kurze 100, **101**, 195, 197, 201, 203, 210, 249
Rückenmuskel, vielgeteilter **201**
Rückenmuskulatur, tiefe (Gesamtwirkung) 86, 87, 96, **103**, **104**
Ruffini-Körperchen **312**
Rundmuskel, großer 122, 127, 129, **130**, **131**, **132**, **138**, 207, 209, 211, 231
Rundmuskel, kleiner 122, 127, **130**, **132**, 207, 231, 235
Rundrücken junger Menschen (juvenile Kyphose) **86**
Rundrücken nach schwerer körperlicher Arbeit **86**
Rundrücken des Greises (Alters-Kyphose) **86**

Sacculus alveolaris **282**, **283**
Saccus lacrimalis 25, **317**
Sägemuskel, hinterer oberer 94, 100, **103**, 121, 128
Sägemuskel, hinterer unterer 94, 100, **103**
Sägemuskel, vorderer 65, 92, **119**, 120, **124**, **125**, 195, 228, 231, 232, 240
Samenbläschen **306**
Samenfaden 302, **307**, **308**
Samenflüssigkeit **308**
Samenhügel **306**
Samenleiter 25, **306**, **308**
Samenstrang **95**
Samen- (Keim-) Zellen **307**
Sammelrohre des Nierenparenchyms **305**
Sarcolemm **55**, 57
Sarcomer **56**, 58
Sarcoplasma 54, **55**, 56, 57, 258
Sattelgelenk 51, 52, **117**, **147**

Säulen-(Reihen-)Knorpel **38**
Scapula 116, **117**, 119, 121, 123, 137, 139
Schädel 40, **104 bis 116**
Schädel-Basis 105, 106, **108**, **109**, 279, 341
Schädel-Dach 40, 105, 108, 112, 113, 324, **325**
Schädel-Grube, hintere 108, **109**, 324, 334
Schädel-Grube, mittlere **108**, **109**, 324
Schädel-Grube, vordere **108**, **109**, 324
Schädel-Höhle 106, 108, **109**
Schädelknochen-Verbindungen 49, 107, **108**, **109**, **110**
Schädel-Nähte 49, 107, **108**, **109**, **110**
Schalenknochen **44**
Schaltapparat des Rückenmarks **339**
Schaltlamellen **44**, **45**
Schaltstück, Nierenparenchym **305**
Schaltstück, Ohrspeicheldrüse **288**
Schambein 94, 95, **119**, 121, 151, 152
Schambein-Ast, oberer 151, **152**, 158
Schambein-Ast, unterer 151, **162**, 163
Schambein-Bogen 152, **155**
Schambein-Bogenband **153**
Schambein-Fuge 31, 32, 36, 49, 95, 96, **152**, 155, 306, 308
Schambein-Höcker 95, 96, **152**, 162, 163
Schambein-Kamm **152**, 154, 162
Schambein-Schenkelband **157**, **158**
Schambein-Winkel 152, **155**, 162
Schamfugen-Band **152**
Schamlippen, große und kleine 307, **308**
Scharniergelenke 51, 52, 133, **148**, 170, 180
Scheide, weibliche 25, 306, 307, **308**, **309**
Scheidengewölbe 308, **310**
Scheidenvorhof 307, **310**
Scheitelbein 105, 106, **107**, 109, **114**
Scheitellappen **325**, **326**, 328, **329**
Schenkel des Erregungsleitungssystems im Herzen **263**
Schenkelanzieher, großer 151, 162, **163**, 164, 201, 215, 222, 237, 240
Schenkelanzieher, kurzer 162, **163**, 164, 174, 215, 221, 222, 240
Schenkelanzieher, langer **119**, 162, **163**, 164, 174, 195, 221, 222, 237, 240
Schenkel-Arterie (-Schlagader) 169, 173, **270**
Schenkelbein 40, 42, 45, 47, **121**, 123, **155**, **156**, 191
Schenkelbein-Kniescheiben-Gelenk **168**
Schenkelbein-Gelenksflächen(-körper), innere und äußere **155**, 156, 168, 171
Schenkelbein-Knorren, innere und äußere **155**, 156, 163, 168, 170, 184
Schenkelbein-Kopf **155**, 156, 157
Schenkelbinde 95, 160, 162, 175, 198, 203
Schenkelbindenspanner 119, 159, 160, **162**, **163**, 164, 175, 176, 195, 196, 203, 215, 221, 223, 237, 240
Schenkel-Blutader (-Vene) 163, 173, **271**
Schenkelhals 47, 119, 121, **155**, **156**
Schenkelmuskel, äußerer **172**, **173**, 174, 175, 176, 215
Schenkelmuskel, gerader 65, 119, 151, 160, 164, **172**, **173**, **174**, 175, 176, 195, 196, 215, 216, 221, 223, 237
Schenkelmuskel, innerer **172**, **173**, 174, 175, 176, 215
Schenkelmuskel, mittlerer **172**, **173**, 174, 175, 176, 215
Schenkelmuskel, vierköpfiger 64, 163, 170, **172**, **173**, **174**, **175**, 193, 196, 203, 210, 215, 218
Schenkelmuskel, vierseitiger 151, 159, **162**, 164, 195, 222
Schenkelmuskel, zweiköpfiger 163, **172**, **173**, **174**, **175**, 176, 197, 211, 215, 221, 222, 240

Schienbein 47, 48, 156, 160, **164**, **165**, **166**, 170, 172, 182, **183**, 186
Schienbein-Arterie (-Schlagader), hintere und vordere 170, **270**, 271
Schienbein-Gelenkknorren, äußerer und innerer 165, 166, 168, 169, 170, 171, 175
Schienbeinmuskel, hinterer **183**, 184, 185, 186, 189, 216
Schienbeinmuskel, vorderer 65, 178, 182, **183**, 184, 185, 186, 193, 197, 221
Schienbein-Rauhigkeit 163, 165, 166, 173
Schienbein-Wadenbein-Verbindungen 166
Schilddrüse 299, **300**
Schilddrüsen-Follikel 24, **300**
Schilddrüsen-Hormone 39, **300**
Schilddrüsen-Überfunktion 300
Schilddrüsen-Unterfunktion 300
Schildknorpel 115, 269, 281, 282
Schildknorpel-Stellknorpel-Muskel 115
Schildknorpel-Zungenbein-Muskel 115
Schläfenbein 105, 106, 107, 110, 114, 318
Schläfenbein-Scheitelbein-Muskel 113, 115
Schläfengrube 107, 111
Schläfenlappen 108, **325**, 326, 328, **329**
Schläfenmuskel 106, 107, 108, 110, **111**, 115
Schlagadern (Arterien), allgemein 255
Schlagadern (Arterien), speziell 256, 268, 269, 270, 271
schlanker Muskel 162, 163, 164, **173**, 175, 176, 211, 215, 222, 237
Schleimbeutel 50, 66, 68, 127, 135, 141, 170, 184
Schleimdrüsen 290, 291
Schleimhaut des Magen-Darmkanals 284
Schleimhaut der Nase 107, 279, 285
SCHLEMM-Kanal 314, 315
Schließmuskeln 64, 291, 305
Schlinge, S-förmige 293, 294, 295
Schluckakt 294
Schlund 23, 25, 280, 290
Schlüsselbein 47, 48, 115, 116, 117, 118, 119, 121, 123, 124, 127, 137
Schlüsselbein-Arterie (-Schlagader) 259, 269
Schlüsselbeingelenk, äußeres 118, 119
Schlüsselbeingelenk, inneres 52, 115, 117, 118, 119, 124
Schlüsselbein-Vene (-Blutader) 271, 276
Schlußleisten im Darmepithel 24
Schlußrotation des Kniegelenks 169, **172**
SCHMIDT-LANTERMANN-Einkerbungen 325
Schnecke, knöcherne 317, 318, 319, 320
Schneidermuskel 119, 163, 164, 172, **173**, 174, 175, 176, 211, 221, 223
Schneidezähne 289
Schnelligkeitsbeuger eines Gelenkes 157
Schollenmuskel 65, **183**, 184, 185, 193, 196, 203, 209, 215, 216
Schotter-(Breccien-)Knochen 45
Schoßfuge 31, 52, 49, 95, 96, **152**
Schräg-, Quer- und Längsgurtung der Bauchmuskulatur 237, 239, 240, 251, 254
Schreibzentrum 329
„Schrittmacher" des Herzens 263
Schubladenphänomen 171
Schulterblatt 39, 116, 117, 119, 120, 121, 122, 123, 124, 125, 126, **136**
Schulterblattbewegungen 124, 125, 228, 229
Schulterblattgräte 116, 117, 120, 121, 123, 128, 137
Schulterblattheber 100, 115, 119, 120, **122**, 125

Schultergelenk 51, 52, 117, 118, 119, 120, 124, **126**, 127, 128, 129, 130, 137, 139, 141, 231
Schultergelenks-Muskulatur 127, 128, **129**, 130, 131, 132
Schultergürtel 116, 117, 118, 119, 120, 141, 229, 231
Schultergürtel-Bänder 117, 118
Schultergürtel-Gelenke 117, 118, 119, 120
Schultergürtel-Muskulatur 120, 121, 122, 123, 124, 125, 228
Schulterhöhe 116, 117, 119, 121, 123, 128, 130, 137, 228
Schulterhöhe-Rabenschnabelfortsatz-Band 117, 118
Schulterhöhe-Schlüsselbein-Band 117, 118
Schulter-Zungenbein-Muskel 64, 65, 115
Schuppen-Naht 107
Schutzknochen 39
Schwammsubstanz, knöcherne 42, 43, 176
SCHWANN-Kern 325
SCHWANN-Scheide 68, 325
SCHWANN-Zellen 325
Schwebestütz am Barren 228, 229
Schweif-Kern **327**, 328, 330, 331
Schweiß 312
Schweißdrüsen 27, **311**, 312, 316, 342
Schwellkörper der Nasenschleimhaut 256, 268
Schwellkörper des Penis 256, 268, **306**
Schwertfortsatz des Brustbeins 89, 90, 91, 92, 93, 96, 119
Sclera 51, 314
Scrotum **306**, 307
Segel-(Atrio-ventrikular-)Klappen 261, 262
Sehachse 314
Sehhügel des Zwischenhirns **327**, 328, 330, 331, 332, 333
Sehloch 314, 315
Sehnen 30, 32, 40, 55, 66
Sehnen, Alternseinflüsse 52
Sehnen, Anpassung an Belastungen 32, 33, 34, 67
Sehnenfibrillen 31, 32
Sehnen-Knochen-Verbindungen 40
Sehnenplatte der Fußsohle 189
Sehnenring des Sehnerven-Kanals 316
Sehnenscheiden 66, 67, 185
Sehnenspindeln 66, 69, 320
Sehnen-Zugfestigkeit 33
Sehnerv 314, 315, **335**, 336
Sehnerv-Kanal 316
Sehnerven-Kreuzung 106, 334
Seh-Organ **314**, 315, 316, 317
Seh-Purpur 315
Seh-Rinde 315
Seh-Strahlung **327**, 328
Seh-Strang 328
Seh-Zentrum 315, 329
Seh-Zone der Netzhaut 314, 315
Seitenband, radiales des Handgelenks 134
Seitenband, ulnares des Handgelenks 134
Seitenband, äußeres des Kniegelenks 169, 170, 171, 172, 249
Seitenband, inneres des Kniegelenks 169, 170, 171, 172, 249
Seitenbänder der Fingergelenke 148
Seitenbänder, oberes und unteres Sprunggelenk 179, 180, 181
Seiten-Fontanelle, hintere und vordere 109, 110
Seiten-Ventrikel **326**, 327, 328
Sekretion, apokrine 27
Sekretion, ekkrine 27
Sekretion, endokrine 298
Sekretion, exokrine 298
Sekretion, holokrine 26, 27

Sekretion, merokrine 26
Sekretionsmechanismus der Zelle 22, 26
Sekretionsphase der Gebärmutterschleimhaut 309
Sekretrohr 288
Sella turcica **106**, 108, **109**
Semilunar- (oder Taschen-)Klappen **260**, **261**
Sensomotorik, Steuerung 214
sensorische und motorische Zentren der Großhirnrinde **327**, **328**, **329**, **330**
Septula testis 307
Septum interatriale 260
Septum interventriculare 260, 263
Septum nasi 105, **107**, 279
Septum nuchae 51, 82, 84, 106
Serotonin 333
Serratus-Rhomboideus-Schlinge 125, **228**, **229**
Sesambeine, Großzehe 67, 177, 221
Sesambeine, Hand 67, 142, **144**
Sexchromatin 274
Sexualhormone 302
SHARPEY-Fasern 40, 43, 55, 109, 289
Siebbein **105**, **107**, 109
Siebbein-Zellen **107**, **279**
Sinnesorgane 310 bis 320
Sinneszellen, allgemein 310
Sinneszellen des Gehörgangs **320**
Sinus coronarius 260
Sinus durae matris 271, 324
Sinus sagittalis superior **325**
Sinusknoten 263
Sitzbein 119, 123, **151**, **152**
Sitzbein-Höcker (-Knorren) 119, 121, **151**, **152**, **153**, **162**, **163**, 174, 175
Sitzbein-Loch, großes und kleines **153**, 161
Sitzbein-Schenkelbein-Band **157**, 158
Sitzbein-Stachel **151**, **152**, **153**, 162
Sitzhalfter 160
Skelettmuskel-Fasertypen **57**, **58**, **59**, 60
Skelettmuskel, Funktionsbezogenheit 59
Skelettmuskulatur, allgemein **54**, **55**, 56, 57, 342
Skoliose 86, 87
Slow-twitch- (Typ I-) Fasern **59**, 60, 68, 71
Sohlenband, langes 190
Sohlenspanner 184, **185**, **186**
Somatotropes Hormon (STH) 59, **301**
Somatotropin 39, 299, **301**
Sonnengeflecht 341, **342**
Spatium epidurale, Rückenmark 337
Spatium subarachnoidale, Rückenmark 337
Spatium subdurale, Großhirn **325**
Spatium subdurale, Rückenmark 337
Speiche 47, 48, 125, 132, **133**, **134**, 137, 139, 140, 141, 143, 148
Speichel 287, 294
Speicheldrüsen der Mundhöhle 27, **287**, **288**, 342
Speichen-Elle-Gelenk, oberes und unteres 51, **133**, **134**, 139, 140, 141, 143
Speichen-Hals 132, **133**
Speichen-Handbeuger **136**, 146
Speichen-Handstrecker, kurzer **136**, **139**, 146
Speichen-Handstrecker, langer 135, **136**, **139**, 146
Speichen-Köpfchen 132, **133**, **137**, **139**
Speichen-Schlagader (-Arterie) 145, 269, **270**
Speiseröhre 23, 280, 285, 290, 291, 292

Speiseröhre, physiologische Engen 291
Speiseröhren-Schlitz (im Zwerchfell) 93, 291
Sperma 308
Spermien **307**
Spermatogonien 21
Sphäre des Centriols 23
Sphincter pupillae 112
Sphincter pylori 291, **295**
Sphincter urethrae **305**, **306**
Sphinktere 54, 291, 295
Spina iliaca anterior inferior 119, **123**, **152**, 157, 173
Spina iliaca anterior superior 119, **123**, 151, **152**, 162, 174
Spina iliaca posterior inferior **151**, **152**
Spina iliaca posterior superior **151**, **152**
Spina ischiadica **151**, **152**, **162**
Spina scapulae **116**, **117**, 121, 123, 137, 139
Spinalganglion **322**, 338
Spinalnerven **331**, 337, 341
spindelförmige Zellschicht der Großhirnrinde 329
Spinnwebenhaut des Gehirns 324, **325**
Spinnwebenhaut des Rückenmarks 337
Spiralbewehrung des Knochens 44, **46**, 47
Spiralorgan des Innenohrs **319**, 320
Spirem 20, 21
Spitzenwachstum 302
Splanchnocranium **104**, **105**, **107**, 108
Spongiosa-Architektur des Knochens 40, **42**, **43**, 48, 75, **156**
Spornbildungen, knöcherne nach Langzeit-Belastung 48
Sportherz 259, **262**
Sprachzentrum, motorisches **328**, 329
Sprachzentrum, sensorisches **328**, 329
Sprungbein 166, **176**, **177**, **180**, 220
Sprungbein-Rolle 166, **176**, **177**, 179, 181
Sprunggelenk, oberes 179, 181, 182, **183**, **185**, 187
Sprunggelenk, unteres 179, 180, 181, 182, **183**, 187
Spüldrüsen (v. EBNERsche) 287
Stäbchen- und Zapfenschicht der Netzhaut **315**
Stamm des Erregungsleitungssystems im Herzen 263
Stapes 318
Stato-akustisches Sinnesorgan 310, **317**, **318**, **319**, **320**
Statolithenmembran **320**
Steigbügel, knöcherner **318**
Steigbügel, muskulärer 182, 184
Steigbügelplatte 319
Steißbein 79, 119, 121, **123**
Steißbein-Nerv 338
Steißbein-Wirbel 79
Stellknorpel **281**
Stellmuskulatur der Schlagadern (Arterien) 266
Stereocilien 25
Sternum 88, 89, 91, 92, **96**, 99, **116**, 119, **123**
Steuerung (hormonale) des Knochenwachstums 38
Steuerungsmechanismen für muskuläre Adaptationen 61, 62
Steuerungszentren, vegetative 340
Steuerungszentrum der Zell-Stoffwechselprozesse 18
Stimmbänder 23, **281**
Stimmfalte **282**, **283**
Stimmritze 281, **282**
Stirnbein **105**, **106**, **109**, 114
Stirnbein-Fontanelle **109**, **110**
Stirnbein-Glatze 106
Stirnbein-Glatzensenker **115**
Stirnbein-Höcker 109

Stirnbein-Muskel 112, 113, 115
Stirnbein-Schuppe 106
Stirnhöhle 106, 279
Stirnlappen 108, 325, 326, 328, 329
straffes Bindegewebe 29, 30, 31
Strahlenkörper 314, 315
Strahlung des Centriols 16
Stratum granulosum der Kleinhirnrinde 335
Stratum moleculare der Kleinhirnrinde 335
Streckschlingen über den gesamten Körper 197 bis 217
Streifenstück 288
Stretching-Programme für Muskeln 196, 220, 248
Striae medullares der Nierenrinde 304
Stroma des Erythrocyten 274
Strukturalterationen im kontraktilen Apparat durch Extrembelastung 56
Strukturebenen des straffen Bindegewebes 33
Struktur und Funktion, Wechselbeziehungen 191
Stütz- und Bindegewebe 21, 29, 30, 31, 32
Stütz- und Bindegewebe, funktionell-strukturelle Anpassungen 32, 33, 34, 35
Stützgewebe, faserreiches 30, 31
Stützgewebe, interzellularsubstanzreiches 31, 32
Stützgewebe, zellreiches 29, 30
Stützwaage an den Ringen 228, 229
Subcutis 27, 30, 311, 312, 313
Substantia alba des Großhirns 325
Substantia alba des Rückenmarks 339
Substantia compacta des Knochens 42, 43, 48
Substantia grisea des Rückenmarks 339
Substantia nigra 331, 334
Substantia spongiosa des Knochens 42
Sulcus centralis 325
Sulcus lateralis 325
Sulcus postcentralis 325
Sulcus praecentralis 325
Supination des Fußes 172, 174, 180, 181, 182, 185, 186, 187
Supination der Hand 130, 131, 136, 139, 140, 141, 143, 144, 146
Sustentaculum talare 176, 177, 178
Sutura coronaria 107, 109, 110
Sutura lambdoidea 107, 109, 110, 114
Sutura sagittalis 107, 109, 110
Sutura squamosa 107, 109, 110
Sylvius-Furche 325, 328, 329
Sympathicus 263, 264, 300, 303, 338, 340, 341, 342
sympathicotone Leistungsphase 341
Symphyse des Brustbeins 36, 49, 91, 123
Symphyse der Schambeine 31, 32, 36, 49, 95, 96, 152, 153, 154, 201, 305
Synapsen 322, 341
Synarthrosen 49, 82
Synchondrosen 49, 91, 152
Synchondrosis sternalis 49, 91
Synchondrosis sterno-costalis 49, 91
Syndesmosen 49, 109, 110, 166, 179
Synergismus – Antagonismus 72, 73, 194, 195, 196, 215, 218, 228, 240, 241
Synostosen 49
Synovia 34, 50
Synovialzotten 49
Synthese von Funktion und Struktur 11
System, offenes thermodynamisches 19
Systemkoppelung 299

Taeniae coli 294
Talgdrüsen 22, 23, 26, 279, 311, 312, 313, 316, 318
Talus 176, 177
Talus-„Nase" 48
Tarsus 176, 177, 178, 316, 317
Taschenfalten des Kehlkopfes 281, 282
Taschenklappen 260, 261
Tast-Sinnesorgane 286, 310, 311, 312, 313
Tectum mesencephalicum 333
Tegmentum mesencephalicum 333
Telencephalon 324 bis 332
Telophase 20, 21
Telophragma 56
Tendo calcaneus (Achillis) 183, 184, 185, 203
Tendofibrillen 31, 32
Tentorium cerebelli 324, 325, 334
Testis 299, 302, 303, 306, 307
Thalamus 310, 327, 328, 330, 331, 332, 333
Thenar 149
Thorax 88, 89, 90, 91, 92, 119
Thrombin 275
Thrombocinase 275
Thrombocyten 273, 275
Thymus 274, 278
Tibia 156, 164, 165, 166, 170, 171, 183
Tiefensensibilität 320, 321
„Tigroid"-Substanz 322
Tochtersterne 20, 21
tonische Muskeln 195, 196
Tonofibrillen 17, 44
Tonsilla cerebelli 335
Tonsilla palatina 279, 280
Tonsilla pharyngea 30, 278, 280
Tonus des Skelettmuskels 50, 69, 70, 100
Totalkyphose 84
Trachea 25, 32, 36, 279, 280, 282
Tractus iliotibialis 160, 162, 175, 198, 203
Tractus cortico-spinalis 322, 325, 330
Tractus opticus 328
Trainierbarkeit des straffen Bindegewebes 33, 34
Trajektorien im Knochenbau 42, 43, 156
Tränenapparat 317
Tränenbein 105, 107
Tränendrüse 317
Tränenkanälchen 317
Tränen-Nasen-Gang 25, 279, 317
Tränensack 25, 317
Transformationsgesetz des Knochens 39
Transformation chemischer Energie in mechanische Arbeit 53, 54
Trapezius-Pectoralis-Schlinge 125, 251
Trapezius-Serratus-Schlinge 125, 251
Treppenmuskel, hinterer, mittlerer, vorderer 93, 94, 99, 100, 103, 104, 115, 116
Trigonum lumbale 228
Trikuspidalklappe 261, 263
Tripus Halleri 270
Trochanter major 119, 121, 123, 155, 156, 160, 161, 162, 175, 222
Trochanter minor 155, 156, 160, 162
Trochanter tertius 156
Trochlea humeri 126, 133, 140
Trochlea tali 166, 176, 177, 179
Trochoginglimus 134
Trommelfell 317, 318

Trompetermuskel 113, 115
trophotrope Körperreaktion 341
Truncus brachiocephalicus 269, 270
Truncus cerebri 108, 330
Truncus coeliacus 270
Truncus lymphaticus dexter 276
Truncus pulmonalis 261
Truncus sympathicus 341, 342
Tuba auditiva 280, 318
Tuba uterina 25, 26, 307, 308, 309
Tuber calcanei 178, 184
Tuber ischiadicum 119, 121, 152, 153, 174, 218
Tuberculum majus humeri 126, 127, 130
Tuberculum minus humeri 126, 131
Tuberculum pubicum 95, 152, 162
Tuberositas deltoidea 126, 136
Tuberositas glutaea femoris 156, 160
Tuberositas radii 132, 133, 135, 140
Tuberositas tibiae 163, 165, 166, 173
Tuberositas ulnae 133, 136
Tubuli mitochondriales 16, 17
Tubuli seminiferi contorti 307
Tunica albuginea des Hodens 307
Tunica externa der Blutgefäßwand 265, 266
Tunica interna der Blutgefäßwand 264, 265
Tunica media der Blutgefäßwand 265, 266
Tunica mucosa der Darmwand 284, 292
Tunica muscularis der Darmwand 284
Tunica serosa des Bauchfells 285
Türkensattel des Keilbeinkörpers 106, 108, 109, 301

Übergangsepithel 25
Übergangswirbel 77
Überträgersubstanzen (Transmitter) 264, 321
Ulna 125, 132, 133, 137, 139
Ulnarabduktion 146
Ultrazellstruktur 15, 16, 17
Umwendebewegungen der Hand 139, 140, 141
Umwendebewegungen des Unterarms 134
Ungues 313
unipolare Nervenzellen 322
Unterarm-Fascie 135, 137, 144
Unterarm-Muskeln 126, 144, 145, 146, 147, 148
Unterarm-Knochen 126, 132, 133
Untergrätengrube 116, 130
Untergräten-Muskel 127, 130, 208, 231, 235
Unterhaut 311, 312
Unterhautbindegewebe 50, 55, 115
Unterhorn des Seiten-Ventrikels 326, 327, 328
Unterkiefer 105, 108, 110, 114
Unterkieferdrüse 105, 108, 288
Unterkiefer-Zungenbein-Muskel 114
Unterschenkel-Fascie 182, 184, 186, 188
Unterschenkel-Gabel 181
Unterschenkel-Knochen 164, 165, 166
Unterschenkel-Muskeln 182, 183, 184, 185, 186, 187
Unterschlüsselbein-Muskel 120, 123, 124
Unterschulterblatt-Muskel 116, 124, 127, 130, 132, 207, 208, 231, 235
Unterzungendrüse 27, 108, 288
Ureter 303, 305
Urethra 303, 305, 306, 308
Urhirn 324

Uro-Genitalsystem 303 bis 310
Uterus 24, 25, 306, 307, 308, 309
Utriculus des Labyrinths 319, 320
Uvula 107, 290

Vagina, weibliche 23, 306, 307, 308, 309
Vagina des geraden Bauchmuskels 96
Vagina synovialis tendinum 67, 127
Vagotonie 341, 342
Vagus 263, 303, 341, 342
Valva aortae 260, 261
Valva ileocaecalis BAUHINI 293, 294
Valva bicuspidalis (mitralis) 261, 262
Valva tricuspidalis 261, 262
Valva trunci pulmonalis 260, 261
Valvae semilunares 276, 277
Vasa lymphatica 276, 277
Vasa vasorum 266
Vasodilatatoren 266
Vasokonstriktoren 266
Vasomotion 267
Vasomotoren 266, 268
Vasomotoren-Zentren 266, 336
Vasopressin 333
VATER-Papille 297, 298
VATER-PACINI-Lamellenkörperchen 40, 311, 312, 313
vegetatives (autonomes) Nervensystem 324, 340, 341, 342
vegetative Regelzentren 333
vegetative Steuerungszentren 340
Velum medullare anterius 334
Velum palatinum 290
Vena (V.), Vene (Blutader), allgemein 255, 267, 268
Venae (Vv.), Venen (Blutadern), speziell 272
V. cava inferior 93, 256, 259, 260, 261, 296
V. cava superior 259, 260, 261, 263
V. centralis hepatis 296, 297
Vv. diploicae 105
V. femoralis 163, 173, 271
Vv. hepaticae 256, 296
V. iliaca communis 271
V. jugularis 276
V. portae 256, 296
Vv. pulmonales 256
Venenklappen 268
Venenkreuz des Herzens 260
Venenwinkel 276
Venulen 268
Ventilebene des Herzens 261
Ventriculus 285, 291, 292
Ventriculus dexter et sinister cordis 255, 256, 257, 258, 259, 260, 261, 262
Ventriculus laryngis 282
Ventriculi telencephali 326, 327
Verbindungen des Beckengürtels 152, 153
Verbindungen der Fußknochen 171 bis 181
Verbindungen der Unterschenkelknochen 166
Verbundbau im hyalinen Knorpel 32, 34
Verbundbau im Knochen 37, 46
Verdauungssystem 284 bis 295
Verdauung, intrazelluläre 17
Verdauung, Mechanik 294, 295
Verdauungsabschnitt, oberer 285, 286, 287, 288, 289, 290, 291
Verdauungsabschnitt, mittlerer 291, 292, 293

Verdauungsabschnitt, unterer 293, 294
Verdauungsarbeit 285
Verdauungsweg 285
Verhältnis Skelettmuskel – Sehne 65, 66
Verkalkungspunkte 37, 38
verlängertes Mark 324, 336
Vermis cerebelli 327, 334
Verstärkungsbänder der Gelenke 49, 50, 51, 52, 133, 153, 157
Verstärkungszüge der Unterschenkel-Fascie 186, 188
Vertebrae 74, 75, 76
Vesica fellea 24, 285, 296, 297
Vesica urinaria 25, 64, 276, 303, 305, 306, 308
Vesiculae seminales 24, 306, 308
Vestibulum des Labyrinths 318, 319
Vestibulum laryngis 281, 282
Vestibulum nasi 279
Vestibulum oris 285, 286, 287
Vestibulum vaginae 307, 310
Vieleckbein, großes 52, 137, 139, 141, 142, 144, 147
Vieleckbein, kleines 137, 139, 141, 142, 144, 147
vielgeteilter Muskel 101
Viereckmuskel der Unterlippe 112, 113, 115
Vierhügelplatte 332, 333
Villi intestinales 293
Villi synoviales 49
Volar-(Palmar-)Flexion der Hand 145
v. VOLKMANN-Kanäle 41, 43
Vomer 105, 106, 107
Vorderhorn des Seiten-Ventrikels 326, 327
Vorderhorn des Rückenmarks 339
Vorderhornzellen, motorische 68, 70, 331, 338
Vordersäule des Rückenmarks 338, 339
Vorder-Seitenstrangbahn 332, 338, 339
Vorgebirge am Lenden-Kreuzbein-Übergang 79
Vorhof(-kammer) des linken Herzens 255, 256, 258, 259, 260, 261, 262
Vorhof(-kammer) des rechten Herzens 255, 256, 258, 259, 260, 261, 262
Vorhof des Kehlkopfes 281, 282
Vorhof des Labyrinths 318, 319
Vorhof der Mundhöhle 285, 286, 287
Vormauer 327, 328
Vorsteherdrüse 306, 308
Vortex cordis 257

Wachstum der Zelle 19
Wachstumsfuge des Röhrenknochens 39, 40
Wachstumshormon 38, 299, 301
Wadenbein 44, 45, 156, 164, 165, 166, 170, 183, 184, 186
Wadenbein-Arterie (-Schlagader) 270, 271
Wadenbeinkopf 166, 174, 183, 185, 240
Wadenbeinmuskel, kurzer 166, 178, 183, 184, 185, 186, 188, 189, 216
Wadenbeinmuskel, langer 166, 178, 182, 183, 184, 185, 186, 188, 189, 216
Wadenmuskel, dreiköpfiger 172, 179, 181, 186, 210, 225
Wahrnehmung, akustische 328, 329
Wandlungsfähigkeit der Knochenbälkchen 43
Wangenbein 105, 106, 107, 108, 114
Wangenmuskel 112, 113, 115, 288
Wärme-Receptoren 312
Warzen-Fontanelle 109
Warzenfortsatz des Schläfenbeins 76, 102, 106, 107, 114, 115, 121

„Wasserleitung" des Mittelhirns 326, 327
Wechselbeziehungen zwischen Form, Struktur und Funktion 191, 192
Wechsel-Gebiß 289
Weichteile des Knochens 40, 41
WEISMANN-Muskelfasern 69
WERNICKE-Sprachzentrum, sensorisches 328, 329
Widerstandsregelung durch Arterien und Arteriolen 266
Windkesselfunktion der Aorta 264, 265, 266, 269
Winkelgelenke 51, 52, 133, 148, 180
Wirbel, Bauplan (Grundform) 40, 74, 75, 76
Wirbel-Bogen 74
Wirbel-Dornfortsatz 74, 75, 76, 77, 82, 83, 100, 101, 121, 129
Wirbel-Gelenke 74, 75, 76, 77, 82, 83
Wirbel-Kanal 74, 82, 105, 337
Wirbel-Körper 48, 74, 75, 76, 77, 79, 90
Wirbel-Loch 74, 76
Wirbel-Querfortsätze 74, 75, 76, 77, 85, 90, 100, 101, 102, 103, 122
Wirbel-Rippen-Gelenke 74, 77, 90
Wirbel-Säule 74, 75, 76, 77, 78, 79, 80, 81, 82, 83, 84, 85, 86, 87, 88, 89, 99, 100, 101, 102, 120, 121, 124, 197, 215
Wirbel-Säulen-Bänder 79, 82, 83, 87
Wirbel-Säulen-Bewegungen 83, 84, 85, 87, 88
Wirbel-Säulen-Krümmungen, physiologische 82, 83, 84, 85, 91
Wirbel-Säulen-Verspannung, muskuläre 79, 98, 99, 100, 101, 102, 103, 104
Wirbel-Schlagader (-Arterie) 76, 105, 269
Wirbel-Typen 76, 77, 78, 79
Wirbel-Verbindungen 79, 80, 81, 82, 83
Wirkungsgrad, mechanischer 71, 72
Wirkungsumkehr des Muskels 129
Würfelbein 176, 177, 178
Wundernetz, arterielles der Niere 304
Wundernetz, venöses der Leber 297
Wurm des Kleinhirns 327, 335
Wurmfortsatz 285, 293, 294
Wurmmuskeln der Hand 145, 148, 149
Wurzel, hintere des Rückenmarksnerven 337
Wurzel, vordere des Rückenmarksnerven 337
Wurzelfächer der Zähne 289
Wurzelhaut 289

Zahn (Zapfen) des 2. Halswirbels 76
Zähne, Aufbau 289
Zähne, Aufhängeapparat 289
Zähne, Durchbruchzeiten 289
Zahnbein 289, 290
Zahnfleisch 289
Zahnhals 289
Zahnhöhle 289
Zahnkrone 289
Zahnpulpa 289, 290
Zahnschmelz 22, 289
Zahnwurzel 108, 289, 290
Zahnwurzelhaut 289
Zahnzement 289
Zapfengelenk 51, 52, 140
Zäpfchen des weichen Gaumens 107, 290
Zehen 156, 176, 177, 178, 183, 186
Zehenbeuger, kurzer 186, 187, 189, 193
Zehenbeuger, langer 183, 184, 185, 186, 189, 193, 216
Zehenstrecker, kurzer 187, 193
Zehenstrecker, langer 182, 183, 184, 185, 186, 193, 197, 221

Zeigefingerstrecker 148, 149
Zellanpassung, funktionell-strukturelle 19
Zelldifferenzierung 14, 22
Zelle, allgemeiner Bau 14
Zelle, Arbeitsteilung 14
Zelle, Aufgabenstellung im Zellverband 14
Zelle, Bestandteile 14, 15, 16, 17, 18
Zelle, kernlose 14
Zelle, Koordination ihrer Leistungen 15
Zelle, Lebensdauer 14
Zelle, Lebenserscheinungen 14
Zelle, Ultrastruktur 15, 16, 17
Zelle, Wassergehalt 15
Zellenlehre 14 bis 21
Zell-Leib 14, 15, 16, 17
Zell-Form 14
Zell-Funktionen 14, 15, 16, 17, 18, 19
Zell-Größe 14
Zell-Immunität 274
Zell-Kern 14, 15, 16, 17, 18, 30
Zell-Kerngerüst 18
Zell-Kernhülle 18
Zell-Membran 15, 16, 30
Zell-Organellen 15, 16, 62
Zell-Pigmente 17
Zell-Stoffwechsel 15, 16, 17, 18, 19, 22
Zell-Strukturen 15, 16, 17, 18, 19
Zell-Teilung, direkte (amitotische) 19
Zell-Teilung, indirekte (mitotische) 19, 20, 21
Zell-Vermehrung 19, 20, 21
Zentralfurche des Großhirns 325, 329
Zentralfurche des Rückenmarks 337
Zentralkanal des Rückenmarks 327
Zentralkörperchen 15, 16
Zentrallappen des Kleinhirns 334
Zentralnervensystem 324 bis 340
Zentralsehne des Zwerchfells 93, 94, 259
Zentralspindel 19, 20
Zentralteil des Seiten-Ventrikels 327
Zentralvene der Leber 296, 297
Zentralwindung, hintere 325, 328, 332
Zentralwindung, vordere 325, 328, 330
Zentrosphäre 21
Z-Linie des I-Streifens des Skelettmuskels 56, 62
Ziliarkörper 314, 315, 316
Zirbeldrüse 299, 334
Zisternen 325
Zona intermedia der Hypophyse 301
Zona orbicularis 157, 158
Zotten der Dünndarm-Schleimhaut 293

„Zottenpumpe" 293
Zugfestigkeit der Sehne 31, 33
Zuggurtung von Muskeln und Bändern 162, 191
Zunge 60, 285, 286, 287
Zungenbein 108, 110, 114, 115, 281
Zungenbein-Muskeln, obere 110, 114, 115, 116
Zungenbein-Muskeln, untere 114, 115, 116
Zungenbein-Zungen-Muskel 286
Zungen-Binnenmuskulatur 286, 287
Zungenpapillen 286, 287
Zungen-Schleimhaut 286
Zusammenarbeit von Gelenken 181
Zusammenarbeit von Muskelgruppen 192, 193, 194
Zweizipfelklappe des Herzens 261, 262
Zwerchfell 69, 91, 92, 93, 94, 98, 99, 259, 260, 269
Zwerchfell-Atmung 93, 94, 98, 99
Zwergwuchs, thyreoider 39, 300
Zwergwuchs, hypophysärer 301
Zwillingsmuskel, oberer 159, 162, 164, 193
Zwillingsmuskel, unterer 159, 162, 164, 193
Zwillingswadenmuskel 170, 175, 176, 181, 183, 184, 185, 193, 196, 203, 209, 211, 215, 216, 222
Zwischenbogenband des Beckens 153
Zwischenbogenbänder 31, 35, 82
Zwischendornfortsatzbänder 82
Zwischendornfortsatzmuskeln 101
Zwischenhirn 266, 301, 322, 324, 327, 333, 341
Zwischenhirn-Hypophysen-System 301
Zwischenknochenbänder 50, 148, 179
Zwischenknochenmembran 49, 133, 139, 144, 148, 149, 165, 166, 170, 179, 182, 183, 186, 187
Zwischenknochen-Kreuzbein-Darmbein-Bänder 153, 154
Zwischenknochenmuskeln des Fußes, dorsale 187, 189
Zwischenknochenmuskeln des Fußes, plantare 187, 189
Zwischenknochenmuskeln der Hand, dorsale 148, 149
Zwischenknochenmuskeln der Hand, palmare 148, 149
Zwischenquerfortsatzbänder 153
Zwischenquerfortsatzmuskeln 101
Zwischenrippenmuskeln, äußere 92, 93, 94, 98, 99
Zwischenrippenmuskeln, innere 92, 93, 94, 98, 99
Zwischenrollhügellinie 157, 173
Zwischenwirbellöcher 75, 78, 82, 89, 338
Zwischenwirbelscheiben 32, 36, 49, 74, 79, 80, 81, 82, 85, 87, 89, 90
Zwischenwirbelscheiben als osmotisches System 80, 81
Zwischenwirbelscheibenbe- und -entlastung 81, 82, 85
Zwischenzone der Hypophyse 301
Zwölffingerdarm 285, 292, 293, 295, 298
Zwölffingerdarm-Papille 293, 298
Zyklus der Gebärmutter-Schleimhaut 309

Computertomographie der Gelenke und Weichteile der Extremitäten

Von Dr. Brigitta BALOGH, I. Anatomisches Institut, Universität Wien
Unter Mitarbeit von Dr. Lothar Wicke und Michael Wessig, Wien

Inhalt:
- Einführung
- Material und Abeitsmethoden
- Schulter • Ellbogen • Hand
- Hüfte • Knie • Fuß

1993. VIII, 218 S., 300 Abb., davon 100 in Farbe, geb. DM 280,-
ISBN 3-437-11406-9

Die in den letzten Jahren erfolgte technische Optimierung von CT-Geräten mit gleichzeitiger Verbesserung der Bildqualität bedeutete einen entscheidenden Fortschritt in der bildgebenden Diagnostik, der zu einer ständigen Ausweitung der Indikationsstellung für die Computer-Tomographie (CT) führte. Aufgrund der Perfektionierung der CT-Technik wird in diesem Atlas erstmals eine genaue bildliche Darstellung aller Weichteil- und Gelenkstrukturen der Extremitäten möglich. CT-Bilder und Fotografien von übereinstimmenden anatomischen Schnitten werden einander gegenübergestellt, wodurch die Bildanalyse wesentlich erleichtert wird. Erläuternde Skizzen mit genauer Detailbeschriftung (siehe Abbildung) verhelfen zu einer schnellen Orientierung über die Topographie von Nerven- und Muskelgruppen. Durch die klare und übersichtliche Darstellung eignet sich dieser Atlas sowohl als Leitfaden für den in der Ausbildung stehenden Kliniker als auch als Orientierungshilfe für Kliniker und Praktiker, die anhand des Bildmaterials das theoretische Wissen in reale Vorstellung umzusetzen vermögen. Besonders hilfreich wird der Atlas für Orthopäden, Chirurgen und Traumatologen bei der präoperativen Planung sein, wo er als Nachschlagewerk für die CT-Bildanalyse der Extremitätenanatomie dient.

Interessenten:
Orthopäden, Chirurgen, Traumatologen, Radiologen, Rheumatologen, Assistenzärzte, AiP, Studenten/Dozenten der Medizin, Krankenhäuser, Kliniken, Institute, Bibliotheken

Preisänderungen vorbehalten.

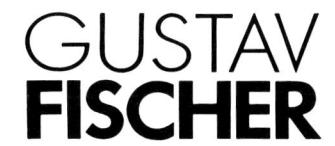

GUSTAV FISCHER

Taschenbuch der Anatomie

HERAUSGEGEBEN VON W. GRAUMANN • D. v. KEYSERLINGK • D. SASSE

Dieses neue dreibändige Kompaktlehrbuch der makroskopischen und mikroskopischen Anatomie zeichnet sich durch seine moderne und prägnante Konzeption aus: Es ist ausführlich dort, wo es sinnvoll ist, und knapp, wo es möglich ist.

Band 1
Histologie
Bewegungsapparat

Bei der Darstellung steht stehts die Funktion im Mittelpunkt, was auch für die zahlreichen, den Text ergänzenden Abbildungen gilt. Wichtige Tatsachen und Details werden durch die typographische Gestaltung besonders hervorgehoben, um das Lernen des Stoffes und das Erfassen von Zusammenhängen zu erleichtern.

Bearbeitet von H. HAHN v. DORSCHE • D. SASSE

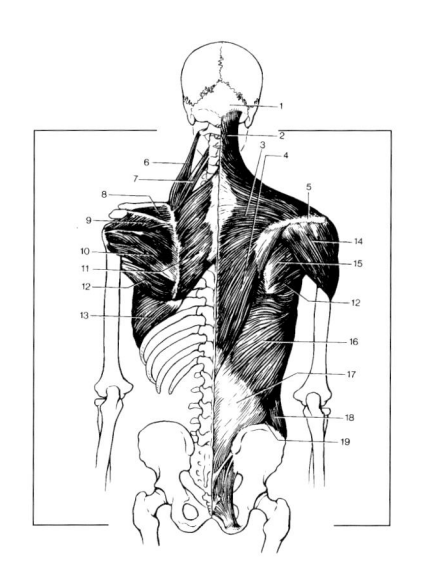

Band 2
Innere Organe
Kreislaufsystem
Abwehrsystem

Bearbeitet von W. GRAUMANN • A. F. HOLSTEIN • D. SASSE • U. WELSCH

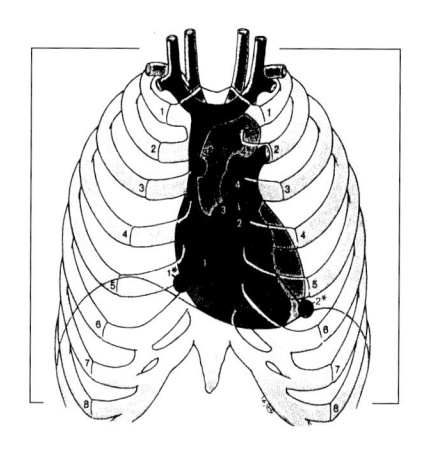

Ein ausführliches Sachregister und ein Schlüssel zum Gegenstandskatalog runden das Werk ab, so daß es sich sowohl zur Kursbegleitung als auch zur Vorbereitung auf mündliche und schriftliche Prüfungen hervorragend eignet.

In Vorbereitung (1995):

Band 3
Nervensystem
Sinnesorgane
Hormonsystem

Bearbeitet von D. v. KEYSERLINGK

Preisänderungen vorbehalten.

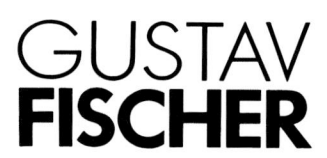

1994. XVI, 508 S., 222 z.T. zweifarb. Abb., kt. DM 34,80
ISBN 3-437-00751-3

1994. XVIII, 714 S., 278 meist zweifarb. Abb., kt. DM 48,-
ISBN 3-437-00732-7

GUSTAV
FISCHER

Erläuterungen zu den Zahlenangaben in den I–XLVIII

Skelettbild

1 = Stirnbein
2 = vordere Begrenzung des Ursprungs der Schläfenfascie
3 = Mulde zwischen beiden Augenhöhlenrändern
4 = oberer Augenhöhlenrand
5 = Nasenbein
6 = Augenhöhle
7 = Jochfortsatz des Schläfenbeins
8 = Jochbein
9 = Oberkieferbein
10 = Übergang des Unterkieferkörpers in den Unterkieferast
11 = Loch (Austritt des Kinn-Nervs und von Blutgefäßen)
12 = Kinnvorsprung
13 = Scheitelbein
14 = hintere Begrenzung des Ursprungs der Schläfenfascie
15 = Nahtverbindung zwischen Scheitel- und Schläfenbein
16 = Lambda-Naht
17 = Schläfenbein
18 = Hinterhauptsbein
19 = äußerer Gehörgang
20 = linker ⎫ Warzenfortsatz
21 = rechter ⎭ des Schläfenbeins
22 = Gelenkfortsatz ⎫ des Unterkieferastes
23 = Muskelfortsatz ⎭
24 = Kieferwinkel
25 = Halswirbelsäule
25a = Atlas
25b = 2. Halswirbel
25g = 7. Halswirbel
26 = Brustwirbelsäule
27 = Lendenwirbelsäule
28 = Kreuzbein
29 = Steißbein
30 = Rippen
31 = Brustbein
31a = Handgriff ⎫
31b = Körper ⎬ des Brustbeins
31c = Schwertfortsatz ⎭
31d = Brustbeinwinkel
32 = Schlüsselbein
32a = Gelenkfläche des inneren Schlüsselbeingelenkes
32b = äußeres Schlüsselbeingelenk
33 = Schulterblatt
33a = Schulterblattgräte
33b = Schulterhöhe
33c = Rabenschnabelfortsatz
33d = innerer Schulterblattrand
33e = Gelenkpfanne des Schultergelenkes
34 = Oberarmbein
34a = Oberarmbeinkopf
34b = großer Oberarmbeinhöcker
34c = kleiner Oberarmbeinhöcker
34d = äußerer Gelenkknorren
34e = innerer Gelenkknorren
35 = Elle
35a = Haken ⎫
35b = Kronenfortsatz ⎬ der Elle
35c = Griffelfortsatz ⎬
35d = Köpfchen ⎭
36 = Speiche
36a = Speichenköpfchen
36b = Griffelfortsatz der Speiche
37 = Handwurzelknochen
37a = Kahnbein
37b = Mondbein
37c = Dreieckbein
37d = Erbsenbein
37e = großes Vieleckbein
37f = kleines Vieleckbein
37g = Kopfbein
37h = Hakenbein
38 = Mittelhandknochen I–V
39 = Daumengrundglied
40 = Grundglieder des 2.–5. Fingers
41 = Mittelglieder des 2.–5. Fingers
42 = Daumennagelglied
43 = Nagelglieder des 2.–5. Fingers
44 = Darmbeinschaufel
45 = Darmbeinkamm
46 = vorderer oberer Darmbeinstachel
47 = vorderer unterer Darmbeinstachel
48 = Schambein
48a = Schambeinfuge
49 = Sitzbein